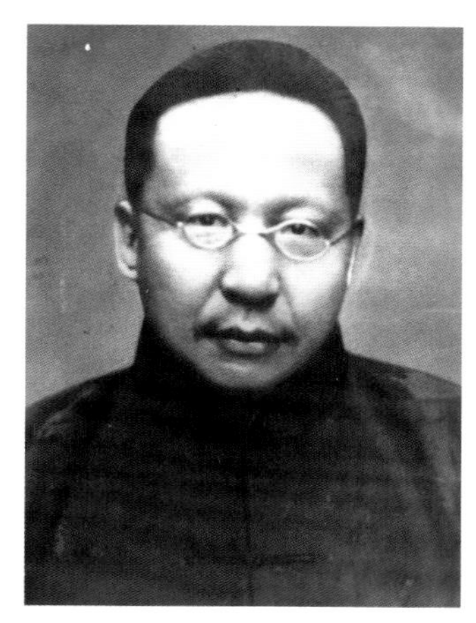

指禪医案

◎贺季衡 著
贺玥 整理

中国中医药出版社
·北 京·

图书在版编目（CIP）数据

指禅医案 / 贺季衡著 .— 北京：中国中医药出版社，2018.9（2025. 3 重印）
ISBN 978 – 7 – 5132 – 5079 – 5

Ⅰ . ①指…　Ⅱ . ①贺…　Ⅲ . ①医案—汇编—中国—近代　Ⅳ . ① R249.5

中国版本图书馆 CIP 数据核字（2018）第 141383 号

中国中医药出版社出版
北京经济技术开发区科创十三街 31 号院二区 8 号楼
邮政编码　100176
传真　010–64405721
北京盛通印刷股份有限公司印刷
各地新华书店经销

开本 787×1092　1/16　印张 43　彩插 1　字数 915 千字
2018 年 9 月第 1 版　2025 年 3 月第 3 次印刷
书号　ISBN 978 – 7 – 5132 – 5079 – 5

定价　188.00 元
网址　www.cptcm.com

服务热线　010–64405510
购书热线　010–89535836
维权打假　010–64405753

微信服务号　zgzyycbs
微商城网址　https://kdt.im/LIdUGr
官方微博　http://e.weibo.com/cptcm
天猫旗舰店网址　https://zgzyycbs.tmall.com

如有印装质量问题请与本社出版部联系（010–64405510）

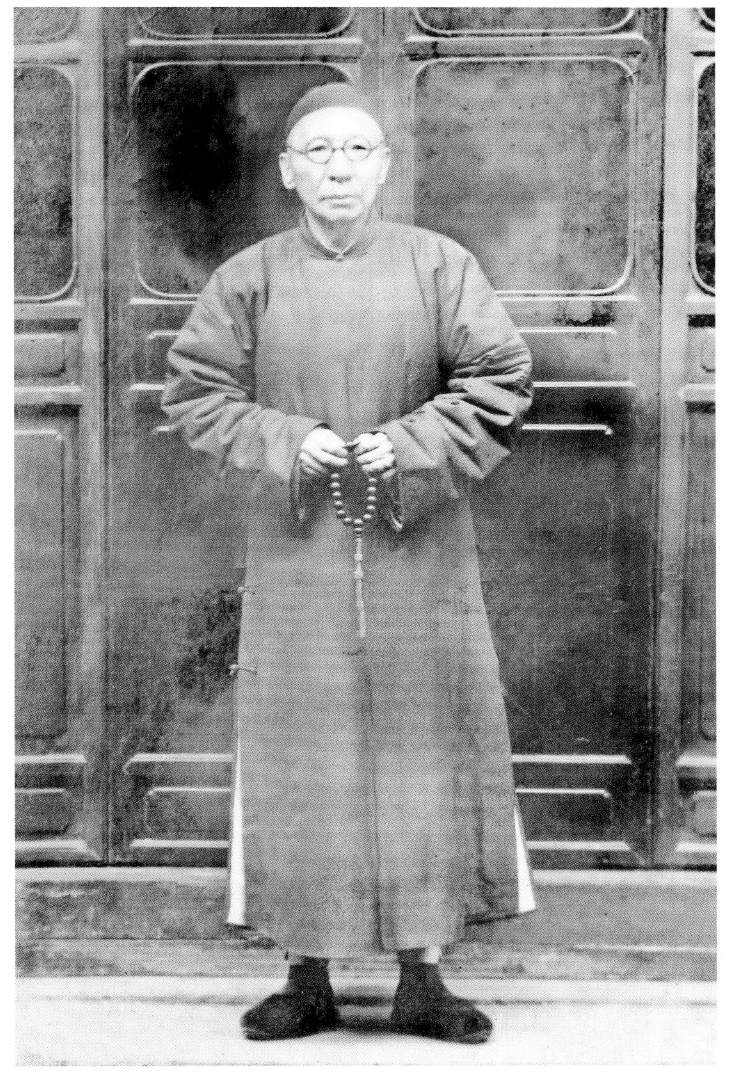

贺季衡（摄于 1933 年）

太[?]賢契如握頃獲來書誦
悉一是[?]下[?]吐痰嗽燒許血
係（何）色來紙具紙抑黑色抑咸
塊供看后別阮吐液胸膺仍棘
辣難[?][?]細穀可見胃中蓄
瘀積痰未清唯營陰已傷
尊大人均寓[?][?]咳仍撥一

方並附加減法斟酌用之
仲良如服藥宜[?]多日
步青仍未來門症每日五十餘號
忙碌異常不得不再行[?]
[?]兒遠復並祝
痊愈　友生賀鈞手復　十五日晚
尊大人及令學明道[?]安

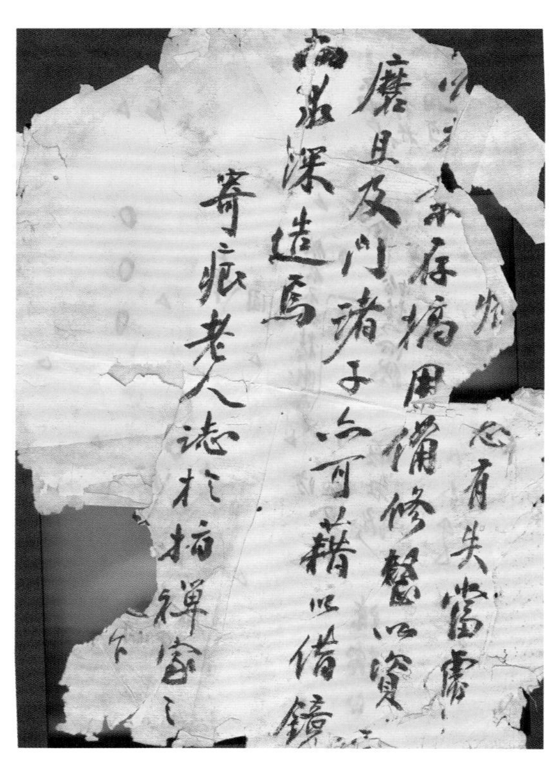
……必有失當處
亦存稿用備修整以資
磨且及門諸子亦可藉以借鏡
而益深造焉
寄瓶老人誌於指禪窗之下

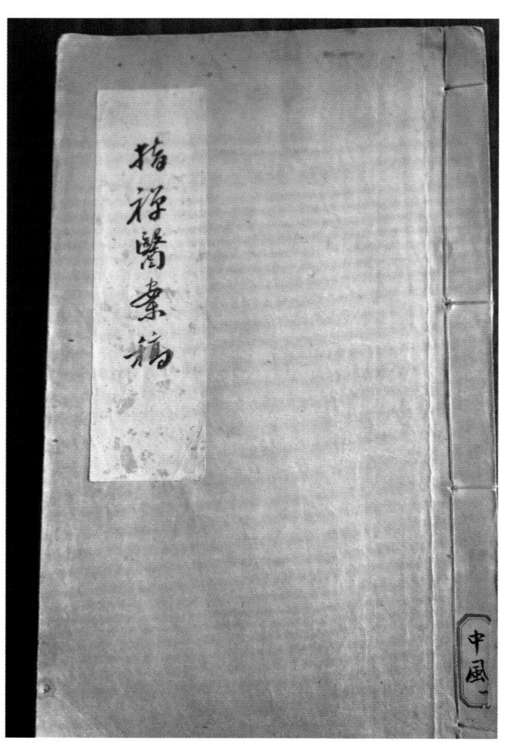

自序

指禅室医案若干篇掇拾丛残均为及门诸
子之手所辑及已竣事乃以告余因稍稍分别
部居首尾厘然一过外敢于老年而言著述也
念余仲兄铁渔先生余受业于孟河马培之征君
门下医学精深未逮中岁而卒先君子欲余传
其术遂取仲兄遗书读之后执贽从马先生
游既毕业以先君子命出而里人以疾就诊犹忆先君子
之训曰凡为医须负责任心故余数十年来尚
以人之疾如己之疾然为负责任备肇锺请余
为计也宋贤范仲淹氏尝谓不为良相当为
良医识以相与医皆为天下人负责也知言
哉知言哉今指禅室所辑医案虽未必十九
皆效然列其病状及余所以为之者俾学人得一窥
权衡凡立法处方固为之负责任其矣余尝
愧学问荒陋于古先奥籍窃所发明惟亦
尝从事钻研十数年所著以指禅室
随笔及诊余墨案助经将次脱藁适大
儿患咯血死余悲而拉杂摧烧之重悯胞
侄康及堂侄子公济从余学学之大成而天夺
其年倏然遽殁自是余遂以妄谈医术为
戒今年且六十精力日就衰耗及门诸子敦劝以
此戋戋者付之梨枣不亦可哂乎窃欲诸子勉
之学之成不成名之传不传固不在此戋戋者也
丙寅季春贺钧季衡自序于指禅室

妙雲老太太

中風

趙宴歸來，甫經更衣，即行跌仆，神志不清，口角流涎，左肢不用，舌強言蹇，啞吐痰涎，脈弦滑。病名類中，勢属未定，急以開竅。

萊菔子三錢　仙半夏四錢　炒枳實二錢　橘皮絡各一錢半　雲茯神四錢
炮天麻一錢　法半夏二錢　大白芍二錢　大杏仁二錢　炒竹茹一錢
九節菖蒲一錢　另蘇合丸一粒　菖蒲湯化下

按：此案中風，緣發于赴宴回來，係飽飯後，引起風陽暴升，痰濁相搏，故病名類中。

二診

初起即神志不清，口角流涎，左肢不用，舌強言蹇。其風陽果非鼓動痰涎上蒙機竅，瞞蔽神明，可知。繼則但吐痰涎，正胃氣上逆也，上而越之之義。而生風陽非騰不止，遂進羚羊飲。

改方手足已略能動，風意加射干一味，先服。

偏中神識既清，略能言語，而右手足之舞動不已，且他無力，兩目不能靜視，面戴陽光，脈弦數，而舌心灰黃，邊苔薄白，胃中痰沸，初似肝家氣火挾濁，繼化風之象，亟為柔肝熄風以化痰涎沸。

羚羊尖一錢　雲神四錢　大白芍二錢　炮天麻一錢　杭菊花二錢
刺蒺藜四錢　炒枳實二錢　雙鈎藤四錢（後入）　橘皮二錢　川玉金二錢
炒竹茹一錢半　青菓三枚打

服藥後，夜間手足舞動及面戴陽光更甚，且煩擾不已，面部多汗，舞頭而已，改方用羚羊尖，伴摩汁上下連進二冲服，至天明時手足舞動及煩擾稍安，至上午得府行兩次。

三診

肝熄風，并化痰濁，但脈象弦數而滑，舌苔黃膩。

昨進羚羊尖，子後神志既清，能開口，大府亦通，行兩次，脈仍弦數而滑，舌苔灰黃膩，右手足仍舞動無力，左肢不能自用，種種見徵，是胃中痰沸已下趨腸府而來，木火風陽尚未潛降，以

羚羊尖一錢　明天麻一錢　遠志肉一錢　雲神四錢　大白芍二錢

通絡之品

生石决明 雲神 川貝母 仙半夏 遠志肉

上川連 大麥冬 大白芍 杭菊炭 橘絡

炒竹茹 珠拌灯芯

類中神志日清，語言已利，惟小水仍自遺，並右肢痠痛，舌苔黃，脉左大弦滑，胃中痰濁移伏，為未下趨腸府，以原方增入和絡通府之品

上川連 全福花 雲神 遠志肉 杏仁

炒枳实 炒六曲 白夕利 大白芍 川貝母

炒竹茹 大荸薺

偏中風湯平後，神志步清，而昨夜煩躁不寐，右腿形痛，舌苔黑垢且乾裂無津，牛根及齒齦俱發白晄成片，痞數脉形，可見風陽鼓

蠶湯照痰滯，經結以熱薰灼而津液

脚氣 附麻痺

乾脚氣症乃六淫熱邪襲於肝脾之絡，發時足脛傷寒作發寒熱，胸痞嘈雜，肚腹氣攻作痛，脉洪大，苔膩黃，宜疏肝和胃，宣邪通絡

仙半夏 法半夏 當歸 雲苓

左金丸 藿香 羌獨活 西秦艽 陳橘皮

桂枝 白芍 佛手

乾脚氣發熱無汗，胸痞作嘈，左足赤腫

左金丸 赤芍 海桐皮 川牛膝

藿香 蘇葉 黑山梔 葛根

反胃 附噎格 嘔吐 呃逆

反胃已久，氣逆上逆，臍下氣冲如瘕，或隱或現，便結澀少，口渴，舌紅，脉細滑左弦，胃之陰氣已傷，肝氣横逆，升無降，氣化不行。仿古人大半夏湯法。

東洋參 陳橘皮 雲苓 白夕利 大白芍

法半夏 貢沈香 旋覆花 炒竹茹 郁李仁

白蜜 甘瀾水煎

用古人大半夏湯法，久經反胃之嘔吐大減，漸能納穀，臍下氣冲如瘕亦稍平，惟腑氣未通，可見腸腑傳送之功用不力也。仍守原方更進。

積聚

土衰木乘，肝氣鬱伏，木乘土位，標肝胃不和，火升灼熱，則左肋脹痛，噯吐吞酸，腹痛下利，脉弦細，舌紅中黄，年經事如常，血分無病，先當和胃泄肝。

左金丸 大白芍 炙烏梅 廣皮 白蒺藜

當歸 雲神 法半夏 南沙參 合歡皮

金鈴子

藥後頗能安寐，脹痛腹痛下利俱減，惟午後又稍頭暈，兩腿作痛，或有酸冰，脉轉沈緩，必須舌紅而饑象，肝胃失和，陰不斂陽，為久延所致也。

諸痛

袁仲祥 休寧

胃痛已久，今適舉發，用玉樞丹、黑錫丹、半硫丸及辛溫破氣之藥，陰氣大傷，脾胃兩經之精血又爲下奪所損，陽失下達，大便反秘結，時時隆急，脉數不爽，食後作痛，拳及氣脉小數細滑，舌苔薄膩，容易寶少，徒恃辛溫燥烈，暴傷攝納，葉天士溫潤下元法。

淡蓯蓉 雲茯苓 當歸 冬葵子 油當歸

懷牛膝 澤瀉 上肉桂 郁李仁 廣橘皮

炒白芍 海參腸

藥後大便未行，擬方再服。

飲

中陽不運，水飲停中，飲伏不化，精微亦化痰濕，每內一發，嘔吐酸水，甚多盈盈盈碗，氣逆善噫，背俞掣痛，得食且少，脉弦滑，舌白，水往高原之見證，急速發以溫中蠲飲，分利水道爲先。

炒蒼术 淡干姜 桂枝尖 新會皮 姜半夏

製附片 澤瀉 炙甘草 霞天曲 雲苓

滌飲散

進溫中蠲飲，分利水道之劑，每日一發之水飲，發時嘔吐痰水雖少，而背俞仍掣痛，善噫，氣逆，脘中

泄瀉 附痢疾門 第貳册

瘧後轉痢，痢止又患水泄，腹中攻痛，胃呆食少，兩脉沈細，大便日息，舌紅中黄，陰土大傷，飲濕未清，口糜及呃逆可慮。

南沙參 米炒 淮山藥 蓮子肉 姜黃連 炙烏梅

煨葛根 炙草 扁豆 淡干姜 滑石

荷葉

起緣脾胃木來侮土，腹痛水泄，數月不已，形瘦耳鳴，脉弦數，舌赤，營土已虧，治當柔降。

左金丸 炙烏梅 雲苓 炙甘草 當歸

黄疸

向日好飲，胃中濕熱必重，久則阻脾運之流行，穀不磨而爲脹，濕遏蘊熱而發黄，面目皆黄，腹脹，平筋露，二便不利，脉滑數，舌紅苔黄，已成疸脹。治擬用古人茵陳大黄湯法。

西茵陳 黑山梔 生軍 飛滑石 生薏仁

川厚朴 川黄柏 澤瀉 炒蒼术 陳皮

炒蓮

又

昨用茵陳大黄法，府氣通而不爽，小便短利，腹脹如故，腹筋露，脉沈數而細，舌苔厚黄膩

整理说明

《指禅医案》，贺季衡著。贺季衡（1866—1934），名钧，又字寄痕。江苏丹阳人。14 岁师从孟河名医、以内外喉三科兼擅著称的临床大家马培之，尽得其真传。

贺季衡挂牌行医时未及弱冠，而立之年即声名鹊起，至民国初年医名大振，求医者络绎不绝，拜师者纷至沓来。临证、读书、指导学生之余，仍坚持撰写医学笔记，完成《指禅室随笔》与《诊余墨审》。后因其子卓人病逝，大悲大痛之下，将手稿付之一炬。至其晚年，才将临证留底的医案进行整理，自撰按语，定名为《指禅医案》，拟为出版。无奈病重，至来年去世后，恰逢中日战争爆发，举宅被毁，医案原稿亦随之化为灰烬。所幸在沪弟子徐鼎汾先生家藏手抄本，其孙贺桐孙于逃难在沪开业期间，向师兄商借转抄，方得以保存。“文革”时期，《指禅医案》也未能免遭厄运，所幸最终完璧归赵。现存抄本与原稿的不同之处，就是缺失了贺季衡补撰之按语，余均完整如旧。

《指禅医案》的特点：一是医案中的案例有独立的，如一诊二诊的，更有完整的，如连续数诊或数十诊的，从开始的病危，到转危为安，至好转痊愈。这种完整的病案在各门中均有一定的涵盖。二是医案中急症病案的治疗及转归，对于当今中医治疗急症有很好的借鉴和研究意义。三是医案中理、法、方、药，条分缕析，病情的进退转化及预后转归，分析精辟到位。四是选方立法，灵活多变，用药细腻，彰显贺派的“轻、空、灵”特点。

1983 年，江苏科技出版社出版的《贺季衡医案》，限于篇幅，只是从各门中选择了少量案例。为保存原稿的完整性，弥补《贺季衡医案》之不足，对《指禅医案》进行全面整理，兹说明如下。

1.《指禅医案》涵盖内、外、妇、儿、喉科及杂病。原稿分为四十六门，将比较相近的门类合并论述，如癫狂痫、神志、不寐合为一门，且没有排序。在整理中发现有不合理之处，如便结门附溲数，目疾、头风（附：眩晕）合为一门，故参考中华人民共和国国家标准《中医病证分类与代码》，重新归类为五十六门，并进行排序。

2. 贺季衡回复患者函稿颇丰，皆由学生抄录留底，惜大多散佚，现存部分也多无落款、时间。本次整理，保留原抄录顺序，对标题不做调整。

3. 采用简体字横排形式，用现代标点方法，对原稿进行重新标点。"右""左"表示前后文者，径改为"上""下"。

4. 原稿中用的繁体字、异体字、俗写字，径改为规范简化字。生僻字词，于首见处进行简要注释。

5. 药物的书写尽量保持原貌，药物别名首见处出注说明，药名中俗写者以当今通行写法律齐，不出注，如夕利 - 蒺藜、牛夕 - 牛膝、玉金 - 郁金、茨菇 - 慈菇、姜蚕 - 僵蚕、石羔 - 石膏。药物的剂量只在膏方或丸方或外用方中出现，保留旧的度量衡。

指禅医案序

医家言古矣，《神农本草经》《黄帝内经》其初载。后世言本草者，莫不由神农，言经者，莫不宗黄帝。周·秦越人作《难经》，汉·张机撰《金匮要略》，晋·皇甫谧为《甲乙经》，隋·杨上善纂《太素》，皆原本《素问》《灵枢》演绎推阐而成，其最善者也。司马迁传淳于意，颇著其对所以治病生死，验者凡数十事，自是言医案方书者，稍纷纭矣。医之为道通于治国，始未尝不隆之，后凿诸方伎缙绅先生罕言之。医亦不自贵重，至用其术以杀人。其贤者如扁鹊、华佗，又往往遭遇嫉怨，以技见殃。世乃相戒，秘其方，或遂焚烧其书不传术。益下道，益不尊。

近世泰东西诸国，列医于学官为专科，医乃复重于时。海通以来，国人争言西医，愧国医不足道，患者至以不死于西医为枉然。所擅者，刀圭割剞之术耳。夫湔肠涤脏，解颅理脑，篵筋穿胸，割肌刮骨，今人之相惊以为鬼神者，古之俞拊、仓公、文挚、仲景、元化之徒类优为之。若夫论阴阳，辨柔刚，审虚实顺逆之数，合四时五行之度，察之于无形，觉之于未萌，因地与时相宜为治。剂药程方不主故常则固，吾之所独擅而彼之所未喻也。世愈降地愈辟，舟车所至，山海川陆，寒暑燥湿之异交会，天易气候丕变，民饮食，男女居处，嗜欲之情，口迁于邪僻淫侈，殊名佹状，奇疴怪眚，湮漫流染。诚有非循先袭业据籍守故者，所能尽要其道本不可易也。

吾友聂云台，尝主西医。晚得疾，西医治之久不效。乃返而求之国医，得贺君季衡饮其汤。有廖家人子弟病者，受贺君治，莫不应手愈。于是日譝[①]贺君之医，与亲戚交游间，余亦曾受其治之一人也。

迁居庐山之明年，贺君介云台以所为指禅医案乞序。余非知医者也，曾闻孟河有马培之者，为名医贺君亲受业于其门，兄铁渔亦精于医。其医案则贺君所尝治病生死验，而门人为之集录者也。余虽不知医，观于贺君之得其师，蒙其家学，施治其人 而验如此。

贺君之医，不既可信乎神而明之，发辉而广大之。信于古而宜于今，使医之道复，尊国医之学不坠而长存，吾能无望于贺君也邪？

庚午夏六月义宁陈三立序

① 譝（shéng）：赞誉。

自 序

《指禅医案》若干卷，掇拾丛残，均为及门诸子之手所辑，已竣事乃始告余。因稍稍分别部居，首尾复校一过，非敢于老年而言著述也。

念余仲兄铁渔，先余受业于孟河马培之征君门下，医学精深，未逮中岁而卒。先君子欲余传其术，遂取仲兄书尽读之，后执贽从马先生游，既毕业，以父命出为里人治疾。犹忆先君子之训曰："凡为医须有责任心。"故余数十载来，苟治人之疾，必毅然为负责任。侪辈虽诮，余勿计也。宋贤范仲淹氏曾谓："不为良相，当为良医。"诚以相与医，皆为天下人负责者。知言哉，知言哉！

今指禅室所辑医案，虽未必十九皆效，然列其病状及余所以为治者，俾学人得一商榷焉。凡立法处方，固为之负责任者矣。甚愧学问弇陋，于古先奥籍寡所发明，唯亦曾从事专研。十数年前曾著有《指禅室随笔》及《诊余墨审》两种，将次脱稿。适大儿患咯血死，余恚而拉杂摧烧之。兼恸胞侄展如、堂侄了公二人，皆从余学，学已大成，而天夺其年，奄然遽殁。自是余遂以妄谈医术为戒。

今年且六十，精力日尤衰耗。及门诸子顾欲以此笺之者付之梨枣，不亦至可哂乎？窃顾诸子勉之，学之成不成，名之传不传，固不在此笺之者为也。

丙寅季春贺钧季衡自序于指禅室

张 序

今之为医者多矣，起名几何？今之医为医案者亦多矣，其传者又几何？夫医之名，医案之传不传，盖皆非可倖而致之也。何也？名之传之者，虽在人，而其所以名及所以传者，则在己也。在己也者何？学问与经验二者是矣。

医为学问之一，无学问者必不足为医。即有学问而无经验者，亦不得为之医。若并学问经验二者而无之，是直庸医焉耳。夫病者之求治于医，每不识其所致病之由，而唯医是托。在医则似识其所以致病之由，而施之以治矣。然有治之而中者，亦有治之不中者。中与不中，医亦不能自言其故焉。此无他，或疏于学问，或浅于经验，但能语人以某药治某病，及某病法当治以某药而已。其果灼然，有以自信者，谁乎？盖为医难，为医案尤难。医案者，徒深悉其致病之由，且须于情状之变幻，时间之经过，及吾所以为治之法，周审详密两两而对勘之。此在无学问者固不敢为，即在有学问而无经验者，亦复不能为也。合学问经验二者而为之，其名与传也决矣。

贺丈指禅以医名于乡，乡之人皆识丈为良医也。丈自少而壮，壮而老，皆事于学，而亦皆从事于医。以经验言，盖亦骎骎与学问俱进矣。顾犹欿[1]然不敢自满，门弟子屡以编辑医案请，而丈屡靳之。以为医之治病，必在已有自信，而非可苟然以笔之于参东垣、河间，吾今盖犹未能自信也。

① 欿（kǎn）：不自满。

及年六十，始徇门弟子之请，撮录其平生所谓医案，灼然有以自信者共如干卷，而受不佞序之。不佞暗于医，逡巡以谢。丈曰：“毋然，当子年少时，尤家塾读即与吾医室为邻，知吾最审，且知吾之所由焦心苦思以为医者。今须发各苍白矣，于吾医案宁可无一信？”不佞因述其鄙见于券端，以质诸世之明于医者。

民国十五年丙寅春世晚张素拜序

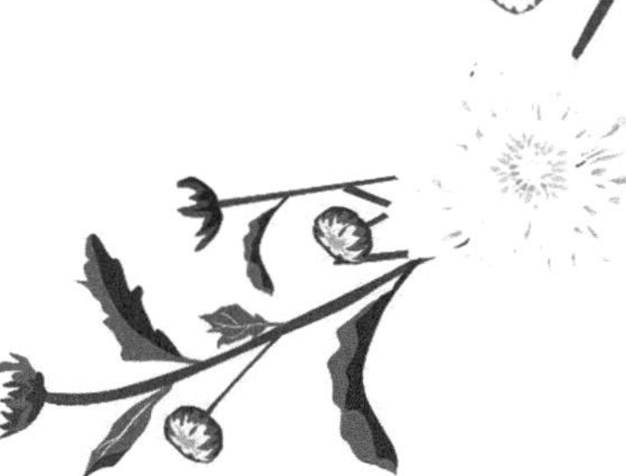

目录

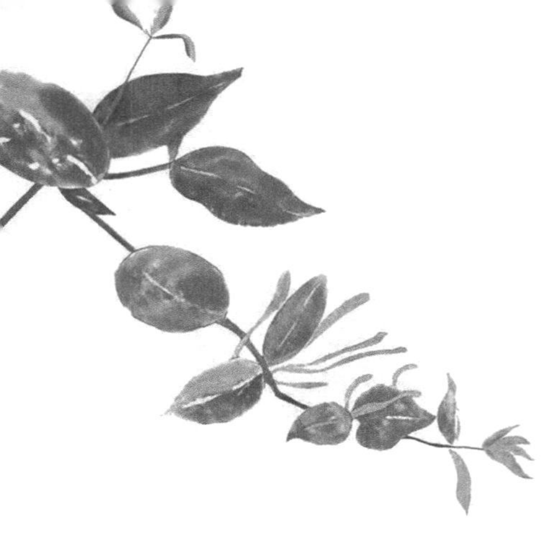

时邪门

李童

时邪夹滞，交犯肺胃。呛咳痰鸣，漫热汗不透，烦扰谵妄，咽痛色红，呕恶便结。脉沉数。势属未透，清解为先。

前胡　白桔梗　瓜蒌皮　黑山栀　大杏仁　川通草　薄荷　连翘　大力子[①]　炒竹茹　灯心

另：六神丸温开水化服。

复诊

今日表热已从汗退，烦扰谵妄亦折，咽痛亦安，痰中略有红血，便结未通。右脉尚数。肠胃积蕴未清，当再宣导。

瓜蒌皮　大杏仁　连翘　川通草　白桔梗　炒枳实　酒子芩　正滑石　炒竹茹　荸荠

复诊

日来热退腑通，烦扰谵妄亦退，咽痛亦安。唯呛咳多痰，杂有血色。右脉尚数。肺胃余热未清，当再清润肃化。

瓜蒌皮　象贝母　炒枳壳　炒六曲　白桔梗　大杏仁　川通草　正滑石　粉丹皮　枇杷叶　白茅花

王童

虫积退后，又感新邪。表热无汗，心烦口渴。舌苔黄腻满布，脉弦细。邪滞交搏方盛，亟为宣导。

香豆豉　黑山栀　炒六曲　川厚朴　炒枳实　藿香　青蒿　大杏仁　半夏曲　正滑石　姜竹茹　鲜姜皮

张左

疹发虽透，伏邪未清，脘闷呕恶。舌苔糙黄而不渴饮，脉沉不起。一派未化之象，势有延绵之害。

厚朴　姜半夏　炒枳实　黑山栀　大杏仁　姜川连　川郁金　藿香　正滑石　赤苓　姜竹茹　鲜姜皮

另：辟瘟丹一块，先以开水磨半锭。

二诊

昨为解表，随得畅汗，寒热两清，头痛谵语亦退。唯脘闷未舒，间或尚干呕。右脉已起，舌白转黄。余热未清，当再宣导。

川厚朴　半夏曲　瓜蒌皮　象贝母　藿香　正滑石　苏梗　川通草　赤苓　大杏仁　姜竹茹　青荷叶

周童

邪滞搏结于中，漫热得汗不解，烦扰脘下痞，口渴便结，印堂及唇角色青。脉

① 大力子：牛蒡子。

不畅，舌黄。势属未化，须防闭逆。

藿香　炒六曲　青蒿　莱菔子　黑山栀　炒枳实　焦山楂　正滑石　大杏仁　苏梗　炒竹茹　鲜姜皮

李左（镇江）

时邪一候，漫热汗不畅，间或恶寒，脘闷作恶，下利稀水，渴不多饮。脉小数不畅，舌苔黄腻。表里同病，势属未透，须防延绵。

川厚朴　葛梗　藿香　正滑石　炒枳壳　川桂枝　淡子芩[1]　香薷　半夏曲　大杏仁　青蒿

王左

风温四日，壮热无汗，烦扰恶寒，神疲气怯，下利，咳嗽作恶。脉弦数，舌红中黄。大有化燥之虑，症殊险要。

香豆豉　大杏仁　黑山栀　川通草　淡子芩　粉葛根　炒枳壳　象贝母　薄荷　姜竹茹　鲜姜皮　梨皮

二诊

风温汗出未畅，热退未清，协热下利已止，咳嗽气粗未安，烦扰谵妄。脉转小数，右似欠楚，舌红中黄。将从燥化之候。

香豆豉、鲜石斛（合杵）　大杏仁　青蒿　瓜蒌皮　净连翘　川通草　黑山栀　淡子芩　生竹茹　芦根

王右

风温五日，壮热少汗，咳嗽痰鸣，左胁痛，痰色或红或黑，谵妄神迷，少腹拒按。脉滑数，右部不楚，舌苔腻黄。表里同病，有化燥生风之虑。

麻黄（后入）　净连翘　炒枳实　象贝母　橘红　大杏仁　川通草　生石膏　青皮　淡子芩　生竹茹　芦根

张右

春温一候，微寒漫热，头痛体痛，汗出不解，心烦不寐，谵语喃喃，下利黑水无多。脉滑大，左关尺不甚了了，舌苔灰腻满布。此表邪初解，里热尚重所致。

鲜石斛　大杏仁　益元散　连翘　葛根　黑山栀　川通草　淡子芩　炒枳实　生竹茹　梨皮

束左

温邪失表，延绵已久。前为复表，随得畅汗，表热随清，里热未罢，又复失治，遂入于营。壮热无汗，谵妄烦扰，呃逆不已，下利血水夹有血块。舌红中黄，脉弦数重取无根。大有化燥神糊之变，症属险要，勿泛视之。

鲜石斛、鲜生地（同杵）　香白薇　姜川连　黑山栀　姜竹茹　旋覆花　橘皮　丹皮　赤苓　酒子芩　柿蒂　芦根

王左

温邪候外，表热不为汗解，协热下利，大渴喜饮，间有谵语，胸部发斑，幸未见黑，而大小不一，按之梗手，非痧疹可知。脉滑数，右部久按不甚了了。舌根腻黄，舌尖红绛。伏邪渐从燥化，阳明腑浊尚未下趋。不宜下夺，最防内陷呃逆之变。

鲜石斛　香白薇　全瓜蒌　连翘心　粉丹皮　天花粉　炒枳实　益元散　大杏仁　黑山栀　芦根

姜左

温邪未经化燥，即服纯凉之剂，邪热

[1] 淡子芩：淡黄芩。

为痰浊所薄，仄于肺窍致不能言，痰多咽痛，饮食时尤甚，或热或退。脉滑数，舌苔白腻。极难速效之候。

薄荷　橘红　法半夏　前胡　大贝母　白桔梗　射干　生竹茹　瓜蒌皮　僵蚕　鲜姜皮

二诊

化痰开窍仍未能言，而神识又不清，舌强不能饮咽，或热或退。舌苔黄腻，脉沉弦滑数。邪热为痰浊混结窍络而来，最难着手。

香白薇　法半夏　陈胆星　云苓神（各）射干　薄荷　白桔梗　远志肉　生竹茹　九节蒲

另：苏合香丸一粒。

郦右

温邪热退之后，未能得汗，心烦谵语，气逆呛咳，便秘。舌起黄苔，脉小数。其邪将从内陷，仍防化燥。

麻黄　前胡　黑山栀　连翘　川通草　生石膏　橘红　炙甘草　炒枳实　梨皮

二诊

进麻黄石膏汤，热从汗解，谵妄亦清，呛咳未已，便结未通。舌黄。邪去滞存之证。

瓜蒌皮　大杏仁　炒六曲　炒薏仁　生竹茹　川通草　薄橘红　炒枳实　焦谷芽　荸荠

丁左

热邪内陷，暑湿外蒙，充蔽三焦，欲从燥化而未果。是以壮热虽减，而汗尚未布，疹子甫从外达，四末尚未全及，心烦谵妄。左脉不甚了了。舌苔糙白，舌根满腻。邪热由气分而传血分之据。拟清营达邪，不致内陷肢冷呃逆为盼。

鲜生地（豆豉合杵）连翘　赤苓　黑山栀　丹皮　香白薇　大杏仁　益元散（荷叶包）金银花　荷叶

二诊

昨从清营达邪立法，夜来烦扰就安，表热亦减。唯未霍然退清，午后又复烦躁，热势较甚。舌苔黄浊虽松，后半未净。脉数已减。疹点亦就退。种种见症，伏邪仍伏气分未全透。纯凉固嫌太早，温解又非所宜。仍守清营达邪为治。

鲜石斛、薄荷（合杵）净连翘　大杏仁　黑山栀　炙甘草　麻黄（后入）淡子芩　云神[①]　炒竹茹　益元散（包）

蒋右

风邪客注阳之表，湿滞蕴阳明之里。表里同病，漫热五日，汗畅布，并不恶寒。胸痞气粗，作恶有痰，口渴喜饮。切脉左寸关小数带滑，右寸部滑大。舌苔满腻而黄，尖边渐燥。表少里多，延防化燥。拟表里双解为先。

上川朴　上川连　粉葛根　半夏曲　炒枳实　豆卷　黑山栀　大杏仁　正滑石　炒竹茹　青蒿　淡子芩　梨皮　鲜姜皮

何左

湿蕴于中已久，刻感风邪，痰滞相搏。以致始而寒热，继之热而不寒，腹膨如鼓，面浮气促。舌燥苔黑。脉滑大浮数，两关雀啄。一派化热见端，拟麻黄石膏加味以尽人工。

① 云神：云茯神。

麻黄　大杏仁　连皮苓　生桑皮　川通草　生石膏　莱菔子　金苏子（水泡杵）　芦根

张童

暑为无形之邪，湿乃有形之浊，交伤太阴，水泄如注。止之太早，暑湿未清。转结募原。于是肢冷漫热，水道不利。舌板黄，右风关纹紫。治法当清化分渗入手。

天水散　藿香　大杏仁　青蒿　香薷　连翘　炒枳壳　赤苓　炒麦芽　川通草　鲜姜皮

王左

寒暑湿邪客于表里之半，寒热交争，便结胸痞。和化为先。

柴胡　炒枳壳　姜半夏　煨木香　炒六曲　葛根　青皮　淡子芩　生姜　荷叶

李右

寒暑郁遏太阴阳明，腹痛泄泻，胸痞作恶。拟正气散主之。

藿香　小青皮　云苓　煨木香　香薷　上川朴　炒枳壳　煨葛根　白蔻　姜半夏　生姜

张左

湿温延绵两旬有余，壮热虽退，漫热未清，呕恶脘闷，自利不爽，渴不喜饮，米粒不粘唇者旬外矣，心烦少寐。脉细滑小数，左手至数不清了。舌红中黄。阴分尤伤，湿邪久羁阳明，欲化热而不果之候。亟以辛苦开导，佐以淡渗。

上川朴　云苓神（各）　益元散（包）　蔻衣　炒竹茹　姜川连　广皮　生薏仁　大杏仁　九节蒲　青荷叶

拟改方

顷接恙原，得悉湿邪日化，左脉来去清了，舌苔黄而口渴，俱湿滑之征。最好将面部黄色透出有光，则更易着手矣。原方略为增减，再服二三剂。

上川朴　泽泻　益元散（包）　生薏仁　大杏仁　茵陈　半夏曲　藿香　黑山栀　云苓神（各）　橘皮　九节蒲　青荷叶

王左

湿温两候，于兹化而未解。脘次板闷，饮入即吐，漫热不清，渴不多饮。脉沉细而数，舌苔黄腻不宣。湿滞阻于气分，清阳无以展化也。拟苦降辛通，甘淡渗泄一法。

姜川连　法半夏　蔻仁　炒枳实　佩兰梗　大杏仁　正滑石　云苓　上川朴　生薏仁　藿香　淡子芩　姜汁

二诊

两进四磨汤加味，胸痞甫舒，呕吐已止，夜热亦清，唯便结未解。舌苔转黄但仍厚腻。湿滞初化，仍防再生枝节。

上川朴　青陈皮（各）　姜半夏　川郁金　猪赤苓（各）　姜川连　鲜薤白　大杏仁　海南子[①]　荸荠（打）　姜汁

三诊

迭进四磨，脘痞甫释，夜热已清，独腑气未通，交阴药入则吐。仍由阴盛之故，防原义增减之。

上川朴　姜半夏　猪赤苓（各）　大杏仁　姜川连　鲜薤白　生薏仁　姜汁

四诊

湿温经治以来，诸恙就次见清，唯大

---

① 海南子：槟榔。

腑未通，迄今两旬。舌心舌根尚腻。湿滞化而未清，守原方接服。

鲜薤白　上川朴　火麻仁　姜半夏　全瓜蒌　姜川连　大杏仁　炒枳实　猪赤苓（各）　小青皮　荸荠　姜汁

五诊

湿温大势已退，独大腑未行，及今两旬有余矣。舌苔腻黄未退，仍由阳明腑浊未得下趋故也。当仿原方进步，俟腑气畅通，再议和中善后之策。

鲜薤白　火麻仁　生薏仁　猪赤苓（各）　全瓜蒌　上川朴　炒枳实　青陈皮（各）　姜川连　大杏仁　陈海蜇　荸荠

六诊

湿温经治以来，诸恙俱清，独大腑未行，延今两旬矣。舌苔已化，中后尚浊。肠腑浊滞未清，当为宣导。待腑通后再议他策。

上川朴　姜川连　大杏仁　炒枳实　赤苓　鲜薤白　瓜蒌仁　火麻仁　青皮　陈海蜇　荸荠

七诊

湿温诸多枝节俱已剪伐殆尽，独腑未通。舌苔未褪，阳明湿滞下趋未出，故脘次痞满已先解。拟为通幽导腑。

姜川连　火麻仁　瓜蒌仁　大杏仁　青皮　上川朴　猪苓　鲜薤白　炒枳壳　生薏仁　荸荠　陈海蜇

八诊

昨夜药后，脘膺烦扰，呕吐酸水甚多，腑遂畅解，今日晨又行一次，痞满随松。舌苔黄厚见退，唯胸中尚腻，脐下按之有形。阳明腑浊未清，仿原法增减。

川厚朴　鲜薤白　大砂仁　猪茯苓（各）　生薏仁　瓜蒌皮　青皮　正滑石　泽泻　炒谷芽　大杏仁

九诊

湿温诸恙俱退，腑亦畅解。脘下又复不畅，或呕吐酸水，少腹又复结痞有形。据述向日好饮，胃中必有水湿。今湿复与饮浊相搏，生生之气无以上升，故仍不知饥也。

上川朴　淡干姜　六曲　姜半夏　猪茯苓（各）　炒枳实　大砂仁　姜川连　藿香　青陈皮（各）　姜渣

十诊

昨日复进温化，脘次渐舒，舌苔亦退，唯脐下结痞，上下攻实未清，脉仍沉滑而细。向日好饮，胃底必有痰湿逗留，借痰质故有形可据也。仿原义再进。

上川朴　全瓜蒌　生薏仁　杏仁　猪茯苓（各）　小青皮　干薤白　姜半夏　炒枳实　大砂仁

十一诊

湿温经治以来，诸恙俱退，脘亦舒，略啜米饮亦觉畅适。舌苔亦退。唯脐下尚有痞意，溲浊未清。当再渗化。

上川朴　法半夏　生薏仁　猪茯苓（各）　大杏仁　生谷芽　大砂仁　正滑石　炒枳壳　新会皮　车前子

十二诊

湿温经治后，诸恙俱退。脐下尚有痞意，多啜米饮或而不畅，小溲未清。是余湿未尽，胃气未和所致。

上川朴　正滑石　泽泻　大砂仁　大杏仁　青陈皮（各）　炒枳壳　佩兰　生薏仁　生熟谷芽（各）　荷叶

十三诊

湿温退后，余湿未清，胃气未复。渴不多饮，食入作胀，大腑未调。脉小而沉滑。仍宜化湿和中。

真根朴　大砂仁　大杏仁　青陈皮（各）　生薏仁　炒白术　正滑石　瓜蒌皮　干薤白　炒谷芽

十四诊

湿温退后，杳不思食，多食则胀，脐上及少腹尚有两块结痞拒按，大腑又复旬日不通。可见肠腑湿浊未清，气无以上升。故病虽退而饮食反呆也。

鲜薤白　全瓜蒌　大杏仁　小青皮　海南子　正滑石　生薏仁　炒枳壳　焦谷芽　莱菔子　陈海蜇　荸荠

十五诊

湿温日来未药而脐痞有形，杳不思食，食入则胀。脉沉而滑，舌苔复腻。缘阳明腑浊未清，再延恐增枝节。

真根朴　正滑石　橘杏仁（各）　干薤白　半夏曲　炒枳实　赤苓　山楂　姜川连　小青皮

另：木香槟榔丸。

十六诊

昨为化湿通腑，又复呕吐酸水黏痰，脘次觉畅。逾时又复如初，频频嗳噫，腑未复通，渴不多饮。舌苔复腻，脉沉滑较起。皆缘湿温退后，阳明腑浊未清，加酒湿积饮上泛。非苦辛温化焉能消除阴霾之气，久病恐再生枝节。

炒茅术　淡干姜　姜川连　枳实子　青陈皮（各）　上川朴　姜半夏　大杏仁　大砂仁　炒枳壳　炒竹茹

张左

时邪夹湿滞交犯阳明，壮热或恶寒，汗不透，延今候外[①]。脘闷烦扰，口渴不利。脉滑数，舌苔苍黄满布。表里同病，化燥在迩也。速效难求。

姜川连　藿香　大杏仁　淡黄芩　炒六曲　粉葛根　黑山栀　正滑石　青蒿　炒枳壳　姜竹茹　姜皮

二诊

昨用连葛双解，表热虽减，里热未清。谵妄自利，脘中板闷，口渴。脉虽滑数，久取沉分似欠了了。邪热痰滞正酝酿化热之候，化燥固在迩，且防内陷神迷。

姜川连　炒枳实　连翘　大杏仁　全瓜蒌　黑山栀　炒竹茹　淡黄芩　川郁金　正滑石　凉膈散（包）

三诊

昨进凉膈散加味，表里之热俱退减，烦扰呕恶亦折，脘中板闷亦展，唯自利口渴。脉沉分亦觉明了，仍滑数。舌苔燥黄。邪热及痰滞尚在酝酿化热之候。守原方服数剂，不致内陷为顺。

鲜石斛　全瓜蒌　川郁金　大杏仁　酒子芩　姜川连　炒枳实　黑山栀　连翘　正滑石　炒竹茹　凉膈散

四诊

黎明又复猝热，热则神迷谵妄。间或呃逆。左脉又复不清了，舌苔燥黄。胸部红点隐而不透，邪热渐渐传里，神明为邪热所蒙，内陷化燥在迩。

蜜银花　薄荷　法半夏　云神　炒

---

① 延今候外：外，与内相对。即延绵至今已一周以外。

竹茹　连翘心　川郁金　枇杷叶　炒枳实　刀豆子

另：至宝丹化开和服。

徐左

时邪五日，壮热无汗，遍体红斑点点，两腿色紫，齿血色黄。脉不应指。伏邪内陷，神迷可虑。

香豆豉　连翘　正滑石　酒子芩　上银花　黑山栀　上川连（酒炒）　粉葛根　炒枳实　粉丹皮　大杏仁

另：自制万应散。

丁左

时邪遏伏肺胃，红疹累累发而不透，遍体寰痛，壮热少汗，谵妄烦扰，气粗口渴。舌苔满腻而黄，脉滑数。有化燥及闭逆之虑。

香豆豉　薄荷　连翘　大杏仁　大力子　黑山栀　上银花　炒枳实　藿香　酒子芩　炒竹茹　白茅根

二诊

昨进清营达邪，舌苔焦黑略起津润，而神迷烦扰如故，四末厥冷不应指。热深厥深，势难着手。拟方仍守候原法酌服。

鲜生地　川郁金　炒枳实　大杏仁　全瓜蒌　薄荷　连翘　黑山栀　上川连　炒竹茹　九节蒲

另：至宝丹。

三诊

今日肢冷已和，脉沉已起，舌苔焦黑渐润。而神识未清，少腹拒按。足见阳明余蕴尚重，以开上导下法治之。

鲜生地　炒枳实　天竺黄　连翘心　鲜石斛　薄荷　瓜蒌皮　天花粉　川郁金　黑山栀　九节蒲

四诊

日来肢冷已和，舌苔焦黑已润，而神智未清，呻吟不语，少腹拒按，腑气未通。阳明积蕴尚重，原在畏途。拟凉膈散出入。

生军　鲜生地　正滑石　元明粉（后入）　炒枳实　酒子芩　连翘　薄荷　大杏仁　天竺黄　卷心竹叶

五诊

邪热虽减，阳明积蕴未化，腑气未通。脉沉滑。仍在畏途，以承气法出入候酌。

生军　炒枳实　大杏仁　川通草　上川朴　正滑石　云苓　元明粉

六诊

昨进承气法，未能下泄，少腹拒按。舌苔复黑而干，脉细数左部不起。正虚邪实，尚难许入坦途。

川厚朴　正滑石　炒枳实　云苓　元明粉　生军（后入）　黑山栀　大杏仁　瓜蒌皮

七诊

迭进承气汤，腑气转通，少腹尚拒按，神识未清。舌黑转黄唯仍厚腻，脉渐起。余蕴未清，仍在畏途。

上川朴　炒枳实　瓜蒌皮　大杏仁　炒竹茹　黑山栀　赤苓　正滑石　天花粉　荸荠

另：抱龙丸一粒，菖蒲汤送下。

八诊

今日舌黑已退，唯舌苔尚腻。神智未清，口未能言。脉小数，左不应指。痰热阻于窍络，肠腑湿浊又未全清，仍在界途中也。

上川连　天竺黄　蔓荆子　炒枳实　连翘心　陈胆星　云神　香白薇　瓜蒌皮　川

郁金　姜汁　荸荠汁（引冲）

九诊

日来舌黑已减，神志渐清，两脉渐起。唯口未能言，痰壅于上则烦扰不安。阳明积蕴及窍络之痰尚重，犹未可趋坦途。

上川连　陈胆星　炒枳实　天竺黄　象贝母　川郁金　瓜蒌皮　云神　蔓荆子　薄荷　姜汁（冲）　荸荠汁（冲）

十诊

今日腑又畅通数次，舌黑全退，且有津润，唯不能言。机窍中痰热未清，尤虑再生枝节。

大麦冬　大白芍　云苓神（各）　炙甘草　薄荷　天竺黄　乌玄参　生谷芽　橘络　大杏仁　九节蒲

十一诊

温邪枝节多端虽退，而仍不能言语，神识似清非清。脉弦数，舌复起苔。邪热痰滞久延清窍之象。

香白薇　法半夏　橘红　炒枳实　云神　天竺黄　远志肉　炙甘草　川郁金　生谷芽　九节蒲

十二诊

日来神志已清，唯仍未能言语，痰尚多。脉小数。邪热大清，宿痰未化之象。法当通窍化痰，交通心肾。

大麦冬　远志肉　天竺黄　橘络　川贝母　云神　瓜蒌皮　陈胆星　生谷芽　九节蒲

十三诊

温邪化燥既退之后，得下紫血甚多，甫能言语。神志已安，而仍呻吟不寐。脉小数，舌白。胃中痰浊未清，阳明不和，不宜再生枝节。

大麦冬　法半夏　远志肉　大白芍　云神　天竺黄　陈橘皮　龙齿　大丹参　生谷芽　莲子（连心）

十四诊

温邪退后，食物不慎，又复寒热。舌起白苔，脉浮数。当表里双解。

香豆豉　青蒿　焦山楂　炒枳壳　川通草　上川朴　大杏仁　炒六曲　黑山栀　正滑石

十五诊

风涛已定，化险为夷。刻下神清能语，胃纳日增。唯逐日小有寒热，得汗而解。腹痛呛咳。脉细数，舌红。不宜再生枝节。

香白薇　青蒿　川贝母　炙甘草　地骨皮　炙鳖甲　粉葛根　法半夏　焦谷芽　姜皮

徐右

症由邪滞夹杂而起，刻下大腑畅行，而热仍不解，入夜较甚，并不渴。舌赤根黄，脉濡滑小数。此余湿未清，阴已尤伤之候。

香白薇　肥知母　粉丹皮　云神　生谷芽　炙甘草　川石斛　大杏仁　青蒿　正滑石　青荷叶

二诊

湿热渐清，项间出瘖，圆滑如水晶状，暑湿热久着气分及肺部而来，渐作渴饮，夜不安枕。舌略起苔，脉小数。当清营涤热，以泄余分。

香白薇　生薏仁　上银花　云神　连翘壳　大杏仁　川通草　益元散（包）　川石斛　粉丹皮　青荷叶

三诊

暑湿夹滞迄今两候。表热已逐次见退，

汗亦颇多，胸部白痦发而未透，大腑已畅，神志更萎，寐中善笑及循衣理线，渴不多饮，口泛甜味，痰极难出，胃呆。舌黄，脉象虚数。此邪滞虽已大减，胃中暑湿滞酝酿未清，加以阴分已伤之候。

藿香　鲜石斛　佩兰　云苓神（各）　生薏仁　益元散　瓜蒌皮　大杏仁　肥知母　生谷芽　炒竹茹　青荷叶　糯稻须

四诊

邪滞两解，热清腑通，舌苔亦净，循衣摸床诸多枝节亦去。独胃阴大伤，汗出肢冷，两目露白，神迷气怯而又不能纳谷。脉虚数少力。虑虚不受补，辅正调胃为先。

大麦冬　生谷芽　炙甘草　南沙参　云苓神（各）　别直须　陈橘白　五味子　莲子

王右

暑湿蕴中，气运不和，左胁痹胀，呼吸不调，或热或退。脉沉滑，舌绛边紫。拟吴氏宣痹汤加味主之。

香豆豉　正滑石　白蔻衣　射干　炒枳壳　川郁金　藿香　枇杷叶　川通草　瓜蒌皮　大杏仁　荷梗

张左

温邪夹湿热久结中宫，延今个月外。或热或退，汗不畅达，渴喜热饮，烦扰谵语，曾经鼻衄。脉沉数左强，舌苔灰黄。渐俱化燥之象，内陷可虑。势颇不浅，亟为凉膈散出入。

生军　益元散　薄荷　槟榔　大杏仁　炒枳实　黑山栀　全瓜蒌　连翘　酒子芩　元明粉

束左

温邪延绵两月有余，形瘦骨立，便闭四候。脉细如丝，舌干无津。胃液固耗，胃气又败，有口糜呃逆之虑。姑以辅胃调中为治。

西洋参（米炒）　炒於术　生谷芽　火麻仁　生扁豆　大麦冬（米炒）　炙甘草　橘皮　云苓神（各）　大砂仁　莲子

二诊

昨进辅胃调中，尚能安受。脉渐起，重按且数，舌绛起糜。胃阴大耗，胃气复败。势难速效，宜速回里为是。

西洋参　南沙参　大麦冬　炒於术　炙甘草　川石斛　大杏仁　橘白　云苓神（各）　生谷芽　莲子

何左

始患吐利，继之肢冷，神昏烦扰不已，饮入则吐，指动手搐，齿板无津。舌心干绛一条亦无津液，舌边白。脉沉细小数，右部不甚了了。此暑湿化热，降入心包络，势有生风呃逆之害。姑拟清泄达邪为背城一战计，是否候服[①]。

连翘心　姜川连　炒竹茹　川贝母　羚羊片　淡子芩　益元散　藿香　云苓　荷梗

另：紫雪丹。

张左

秋邪两候，发白痦而未透，邪热传入营分，便血成块甚多，少腹拒按，面晄气怯，肢冷多汗，颤振不已。脉细数，舌红。阴气大伤，恐有内陷神迷及痉厥之变。拟用桂枝牡蛎龙骨散法主之。

① 是否候服：征求患者家属意见，决定是否服药。

当归　生牡蛎　煅龙骨　桂枝尖　炙甘草　大白芍　焦山楂　云苓　清阿胶　青皮　干荷叶

二诊

昨用桂枝牡蛎龙骨散法，肢冷已和，汗亦收，颤振亦止，便血三次仍属黑块，少腹拒按亦退，头痛不已，神疲气怯。脉虚数，舌红中黄。虽略转机，尚宜慎重，仍在畏途。

当归　大白芍　炙甘草　生牡蛎　煅龙骨　生谷芽　白蒺藜　云苓　焦白术　青陈皮（各）　焦山楂　荷鼻

三诊

肢冷已和，汗收颤振止，而又复发热，头痛不已，便血黑块。脉虚数，舌红中黄。渐渐化热，仍在畏途。

香白薇　云神　粉丹皮　鲜生地　川郁金　青蒿　焦山楂　黑山栀　炙甘草　白蒺藜　鲜藕

四诊

经治来，肢冷颤振先退，便血黑块亦止，头痛亦折，唯胃纳未复。脉虚数。胃阴已耗，仍宜慎重。

南沙参　粉丹皮　大白芍　川石斛　云神　生谷芽　白蒺藜　香白薇　炙甘草　正滑石　荷叶

五诊

经治后，肢颤便血黑块诸多危象俱退，胃亦渐复，齿龈又痛，呛咳。脉虚数，舌光。胃阴未复，肺气自燥，不宜再生枝节。

南沙参　大麦冬　川石斛　乌玄参　天花粉　云苓神（各）　京赤芍　粉丹皮　炙甘草　生竹茹　灯心

六诊

风涛已定，化险为夷。咳嗽未已，龈腐作痛。脉虚数未安，舌白不荣。一派虚象。

南沙参　叭杏仁[①]　大麦冬　川贝母　炙甘草　炙紫菀　生谷芽　大白芍　炒竹茹　冬桑叶　枇杷叶

七诊

风涛已定，化险为夷。日来胃纳渐复，诚病之佳兆。唯咳未已，尚宜慎重调摄。

南沙参　大杏仁　川郁金　大麦冬　云神　生薏仁　海蛤粉　白扁豆　瓜蒌霜　枇杷叶　干荷叶

任左

温邪三候，表热未从汗解，里蕴渐从燥化。神迷谵妄，协热自利，当脐拒按。两脉模糊，舌苔灰黄，舌尖绛赤。邪热渐入心包，有内陷生风之虑。症殊险要。

上川连　黑山栀　净连翘　大杏仁　生竹茹　粉葛根　酒子芩　天花粉　炒枳实　鲜石斛　梨皮

二诊

昨进连葛双解表里法，协热自利虽减，谵语神迷如故，咳而无痰。两脉模糊，舌尖红绛。舌质红扪之触手无津。邪热侵入心包，胃阴日伤之候。仍在畏途，姑拟为泄热存阴。

鲜生地　天花粉　大杏仁　乌玄参　正滑石　鲜石斛　连翘　瓜蒌皮　肥知母　黄芩　枇杷叶　梨皮

---

① 叭杏仁：甜杏仁。

三诊

泄热存阴，舌质之红绛津液已回，舌根灰黄亦退，自利亦止。而入夜尚神昏谵语，咳不爽。左脉尚模糊。余邪未透，仍虑再生枝节。

鲜石斛　瓜蒌皮　大杏仁　象贝母　云苓　天花粉　肥知母　连翘　川郁金　枇杷叶　炒竹茹　梨皮

四诊

昨缘舌黑已退，且有津润，大剂之泄热存阴略为减折。而今日舌根复黑，且少津润。咳不爽，谵妄沉睡。左脉仍未了了。邪热未能外达，有内陷之虑。再泄热存阴，兼肃肺气。

鲜生地　瓜蒌皮　大杏仁　酒子芩　黑山栀　鲜石斛　天花粉　连翘　象贝母　益元散　生竹茹　梨皮

五诊

迭投泄热存阴，下利转为燥粪，是热结旁流可知。舌黑虽退，舌前尚少津润。咳而不爽，谵妄虽少而仍沉睡。左脉未能了了。胃阴已伤，邪热未罢。仍防内陷，犹在险途，勿泛视之。

鲜生地　大麦冬　连翘　大杏仁　淡子芩　鲜石斛　天花粉　黑山栀　瓜蒌皮　肥知母　云苓神（各）　卷心竹叶

张右

葡萄疫，遍体紫斑渐退，表热亦清。而齿衄如注，止而复来，血块累累。神疲气怯，食少面黄。脉细数右手少力，舌红无苔。胃阴大伤，胃气复困，故食入顷呕也。

南沙参　橘白　丹皮　连皮苓　炒竹茹　川石斛　京赤芍　炙甘草　冬桑叶　藿香　炒谷芽　枇杷叶

石左

始而水泄，两足转筋。继之脘闷烦扰，饮入作呕。舌白不渴，脉沉而不起。寒邪湿浊搏结未化，延绵可虑。

上川朴　藿香　左金丸　正滑石　姜半夏　淡干姜　炒枳实　赤苓　大白芍（桂枝拌炒）　新会皮　姜竹茹　生姜

另：辟瘟丹一锭。

郑左（金沙）

秋邪夹湿延绵月余。漫热汗不畅，脘闷腹痛，协热自利，饮食即吐。耳听不聪，咳不爽。舌苔腐白满垢，脉沉细。一派湿邪弥漫之象，势防延绵。

上川朴　炒茅术　白蔻　前胡　姜半夏　云苓　川通草　新会皮　大杏仁　生薏仁　姜竹茹

另：辟瘟丹。

孙左（清江）

风温两候，壮热汗不畅，白瘖丛发，谵语烦扰，痰多咳不爽。脉弦数，舌红苔砂。伏邪未透，肺胃合病，延非所宜。

天花粉　川通草　益元散　大杏仁　瓜蒌皮　云神　象贝母　橘红　前胡　苏梗　炒竹茹　枇杷叶

李右

暑湿蕴中，寒热不透，头目眩痛，脘闷便结。舌苔腐垢，脉小数而滑。以宣解通化为先。

上川朴　佩兰　炒枳壳　正滑石　川郁金　藿香　陈橘皮　云苓　焦谷芽　青蒿　炒竹茹　佛手

刘童

童年，上呕下利，烦扰不安，表热少

汗。舌苔白腻且厚，脉不起。寒暑内伏，势颇未定，宜通为先。

藿香　炒枳壳　正滑石　上川朴　左金丸　粉葛根　姜竹茹　炒六曲　姜半夏　云苓　生姜

夏童

秋邪夹滞，壮热一候，得汗不解。心烦谵妄，便结不通，口渴喜饮。舌苔灰黄，脉沉数。表里同病，化燥可虑。

上川连　粉葛根　黑山栀　连翘　益元散　青蒿　云神　大杏仁　炒枳实　黄芩　凉膈散（包）　生竹茹

二诊

进凉膈散，腑通未爽，热退未清，心烦谵妄。舌苔灰黄转黑，脉沉数。渐从燥化，症属非轻。

南花粉　粉葛根　正滑石　连翘　大杏仁　赤苓　淡黄芩　青蒿　黑山栀　炒枳实　生竹茹　凉膈散

王左

疹透热退后，胸腹仍仄满，气逆而呜，口黏而甜，便结半月，两足或欠和，咽痛嗌干。切脉左手小数而滑，右手郁数不畅[①]。舌苔腐腻满布。据此见证，表分之风暑已解，胃中痰滞化而尚未入肠腑之时。清温尚难偏进，拟清芳化浊，开导中宫为先。

莱菔子　广陈皮　姜半夏　大杏仁　炒枳实　省头草　全瓜蒌（姜水炒）　石菖蒲　正滑石　佛手

二诊

今日胸腹之痞满已减，间或气尚横逆，咽痛已安，大腑未通。舌苔四围俱脱，舌心及根端尚灰腻。脉之郁数渐和。可见胃中痰浊湿滞渐有下趋肠腑之机，守原义略参辛滑之品可也。

鲜薤白　旋覆花　全瓜蒌　炒枳实　莱菔子　陈橘皮　姜半夏　正滑石　大杏仁　云苓神（各）　石菖蒲　佛手

三诊

今日气逆时胸腹仍不适，表分似有热意，未几即解。大腑仍未通，渐传矢气。舌心灰腻较厚。脉之左部久按则觉不畅，似有息止意。肠胃积蕴初行下趋，肝气尚易从上逆之。当再化浊宣中，调畅气机。

贡沉香　炒枳实　川郁金　云神　旋覆花　全瓜蒌　鲜薤白　陈橘白　莱菔子　姜山栀　姜竹茹　佛手

另：脾约麻仁丸三钱，开水下。

四诊

今日脉之息止已和，重取较少力。舌苔复化，唯舌心及根端尚有腻黄一条。大腑未通，间或气逆，仄闷不适。胃中积蕴步入肠腑见证，肝气尚横逆未驯耳。

旋覆花　瓜蒌仁　大白芍　半夏曲　云苓神（各）　贡沉香　炒枳实　川郁金　陈橘皮　大杏仁　大荸荠　陈海蜇

五诊

午后大腑见通，溏污燥结杂下，而气仍或上逆，胃纳渐苏。脉沉滑已起，舌心及根端尚灰黑。肠角余垢未尽可知，当再通化余浊兼和肝胃。

旋覆花　大白芍　陈橘白　云苓神（各）　焦谷芽　黄郁金　瓜蒌仁　大杏

① 郁数不畅：郁：郁遏，气机不畅。引申为脉象行之不畅。

仁　江枳壳　佛手　青荷叶

六诊

前日腑通后，胸腹气运虽日和，而脐下尚拒按作痛，仍有欲便之状，痰涎上泛。舌心灰厚一条未脱，脉已起。中焦暑湿已清，下元积蕴尚未驱尽肠腑也。当再清导。

姜川连、吴萸（合炒）　炒枳实　瓜蒌霜　青陈皮（各）　火麻仁　大杏仁　旋覆花　云苓神（各）　法半夏　大白芍　焦楂肉　佛手　荷叶

七诊

诸恙俱退，胃纳亦就增，脉亦和静，气之上逆亦调。独大腑未见续通，右腹尚有拒按意。舌苔灰色虽脱，余苔尚从前布。肠胃积垢未楚可知，当再润通幽腑。

瓜蒌仁　火麻仁　炒薏仁　云苓神（各）　法半夏　炒谷芽　焦山楂　泽泻　炒枳壳　大杏仁

另：脾约麻仁丸。

八诊

经治以还，诸恙俱退，胃纳亦日增。独大腑未见复通，频传矢气，腹右尚有痞梗拒按处。舌心及根尚垢，脉已起，重取较少力。胃气已具调复之机，当再通幽化浊。

火麻仁　大白芍　瓜蒌仁　云苓神（各）　陈橘白　炒枳实　炒楂肉　小青皮　焦谷芽　黄郁金　冬瓜仁

九诊

昨今腑通两次，脘腹结痞已舒，胃纳亦日增。脉亦和，独舌根尚灰垢未净。余蕴虽未请，不必再为攻导。当和中分清，以资运化。

瓜蒌皮　姜半夏　大白芍　云神　泽泻　川郁金　青陈皮（各）　炒枳壳　炒谷芽　佩兰　青荷叶

十诊

病后肝胃未和，胃纳未复，清涎上泛，肢倦神疲。脉小滑，舌红苔白。本元暗伤，先当调畅。

当归（酒炒）　旋覆花　大白芍　广陈皮　炒白术　益智仁（盐水炒）　姜半夏　云苓　大砂仁　炙甘草　焦谷芽　生姜　佛手

蒋左

狐疝未收，又发痁患。间日而作，寒少热长，汗尚畅。脘闷呕恶痰水。脉小数，右手沉滑。舌苔浮黄底白满布。不宜劳倦，伤阴耗气。风寒痰湿互结少阳阳明为患，未宜截止。

上川朴　香豆豉　姜半夏　陈橘皮　草果霜　正滑石　酒子芩　云苓　炒枳实　青蒿　姜竹茹　生姜

二诊

今日未寒即热，热时颇长，入夜得汗而解。热时脘闷烦躁，呕恶痰水。舌苔糙白渐黄，满布无隙。脉小数，两关滑。伏邪为痰湿所困，二阳不和。再宣解开导，祈其即退。

上川朴　姜半夏　正滑石　藿香　泽泻　青蒿　陈橘皮　大杏仁　云苓　炒枳壳　九节蒲　姜竹茹　生姜

三诊

昨日未寒即热，退之尚清。今日未复寒热，脘闷渐舒。唯间有烦闷状态，呕恶痰水。舌苔前半已宣，中后尚白腻。脉已起，沉分数。伏邪痰湿甫有化解之机，仍守昨义出入接进。

上川朴　云苓　姜半夏　大杏仁　炒枳实　白蔻　正滑石　青蒿　广陈皮　莱菔子　姜竹茹　生姜

四诊

间日疟今日未来，胸次仍仄闷不畅，入夜烦躁，呕吐痰水甚多，水道不利，渴而不饮。舌心及根端仍白腻且厚，脉沉滑重取小数。表分之伏邪初退，里蕴之湿痰化而未尽。拟五苓散加二陈。

焦茅术　姜半夏　猪茯苓（各）　新会皮　泽泻　炒枳实　上川朴　正滑石　炒薏仁　莱菔子　石菖蒲　姜汁

五诊

今日呕吐苦水两次，下利亦两次，始结继溏，从中杂有痰浊。舌心及根端白腻转为黄腐，脉已起。伏邪湿痰俱有化机，当再温化。

焦茅术　猪茯苓（各）　正滑石　生薏仁　姜半夏　泽泻　新会皮　上川朴　炒枳壳　佛手　石菖蒲　生姜

六诊

今晨又复腑通一次，仍属污秽，胸次适然。未几行走跌仆，气逆多汗，肢冷不和，呕吐黄水及痰颇多，而又觉气逆欲恶，脘下不畅。脉弦滑小数，舌苔又较昨腐腻。中宫湿痰未清，气运不利也。以昨方当增调气宣中之品。

上川朴　焦茅术　旋覆花　新会皮　姜半夏　云苓　泽泻　生薏仁　正滑石　贡沉香　炒枳实　生姜　佛手

七诊

经治来，诸多枝节俱减，渐能就范。呕吐痰水日少，胸膺如梗者亦展。舌苔前半已宣，根端亦见糙。脉之弦滑，重取转觉少力。阳明湿痰无多，脾阳尚乏运行之力耳。

焦茅术　上川朴　法半夏　旋覆花　泽泻　新会皮　炒枳壳　焦谷芽　猪茯苓（各）　正滑石　生薏仁　生姜　佛手

八诊

诸恙俱退，大腑亦复通，仍属黑污，呕吐及脘闷俱去。小水尚有痛意。舌根尚有薄白苔一块未松，脉已起。胃中余浊尚未肃清，脾阳初运之候。当再化余湿而运中。

焦茅术　姜半夏　猪茯苓（各）　新会皮　泽泻　炒薏仁　正滑石　净车前　炒枳壳　炒谷芽　生姜　佛手

蒋童

秋邪夹湿，漫热两旬，肢冷汗不畅，渴不喜饮。舌苔厚腻，脉小数。势属未透，宜解疏化为先。

川厚朴　粉葛根　大杏仁　炒枳实　酒子芩　青蒿　炒六曲　苏梗　正滑石　黑山栀　炒竹茹　鲜姜皮

李童

时邪半月有余，表热已从汗减，大腑亦通。昨忽咯红数口，今晨右耳下肿，皮外无色，脘闷。脉小数，舌白。伏邪留于二阳未透，势将发颐，亟为疏化。

柴胡（酒炒）　大力子　白桔梗　京赤芍　炒僵蚕　酒子芩　薄荷　南花粉　生甘草　生竹茹　连翘　灯心

另：六神丸十粒。

贡童

秋邪旬余，表热虽退，肢冷烦扰，下利蛔虫十余条，吐蛔两条。脉不起，一派险象，挽回殊难。

姜川连　芦荟　大白芍　炙乌梅　藿香　青升麻　白桔梗　云苓　益元散　连翘　淡竹叶

费童

小儿疟后，余邪未清，耳下发颐，结硬无色，两目露白，神迷沉睡，呛咳有痰，口糜满布。脉虚数，右手重取无力。胃阴大伤，内陷可虑。亟为清养胃阴，以化余热。

金石斛　天花粉　大贝母　云苓　白桔梗　陈橘络　炙甘草　生竹茹　生谷芽　甘蔗

陈左

湿温延今两月，乍寒乍热汗不透，脘闷作恶，协热下利，肢冷不和，或心烦呓语。脉沉细，舌苔浮黄。尚在未透之候，症属非轻。

炒茅术　猪茯苓（各）　益元散（包）　淡黄芩　桂枝　泽泻　姜半夏　陈橘皮　大豆卷　炒薏仁　生姜

二诊

昨以五苓散加豆卷，寒热已退，四末渐和，下利亦折，脘闷未舒，或作恶。脉沉细渐起，舌苔浮黄。当守原义去豆卷，加枳朴主之。

炒茅术　猪茯苓（各）　正滑石　炒薏仁　上川朴　泽泻　炒枳实　新会皮　淡黄芩（酒炒）　川桂枝　姜半夏　生姜

三诊

两进五苓散加枳朴，寒热已退，肢冷已和，腑通亦爽，唯胸次尚未畅适。舌黄转灰，脉沉细亦起。湿从热化，胃气未和也。

焦白术　上川朴　泽泻　炒薏仁　云苓　正滑石　新会皮　姜半夏　炒枳壳　焦谷芽　生姜　佛手

韦童

伏邪不透，汗不畅，昨今鼻衄。脉小数，舌未起苔。一派未透之象，势颇未定，清解为先。

藿香　黑山栀　大杏仁　炒六曲　青蒿　炒枳壳　连翘　川通草　正滑石　赤苓　炒竹茹

陈左

风温三候有余，内外灼热，呛咳痰秽，神迷谵妄。脉小数，舌苔灰黑。肺胃之阴已伤，邪热未化，故呃逆。症属险要，方候多酌。

南花粉　刀豆子　鲜石斛　大杏仁　方通草　正滑石　黑山栀　象贝母　黄芩　生竹茹　枇杷叶　梨皮

周右

秋邪漫热旬余，烦扰无汗，脘闷作恶，口渴便结。脉小数不畅，舌苔黄腻。表里同病，亟为双解。

豆豉　葛根　半夏曲　黑山栀　左金丸　佩兰　炒枳实　正滑石　青蒿　川厚朴　姜竹茹　生姜

另：辟瘟丹。

二诊

秋邪表热已解，大腑亦通，而入夜尚烧热，脘闷作恶，口渴。舌黄，脉沉小数不畅。伏邪尚重，化热可虑。

姜川连　葛根　正滑石　黑山栀（姜水炒）　佩兰　青蒿　炒竹茹　炒枳实　姜半夏　大杏仁　赤苓　生姜

三诊

秋邪热退腑通，脘闷作恶亦减。舌根

尚黄，脉小数。余热未清，不宜再生枝节。

左金丸　佩兰　大白芍　正滑石　炒枳壳　姜半夏　川郁金　陈橘皮　黑山栀　炒竹茹　佛手

林左

秋邪延绵月余，表热虽减，里热未清，脘闷呕恶，口黏频泛甜味。舌红根黄，脉小数右滑。阳明湿热甚重，仍有延绵之害。

姜川连　姜半夏　川郁金　橘皮　姜山栀　白蔻衣　石菖蒲　正滑石　佩兰　云苓　厚朴花　姜汁

二诊

伏邪延久，药后腑通三次，呕恶口甜俱退，脘闷亦见舒。舌苔亦渐化，脉尚小数。阳明湿浊已清，胃气未和，不宜再生枝节。

焦白术　法半夏　姜山栀　左金丸　云苓　佩兰　橘皮　泽泻　炒枳壳　焦谷芽　姜竹茹　佛手

於童

湿邪内伏，漫热汗不畅，面目发黄，小溲混黄如橘汁。脉沉数，舌苔腐白。势在未透，防发黄疸。

大豆卷　黄柏（酒炒）　正滑石　黑山栀　青蒿　生薏仁　上川朴　橘皮　茵陈　赤苓　冬瓜子　鲜姜皮

二诊

表热已退，面目黄色亦减，小溲如橘汁亦渐清。舌苔腐白亦化，脉小数。伏邪积湿大有化机，当再清解分化。

焦白术　青蒿　正滑石　赤苓　川通草　炒六曲　炒枳壳　泽泻　茵陈　生薏仁　青荷叶

张左

秋邪一候，壮热无汗或恶寒，脘闷谵妄，心烦口渴，少腹痞硬。舌前干绛无津，脉滑数。势防化燥，慎之。

香豆豉　连翘　益元散（包）　淡黄芩　大杏仁　焦山楂　薄荷　炒枳实　黑山栀　炒竹茹　炒六曲　鲜姜皮

二诊

药后汗出上部，壮热随解，心烦谵妄亦退。唯少腹仍痞硬，协热下利。舌之红绛亦起津，脉转小数。可见表里未清，仍防化燥。

上川连（姜水炒）　粉葛根　大杏仁　正滑石　黑山栀　藿香　青蒿　淡黄芩　半夏曲　炒枳实　炒竹茹

吴童

风痰壅塞肺部，呛咳痰鸣，表热汗不畅，神迷嗜睡。脉滑数，舌苔腐白。症属非轻，闭逆可虑。

麻黄　射干　白桔梗　大杏仁　橘红　方通草　瓜蒌皮　马兜铃　象贝母　法半夏　枇杷叶

二诊

进麻黄射干汤，呛咳痰鸣及表热俱退。昨又食物欠慎，于是复热，痰鸣呛咳。舌苔满腻。大有闭逆之虑。

莱菔子　炒枳实　象贝母　瓜蒌皮　大杏仁　前胡　橘红　苏梗　射干　炒竹茹　鲜姜皮

三诊

呛咳痰鸣虽退，而表热仍或来或往。右脉尚数。肺胃余邪未罢，防再反复也。

前胡　青蒿　象贝母　瓜蒌皮　苏梗　橘红　川通草　大杏仁　法半夏　炒竹

茹　枇杷叶

畦右

秋邪夹湿，延今两旬，寒热往来，起伏无定，今幸已见退，肢冷亦和，胸膺亦无阻碍。唯口渴神羸，小水混赤。脉左细数少力，右手沉数。舌苔糙白根黄。阴土已伤，余湿余热未尽之候，最忌再生枝节。

川石斛　泽泻　益元散　炒薏仁　生白术　焦谷芽　橘白　方通草　云苓　炙甘草　荷叶

周童

小儿表热退后，呕吐红水，且有血腥味。昨今间或闭或逆，轧牙口紧，口渴喜饮，便结。右脉沉数，左手不清了。舌红中黄。邪热陷入阳明，渐步厥阴之候。症情未定，最防连厥。

香白薇　天竺黄　炒枳实　云神　薄荷　连翘（朱染）　川郁金　双钩钩[1]　射干　大杏仁　炒竹茹　灯心（朱染）

二诊

今日闭逆已舒，便结亦通，两脉俱清了，口泛血腥味亦退。唯仍口渴。邪热及痰滞已化，当再清解疏化。

瓜蒌皮　天竺黄　香白薇　朱拌连翘　云神　双钩钩　法半夏　川通草　炒六曲　炒枳实　炒竹茹　灯心

吴左（常州）

秋邪食后延绵两月，漫热汗不畅，便结脘闷，比增呛咳，左胁痛气逆。脉弦数而细，舌根灰黄。邪滞结于肺胃，阴分日伤矣。再延非宜。

川石斛　瓜蒌皮　大杏仁　象贝母　炒枳壳　川通草　地骨皮　正滑石　旋覆花　枇杷叶　炒竹茹　梨皮

江童

乳子，漫热少汗，脘闷气粗。右脉弦数，舌红中黄。邪滞搏结中宫未化，宜导为先。

香豆豉　半夏曲　大杏仁　正滑石　炒枳实　炒六曲　川通草　连翘　炒麦芽　炒竹茹　鲜姜皮

谢童

邪滞与痰浊相搏于中，肢冷漫热，脘闷心烦，饮入即吐，不时闭逆。脉不起，舌苔黄腻。势属险要。

姜川连　炒枳实　淡干姜　姜半夏　大杏仁　姜山栀　藿香　橘红　川郁金　姜竹茹　姜汁　九节蒲

另：玉枢丹。

王童

乳子呕吐虽止，不时闭逆，下利白水，气粗口渴。舌苔灰黄，脉数关紫。风邪夹痰滞阻中，慎防复闭。

姜川连　姜半夏　炒枳实　炒麦芽　大杏仁　云苓　藿香　橘红　炒六曲　酒子芩　姜竹茹　石菖蒲

姜童

小儿漫热一月，汗不畅，溲混色赤，日形消瘦。脉数，舌黄。非风邪发热可比。当清化分渗，以泄湿热。

南花粉　川石斛　炒薏仁　赤苓　炙鸡金　青蒿　焦白术　益元散　泽泻　炒枳壳　甘蔗皮

---

① 双钩钩：双钩藤。

吴右

时邪三日，壮热汗不畅，自利不爽。脉浮弦，舌红苔白。邪尚在表，势颇未定，宜解为先。

香豆豉　粉葛根　炒枳壳　大杏仁　半夏曲　青蒿　炒六曲　藿香　酒子芩　正滑石　炒竹茹　鲜姜皮

朱左

风温一候，壮热无汗，呛咳多痰，口渴作恶，心烦或谵妄。右脉浮弦而数，左手小数。舌红苔黄。表里同病，延有化燥之害。辛凉透解为先。

薄荷　前胡　青蒿　川通草　正滑石　橘红　瓜蒌皮　淡黄芩　大杏仁　苏梗　炒竹茹　鲜姜皮

二诊

风温壮热已从汗解，腑通亦畅，心烦谵妄亦安。右脉浮数亦减，而舌更黄腻满布。可见里蕴未清，尚宜慎重。

瓜蒌皮　大杏仁　薄橘红　川通草　炒枳实　象贝母　前胡　正滑石　赤苓　炒竹茹　枇杷叶

郑右

大头瘟初起，由项后而及面部，红肿起疱，咽关赤肿作痛，迭经寒热。脉沉数，舌红中黄。时邪尚重，非疏泄不可。

薄荷　大力子　京赤芍　白桔梗　连翘　炒僵蚕　乌玄参　酒子芩　青升麻　生甘草　板蓝根　马勃

张右

寒热不透，五日于兹。脘闷作恶，便结不通，渴而不饮，心烦不寐。左脉沉迟，右手细滑。舌苔白腻满布。寒湿滞互结中宫，势尚未化。慎防延绵。

川厚朴　姜半夏　炒枳实　藿香　白蔻　大杏仁　正滑石　川郁金　新会皮　云苓神（各）　炒建曲　生姜　佛手

另：辟瘟丹一块，开水先摩服半锭。

钟左

风温五日，呛咳两胁痛，痰中带血，壮热少汗，不时谵语。脉弦数，舌苔满腻。表里同病，来势非轻。

前胡　薄荷　青蒿　象贝母　炒枳实　苏梗　大杏仁　香豆豉　正滑石　炒六曲　炒竹茹　鲜姜皮

周左

秋邪夹滞，寒热得汗不解，头痛作恶，自利带浊。脉沉细，舌苔糙白满布。表里同病，势颇未定。

香豆豉　半夏曲　炒枳壳　厚朴　青蒿　赤苓　大杏仁　酒子芩　粉葛根　焦山楂　炒竹茹　姜皮

史左（宜兴）

病近月余，本元暗伤，伏邪未罢。逐日寒热，得汗则解，脘闷头痛。脉细数，舌苔浮黄而腻。虚实夹杂，最忌增咳。

柴胡　桂枝　炒枳壳　焦白术　青蒿　炙甘草　黄芩　云苓　大杏仁　厚朴　正滑石　生姜

吕左

秋燥引动痰热上干肺胃，咽底红点粒粒腐溃，饮咽作恶，痰极多。脉滑数，舌苔黄腻。势尚未定，清化为先。

南花粉　白桔梗　乌玄参　炒僵蚕　山豆根　山慈菇　射干　大贝母　赤芍　薄荷　生竹茹　枇杷叶

陈右

逐日寒热如疟，来时不一，汗尚畅。

心烦脘闷，不得熟寐，干呕气逆不多饮。舌苔黄腻，满布无隙。脉小数而滑，右手不畅。秋邪夹湿，交结二阳化疟未成，内陷可虑。

香豆豉　厚朴　姜半夏　大杏仁　青蒿　正滑石　黑山栀　白蔻　陈皮　云苓　姜竹茹　生姜

另：辟瘟丹二块先服半块。

改方：去豆豉、山栀，加焦谷芽。

孙童

秋邪近月，壮热虽退，而仍时寒时热，汗尚畅。脉小数，舌红苔黄。阴土已伤，伏邪未罢，久延非宜。

香白薇　青蒿　粉丹皮　赤苓　柴胡　川石斛　地骨皮　炙甘草　焦谷芽　鲜姜皮　炒竹茹

陈右

病后复感风燥，呛咳痰黏，齿衄，遍体痛，寒热不清，汗不畅，渴不多饮。右脉小数，左部沉细。舌红苔黄。辛凉透解为先，久延防化燥。

前胡　苏梗　薄荷　大杏仁　川通草　瓜蒌皮　象贝母　青蒿　炒竹茹　半夏曲　枇杷叶　梨皮

何左

迭日寒热半月有余，甚则一日两三次。痰多，饮食如常。脉沉数右滑，舌红根黄。痰热阻仄荣卫之流行，非外邪之寒热可比也。

冬桑叶　川贝母　法半夏　大杏仁　瓜蒌皮　陈橘皮　正滑石　云苓　炒竹茹　肥知母　枇杷叶

再诊

从痰热阻仄荣卫之流行立法，一日三次之寒热已减，痰尚多。脉沉数，舌根尚黄。既已获效，勿事更张。

瓜蒌皮　大杏仁　云苓　陈橘皮　青蒿　银柴胡　法半夏　正滑石　地骨皮　炒竹茹　枇杷叶

孙右（淮安）

风温旬余，表热无汗，脘闷作恶，呛咳咯红，兼之便血，胸胁窜痛。脉小数，舌苔腐腻。邪热内蕴，肺胃失和，来势颇险，勿泛视之。

前胡　苏梗　瓜蒌皮　旋覆花　大杏仁　酒子芩　焦楂炭　川郁金　炒竹茹　白茅花　枇杷叶

再诊

风温，吐血便血已止，胸胁窜痛遂退。而寒热未清，咳不已时，作恶烦扰口渴。脉小数，舌苔黄腻。表里同病，来势不轻，化燥可虑。

前胡　苏梗　瓜蒌皮　大杏仁　半夏曲　白蔻　青蒿　酒子芩　川郁金　川通草　枇杷叶　鲜姜皮

姜左

连日嗜啖，腹痛自利，午后或恶寒。脉小数，舌苔灰白。寒邪伤中，法当温解。

紫苏　藿香　大白芍（吴萸拌炒）　煨木香　黄芩　炒枳壳　炙甘草　川桂枝　炒六曲　生姜　佛手

另：莱菔子二两，皮硝四钱，食盐四两，炒热布包熨痛处。

改方：加焦山楂、青皮。

胡童

风邪夹痰滞壅结肺胃，壮热无汗，咳不爽，口渴作恶，神迷嗜卧。舌苔黄腻。势属未化，闭逆可虑。

薄荷　苏梗　黑山栀　炒枳实　大杏仁　射干　连翘　莱菔子　橘红　川通草　炒竹茹　鲜姜皮

再诊

药后肠腑畅通数次，壮热渐退，渴恶亦减，哭能出声。舌苔黄腻亦化。风痰已有退机，当再宣导。

前胡　橘红　白桔梗　川通草　炒枳实　法半夏　炒六曲　大杏仁　枇杷叶　炒竹茹

三诊

昨晚又复发热，及今未解，咳不爽而作恶，口渴喜饮。舌苔灰黄满布。伏邪留积未清，当再清解。

瓜蒌皮　净连翘　薄荷　黑山栀　莱菔子　炒枳实　青蒿　大杏仁　川通草　前胡　炒竹茹　梨皮

四诊

表热退后，舌苔灰黄满布亦化，后端尚腻。咳未爽，口渴，脉数。余热未清，当再润化。

前胡　正滑石　黑山栀　大杏仁　象贝母　马兜铃　连翘　瓜蒌皮　川通草　炒竹茹

徐左

风温一候，壮热无汗或恶寒，咳嗽痰多，左胁痛，便秘。脉弦右数，舌苔黄腻。表里同病，化燥可虑。

香豆豉　前胡　瓜蒌皮　大杏仁　淡黄芩　象贝母　苏梗　薄荷　川通草　炒枳实　炒竹茹　梨皮

周右

游火退后，食物欠节，又感新邪。壮热无汗，适值经行，热乘血室，神迷谵妄。脉虽数而不畅，舌红无苔。势属未化，症属险要。

柴胡　香白薇　薄荷　黑山栀　香豆豉　青蒿　焦山楂　川郁金　云神　大杏仁　炒竹茹　鲜姜皮

改方：加益元散，去姜皮、豆豉。

又改方：去柴胡，加连翘。

吴左

向有头痛不寐宿患，比增寒热迭作，汗颇多而热退不清，三日不解，傍晚尤甚。脉虚数，舌苔腐腻。肾虚肝旺，又感新邪，荣卫不和所致。

大豆卷　川桂枝　炙甘草　大杏仁　大白芍　云苓　淡黄芩　半夏曲　正滑石　黑山栀　生姜　红枣

二诊

夜分寒热已减，汗尚多，胃纳渐复。舌苔尚腐腻满布，脉虚数。当从正虚夹邪例立法。

当归　焦白术　法半夏　陈橘皮　大白芍（桂枝拌炒）　炒薏仁　青蒿　粉丹皮　炙甘草　云苓　生姜　红枣

三诊

从正虚夹邪例立法，夜分寒热已退，而寐中多汗如洗，汗出则烦扰头痛，平昔少寐。舌苔满腻，前半已宣，脉弦数。烦劳伤阴，肝阳浮越之象。当滋降之。

霜桑叶　生牡蛎　杭菊花　大白芍　云神　白蒺藜　大麦冬　炙甘草　当归　生黄芪　莲子

四诊

改进育阴潜阳，夜分寒热已清，汗亦

收，头痛烦扰亦减，而仍少寐。舌苔前半已宣，脉弦数。虚阳已潜，阴分未充之象。守原义更进一步。

潞党参　云神　生黄芪　生牡蛎　焦白术　大麦冬　炙甘草　料豆衣　当归　橘白　淮小麦

五诊

头痛烦扰及自汗俱退，胃纳未复。舌苔仍厚腻，脉弦滑。虚阳初潜，痰湿究未清，胃失和降也。

南沙参　焦白术　炒薏仁　橘皮　扁豆衣　炒谷芽　云苓神（各）　法半夏　大砂仁　料豆衣　冬瓜子　荷叶

膏方：益气育阴，淘汰痰湿。

潞党参　炒白术　云苓神（各）　法半夏　大生地（砂仁炒）　潼白蒺藜（各）　甘杞子[①]（盐水炒）　黑料豆　泽泻　肥玉竹　远志肉　橘皮　龙齿　莲子　冬瓜子

上味煎取浓汁，入白文冰一斤收膏。

孙童

乳子表热已退，唇皮腐痛未减，吮乳不利。脉数，舌红。当清苦泄降。

上川连（酒炒）　白桔梗　天花粉　黑山栀　生甘草　云苓　酒子芩　连翘　木通　焦麦芽　灯心

另：吴萸三钱，川黄柏一钱五分，用鸡子清调做成饼，贴右足心。

于右

始而水泄，少腹痛。继之寒热无汗，脘闷作恶。舌苔浮黄，脉小数。时邪夹滞交犯二阳，当表里双解。

藿香　姜半夏　川郁金　炒枳壳　左金丸　苏梗　赤苓　煨葛根　陈橘皮　新佩兰　姜竹茹　生姜

张童

清解风湿热，蒸气为露。

冬桑叶　白桔梗　上银花　生甘草　天花粉　荆芥　小生地　地肤子

上味蒸气为露，每饮二三两。

冷童

日来加受风燥，喉右又覆腐白，痰鸣音嘶，呛咳多汗，表分复热。脉沉数，舌黄。一派险象，与前次不同。

薄荷　白桔梗　山豆根　射干　乌玄参　炒僵蚕　连翘　瓜蒌皮　京赤芍　冬桑叶　枇杷叶　生竹茹

王右

风邪夹滞，表分之寒热已从汗解，里蕴之痰滞未去。脘闷咳不爽，便结不通。脉沉细，舌苔腐腻。当宣其中而通其下。

全瓜蒌　大杏仁　炒枳实　苏梗　赤苓　焦山楂　法半夏　炒六曲　川通草　正滑石　佛手

丰右

口舌破碎，日来又增头痛寒热，汗不畅，月事愆期不行。舌苔苍黄，脉浮弦。先当宣解新邪。

香豆豉　黑山栀　柴胡　粉丹皮　薄荷　京赤芍　川通草　苏梗　赤苓　大杏仁　炒竹茹　鲜姜皮

另：八味逍遥丸。

汤童

乳子漫热旬余，屡经闭逆，两目上视，

① 甘杞子：枸杞子。

痰鸣神迷，哭不出声。脉小数，舌苔厚腻且板。此风邪已减，痰浊阻中不化。暴闭可虑。

薄荷　炒枳实　橘红　净连翘　大杏仁　射干　炒麦芽　瓜蒌皮　双钩钩　莱菔子　鲜姜皮　炒竹茹

另：保赤散一服，开水加白糖少许调服。

沈童

乳子壮热无汗，甚则气逆如闭，肢冷不和，口渴。舌心浮黄。脉疾数，左手风关纹紫。风邪夹痰滞交结于中，表里不透，惊闭可虑。

薄荷　连翘　炒谷芽　青蒿　双钩钩　正滑石　香豆豉　大杏仁　炒枳壳　云神　炒竹茹　鲜姜皮

眭右

寒热后，胸腹胀满及磊磊虽减，而水泄仍如注，小便不利，语音不清，肢冷作恶。脉沉细，左手不起。舌苔仍厚布。脾阳已伤，湿浊尚重之象。亟为和中化浊，祈勿久延。

焦白术　猪茯苓（各）　煨木香　泽泻　川桂枝　焦谷芽　藿香　姜半夏　陈橘皮　灶心土　生姜

改方：去藿香，加大砂仁。

冷右

今日表热已从汗解，神智亦清，谵妄亦已，遍体发出红疹成片，胸闷作恶，月事不行。脉转小数，舌红中黄。余邪未清，尚宜慎重也。

藿香　上银花　青升麻　益元散　净连翘　川通草　大力子　白桔梗　薄荷　白茅根　炒竹茹

钱右

经行适止，少腹痞痛不已，便结不通者旬余。呕吐不已，脘闷口干。舌苔黄腻满布，脉弦数。气瘀湿滞互结于中，肝胃不和，势有延绵之害。

姜川连　淡干姜　淡吴萸　大白芍　川郁金　姜半夏　炒枳实　焦山楂　青陈皮（各）　藿香　姜汁　佛手

另：辟瘟丹一锭，先以开水摩服半锭。

又：香附二两，桂心末三钱，吴萸三钱，研末炒热，布包熨痛处。

改方：去藿香，加旋覆花、赤苓。

再诊

日来呕吐已止，脘闷渐舒，少腹痞痛未折，便结未通。舌苔黄腻满布，脉沉数。肠胃积蕴未清，当再苦辛通降。

姜川连　淡干姜　炒枳实　青陈皮（各）　大白芍（吴萸拌炒）　川郁金　姜半夏　焦山楂　姜山栀　云苓　姜汁　佛手

另：三物备急丸九粒，开水下。

改方：加旋覆花。

张右（上海）

时邪疹发，热乘血分，经事先期而行，既退后，荣阴已伤，而余热未尽，咽喉赤痛，入夜寒热，清晨不汗而解，曾经便血，头目眩痛，鼻干嗌燥。脉细数右滑，舌红边黄。最防增咳。

香白薇　地骨皮　炙鳖甲　青蒿　大白芍　乌玄参　粉丹皮　金石斛　肥知母　枇杷叶　甘蔗皮

再诊

昨晚先寒继热，热度数虽减而仍及晨甫退，咽喉赤痛，鼻燥嗌干。脉细数，重取无力。属在热入血室后，荣阴已伤，血分余热未尽。舌质中剥，边苔碎白。须防化为口糜也。

南沙参　金石斛　地骨皮　香白薇　青蒿　大白芍　白桔梗　当归　炙鳖甲　粉丹皮　甘蔗皮　炙甘草

三诊

昨今夜分寒热虽减，而汗仍无多，退时热度不清，咽之赤痛已减，头目俱眩昏，二便俱觉热。脉弦细右数。舌红苔碎，幸未起糜。久病胃阴大伤，余热未尽也。原防胃败。

南沙参　香白薇　炙鳖甲　金石斛　银柴胡　地骨皮　大白芍　云苓神（各）青蒿　白蒺藜　粉丹皮　藕

改方：加炙甘草。

四诊

今日表热已得大汗而解，头目眩痛亦退，神为之疲，略有咳意。脉之数象更形无力，舌质仍无苔。病后阴分久伤，途中又加新感也。当再润阴和中，兼清余热为事。

香白薇　金香附　瓜蒌皮　大杏仁　省头草　炙甘草　青蒿　大白芍　焦谷芽　云神　枇杷叶

改方：加地骨皮。

五诊

前晚热从汗退，午夜又复发热，及今未退，动则恶寒，头目胀痛，脘闷作恶，白带多，便结未复通。脉小数，重取少力。舌起腐白苔。可见新感初退，阴分更伤，肝阳暴升，肠胃失通降之职。病经已久，枝节横生，胃败可虑。

当归　大白芍（桂枝炒）川石斛　粉丹皮　青蒿　地骨皮　香白薇　炙甘草　冬桑叶　陈橘白　煨姜　红枣

六诊

日来热度虽减，而胃纳无增，食入且不畅，脘下按之痛，头痛便结，白带多，口不甚渴，神倦懒言。脉之数象已折，重取仍无力。舌苔腐白。新邪已解，胃气大伤，肠腑之降化失职。正在虚不受补，实不可攻之候。仍防胃败也。

南沙参　川郁金　旋覆花　新佩兰　川石斛　焦谷芽　大白芍　白蒺藜　净橘白　香白薇　云苓神（各）金橘皮

步童

乳子壮热不为汗解，呛咳痰鸣，气逆如闭。舌苔灰白而腻，脉数风关紫。风邪痰热交结肺胃，闭逆可虑。亟为开化。

前胡　射干　瓜蒌皮　炒枳实　橘红　炒麦芽　莱菔子　薄荷　净连翘　白桔梗　炒竹茹

另：荸荠、橘红、炒麦芽，煎汤代茶。

二诊

乳子大腑迭通，壮热遂退，气逆如闭者亦松。唯痰尚多，咳不爽。舌苔灰腻。风滞初化，痰热未清。不宜再生枝节。

莱菔子　前胡　瓜蒌皮　射干　炒枳实　象贝母　大杏仁　法半夏　橘红　炒麦芽　枇杷叶

韦童

风邪初犯太阳，头痛寒热，汗不畅，烦扰呕吐清水。右脉不起，舌苔腐白。一派未透之象，宜解为先。

香豆豉　半夏曲　藿香　青蒿　大杏仁　赤苓　苏梗　炒枳壳　川桂枝　黄芩　葱白

复诊

寒热由汗而解，顷又复热，烦扰谵妄。脉转数，舌苔浮白满布。表里之邪未透，当再宣解。

上川朴　莱菔子　粉葛根　大杏仁　正滑石　黑山栀　苏梗　炒枳实　焦山楂　炒六曲　香豆豉　生姜

三诊

汗出两次而热仍不解，唯烦扰谵妄已退，肢冷不和，便结不通。脉小数，舌苔腐白满布。一派邪滞搏结之象，当再宣导。

柴胡　粉丹皮　莱菔子　炒枳实　海南子　川桂枝　焦山楂　酒子芩　半夏曲　青蒿　生姜

四诊

先得畅汗，继得大便，表里俱退。而入夜仍热，及晨不汗而解。脉不起，舌苔渐化。可见伏邪未清，运机尤伤也。

香白薇　大杏仁　半夏曲　青蒿　炒建曲　粉葛根　正滑石　赤苓　炒枳壳　苏梗　姜皮

五诊

伏邪退后又发生潮热，入夜则甚，及晨不汗而解。脉小数，舌红。阴分渐伤，法当清润肃化。

香白薇　大杏仁　地骨皮　正滑石　炒谷芽　川石斛　青蒿　炒枳壳　瓜蒌子　炙甘草　炒竹茹

陈左

风温三旬，寒热遍体痛，无汗呛咳，左胁痛，痰出如脓。脉沉数，舌苔满腻。表里同病，来势不轻。

前胡　苏梗　瓜蒌皮　酒子芩　大杏仁　炒枳壳　橘红　川通草　香豆豉　象贝母　枇杷叶　炒竹茹

吴左

时邪延绵两旬，热清复热，汗颇多。疹发不透，脘闷作恶，曾经呛咳痰红。脉沉滑，舌苔满腻。伏邪为痰浊所困。势属未透，再延非宜。

前胡　瓜蒌皮　苏梗　大杏仁　半夏曲　象贝母　川郁金　川通草　荆芥　炒枳实　赤苓　炒竹茹　鲜姜皮

陈童

时邪壮热，谵妄汗不畅，遍体红点粒粒，咽痛且肿。脉沉数，舌红苔黄。一派未透之象，宜解为先。

薄荷　连翘　白桔梗　荆芥　香豆豉　黑山栀　大力子　生甘草　京赤芍　酒子芩　生竹茹　灯心

葛左（溧阳）

房劳远行，风寒之邪乘虚而入。头痛遍体痛，项强，左臂不能伸屈，脘闷作恶。脉小数，舌苔白腻满布。一派未透之象，温解为先。

大豆卷　川桂枝　半夏曲　苏梗　羌独活（各）　炒枳壳　当归　川厚朴　陈橘皮　云苓　生姜

复诊

今日头痛项强已退，左臂渐能伸屈，而右手足又复窜痛，乍寒乍热，脘闷作恶。脉小数，舌苔白腻初化。风寒初解，积湿未清，当再宣解。

当归（酒炒）　川桂枝　金狗脊　怀牛膝　大豆卷　羌独活（各）　西秦艽　焦白术　陈橘白　五加皮　炒薏仁　丝瓜络　桑枝（酒炒）

田左（安徽）

伏邪阻中，肺胃不和。呛咳多痰，脘闷便结，食入不畅，日来又增寒热无汗。脉小数，舌苔糙黄满布。业经月余，着手不易。

前胡　炒枳实　大杏仁　莱菔子　大豆卷　川桂枝　半夏曲　苏梗　正滑石　炒建曲　姜竹茹　生姜

复诊

日来寒热渐清，脘闷便结如故，呛咳多痰。脉小数，舌苔满布初化。伏邪初解，业经月余，着手不易。

厚朴　莱菔子　前胡　炒枳实　大杏仁　半夏曲　象贝母　苏子梗（各）　正滑石　枇杷叶　生姜　姜竹茹

刘童

乳子痰多气粗，入夜热甚，水泻。脉小数，关纹紫。舌心黄腻。风邪夹滞见象，宣化为先。

藿香　炒枳壳　炒谷芽　大杏仁　青蒿　法半夏　薄橘红　川通草　酒子芩　炒竹茹　干荷叶

张右

始而鼻衄，继之经行色黑，耳听不聪，脘闷作恶，痰极多，渴不多饮。舌苔苍黄。热邪陷入血分，痰气盘结于中也。久延非宜。

左金丸（入煎）　法半夏　焦山楂　川郁金　旋覆花　白蔻衣　柴胡　炒枳实　佩泽兰（各）　姜竹茹　佛手

另：香附二两，研粗末，炒热布包熨之。

复诊

日来大腑复通，舌苔苍黄亦化，而脘闷作恶未减，耳听不聪。右脉已起。属在热入血室后，久延仍非所宜。当再宣畅中宫，化痰理气。

香白薇　法半夏　瓜蒌皮　川郁金　大白芍　旋覆花　新会皮　新佩兰　白蔻　焦谷芽　姜竹茹　佛手

贡右

始而寒热，继之呛咳呕恶，胸胁痛，咳则牵引，痰极多，经居三月不行。左脉滑数。劳倦感邪，引动宿痰，肺胃失和而来。先当疏化，与胎气无妨也。

前胡　大白芍　旋覆花　薄橘红　炙冬花　苏梗　大杏仁　法半夏　川贝母　瓜蒌皮　枇杷叶

刘左

表邪已解大半，肝家气火又适升扰无已。头额不时掣痛，两胁亦或抽掣，咳逆痰多，便结溲赤。脉弦滑。胃中痰滞亦盛，降化为先。

生石决　旋覆花　瓜蒌皮　云苓　冬桑叶　刺蒺藜　炒枳实　大杏仁　杭菊花　象贝母　炒竹茹　枇杷叶

复诊

日来胸腹胀满已减，或尚痛，嗳腐吞酸，头昏少寐，心嘈便结。脉沉细较起，舌红少苔。肝胃初和，血虚未复也。当再调畅。

当归　大白芍　白蒺藜　川郁金　旋覆花　金香附　炙乌梅　左金丸　青陈皮（各）　云苓神（各）　冬瓜子　佛手

陈童

猝然连闭两次，口紧手搐。左脉不起，表热不扬。舌苔腐白不渴。风邪痰浊交蕴中宫，势属未化。亟为开导。

莱菔子　半夏曲　炒枳实　川郁金　大杏仁　薄橘红　香豆豉　双钩钩　薄荷炭　石菖蒲　姜汁

复诊

连次闭逆口紧手搐俱退，左脉渐起，表热仍不透。舌苔仍白腻满布。风邪痰浊尚交蕴未有化机，仍以宣导为事。

香豆豉　莱菔子　半夏曲　炒枳实　橘红　川郁金　藿香　云神　炒建曲　石菖蒲　姜竹茹　姜汁

三诊

闭逆退后，大腑亦迭通，入夜尚热，渐作渴饮，轧牙有声。左脉已起，舌苔白腻满布亦化。痰浊犹清，伏邪未罢也。当再宣解。

前胡　净连翘　大杏仁　象贝母　云神　瓜蒌皮　薄橘红　法半夏　青蒿　炒竹茹　枇杷叶

四诊

闭逆退后，大腑迭通，舌苔满腻亦化。而表热仍不清，无汗口渴。左脉仍不起。疟后本元未复，又感新邪也。久延非宜。

香豆豉　淡黄芩　黑山栀　炒枳壳　青蒿　正滑石　川通草　大杏仁　赤苓　半夏曲　炒竹茹　枇杷叶

王右（镇江）

便泄虽止，寒热未清，业经一月。入夜则来，及晨则退。寒少热多，汗尚畅，胸次或嘈杂。切脉数，左手间弦滑。舌红根黄。伏邪久羁阴分，荣卫失和。最防再增呛咳。

生首乌　当归　焦白术　大白芍（桂枝拌炒）　银柴胡　炙甘草　醋炙鳖甲　青蒿　云苓　陈皮　地骨皮　煨姜　红枣

姚童

时邪疹发而不透，色紫带血，表热无汗，烦扰谵妄，气粗轧牙，咳不爽，口渴自利。舌苔板黄。时邪郁遏甚重，内陷可虑。

香豆豉　粉葛根　黑山栀　双钩钩　净连翘　薄荷　云神　炒枳壳　益元散　藿香　炒竹茹　白茅花

另：神犀丹一小锭。

再诊

今日表热初退，而汗未出，烦扰谵妄，咳不爽，牙轧有声，自利口渴，两腿莫能伸缩。疹发未透，伏邪尚重可知。仍防内陷。

大豆卷　羌独活（各）　黑山栀　净连翘　双钩钩　大杏仁　益元散　炒枳实　酒子芩　青蒿　炒竹茹　茅根

陈右

风温经旬，表热无汗，呛咳带血，脘闷便结，泛恶或谵妄。脉小数，舌红苔白。邪热渐从内陷之象，化燥可虑。

瓜蒌皮　前胡　川通草　苏梗　川郁金　象贝母　淡黄芩　半夏曲　大杏仁　炒枳壳　炒竹茹　枇杷叶

沈童

风燥上干，口舌破腐，吮乳不利，便结不通。脉滑数。风燥痰火交乘上焦，法当清解疏泄。

上川连（酒炒）　净连翘　赤芍　云苓　生甘草　薄荷　黑山栀　炒麦芽　酒子芩　南花粉　生竹茹　灯心

王左

天喜初退，余热未清，胃纳未复。脉

沉数而滑，舌苔灰黑。当为清热排毒，和胃调中。

川石斛　上银花　赤苓　赤芍　焦谷芽　人中黄　粉丹皮　炒薏仁　泽泻　炒枳壳　干荷叶

林童

风邪痰滞交搏于中，肺气不利。壮热虽减，气逆未平，日夜呻吟，呛咳鼻扇。脉小数，舌苔浮黄。一派壅结未化之象，闭逆可虑。

前胡　莱菔子　瓜蒌皮　大杏仁　炒枳实　薄橘红　净连翘　川通草　薄荷　石菖蒲　炒竹茹

董童（出诊）

面部红晕夹粒粒如锦云之状，态势属天喜。表热心烦，舌心红糟而碎，语言不利，四末不和。脉滑数。时行之邪未透，清解透化为先。

薄荷　白桔梗　青升麻　炒天虫[①]　净连翘　荆芥　云苓　大力子　京赤芍　生甘草　灯心　白茅根

丁童

小儿水泄已久，日来又增咳嗽多痰，表热无汗。脉虚数，舌红。土伤又感风邪所致。

前胡　苏梗　炒枳壳　炙甘草　大白芍　扁豆衣　焦白术　藿香　赤苓　炒薏仁　干荷叶

另：回春丹一丸。

殷左

清晨寒热虽退，而未得汗，头痛遍体痛，脘闷便结，渴而不饮。脉沉细小数，舌苔糙黄。邪滞未透，阴已伤矣。久延非宜。

柴胡　川桂枝　大杏仁　酒子芩　上川朴　炒枳实　正滑石　焦山楂　青蒿　黑山栀　生姜　炒竹茹

改方：加炙甘草。

二诊

日来寒热已从汗解，脘闷未舒，便结不通。舌苔糙黄满布，脉沉分尚数。表邪虽解，里蕴未清。法当宣导。

姜川连　青蒿　半夏曲　酒子芩　川厚朴　炒枳实　正滑石　大杏仁　焦山楂　赤苓　炒竹茹　生姜

再诊

寒热已从汗解，大腑亦畅通。唯咳未已，痰尚多，左胁痛。舌苔苍黄，脉小数右滑。风邪初解，痰热未清。当再肃化。

瓜蒌皮　旋覆花　大杏仁　象贝母　冬桑叶　川通草　橘红　法半夏　炒枳壳　前胡　炒竹茹　枇杷叶

乔左（溧阳）

痎疟愈后，左胁疟母亦消。而日来入夜则发热，颊车强紧根痛，呛咳或便结。脉数，舌苔薄白。阳明积热与风燥相搏于胃使然，先当清降疏泄。

煅石膏　青蒿　大贝母　生甘草　白桔梗　赤芍　肥知母　粉丹皮　乌玄参　冬桑叶　大杏仁　淡竹叶

林左

烦劳过度，阴气暗伤。偶感新邪，为

① 炒天虫：僵蚕。

痰湿所困，荣卫失和。寒热迭作，汗颇多，便结不爽。脉小数而滑，舌苔灰黄而腻。当从虚体夹邪例立法。

南沙参　柴胡　大杏仁　炙甘草　酒子芩　法半夏　炒枳实　云苓　肥知母　瓜蒌皮　生姜　红枣

江童

病后食物欠慎，运行失职，腹痛不已，胸次胀满，呕吐食物，寒热不清。脉沉细重取则数，舌红中黄。邪滞搏结未透，当再宣导。

香豆豉　藿香　广木香　黑山栀　大白芍（吴萸拌炒）　淡黄芩　半夏曲　正滑石　海南子　赤苓　生姜

朱童

颏下结硬已久，或消或胀，日来感受新邪，寒热未透，腹痛自利。脉小数，舌红中黄。先当宣解。

藿香　炒枳壳　炒六曲　焦山楂　川通草　大白芍　香豆豉　白桔梗　赤苓　左金丸　生姜　佛手

丁左

左足肿便结渐退，寒热又来，且间两日一次，不汗而解，已经三作。小溲或不禁，或呓语。舌根厚腻，脉沉滑小数。伏邪与痰湿相搏于至阴之分见象，倪氏第二方出入主之。

生首乌　法半夏　焦白术　当归　川贝母　威灵仙　酒子芩　云苓神（各）　柴胡　炙甘草　肥知母　煨姜　红枣

朱左

风燥上干太阴，肺气不利，呛咳痰难出，音嘶不响。脉细数右滑，舌红无苔。火象显然，清宣肃化为事。

冬桑叶　白桔梗　淡天冬　大杏仁　马兜铃　白苏子　川通草　蝉衣　瓜蒌皮　象贝母　枇杷叶

徐右

风温八日，壮热或恶寒，汗不畅，头痛，咳嗽多痰，或带血色，协热下利，口渴。舌黄，右脉弦大。表里同病，延有化燥之害。勿轻视也。

香豆豉　黑山栀　大杏仁　薄荷　象贝母　川通草　苏梗　淡黄芩　瓜蒌皮　炒枳壳　炒竹茹　枇杷叶

刘童

乳子咳不爽，鼻扇气粗，便结口渴，或自汗。舌心黄腻，关纹紫脉数。势属未化，宜导为先。

前胡　黑山栀　正滑石　瓜蒌皮　莱菔子　川通草　炒麦芽　薄橘红　大杏仁　炒竹茹　鲜姜皮

二诊

乳子大腑迭通，哭能出声。唯气逆未舒，善呻吟。脉不起，舌黄已化。肺胃痰浊未清，不宜再生枝节。

莱菔子　白桔梗　炒麦芽　大杏仁　射干　姜半夏　象贝母　川通草　薄橘红　炒竹茹　生姜

周童

表热不透，汗不畅，咳不爽痰多，沉迷嗜卧，腹痛，腑通无多，寐中牙轧有声。脉浮数，舌红中黄。风邪在肺，积滞在脾也。延非所宜。

前胡　粉葛根　青蒿　苏梗（连叶）　黄芩　黑山栀　大杏仁　薄橘红　瓜蒌皮　炒枳壳　炒竹茹　枇杷叶

另：小儿万应丸。

二诊

表热未透，夜分腹痛，自利不爽，沉迷嗜卧，咳不甚畅，轧牙。舌苔浮黄满布，脉小数。伏邪积滞甫有化机，当再宣导。

莱菔子　前胡　大杏仁　象贝母　黑山栀　炙鸡金　炒枳实　炒建曲　正滑石　川通草　枇杷叶

董童

风邪为伏邪所困，旬余不化。漫热无汗，善烦扰面绯，咳不爽。舌心腐白，三关无纹。本元暗伤，先以宣达开化为事。

前胡　苏梗（连叶）　地骨皮　瓜蒌皮　川通草　象贝母　川石斛　橘红　云神　法半夏　炒竹茹　枇杷叶

蔡童

乳子表热不扬，肢冷哭不出声，咳不爽，气逆善呻吟。脉小数，舌心腻白。风痰搏结于中，闭逆可虑。

前胡　射干　橘红　莱菔子　大杏仁　法半夏　白桔梗　炒枳壳　炒麦芽　炒竹茹　九节蒲

陈童（镇江）

乳子表热已退，呕利亦减，唯夜分口渴轧牙。舌心黄，脉小数，三关无纹。肠胃余热未清可知。

左金丸　黑山栀　云苓　正滑石　炒枳实　藿香　炒麦芽　陈橘白　半夏曲　炒竹茹　荷叶

王左

殴伤兼感邪，头痛遍体痛，寒热无汗，呕恶脘闷。左脉不起，舌苔白腻。来势非轻，症属未定。

香豆豉　川桂枝　半夏曲　大杏仁　酒子芩　炒枳壳　葛根　赤苓　姜竹茹　生姜

张童

痧后痰热未清，呛咳不已，痰鸣气粗，夜热谵妄。舌心浮黄，脉沉数。当清肃肺气，以化痰热。

前胡　瓜蒌皮　川贝母　地骨皮　大杏仁　法半夏　白苏子　橘白　枇杷叶　金沸草　炒竹茹　灯心

倪左

印堂空痛，鼻仄不通，或左或右，午后恶寒，寒而不热，胸次或不畅，呛咳痰难出。舌苔腐白，脉滑数。风邪初犯太阴，肺气不利也。

冬桑叶　白桔梗　大杏仁　象贝母　前胡　苏梗　半夏曲　瓜蒌皮　川通草　云苓　炒竹茹　枇杷叶

陈童

风邪夹痰滞交搏肺胃，呛咳痰鸣，二便不利。舌苔厚腻，脉小数。一派未化之象，闭逆可虑。

莱菔子　前胡　白桔梗　瓜蒌皮　大杏仁　橘红　炒枳实　川通草　炒六曲　炒竹茹　枇杷叶

王右（无锡）

时痧后，邪热未清，头面赤肿，或左咽痛，经居四月不行。舌苔腐白，脉小数浮滑。先当清透开化余邪，与胎元无关也。

青升麻　大力子　净连翘　京赤芍　白桔梗　薄荷　羌独活（各）　上银花　炒僵蚕　生甘草　板蓝根　炒竹茹

丁左（明光）

盗汗已久，调治初退，而途次又感新邪，寒热迭作，汗出齐腰，两腿酸痛，不能转侧，脘闷咽痛，咳不爽。脉虚数而滑，舌苔腐腻满布。虚实夹杂，势颇未定，当先从标治。

大豆卷　川桂枝　大杏仁　半夏曲　炒枳壳　羌独活（各）　上川朴　炒薏仁　苏桔梗（各）　炙甘草　生姜

改方：去炙甘草，加瓜蒌皮。

再诊

先从标治，汗出已及足，四末酸痛已减，渐能转侧。唯右手仍未能抬举，咽痛咳不爽。两脉不起，舌苔仍腐腻满布。虚实夹杂，须防再生枝节。

当归　上川朴　川桂枝　青防风　羌独活（各）　云苓　焦白术　炒枳壳　新会皮　大杏仁　炙甘草　生姜　红枣

三诊

两从标治，四肢痛楚日退，渐能转侧。大腑已通，脉渐起。唯右手仍未能抬举，咽痛不肿。舌苔仍满腻。新邪与积湿相搏，不宜再生他歧。

大豆卷　青防风　川桂枝　海桐皮　川厚朴　白桔梗　五积散（包）　原蚕砂　正滑石　大杏仁

四诊

进五积散，寒热已退，四肢痛楚已减。唯右手仍不能高举，咽痛更甚，咽底发生红点，饮咽不利。舌苔仍满腻。症情夹杂，仍防再生他歧。

牛蒡子　青防风　炒僵蚕　生甘草　白桔梗　京赤芍　大白芍　冬桑叶　山慈菇　云苓　丝瓜络

另：吹西黄、清涎、秘药。

五诊

经治来，寒热已清，四肢木痛亦退，渐能举动，咽痛亦减。舌苔满腻亦化其半。夹杂之病情渐有曙光，当守原义出入更谋进步。

牛蒡子　白桔梗　青防风　净橘络　炒僵蚕　京赤芍　焦谷芽　冬瓜子　云苓　丝瓜络　山慈菇　炒竹茹

六诊

历治以来，寒热先清，四肢木痛继退，咽关之肿痛亦平，饮咽亦利。唯盗汗复多，两臂莫能高举。舌根尚厚腻，脉仍沉滑。虚阳日潜，痰湿未清，脉络未和也。刻当化痰和中，调其脉络。

焦白术　炒薏仁　旋覆花　焦谷芽　橘白络（各）　冬瓜子　云苓　青防风　西秦艽　大杏仁　丝瓜络　桑枝（酒炒）

另：指迷茯苓丸。

七诊

诸多枝节虽退，而咽痛复甚，未几即解，四肢木痛已安，举动未能自如，胃纳初复，形寒夜热，得汗则解。舌根尚腻，脉沉滑细数。痰湿未清，虚阳又易扰动也。立法殊有掣肘处。

当归　怀牛膝　左秦艽　川石斛　地骨皮　丝瓜络　白桔梗　陈橘白　炒薏仁　桑枝　冬瓜子

八诊

日来四末痛已退，举动渐能自如，逐日寒热及自汗亦折，咽底掣痛亦减，而遍体发出红晕成片。舌苔尚腐腻。血分中伏邪积湿甫有外达之机，守原义更增透达之流。

大豆卷　大力子　白桔梗　炒薏仁　羌独活（各）　蔓荆子　地肤子　双钩钩　丝瓜络　荆芥　京赤芍　川黄柏　生甘草

另：荆芥四钱，地肤子五钱，净蝉衣二钱，苍耳子五钱，煎水洗之。

九诊

经治来症情之变幻多端，盘根枝节幸俱剪除殆尽。唯午后仍小有寒热，胃纳未复。舌根尚腻。积湿未清，当再培化，以善其后。

焦白术　炒薏仁　陈橘皮　京赤芍　泽泻　怀牛膝　当归　白桔梗　赤苓　地肤子　干荷叶

改方：调荣和中，淘汰余浊。

当归（酒炒）　怀牛膝　陈橘皮　炙黄芪　炙甘草　焦白术　料豆衣　泽泻　青防风　赤苓　干荷叶　红枣

林左

风邪引动痰浊，呛咳半月，痰极多，咳之难出，左胁下引痛。脉沉数，舌苔腐腻且厚。肺实可知，先当开化。

前胡　莱菔子　大杏仁　象贝母　白苏子　旋覆花　淡天冬　瓜蒌皮　马兜铃　法半夏　枇杷叶　鲜慈菇（打）

徐左（常州）

风温一候，寒热去来未清，脘闷心烦，呛咳多痰，协热自利。舌苔腐黄。伏邪未透，延有化燥之虑。

香豆豉　苏梗　大杏仁　象贝母　瓜蒌皮　青蒿　川通草　炒枳壳　酒子芩　半夏曲　炒竹茹　枇杷叶

再诊

昨为解表，汗出腰际，寒热虽退，逾时复热，呛咳多痰，自利不爽，脘闷心烦。舌苔厚腻。伏邪未透，仍防化燥。

前胡　苏梗　青蒿　黑山栀　大杏仁　香豆豉　淡黄芩　半夏曲　炒枳壳　正滑石　炒竹茹　枇杷叶

许童

乳子或热或退者旬余，比增两目露白，哭不出声，气粗鼻扇，呻吟口渴。左风关纹紫，舌红中黄。风邪与痰滞相搏，势在险途。

薄荷　净连翘　双钩钩　炒麦芽　黑山栀　云神　大杏仁　象贝母　橘红　灯心　炒竹茹

吕左（宝埝）

病近两月，胃之阴气为邪热所伤。脘闷杳不思食，神疲气怯。舌边光绛，舌心黄腻。脉细无力。虚不受补，口糜呃逆可虑。

南沙参　川石斛　大白芍　云苓神（各）　陈橘白　大砂壳[①]　生谷芽　佩兰　大麦冬（米焙）　炒竹茹　灯心

周左

风邪为湿滞所困，内外灼热，得汗不解，脘闷心烦，呕恶便结，渴不多饮。脉沉小不畅，舌苔黄腻根端尤厚。一派未透见象，势须延绵。

姜川连　粉葛根　正滑石　大杏仁　上川朴　藿香　炒枳实　赤苓　半夏曲　黑山栀　炒六曲　炒竹茹

二诊

心烦呕恶已减，唯内外灼热恶寒。脉沉小渐起，舌苔黄腻满布。伏邪湿滞尚未透化，仍防延绵。

上川朴　炒枳实　粉葛根　藿香　黑山栀　香豆豉　半夏曲　青蒿　炒六曲　正滑石　酒子芩　炒竹茹

① 大砂壳：砂壳。

张左

日来寒热已从汗解，而仍呛咳无痰，傍晚或恶寒。舌心尚黄。体虚夹邪见端，不宜久延。

大豆卷　地骨皮　炙甘草　青蒿　焦谷芽　瓜蒌皮　大杏仁　赤苓　当归　象贝母　生姜　红枣

殷左

表分之寒热虽不甚重，而胸次仄闷不舒，咳不爽，口泛甜味。脉细数两关滑，舌苔糙黄满腻。表少里多现象，势尚未透，宜导为先。

川厚朴　正滑石　半夏曲　新会皮　大杏仁　云苓　炒枳实　白蔻衣　炒薏仁　藿香　生姜　佛手

二诊

今日寒热已退，胸次仄闷亦减，口泛甜味亦折。舌苔满腻亦化，脉小数右手仍滑。渐从热化可知，拟苦辛通降。

姜川连　淡干姜　姜半夏　旋覆花　姜山栀　云苓　正滑石　炒枳实　大杏仁　新会皮　姜竹茹　佛手

三诊

今日舌苔又复满腻，胸次复仄闷，神迷嗜卧。脉沉滑细数。湿痰化而未透，仍以温理为事。

上川朴　炒茅术　新会皮　藿香　姜半夏　炒枳实　炒薏仁　泽泻　白蔻衣　云苓　生姜　佛手

彭左

漫热汗不畅，咳不爽，脘闷便结，呕恶口渴。舌苔腐黄，脉沉数。伏邪未透，肺胃不和也。清解宣化为先。

香豆豉　大杏仁　藿香　炒枳实　炒六曲　广陈皮　半夏曲　青蒿　黑山栀　正滑石　炒竹茹　枇杷叶

彭右

寒热延久，交阴则甚，汗颇多，一日两次，面黄。脉细数，舌红。伏邪内陷阴分，荣卫不和使然。

生首乌　炙鳖甲　柴胡　炙甘草　当归　云苓　大白芍（桂枝拌炒）　焦白术　生姜　红枣

王右

寒热数十作，汗出尚畅，胸腹热如火燎，少腹胀满，便结旬余。脉细数，舌红根黄。伏邪未罢，胃阴已伤矣。久延非宜。

香白薇　青蒿　大白芍　大杏仁　黑山栀　青陈皮（各）　正滑石　炒枳壳　川厚朴　炙鸡金　云苓　炒竹茹

另：麻仁丸。

冷童

乳子上呕下利，肢冷不和，口渴。舌心黄，右手风气关纹紫。寒热夹杂，症非轻候，亟为开导。

藿香　姜川连　淡干姜　姜半夏　炒枳实　酒子芩　正滑石　大白芍（桂枝拌炒）　云苓　炒谷芽　黑山栀　姜竹茹　灶心土

二诊

乳子吐利已止，而肢冷未和，烦扰口渴，或呛咳。舌黄转黑，扪之无津。渐从热化，仍在险途。

姜川连　黑山栀　正滑石　藿香　云苓　酒子芩　姜半夏　大杏仁　炒枳实　姜竹茹　姜汁　荸荠汁

三诊

今日吐利已止，色黑亦退，烦扰口渴

亦减，唯肢冷。脉伏不起。外寒内热，仍在险途。

姜川连　川桂枝　正滑石　云苓　姜半夏　黑山栀　淡黄芩　炒麦芽　姜竹茹　姜皮

另：当归三钱　桂枝三钱　姜皮五分　陈酒（后入）二两　生甘草二钱

上味煎汁熏洗。

朱左

风温一候，寒热汗不畅，头痛咳不爽。脉沉数，舌根糙黄。渐从热化见象，清润疏化为先。

冬桑叶　川通草　前胡　香豆豉　炒枳壳　苏梗　青蒿　淡子芩　黑山栀　正滑石　炒竹茹　鲜姜皮

张左

伏邪不透，寒热得汗不解，脘闷作恶，入夜谵语。脉沉细，舌红苔白。本元日伤，延有内陷之害。

上川朴　姜半夏　益元散　粉葛根　酒子芩　云神　炙甘草　炒枳壳　藿香　大杏仁　生姜　红枣

魏左

湿邪夹滞，漫热旬余，得汗不解，少腹胀满，左半结痞，渴不多饮。舌苔糙黄，脉沉不起。一派未透之象，势防延绵。

川厚朴　藿香　大杏仁　焦山楂　正滑石　炒六曲　香豆豉　黑山栀　青蒿　炒枳实　酒子芩　炒竹茹

再诊

湿邪夹滞，屡经下夺而热不衰。神志昏愦，少腹仍拒按。脉转弦数，舌苔灰黄。将从燥化，内陷可虑。

上川连（姜水炒）　黑山栀　酒子芩　正滑石　大杏仁　粉葛根　炒枳实　全瓜蒌　连翘　青蒿　赤苓　荸荠　炒竹茹

另：神犀丹一锭。

李右

风温两候，表热汗不畅，咳不爽，入夜谵语，脘闷心烦。舌苔灰腻，脉沉数。伏邪尚重，化燥可虑。

前胡　苏梗　大杏仁　象贝母　炒枳壳　半夏曲　瓜蒌皮　赤苓　川通草　青蒿　枇杷叶　炒竹茹

朱童

汗畅腑通，表里双解，热清复热，咳不爽，痰黄，右胁下痛。脉滑数，舌苔满腻初化。伏邪余滞尚留恋肺胃，当再宣导。

前胡　青蒿　瓜蒌皮　香豆豉　苏梗（连叶）　川通草　炒枳壳　大杏仁　炒六曲　象贝母　炒竹茹　梨皮

马左

寒热不清者旬余，汗不畅，遍体痛，头痛脘闷。脉小数，舌苔黄腻。邪滞为湿浊所搏，势防延绵。

大豆卷　上川朴　川桂枝　大杏仁　淡子芩　正滑石　半夏曲　炒枳壳　藿香　青蒿　炒竹茹　生姜

田童

乳子壮热无汗，咳不爽，脘闷腹胀，气粗呕恶，自利口渴。舌苔黄，脉数关紫。风邪未透，闭逆可虑。

藿香　粉葛根　黑山栀　大杏仁　方通草　青蒿　炒枳实　酒子芩　炒竹茹　炒麦芽　白茅根

二诊

今日壮热大退，呕恶亦止，而仍口渴

自利，肢面发出红粒。余邪初透，当再宣解。

藿香　粉葛根　炒枳实　正滑石　半夏曲　荆芥　连翘　炒麦芽　白桔梗　炒竹茹　白茅根

丁左

时邪两候，寒热不透，得汗不解，呛咳作恶。舌苔糙黄满布。脉不起，至数且不清。须防内陷。

香豆豉　前胡　黑山栀　瓜蒌皮　大杏仁　正滑石　方通草　淡黄芩　炒枳壳　半夏曲　炒竹茹　鲜姜皮

二诊

时邪寒热虽退，腑气虽通。而脉仍不起，至数仍不清。舌黄转白。或呛咳。伏邪未透，仍防内陷。

川厚朴　藿香　大杏仁　青蒿　苏梗　黑山栀　正滑石　炒枳壳　方通草　赤苓　半夏曲　炒竹茹

周童

乳子壮热，汗不畅，呕吐。左关纹紫，舌心黄腻。邪滞搏结正盛，表里双解为先。

藿香　半夏曲　炒麦芽　青蒿　正滑石　香豆豉　炒枳实　连翘　黑山栀　炒竹茹　鲜姜衣

另：沆瀣丹。

莫童

痧后复感风邪，与宿痰相搏。沉迷善卧，表热不透，印堂色青。脉不起。须防闭逆。

藿香　炒枳壳　半夏曲　焦山楂　大杏仁　苏梗　益元散　云神　川郁金　炒竹茹　姜皮

二诊

左手关紫已退，夜分渐能安枕。舌白转黄。伏邪已有退化之机，脉亦起。当再清化余分可也。

藿香　正滑石　大杏仁　炒枳壳　炒六曲　连翘　方通草　炒麦芽　云神　炒竹茹　荷叶

王左

每逢呛咳则寒热随之而来，寒轻热重，汗尚畅，口渴。舌苔腐腻，脉沉弦右数。业经一月，风邪客于肺部，阴气暗伤而来。不宜久延。

前柴胡（各）　大杏仁　法半夏　川贝母　肥知母　青蒿　酒子芩　炙甘草　桂枝尖　瓜蒌皮　炒竹茹　姜皮

岳左

风邪夹湿，漫热无汗，脘闷作恶，便结少腹胀。脉沉小不起，舌苔腐腻。势属未透，法当温化。

川厚朴　藿香　法半夏　大杏仁　大豆卷　赤苓　炒枳壳　正滑石　青蒿　炒六曲　生姜　佛手

杨右（出诊）

今日寒热仍未解，头额起疱磊磊，烦扰呕吐，痰水上泛，便结旬余。脉小数左弦，舌苔腐黄。新邪引动旧患，症情殊属未定。

藿香　大豆卷　姜半夏　宣木瓜　黑山栀　陈橘皮　炒枳实　白蔻　旋覆花　姜竹茹　藿香正气丸（包）

二诊

昨夜又忽大寒大热，汗颇多，热仍不解。呕吐烦扰，便结旬余，面部红肿起疱流脂，状如大头瘟。两腿按时作痛。脉更数，舌黄转糙。伏邪正张，引动旧患。症情夹杂，姑先从标治。

藿香　薄荷　酒子芩　青升麻　炒枳实　牛蒡子　酒炒柴胡　连翘　酒炒黄连　炒竹茹　凉膈散（包）

改方：去柴胡，加赤芍。

三诊

进普济消毒饮合凉膈散化为一方，表里双解，寒热已清，宿患腿痛亦退。唯大头瘟红肿未消，蔓延项下。大腑仍未通，咽仄呕恶。脉尚数，舌黄。余分未楚，不宜再生枝节。

上川连（酒炒）　青升麻　炒枳实　炒竹茹　薄荷　连翘　上银花　京赤芍　牛蒡子　白桔梗　板蓝根　凉膈散（包煎）

四诊

大头瘟红肿起疱火势已步退，寒热已清。大腑仍未通，脘闷善呕或呃逆。脉细数。舌边转红，中心尚灰腻。阳明邪热及痰浊化而未行，阻碍气运也。不宜再生枝节。

姜川连　制半夏　白蔻　京赤芍　姜山栀　旋覆花　青升麻　藿香　姜竹茹　炒枳实　柿蒂　板蓝根

五诊

大头瘟红肿疱腐俱日退，寒热亦清，呃亦折，呕亦减。独大腑未通旬余，间有谵语矣。舌苔已化，脉弦细。余热未清，肝胃未和也。

左金丸　黑山栀　藿香　旋覆花　炒竹茹　大白芍　法半夏　炒枳实　云神　枇杷叶　灯心

六诊

大头瘟赤肿大退，呕恶亦止，大腑亦迭通三次，舌苔已脱。唯项下又忽胀硬，内及腮颊，腐白作痛。可见阳明余分未清，当再清解凉化。

南花粉　上银花　人中黄　白桔梗　连翘　云苓　赤白芍（各）　射干　生竹茹　金果榄　灯心

改方：加枇杷叶、法半夏，去人中黄。

黄左

风温五日，内外灼热，得汗不解，热从内陷，神迷谵妄，循衣摸床，协热自利，咳不爽，痰鸣。脉小数，左手不了了。舌尖红干，苔黄且厚。据此见象，势有化燥生风之害。症属险要。

鲜石斛　淡子芩　大杏仁　连翘　粉葛根　云神　益元散（包）　半夏曲　香白薇　炒竹茹　灯心（朱染）

另：神犀丹一锭，温开水摩服。

改方：去葛根，加黑山栀。

朱左（出诊）

表热虽从汗减，肢冷未和，脘闷呕恶，合目则谵语。舌苔黄腻，脉小数。伏邪痰滞尚重。势防延绵，亟为宣导。

上川朴　益元散（包）　炒枳实　大杏仁　半夏曲　酒子芩　云神　黑山栀　香豆豉　藿香　炒竹茹　姜皮

改方：加葛根。

二诊

日来表热渐退，肢冷渐和，而谵语如故，神智间或不清。舌苔黄腻转灰，右脉不起。势有内陷生风之害。

上川连（姜水炒）　黑山栀　大杏仁　连翘　炒枳实　全瓜蒌　正滑石　酒子芩　云神　炒竹茹　灯心

三诊

今日表热更减，谵语亦少，神识亦渐清。舌苔灰黄亦较化，而右脉仍欠清了。里蕴之邪热未清，尤虑再生枝节。亟为清涤余分。

上川连　大杏仁　连翘心　云神　炒枳实　香白薇　黑山栀　全瓜蒌　益元散（包）炒竹茹　灯心

四诊

热退后，足部复清冷不和，间有谵语。舌苔灰黄少津，右脉仍欠清了。可见中焦邪热未尽，防再化燥。仍未可履坦途。

鲜石斛　全瓜蒌　连翘（朱拌）黑山栀　香白薇　大杏仁　炒枳实　法半夏　云神　炒竹茹　灯心（朱染）

五诊

今日神识复又迷昧不清，间有谵语，胸部发出红点，隐约未透布，表分复热。舌苔更形灰垢。右脉渐清了，久按则至数不清。伏邪为痰热所困，仍防内陷生风。

香白薇　上银花　大杏仁　炒枳实　瓜蒌皮　鲜石斛　连翘　云神　薄荷　炒竹茹　白茅根

六诊

今晨神识复清，午后复得畅汗，表热遂清，胸部红点因之透布。脉渐清了，舌苔尚灰黑少津。伏邪痰热尚未尽，犹虑再生枝节也。

鲜石斛　云神　大杏仁　炒枳实　香白薇　南花粉　连翘　黑山栀　正滑石　炒竹茹　青荷叶

七诊

风涛已定，化险为夷。神清热退，舌色黑转黄，右脉亦清了。独大腑尚未通调，当再清阴和中，涤其余热为事。

大麦冬　云神　陈橘白　炒枳实　鲜石斛　大杏仁　益元散　肥知母　焦谷芽　生竹茹　青荷叶

改方：加全瓜蒌。

八诊

经治后，热退神清，谵妄已止。舌苔灰黑转黄。寐爽，尚口槁少津，今午四肢又忽清冷不和。脉沉小左滑。邪去正伤，气运未利，尚宜慎重，毋令再生波折为要。

川石斛　云苓神（各）大麦冬　益元散　炒枳实　瓜蒌仁　肥知母　焦谷芽　陈橘白　炒竹茹　荸荠

九诊

日来四末清冷已和，口舌亦起津润，舌质根端尚厚垢未脱。大腑旬外不通。切脉沉滑无力，重取则小数。呛咳，痰尚多。据此见象，邪热未清，痰滞未楚，当和中通下。

瓜蒌皮　白苏子　大麦冬　法半夏　大杏仁　炒枳实　火麻仁　象贝母　焦谷芽　云神　荸荠　陈海蜇

殷左

湿温一旬，表热延绵，汗不畅。脘闷，呕恶白沫，渴不喜饮，下利。脉沉滑小数，舌苔黄腻满布。一派未化见端，延之堪虑闭逆。

上川朴　粉葛根　酒子芩　姜半夏　陈橘皮　藿香　白蔻　正滑石　大杏仁　炒枳实　姜竹茹　姜汁

改方：加大豆卷。

孙左

风阳鼓动湿热，头面红肿，耳底起疱，项左流脂，幸未热。脉滑数，舌黄中红。

火象显然，亟为清解，不致成瘟为要。

南花粉　蜜银花　京赤芍　正滑石　连翘　大力子　白桔梗　乌玄参　荆芥　青升麻　双解散（包）

王童

表热得汗不解。左关纹紫，舌未起苔。寒暑搏结未透，清解分渗可也。

陈香薷　藿香　炒枳壳　正滑石　青蒿　葛根　酒子芩　炒六曲　赤苓　青荷叶　炒竹茹

杨左

暑湿伤中，寒热不透，汗不畅，脘闷便结。舌苔黄腻，脉小数。宜解为先。

大豆卷　陈香薷　藿香　炒枳壳　大杏仁　川厚朴　青蒿　正滑石　炒六曲　赤苓　炒竹茹　姜皮

花右

时邪初犯巨阳，寒热汗不畅，遍体痛头痛，脘痛作恶，腹痛。脉小数，舌白。势尚未透，宜解为先。

大豆卷　川桂枝　羌独活（各）　大杏仁　苏梗　藿香　半夏曲　大白芍（吴萸拌炒）　酒子芩　炒竹茹　炒枳壳　赤苓　生姜

刘左

湿温两候有余，漫热不透。脘闷心烦，谵妄不寐，面目萎黄。脉不起，舌苔满腻。时邪甚重，尚在未化之时，延绵可虑。最防肢冷呃逆。

上川朴　大豆卷　藿香　半夏曲　大杏仁　正滑石　白蔻　陈橘白　云苓　炒竹茹　生姜　九节蒲

另：辟瘟丹一锭，开水摩服半锭。

二诊

湿温漫热已退，谵妄亦止。唯胸次尚仄闷，便结。脉略起，舌苔尚满腻。余湿尚重，仍防延绵。

川厚朴　藿香　半夏曲　炒枳实　陈橘皮　正滑石　大杏仁　炒六曲　赤苓　炒竹茹　九节蒲

蒋左

暑湿伤中，漫热不透，脘闷厌食，便结不通。脉沉滑，舌红。一派未化现象，辛芳疏化为先。

川厚朴　半夏曲　正滑石　新会皮　陈香薷　云苓　藿香　炒薏仁　炒枳壳　青蒿　佛手

李左

风邪与暑湿相搏，漫热近旬，汗不畅，热退不清。脉沉数左弦，舌红中黄。表里未透，清解分渗为先。

香豆豉　黑山栀　大杏仁　青蒿　方通草　炒枳壳　正滑石　赤苓　薄荷叶　藿香　炒竹茹　青荷叶

二诊

表热已从汗退，里热未清。舌心及根端尚黄厚，脉尚数。当再清解疏泄，以清余分。

上川连（姜水炒）　藿香　黑山栀　大杏仁　正滑石　半夏曲　赤苓　焦谷芽　陈香薷　青蒿　方通草　炒竹茹　青荷叶

谢左（清江）

暑湿伤中一月不解，漫热夜甚，食入腹胀。脉细，舌苔腐黄。当清化暑湿，调畅中宫。

藿香　大腹皮　青蒿　扁豆衣　正滑石　炒六曲　赤苓　大杏仁　炒枳壳　炒薏

仁　荷叶

另：藿香正气丸。

束左

表分寒热已从汗解，便结不通，入夜谵语。舌苔腐腻满布，脉沉数。暑湿邪滞甚重，势颇未定。

香豆豉　酒子芩　炒枳实　细青皮　川厚朴　正滑石　大白芍（吴萸拌炒）　青蒿　海南子　大杏仁　生姜　姜竹茹

刘童

小儿发热少汗，呛咳呕吐，两目斜视，头痛不已，烦扰神迷口渴。舌白，脉不起。风暑夹滞互结不化，来势不轻，闭逆可虑。

香豆豉　大杏仁　半夏曲　炒枳实　益元散　薄荷　大白芍（吴萸拌炒）　双钩钩　炒竹茹　荷叶

另：玉枢丹一锭开水摩服。

刘童

乳子内外灼热，无汗烦扰，口渴自利，杂有痰浊。脉数关紫，舌红中黄。暑湿热未透，清解为先。

香豆豉　粉葛根　青蒿　大杏仁　正滑石　炒六曲　焦麦芽　炒枳壳　赤苓　方通草　青荷叶

周左（镇江）

肺肾之阴气久亏，气不外卫，易于感冒。曾经咳血，日来表热不清，得汗不解，头目昏胀，便结不渴。舌苔黄腻，脉虚数细滑。清阴化暑为先。

瓜蒌皮　青蒿　陈香薷　正滑石　方通草　炒枳实　大杏仁　炙甘草　云苓　藿香　炒竹茹　荷叶

周童

暑湿热犯中，表热汗不畅，肢面红痱丛发。舌苔腐黄。脉滑数。势尚未透，疏解为先。

藿香　陈香薷　正滑石　连翘　青蒿　川通草　炒六曲　大杏仁　赤苓　炒竹茹　青荷叶

万童

暑湿伤脾，水泄如注，腹胀口渴，暑痱丛发。脉数，舌红。发热有汗，表里同病，清解分渗为先。

天水散（包）　粉葛根　炒枳壳　炙鸡金　方通草　赤苓　净车前　藿香　炒麦芽　青荷叶

贺童

小儿内外灼热无汗者三日，不时烦扰自利，杂有痰浊，口渴气急。脉弦数，舌红中黄。暑湿热交伤脾胃，延非所宜。

左金丸　煨葛根　青蒿　炒枳实　藿香　大杏仁　酒子芩　连翘　正滑石　炒竹茹　青荷叶

另：小儿万病回春丹一粒。

二诊

今日自利杂有垢浊，表热不清仍无汗，不时烦扰，口渴气逆。舌黄初化。暑湿热未清，当再疏化。

上川连（酒炒）　粉葛根　正滑石　大杏仁　青蒿　连翘　炒枳实　黑山栀　炒麦芽　酒子芩　青荷叶

三诊

今日表热大减，烦扰亦尤安，口渴亦折，自利或带秽浊。脉小数，舌心尚黄。暑湿已有化机，当再清理。

上川连　天水散　炒枳实　淡黄芩　炒麦芽　扁豆衣　赤苓　方通草　藿香　炒六曲　荷叶

王右

风暑夹滞未透，便饮蔗浆、西瓜汁。脘闷作恶，自利不爽。舌苔灰黄满腻，脉沉数。表里同病，延有延绵之害①。

川厚朴　粉葛根　姜半夏　藿香　炒枳实　佩兰　酒子芩　正滑石　左金丸　赤苓　姜竹茹　生姜

祝左

气虚痰盛之体，吸受暑热，阴气不固，汗出不已，头项尤多，胃呆口腻。脉虚滑。不宜偏补，当仿清暑益气立法。

大麦冬　黄芪皮　川石斛　炒薏仁　云神　益元散　陈橘白　法半夏　焦谷芽　青荷叶

严左（清江）

风寒与暑湿相搏，头痛遍体痛，寒热无汗，上呕下利。脉滑数，右浮大。舌红苔白。势属不轻。

香豆豉　粉葛根　酒子芩　炒枳实　正滑石　半夏曲　上川朴　藿香　大杏仁　青蒿　炒竹茹　生姜

周左

暑湿伤中，寒热如疟，作时不一，头痛不渴。舌苔腐白，脉小数而细。一派未透见端，法当宣解。

川厚朴　姜半夏　炒枳壳　香豆豉　酒子芩　青蒿　正滑石　大杏仁　川桂枝　炒六曲　赤苓　生姜

周左

寒热汗不畅，头痛遍体痛，脘闷呕恶，水泄不爽。脉沉数，舌苔腐腻满布。风暑湿滞交搏未化，宣解为先。

香豆豉　酒子芩　川厚朴　正滑石　半夏曲　青蒿　大杏仁　炒枳壳　粉葛根　藿香　炒竹茹　生姜

徐左

暑为无形之邪，湿为有形之浊。虚体感受暑湿起见，刻下寒热已从汗解，大腑亦通。唯胸次尚未畅，心悬少寐，胃纳未减。切脉沉细小数，舌根厚腻。当仿虚中夹实例立法。

大麦冬（连心）法半夏　藿香　陈橘白　焦白术　云神　益元散　焦谷芽　炒枳壳　炒薏仁　青荷叶　秫米

万童

暑湿伤脾，腹膨自利，间或呛咳。舌苔苍黄，左手纹紫。暑湿未清，不宜兜涩，分化为先。

上川连　正滑石　煨木香　炒枳壳　大腹皮　酒子芩　净车前　赤苓　炒麦芽　冬瓜子　青荷叶

二诊

乳子水泄未已，肢冷不和，表热有汗，口渴作恶。舌苔转黄。暑湿化热见端，亟为开导。

左金丸　正滑石　炒枳壳　藿香　半夏曲　赤苓　焦谷芽　酒子芩　黑山栀　姜竹茹　荷叶

赵右

暑湿内蕴，风寒外加，表里同病，寒热无汗，头痛遍体痛，腹痛自利，呕恶口干。脉沉紧，舌白。当表里双解。

大豆卷　黑山栀　青蒿　白蔻衣　川厚朴　半夏曲　酒子芩　藿香　正滑石　炒枳

---

① 延有延绵之害：延：延误，延绵。即延误有可能使病情延绵。

壳　粉葛根　炒竹茹　青荷叶

余童

乳子病后，暑湿未清，烦扰，耳后结核，腹胀便结。舌苔灰黑。火象显然，当为泄化。

上川连（酒炒）　连翘　京赤芍　白桔梗　云苓　生甘草　上银花　正滑石　大腹皮　炒麦芽　青荷叶

王左

寒热迭作，汗尚畅，两目赤痛，脘闷便结。脉小数，舌红苔黄。秋邪干犯二阳，先当宣解。

香豆豉　藿香　黑山栀　正滑石　大杏仁　炒枳壳　淡黄芩　炒六曲　方通草　炒竹茹　青荷叶

陈童

风邪与暑湿相搏，漫热肢冷，四肢及面部俱发红点磊磊，隐约不透，自利如注。脉沉小，舌根白腻。先当清透疏达。

荆芥　连翘　上银花　大力子　正滑石　赤苓　大杏仁　陈香薷　葛根　炒枳壳　荷叶

汤左

脚气退后，络中湿邪未清，昨又寒热交作，汗不畅，脘闷作恶，自利不爽。脉沉数而滑，舌苔糙白。先当化湿宣邪。

大豆卷　川厚朴　藿香　大杏仁　半夏曲　正滑石　生薏仁　草果霜　炒枳壳　云苓　陈橘皮　姜竹茹　生姜

杨童

表热已减，里蕴之湿热未清。自利黄沫如注，咳不爽。舌苔黄腻，脉小数。势颇未定。

姜川连　葛根　酒子芩　正滑石　炒枳壳　焦楂炭　大杏仁　藿香　半夏曲　青蒿　炒竹茹　荷叶

周童

乳子壮热无汗，右目赤肿流脓，不能睁视，便结腹胀。舌苔腐黄。内外夹杂，当表里双解。

上川连（酒炒）　粉葛根　连翘　京赤芍　薄荷　炒枳实　大力子　正滑石　炒麦芽　生竹茹

二诊

今日右目赤肿已退，表分仍壮热无汗，沉迷嗜卧，腹胀便结，口渴喜饮。舌苔腐黄。表里同病可知。

香豆豉　连翘　黑山栀　青蒿　炒枳实　正滑石　炒六曲　淡黄芩　莱菔子　炒麦芽　炒竹茹　青荷叶

张右

秋邪两候，壮热少汗或恶寒，耳聋心烦，入夜谵妄。舌苔黄糙，脉沉数。伏邪未透，化燥可虑。

柴胡　粉葛根　黑山栀　青蒿　淡黄芩　大杏仁　益元散　炒枳壳　上川朴　赤苓　炒竹茹　荷叶

二诊

昨为解表，汗虽未透，壮热已清。心烦谵妄亦退，脉数亦折。耳听未聪，口渴舌黄。余邪未清，防再复热。

姜川连　粉葛根　正滑石　大杏仁　炒枳实　淡黄芩　青蒿　赤苓　半夏曲　炒竹茹　青荷叶

朱左

秋邪两候，内外灼热，脘闷便结，少腹胀满。舌心黄腻，脉小数右滑。表里同病，化燥可虑。

上川连（酒炒） 炒枳实 大杏仁 正滑石 全瓜蒌 黑山栀 半夏曲 淡黄芩 海南子 炒竹茹 青荷叶

二诊

表热已从汗解，协热下利，脘闷口干。脉小数，舌苔尚黄腻。余邪未清，防再化燥。

川厚朴 上川连（姜水炒） 粉葛根 淡黄芩 正滑石 黑山栀 炒枳实 半夏曲 大杏仁 赤苓 炒竹茹 青荷叶

殷左（金沙）

湿热延绵月余，表热由汗退，里蕴之湿热尚壅结于中，脘闷气逆，呕恶吞酸，便结不渴。脉小数，右滑。舌苔黄腻。势属未化，最防呃逆肢冷。

姜川连 淡干姜 姜半夏 正滑石 上川朴 新会皮 香白蔻 赤苓 大杏仁 炒枳实 姜竹茹 九节蒲

二诊

今日便结已通，夜分又复寒热，及晨甫退。脘闷呕恶，酸水上泛。舌苔苍黄，脉沉小。久结之湿邪甫有化机，守原义进步。

上川朴 上川连 法半夏 新会皮 藿香 酒子芩 粉葛根 正滑石 炒枳实 赤苓 炒竹茹 九节蒲

另：辟瘟丹一锭，分两次摩服。

鲍右

秋邪表热，一旬不退，脘闷作恶，痰中带血，脘腹痛，便结。脉细数，舌苔腐黄。表里同病，化燥可虑。

薄荷 黑山栀 川郁金 青蒿 大杏仁 香白薇 正滑石 半夏曲 炒枳实 大白芍 炒竹茹 青荷叶

李童

秋邪表热旬余，兼发风疹，心烦谵语，协热下利。舌红中黄，脉弦数。表里同病，延防化燥。

香豆豉 粉葛根 大杏仁 青蒿 黑山栀 正滑石 酒子芩 连翘 云神 炒枳壳 炒竹茹 青荷叶

杨左

寒热后，余热未清。脘闷气逆，肢冷多汗，便结口渴。舌苔糙黄满布，脉细数。业经月余，最防呃逆。

姜川连 淡干姜 新会皮 炒枳实 大杏仁 黑山栀 云苓 川郁金 大白芍（桂枝拌炒） 姜半夏 姜竹茹 佛手

王左

劳倦感邪，引动肝阳，微寒漫热，汗颇多，头痛且重，肢倦神疲。脉沉细小数，舌苔腐白。拟桑菊饮加味。

冬桑叶 大白芍 白蒺藜 炙甘草 大杏仁 杭菊花 粉丹皮 生石决 省头草 半夏曲 炒竹茹 荷蒂

卜左

湿温近月，渐从燥化。舌根灰黑，尖边绛。齿血口甜，渴不多饮。脉沉小而数。化而不透，仍有延绵之害。

上川连（酒炒） 黑山栀 新佩兰 大杏仁 正滑石 赤苓 南花粉 粉丹皮 炒枳实 生薏仁 炒竹茹 青荷叶

李左

秋邪五日，寒热无汗，头痛体痛，脘闷气逆，口渴。脉小数不畅，舌苔黄。表里同病。来势不轻。亟为宣解。

香豆豉 半夏曲 粉葛根 正滑石 川郁金 藿香 炒枳壳 大杏仁 青蒿 黑山

栀　生姜　姜竹茹

卢右（金沙）

热退后化为结胸，胸膺仄闷，饮入尤甚，少腹胀，便结一旬。脉沉细不起，舌苔糙黄。正虚邪实，大有延绵之害。最防呃逆肢冷。

姜川连　白蔻　淡干姜　川郁金　姜半夏　云苓　上川朴　大白芍　炒枳实　新会皮　姜竹茹　佛手

二诊

今日大腑已通，胸膺尚仄闷。舌苔黄糙转灰，脉沉细未起。本元虽伤，余蕴未尽，当苦辛通降。

姜川连　姜半夏　炒枳实　新会皮　白蔻　大白芍　川郁金　云苓　淡干姜　旋覆花　姜竹茹　姜汁

魏左

秋邪四日，表热已从汗解，而肢末反不和。脘闷干呕，烦扰不渴，协热下利。脉沉郁，左手尤不起。舌苔腐白满布。一派内陷见象，亟为开导。

姜川连　淡干姜　姜半夏　炒枳实　正滑石　上川朴　赤苓　藿香　川郁金　石菖蒲　姜竹茹　生姜

另：海南子半个（约摩五分），江枳实半个（约摩五分），川郁金一枝（约摩八分），贡沉香一枝（约摩三分）。

上味用白兰地磨汁如数，再以开水冲服。

二诊

今日大腑已通，且燥结成条。脉之沉郁已起，左手至数尚不清。肢末已和，表分复热，烦扰且多汗。舌苔腐白已转黄，唯仍满布。伏邪已有外达之机，拟泻心加葛根法。祈其不再生枝节为顺。

姜川连　淡干姜　姜半夏　粉葛根　炒枳实　川厚朴　黑山栀　正滑石　酒子芩　云苓　炒竹茹　石菖蒲

另：荸荠可服。

三诊

大腑迭通两次，俱燥结成条。表热大减，而仍烦扰口渴，神志不甚清了。左脉至数仍不清。舌苔转灰黑，扪之渐无津。一派伏邪内陷之据，势在险途。

香白薇　净连翘　黑山栀　益元散（包）　南花粉　川郁金　云神　鲜石斛　大杏仁　炒枳实　九节蒲　灯心

另：茅根三钱，芦根一两，泡汤代茶。梨可服。

四诊

昨从初行化燥立法，神志已清了，渐能安枕，舌苔灰黑已起津。协热下利数十次，少腹拒按作痛，自觉甚热。左脉渐起。可见火虽暂平，表分余热仍未清，伏邪仍未尽，仍在畏途。

上川连（酒炒）　粉葛根　益元散　炒枳实　大杏仁　淡黄芩　黑山栀　云神　连翘　炒竹茹　凉膈散（包）　灯心

孙童

秋邪夹滞，壮热得汗则解，继又复热，烦扰口渴，脘闷少腹胀，自利不爽。脉沉数，舌苔糙黄满布。表里同病，延防化燥。

姜川连　粉葛根　炒枳实　黑山栀　正滑石　大杏仁　酒子芩　方通草　赤苓　半夏曲　炒竹茹　生姜

二诊

昨进葛根黄连黄芩汤表里双解，表热复退，烦扰口渴亦减，少腹胀而仍自利。

舌苔仍腐黄满布，脉数已减。初有退机，尚宜慎重。

姜川连　粉葛根　炒枳壳　黑山栀　大杏仁　正滑石　青蒿　酒子芩　上川朴　焦山楂　姜竹茹　青荷叶

三诊

迭进葛根黄连黄芩汤，烦扰口渴自利及壮热俱减。舌苔满布亦化，脉数亦折。表里之邪俱退，当再宣邪，以清余分。

姜川连　粉葛根　半夏曲　正滑石　方通草　青蒿　炒枳实　大杏仁　黑山栀　淡黄芩　赤苓　炒竹茹　青荷叶

赵左

风温两候有余，表热无汗，呛咳烦扰，鼻衄如注，协热自利，目瞀神迷或谵语。舌心灰黑少津，脉细数少力。热邪伤阴，势已化燥。正在险途。

鲜生地　鲜石斛　薄荷　正滑石　连翘　大杏仁　黑山栀　方通草　淡黄芩　云神　鲜竹叶

另：鲜梨可吃，芦根泡汤代茶。万应锭摩搽鼻孔。

二诊

风温鼻衄如注已止，协热下利亦减，表热亦折，而又发白瘖，神迷谵妄。舌心灰黑，脉小数无力。邪热伤阴，仍防化燥。

南花粉　酒子芩　连翘　大杏仁　蜜银花　益元散（包）　云神　青蒿　象贝母　黑山栀　白茅根　炒竹茹

三诊

风温鼻衄如注、协热下利先退，白瘖亦畅发。唯热清复热，汗无多，合目则谵语。舌黑转黄，脉细数无力。阴伤邪热未透，仍在险途。

香白薇　川石斛　连翘　大杏仁　青蒿　象贝母　瓜蒌皮　云神　益元散　炒竹茹　梨皮　枇杷叶

李左

秋邪两候，表热少汗，少腹胀满，下利稀水，脉小数不起，舌苔腐黄。表里同病，延非所宜。

姜川连　粉葛根　青蒿　酒子芩　焦山楂　炒枳壳　大杏仁　正滑石　小青皮　苏梗　荷叶　炒竹茹

徐左

时邪或热或退，汗不畅，脘闷呕恶，带蛔虫十余条。脉小数而细，舌红无苔。势防蛔厥，症属不轻。

姜川连　淡干姜　炙乌梅　黑山栀　川郁金　酒子芩　姜半夏　云苓　大白芍（吴萸拌炒）　佩兰　姜竹茹　姜汁

钱左

始而呕吐下利，表热肢冷。既退后，神迷不清，语言错乱，心烦不寐，或肢搐轧牙。脉沉滑，右手不清了。舌苔腐白。表邪初退，痰浊阻仄神明也。

姜川连　姜半夏　陈胆星　川郁金（矾水炒）　云神　大杏仁　天竺黄　炒枳实　炒竹茹　薄橘红　九节蒲　姜汁

另：抱龙丸一粒，菖蒲泡汤送下。

二诊

今日神志已清，心烦肢搐亦退。右脉亦清了。唯又发热，幸未几即从汗解。伏邪未清，宿痰未尽也。尚宜慎重处之。

香白薇　云神　川郁金　法半夏　远志肉　炒枳实　天竺黄　大杏仁　九节蒲　炒竹茹　灯心

潘左

秋邪夹湿，漫热四日，得汗则解，脘闷作恶不多饮，便中带血。脉小数而滑，舌苔黄腻。势属未透，宜通疏化为先。

上川朴　青蒿　大豆卷　半夏曲　焦山楂　大杏仁　黑山栀　正滑石　生薏仁　藿香　赤苓　炒竹茹

二诊

汗时则热退，汗收则复热。脘闷作恶，渴不多饮。舌苔仍腐腻。脉小滑不起。一派未透见象，势防延绵。

川厚朴　青蒿　泽泻　大杏仁　赤苓　正滑石　炒枳壳　藿香　粉葛根　炒六曲　炒竹茹　鲜姜皮

张左

间日发热不恶寒，一昼夜甫退，状如瘅疟。舌苔黄腻满布，脉小数而滑。伏邪夹湿未透，防转温邪。

上川朴　大豆卷　大杏仁　青蒿　正滑石　炒枳壳　酒子芩　半夏曲　炙甘草

石右

胎疟化为温邪，热而不解三日。胸膺嘈杂，协热自利。脉小数，舌苔腐黄。法当表里双解。

香豆豉　粉葛根　黑山栀　炒枳壳　正滑石　半夏曲　青蒿　焦山楂　酒子芩　炒六曲　炒竹茹　青荷叶

丁左

秋邪寒热少汗，口渴自利，咳不爽，不时呓语。舌白中红，脉细数。表里同病，高年殊防内陷。

香豆豉　前胡　大杏仁　川通草　象贝母　青蒿　苏梗　正滑石　酒子芩　云神　炒竹茹　枇杷叶

二诊

秋邪表热呓语虽减，而仍寒热不清，业经一旬。咳不爽，口渴自利。左脉细数，舌白转黄。高年正虚邪实，仍防内陷。

香豆豉　粉葛根　大杏仁　淡黄芩　炒枳壳　青蒿　益元散　瓜蒌皮　半夏曲　赤苓　鲜姜皮　炒竹茹

吴左

表热已退，里蕴未清。腹痛自利，里急不爽，脘闷作恶。舌苔黄腻满布。通因通用为先。

上川连　藿香　炒枳壳　大杏仁　煨木香　酒子芩　大白芍（吴萸拌炒）　姜半夏　正滑石　上川朴　姜竹茹　生姜

丁童

乳子少汗，神迷嗜卧，气逆哭不畅，口渴舌黄，腹鸣自利。表里同病，延防闭逆。

姜川连　粉葛根　半夏曲　炒枳实　藿香　姜山栀　正滑石　炒谷芽　方通草　炒六曲　炒竹茹

任左

疟邪五作未得汗，针之而止，伏邪未清。胸腹胀满，便结不通，内热口渴。舌心灰黑，脉沉数。势殊未定，须防复热。

上川朴　淡黄芩　上川连（姜水炒）　肥知母　粉葛根　炒枳实　正滑石　黑山栀　大杏仁　海南子　生竹茹　荸荠

蔡右

秋邪五日，寒热不透，头痛汗不畅，脘闷心烦，干呕谵妄，协热下利。脉沉数，舌苔腐黄。表里同病，拟连葛汤加味。

姜川连　粉葛根　半夏曲　炒枳实　藿

香　酒子芩　黑山栀　佩兰　焦山楂　大杏仁　炒竹茹　鲜姜衣

二诊

秋邪热清复热，热则脘闷心烦，干呕谵妄，协热下利。脉沉数，右手细。舌苔由黄转白。伏邪未透，表里同病，殊有延绵之害。

姜川连　粉葛根　青蒿　炒枳实　黑山栀　大杏仁　半夏曲　正滑石　川郁金　云神　藿香　姜汁　姜竹茹

谭右

始而吐利，继之寒热不清，得汗不解，脘闷作恶，心烦不寐。脉沉细不起，舌苔腐黄。伏邪留结中宫，势防闭厥。

姜川连　淡干姜　姜半夏　炒枳实　川郁金　白蔻　黑山栀　藿香　粉葛根　淡黄芩　姜汁　姜竹茹

张右

秋邪一候，微寒壮热汗不畅。脘闷心烦，或作恶便结。脉浮弦右数，舌红中黄。此表邪未解，里热已深之候。势防化燥，双解为先。

香豆豉　黑山栀　炒枳实　左金丸　青蒿　粉葛根　正滑石　佩兰　大杏仁　姜半夏　炒竹茹　鲜姜皮

孙左

秋邪旬余，寒热不清，汗颇畅，心烦作恶，痰涎上泛，自利不爽。脉沉细，舌苔腐黄满布。邪滞交搏二阳，势属未定，尚防燥化。

上川连　粉葛根　炒枳实　淡黄芩　姜半夏　藿香　正滑石　大杏仁　青蒿　黑山栀　生姜　姜竹茹

王右

秋邪两候，寒热不清，汗不畅，脘闷心烦，协热自利，两手蠕动或谵妄。脉小数，左手不甚清了。舌苔腻黄满布。邪势正张，内陷呃逆[①]可虑。

姜川连　上川朴　姜半夏　炒枳实　川郁金　粉葛根　正滑石　黑山栀　酒子芩　炒竹茹

另：辟瘟丹。

李童

痧后发走马疳，左腮内外穿溃，臭秽不堪，呛咳便结。邪热久结肺胃而来，势难着手。

鲜生地　天花粉　人中黄　连翘　生石膏　酒子芩　青升麻　白桔梗　京赤芍　淡竹叶

另：吹赤霜三成，中白七成。外贴生地膏。

谢左

风温延绵两旬，内外灼热，得汗不解，呛咳气粗，痰鸣自利。脉滑数，右大。舌前干绛，舌根苔糙黄。已从燥化见象，症属非轻。

南花粉　乌玄参　生石膏　正滑石　寒水石　大杏仁　象贝母　淡黄芩　肥知母　生竹茹　活水芦根（煎代水）

二诊

进三石汤加味，内外灼热大减，舌前干绛亦起津。舌根尚黄糙，呛咳痰鸣。可见表邪初退，里热未清，犹虑再生枝节。

南花粉　肥知母　马兜铃　象贝母　方

① 内陷呃逆：邪势如若内陷则会出现呃逆。

通草　酒子芩　正滑石　薄橘红　大杏仁　大麦冬　生竹茹　梨皮

三诊

风温热退神清，咳未已，痰尚多，两腿烧热，日来又增呃逆。脉虚数，舌苔灰黑已化为红剥。阴胃已伤，不宜再生枝节。

川石斛　瓜蒌皮　大杏仁　旋覆花　陈橘白　刀豆子　生谷芽　法半夏　柿蒂　炒竹茹　枇杷叶

施左

秋邪夹滞，汗不畅，遍体痛，心烦作恶，合目则谵语喃喃。脉浮紧，舌白中红。邪势方张，延防化燥。

粉葛根　半夏曲　大杏仁　云神　青蒿　炒枳实　大白芍　黑山栀　正滑石　藿香　香豆豉　炒竹茹　鲜姜皮

冯左（河北）

夜热头痛汗不畅，业经一月。咳不爽，痰难出。舌苔满腻，脉小数右滑。正虚邪恋，久延非宜。

前柴胡（各）　酒子芩　大杏仁　青蒿　法半夏　炒枳壳　正滑石　橘红　方通草　肥知母　炒竹茹　鲜姜皮

孙童

乳子感邪受惊，热不透，肢冷不和，自利或呕恶，面色紧晦。舌红口渴，脉沉数。慎防惊闭，当宣邪定惊。

姜川连　连翘心　益元散　炒麦芽　淡黄芩　云神　双钩钩　炒枳壳　半夏曲　炒竹茹　灯心

二诊

宣邪定惊，自利呕恶俱退，面色紧晦亦松。唯表热仍未全清，汗不透，舌红口渴。里热未清，当疏化余分。

上川连　粉葛根　连翘心　双钩钩　方通草　酒子芩　青蒿　炒麦芽　黑山栀　云神　炒竹茹　灯心

林童

小儿偶尔发热则闭逆，牙紧或齿血。舌红无苔，脉滑数。宿痰久结胃络也，清化为宜。

前胡　大杏仁　旋覆花　瓜蒌皮　方通草　射干　白桔梗　马兜铃　炙紫菀　双钩钩　炒竹茹　九节蒲

郭左

劳倦感邪，头昏肢倦，胃纳如常。脉濡滑小数，舌苔腐白。当宣解达邪为事。

连叶苏梗　大豆黄卷　大杏仁　半夏曲　藿香　炒枳壳　省头草　青蒿　炙甘草　云神　生姜

杨左

六旬外年，左臂酸痛已久。近感新邪，或热或退，汗尚畅，心烦脘闷，口干舌强，夜分呓语喃喃。脉数，舌苔干黄带灰。热邪阻中，神明渐为蒙蔽也。延有神迷化燥之害。

姜川连　黑山栀　大杏仁　粉葛根　全瓜蒌　炒枳实　益元散　云神　淡黄芩　半夏曲　炒竹茹　灯心

药后如复得汗，原方去葛根，加香白薇。

郭左

秋邪八日，或热或退，退而不清，汗不畅，入夜或谵妄，口渴自利，干呕吞酸。脉弦紧，舌苔砂黄少津。伏邪伤阴之见象也，慎防化燥及内陷之害。

姜川连　粉葛根　大杏仁　正滑石　淡黄芩　半夏曲　炒枳实　青蒿　黑山栀　云

神　姜竹茹　鲜姜皮

二诊

日来谵妄自利已退，表热仍不清，间或恶寒，呕吐口干。舌黄转白。脉小数，左手尚弦。伏邪初透，祈入疟途为吉，否则仍防内陷化燥。

香豆豉　粉葛根　益元散　大杏仁　淡子芩　半夏曲　云神　黑山栀　炒枳壳　青蒿　姜竹茹　鲜姜皮

蒋童

小儿病后，余邪留结阳明，发为走马牙疳。龈腐齿落，或恶寒，汗不透，便结。舌红，脉细数。胃阴已伤，久延殊非宜也。

生石膏　青升麻　柴胡　人中黄　白桔梗　连翘　大杏仁　酒子芩　京赤芍　牛蒡子　竹叶

另：中白、赤霜，糁于患处。

郦左

秋邪两候，表热无汗，自利不爽，脘闷口渴。脉沉不起，舌苔灰黄。表热渐从内陷，化燥神糊可虑。

姜川连　粉葛根　正滑石　大杏仁　淡黄芩　云神　青蒿　黑山栀　半夏曲　炒枳壳　炒竹茹　鲜姜皮

李左（明光）

始由腹痛起见，继之寒热不清，寒轻热重，一日数次，汗出如洗。口渴心烦，热甚则谵语。脉弦数右滑，舌苔滑白。业经月余，暑湿内伏，风寒外加而来。势属仅见，拟桂枝白虎法。

川桂枝　熟石膏　大杏仁　炙甘草　淡黄芩　云苓　肥知母　半夏曲　青蒿　鲜姜皮　鲜梨皮

二诊

进桂枝白虎法，连服两剂，一日数次之寒热大减，汗出如洗者亦少。而仍心烦口渴，间仍谵语。脉之弦数尤平，舌苔仍滑白满布。余邪未罢可知，不宜再生枝节。

香白薇　青蒿　大白芍（桂枝拌炒）益元散　云神　大杏仁　酒子芩　肥知母　陈皮　炒竹茹　灯心（朱染）

三诊

进桂枝白虎法，一日数次之寒热化为一次，寒轻热重，汗反无多。脉复弦数。舌白转黄，更形满布。伏邪尚重可知，能入疟途最顺。

香豆豉、鲜石斛（合炒）　淡黄芩　青蒿　正滑石　大杏仁　大白芍（桂枝拌炒）　黑山栀　炒枳壳　赤苓　炒竹茹　鲜姜皮

四诊

昨为辛凉透表，复得畅汗。大腑亦通，且有结粪。脉之弦数复平，而寒热仍退之不楚，热时谵妄，心烦口渴。舌苔腐白更形满布且厚。可见伏邪仍重，以原方略增辛通温化为事。

大豆卷　上川朴　川桂枝尖　正滑石　淡子芩　青蒿　大杏仁　黑山栀　炒六曲　藿香　赤苓　炒竹茹　鲜姜皮

五诊

经治来，一日数次之寒热化为一次，汗出亦畅，齐腰而返。热时谵语口渴亦折，大腑迭通。舌苔由黄转白，仍满布未化。脉弦数鼓指，此热时之脉也，不足为凭。当守原义更进，祈入疟途为顺。

上川朴　川桂枝　淡子芩　正滑石　大杏仁　炙甘草　香豆豉　青蒿　半夏曲　云

苓神（各） 生姜 红枣

周左

秋邪夹滞一候有余，先寒后热，汗不畅，口渴谵妄，胸腹胀满。舌苔灰黄，脉虽数而不畅。表里同病，渐从热化见端，延防化燥。

香豆豉 正滑石 青蒿 大杏仁 黑山栀 炒枳实 酒子芩 炒六曲 粉葛根 赤苓 炒竹茹 凉膈散（包）

张左（金沙）

秋邪夹滞，十日不解。寒热纠葛不清，汗不畅。脐下右畔痞块，按之痛。下利黄沫，阳缩，水道不利。脉小数无力，舌苔糙黄。表里同病，症属不轻。

姜川连 葛根 大杏仁 正滑石 酒子芩 黑山栀 赤苓 焦山楂 半夏曲 细青皮 炒竹茹 鲜姜皮

二诊

今日表热已退，汗亦畅。脘痞及腹痛如故，下利黄沫，阳事仍缩，水道不利。脉小数，舌苔由黄转白。表解里未清，亟为通化。

川厚朴 姜川连 焦山楂 大白芍（吴萸拌炒） 正滑石 细青皮 炒枳壳 赤苓 酒子芩 半夏曲 炒竹茹 生姜

高童

温邪化燥，神糊谵妄，肢末搐搦。脉沉数。舌黑如炭，按之无津。邪热已从内陷，症属险要。

鲜石斛 南花粉 连翘 黑山栀 正滑石 大杏仁 薄荷 双钩钩 青蒿 炒枳实 淡竹叶

改方：去鲜石斛，加上川连。

任童

时邪两候，内外灼热，汗不透。白痦初发及隐，邪热内陷，谵妄不已，口渴自利。舌苔灰黄，脉数。转瞬即须化燥，势颇不轻。

南花粉 连翘 黑山栀 青蒿 正滑石 云神 上银花（蜜炙） 大杏仁 薄荷 淡黄芩 白茅根

另：神犀丹一锭，开水摩服半锭。

二诊

昨为辛凉透解，汗畅热清，谵妄遂退，自利亦止。脉转小数，唯舌苔灰黑无津。可见表邪虽退，里热未清。尚宜慎重。

鲜石斛 南花粉 方通草 净连翘 黑山栀 淡黄芩 正滑石 赤苓 大杏仁 生竹茹 白茅根

三诊

日来热退神清，自利亦折，谵妄亦安。舌苔灰黑亦化，渐起津润。右脉尚数。肺胃余热未清，尚宜慎重。

南花粉 正滑石 肥知母 连翘 大杏仁 方通草 淡黄芩 青蒿 黑山栀 赤苓 白茅根

左童

乳子水泄如注，小溲不利，咳不爽，表分微热。舌红中黄，左关纹紫。寒热夹杂，拟连葛汤出入。

上川连（酒炒） 粉葛根 正滑石 炒麦芽 方通草 大杏仁 炒枳壳 藿香 车前子 赤苓 荷叶

张左

始而耳内作痛，继之寒热，两候不解，汗不畅，神糊。肢末抽搐，心烦懊侬。脉小数不应指，舌苔糙白满布。伏邪为宿痰所薄，机窍为之蒙蔽，神明不用也。又与化燥不同。

香白薇　川郁金　炒枳实　薄荷　双钩钩　天竺黄　云神　法半夏　益元散　石菖蒲　灯心

另：苏合香丸一粒，用九节蒲二钱泡汤化服。

二诊

今日神志尤清，肢搐亦已，谵妄亦折，表分余热尚未清。舌心转黄，脉小数渐候指。可见宿痰初化，表分余邪尚未楚。守原义出入可也。

上川连（酒炒）　炒枳实　香白薇　云神　法半夏　远志肉　薄荷　天竺黄　川郁金　煅龙齿　石菖蒲　灯心

周童

暑湿热未能外达而从内陷。壮热无汗者一旬，四末时冷，烦扰作恶，白痦内隐，协热下利，兼带蛔虫。脉沉不起，舌苔灰黄满布。一派内陷见端，症属险要。

上川连（姜水炒）　粉葛根　淡黄芩　黑山栀　炙乌梅　陈香薷　南花粉　正滑石　连翘心　青蒿　炒竹茹　荷叶

另：嘱饮西瓜汁。

二诊

进天生白虎汤，内外灼热已减，肢冷亦折。唯仍协热自利，白痦内隐，红疹仍不外达。脉渐起，舌绛根灰。暑湿热内陷化燥之象。当再凉泄，能入佳境为顺。

南花粉　鲜石斛　大杏仁　酒子芩　正滑石　粉丹皮　青蒿　炒枳实　黑山栀　连翘心　淡竹叶　青荷叶

三诊

昨进白虎汤加味，内外灼热日退，肢冷亦和，协热下利亦减，唯齿缝流血尚多。脉转数。舌质前半仍绛，根端尚黑。阳明余热尚重，仍宜慎重。

生石膏　南花粉　正滑石　连翘心　粉丹皮　鲜生地　肥知母　黑山栀　赤苓　大杏仁　淡竹叶

改方：加青荷叶。

四诊

齿血后，阳明积热未清，致发牙疳，龈床腐破，腮外赤肿，势将穿溃。拟犀角地黄汤合升麻石膏汤出入。

乌犀片　生石膏　京赤芍　炒僵蚕　白桔梗　青升麻　鲜生地　芦荟　人中黄　淡竹叶

步左

暑湿蕴中，表里不透。壮热汗不畅，热退不清，渴不多饮，脘痞心烦，入夜谵妄。脉小数而滑，舌苔糙白。一派未化之象，势防延绵。

上川朴　大杏仁　益元散　粉葛根　青蒿　酒子芩　黑山栀　陈香薷　炒枳壳　赤苓　炒竹茹　荷叶

二诊

药后烦释，谵妄亦去。今午又复发热烦躁，傍晚方由汗解，仍不渴饮，咳痰亦爽。舌苔已宣，脉渐起。暑湿初化，仍防延绵。

香豆豉　白蔻　青蒿　半夏曲　正滑石　炒枳壳　陈橘皮　瓜蒌皮　大杏仁　生薏仁　炒竹茹　青荷叶

改方：加黑山栀。

三诊

今日表热未来，而自觉内热如焚。四

末清冷，谵语心烦，渴不欲饮，咳不爽。舌心红干，边苔仍腻白。脉仍不起。暑湿深伏不透，仍有延绵及生枝之害。

上川朴　半夏曲　方通草　川桂枝　酒子芩　省头草　黑山栀　益元散　大杏仁　炒竹茹　九节蒲　青荷叶

林左

秋邪夹滞，交结阳明。饮入即吐，脘闷心烦，表热无汗。舌苔黄腻满布，脉浮弦。表里同病，来势不轻。

上川朴　藿香　香豆豉　姜半夏　白蔻　炒枳实　黑山栀　青蒿　酒子芩　正滑石　姜竹茹　生姜

另：辟瘟丹一锭。

江童

时邪夹湿交搏于中，猝然肢冷多汗，沉迷嗜卧，咳不爽，痰鸣。风关纹紫。来势甚重，惊闭可虑。

藿香　大杏仁　正滑石　双钩钩　云神　炒枳壳　陈香薷　橘红　连翘　半夏曲　炒竹茹　九节蒲

张左（宝埝）

风邪初犯太阳，头痛寒热，汗出齐颈，热退不清，脘闷心烦，呕恶或谵语。脉沉细不起，舌苔薄白。势属未透，须防内陷。

香豆豉　上川朴　羌独活（各）　黑山栀　大杏仁　正滑石　半夏曲　炒枳壳　青蒿　藿香　云神　姜竹茹　青荷叶

杨左

今晨表热虽减而未得汗，烦扰谵妄，呛咳痰鸣，腹膨自利。舌苔满腻转燥，左脉不起。伏邪甚重，化燥可虑。症属险要。

前胡　粉葛根　黑山栀　淡子芩　益元散　炒枳实　净连翘　青蒿　香豆豉　炒竹茹　凉膈散（荷叶包刺孔）

咳嗽门

王左

肺为娇脏，不耐邪侵，侵则必咳，咳经五年，时愈时发。咳时右胁作痛，痰极难出，入夜尤甚，间或鼻衄。切脉沉滑细数，舌光少苔。可见肺气已亏，痰热久羁肺络，清肃降化而乏其权，治节又失其职也。先当润化。

南沙参　淡天冬　薄橘红　瓜蒌皮　大杏仁　海浮石　马兜铃　蜜苏子　金沸草　川贝母　枇杷叶　银蝴蝶

胡左

风邪上受，痰为风搏，咳嗽痰鸣有声。法当宣豁。

前胡　射干　苏子梗（各）　大杏仁　法半夏　象贝母　薄橘红　金沸草　枇杷叶

张左

咳经数年，比来益甚，痰极多，易于作恶，会厌梗仄，两胁或痛，入夜发热，及晨方退。切脉虚弦而数，舌红口渴。肺肾之亏已甚，金水不相生，壮火食气，津结为痰也。久延非宜。

南沙参　淡天冬　川石斛　瓜蒌皮　川贝母　地骨皮　法半夏　大白芍　青蛤壳　白蒺藜　叭杏仁　枇杷叶

史右

风燥犯肺，呛咳咽痒，痰极难出，胁痛，小溲涩痛。脉弦数，舌红。火象显然，法当清肃。

前胡　冬桑叶　苏梗（蜜炙）　瓜蒌皮　马兜铃　大杏仁　象贝母　川通草　白桔梗　炒竹茹　枇杷叶

何左

风燥凌肺，触动痰湿，阻于气道，升降无权，咳嗽痰鸣，气粗息高。脉浮滑，舌苔白腻。当防暴喘，以开化为先。勿谓高年气虚，而骤培补也。

前胡　法半夏　海浮石　金苏子　大杏仁　炙冬花　炙桑皮　陈橘皮　象贝母　坚白前　枇杷叶

王左

肺朝百脉之气，肾司五内之精。精虚则气不纳，气虚则痰壅滞。咳逆有年，遇冬尤甚，气粗痰多。脉沉细小滑，舌心腐黄。肺肾两亏之候，速效难求。

南沙参　贡沉香　五味子　煅牡蛎　大麦冬　煨诃子肉　法半夏　破故纸（盐水炒）　大杏仁　薄橘红　白果

李左

脉象寸濡，关尺弦细而浮。肺虚于上，肾亏于下，阴不敛阳，虚火上升。呛咳多痰，咽喉干痛。拟麦门清肺，合黛蛤散主之。

天麦冬（各） 南沙参 生石决 大杏仁 黛蛤散（包） 瓜蒌皮 白桔梗 川贝母 炙甘草 薄橘红 炒竹茹 枇杷叶 柿霜

李左

呛咳延久，比增失音，咽底赤肿作痛，渐有腐意。脉细数，舌红少苔。良由平昔嗜饮，肺胃本有积热，加服燥热之品，若火加薪，不入损途者几希矣。

淡天冬 生诃子肉 大力子（米炒） 马勃 白桔梗 乌玄参 生甘草 瓜蒌皮 大杏仁 象贝母 枇杷叶

钱左

咳嗽有年，服开化润肃诸法皆不应。据述未咳之先，自觉酸水上泛，及咽部则呛咳不已，痰多气粗。切脉沉滑而细，舌苔腐黄。此湿痰留结化饮之候，当以温药和之。

真茅术（芝麻拌炒） 五味子（干姜同打） 炙桑皮 炙紫菀 薄橘红 姜半夏 大杏仁 块苓 生诃子肉 黑苏子 玉蝴蝶

王左

风痰犯肺，痰多呛咳，音嘶不响，并不发热。脉弦数，舌红中黄。有闭逆之虑，勿泛视之。

麻黄 射干 苏子 瓜蒌皮 白桔梗 象贝母 大杏仁 炙桑皮 薄橘红 薄荷叶

李左（苏州）

始而呛咳，继患白浊，再则血淋。少腹筋掣，玉茎作痛，今幸已退。独咳未已，迄今三月。尾闾引痛，痰多难出。切脉细数而滑，两关带弦，舌红根黄。此暴怒伤肝，气化为火，上灼肺金，下震肾元，与风寒风热犯肺者大相径庭。当清上固下，佐以柔肝之品。

南沙参 生牡蛎 潼沙苑 料豆衣 大麦冬 炙紫菀 川贝母 叭杏仁 大白芍 夜交藤 黑苏子 白石英 枇杷叶

二诊

昨为清肺固肾兼以柔肝，久咳已减，痰亦较少。唯黎明咳甚，则自汗颇多，合眼则口舌干槁。切脉两关弦象大减，余仍细而滑。舌红根黄。可见肝家气火就潜，肺肾久亏，阴气未复。阴不上承则口槁，气不外卫则自汗也。以原方更增滋水生阴之品。

北沙参 潼沙苑（盐水炒） 生牡蛎 川贝母 五味子 梧桐花 叭杏仁 白石英 大麦冬 炙紫菀 黑苏子 胡桃肉

又诊

昨方再服数剂，如久咳大减，唯口槁未润，方中北沙参改用西洋参，服两三剂后，如津仍不复而口干，照方再加大熟地（蛤粉炒松），五味子再加四粒。服数剂津液已复，仍去西洋参改用北沙参。

章左

早年疽发于背，剜而去之，气血交伤。近增呛咳有痰，入夜尤甚，行走气陷如欲便状，四末懈亦。脉虚细而滑，舌红无苔。肺肾两亏，脾气复弱，饮食不化精微而化痰浊。延久防增喘满，刻当培土生金。

南沙参 叭杏仁 怀山药 川贝母 法半夏 潼沙苑 黑料豆 陈橘皮 云苓 佛耳草 荷蒂

二诊

行走则气陷如欲便状者已减，而呛咳未折，入夜尤甚，甚则多汗气粗，胃呆食减。脉濡滑细数，舌红少苔。肺肾两亏，子盗母气，无速效可求。

南北沙参（各） 川贝母 大麦冬 黑料豆 怀山药 青蛤壳 叭杏仁 陈橘皮 潼沙苑（盐水炒） 黑苏子（蜜炙） 生诃子肉 佛耳草

恽左（常州）

阴虚肺燥，痰湿又阻于胃。阴阳相争，不时洒淅恶寒，入夜内热。呛咳痰难出，易于干呕。差幸胃纳尚强。切脉细数带滑，舌红苔黄。并无伏邪在内，以肃肺和胃，宣化痰湿为先。

南沙参 炙鳖甲 法半夏 川贝母 地骨皮 青蛤壳 大杏仁 瓜蒌霜 粉丹皮 云苓 姜衣 枇杷叶

史右

呛咳已减，夜分渐可着枕，但咳甚则遗溺，旁及膀胱可知。舌略起苔，脉小数。仍从虚夹实例立法。

南沙参 海蛤粉 大白芍 菟丝子 川贝母 大麦冬 旋覆花 炙紫菀 金苏子 大杏仁 白蒺藜 枇杷叶 梧桐花

张左

风燥之邪，先犯肺卫。表热渐清，呛咳声嘶，痰鸣龈腐，自利。脉细数，舌黄。肺胃日伤，久延殊非所宜也。

川石斛 白桔梗 薄橘红 象贝母 瓜蒌皮 大杏仁 酒子芩 天花粉 川通草 炒竹茹 枇杷叶 梨皮

二诊

今日龈床腐势已减，咽底尚腐白，痰鸣如锯，呛咳声嘶，自利轧牙。脉细数，舌红。肺胃已伤，痰热及余邪久留于肺胃之络。症属非轻。

天花粉 川石斛 象贝母 白桔梗 冬桑叶 肥知母 生石决 青升麻 炙甘草 薄橘红 炒竹茹 芦根

钱左

风燥犯肺，呛咳音嘶，痰鸣如锯。两脉沉数，舌心白腻。肺气仄塞，闭逆可虑。

麻黄 前胡 射干 大杏仁 象贝母 薄橘红 瓜蒌皮 法半夏 苏梗 炒竹茹 鲜姜衣

王左

咳近三年，痰多难出，易于呕吐，两胁引痛，入夜尤甚。脉沉缓小数，右部滑。舌根薄腻。肺气已伤，湿痰久阻于胃，与损怯①不同。拟金水六君煎出入。

南沙参 金苏子 法半夏 川贝母 炒白术 白蒺藜 叭杏仁 大白芍（沉香拌炒） 炙桑皮 夜合花 陈橘皮 佛耳草

陈左（镇江）

春间呛咳，及今未已，脘闷痰多，必得吐去块痰，其状如豆粉，其闷甫释。食少神疲，大肉消瘦。切脉右手弦滑而细，左手濡滑无力。舌红左畔苔黄。此由肝郁不伸，气不化津，津结为痰，假肺胃而出使然。肺胃两伤，亟为调摄。

南沙参 怀山药 川贝母 金苏子（蜜炙） 大白芍 陈橘白 大麦冬（米焙） 云

① 损怯：因虚劳气血虚衰心常恐惧，故为怯证。虚损：虚劳。怯：指虚劳证。

苓神（各） 青盐半夏 青蛤壳 枇杷叶 佛耳草

王左

水亏木旺，虚阳上升，胃有痰湿，假肺道而出。呛咳痰多，动则自汗气粗，脑鸣不已，曾经便血。切脉右部滑大鼓指，左手细数，舌光无苔。一派下虚上实之象，亟为滋水抑木，潜摄虚阳，以化痰浊。

大熟地（盐水炒） 净萸肉 女贞子 旱莲草 潼白蒺藜（各） 怀牛膝 北沙参 生牡蛎 大白芍 甘杞子（盐水炒） 云苓神（各） 灵磁石

裴左（常州）

咳经五年，屡次失血。刻下血止，而咳更甚，痰多难出，音嘶不清，胃呆食少，幸未寒热。脉细数右滑，舌红无苔。肺络大伤，肾阴复损，肝阳偏旺，木火灼金之候。涉怯可虑。

南北沙参（各） 川贝母 淡天冬 冬桑叶 叭杏仁 生白芍 青蛤壳 川百合 生诃子肉 怀山药 陈橘白 佛耳草 凤凰衣

万右

呛咳一月，痰极难出，今增带血。脘次痞硬，上乘作痛，不得平卧，卧则喘逆，易于呕吐。脉沉细右滑，舌红中黄。风邪为痰浊所搏，肺气仄塞，宣肃无权，非损怯也。亟为开化。

蜜前胡 旋覆花 大杏仁 金苏子 川贝母 大白芍 煅瓦楞 白蒺藜 竹沥半夏 炙桑皮 薄橘红（蜜炙） 枇杷叶

二诊

昨为开化，汗出颇多，呕吐酸水黏痰，呛咳随减，痰红亦止，气从上逆亦折。唯仍不得平卧，卧则喘逆。脉转滑数，舌红不渴。伏邪初退，痰浊未清，肺气不利之候，肃化为宜。

金苏子 旋覆花 川贝母 坚白前 法半夏 薄橘红 炙桑皮 大白芍（沉香拌炒） 大杏仁 瓜蒌皮 枇杷叶

吴左（江阴）

症由房劳感风而起。呛咳痰难出，鼻仄涕黄如脓，头顶痛，恶风肢麻。脉浮缓右滑，舌心腐黄。风邪久羁肺俞已经半载，肺肾日亏。有风劳之害。

南沙参 麻黄 五味子 北细辛 蜜桑叶 蜜桂枝 白桔梗 白蒺藜 青蛤壳 炙甘草 枇杷叶 苦丁茶

二诊

从房劳感风立法，顶巅痛、恶风、肢麻、鼻仄涕黄如脓俱见大减。独咳不已，痰难出。脉浮缓右手小数，舌心腐黄。伏风初退，痰热未清也。仍防涉怯。

南沙参 冬桑叶 大杏仁 瓜蒌皮 淡天冬 金苏子 法半夏 炙紫菀 金沸草 枇杷叶 佛耳草

丁左

始而呛咳，继之失红。红止咳不已，痰多白沫，左胁时痛，气从上逆。切脉弦细小数，舌红根黄。水亏木旺是其本，肺络已伤是其标。似乎积饮症，辛燥破耗不宜过极，投宜甘平培养，立于不偏之地。服之少效，再议可也。

北沙参 生诃子肉 怀山药 川贝母 女贞子 旱莲草 炙紫菀 肥玉竹 陈橘皮 淡天冬 叭杏仁 枇杷叶 佛耳草

徐左

呛咳延绵者六七年，音哑无声一载半，

而饮咽如常，并不作痛。晨起咳甚，黄痰极多，右胁下或胀突。切脉弦细小数，舌苔白，舌根及咽底红点粒粒。肾阴久亏，肝阳偏旺，肺有宿痰积热，清肃无权。所谓金空则鸣，金实则无声，金破则咽痛而音哑也。非风邪伏肺可比。

北沙参　淡天冬　生诃子肉　白桔梗　瓜蒌霜　青蛤壳　冬桑叶　肥玉竹　川贝母　大杏仁　银蝴蝶

朱左

肺无因不致咳，脾无湿不生痰。咳经一年，痰极多而难出，间或作恶，差幸胃纳尚强。脉浮滑小数，舌红苔腐黄。肺胃不和，饮食不化精微而化痰湿也。

南北沙参（各）　金苏子（蜜炙）　川贝母　夜合花　大杏仁　法半夏　陈橘皮　炙紫菀　炒薏仁　海浮石　云苓　枇杷叶

张左（江阴）

咳逆十余年，去秋又增带血。既止之后，咳仍不已，痰极多，入夜烧热，幸胃纳尚强。脉沉缓细滑，右关小数，舌红中黄。肺气虽亏，酒湿久羁于胃，酝酿为痰，假肺道而出，非损怯也。当清肃肺气，以化痰湿，唯无速效可图。

南沙参　金苏子　炒薏仁　川贝母　冬瓜子　陈橘白　煅瓦楞　仙鹤草　云苓　淡天冬　枇杷叶

二诊

夜热虽减，久咳未折，不时干呛，痰极难出。切脉沉缓细滑，右关仍数。舌白中心红剥。肺肾已伤，胃中酒湿积热酝酿为痰，饮食不化精微而化痰浊也。

北沙参　淡天冬　法半夏　川贝母　金苏子　大杏仁　海浮石　炒薏仁　煅瓦楞　大白芍　云苓　冬瓜子　枇杷叶

范右（常州）

病由盛夏操劳感风而起，呛咳失音未解，适行凉降，风邪遂伏肺俞，继又清养，伏肺更无出路。肺之治节无权，于是气为痰壅，痰为气搏。间咳无声，痰难出，面浮目窠肿，渐及遍体。脉弦细滑数，舌红根黄。此下虚上实，肝木横中之候也。有攻之则正不支，补之则邪不化之弊。

甜葶苈　旋覆花　川贝母　生桑皮　金苏子　薄橘红　法半夏　连皮苓　贡沉香（人乳摩冲）　大白芍　鲜姜衣

二诊

昨为开肺达邪，降气化痰，面部目窠肿见退，两眼已能睁视。脉之数象亦减，转为细滑少力，舌苔转白尤形腐腻。咳声略扬，痰仍难出，肢肿脘满，拒按作痛，两胁及腹俱有胀意。种种见症，痰湿久留于脾，肺气壅仄。其下元虽虚，不宜亟补。以原方更增温运之品为是。

甜葶苈　桂枝木　上川朴　桑白皮　金苏子　连皮苓　旋覆花　姜半夏　贡沉香　新会皮　大杏仁　鲜姜衣

三诊

午后以开化中更增温运，颇能安受。舌上白腐苔更多，几将满布。痰声较起，而仍难出，咳则火升面绯。右脉略数。中宫久积之痰正在化而未化之间，再以三子养亲汤合二陈汤降气化痰，以补前药之不逮可也。

莱菔子　姜半夏　白芥子　陈橘皮　金苏子　云苓　大杏仁　旋覆花

周左

顿咳月余，连声不已，呕吐食物，甚则头面多汗，手足拘挛。脉弦细，舌心腻黄。风燥夹痰热伏邪，气不肃降而来，最难速效。昔贤论此症，一月不已，必及两月。谓待气机旋还而已也。其不能速效可知矣。

麻黄　瓜蒌皮　马兜铃　淡天冬　象贝母　金沸草　法半夏　金苏子　前胡　冬桑叶　炒竹茹　枇杷叶

眭左

始而呛咳，继之腰痛，咳则尤甚，曾经带血。脉细数而滑，舌苔腐白。肺肾两伤，湿痰留恋肺络也。延防涉怯。

南沙参　炒薏仁　川杜仲　怀牛膝　云苓　大杏仁　焦白术　女贞子　陈橘皮　破故纸　胡桃肉

钱左

阴虚之质，痰热蕴于肺胃，咳嗽两月，又发肛痈。

百部　京赤芍　海蛤粉（青黛拌）　粉丹皮　大杏仁　瓜蒌皮　薄橘红　炙甘草　梨皮

吴左

血虚肝旺之质，动则气火上升，肺反受制，所谓木反刑金者是也。咳经年余，屡次失血，刻值春木司权，呛咳更甚，左胁引痛，手不可近，痰腥味咸。脉弦细，舌干少苔。其肝用虽强，肝体已弱，有复见血及入怯之虑。

南沙参　旋覆花　冬瓜子　川贝母　大白芍　白蒺藜　煅瓦楞　清阿胶（蛤粉炒）　金苏子　叭杏仁　银蝴蝶

陈左

久咳不已，温凉开肃俱属无效。今易叶天士成方主之。

大杏仁　冬瓜子　炒薏仁　白蔻　橘皮　枇杷叶　芦根

王右

咳嗽一年，脘胁引痛，旁及两胁，经事如常，胃纳如故。脉沉滑而细，舌苔腻白。肺胃不和，痰湿未尽。延有成饮之虑。

金苏子　旋覆花　新会皮　姜半夏　大白芍　白蒺藜　坚白前　大杏仁　炙紫菀　象贝母　冬瓜子

二诊

久咳已减，脘胁引痛亦折，而日来又增遍体酸痛，咳则尤甚，且两足痿软，难于步履，经事如常，胃纳甚旺。脉沉而滑，舌白而腻。其湿邪在络可知。

当归　大白芍（桂枝拌炒）　旋覆花　橘皮络（各）　怀牛膝　大杏仁　云苓　白蒺藜　西秦艽　炒薏仁　冬瓜子　桑枝

胡左

病后二气未充，客邪易袭，肺位最高，故先受之。呛咳有痰，咳之不爽，胃纳不甘。脉滑带数，舌光无苔。当肃肺和胃，兼去客邪。

冬桑叶　苏梗　大杏仁　川贝母　炙紫菀　炒薏仁　炒谷芽　炙甘草　云神　炙冬花　法半夏　枇杷叶

陆左

肺主出气，肾主纳气，肺肾两亏，出纳失职。既咳且喘，延今数年。痰多难出，屡次带血。脉虚滑小数，舌苔腐黄。肾水不能上升，肺气更燥，所谓金水不能相生。

势无速效，法当金水同调，化痰降气。

南沙参　蜜橘红　海浮石　生牡蛎　淡天冬　青盐半夏　川贝母　叭杏仁　金苏子　炙桑皮　枇杷叶　银蝴蝶

张左

咳经一月，痰多而黏。近增逐日寒热，类疟而时期不一。切脉细数少力，舌红苔黄。阴虚夹邪之象。

香白薇　肥知母　大杏仁　云苓　青蒿　象贝母　瓜蒌皮　粉丹皮　炒谷芽　蜜前胡　苏梗（蜜炙）　枇杷叶

王右

咳嗽已久，痰多色黄，俨然如脓。右胁引痛，甚则气粗，且入夜尤甚。脉细数两寸少力，舌红无苔。此肺肾两亏，母病及子，金不克木，木反侮之也。入怯可虑。

北沙参　金苏子　海蛤粉　旋覆花　淡天冬　炙紫菀　大杏仁　瓜蒌皮　川贝母　冬瓜子　大白芍　枇杷叶

何右

呛咳数年，咳则遗溺，入夜尤甚，痰多作恶，幸经事如常。切脉弦细无力，舌光无苔。肺肾两亏，膀胱之气不固。速效难求。

南沙参　煅牡蛎　炙紫菀　川贝母　法半夏　叭杏仁　云苓　大麦冬　新会皮　杜苏子　佛耳草

改方：原方去云苓、叭杏仁、杜苏子、佛耳草，加潼沙苑（盐水炒）、生诃子肉、胡桃肉、五味子。

二诊

久咳虽减，而仍遗溺，痰多作恶，入夜尤甚。脉小数，舌光不华。肺肾之气大亏，下元不固。当温纳之。

南沙参　五味子　煨诃子肉　法半夏　炙紫菀　叭杏仁　补骨脂　潼沙苑　杜苏子　新会皮　胡桃肉

改方：去苏子，加桂枝炒白芍。

姜左

呛咳痰多，音嘶不响，胸膺闷逆，食与不食如故。脉沉滑，舌根腻黄。此风邪夹痰湿，阻仄肺窍也，开化为先。

前胡　射干　白桔梗　川通草　生诃子肉　大杏仁　净蝉衣　象贝母　炙桑皮　薄橘红　法半夏　木蝴蝶

李左

咳嗽内热，痰中间带血丝，左胁痞积，按之坚硬，过劳感寒则痛。乃肺虚木郁，木叩金鸣，金不平木，痰凝湿结，隐于僻壤。症殊缠绵，急取清肃上焦，兼柔肝木之法。

南沙参　大白芍　瓦楞子　川百合　香白薇　炒枳壳　大杏仁　金铃子　大麦冬　小青皮　枇杷叶

二诊

咯血虽止，久咳未安，痰极难出，不得右卧，午后寒热。脉小数，舌光少苔。肺肾两亏，金水不相生，木火虚阳上灼。延有咽碎音哑之害。

大熟地　怀山药　粉丹皮　大麦冬　川百合　生诃子肉　炙紫菀　大杏仁　川贝母　大白芍　陈橘白　冬虫草

三诊

咯红已止，呛咳不已，咳声且重，甚则气促，幸胃纳已复。脉数亦缓，两尺沉滑少力，舌红边黄。肾亏于下，肺虚于上。刻值秋燥，当益其下兼清其上也。

大生地　冬桑叶　肥玉竹　叭杏仁　北

沙参　生牡蛎　女贞子　大麦冬　仙鹤草　胡桃肉

李左

久咳已减，音响复仄，脘仄不舒，痰极多。舌苔白腻，脉弦滑。风邪虽退，痰湿未清。仍当开化。

麻黄　白桔梗　炒薏仁　生诃子肉　法半夏　川通草　薄橘红　大杏仁　冬桑叶　瓜蒌皮　枇杷叶　银蝴蝶

蒋左

咳喘痰鸣，降气化痰。

杜苏子　法半夏　薄橘红　云苓　大杏仁　炙桑皮　川贝母　莱菔子　海浮石　姜衣　枇杷叶

汪左

久咳痰质厚，咳之难出则作恶，饮食如常。切脉沉滑寸关数，舌苔腐白。肺胃不和，痰气相搏也。

南沙参　金苏子　法半夏　川贝母　大杏仁　海浮石　炙桑皮　炙紫菀　旋覆花　炒薏仁　枇杷叶

二诊

呕恶已减，呛咳亦安，痰质厚，饮食如常。脉滑，舌白。痰浊虽化，肺胃未和耳。当再温理。

南沙参　金苏子　百部　姜半夏　旋覆花　薄橘红　大杏仁　川贝母　冬桑叶　炙冬花　云苓　枇杷叶

郦右

久咳，五更尤甚，痰多白沫，或呕吐食物，入夜则音嘶不响，心悬，脘痛懊侬，四肢常肿，经居年余，腹左结瘩。脉沉数无力，舌苔糙白。荣血久亏，肺虚肝旺，痰气搏结不清。枝节多端，最难着手之候。

南沙参　法半夏　川贝母　大白芍　云苓　大麦冬　旋覆花　清阿胶（蛤粉炒）夜合花　陈橘白　银蝴蝶

薛左

呛咳多痰，胸次仄仄不畅，胃纳渐少，幸未寒热。脉细数而滑，舌红苔白。风邪犯肺见端，法当宣肃。

前胡　苏梗　大杏仁　象贝母　法半夏　薄橘红　瓜蒌皮　炒薏仁　白桔梗　枇杷叶

二诊

呛咳虽减，胃纳未复，日来鼻仄不通，胸腹作胀，是加感新寒所致，宣畅为宜。

前胡　白苏子　白桔梗　象贝母　炒枳壳　法半夏　新会皮　旋覆花　炙桑皮　姜衣　枇杷叶

三诊

呛咳已止，胸次未舒，胃纳未复。脉小数，舌红。新邪已解，肺胃未和。当再和中肃肺。

南沙参　大杏仁　炙甘草　炒薏仁　焦谷芽　陈橘皮　大砂壳　云苓　瓜蒌皮　法半夏　枇杷叶

张左

久咳日来尤甚，痰多气粗，不得平卧，神迷谵妄，便溏不实，脘闷胃呆，表热不透。舌苔腐腻，脉小数而滑。虚中夹实，当先治标。

前胡　旋覆花　薄橘红　姜半夏　焦白术　大杏仁　炒薏仁　金苏子　炙桑皮　象贝母　胖大海

秦右（溧阳）

咳经五年，痰多气粗，夜分尤甚，脘

闷胃呆，间多带下多则前阴胀痛。脉沉滑小数，舌红中黄。肺气已伤，湿痰未尽之候。

南沙参　法半夏　川贝母　大杏仁　炒薏仁　炙紫菀　白苏子　陈橘白　云苓　肥玉竹　旋覆花　枇杷叶

谭右

呛咳痰多，其味咸，咽下燥裂作痛，并起红粒成片，如喉癣然。右脉沉细，左手沉滑小数。舌红无苔。水亏金燥，气火上升。重身者，殊难速效。

北沙参　白桔梗　大杏仁　象贝母　大麦冬　大白芍　旋覆花　瓜蒌皮　冬桑叶（蜜炙）　枇杷叶　银蝴蝶

黄左（常州）

咳经两月有余，清晨尤甚，痰多或作恶，脘闷食减，傍晚颧绯。脉细数右滑，舌红唇赤。肺阴已伤，胃复不和。久延殊防涉怯。

南沙参　川贝母　肥玉竹　白苏子　炙紫菀　淡天冬　法半夏　叭杏仁　旋覆花　陈橘白　焦谷芽　枇杷叶

何左

劳力则呛咳，迄今七八年。日来益甚，痰不得出。脉细数，舌红起纹。肺气不足可知，极难速效之候。

南沙参　肥玉竹　炙甘草　大杏仁　炙紫菀　炙冬花　当归　大麦冬　川百合　川贝母　十大功劳

许童

乳子顿咳月余，呕吐食物，或热或退，汗极多，两足肿。脉虚数，舌红中黄。痰热阻中，肺胃不和所致。久延防涉虚。

南沙参　炙桑叶　川贝母　法半夏　薄橘红　云苓　白桔梗　炒竹茹　大杏仁　炒谷芽　枇杷叶

吕左

久咳新发，旬余不已。痰极多，气粗不平，不得平卧，咳甚则自汗腰酸，午后恶寒，胃呆便结。脉濡滑而细，舌苔腐白舌根红剥。肾虚肺实，痰气搏结于中而来。

南沙参　生诃子肉　金沸草　法半夏　川贝母　炙冬花　薄橘红　黑苏子（盐水炒）　坚白前　大白芍　银蝴蝶

另：莱菔子（炒研）一钱五分，粟壳（蜜炙）一钱五分，煎浓，临卧时服之。

何童

童年，去秋呛咳，入冬尤甚，音嘶不响，饮食如常。脉细数右手滑，舌红根黄。痰热阻中，肺气不利所致。

冬桑叶　净蝉衣　南沙参　淡天冬　象贝母　白桔梗　大杏仁　瓜蒌皮　薄橘红　川通草　银蝴蝶　枇杷叶

符左

咳经一年，近三月尤甚。气逆不平，痰极难出，或呕吐食物，胃纳因之减少。脉浮弦而滑，舌苔腐白。肺气已伤，胃复不和，酒湿化热生痰也。根株已深，殊难速效。

南沙参　金苏子　法半夏　海浮石　大杏仁　旋覆花　川贝母　坚白前　淡天冬　薄橘红　炒薏仁　枇杷叶

二诊

进清养肺气兼化酒湿痰热，久咳已减，呕吐食物酸水亦折。胃纳未复，多食则呛，可见肺气已伤。脉浮弦已减滑如故，舌苔腐白已化。当守原义，更增保肺益气可也。

南沙参　生诃子肉　白苏子　旋覆

花　法半夏　炒薏仁　炙冬花　云苓　川百合　陈橘皮　枇杷叶

三诊

经治以来，久咳已十去其八，呕吐食物酸水亦止。唯咳甚则作恶，或带血色，劳则气粗如喘。脉转细数而滑，舌白已化。肺胃初和，肾气之亏未复耳。

生诃子肉　白苏子　云苓　川贝母　炙紫菀　叭杏仁　五味子　青蛤壳　法半夏　陈橘皮　佛耳草

陈左

干呛五年，气从上逆。脉滑数，舌苔腐白。肺伤金燥，拟方缓调。

北沙参　金苏子　肥玉竹　大杏仁　炙冬花　云苓　淡天冬　旋覆花　炒薏仁　川贝母　炙紫菀　枇杷叶

上味煎取浓汁，文火熬糊，入白蜜收膏。

范右（宜兴）

肺痈愈后，咳经八年。痰多难出，或带血，或呕吐食物，胁痛，内热口干。舌苔黄腻，脉虚滑而数。肺气已伤，痰热留恋不化也。剔根不易。

南沙参　淡天冬　云苓　川贝母　青蛤壳　陈橘皮　旋覆花　瓜蒌皮　大杏仁　法半夏　生薏仁　金苏子　枇杷叶

萧左（奔牛）

保肺以清金，益肾以滋水。

南北沙参（各）　怀山药　叭杏仁　川贝母　白桔梗　法半夏　陈橘皮　生诃子肉　大麦冬　大生地　川百合　肥玉竹　炒薏仁　炙紫菀　海蛤壳　枇杷叶

上味煎取浓汁，文火熬糊，入白蜜收膏。

符童

乳子顿咳，呕吐食物及乳。舌苔腐腻，三关无纹。风痰交结肺胃，最难速效。

前胡　瓜蒌皮　白桔梗　法半夏　大杏仁　象贝母　薄橘红　枇杷叶

杨左（江阴）

咳近月余，晨夕尤甚，或干呛无痰，曾经滑泄自汗，幸胃纳尚强。脉细数，舌质光剥。肾虚肺燥，金水不相生。属在青年，不宜久延。

南沙参　淡天冬　冬桑叶　炙冬花　瓜蒌皮　白桔梗　料豆衣　陈橘白　叭杏仁　川贝母　枇杷叶

膏方：清金滋水，肺肾同补。

南北沙参（各）　淡天冬　肥玉竹　大生地　川贝母　炙紫菀　海蛤粉　云苓　大杏仁　法半夏　怀山药　冬瓜子　陈橘白

上味煎取浓汁，文火熬糊，入白蜜八两，白文冰八两收膏。

姜左

久咳不已，痰多质厚，劳则喘促，胃纳久疲，日来又增腹痛便溏。脉细数而滑，舌苔糙白满布。肺肾先亏，脾土复薄，痰气又纠结不清见象。

南沙参　大麦冬（米焙）　怀山药　肥玉竹　炒薏仁　陈橘皮　云苓　海蛤粉　川贝母　焦谷芽　干荷叶　枇杷叶

库左（湖北）

咳经两月，痰多黏白，咽痛。舌红，脉细数两关滑。风燥与痰热交阻，肺胃不和。法当宣化。

前胡　苏梗　大杏仁　瓜蒌皮　法半夏　炙冬花　象贝母　薄橘红　旋覆花　炙紫菀　枇杷叶

胡右

寒热来去不定已久，比增呛咳，夜分尤甚，或盗汗。脉虚数，舌红。幸月事如常，先当调肃。

南沙参　川贝母　法半夏　大白芍　炙紫菀　炙冬花　当归　大杏仁　淡天冬　瓜蒌皮　枇杷叶

何左

久咳已减，清晨尚咳甚，痰多音嘶未响，饮食如常。脉细，舌红根黄。痰热初化，肺气未清使然。

南沙参　白桔梗　瓜蒌皮　生诃子肉　淡天冬　川贝母　海浮石　法半夏　大杏仁　胖大海　银蝴蝶　枇杷叶

李右

久咳复发，五更尤甚，痰极难出，胸次仄闷，间或发热。脉沉濡细滑，舌苔腐白。肺气已伤，高年不宜久延。

南沙参　法半夏　川贝母　白苏子　炙紫菀　大杏仁　炒薏仁　旋覆花　炙冬花　大麦冬　胡桃肉　枇杷叶

二诊

久咳大减，胸次亦舒，唯痰尚多，胃纳未复，舌右尚腻。高年肺胃已伤，痰气不化所致。

南沙参　大麦冬　肥玉竹　川贝母　炙紫菀　海蛤粉　五味子　法半夏　云苓　白苏子　叭杏仁　胡桃肉　枇杷叶

王童

童年久咳痰多，气粗呕吐，入夜内热。脉浮弦，舌红中黄。痰热久结肺络所致。

冬桑叶　法半夏　旋覆花　大杏仁　白苏子　白桔梗　川贝母　瓜蒌皮　川通草　云苓　枇杷叶

王左（无锡）

向日好饮，积湿生痰，假肺道而出。久咳多痰，肢末麻痹，动劳则喘促。脉滑右手小数，舌红苔黄。肺伤及肾然，与肺燥不同。

南沙参　生诃子肉　炙桑皮　法半夏　川贝母　白苏子　大杏仁　肥玉竹　云苓　炒薏仁　佛耳草

曹左

久咳不已，痰多白沫，甚则气从上逆，喉痒作呛，左胁上引痛，心为之悬。脉沉细小数，舌红无苔。此肾虚肺燥而来，久之防增咳。

北沙参　五味子　法半夏　薄橘红（盐水炒）　黑苏子（盐水炒）　大麦冬　叭杏仁　川贝母　云苓　肥玉竹　佛耳草　胡桃肉

陶左（镇江）

去春猝然中风起见，神迷呃逆，险象环生。既退后，左肢麻痹不能自用，比增呛咳多痰，间有秽味，咳之不爽，少腹胀，二便不利。脉沉细右手濡滑，舌苔黄腻且厚。水亏木旺，湿痰久羁脉络，复阻肺气见端。当清通润化。

白苏子　瓜蒌皮　海浮石　大杏仁　竹沥半夏　生薏仁　甜川贝　净橘络　淡天冬　云苓　炒竹茹　枇杷叶

江左（无锡）

咳经半年，入夜尤甚，痰极多。脉沉细而滑，舌苔腐黄而腻。肺气犹伤，痰浊连结不化。际此秋令，当润肺保金，以化痰浊。

南沙参　白苏子　炒薏仁　叭杏仁　海浮石　川贝母　青蛤壳　法半夏　淡天

冬　炙紫菀　白石英　枇杷叶

余右

肺无因不致咳，脾无湿不生痰。疟后久咳有年，痰多黏白，背俞恶寒，鼻息肉充塞，头昏耳鸣，风府或紧掣。切脉濡滑而细，舌红无苔。心脾肾三经不足，脾有湿痰，假肺道而出。非肺燥可比，最忌清润及腻补之品。

南沙参　焦於术　生诃子肉　法半夏　炒薏仁　炙紫菀　肥玉竹　云苓　川贝母　薄橘红　佛耳草

史左（宜兴）

咳逆十余年，发则咳甚，痰难出，气促寒热。切脉沉数细滑，舌白中剥。肺肾两亏，湿痰久结肺络也。拔根不易。

南沙参　金苏子　法半夏　川贝母　大杏仁　薄橘红　海浮石　云苓　生诃子肉　坚白前　旋覆花　冬瓜子

陈左

湿困于中，肺胃不和。久咳多痰，胸腹胀，食后尤甚。脉沉滑，舌苔腐白。延防肿满，当肃肺化痰，运脾化湿。

南沙参　金苏子　旋覆花　炒薏仁　炙桑皮　大杏仁　云苓　陈橘皮　象贝母　炒白术　炒枳壳　冬瓜子皮（各）

何左

始而小溲勤数不禁，继之呛咳痰难出，入夜尤甚，胃呆神乏。脉弦滑，舌根黄腻。肺胃两亏，气不化湿，湿化为痰耳。清润肃化为先。

南沙参　甜杏仁　金苏子　川贝母　法半夏　炒薏仁　夜合花　炙紫菀　云苓　梧桐子（炒香）　枇杷叶

邓左

久咳年余，痰极难出，脘次胀满，午后尤甚。脉沉迟，舌苔白腻。痰湿久羁于中，肺气不利也。姑从温化立法。

金苏子　白芥子　莱菔子　姜半夏　海浮石　薄橘红　川贝母　旋覆花　坚白前　炙桑皮　大杏仁　姜衣

张右（高邮）

久咳痰难出，曾经见血迹，胸胁控引作痛，入夜尤甚，不能安枕，月事久居不行，日形消瘦，食少胃呆。切脉弦细小数，舌黄中剥。血虚生热，肝旺肺伤，金水相争，痰气不化，久延非宜。

南沙参　金苏子　川贝母　大白芍　法半夏　旋覆花　炙紫菀　冬桑叶　大麦冬　青蛤壳　梧桐子　枇杷叶

二诊

进肃肺柔肝、降气化痰，入夜已能安枕，痰亦易出，胸胁控引作痛已减。唯久咳未折，食少胃呆，月事久居不行。脉弦细，舌苔仍黄。痰气初化，肺络已伤。加以血虚肝旺所致。

南北沙参（各）　金苏子　旋覆花　大白芍　炙紫菀　法半夏　大麦冬　大丹参　大杏仁　川贝母　梧桐子　枇杷叶

三诊

经治来，夜分已能安枕，胸胁控引作痛亦减。唯久咳未折，月事久居未行，遍体窜痛如刺。脉弦细小数，两关滑，舌苔腐黄而腻。痰气初化，肺胃未和，荣卫之流行失职也。久延非宜。

南北沙参（各）　川贝母　金苏子　大杏仁　旋覆花　大白芍　白蒺藜　炙紫菀　生诃子肉　淡天冬　青蛤壳　白石

英　枇杷叶

膏方：南北沙参（各）　生诃子肉　当归　大丹参　肥玉竹　叭杏仁　炙紫菀　川贝母　大白芍　旋覆花　法半夏　云苓神（各）　炒薏仁　枇杷叶　海蛤粉

上味煎汁，入阿胶、白蜜，收膏。

江左（溧阳）

肝肾两亏，痰湿入络，呛咳气逆，或带血，遍体酸乏，不能久坐，头眩善饥。脉弦滑细数，舌苔黄腻。枝节多端，虚实夹杂。最难速效之候。

北沙参　淡天冬　竹沥半夏　净橘络　块苓　刺蒺藜　冬瓜子　瓜蒌皮　怀牛膝　新绛　炒竹茹　枇杷叶

二诊

呛咳气逆已减，而遍体仍酸楚，背如负石，或心悬肢振，头眩善饥。脉弦滑细数，舌苔黄腻。肾虚肺燥，肝阳上升，引动痰湿之候。最难速效。

北沙参　竹沥半夏　杭菊花　净橘络　远志肉　青蛤壳　白蒺藜　云苓神（各）　明天麻　怀牛膝　丝瓜络　炒竹茹

朱右（南京）

血虚生内热，肝家气火上升，灼液为痰，痰气不化，肺失清肃。或咳或不咳，痰多气粗，项外气瘿浮胀，两目珠暴突，或鼻衄，心烦肢颤，甚则自汗，经居不行。切脉弦细鼓指，两关且疾，舌红苔黄。一派气火夹痰之象，最忌温补。先当柔肝肃肺，清气化痰。

北沙参　大麦冬　川贝母　煅龙齿　大白芍　云神　青蛤壳　白蒺藜　大丹参　大生地　旋覆花　金橘皮　枇杷叶

另：珍珠、琥珀、川贝母、煅龙齿，研细末和服。

丁右（宜兴）

戒除嗜好，肺肾之气未充，脾运不键，黎明呛咳多痰，易于滑泄，食入不畅则胸腹痞胀。脉沉细右滑，舌红中黄。先当运脾和中，肃肺化痰。

南沙参　炒白术　法半夏　陈橘皮　川贝母　肥玉竹　大砂仁　旋覆花（此味能除烟根）　冬瓜子　云苓　梧桐子

膏方：北沙参　潞党参　炙黄芪　云苓神（各）　肥玉竹　女贞子　旋覆花　大熟地　叭杏仁　川贝母　远志苗　法半夏　陈橘皮　红枣

上味文火熬糊，入赤砂糖收膏。

严左（常熟）

久咳多痰，屡次带血，劳则喘促，耳听不聪，鼻仄不闻香臭，便中或带痰浊，幸胃纳尚强。切脉弦滑而数，两尺滑软少力，舌苔腐腻色黄。此肺肾之阴气两亏，肠胃之酒湿酝酿成痰，假肺道而出。属在丰肥之体，久延防喘逆。

南沙参　金苏子　海浮石　冬桑叶　川贝母　大杏仁　薄橘红　法半夏　生诃子肉　青蛤壳　白石英　通天草

再诊

久咳多痰，曾经带血，偶尔受热则更甚，劳则气促善卧，鼻仄，耳听亦不聪，比增右手肢节肿，间使穴痛。切脉弦细而滑，两尺濡软少力，舌苔久腻不清。肺肾之阴气久亏，痰浊留于机络所致。

南沙参　金苏子　竹沥半夏　净橘络　海浮石　络石藤　炒薏仁　白芥子　杜切茯苓　丝瓜络　炒竹茹　桑枝尖

另：五倍子（炙）八钱，白芥子一钱，

研末醋调，蒸糊涂白布，贴之。

徐左

肺肾久亏，痰气搏结于中，降化失职。久咳多痰，劳则喘促，左卧则咳甚，间或左胁气痹，幸胃纳尚强。切脉虚数而滑，舌苔薄黄。虚多实少，先当肃降化痰，再议滋补。

北沙参　淡天冬　大杏仁　川贝母　海浮石　煅牡蛎　云苓　黑苏子　法半夏　坚白前　白石英　冬瓜子

二诊

进清降润化，颇合病机。久咳及喘促俱减，左胁气痹亦舒，渐能侧卧，唯痰尚多。左脉虚数而滑，舌苔初化。痰气渐有降化之机，肺肾之亏未复。原义更增肃其上而纳其下。

北沙参　大麦冬　海浮石　大杏仁　黑苏子　法半夏　陈橘皮　云苓　煅牡蛎　川贝母　瓜蒌皮　胡桃肉　白石英

唐左（常州）

始而胸次善噫，继之呛咳多痰，业经十余年。头目眩昏，清晨肢末酸楚作痛。切脉沉滑细数两关弦。脾肾两亏，痰气搏结，饮食不化精微而化为痰浊，与损怯不同。偏攻偏补，悉非所宜。先当滋水清金，化痰降气。

北沙参　金苏子　炙紫菀　云苓　薄橘红　海浮石　肥玉竹　青蛤壳　法半夏　川贝母　白石英　佛耳草

林童

小儿顿咳已久，连声不已，或吐食物，或烧热。脉细数，舌红苔黄。痰气久结肺胃，清肃为先。

旋覆花　瓜蒌皮　川贝母　马兜铃　炙紫菀　坚白前　大杏仁　法半夏　冬桑叶　薄橘红　炒竹茹　枇杷叶

王左（镇江）

症由齿痛起见，开手即服龟鳖降火育阴，其痛不减，改用巴豆含之，其痛虽减，而又发生呛咳，痰多白沫，两胁下或窜痛，曾经寒热，胃呆形瘦，便结不通。脉沉细而滑，舌苔糙白满布。痰滞阻中，肺胃不和，加以水亏木旺，是其本症纠葛，次第图之。

南沙参　瓜蒌子　生熟苡仁（各）　旋覆花　金苏子　云苓　川石斛　大杏仁　法半夏　陈橘白　川贝母　枇杷叶

郭右（常州出诊）

春初呛咳痰多而黏，曾经带血，入夏咳减而胃呆。日来气促上逆，脘闷，呼吸引痛，不得平卧，便结口干。舌红中黄，切脉右手小数。胃之宿痰壅遏，左升太过，右降无权。亟为清肝开肺，降气化痰。毋令痰鸣气粗唯要务。

大麦冬　煅龙齿　大白芍　青蛤壳　竹沥半夏　旋覆花　川贝母　金苏子（蜜炙）　沉香（梨汁摩冲）　云苓神（各）　黄郁金　银蝴蝶

改方：去青龙齿，加南沙参。

二诊

进清肝开肺降气化痰一法，尚合病机。气之上逆尤平，渐能平卧，黏痰亦吐去不少，脉息止渐调，唯久按尚有息止状，余部较前略数而滑。气之纠结初化，而又适感新风，表分微热，两腿清冷不和。舌苔顿转滑白满布。一派新感见端，当先从标治。

前胡（蜜炙）　金苏子　川郁金　竹

沥半夏　薄橘红　大白芍　旋覆花　大杏仁　云苓　炒竹茹　姜皮

三诊

经治来，烦扰脘闷及诸多枝节俱退。夜分不得久卧，卧则气逆懊侬，必得呛咳吐去痰涎而后快。胃纳未复，大便燥结。两足肿，越夜则退。舌心及根端板腻而黄。胃失降和，加以肝家气火本旺所致。未宜滋补，当再降气化痰，润肃肺胃。

南沙参　淡天冬　竹沥半夏　旋覆花　大杏仁　川贝母　瓜蒌子　连皮苓　白苏子　海浮石　炙桑皮　枇杷叶

服二三剂后，如大便见调，原方加青蛤壳。

润肠方：白芝麻、松子肉、大杏仁、胡桃肉、白苏子，捣泥，瓷罐收贮，每晨白蜜调服。

拟方：从下虚上实立法。

南北沙参（各）　生诃子肉　法半夏　白苏子　川贝母　大麦冬　云神　生牡蛎　大白芍（沉香煎汁炒）　薄橘红　焦谷芽　银蝴蝶

史左

痰热内蕴，风寒外加，互结不化，肺气仄塞。于是发生空呛，气从上逆，咳之则有遗泄状。脉沉伏，推寻着骨则数，舌苔腐黄且腻。法当开提肺气。

前胡（蜜炙）　白桔梗　大杏仁　旋覆花　射干　瓜蒌皮　淡天冬　马兜铃　蜜桑叶　蜜苏子　枇杷叶

另：麻黄三钱，去节剪成段，用梨子两枚将麻黄签上，饭上蒸熟，去麻黄，切片炖汤，一梨可分两服之。

二诊

进开肺法，空呛之声较实，咳甚如遗泄状亦减。唯仍无痰，中心嘈杂，便溏溲少，胃纳不充。脉沉细，右寸关重取则数，舌苔腐黄。此肺气初宣，胃中痰浊未化，下元已伤，姑再润化。

南沙参　淡天冬　白苏子　法半夏　炙紫菀　川贝母　青蛤壳　蜜橘红　旋覆花　大杏仁　云苓　枇杷叶

袁童

顿咳两旬，连声无已，声重痰难出。舌苔腐黄，脉沉数。风燥犯肺，肺络已伤。法当润化。

旋覆花　淡天冬　大杏仁　瓜蒌皮　川通草　象贝母　青蛤壳　冬桑叶　白桔梗　薄橘红　白茅花（炒黑包）　枇杷叶

束右（扬州）

迭进三子养亲汤加皂角灰开化，久经胶固之顽痰仍难出，入夜咳甚。舌苔腐腻满布，脉沉缓。湿化为痰，姑拟苏子降气汤出入。

上川朴　白芥子　前胡　海浮石　姜半夏　金苏子　莱菔子　大杏仁　旋覆花　薄橘红　云苓　姜汁　白果（取汁冲）

又诊

久咳痰难出，鼻仄不通。迭进三子养亲汤及苏子降气汤加皂角灰俱无效果。脉缓滑，舌苔久腻满布。姑以小青龙汤开之。

麻黄　淡干姜　薄橘红　炙桑皮　大杏仁　金沸草　川桂枝　北细辛　姜半夏　金苏子　白桔梗

另：莱菔子三钱　薄橘红一钱　金苏子二钱　蜜炙粟壳一钱五分

上味煎浓汁，临卧时服。

史左

弱冠呛咳无痰，按时咳甚。盖属火咳，业经一月，肺病及胃，食少神疲。姑从清肺和胃立法。

南沙参　淡天冬　陈橘白　川石斛　南花粉　大杏仁　旋覆花　川贝母　马兜铃　生谷芽　枇杷叶

杜左

去冬呛咳，及今不已，痰极多或带血，便结不利，胃呆食少。脉弦涩，舌苔干白如碱。劳力伤络，肺胃不和也。延防入怯。

南沙参　川贝母　陈橘白　肥玉竹　炙紫菀　白苏子　大杏仁　炒薏仁　冬瓜子　功劳叶　焦谷芽　枇杷叶

陈右（无锡）

咳近三年，痰难出，右胁引痛，月事后期，胃纳渐少。切脉弦细小数，舌红根白。劳力伤络，肺部痰气不清，荣卫不和。调肃为先。

南沙参　大丹参　当归　大白芍　旋覆花　白苏子　淡天冬　大杏仁　法半夏　白蒺藜　新绛　枇杷叶

保左

咳经两年，或轻或重，痰多难出，或带血丝，左胁引痛，内热自汗，间或气逆作喘，不得平卧。脉细数，舌质红绛，前端起纹。先天本亏，金水不相生，肺气自燥。属在青年，再延宜防涉怯。

北沙参　淡天冬　川贝母　料豆衣　青蛤壳　大杏仁　大白芍　肥玉竹　白苏子　旋覆花　仙鹤草　枇杷叶

焦左（扬州）

咳近两年，咽痒如虫行，痰多，曾经带血，胃纳渐少，日形消瘦，比增便后带浊如脓。脉虚数而滑，舌苔腐腻满布。肺络虽伤，顽痰积湿不化，与劳损不同。

南沙参　生诃子肉　云苓　旋覆花　法半夏　金苏子　大杏仁　海浮石　炒薏仁　淡天冬　象贝母　冬瓜子　枇杷叶

张童

顿咳月余，呕吐食物痰水。脉细数而滑，舌红苔白。肺胃不和，最难速效之候，调肃为先。

金沸草　象贝母　大杏仁　瓜蒌皮　苏梗　炙冬花　坚白前　前胡　法半夏　薄橘红　枇杷叶

戴童（上海）

小儿呛咳三月，痰鸣气粗，项向后吊，哭不出声，或热或退。舌苔黄腻满布，脉虚数。肺胃两伤，痰热内蕴不化。症属险要，图治不易。

南沙参　大杏仁　旋覆花　金苏子　淡天冬　法半夏　川贝母　海浮石　瓜蒌皮　射干　白桔梗　枇杷叶

褚左（宜兴）

肺无因不致咳，脾无湿不生痰。咳经二年，晨晚尤甚，痰黏难出，音腻不清，幸胃纳如常。切脉沉滑细数，舌红中黄。痰热久羁肺部，肺气不清，非劳损也，不宜腻补。

南沙参　淡天冬　法半夏　海浮石　金苏子　旋覆花　大杏仁　肥玉竹　川贝母　瓜蒌皮　蜜桑叶　枇杷叶

李右（溧阳）

产后遍体痛六年，腰部尤甚，俯仰不利，经居半载有余，日来又增呛咳，痰难出，呕吐食物，脘闷胃呆。脉弦细右滑，舌红中黄。肝肾两亏，荣卫不和是其本，秋燥犯肺是其标也。当从标治入手。

南沙参　大丹参　川贝母　旋覆花　当归　大白芍　苏梗（蜜炙）瓜蒌皮　法半夏　大杏仁　银蝴蝶　枇杷叶

印童

鼻衄虽止，而顿咳三月不已。呕吐食物带血，右目雾赤。脉细弦，舌苔腐黄。风燥初退，积热未清。姑为凉化。

生石膏　青蛤壳　淡天冬　旋覆花　小蓟炭　川贝母　大杏仁　白茅花　炒竹茹　枇杷叶

尹左（常州）

呛咳数月，痰极多，夜分尤甚，两胁痛，比增内热。舌黑，脉浮数。肺气已伤，又感风燥，久延非宜。

旋覆花　淡天冬　川贝母　大白芍　大杏仁　冬桑叶　白苏子　青蛤壳　炙冬花　胖大海　枇杷叶

宋童（镇江）

年前患喉痧，危险既退，发生呛咳。今秋又患时感，而咳更甚，痰不易出。饮食不为肌肤，日形消瘦。日来胸腹气闷，胃纳逐减。脉细数，舌红。痰热久结肺部，清肃因之失职，降化不力也。

南沙参　淡天冬　冬桑叶　瓜蒌皮　炙紫菀　金沸草　大杏仁　白苏子　青蛤壳　川贝母　枇杷叶　冬瓜子

王童

童年久咳已减，痰红亦止，痰腥亦去。舌起黄苔，右脉浮数。病起痧后，伏邪积热未清，当再肃化。

瓜蒌皮　青蛤壳　淡天冬　金苏子　大杏仁　象贝母　薄橘红　马兜铃　生薏仁　枇杷叶

吴左

久咳多痰，动则气粗，舌本破碎作痒，舌赤如朱，酸水上泛如酢心[①]然。脉弦数。荣阴久亏，肝家气火上升，金水不相生所致。

北沙参　大麦冬　云苓神（各）大白芍　陈橘白　法半夏　肥玉竹　旋覆花　川贝母　大杏仁　枇杷叶

左左（扬州）

久咳夜分尤甚，痰中曾带血丝，秽气不时上冲，而痰质又无味。切脉沉滑细数，舌红中黄。业经一载，肺气已伤，而湿火仍盘踞未能透泄也。

北沙参　象贝母　淡天冬　生薏仁　瓜蒌皮　白桔梗　大杏仁　蛤黛散（包）川通草　冬瓜子　枇杷叶

二诊

久咳及痰带血丝虽减，而秽气未除，痰质亦或带秽味。脉细数，舌红中黄。湿火初透，肺气未清之候。

北沙参　淡天冬　瓜蒌皮　象贝母　鱼腥草　大杏仁　蛤黛散（包）生薏仁　云苓　枇杷叶　冬瓜子

胡左

师三子养亲汤立法，先从实治，舌苔满腻者前半已化，右脉数象亦平，转觉小滑少力。胃纳未复，咳痰仍不爽。可见肺胃未和，气不胜痰，痰反壅气也。

南沙参　白苏子　薄橘红　大杏仁　法

① 酢心：病证名，吐酸证。酢，调味用的酸味液体，也作“醋”。

半夏　川贝母　焦谷芽　炙冬花　炙紫菀　大砂壳　冬瓜子　枇杷叶

俞左（镇江）

向有咳患，秋冬则发。今咳已止，痰亦少，肺燥初平，肝阳尚旺，心肾之阴久亏，水不涵木，虚阳每易上升。两目红丝缠绕，劳则脑部痛，胃纳因之减少。舌心红剥无苔，脉弦细两关滑数。肺部本有痰热可知也。

北沙参　大麦冬　川贝母　蜜桑叶　云苓神（各）　大白芍　黑料豆（盐水炒）　青蛤壳　陈橘白　肥玉竹　夏枯草

梁右（南京）

年甫四旬有四，月事已三载不行，腹部并无结痞，无痛胀之弊。唯胃病善发，脘痛吞酸，日来又增呛咳多痰，音嘶不响。脉濡弦而滑，舌红无苔。肝胃不和，刻加感风燥，肺气不清也。先当清调肃化，以治其标。

冬桑叶　白桔梗　旋覆花　白苏子　法半夏　川贝母　薄橘红　大白芍　大杏仁　瓜蒌皮　枇杷叶　银蝴蝶

张左

肺气不足，肺主皮毛，故腠理不密，易于伤风。咳经有年，或轻或剧，痰多色黄，曾经见红。切脉沉细而滑，舌红无苔。肾阴亦亏，当从清调肃化入手。

南沙参　冬桑叶　炙冬花　陈橘皮　白桔梗　金苏子　川贝母　大杏仁　法半夏　肥玉竹　枇杷叶

蒋左（上海）

向日好饮，湿从火化。肺为娇脏，被其熏灼。久咳不已，痰多难出，两胁或作痛，内热盗汗，食欲不兴。脉细数，舌红。肺阴已伤，不宜久延。

南沙参　肥玉竹　叭杏仁　炙紫菀　陈橘白　大麦冬　川贝母　冬桑叶　青蛤壳　法半夏　枇杷叶　佛耳草

白左

咳又复萌，音喑气粗，痰多难出。舌苔厚腻，脉滑数。开化为先。

麻黄　白桔梗　法半夏　大杏仁　炒薏仁　云苓　薄橘红　海浮石　金苏子　炙桑皮　象贝母　枇杷叶

戴左（无锡）

久咳不已，痰多气粗，便中时带黏浊，努力则头痛，口鼻热气外喷。脉虚弦而滑，舌红根黄。肺气已伤，肠腑湿浊未尽也。

南沙参　金苏子　川贝母　炒薏仁　大杏仁　陈橘皮　瓜蒌皮　炙紫菀　法半夏　云苓　冬瓜子　佛手

毛右

日咳虽减，夜咳尚甚，咳甚则遗溺，白带多，月事不调，食少善吐，痰多难出。脉细滑，舌绛口干。肺胃日伤，膀胱无以约束之候。

南沙参　大麦冬　法半夏　大白芍　青蛤壳　大杏仁　川贝母　五味子　当归　地骨皮　旋覆花　枇杷叶

施左（扬中）

肺主出气，肾主纳气。寒痰久阻于中，出纳渐失其职。咳逆有年，遇寒尤甚，痰多质厚，气粗不平。脉濡细而滑，舌苔白。延有积饮及哮喘之害。

炒茅白术（各）　淡干姜、五味子（合杵）　生诃子肉　大杏仁　姜半夏　薄橘红　黑苏子　大白芍（桂枝拌炒）　炙桑

皮　云苓　白果　生姜

朱左

高年本元向亏，加以遇盗灌水。肺受水渍，呛咳痰多，力吐始出，胃呆气促。脉细数，舌光。延防胃败。

南沙参　法半夏　叭杏仁　川贝母　白苏子　陈橘白　焦谷芽　炒薏仁　大砂仁　瓜蒌子　淡天冬　枇杷叶

许左（镇江）

肺无因不致咳，脾无湿不生痰，久咳痰多，或呕吐食物，胸次不畅，右胁下或痛。脉沉数而滑，舌红苔白。肺气已伤，脾胃复不和所致，不宜腻补。

南沙参　炙紫菀　法半夏　陈橘白　大杏仁　淡天冬　川贝母　旋覆花　白苏子　青蛤壳　枇杷叶

林童

痧后肺部痰热未清，呛咳不已，痰鸣气粗，间或轧牙。脉沉数，舌红。动则自汗，可见肺气本亏，皮毛不密也。

南沙参　大杏仁　炙冬花　旋覆花　陈橘白　冬桑叶　白桔梗　川贝母　苏梗（蜜炙）炙甘草　枇杷叶

傅左（镇江）

肺主出气，肾主纳气。肺肾两经不足，出纳失其常度。咳不爽，气从上逆，劳则喘促，遇寒尤甚，饮食如常。脉弦数而细，酒后之脉不足为凭。当保肺调气。

南沙参　黑苏子　大麦冬　陈皮　五味子　淡干姜　肥玉竹　云苓　甜杏仁　旋覆花　胡桃肉（过口）

邹童

童子咳，为延绵之候。今咳已久，咳则齿缝流血。脉弦细右数，舌红无苔。燥火犯肺，波及胃络也。

淡天冬　旋覆花　瓜蒌皮　马兜铃　川贝母　冬桑叶　白桔梗　粉丹皮　白茅花（炒黑）胖大海　枇杷叶

贺右

老咳新发，痰难出，音嘶不响，左鼻或衄。脉浮弦，舌苔黄。肺气本亏，风燥乘袭也。

前胡　海浮石　瓜蒌皮　大杏仁　川通草　法半夏　白桔梗　象贝母　坚白前　金沸草　枇杷叶　胖大海

吴童（镇江）

童年久咳，痰色绿，入夜尤甚，清晨痰尤多，胃纳如常。脉弦滑右数，舌红中黄。湿痰久羁肺部，清肃无权也。

淡天冬　青蛤壳　大杏仁　海浮石　白苏子　象贝母　坚白前　瓜蒌皮　南沙参　炒竹茹　枇杷叶

许左（常熟）

向日好饮，湿热化为痰浊，假肺道而出。呛咳痰鸣，入夜不得平卧，动则喘促。脉虚数而滑，舌红无苔。业经半年，肺肾之气日伤。先当清养降化。

南沙参　白苏子　炒薏仁　川贝母　海浮石　大麦冬　金沸草　薄橘红　法半夏　大杏仁　白果　白萝卜（取汁冲）

储左（宜兴）

呛咳六年，时轻时重，曾经见血。刻下痰极难出，胸膺引痛。脉弦滑细数，舌红无苔。此饮酒过量，肺阴日伤，气火内灼，清肃之令不行也。久延非宜。

北沙参　淡天冬　大杏仁　炒薏仁　青蛤壳　川贝母　白苏子　肥玉竹　旋覆

花　炙紫菀　枇杷叶　冬瓜子

朱右

久咳多痰，两胁痛。经居五月不行。脉沉数，舌红中黄。日来头痛咯红，肺络日伤，阴血内夺也。

南沙参　大丹参　茜草根　阿胶珠　怀牛膝　大杏仁　当归　小蓟炭　粉丹皮　地骨皮　枇杷叶　藕节炭

夏童（无锡）

顿咳近月，连声不已，呕吐食物或带血，气逆腹膨。脉浮弦右数，舌红中黄。风燥犯肺，最难速效之候。

旋覆花　大杏仁　瓜蒌皮　法半夏　前胡（蜜炙）　坚白前　川贝母　茜草根　炙冬花　枇杷叶　白茅花　胖大海

孙右（金沙）

始而肝郁不伸，继之风燥犯肺。呛咳，痰色绿，其质厚，胸次不舒，食不甘味，腰俞痛。脉弦细右数，舌红唇赤。火象显然，先当清解肃化。

冬桑叶　瓜蒌皮　川郁金　大白芍　旋覆花　陈橘白　焦谷芽　佩兰　南沙参　云神　金橘皮　冬瓜子

陈左（镇江）

咳经数十年，遇冬则甚，痰多气粗。脉虚滑，舌红无苔。肺肾两亏，痰饮久羁。属在六旬外年，剔根不易，温理为宜。

南沙参　生诃子肉　补骨脂（盐水炒）　姜半夏　川贝母　炙紫菀　杜切茯苓　陈橘皮　焦白术　黑苏子　生姜　胡桃肉（过口）

蒋童

顿咳近月，呕吐带血，面浮，肢体湿痍丛发。三关无纹，脉浮数。当清解风燥，兼化湿热。

冬桑叶　前胡　瓜蒌皮　白苏子　大杏仁　法半夏　炒薏仁　薄橘红　象贝母　枇杷叶　白茅花

徐左（清江）

经曰：五脏六腑皆有咳，非咳嗽者皆属于肺也。咳经三月，气从上逆，咽痒作呛，咳而无痰，此肾咳。脉沉细濡滑，舌苔薄白。胃纳甚强，当开其上而摄其下。

南沙参　大麦冬　旋覆花　五味子　川贝母　炙紫菀　黑苏子　生诃子肉　炒薏仁　薄橘红（盐水炒）　白石英

许左

去秋猝然呕血，盈碗盈盂，三月甫止。继又发生呛咳多痰，食少形瘦，劳则寒热。脉沉细右滑，舌红无苔。此向日好饮，湿热久结肺胃，肺络已伤，胃气复薄，非痰饮也。延有涉怯之虑。

南沙参　川贝母　黑苏子　陈橘白　炒薏仁　怀山药　法半夏　旋覆花　肥玉竹　大杏仁　枳椇子　佛耳草

朱左

咯红虽止，久咳未安，遍体湿痍丛发，作痒流脂，食少形瘦。脉细数，舌白。肺阴虽伤，幸有湿热在中，不致秋金更燥也。

南沙参　白苏子　淡天冬　云苓　炒薏仁　肥玉竹　大杏仁　料豆衣　青蛤壳　枇杷叶　藕节炭

赵左（常州）

久咳屡发，甚则气粗不得平卧。脘次仄闷，痰涎上泛。脉沉细右滑，舌红无苔。肺气已伤，剔根不易。

南沙参　白苏子　海浮石　薄橘红　五味子、淡天冬（合捣）　炙紫菀　旋覆

花　法半夏　大杏仁　白果（取汁冲）

景右（陵口）

产后久咳，三十年如一日。比增夜午则脘闷，动则多汗，肢冷而麻，心悬而荡。脉虚滑，舌白。肺气久亏，痰浊不化也。

南沙参　大白芍（桂枝拌炒）　大麦冬　五味子　炙黄芪　陈橘皮　肥玉竹　云神　当归　怀牛膝　淮小麦　红枣

吴左（桐城）

肺无因不致咳，脾无湿不生痰。咳经一年，痰难出而作恶，或呕吐食物黄水，劳则气促。脉濡滑，舌白。肺气已伤，酒湿蕴脾而化痰浊也。剔根不易。

南沙参　姜半夏　白蔻　川贝母　生诃子肉　炒薏仁　大杏仁　云苓　炙紫菀　炙桑皮　陈橘皮　冬瓜子

贺左

向日好饮，湿化为痰，假肺道而出。久咳多痰，曾经带血，劳则气粗，食少形瘦。脉细滑，舌红。肺肾已伤，且历经数年，剔根不易。

南沙参　杜苏子　大杏仁　炒薏仁　生诃子肉　大麦冬　炙桑叶　白桔梗　海浮石　陈橘皮　法半夏　枇杷叶　佛耳草

吕左（宜兴）

哮喘二十余年，近来化为久咳。痰虽多而难出，动劳则喘。脉虚数右滑，舌红无苔。肺肾之阴气久亏，气不胜痰也。剔根不易。

北沙参　生诃子肉　薄橘红（盐水炒）　黑苏子　海浮石　破故纸　姜半夏　川贝母　煅牡蛎　大麦冬　云苓　胡桃肉（过口）

王左（江阴）

抱鼓盆之痛，肝郁不伸，气化为火，肺胃受制。呛咳多痰，清晨尤甚，或作恶，胸胁紧掣，遍体痛。脉小数而细，舌苔腐白。久延殊非宜也。

南沙参　川贝母　白苏子　大杏仁　云神　旋覆花　大白芍　法半夏　合欢皮　陈橘白　冬瓜子　枇杷叶

纪左（镇江）

向日好饮，湿化为痰，假肺道而出。久咳痰多，晨晚尤甚，早年曾见血，动劳则喘促。近来又增食后则气逆，呕吐清水。切脉虚弦而滑，舌根薄腻。可见肺气先伤，饮积于胃，降化之机能失其效也。

南沙参　生诃子肉　姜半夏　杜苏子　炒薏仁　白蔻　新会皮　大杏仁　旋覆花　云苓　甜川贝　冬瓜仁

朱右（苏州）

久咳，遇冬则甚，曾见血。两胁上或掣痛，痰出黏厚，胸次懊侬，多食则胀，咽痛嗌干，月事或后期，不时潮热头痛。切脉弦细小数，舌心及舌根红剥。荣阴久亏，肝家气火上扰，肺金为之熏灼，胃气因之不和也。

南沙参　大麦冬　川贝母　柏子仁　大白芍　旋覆花　大丹参　清阿胶（蛤粉拌炒）　云神　陈橘白　白蒺藜（盐水炒）　银蝴蝶　冬瓜仁

郭左（金沙）

形体素丰，痰湿本重，久结于胃，假肺道而出。咳经年余，或轻或剧，或连声无已，或呕吐痰水，气为之逆，间或带血。右脉滑数，左手沉滑，舌红苔白。肺气日伤，最易致喘。先当保肺化痰，兼以降气。

南沙参　白苏子　炒薏仁　川贝母　法半夏　大杏仁　旋覆花　青蛤壳　坚白前　炙紫菀　枇杷叶　冬瓜子

郭右

去夏伤风，呛咳起见，秋冬屡失血，巨口而来。痰多作恶，曾吐白虫状如寸白，月事后期。脉沉弦而滑，舌苔薄白。肺胃两伤，清肃既失职，生化复无权也。久延防涉怯，当肃肺和胃，兼化虫积。

南沙参　旋覆花　法半夏　炒薏仁　桑白皮　大丹参　绿萼梅　川贝母　炙紫菀　大杏仁　陈橘皮　枇杷叶　榧子肉（炒香过口）

眭左

肾阴久亏，金水不相生，肺气自燥。梦泄有年，溲后自觉余沥不清。比增呛咳痰黏，面黄神乏，腰俞酸楚。脉细数，舌红。刻值骄阳干燥，亟以润肃为事。

北沙参　淡天冬　云神　大杏仁　川杜仲　川贝母　青蛤壳　料豆衣　远志苗　女贞子　枇杷叶

薛左（镇江）

玄岁抱鼓盆之忧，肝郁生火，上灼肺金，肺为娇脏，不耐其侵。于是呛咳气短，曾经见红。胸膺自觉热辣，差幸胃纳尚强。切脉弦细小数，舌红中黄。当此溽暑炕燥，先当清金滋水，以平气火。

北沙参　淡天冬　叭杏仁　川贝母　肥玉竹　生白芍　瓜蒌皮　仙鹤草　清阿胶（蛤粉拌炒松）　蜜桑叶　枇杷叶

邵右（常州）

干呛无痰者数年，或轻或重，胸次不畅，两胁下间或刺痛，气短，月事如常。切脉左手弦细而数，右部小数而滑。血热肝旺，肺气自燥也。先当润肃肺气，兼清血络。

北沙参　淡天冬　川贝母　仙鹤草　瓜蒌皮　大白芍　白蒺藜　叭杏仁　粉丹皮　旋覆花　枇杷叶

胸胁刺痛时加新绛。

周左（江西）

向日好饮，湿化为痰，假肺道而出。久咳痰难出，劳动则气喘，头目眩昏，幸胃纳尚旺。切脉浮弦滑大，酒后之脉不足为凭。舌红苔白。肺肾渐衰，先当肃肺，补肾后之。

北沙参　金苏子　海浮石　炒薏仁　法半夏　炙紫菀　薄橘红　大麦冬　叭杏仁　川贝母　枇杷叶

王左

去冬呛咳，及今不已，音嘶不响，鼻有秽气，心悬，发际发出磊磊。脉小数右滑，舌苔腐。肺胃不和，湿痰内蕴也。调化为先。

南沙参　白桔梗　冬桑叶　云苓　炒薏仁　瓜蒌皮　大杏仁　象贝母　白苏子　法半夏　枇杷叶　冬瓜子

任左

久咳不已则胃受之。胃咳之状，咳而呕白沫，劳则带血，脘胁作痛，胃纳递减。切脉弦细小数两关滑，舌红中黄。肺胃之阴已伤，水不涵木，气火偏旺也。先当润胃保肺。

南沙参　法半夏　大白芍　旋覆花　川贝母　仙鹤草　炙紫菀　陈橘白　大麦冬（米炒）　肥玉竹　枇杷叶　莲子

哮喘门

王左

哮喘有年，今适举发，一月不解，痰鸣气粗，咳痰不爽，夜热口渴，四肢清冷。脉沉细，舌黄中剥。肺阴已伤，寒邪包热，酝酿为喘也。拔根不易。

南沙参　淡天冬　金苏子　川贝母　旋覆花　新会皮　法半夏　大杏仁　海蛤壳　大白芍　白果

丸方：南沙参　淡干姜　白芥子　新会皮　海浮石　五味子　姜半夏　镑沉香　破故纸（盐水炒）　块苓　金苏子

上为末，姜汁、白果汁，加蜜水和糊为丸。

孙左（金沙）

哮喘延久，今感暴寒及饮酒触发。咳嗽，痰极难出，入夜尤甚。切脉沉缓而滑，右部小数。寒邪包热之象。

麻黄　淡干姜　炙冬花　法半夏　大白芍（桂枝拌炒）　贡沉香　五味子　炙桑皮　大杏仁　金苏子　炙甘草　白果汁　姜汁

张左

肺肾两亏，痰为气壅，气为痰结，以致久咳而喘，痰极难出。脉沉滑两寸弦大，舌白中腻。当清养肺肾，以化痰气。

南沙参　贡沉香　叭杏仁　云苓　新会皮　大麦冬　旋覆花　金苏子　炙桑皮　炙紫菀　法半夏　白果

二诊

从降气化痰立法，喘声略减，而痰仍多，咳之不易出，则脘次气逆。脉之滑大已减，舌黄转白。肺络之热尤化，宿痰尚重，随气而升降。加以肾水已亏，虚中夹实，速效难求。

南沙参　金苏子　新会皮　川贝母　大麦冬　海浮石　贡沉香　破故纸（盐水炒）　潼沙苑（盐水炒）　坚白前　佛耳草

三诊

经治来，喘逆渐平，痰声亦减，渴饮亦折，仍不能劳动，动则喘促，痰出不易，小溲点滴。脉来两关尚数而大，舌苔将净。此肺络之热日清，宿痰未化，随气机而升降，加之下元不固，肾气摄纳乏权，虚多实少之候。

南北沙参（各）　金苏子　生牡蛎　川贝母　潼沙苑　破故纸　法半夏　贡沉香　大麦冬　海浮石　新会皮　佛耳草　胡桃肉

四诊

肃肺纳肾，降气化痰，喘势渐平，痰声大减。唯仍未能行走，劳则气促。脉之数大渐平，舌苔亦净。可见肺络之热将清，宿痰渐化，唯肾尚乏摄纳之权。以原方逐增温摄之品。

南沙参　生牡蛎　怀牛膝（盐水炒）　潼沙苑（盐水炒）　新会皮（盐水炒）　补骨脂　女贞子　法半夏　贡沉香　佛耳草　胡桃肉

另：金匮肾气丸。

五诊

从肾虚于下，肺实于上，痰热阻仄气运之升降立法，颇合病机。喘逆痰鸣俱减，脉之滑大亦折。而日来略增温纳之品，痰又难出，咳反见甚。脉之浮分复数，舌质复紫。可见肾气虽亏，而肺络痰热未楚，温纳尚未能受。仍守滋水生金，化痰降气之法。

北沙参　大麦冬　法半夏　金苏子　川贝母　新会皮　生牡蛎　海浮石　海蛤壳　旋覆花　炙紫菀　枇杷叶　佛耳草

服三帖后痰已易出，咳复见减，原方去旋覆花、海蛤壳，加破故纸、胡桃肉。

六诊

改进滋水清金，化痰降气之剂，喘逆大平，痰声亦去。脉之弦大复平，独右寸尚小数，舌根尚黄。不时呛咳，足征肺络之热十去其七，宿痰亦日化，肾之阴气尚未恢复也。

南沙参　生牡蛎　法半夏　新会皮　川贝母　冬瓜子　海浮石　天麦冬（各）　补骨脂（盐水炒）　金苏子　佛耳草　胡桃肉

七诊

迭为滋水清金，化痰降气，喘逆日平。脉之数象亦日折，舌心腐黄亦退，唯根苔未净。肺胃积热渐清，肾之阴气未复。以原方步增培养之品。

北沙参　川贝母　海浮石　金苏子　瓜蒌皮　淡天冬　生牡蛎　广陈皮　黑料豆　叭杏仁　青盐半夏　佛耳草

束左

哮喘愈发愈勤，痰鸣气粗，不能平卧，甚则多汗。舌黄口干，脉沉滑两尺濡软。肾气已亏，湿痰阻于肺络，随气机而升降，感天时触发。拟用小青龙汤法。

麻黄　淡干姜　北细辛　金苏子　炙甘草　制半夏　五味子　川桂枝　大白芍　银杏　姜汁

汪右

哮喘延久，发则喘逆尤甚，不能安枕，胸胁引痛，兼之经事先期，脘痞不渴。脉沉细，舌光。肺气已伤，肝失藏守，顽痰久羁肺络，极难拔根。

麻黄　姜半夏　镑沉香　炙甘草　新会皮　大杏仁　大白芍　金沸草　淡干姜　北五味　白果

姚左（南京）

日来天候不调，人身应之时燥，触动宿痰，阻仄肺气之升降。于是喘逆复甚，痰鸣气粗，种种悉如旧态，且入夜不寐，胃纳因之略减。脉弦数，舌苔腐黄。一派火象，与寒痰喘者大相径庭。

金苏子　淡天冬　海蛤壳　瓜蒌皮　法半夏　马兜铃　冬桑叶　川贝母　云苓神（各）远志肉　芦根

拟方：此人系京口绅商，形体丰腴，服上剂药后，喘逆依然如故，使者以告，特拟斯方与之。

生石膏　麻黄　云苓神（各）　法半夏　大杏仁　瓜蒌皮　射干　淡天冬　炙甘草　金苏子　白果　姜汁

又诊

入冬以来，天候不调，当寒反热，时燥自生。肺虚者先受其侮，顽痰积热藉燥火而上升，肺气于是不清，痰鸣喘逆，呛咳脘闷。脉浮弦鼓指，舌红苔黄。火象显然，非寒痰可比。亟为清降，佐以润化之品。

北沙参　淡天冬　海浮石　海蛤壳　象贝母　马兜铃　冬桑叶　金苏子　叭杏仁　冬瓜子　芦根

王左

先咳后喘，不能平卧，肢面浮肿，二便通调。脉沉细无力，舌质光淡，扪之无津。肾虚其下，气不归窟，慎防元海无根，一时立拔。亟为温纳下焦。

大熟地（盐水炒）　贡沉香　破故纸　女贞子（盐水炒）　橘皮（盐水炒）　怀牛膝（盐水炒）　五味子　云苓　熟附片　生牡蛎　潞党参　胡桃肉

二诊

经治后，哮喘萌发大减，呛咳及失血亦止。唯近来又增喘逆，入夜不能平卧，不能劳动，面浮色㿠。脉沉细带滑，两尺无力。舌质光淡，渴不喜饮。肺肾尤亏，出纳失职，加以宿痰未清，肝气又易上拂逆。久延非宜。

南沙参　破故纸（盐水炒）　煨诃子肉　新会皮　五味子、干姜（同杵）　杜苏子　贡沉香　姜半夏　大白芍　云苓　胡桃肉

史左

年逾古稀，天真已衰。春初感受风邪，遂致咳嗽，继之入夜不得平卧，甚则烦扰喘逆，有汗而痰并不多。舌苔亦不腻，切脉细滑小数。肺肾两亏，降化既无权，摄纳复乏职，于是痰为气壅，气为痰凝。非哮喘实证可比。

南沙参　煅牡蛎　五味子、淡干姜（合杵）　贡沉香　杜苏子　云苓　怀牛膝（盐水炒）　陈橘皮（盐水炒）　破故纸（盐水炒）　胡桃肉

程左（江阴）

哮喘数年，日发日勤，月必两次，痰鸣气粗，不得平卧，痰极多难出，甚则多汗。据述必得腑气通畅，即诸病若失。切脉细数而滑，舌红中黄。肾虚肺燥，痰热久羁肺络而来，非寒哮可比。以润化降逆为先。

南沙参　金苏子　川贝母　瓜蒌皮　大杏仁　生牡蛎　海浮石　法半夏　炙桑皮　薄橘红　淡天冬　鹅管石

发时服方：开肺气，以化宿痰。

金苏子　坚白前　旋覆花　五味子　薄橘红　淡干姜　贡沉香　姜半夏　大杏仁　射干　海浮石　白果

汪右

哮喘有年，遇劳即发，痰鸣气粗，咳甚则小有寒热。脉小数右滑，舌红苔黄。肾虚肺实，拟苏子降气汤出入主之。

金苏子　大杏仁　薄橘红　海浮石　法半夏　象贝母　前胡　川桂枝　炙冬花　炙桑皮　鲜姜衣

董左（六合）

《内经》以五脏六腑皆能致咳，唯属肺者俱多数。贵恙咳经数年，遇冬则喘促不平，咽畔似有冷痰梗阻，胃呆便溏。舌苔滑白而腻，脉沉滑左关弦细。水亏木旺是其本，痰阻肺胃是其标。先当肃肺和胃，

化痰降气。

南沙参　金苏子　法半夏　川贝母　旋覆花　生诃子肉　炙紫菀　炒薏仁　橘皮　白石英　冬瓜子

复诊

肃肺和胃，降气化痰，更佐纳肾之品，从根本上着手。

南北沙参（各）　法半夏　金苏子　橘皮　煅牡蛎　炒薏仁　川贝母　炙紫菀　云苓　旋覆花　白石英　冬瓜子

丸方：黑苏子　补骨脂（盐水炒）　胡桃肉　生诃子肉　橘红（盐水炒）　南北沙参（各）　炙紫菀　白石英　叭杏仁　云苓　法半夏　炙桑皮　川贝母

上为末，旋覆花、枇杷叶，煎汤法丸。

姜左

哮喘数年，愈发愈勤，一月两作。壮热无汗，呛咳喘逆。舌苔白，脉沉滑。寒痰久积肺络，拔根殊难。拟小青龙汤法发时服之。

麻黄　川桂枝　姜半夏　北细辛　淡干姜、五味子（合杵）　云苓　大杏仁　炒谷芽　橘红　炙甘草　黑苏子　姜汁　白果

赵左

哮喘延久，遇寒则发。痰鸣气粗，不得平卧。刻适发后，胃呆痰稀。脉小数细滑，舌红无苔。此肺肾两亏，寒痰久蕴肺络，随气机升降也。拔根不易。

杜苏子　姜半夏　五味子　云苓　淡干姜　炙桑皮　坚白前　橘红　大杏仁　海浮石　银杏

临发时服方：拟古人小青龙汤法，开肺宣邪，化痰降气。

麻黄　北细辛　五味子　炙甘草　川桂枝　贡沉香　法半夏　淡干姜　大白芍　橘红　姜汁　白果

束左

咳喘延久，或轻或剧，痰鸣气粗，肢面浮肿，两足清冷，汗出于上，小溲不利，合眼则呓语喃喃。两脉俱伏，舌苔白垢满布。肺肾大亏，水湿久羁脾络，阳不外卫，阴不内守也。有内闭外脱之虑。

上川朴　炒茅白术（各）　姜半夏　连皮苓　炙桑皮　橘红　桂枝木　贡沉香　生熟苡仁（各）　泽泻　蜜苏子　干姜衣

二诊

昨为温脾以化湿，开肺以化痰，喘逆痰鸣，肢肿呓语如故。两脉仍沉伏。小水不利，大腑见通。舌苔满垢而白，舌尖紫绛。脾阳为痰湿所困，肺气不肃，肾气乏摄也。仍防内闭外脱之虑。

炒茅白术（各）　黑苏子　怀牛膝　桂枝木　炒薏仁　泽泻　贡沉香　桑白皮　连皮苓　橘红　干姜衣

田左（丹徒）

咳喘数年，痰多气逆，不能平卧。去冬又增肢面肿，项右筋脉跳跃，少腹气坠，右半身觉重，饮食递减。切脉沉滑，两关来缓去疾，舌苔腐白。肺实于上，肾亏于下，痰湿又阻于中，气化不能展布，下虚上实。先当肃肺降气，以化痰浊。再议培补下元。

黑苏子　生诃子肉　橘红（盐水炒）　淡干姜　炙冬花　法半夏　破故纸　连皮苓　五味子　桑白皮　南沙参　白石英　胡桃肉

二诊

投肃肺纳肾、降气化痰之品后，气逆

渐平，夜来已能安枕，痰亦渐厚。唯咳之尚难出，间或夹血，项右筋脉仍跳跃无已，胸膺筋掣，少腹气坠，脐下痞硬，久卧则散。右畔肢体觉重，饮食递减。切脉右滑，左脉沉迟，舌苔腐白。此痰湿初化，肺气渐降，肾气尚乏摄纳之据所致。仍仿下虚上实例立法。

南沙参　黑苏子　破故纸（盐水炒）　煅牡蛎　怀牛膝（盐水炒）　法半夏　五味子、淡干姜（合杵）　橘红　炙桑皮　连皮苓　白石英　胡桃肉

三诊

两进上实下虚立法，咳喘渐平，夜分渐能着枕，痰亦易出，血色亦少，胃纳亦增。唯胸膺仍紧掣，少腹气陷，脐下痞硬，下达少腹，抚之有形，便结溲少，两足肿。脉缓滑，左部仍沉迟。命阳已衰，脾多痰湿，肺肾久亏，气不化湿。须防湿化为水也。

南沙参　怀牛膝（盐水炒）　煅牡蛎　黑苏子　小茴香（盐水炒）　姜半夏　橘红　云苓　五味子、淡干姜（合杵）　泽泻　白石英　胡桃肉

四诊

经治来，咳喘日平，渐能安枕，痰中之血迹亦将清。而肢面肿未减，脐下痞硬，横梗有形，小溲短少是为水根。脉沉迟右缓滑，舌略起苔。可见肺部之痰气初化，命火真阳尚亏，脾家又有积湿，湿将化水。堤防不固，当防泛滥为灾也。以温理分化为事。

南沙参　连皮苓　桑白皮　巴戟肉　橘红（盐水炒）　桂枝木　泽泻　姜半夏　怀牛膝（盐水炒）　黑苏子　炒薏仁　白石英

另：天真丹一两，每服五十丸，淡盐汤下。如无此丹，即改黑锡丹五钱，每服三十粒。

五诊

改从温理分化立法，颇能安受。咳喘先平，痰中血色继清，脐下痞硬尤平，清涎黏痰亦少。唯肿势虽退，两腿尤甚，按之不热。阳气不能下达，痰阻于中，湿化为水。前方既受，仍以温理主之。

南沙参　巴戟肉　金橘皮　连皮苓　炒白术　怀牛膝（盐水炒）　姜半夏　上肉桂　泽泻　桑白皮　白石英　干姜衣

六诊

两投温理，兼进天真丹，尚能安受。咳喘及痰中血色固减，两腿肿势按之较软，抚之渐热，脾肾真阳渐有下达之机。脉沉细缓滑，舌质淡白。更无火象可见，非温不化。不宜见血投凉，仍守原义出入。

南沙参　当归（小茴香拌炒）　巴戟肉　连皮苓　杜苏子　橘皮　姜半夏　上肉桂　炒白术　泽泻　怀牛膝　生姜　白石英

七诊

迭进温理，腑行溏薄不爽，而小水反少。少腹梗满，或辘辘有声。两腿仍木肿，抚之不热。项右筋脉跳跃，咳逆气粗。切脉缓滑，右寸关重取似有数意，舌光无苔。脾肾真阳不能下达，肺气又不能通调水道，下输膀胱，水湿于是泛滥也。仍守原义，更增五苓法，冀先沟通其水道。

南沙参　猪茯苓（各）　怀牛膝（盐水炒）　贡沉香　泽泻　新会皮　炒白术　黑苏子　桂枝木　川萆薢　白石英

八诊

温理中参入五苓法，水道已通，而仍

少于前昔。少腹痞梗已退，两腿木肿亦较软，腿面亦较热，阳气似有下达之机，而咳又反甚。脉仍缓滑。脾肾真阳为水湿所困，肺之治节无权，非风水犯肺者可比。拟济生肾气汤加减主之。

大熟地（沉香拌炒） 云苓 净车前 熟附片 怀山药 怀牛膝 金橘皮 上肉桂 净萸肉 泽泻

另：金匮肾气丸。

改方：加炒茅术。

九诊

前进温理参入五苓法，水道已见通。接进济生肾气汤，而小水又复点滴不爽，其色赤，但卧则右少腹水声辘辘。两腿木肿步软，而足跗尚木硬。夜分喘咳渐平，痰中尚有血迹。切脉缓滑，重取稍有数意。口干舌白。脾肾真阳虽为水湿所困，而肺部尚有积热，不能通调水道，下输膀胱。姑以润肃其上、温通其下一法，合而图之。

北沙参 猪茯苓（各） 怀牛膝 泽泻 连心麦冬 净车前 桂枝木 陈橘皮（盐水炒） 酒炒防己 小茴香（盐水炒） 十制半夏 上琥珀

另：葱一握（连须白去尾） 荠菜花五钱 皂角三钱

上三味煎汁，于净桶内坐上熏之。

十诊

昨方肃润其上，温通其下，水道通而复仄，点滴不爽，少腹水根虽化，而卧则右少腹仍如囊水。大便亦不通调，两腿木肿，咳逆气粗。舌白口渴，脉缓滑沉分步数。阳不下达，肺失通调。昔贤以二便不利者，先当通其后。姑仿此旨立法。

北沙参 大杏仁 泽泻 怀牛膝 淡苁蓉 郁李仁 法半夏 桂枝木 猪茯苓（各） 瓜蒌子 陈橘皮 荠菜花

又后服方：药后腑通，水道仍不见利，即服此方。

北沙参 酒炒防己 法半夏 陈橘皮 桂枝木 泽泻 怀牛膝 巴戟肉 黑苏子 淡苁蓉 猪茯苓（各） 川椒目

十一诊

从昔贤二便不利先通其后立法，二便已见通调。夜分亦能安枕，痰中血迹亦清，少腹水根亦渐化。而两足仍木肿，按之不知，咳时痰出。切脉缓滑，沉分小数，舌苔略起。肺部之痰浊未清，脾肾之真阳不能下达也。

南沙参 黑苏子 桑白皮 桂枝木 怀牛膝 陈橘皮 连皮苓 巴戟天 炒白术 泽泻 十制半夏 炒薏仁 川椒目

葛右（武进）

咳喘十年，五更尤甚，不得平卧，痰多气粗，咽痒脘闷，口舌常碎，内热善噫，偶遇便溏则喘咳即减。脉缓滑沉分细数。肺气已伤，湿痰内蕴，血分又亏，肝家气火又旺之候。

南沙参 金苏子 贡沉香 旋覆花 法半夏 海浮石 川贝母 大杏仁 生牡蛎 坚白前 橘红 银杏

王左

风邪引动积湿，呛咳月余，痰多气粗，不得平卧，肢肿面黄。舌苔滑白，脉沉细。向日好饮，酒湿本重，喘满可虑。

金苏子 法半夏 旋覆花 橘红 桑白皮 葶苈子 大杏仁 炒薏仁 连皮苓 前胡 象贝母 姜衣

二诊

昨为开化，咳喘如故，不得平卧，面浮肢肿，溲少而混。舌苔苍黄，脉沉细小数。向日好饮，风邪引动积湿，交搏太阴，肺气不利。延非所宜。

南沙参　葶苈子　桑白皮　大杏仁　金苏子　法半夏　橘红　旋覆花　炒薏仁　泽泻　象贝母

另：麻黄六分　五味子四分　茯苓三钱　橘红一钱　大杏仁三钱

上味煎汁一杯服。

三诊

昨为开肺利水，喘逆已减，渐能平卧，水道渐通，面浮亦减，而足肿如故。舌白转黄，脉沉细小数。风邪渐解，积湿尚重。守原义出入。

南沙参　金苏子　大杏仁　泽泻　炙桑皮　炒薏仁　怀牛膝　炒白术　连皮苓　姜半夏　姜衣

王左（京口）

哮喘十余年，不时萌发。痰鸣气粗，不得平卧，两胁痛，痰带血色。脉弦滑右数，舌红无苔。寒痰包热，久结肺络也。拔根不易，调肃为先。

南沙参　法半夏　川贝母　旋覆花　大杏仁　瓦楞子　炙桑皮　海浮石　金苏子　陈橘皮　鹅管石　银杏

江左（无锡）

哮喘已久，不时萌发。痰鸣气粗，不能安枕。脉沉缓右滑，舌心滑白而腻。肺肾之阴气已伤，痰浊久留肺络所致。拔根殊难，拟小青龙法，留待发时服之。

麻黄　姜半夏　贡沉香　金苏子　五味子、淡干姜（合杵）　旋覆花　薄橘红　云苓　海浮石　大白芍（桂枝拌炒）　姜汁　银杏

丸方：北沙参　五味子、淡干姜（合杵）　鹅管石　金苏子　大白芍　贡沉香　川贝母　姜半夏　新会皮　海浮石　云苓　冬瓜子　生诃子肉

上为末，旋覆花煎汤法丸。

王右

咳喘延久，比增肢肿腹胀，不得平卧，胃呆食少。脉虚数，舌红。脾胃大伤，水湿泛滥也。内闭外脱可虑。

北沙参　淡干姜　炙桑皮　姜半夏　怀牛膝　贡沉香　五味子　金苏子　橘红　云苓　旋覆花　姜衣　胡桃肉

二诊

昨为肃肺纳肾，喘逆大平，渐能平卧，胃亦较开，肢肿腹胀如故。舌红边蓝，脉虚数。肺肾大伤，仍防闭脱。

南沙参　贡沉香　五味子　淡干姜　炙桑皮　连皮苓　怀牛膝　旋覆花　金苏子　大白芍　橘红　胡桃肉

张左

寒哮数年，偶受寒邪及劳累则发。呛咳痰鸣，气粗胸痞。脉缓滑寸尺两部沉细，舌心滑白。寒痰久结肺络，既随气机以升降，亦应天时而触发也。拟小青龙法发时服之。

麻黄　薄橘红　大杏仁　桂枝尖　淡干姜　贡沉香　五味子　杜苏子　姜半夏　炙桑皮　姜汁　白果

贺左（京口）

形体丰腴，气虚痰盛，假肺道而出，有升无降，肾之摄纳无权，哮喘屡发。痰鸣气粗，不得平卧，心烦口渴。舌根腻黄，

右脉滑数而细，左手沉濡细滑，重取无力。肺虚于上，肾亏于下，湿痰蕴结于中，随气机而升降。拔根殊难。

南沙参　金苏子　贡沉香　生牡蛎　陈皮（盐水炒）　姜半夏　川贝母　海浮石　五味子（干姜炒）　坚白前　姜汁　白果

丸方：肃肺纳肾，降气化痰。

西洋参（米炒）　北沙参　川贝母　云苓　贡沉香　姜半夏　金苏子　五味子、淡干姜（合杵）　鹅管石　大生地　煅牡蛎

上为末，蜜水法丸。

复诊

昨为肃肺纳肾，降气化痰，喘逆已减，渐能平卧，即偶发哮喘亦较轻。唯午夜仍气粗，须坐片刻，得吐痰方适。脉虚滑细数，舌红苔白。肺肾两亏，气虚痰盛，卧则痰壅气逆也。仍守原义出入。

北沙参　金苏子　五味子　淡干姜　陈橘皮（盐水炒）　海浮石　姜半夏　川贝母　生牡蛎　怀牛膝（盐水炒）　贡沉香（人乳摩冲）　胡桃肉

韦左

咳喘十余年，近来虽不大发，而咳喘气粗，动则尤甚，难于平卧。痰极多，饮食差强。脉沉滑细数，舌红无苔。肺肾大亏，出纳失职也。速效难求。

北沙参　贡沉香　怀牛膝（盐水炒）　煅牡蛎　陈皮（盐水炒）　法半夏　川贝母　叭杏仁　补骨脂（盐水炒）　炙紫菀　胡桃肉

孙右

高年哮喘，用小青龙汤法，喘势已减，痰出不爽，不得平卧，干呕吞酸。脉小数右滑，舌红苔白。风邪渐解，痰浊未行，肺气不利也。

前胡　大杏仁　淡干姜、五味子（合杵）　姜半夏　旋覆花　橘红　大白芍（桂枝拌炒）　云苓　炙桑皮　金苏子　生姜　白果（杵汁）

二诊

迭进小青龙汤出入，哮喘减而痰鸣气粗，甚则闭逆多汗，两足不和，干呕吞酸，鼻扇。脉细而滑数，舌白转黄。风邪虽解，宿痰尚多，加以高年阴气已衰，势有虚实夹杂之弊。

金苏子　淡干姜、五味子（合杵）　贡沉香（人乳摩冲）　大杏仁　川桂枝　炙甘草　旋覆花　橘红　姜半夏　云苓　白果、生姜（合取汁冲）

三诊

大腑迭通，哮喘大减，尤能平卧。唯神烦不安，目𥆨𥆨无所见，少腹急胀。脉弦滑鼓指，舌心腐黄。风邪已解，宿痰未清，虚阳外越，气不摄阴也。高年殊难着手。

西洋参　五味子　大麦冬　怀牛膝（盐水炒）　陈橘皮（盐水炒）　生牡蛎　云苓　川贝母　杜苏子　法半夏　太精石

另：服黑锡丹。

改方：去怀牛膝，加炒白术、大白芍（沉香拌炒）。

另：珍珠一分　琥珀三分　川贝母五分

上三味研细末，以连心麦冬二钱，煎汤和服。

王左（溧阳）

久咳多痰，继又患痢，阴气遂亏。动则气促，入夜咳甚，幸胃纳尚强。脉沉细

缓滑，舌红中腻。气不胜痰，痰反壅气也。拔根不易。

南沙参　金苏子　陈橘皮　生诃子肉　五味子、淡干姜（合杵）　云苓　补骨脂（盐水炒）　炒薏仁　炙紫菀　胡桃肉

再诊

温肺纳肾，颇合病机，久咳及喘俱减。脉沉细缓滑，舌红中黄。肺虚于上，肾亏于下，气不胜痰，最忌润肺。

南沙参　补骨脂　生诃子肉　甜杏仁　五味子、淡干姜（合杵）　金苏子　炙紫菀　橘皮（盐水炒）　云苓　胡桃肉

膏方：大熟地（蛤粉炒松）　叭杏仁　五味子　生诃子肉　破故纸（盐水炒）　肥玉竹　南沙参　川贝母　炒薏仁　淡干姜　陈橘皮　云苓　姜半夏　胡桃肉

上味煎取浓汁，入白蜜收膏。

邹左

痰喘十余年，发则咳甚，痰极多，气粗不平，胸胁胀满。脉浮滑，舌苔白腻满布。肺肾已亏，湿痰内蕴也。拔根不易。

南沙参　姜半夏　淡干姜　五味子　薄橘红　大杏仁　云苓　旋覆花　炙桑皮　海浮石　金苏子　白果

王左（南京）

不咳而喘，其病在肾。切脉弦滑细数，舌苔腻黄。痰气相搏，非徒虚也。拟丸剂图之。

北沙参　大麦冬　大熟地（蛤粉炒松）　煅牡蛎　金苏子　五味子　法半夏　橘红　川贝母　云苓　炒薏仁　生诃子肉　胡桃肉

上味为末，肥玉竹煎汤法丸。

李右（宝埝）

哮喘十余年，近于产后，萌发益甚。咳喘痰多，不得平卧，胸膺胀满，溲赤澄浊，胃呆足肿。舌苔白腻，脉沉滑小数。肺气已伤，湿痰内蕴肺络。拔根不易，先当温化。

金苏子　淡干姜　大杏仁　川桂枝　云苓　乌贼骨　旋覆花　姜半夏　大白芍（沉香拌炒）　薄橘红　五味子　炙桑皮　白果　姜汁

张右（镇江）

哮喘四年，愈发愈勤，甚则一月三次。喘逆不得平卧，咳嗽痰不得出，脘膺仄满，月事如常。脉沉细右滑，舌红中黄。肺气已伤，寒痰包热所致。剔根不易。

南沙参　旋覆花　淡干姜、五味子（合杵）　海浮石　姜半夏　薄橘红　贡沉香　大白芍　射干　姜汁　白果

另：白芥子五钱，用皂角水炒透晒干，每晨开水送下五十二粒（每岁服二粒）。

又诊

哮喘又萌发，痰鸣气粗，入夜则甚，不得平卧。脉细数，舌苔黄腻。先当开肺化痰。

前胡　金苏子　大杏仁　薄橘红　法半夏　射干　海浮石　象贝母　旋覆花　炙桑皮　枇杷叶

徐左（镇江）

痰喘三年，遇冬则甚。呛咳痰多黏白，劳则更喘促。黎明烦扰，必得起坐而后安。差幸胃纳尚强。切脉沉滑细数，舌左苔黄而腻。肺肾两亏，久羁肺络之湿痰未趋。虚实同巢，拔根不易。

南沙参　金苏子　法半夏　陈橘皮（盐

水炒） 生诃子肉 云苓 煅牡蛎 川贝母 炒薏仁 大杏仁 佛手 梧桐子

吕左

七旬外年，天真已衰。气虚不能胜痰，痰阻于中，气之出入失职，加有肝气拂逆。于是不时喘促，痰极多，两足肿。切脉沉滑细数，舌红苔黄。似非阳虚，可用温补者。先当纳肾清肝，兼肃肺气。

北沙参 生牡蛎 贡沉香 怀牛膝 黑苏子 云苓 陈橘皮（盐水炒） 大白芍 旋覆花 补骨脂（盐水炒） 胡桃肉

二诊

进纳肾平肝，佐以清降肺气。喘逆未定，不能着枕，痰难出，两足肿渐及腿部。舌红中剥，脉细滑右手小数。肺肾之阴气大亏，肝气上逆，气不胜痰，痰反阻气也。势无速效可图。

北沙参 黑苏子 怀牛膝 生牡蛎 贡沉香 法半夏 五味子 云苓 旋覆花 橘皮（盐水炒） 青铅（先煎）

樊左（镇江）

去秋始而患痢，既发疥疮，两腿痛不能移动。退后，猝然喘逆，不得平卧，延绵及今。时轻时重，痰多难出，脘仄胃呆。切脉沉细而滑，舌苔黄腻满布。肺肾两亏，积湿成痰，痰为气壅，气为痰凝，乃气虚痰甚之候。延防发肿。

北沙参 生牡蛎 补骨脂 十制半夏 五味子 炒薏仁 黑苏子 陈橘皮（盐水炒） 贡沉香 云苓 胡桃肉（过口）

二诊

昨为气虚痰盛例立法，尚合病机。唯劳动则气促而喘，痰出不易，胃呆便结。舌前黄腻初化，脉沉细数。肺肾两亏，气为痰壅所致。速效难求，当降气纳肾，以化湿痰。

别直须 煅牡蛎 生诃子肉 十制半夏 贡沉香 五味子 黑苏子 大麦冬 陈橘皮 补骨脂 云苓 胡桃肉（过口）

三诊

经治来，喘逆渐平，便结渐利，左胁下痛亦折，左肩髃又复痛，甚则不能抬举，胃纳因之反减。脉细转滑，舌根又腻。脾肾之气未充，湿热乘虚入络也。势无速效，仍当降气化痰，兼通络脉。

别直须 净橘络 川桂枝 威灵仙 炙黄芪（防风煎汁炒） 姜半夏 杜切茯苓 西秦艽 金苏子 丝瓜络 炒竹茹 桑枝（酒炒）

四诊

两月来，喘逆渐平，而入夜间或喘促不得卧，左肩髃久痛，或肿或不肿，不能抬举自如，胃纳时增时减。切脉细数而滑，左寸关带弦。舌红根黄。肺部宿痰初化，肾之摄纳无权，络中之湿又久积不化，气运失和，荣养失职也。势无速效。

北沙参 竹沥半夏 净橘络 左秦艽 生牡蛎 炒薏仁 金苏子 大白芍（桂枝拌炒）别直须 杜切茯苓 桑枝（酒炒） 丝瓜络

张左

喘逆延久，时愈时发，入冬尤甚。呛咳多痰，吞酸自利。切脉沉迟细缓，舌红无苔。脾肾已伤，寒痰阻仄气机之升降也。温化为宜。

大熟地（沉香炒松） 补骨脂 姜半夏 陈橘皮 黑苏子（盐水炒） 煨诃子肉 淡干姜、五味子（合杵） 云苓 怀牛

膝（盐水炒） 胡桃肉

另：金匮肾气丸一两，每晨盐汤送下三钱。

二诊

自利吞酸虽退，而喘逆复甚，呛咳痰难出，两足肿，食少胃呆。脉仍沉迟不起，舌光无苔。肾亏于下，肺实于上，痰又阻于中。立法不易。

北沙参 大麦冬 五味子、淡干姜（合杵） 贡沉香（人乳摩冲） 云苓 怀牛膝（盐水炒） 陈橘皮（盐水炒） 补骨脂 黑苏子 制半夏 胡桃肉

三诊

从肾虚肺实立法，喘逆复平，呛咳未折，痰极难出，两足肿，胃纳不充。脉沉迟较起，舌质仍光赤无苔。阴气固伤，土德复薄也。守原方更增调中。

南沙参 怀山药 五味子、淡干姜（合杵） 大熟地（沉香炒松） 怀牛膝 陈橘皮（盐水炒） 云苓 补骨脂 煅牡蛎 胡桃肉（过口）

韩左

肾虚肺实，脾家又多湿痰，假肺道而出。呛咳痰难出，甚则喘逆如哮，胸膺仄仄不畅，幸胃纳尚强。切脉沉细而滑，两尺濡软。舌苔浮黄薄腻。当先从实治，再益其虚。

杜苏子 白芥子 姜半夏 大杏仁 炙桑皮 川贝母 旋覆花 薄橘红 炒薏仁 云苓 鹅管石 白果

另：莱菔子三钱，蜜炙粟壳一钱五分，煎取一茶杯，临卧时服之。

钟左（南京）

肺肾气虚，脾多痰湿，阳不化阴，气不化湿。肢面肿张，脘下痞硬，遇冬则咳，气粗不平。脉沉细而滑，舌苔腐白。当运脾温肺为主，纳肾兼之。

南沙参 焦白术 破故纸 煨诃子肉 姜半夏 怀牛膝 连皮苓 贡沉香 炙桑皮 杜苏子 陈橘皮（盐水炒） 胡桃肉

丸方：运脾以化湿，保肺以化痰，温纳其肾，以平其气。

大熟地 贡沉香 怀牛膝 泽泻 连皮苓 破故纸 焦白术 上肉桂 熟附片 南沙参 杜苏子 陈橘皮 姜半夏 炒薏仁 胡桃肉

上味研取细末，法丸。

二诊

日来劳碌感寒，痰哮复甚，痰鸣气粗，入夜尤难平卧，或吞酸。脉沉细，舌红。肺气已伤，寒痰不化，姑拟温化。

金苏子 淡干姜 姜半夏 薄橘红 坚白前 旋覆花 射干 大白芍（桂枝拌炒） 大杏仁 鹅管石 五味子 白果（取汁冲）

三诊

痰哮感暴寒复发，痰鸣气粗，不得平卧，痰多白沫，或吞酸。脉沉细，舌红。肺气已伤，寒痰多恋之候。

金苏子 姜半夏 淡干姜、五味子（合杵） 大杏仁 射干 炙桑皮 前胡 炙冬花 薄橘红 鹅管石 白果

又：肃肺纳肾，上下并调。

大熟地 贡沉香 淡干姜、五味子（合杵） 云苓 炒白术 煅牡蛎 陈橘皮 北沙参 破故纸 怀牛膝 怀山药 胡桃肉

上为末，肥玉竹煎汤法丸。

裴右

产后哮喘，业经数年。入夜尤甚，痰鸣气粗，不得平卧。甚则带血，泣口鲜红，胁痛作胀。发时寒热胃呆，月事后期。切脉沉细濡滑，舌苔腐白。血虚肝旺，寒热久羁肺络，极难速效。

南沙参　金苏子　姜半夏　大杏仁　淡干姜　五味子　川贝母　大白芍（沉香拌炒）　云苓　乌贼骨　旋覆花　白果

二诊

产后哮喘数年，发时痰鸣气粗，不得平卧，痰难出，甚则带血。脉细数，舌白。寒痰久羁肺络，拟小青龙汤以备发时服之。

麻黄　川桂枝　北细辛　五味子、淡干姜（合杵）　姜半夏　炙甘草　薄橘红　金苏子　大白芍　白果（取汁冲）

丸方：哮喘平时当养肺益血，兼化顽痰。

南沙参　当归　炙黄芪（麻黄煎汁炒）　姜半夏　五味子　淡干姜　云苓　白芥子　大杏仁　黑苏子　薄橘红　沉香　鹅管石　乌贼骨　大白芍

上为末，肥玉竹煎汤法丸。

陈左

哮喘四年，不时举发，痰鸣气粗，不得平卧，脘闷胃呆。脉沉滑而细，舌红中剥。肺肾两亏，寒包热所致。拔根不易，拟小青龙汤出入。

麻黄　川桂枝　淡干姜　五味子　姜半夏　橘红　北细辛　云苓　金苏子　大杏仁　炙甘草　姜汁

再诊

进小青龙汤，哮喘渐平，痰尚多。业经年余，当再温肺化痰。

南沙参　贡沉香　五味子　淡干姜　姜半夏　海浮石　薄橘红　金苏子　大杏仁　旋覆花　鹅管石

丸方：南北沙参（各）　姜半夏　薄橘红　大杏仁　金苏子　白芥子　淡干姜　五味子　云苓　炙桑皮　川贝母　射干　海浮石　鹅管石

上为末，肥玉竹煎汤法丸。

王左

哮喘又萌，气粗痰鸣，不得平卧，痰极多，脘闷肢肿。脉沉细，舌黄边紫。脾肾两伤，痰湿泛滥也。延非所宜。

葶苈子　金苏子　川桂枝　淡干姜　旋覆花　姜半夏　坚白前　橘红　五味子　贡沉香　大杏仁　连皮苓　姜汁

上为末，旋覆花煎汤，加蜜水法丸。

姚左（常州）

哮喘十余年，发则痰鸣气粗，不得平卧，半月方退。脉沉滑，舌红根黄。寒痰久羁肺络而来，拔根不易。拟小青龙汤法，留待发时服之可也。

麻黄　五味子　大杏仁　金苏子　橘红　旋覆花　大白芍（桂枝拌炒）　坚白前　姜半夏　淡干姜　姜汁　白果（取汁冲）

丸方：南沙参　姜半夏　大杏仁　海浮石　炙黄芪（麻黄拌炒）　五味子　淡干姜　金苏子　鹅管石　云苓　橘红　炙桑皮　白芥子　皂角（去皮、弦，炙存性）

上为末，旋覆花煎汤，加蜜水法丸。

谈右

哮喘四年，遇冬则发。痰鸣气粗，刻值小产后，头痛心悬，咽梗善噫，甚则恶食吞酸，胸宇不畅。切脉弦细小数两关滑，舌苔白。血虚肝旺，寒热久羁肺络，气之升降失司。虚中夹实，先当柔肝肃肺，降气化痰。

南沙参　大白芍（沉香拌炒）　云苓神（各）　川贝母　陈橘皮　乌贼骨　白蒺藜　当归　旋覆花　姜半夏　金苏子　生姜　红枣

李右

哮喘又将萌发，呛咳痰鸣。脉沉迟，舌起白苔。肺络宿痰蠢蠢欲动，温化为宜。

麻黄　金苏子　姜半夏　川桂枝　淡干姜　五味子　大杏仁　橘红　海浮石　云苓　坚白前　鹅管石

王右

哮喘延久，不时萌发，痰鸣气粗，甚则带血，脘痞胁痛，不得平卧，咽痛。舌黄，脉沉细。寒痰包热而来，剔根不易。

麻黄　大白芍　姜半夏　射干　淡干姜　五味子　大杏仁　橘红　旋覆花　炙甘草　生姜　白果

陈左

形体丰腴，气虚痰盛，肾水上泛为痰，假肺道而出。清晨痰极多，兼有黑丝缕缕，味咸。脉浮滑右数，舌红中黄。延防增喘。

金苏子　法半夏　陈橘皮　补骨脂　生诃子肉　煅牡蛎　云苓　炒薏仁　北沙参　海浮石　胡桃肉

胡左

宿哮大致尤平，胃纳亦渐复。唯尚痰多，咳之难出，且杂黑色。脉细滑重取无力，舌苔腐腻满布。肺肾虽亏，而痰湿尚盛之候。当再降气化痰。

南沙参　金苏子　生诃子肉　姜半夏　橘红　生牡蛎　海浮石　坚白前　旋覆花　炒薏仁　大杏仁　云苓　冬瓜子

另：莱菔子三钱，蜜炙粟壳一钱五分，于临卧煎汁服。

谈左（常州）

哮喘五年，愈发愈勤，月必两次。气粗自汗，小溲勤短。脉虚数右弦，舌红。肺肾两亏。久延防暴脱。

南沙参　五味子（干姜拌炒）　大麦冬　煅牡蛎　煨诃子肉　姜半夏　陈橘皮　金苏子　贡沉香　补骨脂　胡桃肉

另：都气丸二两，二至丸一两，和匀。

王右（溧阳）

哮喘已久，不时萌发，痰鸣气粗，不得平卧。兼之月事淋漓不清，或赤白杂下，左少腹痞痛，或拒按，脘痛吞酸。脉弦细而滑，舌苔灰黑满布。风痰在上，湿热在下，冲带二脉失调也。当先从下治。

当归　大白芍　川楝子　五灵脂　大丹参　大生地（炙）　青陈皮（各）　清阿胶（蛤粉炒）　乌贼骨　云苓　香附炭　紫石英　红枣

又：如少腹痞痛已减，原方去五灵脂，加旋覆花。

俞左（常州）

风哮有年，劳则举发。痰鸣气粗，寒热交作。脉小数，舌红。肺气不足，风寒乘袭肺部而来。拔根不易。

南沙参　炙黄芪、麻黄（合炒）　五味子　淡干姜　姜半夏　薄橘红　大杏仁　金苏子　川桂枝　云苓　皂角（去皮炙存性）

上为末，旋覆花煎汤，加蜜水法丸。

徐左

肢肿腹胀退后，呛咳喘逆如故，痰极多。左脉模糊，舌光中剥。久病肺肾大亏，出入失职也。以脉舌论，须防暴脱。

北沙参　川贝母　煅牡蛎　肥玉竹　生诃子肉　法半夏　五味子　陈橘皮　炙桑皮　云苓　黑苏子　胡桃肉（过口）

杨左（扬州）

咳喘本久，秋来又增疟痢。肺肾之气因之更亏，气不胜痰，痰反壅气，假肺道而出。痰极难出，饮食不为肌肤，大便久结，日形消瘦。切脉沉滑小数，舌苔腻。一派下虚上实之象，当肃肺纳肾，降气化痰。

北沙参　金苏子　法半夏　薄橘红（盐水炒）川贝母　生诃子肉　青蛤壳　瓜蒌皮　海浮石　大杏仁　蜜炙粟壳　冬瓜子

再诊

昨从上实下虚立法，尚能安受。清晨仍咳喘，必得吐出留结之痰而后快。切脉沉滑细数。肾虚肺实，气不能胜痰，其痰反易壅气也。守原义更进一步。

北沙参　金苏子　大杏仁　炙紫菀　薄橘红（盐水炒）　云苓　海浮石　川贝母　生诃子肉　法半夏　胡桃肉

林右

进小青龙汤后，哮喘又久不发。咽梗善噫，恶食吞酸亦减。唯胸宇仍不畅，头痛心悬，偶尔欠寐则诸恙增剧。迭经小产，冲任暗亏，经来腹痛胀，内热。脉濡滑，舌白。枝节多端，当分别图治。

当归（酒炒）　大丹参　大白芍（吴萸拌炒）　陈橘皮　乌贼骨　姜半夏　云苓　旋覆花　五味子　淡干姜　大川芎　煨姜　红枣

膏方：大熟地（麻黄拌炒）　炒枣仁　南沙参　姜半夏　淡干姜、五味子（合杵）　大川芎　旋覆花　当归　肥玉竹　炙黄芪　陈橘皮　乌贼骨　金香附　大白芍（沉香拌炒）　红枣

上味煎取浓汁，入白蜜收膏。

刘左

痰喘如哮，又复萌发。气粗痰鸣，咳之不易出，痰色由白而黄，由稀而厚，胸次不舒，胃呆便结，间或自汗。切脉浮弦而滑，两尺濡细。舌苔腐腻满布。肾虚肺实可知，先当开肺宣中，降化痰浊。

金苏子　川贝母　坚白前　云苓　海浮石　旋覆花　法半夏　薄橘红　远志肉　莱菔子　大杏仁　鹅管石　白果

再诊

先进开肺宣中，降化痰浊。舌苔腐腻满布者已化其半，脉之浮弦亦平，其滑如故，沉取小数，两尺濡软。咳痰尚多，动则气粗，胸次未畅，便结未通，寐中间或恍惚。痰浊仍乘机窍可见，先当去其实，再益其虚。

金苏子　瓜蒌子　大麦冬　制半夏　大杏仁　贡沉香　远志肉　旋覆花　海浮石　薄橘红　云苓神（各）　鹅管石　白果

后服方：此方俟大腑通后，舌苔腐腻已十去七八，再服。为善后计。

南沙参　大麦冬　姜半夏　川贝母　云苓　薄橘红　生牡蛎　黑苏子　炙冬花　贡沉香（人乳摩冲）　冬瓜子　鹅管石

另：莱菔子三钱，蜜炙粟壳一钱五分，两味煎取一杯温服。

又：服一二帖后，去莱菔子，加麦冬，便结加瓜蒌子。

拟改方：此症大腑既通，舌苔根腻既化，不宜再有痰迷状况，且喘则稍有汗。

肾气更亏，气不胜痰，故痰难出。远道拟方，不宜切实，当请贵地医师一观真相。

西洋参　大麦冬　五味子　生牡蛎　薄橘红（盐水炒）　黑苏子　远志肉　云苓神（各）　贡沉香（人乳摩冲）　烟泡（一分化冲水）

陈左（上海）

向日好饮，酒湿成痰，久结于胃，假肺道而出，咳经三年。痰稀色白，其质黏，此即饮也。切脉右手弦滑，左部小数，舌红无苔。肾虚肺实，非劳损可比。温化为先。

南沙参　煨诃子肉　大杏仁　十制半夏　川贝母　炒薏仁　黑苏子　云苓　薄橘红　旋覆花　冬瓜子

二诊

进温化法，颇能安受。唯痰质仍未复原，加以咳经三年，动则喘促。右脉仍弦滑，舌红无苔。肺肾两亏，酒湿化痰成饮。饮者囊也，非温不化，与寻常肺燥成反比例也。

南沙参　十制半夏　淡干姜、五味子（合杵）　黑苏子　云苓　薄橘红　补骨脂（盐水炒）　炒白术　炙桑皮　胡桃肉

三诊

进温肺纳肾，化痰蠲饮，尚合机宜。动则喘促已减，久咳未折，气从上逆，痰质仍稀，咳之不易出。右脉仍弦滑，重取虚数，舌红无苔。肺肾久亏，酒湿酝酿为痰，假肺道而出。前方既受，仍率旧章进步。

大熟地（沉香拌炒）　十制半夏　淡干姜、五味子（合杵）　云苓　补骨脂　薄橘红　煅牡蛎　黑苏子　炙桑皮　胡桃肉

四诊

迭进温肺纳肾，化痰蠲饮，尚能安受。痰尚欠灵活。右脉尚弦滑，舌红中起灰苔。酒湿顽痰初化，肺肾之阴气尚亏。守原义更谋进步。

大熟地（沉香煎汁炒）　五味子、淡干姜（合杵）　煅牡蛎　补骨脂（盐水炒）　北沙参　云苓　十制半夏　橘红　黑苏子　叭杏仁　胡桃肉

丸方：北沙参　别直须　川贝母　生诃子肉　五味子　大熟地（沉香拌炒）　云苓　胡桃肉　炒薏仁　黑苏子　补骨脂（盐水炒）　陈橘皮（盐水炒）　十制半夏　大麦冬　叭杏仁

上为末，旋覆花、肥玉竹，煎汤法丸。

周右

疥疮发而不透，风湿交乘肺部。咳逆气喘，不得平卧，肢冷多汗，口渴。舌苔黄，脉沉伏。一派险象，拟大青龙汤法挽之，以尽人力。

麻黄　生石膏　粗桂枝　瓜蒌皮　桑白皮　大杏仁　连皮苓　薄橘红　大白芍　炙甘草　鲜姜衣

改方：肢和汗收，喘亦渐平。原方去麻黄、桂枝，加旋覆花。

再诊

进大青龙汤出入，二便已通调，肢冷已和，汗已收，渴饮已折。两脉亦渐起，舌起白滑苔。唯喘逆气粗，不得平卧，疹疮未透。痰热日化，风邪积湿尚交结肺部也。仍在险途。

麻黄　桂枝木　大杏仁　炙甘草　姜半夏　橘红　炙桑皮　前胡　连皮苓　旋覆

花　金苏子　鲜姜衣

朱左（溧阳）

喘逆复发，据述每一星期必发一次。喘逆有声，不得平卧，胸腹为之胀满，按之膨硬，肢面肿，饮食如常，二便通调。脉虚弦而滑，舌红无苔。春间失血后，肺肾两亏，积蕴内伏，不时水气射肺也。虚实夹杂，最难着手。

南沙参　贡沉香　金苏子　旋覆花　五味子、淡干姜（合杵）　大白芍　大杏仁　汉防己　陈橘皮　桂枝木　杜切茯苓

二诊

进麻黄素三次，喘逆随平，逾五六小时而喘复发，气粗有声，肢面肿，胸腹胀满，按之且膨硬。脉浮弦而滑，舌苔猝然满布腐白。其脾肺两经积饮化水可知。业经已久，收效殊难。

麻黄　川桂枝　大杏仁　桑白皮　炒薏仁　连皮苓　金苏子　汉防己（酒炒）　姜半夏　薄橘红　姜皮

三诊

迭进麻黄桂枝防己汤，喘逆虽暂平，水道虽利，而痰仍难出，猝然腹胀膨硬，肢面肿，多汗。脉虚滑小数，舌起白苔。可见肺气虽开，积饮未化，脾肾真阳又衰。虚实夹杂，仍在畏途。

熟附片　川桂枝　五味子　淡干姜　贡沉香　姜半夏　炒茅白术（各）　薄橘红　连皮苓

另：黑锡丹初服一钱，又服三十粒。

四诊

前日改进黑锡丹，喘逆随平，历一昼夜半皆未复喘，胸腹之膨硬、肢面之肿势俱退，水道亦利。大腑未通，独不纳谷，米汁入胃则气从上逆。舌白转红，脉转虚滑小数，右脉促。种种合参，脾肾之真阳日衰，肺部积饮未蠲也。枝节多端，着手不易。

焦白术　黑苏子　贡沉香　炒薏仁　五味子、淡干姜（合杵）　怀牛膝　姜半夏　连皮苓　新会皮　姜汁　白果

改方：去姜汁，加煅牡蛎。

又

喘肿屡进麻黄素，喘势随平，唯越半日又复喘，再服再平。此物不能多服，改进黑锡丹，其喘能越二日，足肿胀亦退，略能安谷。而痰中或见血迹，有时小喘。其积饮欲从热化，殊非正轨。

南沙参　煅牡蛎　黑苏子　旋覆花　炙桑皮　怀牛膝　大杏仁　贡沉香　川贝母　薄橘红　法半夏　冬瓜子

蒋左（金沙）

去冬呛咳起见，或轻或重，甚则痰鸣气粗，喘息有音，不得平卧，痰难出。舌苔腐白，脉沉细不起。伏风与痰浊久结肺络，随气机而升降，状如哮喘。拟小青龙汤出入，开肺化痰。

麻黄　淡干姜　姜半夏　五味子　大杏仁　旋覆花　薄橘红　金苏子　云苓　贡沉香　川桂枝　姜汁　白果

二诊

昨进小青龙汤，哮喘尤平，痰出较多。唯仍未能平卧，痰鸣脘闷。右脉较起，舌苔仍腐白。伏风顽痰搏结未化，肺气未利。当守原义进步。

麻黄　川桂枝　五味子　姜半夏　白苏子　淡干姜　大白芍（沉香拌炒）　北细辛　大杏仁　薄橘红　炙甘草　姜汁　白果

卜左

心肾两亏，痰湿久羁脾肺。于是多言呃逆，今虽已退，而咳哮痰多，足肿或自利。脉弦细而滑，舌苔黄腻。虚多实少，最防气为痰壅耳。

南沙参　大麦冬　煅牡蛎　怀牛膝　白苏子　贡沉香　桑白皮　法半夏　薄橘红　云苓神（各）炒薏仁　冬瓜子

朱左（常州）

猝然气从上逆则喘，汗多肢冷，痰湿当壅，甚则二便齐来。切脉弦细而滑，两关鼓指。舌苔苍黄。肾亏于下，肺实于上，痰气搏结于中。久延防内闭外脱。

北沙参　大麦冬　金苏子　云苓　法半夏　大白芍　贡沉香　陈橘皮　生牡蛎　川贝母　太阴元精石

徐左（镇江）

哮喘屡萌，始而痰出稀白，继吐黑而厚者即退。当从寒邪包热一种施治。

北沙参　金苏子　海浮石　川贝母　姜半夏　大杏仁　桑白皮　海蛤粉　射干、五味子（合杵）滴孔石　薄橘红　淡天冬　炙冬花

上味研末，旋覆花、肥玉竹煎汤，加蜜水法丸。

吕左

咳喘本久，痰多气粗，入夜尤甚，胃纳减少，左胁或气痞，便结溺管痛。切脉沉细而滑，左手尤无力，舌苔腐腻。肺寒肾燥，脾运不键，水湿又泛滥于中。先当温化调降。

南沙参　炒白术　淡干姜、五味子（合杵）云苓　泽泻　炒谷芽　炒薏仁　杜苏子　大砂仁　姜半夏　新会皮　涤饮散（包）

再诊

进温化调降，舌苔满腻而复起，前端已黄腐。左胁气痞，便结溺管痛亦折。唯呛咳，胃纳未复。脉沉细而滑。脾家湿痰初化，肺寒肾燥，肺肾尚亏，与痰饮又有区别。

南沙参（米焙）甜冬术　五味子、淡干姜（合杵）云苓　大砂仁　炒薏仁　金苏子　姜半夏　新会皮　生姜　白果

丸方：温肺纳肾，化痰蠲饮。

潞党参　五味子、淡干姜（合杵）黑苏子　煨诃子肉　炒薏仁　薄橘红　补骨脂　泽泻　炒白术　胡桃肉　贡沉香　姜半夏　云苓　大砂仁

上为末，旋覆花煎汤，加蜜水法丸。

萧左（苏州）

脾虚其阳，肾虚其阴，摄纳无力，故动则气促如喘。阳虚运行不力，故生痰。不能咳出，流入于络，则左臂酸麻作痛，脘痛胃呆，时常便结。切脉左手弦滑鼓指，右手濡滑，如出两人手，舌苔腐腻满布。气有偏胜可知，清燥两难之候。以运脾理气，分化痰湿为先。

黑苏子　焦白术　制半夏　新会皮　旋覆花　大砂仁　炒薏仁　云苓神（各）大白芍　霞天曲[1]　冬瓜子　佛手花

---

① 霞天曲：药名，用制半夏、焦冬术、白茯苓、党参、炙甘草、广陈皮、霞天膏（黄牛肉煎汁炼膏）制作而成。功用：健脾益胃，化痰蠲饮。

再诊

迭进运脾理气，分化痰浊。脘闷渐舒，便结不利。舌苔腐腻满布亦化，左脉弦滑鼓指亦尤平，右部已起。唯胃纳未复，间或吞酸。可见肠腑湿浊初化，脾阳尚乏振兴之机。法当培土运中，淘汰余浊。

潞党参　焦白术　大砂仁　焦谷芽　新会皮　霞天曲　云苓神（各）　首乌藤　大白芍　法半夏　广木香　荷叶筋　红枣

丸方：加台参须，焦白术改炒於术。

何左

哮喘久发不已，或轻或重，痰鸣气粗，龈根紫痛，背右烧热。脉弦滑左数，舌红中黄嗌干。一派火象，拟麻杏石甘汤法。

麻黄　生石膏　马兜铃　瓜蒌皮　金苏子　淡天冬　旋覆花　炙桑皮　大杏仁　象贝母　白果（取汁冲）

膏方：清肺柔肝，化痰舒气。

北沙参　淡天冬　海蛤粉　白苏子　枇杷叶　薄橘红　大白芍　旋覆花　象贝母　瓜蒌皮　柿霜　云苓　肥玉竹　大杏仁　炒薏仁

上味煎浓汁，入白蜜收膏。

和尚（镇江）

哮喘十余年，愈发愈勤，月必两发。发则寒热无汗，咳喘痰出，间或带血，不得平卧。脉细数，舌红。寒邪包热，肺络日伤之候。剔根不易。

麻黄　熟石膏　法半夏　川桂枝　射干　大杏仁　五味子　薄橘红　炙甘草　金苏子　生姜　白果（取汁冲）

复诊

进大青龙汤，十余年之哮喘大减，寒热亦清。唯发后痰中仍带血。脉细数，舌红。寒邪包热可知，当润肺气以安血络。

北沙参　淡天冬　青蛤壳　大杏仁　象贝母　小蓟炭　薄橘红　炙桑叶　瓜蒌皮　淡子芩　白茅花　枇杷叶

膏方：南沙参　海蛤粉　白苏子　藕节炭　肥玉竹　蜜桑叶　淡天冬　枇杷叶　瓜蒌皮　大生地　法半夏　海浮石　云苓　大杏仁　旋覆花　炒薏仁

上味煎浓汁，入清阿胶，再入白蜜收膏。

于左（扬州）

秋间呛咳起见，继之喘逆，肢冷多汗，状如厥闭。痰难出，日来带血。脉弦细而滑，舌红边白。肾亏于下，肺实于上，痰气搏结于中。最难速效。

南沙参　大麦冬　黑苏子　大杏仁　清阿胶（蛤粉炒）　旋覆花　五味子　川贝母　茜草根　煅牡蛎　怀膝炭　藕节炭　枇杷叶

薛左

偶尔痰行则气从上逆，咽梗作痛，颊车紧张，不能纳谷，必坐定一小时甫退。脘膺亦或仄仄不舒作痛，脐上痞硬有年，不时攻注。脉弦滑，舌苔腐腻且厚。痰湿久阻于中，气火易上扰，肺之肃降无权，久延防喘逆。

南沙参　生牡蛎　金苏子　淡天冬　瓜蒌皮　怀牛膝　旋覆花　陈橘皮　大白芍（沉香拌炒）　云苓　冬瓜子　银蝴蝶

余左

高年天真气衰，脾运不力，食入易化痰浊，气不胜痰，反仄于气道，阻其升降之常度。于是喘促，或来或去，不能平卧，饮食猝减。脉虚弦兼滑，舌苔腻黄中剥。

乃气虚夹痰之候，久延非宜。

金苏子　旋覆花　生牡蛎　怀牛膝　贡沉香　法半夏　新会皮　潼白蒺藜（各）　云苓　冬瓜子　白果

二诊

昨从气虚夹痰例立法，夜来颇能安枕，黎明后喘，午前服黑锡丹三十粒，喘势甫折，但或来或去，甚则肢冷自汗。脉沉滑小数，右关尺息止[1]不调，舌苔白腻。肾气渐乏摄纳之权，以脉论，最防暴脱。仿肾气汤立法。

大熟地　五味子　破故纸　女贞子　炒白术　贡沉香　新会皮（盐水炒）　潼沙苑（盐水炒）　怀牛膝（盐水炒）　真坎炁

三诊

昨服黑锡丹，喘平复剧。继进肾气汤加坎炁纳真元，喘势亦暂减。但仍动则气粗有声，不得倚息。唯肢冷自汗已减，脉之息止渐调，舌苔白腻已腐，午后略能咯痰。据此种种，足见宿痰甫化，肾气尚乏摄纳之权。仍用前方出入。

潞党参　潼沙苑（盐水炒）　五味子　贡沉香　大熟地（附片煎汁炒）　怀牛膝（盐水炒）　补骨脂　淡干姜　陈橘皮　炒白术　青铅（先煎）　真坎炁

四诊

迭进摄下元之剂，喘已大减，汗亦收。四末反清冷不和，脘闷得咳黏痰则行。舌苔白腻，脉左部复觉息止。阳已大衰，不能敷布四末，根蒂欲拔，气不胜痰也。当原方接服，冀其肢末先和为要。

大熟地　潞党参　新会皮　补骨脂　附子片　怀牛膝　炒白术　五味子　潼沙苑（盐水炒）　淡干姜　上沉香（人乳摩冲）　青蛤壳　蛤蚧尾（研冲）

五诊

午后两手清冷渐和，两足仍冷肿且木，大腑已通。舌苔转黄，脉息止复退转浮滑带芤大。喘已平，动尚气喘，痰出渐多。脾肾真阳渐有敷布之势，唯根蒂未固，余痰未清。立法殊非易之。

大熟地（盐水炒）　炒白术　镑沉香　熟附片　补骨脂　新会皮　怀牛膝（盐水炒）　潞党参　炙黄芪　北五味　青铅

六诊

迭投温摄下元之剂，喘已见平，颇能安枕，肢冷已和，亦不息止，唯虚滑不受重按。偶尔劳动又复喘逆，两足冰冷木肿，舌苔更腻。是肾气甫能归窟，摄纳之力不充。当清心调摄为要。

大熟地（沉香拌炒）　熟附片（盐水炒）　姜半夏　炙黄芪　北五味　潞党参　补骨脂（盐水炒）　新会皮　怀牛膝（盐水炒）　炒白术　胡桃肉　青铅

七诊

三日来，舌之黄垢已净，前半且有津润，脉小数不复息止。但仍不时喘促有汗，且阳缩肢冷，足肿而木。一派脾肾真阳将涣之象，阳不维阴，阴无敛阳也。姑用景岳培补真元法，用天真丹出入，以尽心力。

熟附片　大熟地（沉香拌炒）　北五味　补骨脂　潼沙苑（盐水炒）　怀牛

---

① 息止：停息，终止。息止属于危险脉象中的雀啄脉，脉来急速，节律不齐，止而复发，犹如雀喙啄食。表现为脉搏在快速跳动 3 ～ 6 次之后，出现一次较长时间的息止，并反复发作，短促而不规则。

膝　炒白术　炙黄芪　紫河车

八诊

迭进温摄下元法，肢冷已和，脉之息止转形小数带滑，喘势略平。唯不时气逆则喘促，不能安枕，心烦少寐。舌苔转黄，少津略有浊意。此肾气真阳已回，宿痰渐从热化。温补不宜过量，原方删去温热，略参清凉镇定。

南沙参　新会皮　北五味　煅牡蛎　杜苏子　云神　镑沉香　怀牛膝　大麦冬　补骨脂　胡桃肉

九诊

今日略能平卧，但仍喘促有声，未几又平如旧。或喘或止，一日数十次，不能酣卧。肢冷虽和，左足尚木肿如故。右脉渐数疾，舌前黄垢已退，反觉红剥而干，后半尚黄垢。此肾阳已回，阴气又耗，宿痰欲从热化而不果也。当肺肾并调，化痰降气为要。

南沙参　生牡蛎　北五味　炙桑叶　新会皮（盐水炒）　补骨脂（盐水炒）　怀牛膝（盐水炒）　大麦冬　黑苏子（蜜炙）　云神　鲜百合（先煎代水）

王左

先喘后肿，由两腿而上及少腹。囊大阳缩，不得平卧，小溲不利，大便燥结。切脉滑数鼓指，左手小数，舌红中剥。此肾虚其阴，脾衰其阳，气不化湿，湿化为水，肺气不能通调水道，下输膀胱也。当开上纳下，分利水道为先。

葶苈子（元米同炒去米煎）　北沙参　桑白皮　青蛤壳　金苏子　怀牛膝　大杏仁　连皮苓　泽泻　旋覆花　贡沉香（人乳摩冲）

二诊

昨用开上纳下法，喘逆已减，能安枕二小时。脉之滑数鼓指亦折，舌心红剥亦较润。唯肢肿如故，阳事仍缩，小水不利，大便坚结。乃阴不上承，阳不下达之象。守原义更加润导之品。

北沙参　黑苏子（蜜炙）　甜葶苈（元米炒）　桑白皮　青蛤壳　连皮苓　陈橘白络（各）大杏仁　泽泻　怀牛膝　木防己　贡沉香（人乳摩冲）

三诊

从阴不上承，阳不下达立法，喘咳日平，渐能安枕。囊亦流脂，其肿亦较减。唯水道仍不利，阳事仍缩，肢肿如故，腲髀痛[①]，转侧维艰，大腑未通。脉数已折，舌心尚绛。一派脾阳气馁，湿化为水之据。当先滋阴通阳，分利二便。

北沙参　巴戟肉　怀牛膝　桑白皮　冬葵子　汉防己　黑苏子　泽泻　猪茯苓（各）　胡芦巴　川椒目

四诊

昨易滋阴通阳，分利二便法，腑虽未通，夜分已能安枕，两腿肿势渐退，阳事仍缩。脉之弦滑日平，舌心仍红绛。可见阴虽略复，阳尚未通，气不化湿，湿化为水也。当守原义更增通下。

淡苁蓉　巴戟肉　北沙参　泽泻　汉防己　胡芦巴　杜苏子　怀牛膝　大杏仁　连

① 腲髀痛：大腿外侧股骨腐烂之处疼痛。腲：鱼肉腐败。

皮苓　冬葵子　川椒目

五诊

今日大腑仍未通，矢气而已，痰多而鸣，囊腿肿，阳缩。舌质较绛，脉复滑数。水湿泛滥于外，痰浊又蕴于中，阳不下达，阴不上承。姑用降气化痰，通利二便法主之。

北沙参　大杏仁　连皮苓　竹沥半夏　瓜蒌子　净橘络　淡苁蓉　怀牛膝　金苏子　泽泻　冬葵子

六诊

今日大腑畅行两次，先燥后溏，脉之滑数顿减。水道未利，阳事仍缩，卧则痰鸣，腿囊流脂水，肿势步折。舌心红剥，根白中黄。阴气两亏，气不化湿，湿化为水与痰也。尚防复喘。

北沙参　金苏子　旋覆花　法半夏　泽泻　净橘络　青蛤壳　连皮苓　海浮石　怀牛膝　大麦冬　冬瓜子

七诊

服润肺滋肾，化痰利水剂后，大腑已行，小水仍不利，阳缩腿肿，痰鸣夜甚。脉数象渐平，滑不减。舌红起纹。水不上承，气不化湿也。以清养气分，兼化湿痰为事。

西洋参　生牡蛎　炙黄芪　连皮苓　金苏子　泽泻　怀牛膝　法半夏　大麦冬　陈橘皮　冬瓜子

八诊

今日大腑又复通，胃纳反减少，痰尚或多或少，水道较利，阳事仍缩，腿肿流水而渐退，腰髀仍时时作痛。脉数尤平，舌根黄苔已化，转觉绛光少津。肾虚其阴，脾衰其阳之候。

西洋参　连皮苓　法半夏　青蛤壳　陈橘皮　怀牛膝　黄柏皮　泽泻　金苏子　大麦冬　地肤子

九诊

大腑通调之后，水道亦较利，舌质绛色亦减。而痰又复多，声嘶不响，胃纳亦不充。脉之数象虽平，顾按重则少力而有数意。高年阴气日耗，气不胜痰。须防痰随气壅也。

别直须　怀牛膝　生牡蛎　金苏子　法半夏　冬瓜子　生诃子肉　陈橘皮　连皮苓　泽泻　炒谷芽

十诊

今日痰鸣较平，夜分亦安枕，音嘶未充，胃纳不增，腿胯流水之处红赤破溃，日夕作痛，转侧维艰。脉虽和滑，按之稍软而无力，舌红且有光。阴气并亏，既不化痰，又不化水也。

别直须　怀牛膝　炒於术　云苓　黑苏子　泽泻　姜半夏　黄芪皮　陈橘皮

金匮肾气丸（开水另下）。

蔡左（金沙）

去冬呛咳起见，或轻或重，甚则痰鸣气粗，喘息有音，不能平卧，痰难出。舌苔腐白，脉沉细不起。伏风与痰浊久结肺络，随气机而升降，状如哮喘。拟小青龙汤出入，开肺化痰。

麻黄　淡干姜　姜半夏　五味子　旋覆花　薄橘红　金苏子　云苓　贡沉香　大杏仁　川桂枝　姜汁　白果（取汁冲）

二诊

昨进小青龙汤，哮喘尤平，痰出极多。唯仍未能平卧，痰鸣脘闷。右脉较起，舌苔仍腐白。伏风顽痰搏结未化，肺气不利。

当守原义进步。

麻黄　川桂枝　淡干姜　大白芍　五味子　北细辛　姜半夏　炙甘草　大杏仁　金苏子　薄橘红　姜汁　白果（取汁冲）

王左（常州）

痰哮廿余年，清晨尤甚，痰鸣气粗。近来胸次仄闷，痰中或带血条，幸胃纳尚强。切脉沉弦小数，右寸关滑，舌红根黄。寒痰化热，肺络日伤之候。刬根殊非易事。

南沙参　淡天冬　海浮石　旋覆花　川贝母　瓜蒌皮　青蛤壳　仙鹤草　金苏子　大杏仁　枇杷叶　鹅管石

陈左

呛咳十余年，或轻或重。重则寒热，气粗不平，脘闷，痰稀白。脉缓滑，舌苔灰白满布。湿痰久阻肺络，延有哮喘之害。当益其肺气，化其湿痰。

南沙参　大杏仁　金苏子　川贝母　法半夏　炙桑皮　海浮石　云苓　炒薏仁　炙冬花　旋覆花　鹅管石

蒋左（仪征）

哮喘有年，日来又复举发。痰鸣气粗，不得平卧，呛咳，脘下痛。舌起白苔，脉沉滑。寒邪痰浊久羁肺部，拟小青龙汤出入主之。

麻黄　淡干姜　五味子　川桂枝　白苏子　姜半夏　大白芍　旋覆花　陈橘皮　大杏仁　云苓　白果　姜汁

丸方：南沙参　淡干姜　白芥子　贡沉香　川桂枝　五味子　金苏子　姜半夏　薄橘红　大白芍　皂角（去皮炙存性）　炙甘草　炙冬花　大杏仁　云苓

上为末，旋覆花、肥玉竹煎汤，加蜜水法丸。

欧阳右

产后肢面浮肿已久，呛咳多痰，不得平卧，食少作恶，或腹胀。脉沉细而滑，舌白边青。荣土两亏，风水相乘于太阴也。延防增喘。

当归　桂枝木　大杏仁　旋覆花　法半夏　薄橘红　桑白皮　连皮苓　炒薏仁　炙冬花　姜皮

潘左（宜兴）

哮喘五年，愈发愈勤。呛咳多痰，气粗息高，不得平卧，比增痰带血迹。脉弦细而滑，舌苔腐黄。寒痰包热，久积肺络。最难拔根之候。

前胡　射干　旋覆花　金苏子　大杏仁　海浮石　炙桑皮　青蛤壳　瓜蒌皮　象贝母　薄橘红　鹅管石

陈左（镇江）

丸方：哮喘八年，刻虽两月不发，而痰尚难出，两手时如冰。阳气为寒痰所困可知，以丸剂调之。

南沙参　炙黄芪　贡沉香　当归　皂角　淡干姜　薄橘红　金苏子　鹅管石　白芥子　川桂枝　五味子　姜半夏　云苓

上为末，旋覆花煎汤，加蜜水法丸。

郦左（陵口）

哮喘举发三月，痰鸣气粗，不得平卧。胸腹胀满，小有寒热。脉虚滑，舌红前半黄腻。拟小青龙汤出入。

麻黄　川桂枝　五味子、淡干姜（合杵）　大白芍　贡沉香　旋覆花　姜半夏　大杏仁　薄橘红　炙甘草　姜汁

二诊

昨进小青龙汤，咳痰甚多，喘哮遂退，

渐能平卧。唯胸腹尚胀满，便结不通。当再化痰降气。

白苏子　旋覆花　瓜蒌子　大杏仁　姜半夏　薄橘红　贡沉香　大白芍（桂枝拌炒）　炙桑皮　炙冬花　白果　姜汁

钱左

胃有寒痰积饮，假肺道而出。不时呛咳痰鸣，入夜尤甚，不得平卧，状如哮喘。脉浮弦右滑，舌红无苔。肾阴本亏，先当温肺化痰。

南沙参　金苏子　五味子、淡干姜（合杵）　大杏仁　海浮石　炙桑皮　姜半夏　鹅管石　云苓　薄橘红　白果　姜汁

丁左（清江）

哮喘九年，劳则萌发。痰鸣气粗，喘息有音，不得平卧，甚则多汗，胸膺胀满。脉沉滑右手濡软，舌苔腐白。肺肾已伤，寒热久积肺络也。剔根不易，拟小青龙出入，以备发时服之。

麻黄　大白芍（桂枝拌炒）　姜半夏　大杏仁　旋覆花　贡沉香　五味子、淡干姜（合杵）　云苓　金苏子　炙桑皮　姜汁　白果

丸方：保肺化痰，为治哮根本计。

南沙参　姜半夏　薄橘红　大白芍（桂枝拌炒）　五味子、淡干姜（合杵）　金苏子　贡沉香　鹅管石　海浮石　云苓　煅牡蛎　生诃子肉

上为末，旋覆花、肥玉竹煎汤，法丸。

王右（扬州）

哮喘五年，不时举发。气粗痰鸣，两胁胀痛，不得平卧。切脉沉细而滑，舌红无苔。寒痰包热，久羁肺络，剔根不易。拟小青龙汤法，以备发时服之。

麻黄　桂枝　大白芍（沉香拌炒）　姜半夏　五味子　薄橘红　炙甘草　旋覆花　淡干姜　云苓　姜汁　白果

王右（出诊）

肝风窜扰胃络，左颧腮掣痛，牙关紧，兼之不能平卧，痰多难出，便结不通。脉虚滑数，舌红中黄。痰火又结肺络见症，高年久延非宜。

北沙参　旋覆花　金苏子　云苓神（各）　淡天冬　象贝母　清阿胶　瓜蒌霜　青蛤壳　大白芍　炒竹茹　白果（杵碎冲）

厉右（扬州）

进小青龙汤，哮喘遂平，而呛咳不减，入夜则甚，痰难出，或带血丝。脉濡滑细数，舌红。肺肾之阴气已伤，寒痰欲从热化而不果之候。

南沙参　杜苏子　五味子、淡干姜（合杵）　薄橘红　旋覆花　云苓　海浮石　大杏仁　姜半夏　坚白前　鹅管石

吴左（江阴）

多年痰饮，化为哮喘，不时举发，痰鸣气粗，不得平卧。近增头目眩昏，烦劳则不寐。脉虚滑，两尺濡细。心肾两亏，宿痰久羁肺络也。当分别图治。

南沙参　炙黄芪　姜半夏　云苓神（各）　远志肉　陈橘皮　五味子、淡干姜（合杵）　潼白蒺藜（各）　炒枣仁　鹅管石

贺左（出诊）

咳痰已久，日来增喘。痰鸣有声，不得平卧。脘胁窜痛，小水自遗，无收缩力，自汗，阳事缩。脉沉小不应指，舌苔粉白厚布。肺肾大亏，气为痰壅也。一派险象，内闭外脱堪虑。

南沙参　姜半夏　贡沉香　生诃子肉　杜苏子　补骨脂　陈橘皮　五味子（干姜合杵）云苓　大白芍（桂心拌炒）　胡桃肉（过口）

另：黑锡丹一钱，开水先下。

二诊

昨进黑锡丹，痰鸣自汗已减，大腑畅行黑污。小水仍自遗，阳事仍缩。脉较起，两尺略能应指，舌苔白厚转黄。此痰浊初化，肾气大亏，摄纳失职。当守原义更进一步，祈其站定为第一步要着。

南沙参　姜半夏　贡沉香　生诃子肉　新会皮　云苓　黑苏子　怀牛膝　淡干姜、五味子（合杵）　破故纸　水泛金匮肾气丸（杵包入煎）

另：黑锡丹一钱五分，分两包服。

戴右（安徽）

哮喘三年，愈发愈勤。痰鸣气粗，不得平卧，脘闷自汗。脉沉滑，舌苔腐腻。肺气已伤，风邪痰浊久羁肺络所致。拔根殊难，姑为温化。

杜苏子　大杏仁　姜半夏　薄橘红　淡干姜、五味子（合杵）　贡沉香　炙桑皮　大白芍（桂枝拌炒）　炙冬花　姜汁　白果

又：发时加麻黄、炙甘草。

王童

童年，哮喘三年，时愈时发，痰鸣气粗，咳之不得出，食咸物则更甚。脉数右滑，舌红中黄。痰热内蕴，风寒外加而来。剔根不易。

前胡　射干　薄橘红　法半夏　海浮石　金苏子　旋覆花　大杏仁　坚白前　炙桑皮　白果（取汁冲）

吕右（宝埝）

哮喘屡发，痰鸣气粗，咳不爽。头痛寒热，月事如常。脉细右滑，舌苔腐黄。痰热内蕴，风寒外加也。

前胡　射干　大杏仁　海浮石　白苏子　法半夏　象贝母　坚白前　炙桑皮　鹅管石　旋覆花　枇杷叶

陈左（江阴）

痰哮初起，共发四次。痰鸣气粗，不得平卧。脉沉滑细数，舌苔白腻。肾虚肺实，姑拟小青龙汤一法，以备发时服之。开其肺气，化其寒痰。

麻黄　姜半夏　五味子　淡干姜　贡沉香　炙甘草　薄橘红　川桂枝　大杏仁　云苓　姜汁　白果

朱左（海州）

痰哮有年，遇冬则发。痰鸣气粗，不得平卧。脉缓滑两尺濡细，舌红无苔。肾虚肺实，寒痰久羁肺络，感召天时则发也。温化为宜。

南沙参　五味子、淡干姜（合杵）　白苏子　海浮石　大白芍（桂枝拌炒）　薄橘红　姜半夏　大杏仁　鹅管石　云苓　白果（取汁冲）

张左

哮喘又萌，痰鸣气粗，不得平卧，脘闷胃呆。脉细数，舌苔黄腻。肾虚肺实，开化为先。

麻黄　川桂枝　姜半夏　大杏仁　炙桑皮　五味子　淡干姜　薄橘红　白苏子　炙冬花　姜汁　白果

陈右（盱眙）

哮喘十余年，每月必发。痰鸣气粗，不得平卧。脉沉滑，舌白。寒痰久积肺络，

剔根不易。拟小青龙汤，以备发时服之。

麻黄　淡干姜　川桂枝　五味子　姜半夏　大杏仁　大白芍（沉香拌炒）旋覆花　陈橘皮　白苏子　姜汁　白果汁

过左（无锡）

哮喘数年，每于夜午则发。痰鸣气粗，不得平卧。脉沉滑，舌苔腐白。伏邪为寒痰所困，剔根不易。

南沙参　金苏子　五味子、淡干姜（合杵）姜半夏　薄橘红　旋覆花　白芥子　海浮石　炙桑皮　姜汁　白果汁

杨左

哮喘十余年，日发日勤。痰鸣气粗，不得平卧，脘中痹冷。脉沉滑，舌白。寒痰伏肺，剔根不易。

麻黄　五味子　淡干姜　姜半夏　大杏仁　金苏子　川桂枝　薄橘红　炙桑皮　炙甘草　白果　姜汁

陈左（上海）

哮喘又萌，痰鸣气粗，咳之不得出，脘为之闷。舌苔厚白满布，脉沉细不起。外风引动伏邪积饮，拟小青龙汤出入主之。

麻黄　白苏子　五味子　淡干姜　姜半夏　大杏仁　薄橘红　大白芍（桂枝拌炒）云苓　鹅管石　白果

陆左（宜兴）

风哮屡发，表热无汗，呛咳喘逆，不得平卧，痰难出。脉沉细右滑，舌苔腐白。拟小青龙法于发时服之，拔其根株。

麻黄　川桂枝　五味子　淡干姜　桑白皮　大杏仁　炙冬花　薄橘红　姜半夏　姜汁　白果汁

杨左（常州）

气喘三年，今秋尤甚。不耐劳动，痰中间或带红，幸不呛咳。脉虚数，舌红。肺肾两伤，最难速效。

南沙参　大麦冬　煅牡蛎　肥玉竹　怀牛膝　五味子　料豆衣　陈橘白　云苓　贡沉香　胡桃肉（过口）

顾右

哮喘半年，每月必发二三次。痰鸣气粗，不得平卧，脘闷，月事后期。脉细数，舌黄。寒痰久积肺络也，剔根不易。

麻黄　五味子　淡干姜　姜半夏　大杏仁　薄橘红　旋覆花　大白芍（桂枝拌炒）炙桑皮　白苏子　生姜　白果（取汁冲）

虞右（常州）

哮喘八年，甚则每月必发。痰鸣气粗，不得平卧，月事如常。切脉沉滑而细，舌红根黄。肺气已伤，寒痰久羁肺络而来。剔根不易，当分别图之。

南沙参　大杏仁　姜半夏　川贝母　五味子、淡干姜（合杵）白苏子　大白芍（沉香拌炒）薄橘红　鹅管石　姜汁　白果

李左

哮喘五年，愈发愈勤，甚则一月两次。痰鸣气粗，不得平卧，呛咳痰难出，曾经见红。脉细数，舌红。肺气已伤，寒痰包热，剔根不易。

南沙参　白苏子　姜半夏　大杏仁　薄橘红　炙桑皮　海浮石　大白芍（桂枝拌炒）五味子、淡干姜（合杵）鹅管石　白果汁

俞左（镇江）

哮喘六年，每于秋冬则发。发则痰鸣气粗，不得平卧。脉沉细而滑，舌红中剥。肺气已伤，寒痰久羁肺络，故平时易鼻仄

不通也。刻值发后，当养肺气，化宿痰。

南沙参　旋覆花　淡干姜、五味子（合杵）姜半夏　炙桑皮　薄橘红　海浮石　白苏子　鹅管石　生姜　白果（取汁冲）

程右（东台）

哮喘九年，日发日勤，甚则月必数发。痰鸣气粗，不得平卧，痰多或带血丝。平时内外灼热，或恶寒，经行不畅，两胁下胀满，或食入梗痛。脉弦细而滑，舌红无苔。寒邪包热，顽痰久积肺络，加以血虚肝旺，冲血不调而来。收效不易。

南沙参　白苏子　旋覆花　法半夏　大白芍（沉香拌炒）　大丹参　海浮石　川贝母　大杏仁　射干　鹅管石　白果（取汁冲）

黄右（镇江）

每届冬令，则呛咳气粗，痰多黏白，清晨尤甚。夏令则腿肿便溏，间或头痛，耳内轰鸣。切脉虚滑小数，舌红边黄。肺肾之气已伤，痰饮久羁不化，与肺燥不同。法当温其肺气，化其积饮。

南沙参　姜半夏　大杏仁　大白芍（沉香拌炒）　白苏子　煨诃子肉　旋覆花　川贝母　云苓　炙桑皮　炒薏仁　生姜、白果（同捣汁冲）

王左

痰鸣气粗，状如哮喘者又复萌发。且音嘶不响，痰多难出。舌苔腐腻化为糙黄，脉沉数而滑。风痰久伏肺俞，业经半年，收效不易。

瓜蒌皮　射干　大杏仁　薄橘红　杜苏子　坚白前　前胡　青蛤壳　淡天冬　金沸草　马兜铃　鹅管石　枇杷叶

厉右（扬州）

哮喘六年，遇冬则发。痰鸣有声，气粗息高，不得平卧，痰极多，咳之不易出，或带血，月事先期且多。脉濡滑而细，舌红无苔。肾虚肺实，寒热久羁肺络。虚实夹杂，剔根不易。

麻黄　大白芍　贡沉香　旋覆花　坚白前　五味子、淡干姜（合杵）　姜半夏　薄橘红　海浮石　姜汁　白果

再诊

昨从小青龙汤化裁立法，已能平卧。唯仍痰鸣有声，咳之不易出，曾带血，月事先期且多。脉沉濡滑而细。寒痰久羁肺部，肾气已虚，业经六年，遇冬则发。剔根殊非易事也。

南沙参　淡干姜、五味子（合杵）　贡沉香　姜半夏　旋覆花　黑苏子　炙桑皮　薄橘红　海浮石　云苓　白果（取汁冲）

另：保金丸二两，每服一钱五分，开水下。

失音门

薛左（常州）

饮酒冒风兼食冷物，风热为寒冷抑遏，肺气仄塞，声带无以发音，声嘶三月，饮食如常，痰极多，亦不呛咳。脉沉细而滑，舌根黄腻。一派实象，与肺损音哑不同。最忌腻补。

南沙参　射干　方通草　炒苡仁　金沸草　生诃子肉（摩冲）　白桔梗　法半夏　薄橘红　云苓　净蝉衣　生西瓜子壳（咬开勿碎）

另：生诃子肉三枚　法半夏二钱　白桔梗一钱五分　射干一钱五分　败叫子[①]三个　凤凰衣二钱

上味共研细末，用鸡子清加白蜜调化为丸如桂圆核大，噙之。

刘右（镇江）

去冬音哑起见，今春更甚。脉弦滑而数，舌苔黄腻。痰热久羁肺络，肺管仄塞，肺气不清。音带失其效用也。

瓜蒌皮　白桔梗　方通草　冬桑叶　薄橘红　淡天冬　射干　马兜铃　净蝉衣　象贝　败叫子　枇杷叶

金右（镇江）

小产后，恼怒伤肝，气机愤郁，声带失其效用，音嘶不响者近两月。咳不爽，痰多，力吐始出，胸腹窜鸣作痛，下及腰胯。脉弦细，舌红。际此冬燥，须防咳剧。

南沙参　炙乌梅　淡天冬　当归　大白芍　旋覆花　白蒺藜　大丹参　白桔梗　川郁金　银蝴蝶

二诊

日来咳已减，痰出渐爽，音嘶渐响，胸腹气窜作痛下及腰腿亦折。脉弦细，右手小数，舌红无苔。小产后血亏未复，气火初平之候。当清养润肃。

南沙参　冬桑叶　生诃子皮　白桔梗　象贝　淡天冬　瓜蒌皮　大白芍　大杏仁　枇杷叶　银蝴蝶　生西瓜子壳（咬开勿碎）

三诊

经治来，音哑已响，咳亦减，胃纳亦复。独少腹尚气窜作痛，后及腿腰，莫能坐立。脉沉细左手小弦，舌红。可见肺气初肃，小产后肝肾之气未调。

白归身　大白芍　青木香　川楝子　苏梗　云苓　炙乌梅　白蒺藜　大丹参　川断肉　旋覆花　佛手　红枣

---

① 败叫子：唢呐上所用之废弃叫子。叫子：哨子，口吹发声之器。

江左

去秋呛咳起见，痰多白沫。日来又增咽痛，饮咽不利，喉底腐白。脉细数，舌红中黄。肺肾之阴已伤，气火虚阳内灼也。延防失音。

北沙参　生诃子肉　川贝母　白桔梗　冬桑叶　乌元参　大杏仁　马勃　大麦冬　青蛤壳　枇杷叶　凤凰衣

二诊

日来咽痛复甚，饮咽不利，久咳痰白沫。脉细数右滑。肺肾之阴大伤，气火虚阳上灼也。仍防失音。

北沙参　白桔梗　乌元参　马勃　生诃子皮　大麦冬　川贝母　生甘草　青蛤壳　叭杏仁　枇杷叶　凤凰衣

张童

乳子痧后，肺阴已伤，痰热内蕴，肺气不清。音带闭塞，呛咳无声。脉细数，舌起碎点。当润养肺气。

南沙参　法半夏　淡天冬　马兜铃　蜜桑叶　白桔梗　象贝　大杏仁　川通草　枇杷叶　凤凰衣

蒋左

喉痹延久，咽关两旁红肿或作痛，呛咳曾带血。比增入夜寒热。脉虚数右滑，舌苔浮黄。肝家气火上扰肺络，阴分日伤，延防失音。

南沙参　旋覆花　瓜蒌皮　象贝　黄郁金　淡天冬　大杏仁　白桔梗　大白芍　青蛤壳　枇杷叶　金果榄

二诊

喉痹咽关红肿已减，左半白点延久不退。呛咳曾带血，不得左卧，入夜寒热，不汗而解。脉虚弦，舌黄中剥。肺阴已伤，气火偏旺也。清降润化为先。

北沙参　苏子　法半夏　瓜蒌皮　白桔梗　淡天冬　旋覆花　地骨皮　大杏仁　青蛤壳　枇杷叶　凤凰衣

吴左（常州）

腹痛腰背胀已久，入夜则小溲勤数，食入不畅，大便或溏或结，比增音腻不清。脉虚数，舌红。脾肾两亏，子窃母气也。久延防增咳喘。

南沙参　怀山药　大白芍　炙乌梅　炒苡仁　生诃子肉　黑料豆　川杜仲　陈橘白　白桔梗　莲子（去心）

汪左（溧阳）

始发疥疮，继之咳嗽失血，音嘶不响，咽痛，饮咽不利。脉虚数，舌质红剥。肺肾之阴暗伤，损怯可虑。

南沙参　淡天冬　川贝母　冬桑叶　白桔梗　青蛤壳　炒苡仁　生诃子皮　炙紫菀　大杏仁　枇杷叶　凤凰衣

林右

产后诸恙俱退，唯声嘶未复，强之则气不接续。脉细数，舌光。阴气两虚。守原义更增黄芪以益其气。

北沙参　大麦冬　白蒺藜　白桔梗　肥玉竹　炙黄芪　五味子　冬桑叶　炙草　大白芍　凤凰衣

徐左（蚌埠）

据述因恼怒，气火上升。音哑无声，咽底红磊粒粒，饮咽作痛，呛咳，痰多白沫，内热。脉虚数，舌红根黄。肺肾之阴更为气火所灼，入怯可虞。

北沙参　白桔梗　生诃子皮　叭杏仁　马勃　大麦冬　五味子　肥玉竹　乌元参　旋覆花　凤凰衣　猪肤

二诊

日来咽痛及红点磊磊已退，久咳未减，痰多白沫，音哑无声。脉虚数，舌红。虚阳气火初潜，肺肾之阴未复。入怯可虞。

北沙参　五味子　白桔梗　生诃子肉　川百合　大麦冬　乌元参　肥玉竹　叭杏仁　马勃　凤凰衣　猪肤

吹：秘药、西黄散、柳华散。

三诊

经治来，咽痛及红粒日退，而仍音喑无声。久咳未减，痰多白沫。脉虚数，舌红无苔。虚阳气火初平，肺肾之阴未复。入怯日深，收效不易。

北沙参　肥玉竹　冬桑叶　白桔梗　大熟地（蛤粉拌炒）　大麦冬　五味子　生诃子肉　乌元参　川百合　凤凰衣　猪肤

四诊

日来咽痛及关上红点俱退，久咳多痰如故。入夜尤甚，音哑无声，内外或灼热。脉虚数，舌红。气火初平，肺肾之阴未复。入怯已深，收效不易。

大熟地（蛤粉拌炒）　北沙参　大麦冬　乌元参　五味子　地骨皮　黄芪皮　肥玉竹　生诃子肉　当归　白桔梗　凤凰衣

五诊

经治来，咽痛及关上红粒大减，渐能纳干物。唯仍音哑无声，久咳多痰，内热自汗。脉虚数，舌红。阴不敛阳，前方既受，仍率旧章进步。

大熟地（蛤粉拌炒）　生诃子肉　北沙参　叭杏仁　大麦冬　冬桑叶　炙黄芪　白桔梗　五味子　地骨皮　肥玉竹　凤凰衣

六诊

咽痛及红点虽退，饮咽仍不利，或由鼻而出，音喑无声。脉虚数。水亏金燥，气化无制也。入怯已深。

大熟地（蛤粉拌炒）　五味子　生诃子肉　白桔梗　生黄芪　川百合　大麦冬　北沙参　冬桑叶　肥玉竹　叭杏仁　凤凰衣　榧子肉（炒香过口）

七诊

日来音喑较响[①]，咳亦减。而右喉红肿复来，且作痛。饮咽不利，甚则由鼻而溢。脉虚数，舌光。水亏金燥，虚阳上升无制。入怯已深，图治不易。

大麦冬　五味子　白桔梗　肥玉竹　乌元参　大熟地（蛤粉拌炒）　生诃子肉　炙黄芪　大杏仁　凤凰衣　榧子肉（过口）

八诊

久咳肺管破裂，音哑无声。右喉红肿一条，饮咽则痛，或由鼻溢出，兼之水泄。脉虚数，舌白。水亏金燥，虚阳上升。为入怯已深之候，最难着手。

北沙参　五味子　生诃子肉　大熟地（蛤粉拌炒）　川百合　白桔梗　大麦冬　蜜桑叶　肥玉竹　炙黄芪　乌元参　百药煎　榧子肉（炒香过口）

胡左（镇江）

去秋放账，感受风雨，肺位最高，故先受之。呛咳不爽，痰多白沫清水，或吞酸，咽痛，喉底肿，饮水或作呛，音嘶不响，脘闷两胁引痛，便溏不实。脉虚数而滑，舌红苔白。肺气已伤，声带已裂。虚阳上扰，痰气纠葛不清。入怯可虑。

---

① 日来音喑较响：日来声音低微嘶哑逐渐响亮。音喑：声音低微嘶哑。

南沙参　法半夏　旋覆花　冬桑叶　白苏子（盐水炒）　生诃子肉　肥玉竹　白桔梗　川贝母　云苓　银蝴蝶

另：生诃子肉三枚　白桔梗三钱　五味子一钱　煅月石[1]一钱

上为末，白蜜杵和为丸如龙眼核大，噙口中。

二诊

药后吐出黏痰数口，胸次为之开旷，咽关随觉清利，唯饮水仍作呛。音嘶近年，喉际肿突一块，饮咽作痛，便溏已实，两胁痛已安。脉尚虚滑细数，舌苔转黄。肺管已裂，阴不上承，虚阳反上扰，灼液为痰之候。仍防涉怯。

北沙参　青蛤壳　乌元参　旋覆花　白苏子（盐水炒）　生诃子肉　大麦冬　川贝母　白桔梗　马勃　猪肤

改方：加五味子。

三诊

日来咽痛已安，咽底肿突亦退，饮水作呛亦安，便溏亦实，唯早晚尚咳甚，痰多白沫。右胁下又复作痛，咳则牵引，音嘶如故。脉之数象已减，舌黄转白。虚阳初潜，肺阴未复，音带久裂，未能发音。仍以猪肤汤用意。

北沙参　大白芍　大麦冬　川贝母　乌元参　生诃子肉　旋覆花　五味子　白桔梗　新绛　猪肤

王左

痰鸣气粗如哮喘，业经半年。入夏又增失音。脉弦滑右浮，舌苔腐腻。风痰伏邪交蕴已久，非开化不可。

麻黄　法半夏　大杏仁　射干　淡天冬　白桔梗　薄橘红　瓜蒌皮　金苏子　象贝母　枇杷叶

改方：加金沸草。

二诊

痰鸣气粗状如哮喘者，又复萌发。且音嘶不响，痰多难出。舌苔腐腻化为糙黄，脉沉数而滑。风邪久伏肺俞，业经半年，收效不易。

瓜蒌皮　薄橘红　前胡　淡天冬　马兜铃　射干　炒苏子　青蛤壳　大杏仁　金沸草　鹅管石　枇杷叶

---

① 煅月石：煅硼砂。

不寐门

张右（常州）

经居七年，腹左结痞有形，或作痛。腹胀便结，食入不畅，心悬不寐，咽梗气逆，喉底腐肿已久。舌苔灰黑满布，脉弦细。血虚肝旺，气火上升，肠腑之通降失职，心肾无以交通所致。速效难图。

大麦冬　煅龙齿　云神　白蒺藜　生熟枣仁（各）　甜川贝　大白芍　郁李仁　旋覆花　远志肉　大丹参　夜合花　佛手花

陈左（常州）

湿温后，余湿未清，湿化为痰，阻仄阴阳之交通。入夜不寐，间日相轻重。胃呆脘痞，或烦扰。脉细滑右数，舌苔满腻而黄。其为痰浊阻中无疑，非心肾交亏者可比。用温胆汤法。

南沙参　川贝母　云苓神（各）　陈橘皮　炒枳实　法半夏　远志肉　煅龙齿　夜交藤　炒竹茹　秫米

强左（金沙）

肝郁不达，心肾两亏，水火失交通之妙用。竟夕不寐，心烦意乱，无所适从，便结不利。幸胃纳尚可支持。脉沉滑两寸濡软，舌红尖起纹。当疏肝纾郁，交通心肾。药外更宜排遣一切也。

大麦冬　朱云神　黄郁金　远志肉　夜交藤　煅龙齿　大白芍　合欢皮　柏子仁　川贝母　琥珀（冲服）

方左（南京）

心虚不能藏神，肾虚志意不定。夜寐不实，多梦纷纭，善烦虑，精神不能贯注。切脉弦细而滑。舌红无苔，舌心腐白。水愈亏而木愈旺，君相二火不藏，龙奋于泽也。

大生地（盐水炒）　远志肉　大白芍　大麦冬　云神　黄郁金　煅龙齿　首乌藤　潼白蒺藜（各）　橘白　黑料豆　莲子（连心）

另：王荆公妙香散一两，临卧时用麦冬汤送下一钱五分。

马左（宜兴）

操劳忧虑，心肾之阴暗亏，肝阳虚火偏旺，阴不敛阳，心肾不交。动则不寐，心悬，多噩梦，游火或窜入脉络，痰多食少。舌苔根部腐白而腻，脉弦细两关滑。阳明兼有宿痰可知。不宜腻补，先当清肝化痰，交通心肾。其神志自能奠安。

南沙参　远志肉　法半夏　合欢皮　煅龙骨　朱麦冬　云神　大白芍　潼白蒺藜（各盐水炒）　川贝母　莲子（连心）

另：王荆公妙香丸一两，每服一钱五分。

又：从王荆公妙手散立法。

台参须　云神　煅龙齿　辰砂　九节蒲　大麦冬　远志肉　橘皮　血珀　川黄柏（盐水炒）

上味研细末，每服一钱五分，白文冰[1]汤送下。

余右（宜兴）

荣阴久亏，心失所养，肝失所涵。心悬而悸，肢振，惊惕肉瞤，心烦懊恼，间或不寐，幸月事如常。切脉弦细而滑，舌红苔砂。虚象显然。势无速效。当柔肝宁心，涵养荣血。

南沙参　当归　大白芍　云神　柏子仁　大麦冬　煅龙齿　白蒺藜　杭菊炭　乌梅炭　佛手　红枣

另：宁神丸。

再诊

昨夜尚能安枕，胃纳未复，头摇而空，耳鸣心悸，肉瞤懊恼，口泛甜味，气从少腹上逆。脉弦细，舌红。在在俱为血虚肝旺，气火上升所致。当缓缓调治。

大生地　云神　杭菊炭　当归　夜交藤　清阿胶　炒枣仁　生牡蛎　女贞子　大白芍　柏子仁　莲子

王左

水不涵木，精不凝神，君相不安，龙奋于泽，阴阳遂乏交通之妙用。阳蹻脉满，彻夜不寐，延今已久。比增怔忡心悸，跳荡不安，间或烦扰，莫可名状。脉沉弦而细，舌红无苔。极难速效。

北沙参　云神　煅龙齿　柏子霜　粉丹皮　上川连（水炒焦）　夜交藤　大白芍　大麦冬　炒竹茹　琥珀（冲服）

马左

胆胃痰热不清，口苦咽干，嗜卧多梦。脉弦数兼滑。拟泻心合温胆汤立法。

北沙参　黑山栀　炙甘草　炒枳实　大麦冬　法半夏　大丹参　粉丹皮　炒竹茹

二诊

脉象滑数已减，胆胃痰热稍清，嗜卧亦折。唯多梦纷纭，间或语言欲出，忽而触事笑喜，顿然肢软欲跌之状。此神志不足，痰热阻于机窍。拟育阴清肝，化痰之品。

北沙参　女贞子　川黄连　清阿胶（蛤粉炒）　中生地　煅龙齿　云神　陈橘皮　远志肉　大麦冬　炙甘草　炒竹茹

冯左（金沙）

烦劳忧郁，最损心脾。肝家气火上扰，胃中又有宿痰，痰气相搏，阴阳乏交纽之机。竟夕不寐，胃呆食减，痰阻会厌，自汗恶寒，间或脘中嘈热。脉弦滑，久取则化为濡滑，舌苔糙白。津液渐结为痰，势无速效。

南沙参　法半夏　夜交藤　远志肉　煅龙齿　大白芍　柏子仁　川贝母　云神　白蒺藜　秫米

二诊

日来痰阻会厌者渐活，而仍少寐心悸，食少胃呆，脘中烦热则自汗，汗收则形寒洒洒然。切脉浮取弦滑且数，沉取及久按少力。心肾之阴为烦劳所伤，水不泽木，心火肝阳熊熊无制，加以胃中又有宿痰，于是刚燥滋腻，俱苦不合。当柔肝化热，奠安神志为先。

---

[1] 白文冰：冰糖。

南沙参　大白芍　法半夏　大麦冬（朱拌）　夜交藤　煅牡蛎　冬瓜子　远志肉　生熟枣仁（各）　炒竹茹　秫米

后服方：取裁十味温胆，略参王氏两半同生[①]，消长其阴阳。

大生地　煅龙齿　上川连、上肉桂（合拌）　潼白蒺藜（各）　云苓神（各）　大熟地（盐水炒）　法半夏（猪胆汁炒）　生熟枣仁（各）　远志肉　炒竹茹　上血珀（研冲）

李左

阳入阴则寐，阴入阳则寤。夜不成寐，心烦意乱，仍由心肾不交，脾土不相媒合。所谓婴儿姹女，全赖黄婆撮合也。拟调养心脾，下滋肾水。

炒白术　炒枣仁　归身　潞党参　炙黄芪　合欢皮　大生地　远志肉　云苓　夜交藤　旱莲草　女贞子　龙眼肉

马左（镇江）

络中湿浊与胃中痰火相搏，引动肝阳交迫于上，神志为蒙。刻下火象虽减，痰虽多，唯越旬余必一发。两腿痿软，筋惕肉瞤。脉弦滑鼓指，右手下垂尺泽，舌苔浮黄。将来防肾水被灼，龙雷暴升也。

上川连　川贝母　煅龙齿　生石决　乌元参　大麦冬　远志肉　云神　生牡蛎　川黄柏　炒竹茹　生铁落

另：羚羊角（摩晒不见火）一钱　珍珠一钱　大梅[②]五分　煅龙齿一两　西黄五分　琥珀二钱　朱砂一钱五分　川贝母五钱

上研取极细末，每晚临卧时，灯心汤调服五分。

万左

心悬少寐渐安，气逆则咽梗，头部筋脉跳动，腹皮浮木，或辘辘有声，气由溺管而出。脉弦细，舌红。一派水亏木旺，气郁化火之据。速效难求。

旋覆花　云神　甘杞子（盐水炒）　潼白蒺藜（各）　川郁金　大白芍　夜交藤　煅龙齿　女贞子　合欢皮　莲子（连心）

另：杞菊地黄丸。

任左

从戎劳苦，心肾暗亏，脑力薄弱。左耳后时痛，中心空洞，入夜少寐，胃纳不充，日形消瘦。脉沉细而滑，舌苔薄白。虚象显然，不宜加咳。

南沙参　云神　夜交藤　当归　远志肉　陈橘白　大砂仁　焦白术　白蒺藜　炒枣仁　炙甘草　莲子

郭左

心肾之阴久亏，肝胃又不和，心悬少寐，善惊惕，厌食。脉沉细，舌红苔白。际此秋令，久延防增咳。

南沙参　云苓　黄郁金　煅龙齿　焦白术　大麦冬　远志肉　合欢皮　大白芍　料豆衣　焦谷芽　莲子（连心）

吴左

病中多汗，心阴暗亏，阳浮于上，无以交纽。彻夜不寐，头目眩昏，便结不爽。

---

① 略参王氏两半同生：大致参阅王冰“壮水之主、以制阳光，益火之源、以消阴翳”的阴阳相互依存的理论。略参，大致参阅。王氏，王冰。两半，阴阳。同生，相互依存。

② 大梅：冰片。

脉弦滑，舌红。业经月余，速效难求。

大生地　煅龙齿　青盐半夏　生熟枣仁（各）　首乌藤　大麦冬（连心）　远志肉　云神　柏子仁　夜合花　莲子（连心）　秫米

严左（扬州）

水不涵木，心肾两亏，气化为火。少寐多梦，谋虑莫决，脘仄善噫。切脉弦滑鼓指，两关尤大，舌红无苔。此症胃中幸无宿痰。当滋水抑木，以平气火。

大生地　旋覆花　白蒺藜（盐水炒）　煅龙齿　黄郁金　大白芍　大麦冬　合欢皮　首乌藤　云神　莲子（连心皮）　佛手花

另：天王补心丸。

荣左（无锡）

五志不伸，皆从火化，火不降则水不升，火水无以交通，于是不寐。善惊惕，多梦纷纭，头目眩昏，咽喉红赤，肢末酸楚，或掣痛。脉弦细尺濡，舌红根黄。火象显然，先当滋水降火。

大生地　上川连（猪胆汁炒）　云神　夜交藤　生熟枣仁（各）　乌元参　青龙齿　大白芍　炙乌梅　大麦冬　灯心

二诊

进滋水降火，夜寐渐酣，疑虑惊惕及多梦俱减。而腻痰尚多，语音不亮，耳鸣齿浮，舌底常碎，两臂酸痛，莫能高举，食少神疲。脉弦细，舌红根端腻。痰火久羁阳明，水不上承所致。

大麦冬　川贝母　云苓神（各）　夜交藤　白桔梗　青龙齿　竹沥半夏　远志肉　生熟枣仁（各）　旋覆花　丝瓜络　炒竹茹

三诊

迭进滋水降火、通络化痰，惊惕多梦已减，语音亦亮，舌底根牙碎痛亦减，而夜寐仍不实，耳鸣痰尚多，两臂未能抬举。脉弦滑细数，舌苔浮黄薄腻。火降而痰未清，水未能上承也。

南沙参　竹沥半夏　煅龙齿　生熟枣仁（各）　刺蒺藜　大麦冬　远志肉　夜交藤　炒竹茹　净橘络　云苓神（各）　丝瓜络　秫米

汤左（金沙）

夜寐渐酣，心悬未实，嘈杂善饥，头目眩痛，自汗，或作恶。脉虚弦，舌红。水亏木旺，心肾不交也。

大生地　云神　远志肉　生牡蛎　柏子仁　大麦冬（朱染）　煅龙齿　夜交藤　炒枣仁　大白芍　金箔（炙灰研细冲）

徐右（扬州）

入冬惊惕复甚，且增少寐心烦，脘闷多痰，气逆善噫，胃纳因之减少，月事仍先期。切脉沉数而滑，两关弦，舌红无苔。血热肝旺，阳明又有痰热见端。宜十味温胆汤出入。

生石决　大麦冬　远志肉　云神　旋覆花　生枣仁　煅龙齿　法半夏　大白芍　夜合花　川贝母　炒竹茹　金戒指（煎代水）

另：宁神丸两粒，每晚开水服半粒。

丁左

心肾暗亏，宿痰积湿本重，左足重，便结，小溲不禁，或谵语喃喃，或寒热。脉小数而滑，舌红苔白。清养化浊为先。

大麦冬　连皮苓　远志肉　料豆衣　大杏仁　怀牛膝　法半夏　净橘络　香白薇　炙草　炒竹茹　莲子（连心）

江左

痰阻阳明之络，阴阳之交纽不力。彻夜不寐，心中嘈杂，或觉空洞，头昏神倦。左脉弦滑，舌苔黄腻。虚中夹实，拟十味温胆汤出入主之。

大麦冬　远志肉　煅龙齿　上川连（猪胆汁炒）　云神　竹沥半夏　夜交藤　炒枳实　生熟枣仁（各）　炒竹茹　琥珀（研冲）

二诊

进十味温胆汤出入，夜分渐能安寐，间或尚烦扰。舌心及根尚厚腻，脉之沉分尚有滑数意。阳明痰热初化，心肾尚欠交通也。守原义出入。

上川连（猪胆汁炒）　夜交藤　远志肉　煅龙齿　云神　大麦冬　竹沥半夏　陈橘皮　生熟枣仁（各）　炒枳实　炒竹茹　琥珀（研冲）

三诊

胸膺烦扰虽退，而夜寐仍不酣，必得黎明，阴阳甫能交通。脉之数象已安，滑如故，舌苔尚腻。可见阳明宿痰尚未化也，仿原义出入。

上川连（猪胆汁炒）　郁李仁　远志肉　川贝母　云神　竹沥半夏　煅龙齿　生熟枣仁（各）　炒枳实　陈橘皮　炒竹茹　秫米

四诊

迭进十味温胆汤出入，夜寐渐安。舌苔厚腻亦化，脉之数象亦就平。阳明痰浊日化，阴阳渐有交通之机。当再培养心神，兼化余痰。

大麦冬　煅龙齿　川贝母　生熟枣仁（各）　夜交藤　竹沥半夏　云神　远志肉　陈橘皮　炒竹茹　秫米　莲子

汤左（江阴）

水亏于下，火浮于上，火水不交，阴与阳违。惊悸不寐，头眩耳鸣，间或梦泄，气从上逆则脘闷咽梗，背俞作胀，气火不两立见端。左脉弦数而细，舌红无苔。业经数月，速效难图。

大生地　云神　青龙齿　生牡蛎　上川连（猪胆汁炒）　远志肉　大麦冬　旋覆花　大白芍　生熟枣仁（各）　白蒺藜（盐水炒）　青果（杵）

二诊

日来虽能安寐，而仍易惊悸，气从上逆则脘胁胀满，或作痛，甚则后达背部，咽为之梗。脉仍弦细左数，右寸关滑，舌起白苔。一派痰气搏结，虚阳上升之象。势无速效可图，拟十味温胆汤出入。

大麦冬　旋覆花　白蒺藜　陈皮　川贝母　法半夏　炒枳实　黄郁金　云神　煅龙齿　秫米　佛手花

李左（镇江）

心肾两亏，胃中又有痰浊，阻仄阴阳之交通。少寐善惊惕。脉弦滑，舌心黄腻。拟温胆汤出入。

大麦冬（连心）　煅龙齿　远志肉　上川连（猪胆汁炒）　黑山栀　竹沥夏　生熟枣仁（各）　云神　夜交藤　陈橘皮　炒竹茹　青果

陈右（六合）

痰浊久羁阳明，肠胃之通降失职，肝家气火郁迫。心烦少寐，善惊惕，脘仄神迷，杳不思食，便结不利。脉弦细而滑，舌苔腻黄。拟十味温胆汤出入。

上川连（猪胆汁炒）　大白芍　煅龙齿　远志肉　云神　竹沥夏　川郁金（矾水

炒）炒枳实　大麦冬（朱染）陈橘皮　炒竹茹　秫米

二诊

进十味温胆汤法，便结渐利，呕吐痰水颇多，舌苔腻黄满布者前端已化。而仍脘仄气逆，神志不灵，少寐善惊惕。左脉弦滑。肝家气火为胃中痰浊搏结，延绵半年，难收速效。

生石决　炒枳实　竹沥夏　甜川贝　煅龙齿　郁李仁　黑山栀　旋覆花　远志肉　云神　大白芍　合欢皮　炒竹茹

另：珍珠五分　琥珀一钱　川贝母一钱　生明矾一钱　煅龙齿二钱

上味研极细末，每晚用大麦冬三钱泡汤，调服五分。

江左（常州）

心肾两亏，水火失交通之妙用，肝胃又不和，阳明痰气不清。少寐多梦，脘次时痛，善梦泄，食欲不甘。脉弦细右滑，舌红。先当调中固下，交通心肾。

南沙参　大麦冬　陈橘白　潼白蒺藜（各）远志苗　云神　煅龙齿　炒枣仁　大白芍　法半夏　秫米

何右（常州）

年已五旬有一，经来如崩，血块磊磊。兼之久咳多痰，项臂酸痛，竟夕不寐，心烦不安，头巅痛。脉弦细而滑，舌红无苔。荣阴已亏，厥阳无制，宿痰又久羁肺络，阴阳无以交纽。

南沙参　法半夏　大白芍　大麦冬　炒枣仁　夜交藤　煅龙齿　云神　大丹参　川贝母　夜合花　莲子（连心）

戴左

入夜不寐已久，善惊惕，多噩梦，内热口干，溲赤或滑精。脉弦数，舌红根剥。心肾两亏，水火失交通之妙用也。速效难图。

大麦冬　远志肉　炒枣仁　大白芍　川石斛　煅龙齿　云神　夜交藤　黑料豆　粉丹皮　炒竹茹　莲子

二诊

噩梦虽少，而仍善惊惕少寐，夜分或寒热，易于滑泄。脉虚数，舌转白。心肾两亏，精关不健也。

大麦冬　炒枣仁　黑料豆　炙草　当归　煅龙齿　云神　菟丝子　夜交藤　粉丹皮　莲子（连心）

尤左（镇江）

心肾之阴不足，肝阳木火有余，胃中又有宿痰，阻仄水火之交通。入夜少寐，头眩耳鸣，脘次气痹，痰多质厚，胃纳如常。脉弦细左数，舌苔浮腻。拟十味温胆汤出入。

大麦冬　大白芍　煅龙齿　川贝母　云苓神（各）远志肉　生熟枣仁（各）竹沥夏　夜交藤　炒竹茹　秫米

董左（宜兴）

心肾久亏，胃复不和，不寐或惊惕，善梦泄，头眩溲赤，胃脘或痛。切脉沉弦细数。水不涵木，阴阳乏交纽之力也。速效难图。

大生地　煅龙齿　夜交藤　大白芍　炒枣仁　大麦冬　云神　远志肉　潼白蒺藜（各）陈橘白　莲子　秫米

另：王荆公妙香丸。

王右（常州）

白痦屡发，阳明湿浊未清。不寐则舌苔满布，若得酣卧则舌苔顿消。胆怯善惊惕。脉弦细两关滑。当仿半夏秫米汤立法。

南沙参　大麦冬　法半夏　远志肉　白蒺藜　大白芍　云苓神（各）大丹参　陈橘白　炒竹茹　秫米

二诊

胆怯善惊惕虽减，而仍心悬不寐。舌苔或腻或消，白痦屡发，便结肢麻。脉弦细而滑。伏邪为痰湿所困，阴阳遂乏交通也。速效难求。

当归　青龙齿　法半夏　大丹参　生熟枣仁（各）大白芍　云神　远志肉　川贝母　大麦冬　炒竹茹　秫米

三诊

屡发白痦已退，便结亦通，胃纳亦复，入夜渐能交睫，唯仍多噩梦，胆怯善惊惕。脉弦滑细数，舌苔腐白满布。宿痰未化，阻仄阴阳之交通也。

大丹参　青龙齿　川贝母　云神　夜交藤　法半夏　远志肉　生熟枣仁（各）大麦冬　白蒺藜　炒竹茹　秫米

如仍不寐，原方加琥珀五分，研粉冲服。

马左（宜兴）

梦泄有年，愈而复发。心肾本亏，君相二火不安其位，阳明又有宿痰，阻仄水火交通之路。少寐善惊惕，或多梦纷纭，火升则胸背烧热，气逆则当脐胀硬，便结痰多。脉弦细而滑，舌苔黄腻。虚中夹实之候，速效难求。

大麦冬　远志肉　云神　生牡蛎　合欢皮　青龙齿　川贝母　大白芍　竹沥夏　炒竹茹　莲子

另：天王补心丸、二陈丸。

谢右（常州）

血虚气滞，肝失条达，胃有宿痰，阻仄降化之机。头眩口酸，肢冷背热，痰多口腻，夜寐不实，心悬多噩梦，胃呆便结，月事先期，少腹筋梗作痛。切脉左脉沉缓而滑，右手小数，舌根久腻。拟十味温胆汤出入主之。

南沙参　煅龙齿　远志肉　炒枳实　云苓神（各）竹沥夏　大白芍　川贝母　生熟枣仁（各）陈橘皮　秫米　炒竹茹

另：珍珠五分　琥珀一钱　生明矾一钱　辰砂二分　川贝母一钱

上研极细末，每晚连心麦冬泡汤，调服五分。

陈左（镇江）

始而恶寒，继之胸痞不饥，彻夜不寐。脉沉滑不起，舌苔满腻。痰浊久结于胃，阴阳不得交通。误服补剂，于是延绵半载不愈也。

制半夏　生熟枣仁（各）焦白术　大砂仁　陈橘皮　远志肉　炒枳实　焦谷芽　煅龙齿　云苓神（各）秫米　姜竹茹

吴右（常州）

痰浊阻胃，有妨阴阳之交通，水不升而火不降。彻夜不寐，心烦疑虑，善惊惕，胸次火燎，胃呆作恶，便结，白带多。脉弦滑，舌苔白腻两条。一派痰火见端，非单独之亏症可比。

生石决　炒枳实　煅龙齿　陈橘皮　上川连（猪胆汁炒）竹沥夏　远志肉　川贝母　大白芍　白蒺藜　炒竹茹　秫米

另：珍珠五分　琥珀一钱　辰砂五分　生明矾一钱　川贝母一钱

上味研取细末，每晚用连心麦冬泡汤，

调服五分。

二诊

胸次火燎及作恶虽减，而仍竟夕不寐。心烦善疑虑，月事后期已行，白带尚多，便结胃呆。脉之弦滑渐平，舌苔白腻如故。火在痰下，痰在火上，阻仄阴阳之交通。拟十味温胆汤出入。

竹沥半夏　生熟枣仁（各）　川郁金（矾水炒）　煅龙齿　陈橘皮　大丹参　大麦冬　炒枳实　远志肉　云苓神（各）　大白芍　炒竹茹　灯心

卢左（上海）

不寐之症共十六条，属虚者多，属实者少。贵恙不寐者三载有余，甚则竟夕不寐，偶用脑力亦然。食不知饥，日形消瘦，大便或带黏白。切脉右手弦滑细数，左寸关弦数，舌红苔白。心肾久亏，水不济火，痰热阻于肠胃，阴阳失交通之妙用也。为虚多实少之候，势无速效可图。当益其虚而制其实。

大生地　上川连（盐水炒）　甜川贝　远志肉　夜交藤　大麦冬（连心）　法半夏　黑料豆（盐水炒）　煅龙齿　云神　莲子（连心皮）

膏方：滋水济火，兼化久积之痰热。

北沙参　莲子（连心）　大生地　生熟枣仁（各）　远志肉　云神　大麦冬　法半夏　川贝母　净橘络　野赤豆　夜合花　黑料豆　首乌藤　柏子霜　南烛子

上味如法煎取浓汁，文火熬糊，入白蜜、白文冰收膏。每晚服七八钱。原方服数剂后，如能安枕，则加川连（猪胆汁炒）再服。

另：临卧时服末药方。

琥珀一钱　朱砂三分　龙齿二钱　川贝母二钱　珍珠五分

上五味研取细末，每晚用大麦冬二钱泡汤，调服五分。

鲍左（江阴）

不寐之症共十六条，属虚者多，属实者少。业经十余年，或轻或剧，多梦善惊惕。刻下又发咯红宿患，巨口色鲜，幸不呛咳。切脉右手弦细小数，左寸关弦数且疾，舌苔浮黄。此肾水久亏于下，心火肝阳交亢于上，水不济火，阴阳遂乏交通之机也。先当滋水降火，以安血络。

大生地（秋石化水炒）　大白芍　怀膝炭　清阿胶（蒲黄炒）　大麦冬　远志肉（甘草水炒）　旱莲草　茜根炭　云神　煅龙齿　莲子（连心）

江左

心火肝阳上升，痰热又阻阳明不化，阻仄水火之交通。心烦不寐，头目或眩痛，食少胃呆。舌苔糙白满布，脉弦滑鼓指。一派痰火见端，当清苦泄化。

龙胆草（酒炒）　远志肉　竹沥夏　川贝母　上川连（猪胆汁炒）　大麦冬　黑山栀　炒枳实　云苓神（各）　上肉桂（去皮）　炒竹茹

二诊

进清苦泄化，引火下行。日间虽能安枕片时，而入夜仍火升烦扰，耳轰肉瞤，小溲混赤。脉弦滑沉分数，舌苔前畔尤化。心阳肝火上升，痰热阻仄阳明不化也。

龙胆草（酒炒）　云苓神（各）　上川连（猪胆汁炒）　竹沥夏　紫贝齿　大麦冬　黑山栀　炒枳实　远志肉　煅龙齿　炒竹茹　青果

三诊

用十味温胆汤加龙胆草苦以泄肝，加川连苦以泻心，心火肝阳交亢于上者，已具降化之机。夜寐固犹酣，舌苔之满腻亦大化，头部筋掣亦松。左脉仍有弦滑意，腑通未爽。余焰未尽可知。

龙胆草（酒炒） 云苓神（各） 川贝母 炒枳实 紫贝齿 大麦冬 郁李仁 黑山栀 竹沥夏 远志肉 炒竹茹 灯心（朱染）

四诊

迭进苦以折之一法，大腑畅通数次，头部之浮阳亦潜，舌苔之满腻已化。唯夜寐又复不酣。左脉仍弦滑。火在上而痰居中，其水无以上升，水不升而火不降也。

生石决 生熟枣仁（各） 川贝母 云苓神（各） 紫贝齿 大麦冬 远志肉 竹沥夏 煅龙齿 炒枳实 炒竹茹

五诊

迭进苦以折之，清以降之，头部之浮阳已清，舌苔之满腻亦化之将尽，痰出颇多，胃纳未复，夜分尚少寐。脉弦滑渐平。痰火初化，心肾之阴未充之候。

南沙参 远志肉 炒枣仁 云神 大丹参 煅龙齿 川贝母 炒枳实 竹沥夏 大麦冬（朱染） 炒竹茹

虚里跳动门

史左（镇江）

虚里跳动已久，甚则应衣，头为之眩，脘下或痞梗，痰极多。脉弦滑小数，舌苔黄腻。水亏木旺，肝阳夹痰上升而来。最难速效。

南沙参　法半夏　生牡蛎　远志肉　甘杞子（盐水炒）　大白芍　云苓神（各）　旋覆花　白蒺藜　橘络　杭菊炭　灵磁石

陆右

少腹动气筑筑，合眼则惊惕肉瞤，不能成寐，咽梗善怒。脉弦细，舌黄。肝家气火无制，最难速效。

旋覆花　云苓神（各）　生石决　杭菊炭　姜半夏　大白芍　白蒺藜　明天麻　夜交藤　煅龙齿　姜竹茹　灵磁石

另：清气化痰丸。

高左（江阴）

当脐跳跃近年，脘痛善噫，食后不畅，腹胀腰痛，便结吞酸，气向下注则囊皮紧掣，两足酸痛，不良于行，或梦泄。脉弦细，舌红。枝节多端，不外乎肝肾两亏所致。

大熟地（盐水炒）　潼白蒺藜（各）　怀牛膝　大白芍（桂枝拌炒）　川杜仲　白归身　甘杞子（盐水炒）　宣木瓜　巴戟天　云神　鹿角霜　桑寄生　红枣

陶左（常州）

病后中虚，虚里跳动，动则应衣，头为之眩，身为之摇，少寐，善梦泄。脉细数，舌红。一派虚象，势无速效可图。

大熟地　煅龙齿　大白芍　远志肉　炙黄芪　杭菊花　大麦冬　云神　生牡蛎　夜交藤　甘杞子　灵磁石

二诊

虚里跳动、动则应衣已减，而仍善梦泄，少寐，头眩体颤，心悬多梦。脉细数，舌红。心肾两亏，阴不敛阳，水火失交通之妙用。速效难求。

大熟地（盐水炒）　净萸肉　大麦冬　煅龙齿　大白芍　杭菊炭　远志苗　云神　女贞子　生牡蛎　川黄柏（盐水炒）　灵磁石　莲子（连心皮）

三诊

梦泄少寐、头眩肢颤及多汗俱退，而虚里又复跳甚，动则应衣，自觉心烦耳鸣。脉细数左弦，舌红苔白。心肾两亏，水不济火，虚阳上灼也。势难速效。

大熟地　大麦冬　生石决　云神　甘杞子　灵磁石　净萸肉　生牡蛎　大白芍　远志苗　煅龙骨　莲子

费左（扬州）

虚里跳动三年不已，善滑泄，头眩，

两腿酸乏，口渴。舌红，脉弦数而滑。肾虚肝旺，水不涵木而来。最难速效。

大熟地（盐水炒） 生牡蛎 潼白蒺藜（各） 远志苗 女贞子 灵磁石 大白芍 净萸肉 云神 粉丹皮（盐水炒） 旱莲草 莲子

林右

左胁下虚里跳动已久，心悬少寐，内热口干，白带多。切脉弦细而数，舌苔黄腻满布。心阴久亏，肝阳偏旺，冲带二脉不调耳。

当归 白蒺藜 大白芍 旋覆花 黄郁金 远志肉 生牡蛎 云神 乌贼骨 大麦冬 冬桑叶 紫石英

另：天王补心丹二两，黑归脾丸一两，和匀。

康右（镇江）

悲哀伤中，中虚木旺。左胁下虚里跳动，不时脘痛，头目眩痛，月事后期，少腹痛。切脉弦细，重取少力，舌红无苔。当清养调中，兼平肝木。

当归 白蒺藜（盐水炒） 杭菊炭 乌梅炭 大丹参 大白芍 云神 大生地 黄郁金 女贞子 藕

另：四物丸二两，天王补心丹一两，和匀。

曹左（镇江）

两目浮肿起见，左胁下虚里跳动，肉瞤肢搐，善滑泄。比增食少善噫，胸次不畅。切脉虚弦而数，舌红苔白。心肾两亏，水不涵木，肝家气火上升，宗气日馁，胃失和降所致。

南沙参 大白芍 煅龙齿 旋覆花 云神 大麦冬（米焙） 远志苗 料豆衣 怀山药 陈橘白 冬瓜子 秫米

徐左（常州）

久亏之质，调治得宜，咳止，腹痞日化。唯近增虚里跳动，动则应衣。间或脘痛，面皖，破䐃脱肉，便结不利。脉沉细左小弦，舌红中黄。心肾久亏，水不涵木，宗气薄弱，自主无权也。速效难求。

大生地 黑料豆 大白芍 生牡蛎 金石斛 楮实子 炙乌梅 首乌藤 陈橘白 云神 白蒺藜（盐水炒） 莲子（连心）

癫狂痫门

王左

癫狂数年，刻受惊骇复发。骂詈掷物，不避亲疏贵贱。脉弦数，舌苔腻黄。此痰火内蕴窍络，神无所依故也。速效难求。

上川连（酒炒） 炒枳实 煅龙齿 生石决 九节蒲 陈胆星 天竺黄 远志肉 川郁金（矾水炒） 礞石滚痰丸（开水另服）

钱左

惊从外来，恐从内起。惊则气火上升，神不守舍，舍空则痰火居之。于是多言狂乱，目视乏力。脉沉细，势尚未定。

川黄连（水炒焦） 陈胆星 川郁金 大丹参 大麦冬 煅龙齿 远志肉 炒枳实 生石决 朱茯神 生铁落（先煎代水）

李左

脉来弦滑而劲，舌苔滑白满布。心悬不寐，头痛体疼，精神恍惚，不能贯注，嘈杂善饥。此血虚肝郁，兼有痰火也。延有癫狂之害。

大麦冬 大白芍 远志肉 新会皮 炒竹茹 大丹参 川郁金 白蒺藜 川贝母 夜交藤 生熟苡仁（各） 秫米

赵左

羊痫初起，猝然闭厥肢震，不省人事，口泛清涎，逾时甫解。两目短视，口不能言。脉弦数。风痰入窍所致。

生石决 明天麻 远志肉 炒僵蚕 薄荷 煅龙齿 川郁金（矾水炒） 天竺黄 双钩钩 九节蒲

另：抱龙丸一粒，化服。

吴左

忧思抑郁，心脾两亏，肝家气火偏旺，灼液为痰，阻于机窍，谵妄狂悖，心悬不安。脉沉郁，舌白中黑。癫狂可虑。

大麦冬 酒川连 川郁金 远志肉 紫丹参 朱茯神 煅龙齿 大白芍 白蒺藜 炒竹茹 铁衣

马左

猝然跌仆，口角流涎，逾时甫退，头眩食少。舌苔腻黄。风阳夹痰窜扰于络，羊痫可虑。

南沙参 天竺黄 白蒺藜 云神 法半夏 陈橘络 制南星 远志肉 炒僵蚕 炒竹茹 九节蒲

另：抱龙丸。

胡左

痫患止已数日，昨忽大发。二便齐来，肢冷多汗，头巅痛，遍体跳跃。舌赤痰多，脉弦数。一派内风鼓动宿痰之象。极难剔根。

羚羊角　白蒺藜　生白芍　明天麻　天竺黄　陈胆星　双钩钩　生牡蛎　生石决　杭菊炭　煅龙齿　蝎尾

田左

病后郁怒，气化为火，灼液成痰，阻仄气运。肢末颤振，下部冷气上逆。脉沉伏，舌苔苍黄。延有癫狂失心之害。

上川连　大白芍　白蒺藜　云神　大丹参　川郁金　生石决　远志肉　炒竹茹　九节蒲　青果

白左

肝家气火与宿痰相搏，猝然神迷不语，逾时甫苏，或怒泣，或自笑，溲后沥浊。脉弦细，舌黄。当此春令发生，有狂悖之害。

生石决　远志肉　川郁金　大丹参　香白薇　煅龙齿　川贝母　云神　白蒺藜　大白芍　炒竹茹　灵磁石　白金丸（开水另服）

姜右

肝胆之气火暴升，内风鼓动痰热上乘机络。神志不安，心猿意马，肢震步乱，经居八月，比增咳痰难出。右脉弦细而涩，舌红苔黄。延有癫狂之害，速效难求。更宜开怀，以助药力。

生石决　大白芍　大丹参　云神　白蒺藜　陈胆星　青龙齿　朱拌麦冬　川郁金　远志肉　炒竹茹　青果

二诊

日来呛咳呕吐俱退，心猿意马渐安。唯手足仍无所措，步乱肢震，经居八月，间或腹痛。脉弦细右部沉涩，舌红苔黄。内风鼓动痰浊为患，幸未入窍，否则更难着手也。

左金丸　白蒺藜　大白芍　云神　川贝母　川郁金　陈胆星　青龙齿　大丹参　合欢皮　炒竹茹　双钩钩　金戒指（一只煎代水）

孙右

羊痫已久，近来益甚。牙紧抽搐，不省人事，逾时甫苏。痰多头痛，经事先期。脉弦细，舌红中黄。内风夹痰，上扰于络也。速效难求。

生石决　青龙齿　大白芍　远志肉　刺蒺藜　陈胆星　川郁金　云神　川贝母　天竺黄　炒竹茹　金戒指（一只煎代水）

李左（奔牛）

头眩则肢麻，猝然跌仆，不省人事，逾时甫苏。脉沉数，舌苔腐腻。风夹湿痰见象，势成痫患。

生石决　远志肉　天竺黄　竹沥半夏　杭菊炭　灵磁石　明天麻　煅龙齿　云神　双钩钩　净橘络　九节蒲

另：抱龙丸，用九节蒲汤化服。

谢右（江阴）

痫厥两年有余，时愈时发，一月必数次，经行时尤甚。昏厥无知，痰鸣肢搐，牙紧善笑，片时即苏。脉弦细沉分数，舌苔浮黄。痰热久羁窍络，风阳不藏而来。业经已久，剔根不易。

上川连（猪胆汁炒）　大丹参　天竺黄　煅龙齿　香白薇　大麦冬　竹沥夏　远志肉　川贝母　生石决　大白芍　青果

另：珍珠五分　血珀一钱　辰砂三分　生明矾一钱　犀黄二分

上研极细末，每于发时用灯心汤调服五分。

董左（无锡）

童年，每值寐中则肢体动摇，神识不清，无以开口，逾时即退，饮食如常。脉弦细，舌红。风邪上乘窍络，延防成痫。

生石决　双钩钩　白蒺藜　大白芍　川郁金（矾水炒）　香白薇　云神　竹沥半夏　煅龙齿　净橘络　九节蒲

另：抱龙丸一粒，菖蒲一钱，双钩三钱，泡汤化服。

杨左（扬州）

幼时患痫，及今不已。口歪肢搐，牙关强紧，跌仆无知，或遗溺。切脉弦滑而数，舌苔白腻满布。内风夹痰，窜扰机窍也。剔根不易。

生石决　白附子（姜水炒）　煅龙齿　竹沥夏　双钩钩　炒枳实　陈胆星　明天麻　远志　云神　天竺黄　生铁落（煎代水）

另：抱龙丸一粒，用九节蒲一钱，泡汤化服。

二诊

经治来，羊痫萌发就轻，发后神志亦渐明了，痰出渐厚，四肢筋脉抽搐，语言不利，善惊。脉细数，舌红。久病心肾两亏，水不涵木，顽痰久结机络也。剔根不易。

大麦冬　黑料豆　明天麻　煅龙齿　朱茯神　陈胆星　大白芍　双钩钩　竹沥半夏　远志肉　九节蒲　姜汁

丸方：清肝宁心，息风化痰。

大生地（蛤粉炒）　煨天麻　大白芍　大麦冬　竹沥半夏　灵磁石　远志肉　黑料豆　陈胆星　杭菊炭　川贝母　朱云神　煅龙齿　九节蒲　莲子

上为末，蜜水法丸，每晚开水送下四钱。

徐左（无锡）

羊痫愈而复发，跌仆无知，左肢抽搐，牙关强紧，痰涎上涌。脉滑，舌白。风痰乘入机络，神窍阻塞也。剔根不易。

白附子（姜水炒）　天竺黄　煨天麻　竹沥夏　远志肉　制胆星　煅龙齿　炒枳实　云神　川郁金（矾水炒）　菖蒲　炒竹茹

另：抱龙丸一粒，九节蒲一钱，双钩钩二钱，泡汤化服。

张右（江阴）

内风鼓动痰浊上乘机窍，猝然目瞪口呆，不能言语，逾时即苏。脉弦细右滑，舌红无苔。延防成痫。

香白薇　云神　天竺黄　法半夏　大丹参　川郁金　煅龙齿　大白芍　远志肉　双钩钩　九节蒲　炒竹茹　灯心

杨右（镇江）

羊痫多年，每月必发三次。跌俯无知，四肢抽搐，胸腹胀，或呛咳多痰，或头眩心荡，气逆善噫。脉弦细，舌红。血虚，内风夹痰窜扰机络也，剔根不易。

生石决　远志肉　白蒺藜　川郁金（矾水炒）　大白芍　竹沥半夏　明天麻　大丹参　双钩钩　云神　煅龙齿　金戒指（先煎代水）

吴左（常州）

宿患羊痫萌发已止，胸次未纾，气粗心荡，饮食如常。脉细数，舌赤如朱。水不涵木，气火不藏而来。

南沙参　料豆衣　远志肉　大白芍　黄郁金　大麦冬　云神　煅龙齿　白蒺藜　旋

覆花　炒竹茹　九节蒲

陈右

入夜屡屡厥闭无知，状如痫患，善噫肢搐。比增呛咳脘闷，食少神疲。脉弦滑。肝阳夹痰，又感新邪也。宣畅为先。

旋覆花　法半夏　大白芍　双钩钩　白蒺藜　大杏仁　川贝母　川郁金　冬桑叶　云神　金橘皮　枇杷叶

唐左（无锡）

童年痘后患痫，垂四十年，或轻或重。近来一月萌发两次，肢麻抽搐，痰鸣有声。脉虚弦而滑，舌苔灰黄。心肾已亏，内风鼓动痰热所致。剔根不易。

大麦冬　远志肉　天竺黄　生石决　川郁金（矾水炒）　大白芍　煅龙齿　云神　双钩钩　明天麻　竹沥夏　生铁落

另：抱龙丸一粒，用石菖蒲一钱，双钩钩一钱，煎汤化服。

刘左（宝埝）

羊痫两年，发时眩昏，或跌仆肢颤，或拘挛抽搐，牙紧口泛白沫，两目斜视有力。脉弦数，舌红。外风引动内风，扰其宿痰交乘窍络而来。剔根不易。

生石决　明天麻　云神　双钩钩　九节蒲　煅龙齿　远志肉　陈胆星　竹沥半夏　杭菊炭　灵磁石　炒竹茹

雷左

据述痫厥症由积劳而发。既劳其心又劳其形，心肾内亏，营阴不足，肾虚则遗溺。木少条达，扶苏失职，郁而化火生风，扰动阳明痰浊，则闭厥无知。窜于脉络，则四肢抽搐。痰羁窍络，则神明不用。姑从平肝息风，化痰和络立法。布鼓雷门，诸祈教正。

大生地（蛤粉拌炒）　明天麻　煅龙齿　远志肉（甘草水炒）　云神（朱染）　九节蒲　煅石决　大白芍（青黛拌炒）　大麦冬　白蒺藜（盐水炒）　川郁金（矾水炒）　炒僵蚕　竹沥半夏　杭菊炭　陈橘皮络（各）

上为末，炒竹茹、双钩钩煎汤法丸。若不成丸量，增蜜水。

林左（金沙）

头昏目瞀，肢麻骨节作响，或神迷谵妄，掷物骂詈，行动反常，饮食如故。脉弦滑，舌红苔白。痰阻窍络，风阳上升，延有癫狂之害。

生石决　大麦冬　云神（朱染）　生熟枣仁（各）　川郁金（矾水炒）　竹沥半夏　煅龙齿　远志肉　双钩钩　夜交藤　天竺黄　石菖蒲

丁左（安徽）

始而神志狂乱，骂詈掷物。继则不言不语，或明或昧，饮食不知饥饱，或呛咳多痰。脉不应指，舌苔腐白。此火为痰盖，由狂入癫之象。收效殊难，先当化痰清窍。

大麦冬　云神　天竺黄　川郁金（矾水炒）　净橘络　竹沥半夏　煅龙齿　远志肉　川贝母　九节蒲　铁落（先煎水）

改方：加陈胆星。

二诊

冠年猝然狂癫，两月不退，善笑善哭，多食不知饥饱，掷物不分贵贱，入夜二便无知，呛咳痰鸣。脉来乍大乍小，舌红中白。痰火久羁肺胃，神明为之蒙蔽也。仍难速效。

上川连（水炒焦）　煅龙齿　瓜蒌皮　竹沥半夏　大丹参　大麦冬（朱

染） 云神 陈胆星 远志肉 川贝母 九节蒲 灯心

另：菩提丸十四粒，分两次服。

三诊

二便甫有知觉，而神志又复狂乱，叫嚣唱骂，不避亲疏，呛咳多痰。脉来乍大乍小。痰将化而火更上升见象，速效难图。姑从苦以折之立法。

龙胆草 陈胆星 天竺黄 煅龙齿 竹沥半夏 上川连 大麦冬 远志肉 云神 黑山栀 石菖蒲 灯心（朱染）

另：痰迷心窍方。

白砒二分 辰砂二分 巴豆二分 犀黄三分

上味如法蜜丸廿粒，每服一粒。

四诊

从《内经》“苦以折之”立法，大便迭通数次，色黑兼带黏浊，吐出厚痰一口，其质且坚，神志于是清了，狂叫化为柔和，咳亦折。舌之后半渐起黄苔，脉转小滑细数。此火象初平，顽痰未尽之候，当再降化。

上川连 大麦冬 煅龙齿 云神 炒枳实 九节蒲 陈胆星 远志肉 天竺黄 竹沥半夏 瓜蒌皮 青果

五诊

迭为苦折，始而大便畅通，继之呕吐黏痰，成条成块，狂乱之势日平，渐能安枕。而茎管红赤，溲时作痛。脉弦数，舌质红绛。其火虽从下泄，其痰尚留机络之象。

大麦冬 净连翘（朱染） 益元散 煅龙齿 黑山栀 陈胆星 云苓神（各） 炒枳实 远志肉 木通 石菖蒲 灯心（朱染）

六诊

迭进苦折一法，大腑迭通，痰火得由下泄，神志遂清，狂叫随退，溲痛及茎肿亦减，胃纳亦复。唯右脉尚数，舌红苔黄。可见顽痰积热未尽，当守原义减其制，搜剔余氛。

大麦冬 川贝母 炒枳实 天竺黄 远志肉 青龙齿 云神 九节蒲 炒竹茹 清气化痰丸（杵包入煎）

七诊

日来神志已清，溲痛茎肿亦退，胃纳亦复。唯入夜尚少寐。右脉尚数，舌根浮黄。余痰未清，心肾尚乏交通之妙用也。当再化痰安神。

大麦冬 炒枳实 云神 橘络 煅龙齿 竹沥半夏 瓜蒌皮 天竺黄 川贝母 远志肉 九节蒲 灯心（朱染）

八诊

昨晚神志又复不清，骂詈掷物，狂悖无伦，入夜不寐。舌苔复形黄腻，脉滑数。可见宿痰未尽，邪火暴升也。当再泄降，以启神明。

上川连（水炒焦） 生石膏 远志肉 炒枳实 天竺黄 大麦冬 陈胆星 云神（朱染） 川郁金（矾水炒） 煅龙齿 石菖蒲 青果

改方：加连翘心（朱染）。

又改方：去麦冬，加竹沥半夏。

九诊

迭为下夺，此次得下痰浊甚多，吐出者亦不少，其狂悖无伦之势虽减，而神志仍欠清明，两目斜视，不得安寐。脉数已减，舌苔腐白。可见邪火暂平，宿痰仍重，机窍为蒙也。

生石决　炒枳实　川郁金（矾水炒）天竺黄　云神　陈胆星　细木通　竹沥半夏　青龙齿　炒竹茹　九节蒲　牛黄七宝丸一粒（化于药内服）

改方：木通加为二钱，牛黄七宝丸再服半粒。

十诊

日来神志复清，狂悖化为柔和，夜分亦复安寐。脉之数象亦减，独舌苔仍形厚腻满布。黏涎上泛，足征宿痰尚重，非再泄化不可。

生石决（先煎）陈胆星　云神　天竺黄　薄橘红　细木通　大麦冬　竹沥半夏　川郁金（矾水炒）炒枳实　煅龙齿　菖蒲

十一诊

日来神志已清，狂悖之势尽退，夜分亦能安枕，舌苔满布亦化。唯口舌破碎作痛，清涎上泛。胃中痰火未清，当再化痰清神，以涤余热。

上川连（酒炒）陈胆星　川郁金（矾水炒）竹沥半夏　煅龙齿　大麦冬　细木通　云苓神（各）炒竹茹　天竺黄　菖蒲　灯心

十二诊

经治来癫狂已退，神志了然，口舌破碎亦退，唯睾丸又忽坠痛，上焦邪火下移可知。当再分泄，以清余焰。

大生地　云苓神（各）泽泻　青木香　细木通　大麦冬　川楝子　大白芍（吴萸拌炒）竹沥半夏　天竺黄　丝瓜络　枸橘梨

王右

痰浊久阻机窍，神明不清，语无伦次，月事如常。脉弦滑，舌白。当疏肝化痰，开启神明。

上川连（猪胆汁炒）煅龙齿　大白芍　竹沥半夏　陈胆星　大麦冬　川郁金（矾水炒）大丹参　云神　天竺黄　铁衣

另：菩提丸十四粒，分两次服。

王左

癫狂愈后，宿患未清，间或语言无序。奠安神志，兼化宿痰。

大麦冬　云神　竹沥夏　陈胆星　川郁金　炒枳实　煅龙齿　远志肉　天竺黄　净橘络　大白芍

上为末，炒竹茹、丝瓜络煎汤，加蜜水法丸。

糜左（常州）

惊伤心，恐伤肾，心肾两亏，水不济火，灼液为痰，阻仄心脾之络。多疑多虑，忽忽如有所失，咽梗痰凝，咳之难出则呛咳，间或带红，不时齿衄，腑行燥结。脉弦滑细数，舌苔浮黄。渐有水不涵木，木火刑金之象。势无速效可图。

北沙参　大麦冬　瓜蒌仁　旋覆花　远志肉　川贝母　青蛤壳　刺蒺藜　煅瓦楞　云苓神（各）炒竹茹　枇杷叶

丁右

始发宿患头痛，肝阳引动宿痰，阻于机窍，神迷不语，二便无知。适值经行，今午又增呃逆。脉弦滑右数，舌苔苍黄。一派险象。亟为开启机窍，以化顽痰。

香白薇　竹沥半夏　陈胆星　云苓神（各）大丹参　大白芍　川郁金　旋覆花　炒枳实

另：苏合丸、至宝丹，用九节蒲煎汤化服。

二诊

今晨虽略言语，而神志仍不清，呃逆已止，呻吟有声，小水仍无知。舌苔黄厚，脉弦滑。左手无昨清了。机窍之痰热尚壅仄未开，神明为之蒙蔽也。仍在险途。

姜川连　竹沥半夏　黄荆子　香白薇　炒枳实　陈胆星　旋覆花　射干　川郁金　石菖蒲　礞石滚痰丸（杵包入煎）

另：苏合香丸一粒，用菖蒲泡汤化服。

三诊

今晚大腑已通，燥结成块。二便仍无知，间或虽略能开言，而卧则痰鸣有声。舌苔灰黄已化，脉渐清了。机窍之痰浊已有化机，守原义更进一步。

香白薇　竹沥半夏　黄荆子　煅龙齿　川郁金　生石决　陈胆星　云苓神（各）炒枳实　净橘络　炒竹茹　石菖蒲

改方：去枳实。

四诊

厥闭已苏，渐能开口语言，大腑亦畅通三次，渐渐索食。舌苔灰黄亦化，右脉尚弦细兼滑。顽痰尚未尽去，肝家气火尚未息降。

生石决　海浮石　竹沥半夏　大白芍　川郁金　远志肉　净橘络　煅龙齿　白蒺藜　云神　炒竹茹　石菖蒲

殷左（江阴）

痰多则神迷，语言错乱，头眩目花，胸次或不畅，幸胃纳尚强。脉滑带数，舌根黄腻。宿痰上乘机络，业经七年。剔根不易。

大麦冬　竹沥半夏　云苓神（各）料豆衣　煅龙齿　远志肉　川贝母　杭菊炭　净橘络　白蒺藜　炒竹茹　九节蒲

荆左

五志不伸，郁而化火，痰火相搏，扰犯神经。精神错乱，或谵妄，或肢冷，胃纳不充。切脉弦细而滑，舌苔黄腻。先当清化痰热，奠安神志。

生石决　天竺黄　远志肉　竹沥半夏　黄郁金　大麦冬（朱染）煅龙齿　陈胆星　云神　大白芍　九节蒲　生铁落（先煎代水）

另：苏合丸，用九节蒲泡汤化服。

林左

病经年余，愈发愈勤，发则头目眩昏，仰莫能俯，沉迷嗜卧，甚则神志不清。脉弦细滑数，舌苔腐黄。痰浊久羁阳明，清阳不升也。势无速效。

竹沥半夏　薄橘红　白蒺藜　川郁金（矾水炒）远志肉　灵磁石　炒枳壳　云苓　煅龙齿　杭菊炭　明天麻

另：白金丸一两，清气化痰丸二两，和匀。

二诊

头目眩昏初减，而仍喜仰，不能俯视，沉迷嗜卧，间或神志欠灵。脉弦滑，舌苔腐腻。痰浊久羁络脉，清阳不升。仍难速效。

生石决　刺蒺藜　远志肉　川郁金（矾水炒）明天麻　竹沥半夏　净橘络　云神　炒僵蚕　灵磁石（煅）炒竹茹

陈左

湿温退后，复因恼怒，气化为火，与宿痰相搏。少寐多汗，两胁窜痛，神志不灵，肢冷不和。脉小数而滑，左手不起，舌根燥黄。渐从热化，势颇未定。

大麦冬　大白芍　瓜蒌皮　川郁金　甜川贝　远志肉　云神　秫米　法半夏　旋覆花　炒竹茹　灯心（朱染）

二诊

今日神志仍欠明了，谵妄，或笑或悲，脘胁窜痛，气从上逆，烦扰少寐。左脉仍不起，右手沉弦小数。舌起糙白苔满布，齿板且干。肝家气火郁遏，触动宿痰，阻于机窍，津液无以上升见象。症情仍未定。

上川连（姜汁炒）　远志肉　香白薇　川郁金　大白芍　旋覆花　云神　法半夏　白蒺藜（盐水炒）　天竺黄　琥珀

三诊

今日神识已清，语言有序，渐能安枕，胸胁时时窜痛。左脉尚未起，久按至数仍未明了，舌苔砂黄满布，齿板未起津润。可见机络之痰热已化，肝家气火未和。不宜再生他歧。

旋覆花　瓜蒌子　大麦冬（连心）　竹沥半夏　白蒺藜　远志肉　川郁金　云神　大白芍　炒枳实　炒竹茹　灯心

王右（无锡）

惊从外来，恐从内起。惊伤心，恐伤肾。猝然惊恐，心肾伤，而肝家气火暴升无制。头眩脑鸣，头额昏重如物覆，神志恍惚，间或呛咳，经行甚少，延绵时日不净，幸胃纳尚强。脉弦细，舌红。先当宁心柔肝，以平气火而安神智。

生石决（先煎）　大麦冬　柏子霜　青龙齿　大白芍　大丹参　云神　远志肉　白蒺藜（盐水炒）　川贝母　琥珀（研粉冲或饭丸送下）

另：天王补心丸。

二诊

日来神志恍惚渐安，呛咳已折，而遍体尚酸楚，左胁及背俞尤甚，头额昏重，状如覆物。脉弦细而滑，舌红无苔。肝胆之气火因惊骇而窜扰于络也。当守原义更增纾气通络之品。

生石决　白蒺藜　大白芍（桂枝炒）　远志肉　黄郁金　大丹参　旋覆花　青龙齿　省头草　云神　夜交藤　天仙藤　新绛

姜左（奔牛）

向有反胃宿患，比增入夜烦扰懊恼，甚则乱步，自汗。脉细数，舌苔灰黑。痰热久结于胃，心肾渐乏交通也。

大麦冬　远志肉　煅龙齿　川郁金（矾水炒）　陈橘白　川石斛　云神（朱染）　大白芍　法半夏　夜交藤　莲子（连心）　白蒺藜

另：天王补心丸。

姜右（江阴）

秋间患时症触动痰火旧患。妄言妄动，得下而退，脘次未畅，或呛咳，痰难出。脉沉细而滑，舌苔腐白。痰气搏结未宣，法当降化。

金苏子　法半夏　冬瓜子　大杏仁　云神　远志肉　川贝母　黄郁金　海浮石　大白芍　炒竹茹　灯心

陆左（南京）

忧然思虑，气郁化火。肝胆之阳越于外，心肾之阴夺于内，阴阳失交纽之机。恍惚多梦，惊惕不寐，少腹热，便结，幸胃纳尚强。切脉弦滑不耐按，舌红根黄。先当清平气火，交通心肾。

上川连（猪胆汁炒）　旋覆花　郁

李仁　远志肉　川贝母　煅龙齿　大麦冬　大白芍　云神　合欢皮　夜交藤　琥珀（研冲）

二诊

昨为清平气火，交通心肾。入夜仍未能熟寐，恍惚多梦，少腹久热如燎，便结不爽，频矢气。脉弦细而滑，舌根渐腻。症由忧思惊恐，心肾之阴内夺，肝胆之阳越于外。殊无速效可图。

大生地（蛤粉拌炒）　郁李仁　柏子仁　云神　生熟枣仁（各）　大麦冬（朱染）　川楝子　煅龙齿　远志肉　夜交藤　太阴元精石　莲子

叶左

神志犹清，头痛仍不已，呕吐痰沫，脘闷便结。舌苔满布，脉沉滑。风阳上升，引动宿痰所致。延防复神迷呃逆。

生石决　炒枳实　云苓　全瓜蒌　黄郁金（矾水炒）　苦丁茶　竹沥半夏　薄荷炭　大杏仁　刺蒺藜　炒竹茹

二诊

头痛呕吐俱退，便结亦通，而神志尚欠明了。舌苔黄腻初化，脉小数。风阳初退，痰热未清也。

生石决　远志肉　炒枳实　竹沥半夏　大白芍　青龙齿　云神　川郁金　瓜蒌皮　炒竹茹　灯心

史左（溧阳）

始而神志不清，继之精神不能贯注，语少伦次，脘闷，食入不畅，神疲欠寐。脉细滑，舌白。宿痰未清，胃气不和，心肾尚乏交通之候。

南沙参　煅龙齿　大麦冬　云神　川郁金　远志肉　川贝母　合欢皮　法半夏　陈皮　秫米　炒竹茹

段左

丸方：心肾两亏，胃有宿痰，肝胆不和。多疑多虑，痰多或腹胀。脉细滑左弦，舌苔厚腻。拟方温胆汤化为丸剂。

南沙参　远志肉　法半夏　陈橘皮　合欢皮　大麦冬　煅龙齿　大白芍　云神　甜川贝　潼白蒺藜（各）　冬瓜子

上为末，旋覆花、炒竹茹煎汤，加蜜水法丸。

李左（溧阳）

病后阴气未复，肠胃失通降之权。食少不畅，口泛甜味，便结不爽，不时梦魇，神志不安。脉沉细，舌红。业经已久，难收速效。

南沙参　大丹参　煅龙齿　陈橘白　大白芍　远志肉　夜交藤　白蒺藜　柏子霜　云神　莲子（连心）

另：天王补心丹。

魏右（常州）

心火肝阳暴升，胃中又结痰浊，阻仄阴阳之交通。少寐善惊惕，火升面绯，甚则自觉倒行，神志浮荡，嘈杂厌食，便结居经。脉弦滑，舌苔满腻。拟十味温胆汤法。

大麦冬　上川连（猪胆汁炒）　云神　炒枳实　煅龙齿　旋覆花　竹沥半夏　上肉桂　远志肉　生枣仁　陈橘皮　秫米　姜竹茹

二诊

进十味温胆汤加黄连、肉桂，调其水火，舌苔满腻渐形腐薄。而仍少寐善惊惕，神志浮荡，火升面绯，太阳筋脉跳跃，嘈杂便结，居经胃呆。脉弦细而滑。痰浊久积阳明，风阳无制见象。

生石决　竹沥半夏　上川连（猪胆汁炒）　云神　郁李仁　煅龙齿　远志肉　大麦冬　炒枳实　大白芍　炒竹茹　青果

另：濂珠三分　辰砂一分　上血珀六分　生明矾五分

上四味研细末，每于临卧时，大麦冬二钱泡汤送下三分。

三诊

昨从温胆汤加黄连、郁李立法，大腑畅通，并带黏垢两块，其色黑。夜分仍少寐，神志浮荡，印堂筋脉跳跃，经居不行。脉弦细而滑，舌苔仍腐腻满布。阳明宿痰未清，肝家气火未藏也。

生石决　旋覆花　远志肉　大麦冬　夜交藤　陈橘皮　竹沥半夏　云苓神（各）　大白芍　青龙齿　炒枳实　炒竹茹　莲子（连心）

四诊

拟改方：仍从十味温胆汤，加入润腑通肠之品。

大麦冬　远志肉　甜川贝　炒枳实　煅龙齿　生熟枣仁（各）　郁李仁　大白芍　瓜蒌霜　黄郁金（矾水炒）　云神　法半夏　炒竹茹　莲子（连心）

牛左

肝郁不伸，气化为火，与宿痰相搏，阻于机络。脘仄神烦，间或少寐迷惘，便结食少。舌苔黄腻满布，脉弦细而滑。先当清肝化痰，以通神明。

生石决　煅龙齿　川郁金　川贝母　炒枳实　远志肉　大麦冬　大白芍　旋覆花　竹沥半夏　云神　炒竹茹　青果

袁左（金沙）

心肾之阴不足，肝阳痰火有余。不时眩昏，努力工作则神志不清，食少痰多。脉弦滑，舌苔浮黄。先当清肝潜阳，以化宿痰。

生石决　川贝母　远志肉　大麦冬　云苓神（各）　大白芍　杭菊炭　料豆衣　白蒺藜　净橘络　灵磁石　炒竹茹

王左（镇江）

心肾之阴内耗，木火虚阳外越，阴不敛阳，神志飘荡，蹲地如厕则觉动。切脉沉弦细滑，舌苔腐白。先当乙癸同调，育阴敛阳。

大生地（盐水炒）　甘杞子（盐水炒）　怀膝炭　黑料豆　大白芍　灵磁石　女贞子（盐水炒）　潼白蒺藜（各）　煅牡蛎　云神　杭菊炭

殷左（高邮）

痰迷迭发三次，神志昏瞀，语言无序，嘈杂善饥，沉迷嗜卧。脉弦滑，舌苔腻黄。一派痰火见证。

上川连（猪胆汁炒）　竹沥半夏　川郁金（矾水炒）　远志肉　炒枳实　青龙齿　薄橘红　天竺黄　云神　炒竹茹　青果

丸方：清肝化痰，开启神明。

大麦冬　云神　竹沥半夏　煅石决　煅龙齿　川贝母　远志肉　大白芍　杭菊炭　炒枳实　陈胆星　川郁金（矾水炒）　净橘络

上为末，旋覆花、炒竹茹煎汤，加蜜水法丸。

刘右

猝然惊恐，中心筑筑跳跃年余。内热，小水不利。脉小数，舌红苔白。心脏久伤，最难速效。

当归　云神　陈橘白　泽泻　料豆衣　大麦冬　煅龙齿　夜交藤　远志肉　白蒺藜　莲子（连心）

另：天王补心丹。

冯右

产后气郁不伸，气化为火，哭笑不常，神志恍惚，神迷嗜卧。脉弦数，舌红。势难速效，清心疏肝为先。

生石决　煅龙齿　大白芍　天竺黄　黄郁金　大丹参　云神　远志肉　白蒺藜　大麦冬（朱染）　炒竹茹　青果

杨右

肝郁不伸，气化为火，扰动阳明宿痰，上乘机窍。神志不清，莫知饥饱，便结不利。切脉弦滑细数，舌苔腐黄而腻。先当柔肝化痰，以清神志。

生石决　煅龙齿　云神　黄郁金　炒枳实　大麦冬　远志肉　大白芍　竹沥半夏　大丹参　炒竹茹　青果

周右（无锡）

肝家气火暴升，触动宿痰，上乘机窍。猝然痰迷，语无伦次，逾数时即退。月事如常，未能梦熊。脉弦滑，舌红。火象显然，延有复发之害。

生石决　云神　大丹参　大白芍　合欢皮　煅龙齿　黄郁金　远志肉　净橘络　九节蒲　炒竹茹

孙右

神智不灵者已久，时轻时重。比增左畔面部麻痹不仁，颊车开合不利。内风夹痰，窜入阳明之络而来。当轻柔降化。

生石决　煅龙齿　大白芍　竹沥半夏　杭菊炭　白蒺藜（盐水炒）　明天麻　云神　丝瓜络　炒僵蚕　清阿胶　炒竹茹

反胃门

汤左

反胃已久，气从上逆，脐下气突如瘕，或隐或现，便结溲少，口渴。舌红，脉细滑，左弦。胃之阴气已伤，肝气横梗，有升无降，气化不行。仿古人大半夏汤法。

东洋参　陈橘皮　云苓　白蒺藜　大白芍　法半夏　贡沉香　旋覆花　炒竹茹　郁李仁　白蜜

甘澜水煎。

二诊

用古人大半夏汤，久经反胃之呕吐大减，渐能纳谷，脐下气突如瘕亦较平。唯腑气未通，可见肠腑传送之功用不力也。仍守原方更进。

东洋参　旋覆花　贡沉香（人乳摩冲）白芍　白蒺藜　法半夏　郁李仁　黑苏子　云苓　橘皮　白蜜　姜汁

甘澜水煎。

三诊

仿古人大半夏汤加入姜蜜以和中润下，反胃之呕吐大减，气从上逆亦折。唯腑气未通，频有坠胀之意而已。脉沉细，舌光。胃汁未充，肠腑之传送不力。但胃亦恶燥，宜辛以润之。

东洋参　油当归　法半夏　陈橘皮　淡苁蓉　黑苏子　大白芍　云苓　姜汁　白蜜　人乳磨沉香

甘澜水煎。

四诊

迭进大半夏加姜蜜和中润下，腑已畅通，燥矢长而且细。肠胃血液已伤，肠管收小可见。日来呕吐虽止，胃纳尚少，神疲。脉细，舌淡而光。虚象显然，亟为辅中益气。

潞党参（姜水炒）　法半夏　大白芍　白蒺藜　贡沉香　炒於术　陈橘皮　大砂仁　当归　柏子仁　云苓　白蜜

五诊

迭进大半夏汤，大腑迭通两次，胃之呕吐已安。而小水不利，点滴不爽，肢冷气怯。脉沉细。气化不及州都，姑为通阳以利水道。

潞党参（姜汁炒）　云苓　台乌药　泽泻　益智仁　桂枝尖　新会皮　炒於术　怀牛膝　补中益气丸（捣碎，包）

另：豆豉三钱，食盐少许，葱一握，杵为饼，贴关元。

六诊

始进大半夏汤加味，反胃呕吐先止。继投温润通阳，大腑见通。复参苦温渗化，小水亦渐利。唯仍气坠，肛脱不收，宿疝反形收小。脉沉滑弦细，舌略起苔。腑阳初化，浊阴下趋。俱属佳兆也。

潞党参　当归　泽泻　怀牛膝　川楝子　云苓　淡苁蓉　乌药　大白芍（小茴香炒）　广皮　通幽丸（开水另服）

七诊

反胃呕吐先止，腑气继通，小水之点滴亦利。唯仍气坠，幸脱肛渐收。木肾[①]反收小，食量虽增而神疲气怯，寐中惊惕。脉沉细，舌白。宗气大伤，亟为温理。

潞党参　淡苁蓉　云苓神（各）　大白芍（沉香炒）　炙甘草　炒白术　油当归　怀牛膝　橘皮　炒谷芽　生姜　红枣

张右

反胃四月，食入随吐，杂酸水痰涎而出，脘次梗痛，左胁辘辘有声。脉沉滑，舌光。土伤木旺，速效难求。

姜川连　淡干姜　姜半夏　大白芍　云苓　旋覆花　代赭石　白蒺藜　新会皮　当归（酒炒）　姜汁　佛手

李右

反胃四年，经居九月，腹右结痞，气从上逆，食入随吐，痰涎酸水甚多，寐中则由鼻而出。脉弦细，舌红。中阳已伤，肝气横梗，胃失降和，饮食不化精微而化痰水也。

旋覆花　代赭石　大白芍（沉香炒）　白蒺藜　左金丸（入煎）　白蔻　云苓　姜半夏　新会皮　炒枳实　生姜

张右

反胃一年，食入即吐，脘闷多痰，便结口渴。舌苔黄腻，脉沉滑。痰阻于中，肝胃不和所致。

姜川连　姜半夏　新会皮　公丁香　云苓　淡干姜　炒枳实　代赭石　大白芍　白蔻　旋覆花　姜汁

岳左（金沙）

肺胃不和，痰气搏结，有升无降，传送无权。食入随吐，痰水食物交出。脘腹胀满，曾经久咳，嗳噫不爽，大便秘结。脉细数带滑，舌红苔白。种种见象，防入关格一途。

贡沉香　白蔻　川贝母　姜半夏　白蒺藜　旋覆花　云苓　新会皮　炒枳实　南沙参　枇杷叶

二诊

进降气化痰之剂，呕吐未折，食入随吐，气逆善噫，口渴便结。脉细数右滑，舌红苔白。中土已伤，痰阻于中，胃不下达，有升无降，传送无权。仍防关格，拟古人大半夏汤合旋覆代赭汤出入。

东洋参　代赭石　川郁金　公丁香　白蔻　新会皮　云苓　姜半夏　旋覆花　贡沉香　白蜜　姜汁

甘澜水煎。

王右

食入随出数月有余，酸水痰涎杂食而吐。切脉沉弦小数，右滑。舌苔薄白。经事如常，足征血分无病。当化胃之痰浊，疏肝之逆气，痰气清肝胃和则吐自止矣。

姜川连　姜半夏　新会皮　白蔻　大白芍（沉香炒）　淡干姜　云苓　代赭石　郁金　生姜　佛手

姜左

食入则胸膺刺痛，干物难入，业经半

① 木肾：病名，指睾丸肿大坚硬而麻木之病证。

载有余。脉弦涩而细，舌红苔黄。胃有积瘀，肝气横梗，延有痛格之虑。

归须　白蒺藜　台乌药　川郁金　旋覆花　大白芍（沉香拌炒）　煅瓦楞　苏梗　金香附　新绛　佛手

刘右

反胃之呕吐复甚，食入则脘膺梗痛，胸胁或刺痛，便难口渴。舌质绛红，脉弦细。血虚肝燥，胃液为热所耗，痰瘀搏结，降化无权。势成痛格，以润化主之。

鲜生地　大白芍　白蒺藜　川郁金　云苓　鲜石斛　上川连　旋覆花　法半夏　炒竹茹　芦根

何翁（镇江）

高年营阴为思虑所伤，加以肝郁气滞，气化为火灼液成痰，阻于肺胃两经，治节无权，降化失职。食入呕吐痰水，或朝食暮吐，甚则呃逆，据述服辛香则呃甚。脉细滑，右手细数。舌右腐黄。胃液日耗，关格可虑。

西洋参　旋覆花　川郁金　白蒺藜　陈橘皮　川石斛　法半夏　云苓　大白芍　姜竹茹　芦根

二诊

高年阴土久为思虑所伤，加以肝郁气滞，津结为痰，阻于胃络，降化无权。气从上逆，食入则呕吐痰水，或朝食暮吐，甚则呃逆。脉沉细而滑，右手小数，舌右苔黄而腐。胃液日耗，恐成关格矣。

贡沉香（人乳摩冲）　川郁金　大白芍　左金丸　公丁香　姜半夏　旋覆花　白蒺藜　陈橘皮　云苓　炒竹茹　柿蒂

胡左

食入作噎，痰涎上泛者已久。昨略动肝，噎遂更甚，食入则痰涎上壅，脘中隐痛。脉弦细而滑，舌尖赤，舌根薄腻。暂当降气化痰，和胃平肝。

南沙参　云苓　煅瓦楞　大白芍　炒枳实　白蒺藜　旋覆花　广皮　炒谷芽　姜汁　荸荠汁

二诊

今日食入仍噎，痰涎上壅，顷即吐出，愈吐愈干，口渴喜饮。舌绛，舌心砂黄且燥，脉滑数弦细。种种见征，乃由胃中汁液大耗，痰浊阻中，津液不布，因之气逆不降故也。非比寻常之寒热痰湿滞可用温理，今易清润降逆一法。

西洋参（米焙）　法半夏（荸荠汁浸）　旋覆花　贡沉香（人乳摩冲）　新会皮（蜜炙）　姜川连　炒枳实　云苓　枇杷叶　柿蒂

三诊

昨用润胃降逆法，噎膈略开，较能进食。唯仍呕吐，胸膺痞仄不舒，溲赤且痛，渴饮舌干。舌尖仍绛，舌苔转白。脉数略折。此胃中略润，而痰气未宣。从原方略为增损可也。

南沙参（米焙）　法半夏　炒枳实　鲜薤白　云苓　姜川连　贡沉香（人乳摩汁）　新会皮　旋覆花　枇杷叶　姜竹茹　柿蒂

四诊

今日噎膈已开，渐能进食，胸膺痞仄亦畅，溲之赤痛亦减，舌尖干绛亦润。唯大腑未通已七八日矣。仍缘胃液久亏，无以下润于肠腑故也。守原义进步为宜。

南沙参（米焙）　法半夏　枇杷叶　炒枳实　旋覆花　云苓　焦谷芽　全瓜蒌　鲜

薤白　新会皮　白蒺藜　姜竹茹　柿蒂

赵左（溧水）

痰瘀交搏于中，胃气之降化失职。食入则胸膺梗痛或如刺，咽梗不舒，幸大便尚利。脉弦滑，舌苔腐腻。属在高年，延有痛格之害。

归须　煅瓦楞　贡沉香　陈橘皮　刺蒺藜　大白芍　旋覆花　炒枳实　川郁金　韭根汁　新绛　佛手

张右（宜兴）

反胃十余年，间或食入随吐，气从上逆，脘闷或作痛，或便结或自利。切脉沉细而滑，舌红无苔。中阳已衰，气运不和，肠胃之通降失司。最难速效。

姜川连　大白芍　代赭石　公丁香　淡干姜　旋覆花　白蒺藜　白蔻　贡沉香　云苓　佛手　生姜

如便结时，原方加干薤白，便行若爽仍去之。

贡左（句容）

痰气搏结于中，食入阻中，胸次或梗痛，清涎上泛。脉细滑，舌红。属在五旬外年，延有痛格之害。

归须　旋覆花　白蒺藜　川郁金　大砂仁　大白芍　贡沉香　台乌药　新会皮　云神　生姜　佛手

另：沉香顺气丸。

朱右

食入则脘次梗痛，痰涎上泛，或呕吐食物。脉弦涩，舌红。痰瘀阻胃，肝气上逆而来，延有痛格之害。

归须　姜半夏　川郁金　左金丸　白蒺藜　大白芍（沉香拌炒）　煅瓦楞　陈橘皮　苏梗　旋覆花　降香片

殷左

食入作噎，清涎上泛，咽梗气逆，幸二便尚通调。切脉沉弦而滑，舌苔腐腻。痰浊阻胃，肝气上逆也，噎膈可虑。

旋覆花　公丁香　大白芍　新会皮　炒枳实　贡沉香　川郁金　姜半夏　白蔻　白蒺藜　云苓　姜汁　佛手

二诊

咽梗气逆虽减，而食仍作噎，清涎上泛。脉沉弦细滑，舌苔腐腻。痰气搏结于中，噎膈可虑。

贡沉香　炒枳实　白蔻　大砂仁　公丁香　旋覆花　白蒺藜　淡干姜　煅瓦楞　川郁金　生姜　佛手

李右（扬州）

肝胃不和已久，比增痰气相搏，脘闷食入梗仄，清涎上泛或带食物，两胁下撑痛。脉弦细右滑，舌苔左黑右白。气将化火见端，延防增噎。

旋覆花　黄郁金　苏梗　青陈皮（各）　云苓神（各）　大白芍　贡沉香　白蒺藜　姜半夏　炒枳壳　生姜　佛手

另：沉香顺气丸。

贺右（奔牛）

时而腹痛，便结不爽。继之食入则脘痛，呕吐黄水。脉弦涩，舌苔腐白。气瘀搏结于胃，延有关格之虑。

旋覆花　大白芍（吴萸拌炒）　刺蒺藜　川郁金　姜半夏　贡沉香　青陈皮（各）　煅瓦楞　归尾　炒枳壳　生姜

另：沉香顺气丸。

冯左（常州）

食入则脘次梗痛，硬物难下，间或上泛。右脉弦滑怒指，舌苔糙黄起纹。胃阴已伤，气瘀搏结不化。一派痛格见端，收效不易。

归须 大白芍 刺蒺藜 苏梗 煅瓦楞 旋覆花 陈橘皮 川郁金 贡沉香 炒枳实 韭菜根汁（半瓦匙冲）

二诊

日来脘痛虽减，而食后尚梗痛，脘闷气逆。脉弦滑较平，舌苔尚腐黄。气瘀搏结未化，仍防痛格。

干薤白 川郁金 归须 煅瓦楞 炒枳实 刺蒺藜 大白芍 旋覆花 贡沉香 姜半夏 新绛 佛手

吴左（宜兴）

劳则寒热已久，比增食入则脘痛，便溏不实。脉沉滑濡软，舌苔白腻满布。荣土交亏，寒湿积瘀互搏于胃，延防增噎。

归须 焦白术 炒枳实 旋覆花 川郁金 大白芍 大砂仁 白蒺藜 青陈皮（各） 煅瓦楞 广木香 生姜 佛手

卢右（扬中）

肺气不降，肝气上逆。咽梗音嘶，脘闷或作痛，咳不爽，痰难出，便结。切脉沉缓而滑，舌红苔白。痰气相搏，延防增噎。当疏肝肃肺，降气化痰。

南沙参 瓜蒌皮 白苏子 大白芍（沉香炒） 川贝母 旋覆花 法半夏 陈橘皮 白蒺藜 大杏仁 射干 金果榄 枇杷叶

二诊

音嘶渐响，咽梗未舒，气从上逆，咳不爽，痰难出，便结，脘闷作痛。脉缓滑不起，舌苔腐白。气瘀搏结于中，降化失职，仍防噎格。

金苏子 射干 云苓 白桔梗 陈橘皮 旋覆花 大白芍 法半夏 贡沉香 刺蒺藜 枇杷叶 金果榄

另：沉香顺气丸。

毛右

咽梗气逆，食入则噎，胸次不畅，幸大便尚通。切脉沉缓细滑，舌红根黄。血虚气滞，肝胃不和，延有噎膈之害。

旋覆花 炙乌梅 川郁金 瓜蒌皮 杵头糠 大白芍 白桔梗 沉香 白苏子 刺蒺藜 枇杷叶 金果榄

再诊

咽梗气逆未减，食入作噎，脘闷善噫，幸大腑尚通。脉弦细，舌红。高年血虚气滞，肝胃不和，仍防噎格。

旋覆花 白蒺藜 煅瓦楞 大白芍 杵头糠 川郁金 炙乌梅 当归 沉香曲 佛手

刘左（奔牛）

食入作噎已减，而干物仍难下咽，胸次或痛，呕吐痰水。脉弦细右数，舌红无苔。痰瘀阻中，肠胃之通降失职，久延仍防噎格。

贡沉香 大白芍 姜半夏 旋覆花 公丁香 淡干姜 川郁金 香白蔻 炒枳实 白蒺藜 姜汁 韭根汁

再诊

经治来胸次梗痛已安，呕吐痰水亦减，唯干物仍难入，或作噎。脉弦细右滑，舌红无苔。痰气初化，肠胃之通降尚乏其权也。仍防噎格。

当归须 旋覆花 姜半夏 沉香曲 南沙参 瓦楞子 陈橘皮 炒枳实 川郁金 大白芍 姜竹茹 佛手

吴左（奔牛）

胃阴久耗，误从胃阳不足立法，胃液更涸。食入吞酸，纳量步少。舌心红剥一条，脉沉细而数。心肾之阴已亏，久延防加噎。先当清润和中。

南沙参　大白芍　白蒺藜　炙甘草　炙乌梅　川石斛　陈橘白　大砂壳　生於术　旋覆花　云苓　生熟谷芽（各）冬瓜子

高右

气逆则咽梗，干物难入，脘闷便结，痰涎上泛。脉沉涩，舌根厚腻。痰气搏结不化，关格可虑。

旋覆花　姜半夏　炒枳实　公丁香　白苏子　贡沉香　大白芍　川郁金　新会皮　干薤白　降香片

徐左（江阴）

向日好饮冷酒，胃中蓄有痰瘀。脘闷食入梗痛，痰涎上泛。脉滑，舌白。属在高年，痛格可虑。

归须　旋覆花　川郁金　淡干姜　姜半夏　大白芍　白蔻　新会皮　煅瓦楞　降香片　姜汁　韭根汁

沈左（奔牛）

食入脘次梗痛，或作噎，痰水上泛，便结不通，气从上逆。脉沉滑，舌苔腐白满布。延有痛格之虑。

旋覆花　陈橘皮　沉香曲　归须　白蔻　姜半夏　白蒺藜　煅瓦楞　川郁金　炒枳实　大白芍　姜汁　韭根汁

王右

痰气搏结于中，咽梗音嘶，冷涎上泛，食入脘闷。脉弦细，舌苔腐腻。非劳损也，宣畅为先。

旋覆花　法半夏　炙桑皮　射干　白桔梗　白苏子　薄橘红　绿萼梅　川郁金　大白芍　金果榄　佛手

蒋左

食入作噎，痰涎上泛，脘痞便结不利。脉小数，舌红起纹。胃汁已伤，延有噎格之害。

归须　旋覆花　姜半夏　沉香曲　白蒺藜　大白芍　大砂仁　新会皮　川郁金　云苓　生姜　佛手

陈左（金沙）

向日好饮冷酒，湿瘀搏结于胃。咽梗气逆，食入作噎。脉沉滑，舌黄。延有噎格之害。

旋覆花　归须　大白芍　川郁金　姜半夏　贡沉香　白蒺藜　煅瓦楞　陈橘白　白蔻　金果榄　佛手

王左（常州）

向日好饮冷酒，胃气暗伤，食入阻中，懊侬善噫，吐食吞酸。脉弦细，舌红。属在六旬外年，延防增噎。

左金丸　姜半夏　大白芍　炒枳实　新会皮　淡干姜　川郁金　白蔻　旋覆花　云苓　姜竹茹　佛手

张左（镇江）

向日好饮，湿痰阻胃，降化失常。食入作噎，气从上逆。脉弦滑，舌苔腐腻。属在高年，噎格可虑。

贡沉香　川郁金　大白芍　白蒺藜　旋覆花　炒枳实　新会皮　云苓　姜半夏　公丁香　白蔻　杵头糠　生姜

姜左

始而胃痛吐食，继之痛而不吐，或酢心，夜分口槁。脉弦细无力，舌红根黄。

水亏木旺是其本，调畅为先。

旋覆花　左金丸　大白芍　大砂仁　煅瓦楞　炙乌梅　川郁金　白蒺藜　陈橘皮　九香虫　真獭肝　佛手

高左

去秋咳嗽起见，继之咽梗不舒，食入作噎，干物尤难下咽。经治后，咳嗽虽愈，咽梗未舒，便结三日一通。脉弦细，右脉滑大如出两人之手。舌苔黄腻，中心红剥。可见高年气液日槁，肠胃俱失降和。所谓气不运而液结为痰也，延有关格之害，仿瓜楼薤白汤法用意。

鲜薤白　大白芍　川郁金　姜半夏　炒枳实　瓜蒌皮（姜水炒）　陈橘白　煅瓦楞　旋覆花　贡沉香　姜竹茹　佛手

赵左（镇江）

食入作噎，甚则呕吐食物痰涎，脘闷不畅，便结不通。脉沉细右滑，舌苔白腻。痰浊阻中，肠胃之降化失职也，噎格可虑。

归须　淡干姜　贡沉香　新会皮　白苏子　煅瓦楞　炒枳实　川郁金　姜半夏　白蔻　旋覆花　杵头糠

束右

湿毒已清，本元日复，唯肝胃又复不和，心烦呕恶，清涎上泛，左畔头掣痛。脉弦细，舌黄。火象显然，先当泄降。

生石决　左金丸　大白芍　大丹参　炙乌梅　白蒺藜　云神　旋覆花　川郁金　姜山栀　金橘皮　炒竹茹

于右

经居四月，腹中结瘩攻痛，脘闷胃呆，易于呕吐，或发热自汗，头痛。舌红，脉沉细。肝胃不和，法当调畅。

当归　大砂仁　大杏仁　酒子芩　大白芍　炒白术　苏梗　左金丸　佩兰　炒竹茹　佛手花

谢右

大声嗳噫，甚则不得平卧。少腹撑痛，月事不调，两乳或胀痛，耳鸣。脉弦细右数，舌红无苔。血虚气滞，肝胃不和，极难速效之候，调畅为先。

旋覆花　大白芍（桂枝炒）　川楝子（醋炒）　当归　炙乌梅　代赭石　川郁金　台乌药　沉香曲　金香附　金橘皮　降香片

另：沉香顺气丸。

王右

久咳，易于呕吐食物，清晨尤甚。脉小数而滑，舌苔砂黄。肺气已伤，胃复不和，痰气又搏结不化使然。

南沙参　大杏仁　薄橘红　象贝母　金苏子　煨诃子肉　炒薏仁　云苓　法半夏　旋覆花　枇杷叶

李左（镇江）

脾肾两亏，左胁下痛，后及腰部尾间者已久。比增食入即吐，痰水杂出。脉弦细，舌红。属在青年，不宜久延。

白归身　净橘络皮（各）　云苓　炒谷芽　南木香　姜半夏　大白芍（吴萸拌炒）　大砂仁　藿香　旋覆花　生姜　佛手

另：归芍六君丸、橘半六君丸，各一两和匀。

徐左

干呛已止，食入尚易吐，或带酸水，或作噎，脘闷腰酸。脉沉滑细数，舌苔久腻。胃中酒湿成痰，阻仄降化所致。

左金丸　姜半夏　代赭石　公丁香　新会皮　旋覆花　炒枳实　云苓　白蔻　大杏

仁　姜竹茹

朱右

经居四月，呛咳多痰，呕吐食物，逐日寒热。舌白中腻，脉小数。肺胃两伤，荣卫不和也，久延非宜。

当归　白蔻衣　大杏仁　大白芍（吴萸炒）　青蒿　大丹参　旋覆花　川贝母　香白薇　地骨皮　法半夏　姜竹茹　枇杷叶

顾左

久咳初平，渐能安枕，而又发生呕吐，食顷即倾囊而出，气味甚酸，面浮足肿。脉细滑，重取无力，舌红苔白。肺肾之阴气虽亏，积饮又复泛滥也。姑为温化。

南沙参（米炒）　淡干姜　五味子（合杵）　旋覆花　云苓　大白芍（沉香炒）　姜半夏　香白蔻　生诃子肉　炙桑皮　伏龙肝（煎代水）

另：理中丸二两，二陈丸一两，和匀。

复诊

日来痰又难出，着枕则喘，心烦气粗，两足木肿。脉滑小数，舌白转黄。虚阳上升，痰浊阻中，湿随气分而下陷也。

南沙参　炙桑皮　炒薏仁　汉防己（桂枝拌炒）　青蛤壳　金苏子　连皮苓　旋覆花　泽泻　怀牛膝　薄橘红　冬瓜子皮（各）

吴右

始而潮热呕吐，继之清涎上泛，日夜不已，腹痛自利，足肿胃呆，月事淡而且少。脉沉细左弦迟，舌光色绛。荣土两亏，肝胃不和，延防增咳。

左金丸　大白芍（桂枝拌炒）　炙乌梅　益智仁（盐水炒）　当归（酒炒）　炒白术　云苓　姜半夏　橘白　川石斛　煨姜　红枣

再诊

腹痛自利，水声辘辘，清涎上泛，胃呆足肿俱久，日来又增寒热，不汗而解。脉弦迟，舌质光绛。荣土两亏，肝胃不和使然，仍防增咳。

当归　炒白术　炙乌梅　益智仁（盐水炒）　大砂仁　柴胡　炙甘草　煨木香　煨葛根　云苓　大白芍（吴萸炒）　煨姜　红枣

和尚

始而寒热，继之呃逆不已。咳不爽，痰多，入夜谵语，便结不通。左脉息止，舌苔黄腻。伏邪为痰浊所困于胃，延非所宜。

旋覆花　炒枳实　云苓　白苏子　刀豆子　公丁香　全瓜蒌　大杏仁　法半夏　白蔻　橘皮　姜竹茹　柿蒂

蒋右（宜兴）

去秋产后患痎疟，三月而止，又转痢恙。刻下痢止，气鸣辘辘，直注尾闾如欲便状。比增大声嗳噫，噫则厥逆无知，头痛脘闷。舌红苔黄，脉弦滑。荣卫两亏，肝家气火上扰，降化为先。

当归　旋覆花　刺蒺藜　云神　法半夏　大白芍（吴萸拌炒）　炙乌梅　川郁金　煨木香　杭菊炭　降香片　佛手

另：补中益气丸。

蒋左

水亏木旺，肝气上升，嗳噫不已，善滑泄。脉弦细，舌红根黄。当滋水抑木，调畅气机。

南沙参　大白芍　白蒺藜　陈橘白　云神　旋覆花　川郁金　生牡蛎　远志肉　料

豆衣　金橘皮

另：沉香顺气丸。

田右（扬州）

荣血久亏，肝气横逆，脾家积湿不清。腹胀有形，气鸣则减，善嗳噫。经居六月不行，少腹胀，筋脉跳跃，面浮足肿。脉沉弦，舌白不渴。当疏肝以理气，运脾以化湿。

厚朴花　旋覆花　金香附（醋炒）　大丹参　大腹皮　焦白术　大白芍（桂枝炒）　连皮苓　青陈皮（各）　香橼皮　生姜

另：沉香顺气丸。

陆右

痰浊阻中，降化失职。脘闷或作痛，呕吐不已，酸水痰涎杂出。烦扰不寐，便结不通。经居两月。脉沉细左伏，舌苔腐腻。以脉论防闭逆。

左金丸　旋覆花　姜半夏　新会皮　川郁金　藿香　炒枳实　云苓　大白芍　姜山栀　姜竹茹　姜汁

另：辟瘟丹。

再诊

今日呕吐已止，烦扰渐安，而脘闷及痛未已，便结不通，经居两月。左脉渐起，舌苔仍腐腻满布。中宫积蕴未透，守原义更进为宜。

姜川连　炒枳实　旋覆花　大白芍　藿香　淡干姜　姜半夏　黑山栀　橘皮　白蔻　云苓　姜竹茹　姜汁

三诊

脘痛呕吐俱减，而仍不时烦扰。渴而不饮，便结不通者旬余。经居两月。左脉已起，舌苔厚腻前畔已化。中宫暑湿初化，肝胃不和。当再宣化。

姜川连　炒枳实　全瓜蒌（姜汁炒）　云苓　旋覆花　淡干姜　上川朴　姜半夏　橘皮　大白芍　佩兰　姜竹茹　佛手

刘右（金沙）

始而下痢腹痛，或杂白垢。继止后，便结不通，胸痞烦扰，呕吐酸水痰涎，口渴喜饮。脉沉细右伏，舌苔腐白。肠胃余浊未尽，肝气上逆也。通降为先。

上川连　姜半夏　白蔻　云苓　藿香　淡干姜　大白芍（吴萸炒）　炒枳实　旋覆花　川郁金　姜竹茹　姜汁

再诊

今日呕吐已止，烦扰亦安，胸痞亦减，腑通未爽，口渴喜饮。右脉已起，舌白转黄。肝胃初和，肠腑余浊未尽耳。守原义出入。

姜川连　姜半夏　川郁金　大白芍（吴萸炒）　藿香　淡干姜　佩兰　炒枳实　旋覆花　姜山栀　姜竹茹　姜汁

三诊

日来呕吐烦扰俱退，腑通亦爽，口渴。左脉亦起，舌白转黄。肝胃初和，守原义进步。

姜川连　姜半夏　旋覆花　川郁金　大白芍（吴萸炒）　淡干姜　白蒺藜　炒枳实　佩兰　云苓

姜右

久咳伤胃，胃愈伤而木愈旺，气化为火，销灼津液，口槁舌黄，便秘不通。肢振肉瞤，心烦懊侬。脉沉细如丝。阴气交亏，势难速效。

南沙参　法半夏　大麦冬　大白芍　川郁金　川石斛　炙乌梅　姜山栀　云苓　炒竹茹　甘蔗（劈）

改方：加焦谷芽。

再诊

从火吐例立法，呕吐复见止。心烦懊侬、肉瞤肢振亦去。唯口舌干槁，喜冷饮。脉之沉细起而且数，舌苔灰黄。胃热未清，阴尚未复，最防再生枝节。

南沙参　川石斛　大白芍　云苓　法半夏　旋覆花　陈橘白　大麦冬　生谷芽　炒竹茹　甘蔗

张童

始而头痛，继之呕吐不已。耳聋目瞀，喜食香物。脉沉细，舌红。胃伤肝旺，虫积不化而来。业经已久，收效不易。

孩儿参　使君肉　焦白术　姜半夏　炙乌梅　白蒺藜　蔓荆子　泽泻　旋覆花　云苓　代赭石　川椒

再诊

日来呕吐虽止，而仍不时头痛，耳聋目瞀，时时呃逆，脐左痞硬，按之痛，喜食香物，内热。脉虚数，舌心灰黄。胃伤肝旺，肠腑宿积不化，速效难求。

姜川连　炙乌梅　青皮　炒枳实　旋覆花　淡吴萸　大白芍　海南子　焦白术　云苓　刀豆子　姜竹茹

邱右

日来咳虽折，而又增呕吐，食少神疲，面黄气短。脉虚数无力，舌质光剥。一派虚象，业经已久，更难收效，且防虚脱。

潞党参（姜水炒）　炙黄芪　当归（酒炒）　炙甘草　大砂仁　橘皮　炒谷芽　旋覆花　云苓　炒白术　法半夏　煨姜　红枣

改方：加公丁香。

张右

呃逆屡萌，气逆脘痛，两耳内火燎作痛，右畔有脓，曾经寒热，月事先期。脉弦数，舌苔黄腻。肝阳夹湿热，胃失和降耳。

左金丸（入煎）　川郁金　白蒺藜　刀豆子　黑山栀　旋覆花　大白芍　法半夏　炒枳实　炒竹茹　枇杷叶　柿蒂

张右（宜兴）

反胃四年，比来益甚。食入随吐，酸水痰涎夹食物倾囊而出。脘闷或作痛，月事不调。脉弦细，舌红苔白。痰气搏结，肝胃不和也，速效难求。

旋覆花　公丁香　大白芍　新会皮　左金丸　代赭石　姜半夏　炒枳实　云苓　白蔻　生姜　佛手

毛右

夜食必吐，否则少腹胀痛，必得吐而后已。经居四月不行。脉沉细，舌红苔白。当从朝食暮吐例立法。

炒茅白术（各）　炒枳实　旋覆花　新会皮　大白芍（吴萸拌炒）　淡干姜　姜半夏　代赭石　大砂仁　云苓　生姜　佛手

另：理中丸、二陈丸，和匀。

朱左（和桥）

食入随吐，痰水食物杂出，其味酸。气从上逆，胸次及两胁撑痛，便结不利。切脉沉细而滑，舌苔腐白。此痰浊阻中，肝胃不和，气运有升无降，一派反胃见象，属在高年，防增噎格。

姜川连　代赭石　旋覆花　大白芍（吴萸拌炒）　贡沉香　云苓　淡干姜　公丁香　姜半夏　白蒺藜　新会皮　生姜　佛手

再诊

食入随吐已减，便结亦通，胸膺及两胁撑痛亦折。而气仍从上逆，腹鸣辘辘。

脉仍沉细而滑，舌根腐黄且厚。可见阳明痰浊甫化，肝胃未和。当守原义更谋进步。

左金丸　姜半夏　云苓　代赭石　新会皮　淡干姜　旋覆花　贡沉香　公丁香　大白芍　白蒺藜　姜汁　佛手

另：理中丸一两，二陈丸一两，和匀。

又：烧酒四两，地栗一斤，和浸至酒干为度，每日徐徐嚼食地栗一粒。

赵右

反胃有年，食入则胸闷胀满，必得呕吐酸水而后快，甚则带血，便结不通。脉弦细，舌苔腐白。胃气已伤，肝木独旺也。当从木来侮土例立法。

姜川连　姜半夏　大白芍（吴萸拌炒）　新会皮　公丁香　淡干姜　旋覆花　代赭石　云苓　川郁金　当归（酒炒）　生姜　佛手

孙左

痰湿阻滞于中，肠胃失通降之职。脘闷吞酸，食入即吐，或带绿水，便结不通。脉沉滑，舌苔白腻。拟辛滑通阳化浊。

干薤白　炒枳实　云苓　全瓜蒌（姜水炒）　姜半夏　新会皮　旋覆花　川郁金　厚朴　姜汁　佛手

李右

始而脘痛，继之呕吐不已，两胁下烦扰，胸仄口干，经居两月。脉弦细左滑，舌苔黄腐满布。痰热阻胃，肝气横梗，有升无降，虫不安位也。业经一月，须防胃败。

上川连（姜汁炒）　姜竹茹　旋覆花　大白芍　炒枳实　淡干姜　炙乌梅　云苓神（各）　姜山栀　新会皮　姜半夏　灶心土（煎代水）

毛左（扬州）

每逢夏令则胸次胀满，呕吐酸水，盈碗盈盂，二便欠利。脉弦细而滑，两关数，舌红中白。胃有积饮，感受寒暑则发也，剔根不易。

左金丸　大白芍　姜半夏　陈皮　白蒺藜　大砂仁　焦谷芽　云苓　焦白术　旋覆花　生姜　佛手

华右（镇江）

日来食入即吐已减，而食后尚不畅。不时呛咳，痰多气粗，大便燥结，月事如常。脉弦细而滑，舌苔糙白中剥。痰气搏结，肺胃失和也。当再宣肃降化。

南沙参　白蔻　大杏仁　姜半夏　大白芍　旋覆花　金苏子　陈橘皮　川贝母　姜竹茹　枇杷叶　银蝴蝶

魏左（扬州）

始而脘痛，继之则完谷不化，右少腹痛，后及腰腿。切脉弦细而滑，舌苔腐腻且厚。痰浊久阻于胃，肝家气火上升，胃之降化失职也。势有反胃之累，苦辛通降为先。

姜川连　炒枳实　大白芍（吴萸拌炒）　姜半夏　新会皮　淡干姜　旋覆花　白蒺藜　代赭石　云苓　姜竹茹　姜汁

袁左（镇江）

向有痰厥宿患，迭发后，猝然咯红，色紫带黑，止之太早，积瘀与宿痰相搏于胃，胃之通降失常。食入易吐，痰水杂出，脘次或痛，自利不爽。脉沉涩，舌苔腐白。以降化为先。

左金丸　黄郁金　姜半夏　代赭石　陈皮　瓦楞子　大白芍（沉香拌炒）　旋覆

花　炒枳实　刺蒺藜　姜竹茹　玳玳花

陈左（直溪桥）

始而腹痛，继之呕吐食物，二便不利，渴不多饮，少寐心烦。脉沉滑而数，舌苔腐黄。寒热搏结于中，肠胃之通降失职也。降化和理为先。

左金丸　炒枳实　大白芍　川郁金　旋覆花　姜半夏　云苓　姜竹茹　干薤白　新会皮　秫米　佛手

陈左

食入胸次倒胀，必得呕吐痰涎酸水而后快，便结不通。脉沉数，舌红。肠胃失通降之职，业经两年，剔根不易。

姜川连　淡干姜　炒枳实　大砂仁　旋覆花　姜半夏　焦白术　云苓　新会皮　干薤白　大白芍（吴萸拌炒）　姜汁　姜竹茹

袁右（镇江）

便时结燥，继之利水者已久。比增胸膺仄闷，呕恶清水，杳不思食，气从上逆，不时呃之，傍晚恶寒，肢冷如冰，热时不甚外达，面绯而已。脉细滑，右手小数，舌苔灰白而腻。湿痰久阻肠胃，脾阳失运，降化无权之候。

炒茅术　旋覆花　大砂仁　云苓　川桂枝　姜半夏　左金丸　陈皮　炒枳实　藿香　生姜　佛手

高左

呛咳吐紫血虽退，而仍咽梗气逆，或呕吐痰水甚多，食入不化，便结不利。脉虚滑，舌红。肺胃两伤，积饮化水也，久延非宜。

姜半夏　旋覆花　新会皮　白苏子　大砂仁　南沙参　大白芍（酒炒）　云苓　焦白术　枇杷叶　生姜　佛手

张左（无锡）

脾肾真阳不足，水气上泛。善嗳噫，少腹胀，冷气上攻，肠鸣辘辘，脘闷或带血，头眩。脉沉细小滑，舌红无苔。当温理中阳，调其虚实。

炒茅白术（各）　大白芍（吴萸拌炒）　益智仁（盐水炒）　上桂心　白蒺藜　姜半夏　淡干姜　大砂仁　广木香　旋覆花　云苓　生姜　佛手

赵左

肝气上逆，胃失和降。胸腹气鸣辘辘，呃之善噫，便溏不实。脉弦细，舌红无苔。延有反胃之害。

左金丸　旋覆花　沉香曲　大白芍　姜半夏　淡干姜　代赭石　白蒺藜　炙乌梅　陈皮　佛手　生姜

夏右

猝然腹痛，甚则厥逆多汗。呕吐食物酸水，下利带浊。脉沉细，舌苔白腻。寒邪湿浊，毗薄气运之流行，不通则痛也。宜通为先。

姜川连　大白芍（桂枝拌炒）　姜半夏　广木香　陈皮　淡吴萸　淡干姜　炒枳壳　藿香　旋覆花　生姜　灶心土

谭右

痰气搏结于中，肠胃失通降之职。脘闷便结，食少善噫。脉沉滑，舌苔黄腻。当辛滑通化。

干薤白　法半夏　川郁金　炒枳壳　云苓　旋覆花　新会皮　大杏仁　大砂仁　冬瓜子　佛手

另：保和丸。

林右

气从上逆则脘下板闷，嗳而不爽。月

事后期，腹痛作胀，呕吐食物。脉细滑，舌苔腐腻。业经数年，收效不易。

当归　白蒺藜　青陈皮（各）　云苓　大白芍（吴萸拌炒）　大丹参　旋覆花　瓦楞子　金香附　川郁金　生姜　佛手

另：四制香附丸。

冯左（无锡）

向日好饮，积湿化水，久阻于胃。脘闷食入不畅，呕吐食物酸水，便结不利。脉弦细，舌心红剥。业经四年，收效不易。

潞党参（姜水炒）　云苓　大砂仁　姜半夏　旋覆花　焦白术　大白芍　左金丸（入煎）　新会皮　炒枳实　生姜　佛手

李右（奔牛）

胃有积饮，肝胃失和。脘痛掣背，呕吐酸水，心悸口臭，头眩。月事先期，一月二至。脉弦细，舌苔久腻而黄布。业经八年，收效不易。

左金丸　川郁金　大白芍（桂枝拌炒）　淡干姜　刺蒺藜　旋覆花　青陈皮（各）　云苓　香附炭　煅瓦楞　生姜　佛手

贺右

咳逆愈后，脘腹痛，呕吐食物苦水，少腹胀。屡经下夺，本元日伤。气怯自汗，日形消瘦。脉虚数左弦，舌红根白。延有土衰木旺之害。

左金丸（入煎）　旋覆花　焦白术　炙乌梅　青陈皮（各）　大白芍　姜半夏　沉香曲　大砂仁　焦谷芽　生姜　佛手

另：玳玳花泡茶。

林右

朝食暮吐，其味酸。腹痛便结，胸次懊侬。脉沉缓，舌白转红。血虚气滞，肝胃不和。仍难速效也。

左金丸（入煎）　公丁香　块茯苓　旋覆花　姜半夏　淡干姜　大白芍　炒枳实　代赭石　新会皮　生姜　佛手

周左

痰浊蕴结阳明，降化失职。脘右胀满，食入不畅，易于呕吐，便结不利。脉弦滑，舌苔满布。先当苦辛通降。

姜川连　姜半夏　川郁金　大白芍　炒枳实　淡干姜　旋覆花　陈橘皮　香白蔻　云苓　生姜　姜竹茹

嵇左（镇江）

反胃十余年，呕吐食物，完谷不化，便结不利。脉细滑，沉分小数，舌白中剥。胃之阴气两伤，降化失职也。奏功不易。

潞党参（姜水炒）　姜川连　新会皮　公丁香　代赭石　淡干姜　姜半夏　炒枳实　云苓　旋覆花　生姜　佛手

杨右（宜兴）

心营久亏，肝家气火上扰阳明。食入易吐，味酸色绿。头目眩痛，心悬不安，或便结。脉弦细，舌红苔黄。非胃寒可比，以苦辛通降为先。

姜川连　大白芍　旋覆花　制半夏　白蒺藜　淡干姜　代赭石　云神　绿萼梅　陈橘白　姜竹茹　佛手

二诊

日来呕吐已止，口舌尚干槁，头眩便结，心悬多汗，上体尤甚，衣为之湿。脉弦细，舌红中黄。肝胃初和，阴气未复，阳浮于外，腠理不密也。久延非宜。

南沙参　云神　旋覆花　左金丸（入煎）　代赭石　生牡蛎　大白芍　炙乌梅　川石斛　陈橘白　生竹茹　佛手花

张左（扬州）

胸膺紧仄，食入作吐，酸水痰涎杂出。少腹胀，便结不利。脉滑带数，舌苔黄厚。痰浊阻中，肠胃之降化失职也。当从反胃例立法。

姜川连　旋覆花　炒枳实　云苓　公丁香　淡干姜　陈橘皮　刀豆子　白蔻　代赭石　姜竹茹　姜汁

陈右

脐下结痞，攻实作痛，呕吐酸水食物，便结不利。癸水一月三至。脉沉细，舌红。气瘀搏结，肝胃失和。调畅为先。

当归　金香附　左金丸　白蒺藜　炙乌梅　大白芍　焦白术　旋覆花　炮姜炭　姜半夏　川楝子（醋炒）　生姜　佛手

陶右（镇江）

肝郁不伸，胃失和降。脘闷作呕，食入则烧热，便结口干。经居三月不行。舌苔腐黄。先以调畅为事。

左金丸　旋覆花　大丹参　佩兰　云苓　大白芍　黑山栀　川郁金　白蒺藜　炒竹茹　佛手

李右（金沙）

脑鸣两耳重听有年，比增食入则清涎上泛，脘次不舒。切脉沉濡而滑，舌苔腐腻满布。痰湿阻中，胃肠不运所致。

炒茅白术（各）　公丁香　云苓　旋覆花　姜半夏　新会皮　大砂仁　炒枳实　白蔻　白蒺藜　生姜　佛手

另：理中丸、越鞠丸，和匀。

唐右（江阴）

湿热久羁血分，风疹丛发，经行时尤甚。日来又发宿患，食入即吐，酸水痰涎杂食物而出，脘闷气逆。脉沉细左弦，舌红苔白。肝胃不和，先当降化。

姜川连　白蒺藜　姜半夏　大白芍（桂枝拌炒）　代赭石　淡干姜　白蔻　新会皮　旋覆花　公丁香　云苓　生姜　佛手

殷右（高邮）

左胁久痛，连及腰腹，少腹胀，呕吐酸水食物，便结不利。经居数月不行。脉弦细，舌红。气瘀凝滞，肝胃失和而来。先当降化。

姜川连　淡干姜　金香附（醋炒）　炙乌梅　白蔻　淡吴萸　旋覆花　刺蒺藜　姜半夏　川郁金　细青皮　生姜　佛手

二诊

日来呕吐酸水已止，左胁痛亦折。唯少腹仍胀痛，便结不利。经居数月不行，胃呆厌食。脉弦细，舌红。气瘀凝滞，肝胃不和也。

当归　大白芍（吴萸拌炒）　川楝子（醋炒）　金香附　广木香　炙乌梅　细青皮　延胡索　白蒺藜　旋覆花　生姜　佛手

刘右（常州）

咽梗嗌干，喉关及蒂丁赤腺缕缕，痰涎上泛，饮咽如常。脉弦细右滑，舌红苔白。痰气搏结，津液无以上升所致。

旋覆花　法半夏　大白芍　陈橘皮　大麦冬　白桔梗　炙乌梅　川郁金　瓜蒌皮　刺蒺藜　金果榄　枇杷叶

任右（上海）

朝食暮吐，责之无火；随食随吐，责之有火。食入随吐有年，食物杂黏涎而出。月事先期，腹痛，少腹胀，脘闷心悬。脉弦细，舌苔腻黄。胃有宿痰，肝气横梗，荣卫失和而来。

左金丸　旋覆花　姜半夏　炒枳实　大白芍　白蒺藜　新会皮　云苓　大丹参　金香附　姜竹茹　佛手

另：二陈丸二两，四物丸二两，和匀。

岳左

脘痛有年，比增呕吐酸水食物，间嗳腐味，脘闷腹痛，下利白沫，两足肿。脉浮弦右芤，舌红无苔。土木相争，气运不和也。速效难求。

姜川连（吴萸拌炒）　大白芍（桂枝拌炒）　旋覆花　新会皮　公丁香　淡干姜　大砂仁　广木香　姜半夏　块茯苓　生姜　佛手

姜右

居经十年，肝胃又不和。脘闷呕吐，四肢筋脉抽搐，小水急数不利，神疲气怯。脉沉细无力，舌苔灰黄满布。肝家气火郁迫，肠胃失通降之权也。

姜川连　姜半夏　云苓　大白芍　黄郁金　淡干姜　旋覆花　黑山栀　绿萼梅　炒枳实　姜竹茹　佛手

蒋左（镇江）

痰湿阻中，胃阳不运。食入脘闷，呕吐酸水痰涎，便结。舌苔厚腻，脉沉滑。反胃可虑。

炒茅白术（各）　姜半夏　白蔻　大白芍（桂枝拌炒）　干薤白　云苓　旋覆花　公丁香　左金丸　新会皮　炒枳实　生姜

严左（金沙）

反胃两月有余，食入随吐，痰涎杂食物而出。脉弦细右滑，舌红无苔。痰气阻中，胃失和降也。久延非宜。

姜川连　姜半夏　淡干姜　公丁香　炙乌梅　白蔻　云苓　旋覆花　代赭石　新会皮　炒竹茹　姜汁

二诊

苦辛通降，反胃未减，食入随吐，酸水痰涎交杂。脉弦细，舌红。胃气已伤，肝气上逆。守原义更进培中。

潞党参（姜水炒）　公丁香　大白芍　旋覆花　陈橘皮　左金丸　焦白术　白蔻　云苓　代赭石　姜半夏　姜汁　灶心土（煎代水）

另：理中丸、二陈丸，和匀。

三诊

反胃犹减，而酸水痰涎仍交杂而出，左胁下引痛。舌略起苔，脉沉弦细。胃气初调，守原义更进毋懈。

潞党参（姜水炒）　公丁香　焦白术　制半夏　白蔻　旋覆花　云苓　大白芍（吴萸拌炒）　陈橘皮　白蒺藜　炒枳实　姜汁　佛手

丸方：调中温胃，以丸代煎。

潞党参　姜半夏　炙甘草　泽泻　淡干姜　焦白术　新会皮　云苓　公丁香　焦谷芽　大砂仁　益智仁（盐水炒）　大白芍（吴萸拌炒）

上味如法研末，煨姜、大枣煎汤，加蜜水法丸。

姚左

呕利未发，龈根尚酸楚，口碎头痛。水源不足，土木相争也。拟丸剂调治。

南沙参　白蒺藜　大白芍　陈橘白　上川连（姜水炒）　金石斛　炙乌梅　法半夏　云苓　淡吴萸　香白蔻

上味研取细末，旋覆花（包）、姜竹茹煎汤，法丸。

张左（金沙）

湿浊痰滞久结阳明，肠胃之通降失职。脘闷便结，呕吐食物痰水。脉缓滑，舌苔糙白满布。业经两月有余，延有胃败之害。

姜川连　姜半夏　云苓　白蔻　大白芍（吴萸拌炒）淡干姜　炒枳实　干薤白　旋覆花　青陈皮（各）姜竹茹　姜汁

二诊

日来呕吐已止，便结通而未畅，脘闷未展。舌白转黄，脉仍缓滑不起。业经两月有余，湿浊痰滞仍互结不化。久延防胃败之害。

姜川连　姜半夏　新会皮　旋覆花　姜山栀　淡干姜　炒枳实　云苓　正滑石　川朴花　姜竹茹　佛手

赵左（镇江）

反胃已久，食入随吐出酸水甚多。不时腹痛，头痛腰痛。脉弦细，舌红。肾虚肝旺，胃失和降也。速效难求。

姜川连　姜半夏　大白芍　云苓　公丁香　淡干姜　炒枳实　旋覆花　代赭石　白蔻　姜竹茹　佛手

陈右

脾肾两亏，肝胃失和，木来侮土。发则寒热，呕恶自利，平时便结，甚则每月必发。切脉弦滑细数，舌苔腐腻。当和中化浊，以平土木之相争。

左金丸　炙乌梅　炒枳实　大白芍（桂枝拌炒）宣木瓜　姜半夏　云苓　白蔻　大砂仁　旋覆花　伏龙肝（煎代水）生姜

徐右

胸腹胀满作痛，呕吐酸水痰涎，便结两旬有余。舌苔灰黄满布，脉沉细。症非轻候，通导为先。

姜川连（吴萸拌炒）　大白芍　川郁金　九香虫　淡干姜　炒枳实　旋覆花　台乌药　云苓　五香丸（过口）三钱

另：三物备急丸九粒，开水先送两粒。

杨左（常州）

反胃日久，食入随出，呕吐酸水食物，胸腹胀满不畅，嗌干。舌红，脉弦细，沉分数。胃寒肝热，降化失常也。亟为宣降和胃疏肝。

姜川连　姜半夏　大白芍　云苓　代赭石　淡干姜　白蔻　姜山栀　陈橘皮　旋覆花　姜竹茹　姜汁

另：二陈丸。

郦左

呕吐食物虽止，而食后则痰涎上泛，气从上逆，胸膺及咽部仄闷，腹左或攻痛。脉小滑转数，舌复起苔。痰气搏结，当再通降。

姜川连　淡干姜　姜半夏　炒枳实　沉香曲　新会皮　旋覆花　大白芍（吴萸拌炒）白蔻　云苓　降香片　姜竹茹

二诊

腹左攻痛及吐食已止，痰涎上泛亦折。唯气仍从上逆，逆则不能纳谷。脉沉细，舌质光剥。脾土大伤，中气不足也。

潞党参（姜水炒）　公丁香　贡沉香　旋覆花　白苏子　焦白术　姜半夏　白蔻　陈橘皮　炙甘草　降香片

林右（高邮）

反胃有年，朝食暮吐。食物酸水痰涎杂出，非倾囊不畅。吐后口干，便结。月事后期，甚则数月一行。脉沉弦细滑，舌红无苔。肝热胃寒而来。业经已久，剔根不易。

姜川连　姜半夏　代赭石　大白芍（吴萸拌炒）　陈橘皮　淡干姜　旋覆花　炙乌梅　公丁香　白蔻　云苓　姜竹茹　姜汁

二诊

从胃寒肝热立法，朝食暮吐虽少，而吐之不畅，反带鲜红数口。便结口干，月事后期，甚则数月甫行。脉沉细左弦，舌红无苔。血分已暗亏矣，且病经有年，收效不易。

南沙参（米炒）　大白芍　姜川连　焦白术（枳实拌炒）　旋覆花　大丹参　姜半夏　淡干姜　代赭石　云苓　姜竹茹　姜汁

邹右

咳止呕吐未已，咽梗如卡，两胁痛，腰痛，腹左结瘕或攻痛。月事不调，或先或后。日来又增闷逆如闭。脉弦细，舌红。肝家气火上升，胃失和降也。

姜川连　旋覆花　大白芍　黑山栀（姜水炒）　大丹参　淡干姜　代赭石　云神　姜半夏　陈橘皮　炒竹茹　秫米

姚左（六合）

反胃数年，随食随吐。不吐则胸胁胀满或作痛，旁及腰部，头目眩昏。舌黄口不渴，脉沉细而滑。水不涵木，肝热胃寒。剔根不易。

左金丸　刺蒺藜　姜山栀　姜半夏　白蔻　大白芍　炙乌梅　陈橘白　旋覆花　云苓　姜竹茹　姜汁

复诊

反胃数年，随食随吐，今已渐止。腰胀胁满。肝肾两亏，拟丸剂调治。

潞党参（姜水炒）　大白芍　白归身　公丁香　姜半夏　大砂仁　怀牛膝　炙乌梅　淡干姜、上川连（合炒）　云苓　白蒺藜　陈橘白　川杜仲

上为末，旋覆花煎汤，加蜜水法丸。

李左

中虚气滞，肝热胃寒，运行升降之机俱失常度。于是脘仄懊侬，似嘈非嘈，似痛非痛，或吞酸酢心，便结不利，胃纳因之减少。脉弦细而滑，舌苔腐黄。心肾之阴暗亏，先当调畅。

左金丸　大白芍　白蒺藜　炙乌梅　大砂仁　姜山栀　川郁金　云神　旋覆花　姜竹茹　生姜　佛手

高左（海州）

肝气逆于上，胃之降化失常。食入随吐，必倾囊而后快。痰多不渴。切脉弦滑而细，舌红无苔。肾水本亏。先当柔肝和胃，降气化痰。

姜川连　大白芍　旋覆花　姜半夏　新会皮　淡干姜　公丁香　代赭石　白蔻　云苓　姜竹茹　生姜

另：理中丸、二陈丸，和匀。

二诊

食入随吐倾囊而出者已止，痰出亦活，左臂尚酸楚。右脉尚弦滑，舌略起苔。胃中宿痰初化，气运未和。当再调畅。

别直须　新会皮　当归　大砂仁　焦白术（枳实拌炒）　姜半夏　旋覆花　大白芍（桂枝拌炒）　云苓　姜竹茹　生姜

周右（扬州）

向有咯红宿患，幸不呛咳。经来黑色，左胁下久痛，或吞酸恶食。切脉弦滑细数。胃寒肝热，土木相争也。势无速效可图，当清其肝而温其胃。

当归　黄郁金　炙乌梅　大丹参　陈橘皮　大白芍　白蒺藜　左金丸　旋覆花　白蔻　生姜　佛手

另：八味逍遥丸、四物丸，和匀。

徐右（镇江）

产后十三年红汛断潮，一经未至。唯白带淋漓，脘痛胁胀，食后尤甚，呕吐酸水食物，胃纳因之减少，日形消瘦。脉弦细，舌红。冲脉不通，带脉已损。木来克土，肝胃不和。调畅为先，不必以通经为事。

当归　大丹参　左金丸　炙乌梅　旋覆花　白蒺藜　白蔻　云神　姜半夏　新会皮　川郁金　生姜　佛手

储右

病由齿痛，多含冰水胃阳被抑。脘闷口腻，气从上逆，嗳噫有声，米粒不入，便结不通。脉沉涩，舌苔糙黄。阴亦暗伤，延防胃败。

左金丸　旋覆花　陈橘皮　白蔻　大白芍　淡干姜　姜半夏　公丁香　川郁金　云苓　生姜　佛手

谭左（十二圩）

昨为苦辛通降，舌苔灰黄已化，右脉转数。而脘痛未已，两胁胀，肢麻或有汗，便结旬余未通，肠鸣辘辘。胃寒肝热，阳气不宣，浊阴凝聚也。业经年余，慎防暴厥。

姜川连　大白芍（吴萸拌炒）　姜半夏　旋覆花　桂枝尖　淡干姜　炒枳实　云苓　新会皮　荜茇　生姜　降香片

二诊

从胃寒肝热浊阴凝聚立法，脘痛已定，两胁胀肢麻多汗亦连带见退。独大腑未见通，业经两旬矣。脉细数左弦，舌之后端仍糙黑。阳气初宣，浊阴将化之候。守原义更增通阳化浊。

干薤白　全瓜蒌（姜汁炒）　桂枝尖　左金丸　炒枳实　旋覆花　刺蒺藜　新会皮　云苓　大白芍　姜半夏　降香片　生姜

复诊

脘痛及诸多枝节已退，再以丸剂杜其复发。

当归　川桂枝　广木香　川郁金　焦白术　大白芍　姜半夏　新会皮　沉香曲　炒枳实　干薤白　刺蒺藜　降香片　云苓

上为末，旋覆花煎汤，加姜汁、白蜜，和化法丸。

童左

反胃已久，食入随吐。脘闷气逆，嗳噫不已，善泄滑。切脉弦细滑数，舌苔腐黄。胃寒肝热，降化失常也。青年殊非所宜。

姜川连　大白芍　姜半夏　陈橘皮　旋覆花　淡干姜　炒枳实　白蔻　代赭石　云苓　姜竹茹　生姜

另：沉香顺气丸一两，二陈丸一两，和匀。

刘左（镇江）

肝阳犯胃，瘀结于中。胸膺嘈杂烦扰，呕吐食物酸水，或带血质。寐爽，齿血口腻，胃纳因之减少。右脉弦涩，左手弦细小数，舌红苔白。幸大腑尚通调。先当清肝和胃，以化瘀热。

归须　川郁金　旋覆花　金石斛　左金丸　大白芍　老苏梗　白蒺藜　云苓　煅瓦楞　新绛　佛手

王左

四肢清冷不和，呕吐食物酸水，头目不清，昨今寒热，不汗而解。脉细数，舌红。中阳郁遏，胃气不和也。

旋覆花　大白芍（桂枝拌炒）　炒枳实　云苓　法半夏　陈橘皮　左金丸　藿香　白蒺藜　姜竹茹

李左

胃病有年，比增痛则呕吐食物酸水，便结或呛咳。脉弦数不安，两尺濡细而数。舌红无苔。水亏木旺，饮积于中，肠胃失通降之职。

左金丸　大白芍（沉香拌炒）　云苓　白蒺藜　旋覆花　炙乌梅　白蔻　九香虫　姜半夏　陈橘皮　姜汁　降香片

另：煅瓦楞二两，赤石脂二两，研细末，每于痛时开水下二钱。

附：呃逆

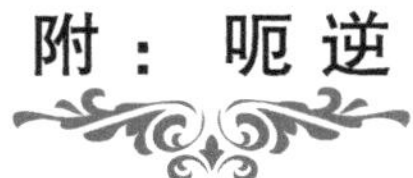

韩右（金沙）

呃逆有年，发则呃忒，连声无已，胸次为之振痛，肢冷多汗，便结或气陷，头目或眩痛。脉弦滑，舌苔腐黄。心肾久亏，痰气搏结于中，肝升于上，胃不下递也。速效难图。

南沙参　法半夏　焦白术　云苓神（各）　大白芍　旋覆花　白蒺藜　陈橘皮　料豆衣　冬瓜子　姜竹茹

孙左（出诊）

脘痛胁胀及呕吐甫退，而又增呃逆不已。胸闷气逆，腑通未爽，漫热或恶寒。脉弦数右大，舌苔灰黑根端腻。寒邪化热，痰气搏结中宫，肠胃之通降失职，延非所宜。

姜川连　刀豆子　姜山栀　炒枳实　陈皮　淡干姜　姜半夏　大白芍　川郁金　旋覆花　姜竹茹　姜汁　柿蒂

二诊

昨为苦辛通降，呃逆之势已减，内外之热亦折，脘胁痛胀亦日平，痰尚多。舌苔灰色转黄，唯仍浊腻。脉之数象就安，右脉尚滑数。胃中痰气初化，当守昨意出入，祈其再有进步为顺。

姜川连　贡沉香　旋覆花　陈皮　淡干姜　枇杷叶　炒枳实　姜半夏　姜竹茹　刀豆子　姜汁　柿蒂

改方：去枳实，加大白芍。

三诊

迭进苦辛通降，大腑频通，胸胁胀满及痛俱退，呕呃亦止。脉之滑大亦就平，右手寸关尚数，舌苔糙黄不润。胃中痰热尚未尽化，仿原制更增润化之品可也。

旋覆花　法半夏　姜竹茹　左金丸（入煎）　陈皮　大白芍（沉香拌炒）　白蔻　炒枳壳　刀豆子　枇杷叶　佛手花　柿蒂

四诊

日来诸多枝节俱退，呕呃亦止，大腑迭通，胃纳渐复，咳痰未已。舌根尚灰腻。胃中痰浊未清，假肺道而出也，转当润化。

杜苏子　旋覆花　大杏仁　炒薏仁　大砂壳　瓜蒌皮　法半夏　陈橘皮　云苓　焦谷芽　姜竹茹　枇杷叶

姜左（吕城）

腹左久痛，攻注不已。甚则呕恶，便结不通，善嗳或呃逆。脉沉滑，舌苔腐白。积饮阻中，气运不和所致。

炒茅白术（各）　旋覆花　姜半夏　新会皮　炒枳壳　干薤白　大白芍（桂枝拌炒）　广木香　云苓　白蒺藜　生姜　佛手

另：理中丸、归芍六君丸，和匀。

束童

痰气搏结于中，胸膺懊侬，气逆善嗳，甚则呃逆不已，痰多便结。脉弦细而滑，舌红中黄。先当降化。

藿香　炒枳实　大白芍　刀豆子　旋覆花　姜半夏　云苓　焦谷芽　川郁金　陈橘皮　姜竹茹　佛手

便结门

赵左

二便秘结者半月有奇，服硝黄而不效。少腹硬梗，腰似束带，胸痞不纾，食入易吐。切脉虚滑小数，两尺兼缓，舌心腻黄。此肾液久亏，不能开窍于二阴，痰浊久阻肠胃，肺气不能下降故也，与热秘者大相径庭。

咸苁蓉　火麻仁　淡天冬　金苏子　油当归　郁李仁　冬葵子　大杏仁　新会皮　皂角　炒枳壳　推车虫[①]　麻仁丸（入煎）

二诊

昨从叶氏温润肾阳立法，胸痞渐纾，少腹硬梗已减。而大便仍未见通，小溲亦短涩不利，食入仍吐。脉小数，舌苔转白。肠胃痰湿渐有化机，以原方再谋进步可也。

咸苁蓉　金苏子　干薤白　冬葵子　郁李仁　川厚朴　姜半夏　云苓　炒枳壳　推车虫　白蜜（冲）　姜汁　半硫丸（开水另服）

三诊

从叶氏温润肾阳、佐以化痰一法，大腑通而未畅，呕吐已止，胸痞渐纾，犹能纳谷。脉之沉分转数，舌黄转白。痰滞已具下趋肠腑之兆，当再以温润通之。

淡苁蓉　炒枳实　牵牛子　青陈皮（各）　火麻仁　干薤白　冬葵子　川厚朴　郁李仁　法半夏　推车虫

四诊

迭进温润肾阳，以化痰湿之剂，大便闭结已通，小溲亦利，呕吐亦止，胸膺渐纾，犹能纳谷。脉转沉滑，两寸且缓，舌根尚腻。肾阳已司其职，能开窍于二阴，而脾家顽痰积湿，尚苦未尽也。

上川朴　云苓　炒谷芽　大麦冬　冬瓜子　干薤白　法半夏　淡苁蓉　泽泻　炒枳壳　新会皮　生姜

五诊

迭进温润下元以化痰湿之剂，大便闭结已润，少腹痞满亦退，胃纳亦增，脉亦步起。已具转机，再当润养，以善其后。

南沙参　淡苁蓉　大白芍　新会皮　冬瓜子　油当归　干薤白　炒谷芽　炒枳壳　柏子仁　皂角子

孙左

高年血液不润，肠腑枯燥，便结不通。最忌苦寒通泄，当润燥通幽，是古人之法程也。

① 推车虫：学名蜣螂。

淡苁蓉　怀牛膝　淡天冬　郁李仁　叭杏仁　火麻仁　油当归　金苏子　桃仁泥　炒枳壳　白蜜（冲）

二诊

高年便闭，通而复结者，屡屡肠腑枯燥，血液无以濡润之，非热结者比。今已七日，以通幽汤主之。

淡苁蓉　火麻仁　淡天冬　全当归　郁李仁　大生地　熟军　炒枳壳　皂角子　冬葵子　怀牛膝　推车虫

孙左

脾胃两亏，气又不固，阴津不能滋润，肠腑为之缩小。大便艰难，粪如羊矢，小溲勤短。高年患此，非可轻视。拟益气养阴，滋润肾燥。

淡苁蓉　覆盆子　黑料豆　潞党参　炒白术　菟丝子　云苓　当归　破故纸　怀山药

王左

上寒下热，中阳不运。胸膺痞胀，便结溲痛。脉沉滑而细。当辛滑通阳。

川厚朴　川楝子　干薤白　细青皮　云苓　郁李仁　泽泻　大白芍　炒枳实　脾约麻仁丸（开水另服）

李左

腹痛已久，便闭不通，两腿麻痹。脉沉滑而细，舌苔滑白。此肝肾两亏，痰湿阻于气道所致。

淡苁蓉　川楝子　白芍（吴萸拌炒）　青陈皮（各）　炒茅术　川厚朴　油当归　南木香　郁李仁　鲜薤白　生姜　皂角子

二诊

用温润立法，便闭已通，腹痛亦止。而两腿麻痹如故，前连少腹，后及尾闾。两部俱肝肾所司之地，其为肝肾久亏，脾家痰湿先阻于气道，继流于经隧无疑。

淡苁蓉　当归（酒炒）　块苓　鹿角霜　茅白术（各）　怀牛膝　青木香　白芍（吴萸拌炒）　川杜仲　青陈皮（各）　九香虫

俞左

大便二月不行，少腹痞硬，腰如束带。脉细数。肝肾两亏，湿浊不化也。

鲜薤白　火麻仁　炒枳壳　桃仁泥　青木香　全瓜蒌　郁李仁　油当归　川厚朴　独角蜣螂

吴左

高年阴气日衰，湿热下注。小溲不利，便难气坠。脉细数，舌苔薄腻而黄。极难拔根之候。

淡苁蓉　泽泻　大白芍　炙甘草　云苓　青升麻　当归　白蒺藜　炒枳壳　郁李仁　皂角子

李左

湿浊凝结，腑阳不通。便结少腹痛，气从上逆。脉滑数，舌白。当化湿通幽。

油当归　云苓　干薤白　冬瓜子　郁李仁　火麻仁　炒枳壳　藏红花　青陈皮（各）　全瓜蒌　皂角子

邱左

便结多年，魄门紧闭，古人谓之风秘。且不便则虚阳上升，耳鸣目瞀。切脉细滑而数，舌红无苔。水亏木旺，肾燥肠结，兼之风秘而来。

淡苁蓉　秦艽　白蒺藜（盐水炒）　肥知母　淡天冬　郁李仁　炒枳壳　川黄柏（盐水炒）　油当归　白苏子　皂角子

曹右（溧阳）

年已五旬有五，经事复行甚多。腹痛少腹胀，便结不通，肛坠不已，口渴。舌黄，脉弦滑细数。血瘀气滞，肠腑自燥也。久延非宜，拟和荣润燥汤出入。

当归　淡苁蓉　桃仁泥　大生地　大白芍　清炙草　怀牛膝　青升麻　台乌药　云苓　炒枳壳　冬葵子

另：当归四钱，枳壳三钱，红花一钱五分，皂角一节，煎汁熏。

改方：加川楝子、黑山栀。

二诊

昨进和荣润燥汤，大便坠胀虽减，而水道仍不利，口渴舌黄，腹痛少腹胀，得于崩漏后。脉弦细而数，右滑。血瘀气滞，肠腑积热不清之候。延防癃闭。

油当归　川楝子　大黄（酒炒）　大白芍（吴萸炒）　黑山栀　怀牛膝　青升麻　正滑石　粉丹皮　云苓　鲜藕

葛左

病后早劳，痰气又复搏结，脘闷呕恶，便结不通。舌苔黄腻满布。阳明降化失司，先以宣通导化为事。

姜川连　川厚朴　炒枳实　旋覆花　大杏仁　姜半夏　云苓　干薤白　大白芍（吴萸炒）　新会皮　姜竹茹　佛手

另：半硫丸，用开水另下。

朱左

两腿麻痹，少腹胀满，便结不通，不时坠胀，脘闷厌食，业经两月。脉沉滑而细，舌红无苔。湿浊久结下焦，中阳不运。属在青年，殊非所宜。

归尾　云苓　牛膝梢　大白芍（吴萸炒）　正滑石　泽泻　甘草梢　郁李仁　枳壳　炒苡仁　脾约麻仁丸（开水另下）

二诊

腑通已畅，小水尚急数不爽，曾经见血。脉弦滑，舌根尚腻。余湿未清，当为分理，沟通水道。

归尾　泽泻　云苓　净车前　甘草梢　怀膝梢　冬葵子　川萆薢　正滑石　生熟苡仁（各）　滋肾丸（开水先下）

岳右

便后魄门翻突作痛，会阴穴肿胀，或便血，口鼻喷火，食后吞酸善噫。舌苔黄腻。肝胃不和，湿热下注所致。

上川连（酒炒）　生军　赤苓　槐角　泽泻　炒枳壳　川黄柏　赤芍　地榆炭　白蒺藜　石耳

改方：去川连，加川朴、谷芽。

二诊

便后肛痛及便血俱退，唯胸次未纾，吞酸善噫，食入不畅。脉小数，舌心黄腻。湿热虽化，肝胃未和可知。

左金丸　旋覆花　橘皮　云苓　南木香　大白芍　大砂仁　炒谷芽　佩兰　白蒺藜

三诊

脘闷吞酸、胃呆善噫虽退，而便后又肛痛便血，会阴肿。脉细数，舌红中黄。湿火下注，肝胃不和所致。

当归　枳壳　赤苓　炒茅术　槐角　生军（酒炒后入）　泽泻　焦谷芽　生地榆　麻仁丸（开水过口）

丁右

病后早劳，胃中痰浊未尽。不时嘈杂而又不能纳谷，时常寒热头痛，大便久结。舌苔腐腻。幸月事尚调。先当通降阳明，以化痰浊。

全瓜蒌（姜水炒） 白蒺藜 旋覆花 川郁金（矾水炒） 云苓 炒竹茹 干薤白 大白芍 法半夏 炒枳壳 冬瓜子 佛手

另：清气化痰丸。

张右

肝肾两亏，冲带二脉失职。脘腹痛，少腹气逆，咽梗吞酸，肢冷，腰如束带，便结不爽。加以五旬外年，月事后来，赤白交杂。脉虚弦，舌红。肝脾气滞，湿浊混处血分也。速效难图。

当归 旋覆花 潼白蒺藜（各） 南木香 香附炭 云神 淡苁蓉 大白芍（吴萸炒） 乌贼骨（炙） 台乌药 川楝子（醋炒） 海参肠 佛手

二诊

日来便结未通，腹左及腰股仍酸楚作痛，少腹胀，咽梗作恶，或吞酸，腰如束带。加以五旬外年，月事后期，赤白交杂。脉虚数，左手弦细小数，舌红无苔。肝肾两亏，湿浊混处血分，冲带二脉失司。极难速效之候。

淡苁蓉 大白芍（桂枝拌炒） 当归 旋覆花 云苓 甘杞子 怀牛膝 川楝子 白蒺藜 南木香 川杜仲 海参肠 五香丸（开水另下）

三诊

进王孟英润补肝肾法，便结已通而尚不爽，腰如束带及左腰股酸楚作痛俱减。少腹尚痛胀，咽梗吞酸，或作恶，赤白带多。脉弦象已减，舌仍无苔。虚象显然，守原义更进。

淡苁蓉 怀牛膝 大白芍（桂枝炒） 旋覆花 潼白蒺藜（各） 桑寄生 油当归 甘杞子（盐水炒） 川楝子 川杜仲 女贞子 黑芝麻

夏左（句容）

经治后，咳止，脘痛安，便结爽。而仍腰如束带如虫行，少腹胀，食后善噫，业经数月。日来又值疟后。脉弦滑，舌苔黄腻罩黑。肝肾两亏，湿痰入络，阻气道之流行。枝节多端，极难速效。

当归 川桂枝 淡苁蓉 云苓 法半夏 大白芍（吴萸炒） 怀牛膝 川楝子 旋覆花 橘皮 冬瓜子 佛手

林左

进下夺法，所下无多，魄门仍坠，痛如火燎，间有脓血意。脉沉数，舌红苔黄。湿热久结肠腑，当再泄化。

生军 槐角 炒枳壳 酒子芩 京赤芍 粉丹皮 胡黄连 泽泻 肥玉竹 赤苓 椿根皮

二诊

两为下夺，所下无多，仍不见爽，魄门刺痛如火燎，登厕或有脓血。脉沉数，舌红。肠之积蕴未清，当再疏泄。

细生地 胡黄连 粉丹皮 黄柏 生枳壳 椿根皮 槐角 生军 泽泻 黄芩 两头尖 刺猬皮

徐右（常州）

产前便结，产后仍如故。头目眩痛，胸次或嘈杂。脉弦滑细数，舌红中黄。荣阴暗亏，肝阳上扰，肠腑积热不清。法当清上润下。

油当归 大川芎 炒枳壳 杭菊炭 云苓 大白芍 郁李仁 白蒺藜 女贞子 炙紫菀 藕 佛手

吴右（宜兴）

便结有年，近增少腹作胀，或作攻痛，食后尤甚，月事如常。舌苔腐白起点，斑剥不匀，脉弦细尚滑。湿浊久结肠腑，降化失其常度也。

焦白术　大腹皮　泽泻　青陈皮（各）　全瓜蒌（姜汁炒）　炒枳壳　炒建曲　云苓　当归　干薤白　冬瓜子　皂角子

另：脾约麻仁丸。

吴右

便结气坠得下之后，坠胀如故。脉细数，舌光无苔。血虚气滞，肠腑不和而来。拟当归通幽汤出入。

油当归　大白芍　郁李仁　炙草　青升麻　西秦艽　柏子仁　火麻仁　大杏仁　炒枳壳　黑芝麻

徐右（镇江）

气坠于下，尾闾作胀，便结不润，小溲艰涩不利，左少腹或胀满，越日必寒热一次，得汗则解，头眩气怯。脉沉细而滑，舌红中黄。荣卫不调，肝肾之气逆而不和也。业经已久，势无速效可图。

当归　怀牛膝　淡苁蓉　川楝子　大白芍（桂枝炒）　青升麻　潼白蒺藜（各）　炙黄芪　炙甘草　云苓　柴胡　海参肠

刘左

湿火随气运而下陷，二便坠急已久，既经洗肠而坠如故，胸无阻滞。脉弦数而细，舌苔浮黄薄垢。当升举清阳，以化湿浊。

当归　云苓　炒枳壳　陈橘皮（盐水炒）　炙甘草　大白芍　泽泻　台乌药　青升麻　牛膝　滋肾丸（开水过口）

二诊

升清泄浊，大腑渐通，小水亦利，坠急之势遂减。脉之数象渐平，舌苔浮黄初化。余浊未清，守原义出入。

炒茅术　炙甘草　云苓　川黄柏　陈橘皮　青升麻　泽泻　大白芍　炒苡仁　冬瓜子　皂角子

三诊

升清化浊，小水已利，而大腑又复不通，频频坠胀。脉复见数，舌根黄垢。肠腑余浊未清，当再通化。

全瓜蒌　火麻仁　泽泻　正滑石　方通草　鲜薤白（杵）　炒枳壳　大杏仁　云苓　脾约麻仁丸（开水另服）

四诊

小水大腑俱通，而仍坠胀不已，魄门紧闭。脉沉数，舌苔糙黄。肠腑湿浊未清，当再通导。

油当归　怀牛膝　泽泻　台乌药　赤苓　独角蜣螂　火麻仁　炒枳壳　大杏仁　瓜蒌皮

另：三物备急丸十四粒，开水另下。

五诊

日来二便已通，魄门紧闭亦张，唯仍气坠。舌根燥黄。肠腑余浊尚多，当再宣利。

焦白术　炙草　台乌药　怀牛膝　青升麻　大杏仁　炒枳壳　泽泻　炒苡仁　云苓　陈橘皮

尹左（扬州）

心肾之阴不足，阳气不能下达，分泌无权。便难气坠，魄门撑痛，小溲勤短，热数作痛，两足或肿。脉浮弦，舌红。当通阳化浊，分利肠腑。

淡茯蓉　泽泻　川楝子　川黄柏（盐水炒）净车前（盐水炒）青升麻　怀牛膝　台乌药　云苓　滋肾丸（开水先下）

二诊

从叶香岩温润化浊一法化裁，阳气渐能下达，分泌尚乏其权，是以溲时则后重如登厕状，溺管痛，会阴穴如火燎。脉弦滑，舌红面绯。心肾之阴暗亏，守原义更增育阴摄下之品。

淡苁蓉　鹿角霜　大生地　云苓　川杜仲　青升麻　川黄柏（盐水炒）川楝子　怀牛膝（盐水炒）小茴香（盐水炒）青盐

三诊

两进叶香岩温润化浊法，溺管痛、会阴如火燎者俱退，唯便结未利，腰俞尚或痛。脉弦细，舌红。肝肾之阴气未复，守原义步增固下。

大生地　怀牛膝　川黄柏（盐水炒）旱莲草　鹿角霜　川杜仲　云苓　女贞子　潼沙苑（盐水炒）泽泻　桑寄生

韩右（出诊）

日来大腑虽已迭通，而脐左仍瘔硬且板，按之痛，自觉胀满。脉弦数右浮大，舌苔已净。据此脉症，肠角积蕴层层搏结，气运失其常度也。非再通泄无已其痛胀耳。

生军（醋炒）川楝子（醋炒）大白芍（吴萸炒）青皮　怀牛膝　台乌药　炮姜　延胡索　焦山楂（元明粉拌炒）当归　炒枳壳

二诊

进下夺法，大腑迭行八次，脐左痛势减而复剧，且仍急满拒按。肠角余浊未清，更有积瘀胶结其间，仍守痼不解。拟用桃仁承气汤法，俾瘀浊廓然而清为要。

生军（后入）归尾　延胡索　京赤芍　宣木瓜　怀牛膝　桃仁泥　细青皮　川楝子　刘寄奴

三诊

昨投桃仁承气汤法，大腑又见通行数次，从中似有瘀积之块，脐左拒按及痛俱减，唯重按仍有急满之意。脉之数已折，舌略起苔。肠角余蕴甫去其半数，以原方减其剂可耳。

生军　京赤芍　怀膝梢　青皮　鲜生地、新红花（合杵）瞿麦　归尾　焦山楂　桃仁泥　延胡索

杨右（镇江）

血虚气滞，肝脾失调，运行降化之机能失其常度。腹胀有形，食与不食如故，气从下坠，便结不利，白带多，头目不清。切脉弦细，右手小滑，舌红口干。阴不足而阳有余，先以清养调畅为事。

油当归　柏子仁　甘杞子（盐水炒）大白芍　川石斛　首乌藤　白蒺藜（盐水炒）云神　旋覆花　冬瓜子　金橘皮

另：归脾丸。

眭左

食后则脘中胀满，胸膺仄仄如梗，背俞亦为之板胀。脉滑，舌白。气运不和故便难。

鲜薤白　法半夏　陈橘皮　川郁金　白苏子　全瓜蒌　刺蒺藜　云苓　炒枳壳　旋覆花　佛手　冬瓜子

薛左（江阴）

戒除嗜好，气运不行，顽痰积湿因之阻仄中宫，肠胃之通降失职。腹胀有形，气鸣则减，大便月余不行。脉沉滑细数，

舌苔满腻且厚。阴气虽亏，未宜滋补。运中通下为先。

油当归　火麻仁　大腹皮　青陈皮（各）　焦谷芽　怀牛膝　炒枳壳　炒建曲　云苓　大杏仁　推车虫

药后大腑畅通，原方去火麻仁、推车虫，加焦白术、淡苁蓉、红枣。

另：三物备急丸四十粒，先服七粒，加至十粒为度。

贺左

湿痰阻中，降化失职。脘闷作痛，食入则梗，便结不通，少腹坠痛。脉沉细，舌白。通阳化湿为宜。

干薤白　大白芍（吴萸炒）　白蔻　炒枳实　炒茅术　全瓜蒌　青陈皮（各）　姜半夏　旋覆花　云苓　麻仁丸（开水先下）

汤右

病经两月有余。便结未通，少腹拒按，气从下坠，溲浊脘仄，呕恶或呃逆，烦扰不渴，口甜而腻，得于经行之时。脉沉滑。湿热瘀浊互结中下二焦不化，久延殊防内陷也。

炒茅术　炒枳实　焦楂肉　上川朴　姜半夏　青陈皮（各）　姜川连　大白芍（吴萸炒）　淡干姜　云苓　川郁金　生姜

另：三物备急丸九粒。

二诊

昨投三物备急丸九粒，久结之大便始通，污秽频多，少腹拒按已解，口甜及腻亦退，渐渐作渴。唯仍呕恶，或呃逆，四肢久冷。脉转数。湿邪瘀滞初退，脾胃未和，阳气未通也。尚防胃败。

炒茅白术（各）　姜半夏　泽泻　左金丸　姜山栀　川桂枝　猪茯苓（各）　陈橘皮　省头草　姜竹茹　佛手

饮证门

王左

中阳不运，水饮停中，饮食不化精微而化痰湿。每旬一发，呕吐酸水甚多，盈盆盈碗。气逆善噫，背俞掣痛，溲赤且少。脉弦滑，舌白。水泛高原之见征，势无速效。以温中蠲饮，分利水道为先。

炒茅术　熟附片　淡干姜　泽泻　桂枝尖　炙甘草　新会皮　霞天曲　姜半夏　云苓　涤饮散（包煎）

二诊

进温中蠲饮分利水道之剂，每旬一发之水饮，发时呕吐痰水虽少，而背俞仍掣痛。善噫气逆，脘中或痛，或洒淅恶寒。脉弦滑。中阳式微，水饮已成窠囊，非旦夕可收全功之候。

潞党参　茅白术（各）熟附片　桂枝尖　淡干姜　炙甘草　大砂仁　杜切茯苓　泽泻　法半夏　生姜　大枣

丸方：潞党参　桂枝尖　淡干姜　益智仁（盐水炒）大砂仁　茅白术（各）公丁香　新会皮　泽泻　法半夏　云苓　炙甘草

上为末，煨姜、大枣煎汤法丸。

张左

脾肾真阳久衰，火不生土，釜底无薪，无形之湿为有形之痰搏结成饮。饮者，囊也。囊满必吐痰水，胸痞便结，腹痛肢酸。脉沉滑而细，舌苔满腻。此四饮中之溢饮也，拔根不易。

潞党参　炒茅术　桂枝尖　陈橘白　怀牛膝　泽泻　姜半夏　云苓　草果霜　川杜仲　干薤白　霞天曲　煨姜

李左

脾阳不运则生湿，胃阳不旺则生痰，痰湿久聚于中，积而成饮，偶阻气道之流行，则中下二焦痞塞，脘腹作痛，大便闭结，且有沥浊。脉沉细无力，两关带滑。面黄舌黄，势将成饮。法当辛滑通阳，以化湿痰。

干薤白　全瓜蒌　桂枝尖　大白芍（吴萸拌炒）川楝子　炒茅术　姜半夏　广木香　青陈皮（各）　云苓　皂荚子

孙左

忧思抑郁，脘痛复萌。汤饮下咽则梗痛酢心，两胁胀满，后达于背。痰多善噫，彻夜不寐。脉沉弦而滑，舌苔腻黄。此痰饮阻胃，浊阴上干，肝气横逆，阳明和降无权所致。拔根不易，法当通阳蠲饮。

旋覆花　川郁金　姜半夏　鲜薤白　刺蒺藜　大白芍（吴萸拌炒）　云苓　延胡索　青陈皮（各）川楝子　冬瓜子　降香片

李左

中阳不运，痰湿阻滞，化而成饮。饮者，囊也。胸胁间辘辘有声，呕吐酸水，腹胀及胯，而后及背俞，势若束缚。脉沉细带滑，舌左腻黄。俱积饮之见征，仿苓桂术甘用意。

炒茅白术（各） 川厚朴 姜半夏 桂枝尖 新会皮 云苓 刺蒺藜 旋覆花 炙甘草 冬瓜仁 生姜

二诊

进苓桂术甘汤法，胸胁间辘辘有声已减。而少腹胀满如故，胸膺背俞仍如束缚，会厌梗仄，大便常结。脉沉细而滑。良由积饮阻于阳明，痰湿又积募原，有妨气道故也。

旋覆花 姜半夏 冬瓜子 川楝子 贡沉香 川郁金 刺蒺藜 新会皮 块苓 霞天曲 皂荚子

孙左（江阴）

中阳不足，胃有积饮。感受新凉，遂致触发。左胁痛，便闭，肠鸣辘辘，胸痞胃呆，食入易吐，间带酸水，黏痰上泛。切脉沉滑濡细，舌光少苔。脾虚其阳，肾虚其阴。暂以和畅中宫为事。

炒茅白术（各） 姜半夏 淡干姜 姜川连 大白芍（沉香拌炒） 块苓 新会皮 白蒺藜 旋覆花 大砂仁 生姜 佛手

二诊

昨为苦辛通降，和畅中宫，药入仍吐，所食之物未几及化酸水，必须倾囊吐出而后快，否则气逆肠鸣，左胁痛，黏痰白沫上泛不已，便闭善噫。脉沉细濡滑，舌略起苔。脾胃大伤，运行不力，不能化精微而变为痰也。姑为温理，反胃可虑。

炒茅白术（各） 淡干姜 姜半夏 上肉桂 云苓 新会皮 大白芍（吴萸拌炒） 旋覆花 代赭石 公丁香 姜汁 灶心土

另：服半硫丸一钱五分。

三诊

昨为温理，呕吐已止，左胁痛亦折，白沫上泛亦少。唯仍气逆善噫，便结未通。脉沉细濡滑，舌略起苔。积饮初化，中阳未运，肠腑之传送无权。仍从温理为事。

炒茅白术（各） 淡干姜 姜半夏 上肉桂 大砂仁 新会皮 云苓 郁李仁 大白芍（吴萸拌炒） 炒谷芽 秫米 生姜

王左（扬州）

咳经两年，屡次失血，去冬又增失音，及今未亮。痰多气粗，间或气逆于下，少腹急胀，必得矢气而后已。切脉沉濡细滑，左关带弦。肺肾两亏，脾多痰湿，肝家气火又旺。张氏所谓夹虚饮者是也，最难速效。

南北沙参（各） 法半夏 生诃子肉 川贝母 金苏子 叭杏仁 冬瓜子 炙桑皮 旋覆花 块苓 木蝴蝶

李左

食入随吐，责之有火。热壅阳明已久，食入随吐者不时萌发。切脉弦细而滑，舌红苔腐。非寒吐可比。

旋覆花 大白芍 川郁金 霞天曲 冬瓜子 煅瓦楞 南木香 大砂仁 炒谷芽 云苓 佛手 新绛

刘左

始由感冒触动胃家湿痰积饮，中阳为其所困。脘闷痰多，呕恶便结。脉沉滑，舌根腻黄。拟辛滑通阳，以化痰湿。

上川朴　干薤白　全瓜蒌（姜汁炒）江枳实　姜半夏　泽泻　云苓　新会皮　炒谷芽　冬瓜子　白蔻　萝卜汁　姜汁

二诊

进辛滑通阳以化痰湿之剂，脘痞未舒，痰多作恶，便闭，少腹结硬。舌根腻黄。湿痰积饮未化，仍当通阳化浊。

上川朴　炒茅术　新会皮　姜半夏　干薤白　全瓜蒌　白蔻　炒枳实　炒谷芽　冬瓜子　五香丸

徐左

反胃吞酸者十余年，胸膺作痛五六载。近增痛彻背俞，夜分尤甚，肠鸣辘辘。左脉沉涩不调，右脉弦细，舌红苔腐。此脾胃真阳久衰，痰水久积于胃而成也。拔根殊难，仿苓桂术甘用意。

炒茅白术（各）块苓　姜半夏　小炙草　旋覆花　桂枝尖　淡干姜　大白芍　刺蒺藜　新会皮　生姜　佛手

费左（常州）

向日好饮，胃中酒湿必重。今由恼怒动肝，气从上逆，湿蕴于中，肺气因之仄塞，肃降无权。脘闷作痛，气壅咳不爽，痰难出。目黄足肿，小溲不利。舌苔腻厚满布，左脉沉迟不起，右手细滑。一派郁遏酝酿之象，症属不轻，亟为温化。

炒茅白术（各）上川朴　姜半夏　新会皮　桑白皮　贡沉香　大杏仁　旋覆花　连皮苓　泽泻　金苏子　姜

周左（镇江）

前年春，始患呕吐反胃，及秋转增肢肿腹胀。既退后，水根积饮未蠲。于是每月一发，发则脐下跳跃，牵及中脘，不能进谷。气从上逆必得呕吐痰水，脘下如一物接触，则脘次豁然贯通，诸恙冰释。切脉沉弦而滑，舌红无苔。脾肾真阳已亏，肠胃之饮囊未化，囊满则发，势无速效。

炒茅白术（各）姜半夏　泽泻　上肉桂　淡干姜　云苓　新会皮　炙甘草　旋覆花　霞天曲　煨姜　涤饮散

二诊

恙由已载前方，兹不复述。其不时惊悸者，即《内经》之水停心下则心悸，非心阴亏损之悸也。发时小水混浊，呕吐痰水。俱积饮之征，发时当温中降逆，蠲饮利水。

上川朴　杜切茯苓　泽泻　旋覆花　炒茅术　新会皮　姜半夏　猪苓　桂枝尖　炙甘草　姜

丸方：温理中阳，以蠲积饮。

潞党参（姜汁炒）沉香曲　泽泻　上肉桂　姜半夏　炙甘草　新会皮　云苓　上川朴　炒茅白术（各）淡干姜　南木香

上为末，旋覆花、生姜煎汤法丸。

发时服后服方。初发时，去炙甘草，加左金丸。服二三剂，吐止腑未通，原方加干薤白；服二三剂，腑通，去干薤白，仍加炙甘草。

朱左

向日好饮，肠胃必有湿热，酝酿为痰，假肺道而出，久而久之，上实下虚，气不归窟。动则喘促，每交子午尤甚，痰出稀沫。切脉左手弦滑而细，右手浮滑而数。舌右腻黄。非积饮也。拟肃上摄下，肺肾同调。

台参须　贡沉香（人乳摩冲）补骨脂（盐水炒）五味子　大麦冬　怀牛膝　杜苏子　生牡蛎　潼沙苑　橘皮（盐水炒）炒

薏仁　胡桃肉

尹左（金沙）

水饮已久。越数日必呕吐一次，酸水甚多，间或带食。胸胁胀满，肠鸣辘辘，小水短少。切脉弦细小滑，舌苔糙黄满布。脾阳已伤，湿化为水，肝胃不和之候。拟苦辛运中，淡渗分下。

姜川连　淡干姜　姜半夏　新会皮　大白芍（桂枝拌炒）　炒茅术　云苓　泽泻　上根朴[①]　姜　佛手

二诊

水饮已久。药后得水泄两次，胸胁胀满已减，而仍肠鸣辘辘，若水泛高原，则呕吐酸水食物，小水短少。脉弦细小滑，舌苔糙黄满布。脾肾真阳已衰，湿化为水，水积为饮也。久延须防肿胀。

炒茅白术（各）　姜半夏　泽泻　云苓　炙甘草　上川朴　淡干姜　新会皮　桂枝尖　旋覆花　姜　灶心土

另：附子理中丸。

王左（扬州）

去春病后失调，脾肾真阳尤衰，饮食不化精微而化为痰湿。胸腹不畅，肠鸣辘辘，呕吐清水痰涎，或带食物。脉沉缓右滑，舌苔腐白。已有积饮之象，亟为温运中阳，以化痰水。

炒茅白术（各）　法半夏　公丁香　大砂仁　淡干姜　杜切茯苓　旋覆花　新会皮　上川朴　白蔻　姜　佛手

丸方：温理中阳，以蠲积饮。

潞党参　炒茅白术（各）　淡干姜　姜半夏　大砂仁　益智仁　公丁香　新会皮　云苓　白蔻　炙甘草

上为末，煨姜、大枣煎汤法丸。

冯左（金沙）

中阳久衰，胃有积饮。脘痞有形，按之辘辘，呕吐酸水。不得左卧，项强皮急。脉弦细，舌苔砂黄。肾阴亦亏，先当温中蠲饮。

炒茅白术（各）　淡干姜　姜半夏　云苓　旋覆花　新会皮　刺蒺藜　大白芍（桂枝拌炒）　大砂仁　冬瓜子　姜　佛手

范右

水饮数年。脘腹胀痛，傍及两胁，下及少腹。呕吐酸水，呛咳有痰。经事不调。脉弦细，舌红中黄。肝胃不和，饮邪渐射肺矣。

左金丸　大白芍（桂枝拌炒）　姜半夏　金苏子　新会皮　刺蒺藜　白蔻　金香附　川郁金　杜切茯苓　旋覆花　姜　佛手

华左（江阴）

水饮囊于左胁下已久，屡经下夺，水去复生。偶向左卧，则痰壅气逆，劳则喘促。脉细滑小数，舌苔薄腻。脾肾真阳已衰，水湿积饮渐之渍肺也。

潞党参（姜汁炒）　炒茅白术（各）　桂枝尖　云苓　姜半夏　炙桑皮　新会皮　旋覆花　五味子　淡干姜　姜

盛左（京口）

脾虚其阳则易积饮邪，肾虚其阴则精关不固。脘下痞满，食入不畅，易于吞酸，肠鸣辘辘，矢气则快。胃呆恶寒，易于滑泄。切脉沉弦细滑，舌苔薄腻而黄。饮积将成，势无速效。昔贤治饮必以温药和之，

① 上根朴：上等厚朴的根皮。

今宗此意，略参苦降辛通之品。

炒茅术　旋覆花　淡干姜　姜半夏　杜切茯苓　大砂仁　左金丸　大白芍（桂枝拌炒）　白蒺藜　新会皮　姜　佛手

二诊

从温中化饮入手，肠鸣辘辘及吞酸恶寒俱退。脘次痞满尚未全舒，间或矢气则快然如衰。左脉弦象已减，右部濡缓细滑，舌苔薄腻。可见积饮初化，气运未和。当守原方更增理气调中之品。

炒茅白术（各）　姜半夏　白蒺藜　杜切茯苓　大白芍（桂枝拌炒）　大砂仁　南木香　旋覆花　炒谷芽　佛手　生姜

丸方：温脾以化积饮，益胃兼健精关。

潞党参　益智仁　潼白蒺藜（各）　大白芍　炒谷芽　远志苗　冬瓜子　姜半夏　南木香　新会皮　杜切茯苓　大砂仁　炙甘草

上为末，煨姜、大枣煎汤法丸。

张左

咳嗽兼喘，饮啖后气机不畅。脉右滑，左沉弦，苔润。此系停饮之证，由气弱不能行水，致水饮停蓄于三焦募原之间。上射于肺，故咳喘兼作。下伤脾土，故饮啖后气机不利。治宜温气以行水，拟用小青龙汤加减，佐以运脾利水之品。

法半夏　北细辛　炒白术　旋覆花　金苏子　淡干姜　云苓　五味子　红枣

王左（宝埝）

中阳不足，胃有积饮。发则呕吐痰涎，嘈杂而又莫能进谷，便结不通。脉细滑，舌苔黄腻。肾阴本亏，先当运中化浊。

干薤白　新会皮　淡干姜　姜半夏　炒薏仁　大砂仁　云苓　白蒺藜　旋覆花　焦白术　姜

张左（镇江）

水饮三年。脐下水声辘辘，呕吐清水或带酸味。肢冷畏风，便结溲少。痰极多，脘下时觉空乏跳动不已。脉弦细而滑，舌根腐腻。最难剔根之候。

炒茅白术（各）　桂枝尖　姜半夏　云苓　旋覆花　泽泻　新会皮　炙甘草　大砂仁　炒薏仁　姜

另：附子理中丸、香砂六君丸。

朱右（扬州）

胃寒酢心者十余年，今秋猝然寒热起见，头部胀痛，中心筑筑，跳跃不已，项之左右及头额亦跳动，太阳穴亦跳动。脘闷善噫，间或呛咳，小溲勤短。切脉弦细而滑，舌白中腻。饮积于中，水停心下也。非心虚跳动可比。

焦白术　旋覆花　云苓神（各）　大白芍（桂枝拌炒）　陈橘皮　合欢皮　远志肉　姜半夏　刺蒺藜（盐水炒）　川贝母　涤饮散　佛手

二诊

前从水饮立法，背俞恶寒、腹鸣辘辘俱退。唯右胁下尚气窜作痛，间或得食则平，右足或肿。脉弦细无力，舌红无苔。积饮渐化，气运未和。当再调畅中宫，理气蠲饮。

潞党参（姜水炒）　焦白术　旋覆花　姜半夏　新会皮　云苓　大白芍（桂枝拌炒）　泽泻　怀牛膝　广木香　姜　佛手

另：理中丸二两，二陈丸一两，和匀。

戴左（扬州）

呕恶吞酸者十年。比增腹大有形，两足肿，二便不利，呛咳痰多，气喘上逆。

脉细数而滑，舌红无苔。水饮阻中，脾阳不运，上渍于肺也。喘满可虑。

焦白术　大腹皮　怀牛膝　旋覆花　桑白皮　新会皮　猪茯苓（各）　炒薏仁　桂枝木　泽泻　大杏仁　冬瓜子皮（各）

另：天真丹四钱，分两次开水下。

二诊

呛咳吞酸虽退，腹胀未消，脘痛掣背，二便不利，面浮。脉细数，舌红。脾阳未运，而凝聚积饮，延非所宜。

熟附片　淡干姜　大白芍（吴萸拌炒）　炒茅白术（各）　新会皮　大砂仁　云苓　姜半夏　广木香　川桂枝　香橼皮　生姜

高左（太平州）

咳经五年，痰多曾带血，呕吐酸水食物，胸次易于仄满，幸胃纳如常。脉沉濡细滑，舌红苔黄。饮积于胃，肺胃失和也，非阴虚肺燥可比。

南沙参　生诃子肉　淡干姜、五味子（合捣）　姜半夏　川贝母　云苓　旋覆花　炙桑皮　炒薏仁　陈橘皮　白果

陈左（镇江）

中阳式微，胃有积饮。食入不畅，或吐清水，背俞恶寒，便结。脉沉细右滑，舌苔腐白。业经数年，收效不易。当温中蠲饮，以助运机。

炒茅白术（各）　淡干姜　姜半夏　川桂枝　大白芍（吴萸拌炒）　云苓　大砂仁　旋覆花　干薤白　新会皮　佛手　生姜

另：附子理中丸、二陈丸。

冯左

中阳不运，寒湿在胃。脘闷吞酸，腹左痞硬，食入不畅。脉沉迟右细，舌苔腐白。运中化浊为先。

炒茅白术（各）　姜半夏　大砂仁　广木香　大白芍（吴萸拌炒）　青陈皮（各）　川厚朴　旋覆花　炒枳壳　姜　香橼皮

另：理中丸一两，越鞠丸一两，和匀。

江左（芜湖）

脘痛半年，食后则痛且胀，或吐酸水食物，不时恶寒。脉沉滑，舌红苔白。中阳不足，胃寒积饮而来。剔根不易，温理为先。

炒茅白术（各）　淡干姜　大白芍（桂枝拌炒）　旋覆花　姜半夏　云苓　广木香　大砂仁　荜茇　刺蒺藜　陈橘皮　生姜　佛手

丸方：温胃和中，以蠲积饮。

潞党参（姜水炒）　炒茅白术（各）　广木香　大白芍（桂枝拌炒）　大砂仁　刺蒺藜　荜茇　云苓　炒枳壳　姜半夏　淡干姜　新会皮　佛手

上为末，旋覆花煎汤，加蜜水法丸。

季左

积饮于中，脘闷吞酸，食入不畅，便结。脉沉细，舌苔厚腻。水饮将成，极难收效，温理为先。

焦茅术　淡干姜　公丁香　川桂枝　姜半夏　云苓　白芥子　旋覆花　沉香曲　小川朴　青陈皮（各）　姜

另：附子理中丸、平胃丸，和匀。

王左（扬州）

日来脘痛未减，胁下辘辘有声，呕吐酸水痰涎，杳不思食，逐日寒热如疟，按时而来，得汗则退。舌苔满腻，脉弦细右滑。积饮阻仄荣卫之流行，收效不易。温

化为先。

柴胡　川桂枝　当归（酒炒）　大白芍　姜半夏　淡干姜　焦白术　云苓　新会皮　炙甘草　生姜　红枣

薛左（常州）

肾虚其阴，脾虚其阳。水饮停积肠胃，食入则沉迷嗜卧，脘闷善噫，气逆咽梗，肠鸣辘辘，大便或溏或结。切脉弦细而滑，两尺濡软，舌红根薄。水亏木旺，先当运中蠲饮。

潞党参（姜汁炒）　炒茅白术（各）　广木香　大砂仁　大白芍（桂枝拌炒）　陈橘皮　旋覆花　泽泻　杜切茯苓　姜半夏　姜　佛手

二诊

运中蠲饮，食入则沉迷嗜卧、肠鸣辘辘俱减，脘闷善噫亦折。唯气仍从上逆，咽梗鼻仄，逾时甫舒。脉弦细，重取则滑数，舌红根剥。积饮初化，肝气又复横逆，所谓水亏木旺也。立法最难一律。

潞党参　甜冬术　旋覆花　白蒺藜　云苓神（各）　新会皮　大白芍　沉香曲　黄郁金　制半夏　金果榄　佛手

邵左（宜兴）

中阳久衰，胃有积饮。胸膺懊憹，似痛非痛，似饥非饥，呕吐绿水食物，便结不利。切脉沉细而滑，舌红苔白。业经已久，剔根不易。

炒茅白术（各）　姜半夏　干薤白　云苓　大白芍（桂枝拌炒）　旋覆花　左金丸（入煎）　新会皮　大砂仁　白蒺藜　生姜　佛手

另：香砂六君丸一两，理中丸二两，和匀。

徐左（江阴）

咳逆十余年，痰多气粗，鼻流清水，背俞恶寒。幸胃尚强。切脉左手缓滑，右手濡滑小数。舌苔腐白。一派痰饮见端，饮者囊也，最难速效。

焦白术　生诃子肉　白苏子　旋覆花　橘红　川桂枝　姜半夏　五味子、淡干姜（同杵）　杜切茯苓　大杏仁　炙甘草　白果（七粒，取汁冲）

沈左（扬州）

肺无因不致咳，脾无湿不生痰。咳经六年，痰极多。自觉痰积于左胁下，辘辘有声。已有积饮之象。脉沉滑，舌白。与肺劳[①]不同，当运脾肃肺，以化宿痰。

南沙参　旋覆花　海浮石　法半夏　炒薏仁　霞天曲　川贝母　薄橘红　云苓　大杏仁　涤饮散　冬瓜仁

蒋左（镇江）

饮积于胃，食入即吐，脘闷嗳腐，两胁撑胀，便结不通，少腹胀。脉弦滑，舌红。业经有年，剔根不易。

焦白术　淡干姜　旋覆花　代赭石　公丁香　云苓　沉香曲　姜半夏　炒枳实　新会皮　生姜　佛手

另：理中丸一两，二陈丸二两，和匀。

刘左（江阴）

胸腹两胁窜痛，脐上动气跳跃。呕吐冷沫，四末不和。脉细滑左弦，舌苔腐白满布。胃寒积饮，温中化浊为先。

熟附片　炒茅白术（各）　大白芍（桂

① 肺劳：因劳损伤肺所致的病证，属五劳之一。主要症状有咳嗽、胸满、背痛、怕冷等。

枝拌炒） 旋覆花 淡干姜 云苓 姜半夏 新会皮 广木香 炙甘草 炒薏仁 姜 佛手

杭左（宜兴）

中阳不运，饮食化为痰涎。食入不畅，当脐水声辘辘。脉滑，舌白。延防成饮，温运为先。

炒茅白术（各） 泽泻 姜半夏 淡干姜 上桂心 新会皮 云苓 旋覆花 大白芍（吴萸拌炒） 炒薏仁 姜 佛手

另：理中丸、二陈丸。

张左（镇江）

左脉弦滑鼓指，右关尺沉滑不起。肝家气火上升，胃中痰浊纠结不化，肠腑失通降之职。胸胁胀满，左畔尤甚，后达背部腰际。脘上紧掣，痰出不爽，便出不利。叶氏所谓胸痹者，此也。用瓜蒌薤白汤加味主之。

全瓜蒌（姜水炒） 干薤白 川郁金 杜切茯苓 大白芍 刺蒺藜 旋覆花 制半夏 新会皮 冬瓜子 佛手花

二诊

前从胸痹立法，服数剂即止，药力未达病所。胸胁气窜作痛或作胀，腰如束带，项间动脉抽掣，或及巅顶。心烦少寐，大便常结，小水清长。脉弦细而滑，舌苔腐腻。水亏木旺，肝家气火上升，阳明痰气搏结，肠胃失通降之权。势无速效。

旋覆花 大白芍 竹沥半夏 炒枳实 云苓神（各） 远志肉 陈橘皮络（各） 煅龙齿 甜川贝 鲜薤白（姜水炒） 冬瓜子 炒竹茹

另：清气化痰丸二两，二陈丸一两，和匀。

三诊

日来胸胁窜痛、腰背紧掣已减。唯脘次仍觉仄闷，啖热物则觉少舒，腹鸣便结。入夜少寐，多梦纷纭。小水清长且多。切脉弦象已减，细滑如故，舌苔腐腻。心肾两亏，阳明痰气不化，肠胃乏通降之权也。

旋覆花 干薤白 白蒺藜 云神 首乌藤 贡沉香 姜半夏 合欢皮 大白芍（桂枝拌炒） 陈橘白络（各） 冬瓜子 佛手

四诊

两从痰气久结、肠胃乏通降之权立法，胸胁窜痛、腰背紧掣俱减，脘仄亦尤舒，夜寐渐安。便结未润，腹鸣辘辘，间有如热水下注肠腑之状态，少腹气胀。脉弦滑，沉分数，舌苔腐黄。枝节复杂，当守原义进步。

干薤白 旋覆花 贡沉香 云苓神（各） 大白芍 黑苏子 陈橘皮 川楝子 台乌药 刺蒺藜 冬瓜子 佛手

五诊

日来腹胀及胸胁窜痛、腰背紧掣虽减，而脘膺仍觉仄闷不舒，食与不食如故。左鼻仄，少腹气痹。脉之弦象及数尤平，其滑如故。可见肺气仄塞，一身之治节无权。拟王氏宣痹汤出入。

旋覆花 川郁金 白蔻 全瓜蒌（姜水炒） 大白芍（沉香拌炒） 桂枝尖 刺蒺藜 干薤白 新会皮 白桔梗 姜 佛手

六诊

日来咽如物仄已退，而左胁间仍胀满，后达腰背。肠鸣辘辘，卧则气从上逆，不得安枕，便结不利。右手寸脉沉郁已起，反觉弦滑而数，舌苔薄腻。痰饮阻仄募原，气运之升降失其常度也。

焦白术（枳实拌炒） 杜切茯苓 旋覆花 姜半夏 大白芍（桂枝拌炒） 刺蒺藜 白芥子 新会皮 泽泻 涤饮散

另：控涎丹二钱，先服五分，开水下。不利再服五分，加至一钱五分为度。

七诊

进控涎丹两次，未几即便泻稀水。其肠辘辘虽减，而胸膺气痹如故，状如束缚。气从上逆，甚则不得平卧。右脉沉郁已起，舌苔薄白。可见痰水积饮初化，而气运未和。当再理气化痰，使气循经入络为事。

贡沉香 白芥子 旋覆花 老苏梗 杜切茯苓 炒枳壳 干薤白 台乌药 大白芍（桂枝拌炒） 姜半夏 刺蒺藜

顾左（扬州）

脾肾真阳久衰，胃中积饮不化。食入呕吐酸水，间带食物，肠鸣辘辘，便结不利。脉沉细而滑，舌红根黄。业近三年，收效不易。

炒茅白术（各） 淡干姜 大白芍（桂枝拌炒） 姜半夏 公丁香 左金丸 代赭石 旋覆花 陈橘皮 云苓 生姜 灶心土（煎代水）

二诊

便结已通，吐食已止，而仍吞酸，肠鸣辘辘。脉细滑左弦，舌红根黄。脾肾真阳已衰，胃中积饮未化。业经已久，收效不易。

潞党参（姜水炒） 大白芍（桂枝拌炒） 炒茅白术（各） 旋覆花 淡干姜 沉香曲 姜半夏 新会皮 公丁香 云苓 生姜 佛手

朱右（扬州）

久咳痰难出，鼻仄不通。舌苔久腻满布。迭进三子养亲汤及苏子降气汤加皂角灰，俱无效果。脉缓滑。姑以青龙法开之。

麻黄 川桂枝 大杏仁 细辛 淡干姜 姜半夏 薄橘红 白苏子 白桔梗 炙桑皮 金沸草

二诊

昨从小青龙立法，夜分已能卧。久腻满布之苔亦渐化。唯咳如故，痰多难出，鼻仄不通。病经多年，势无速效。

南沙参 淡干姜 海浮石 象贝母 薄橘红 姜半夏 坚白前 炙桑皮 金沸草 鹅管石

另：莱菔子三钱，橘红一钱，金苏子二钱，炙粟壳一钱五分。

上味煎汁一茶杯，夜服。

包左

每逢夏令则胸次胀满，呕吐酸水，盈盂盈碗，二便久利。脉弦细而滑，两关数。舌红中白。胃有积饮，感受寒暑则发也。剔根不易。

左金丸 大白芍 焦谷芽 姜半夏 大砂仁 焦白术 陈皮 云苓 白蒺藜 旋覆花 姜 佛手

杨左（镇江）

胃寒积饮，阳气不能通行。脘痛掣背、喜重按，或呕吐酸水痰涎。脉沉细左滑，舌根灰黄。业经有年，剔根不易。温中蠲饮为先。

炒茅白术（各） 桂枝木 大白芍 姜半夏 新会皮 广木香 淡干姜 台乌药 旋覆花 云苓 生姜 佛手

二诊

脘痛已安，食后尚胀，呕吐酸水涎沫，

肠结便难。脉细涩，沉分数，舌苔糙黄。中阳不运，肝胃不和，兼有积饮之象。剔根不易。

旋覆花　桂枝尖　淡干姜　姜半夏　大白芍　新会皮　白蔻　公丁香　左金丸　云苓　生姜　佛手

冯左（无锡）

向日好饮，积湿化水，久阻于胃。脘闷食入不畅，呕吐酸水食物，便结不利。脉弦细，舌心红剥。阴土两伤，业经四年，收效不易。

潞党参　焦白术　大砂仁　云苓　大白芍　左金丸　姜半夏　新会皮　旋覆花　炒枳实　姜　佛手

李左（金沙）

脑鸣、两耳重听有年。比增食入则清涎上泛，脘次不舒。切脉沉濡而滑，舌苔腐腻满布。痰湿阻中，胃阳不运所致。

炒茅白术（各）　姜半夏　公丁香　大砂仁　新会皮　炒枳壳　云苓　白蔻　白蒺藜　旋覆花　姜　佛手

另：越鞠丸、理中丸，和匀。

詹左

脘腹痛已久，屡愈屡发。脘膺胀满拒按，痛掣腰俞，便结不利。舌根腐黄而腻，脉沉缓左伏。中阳为积饮所困，气运不和使然。亟为温运中阳，以化积饮。

当归（酒炒）　淡干姜　旋覆花　大白芍　姜半夏　上桂心　云苓　炒枳实　焦白术　新会皮　涤饮散

王左（扬州）

寒湿久居肠胃。发则肠间发硬，则攻实作痛，呕吐清水，历两日甫退。脉缓滑，舌右腐白。病在肠胃可知，法当温理。

炒茅白术（各）　淡干姜　大白芍（吴萸拌炒）　云苓　台乌药　旋覆花　姜半夏　广木香　炒枳壳　泽泻　川桂枝　姜　川椒

血症门

赵左

上年失血，得于饱餐之后，全属胃病。此次失血，因咳嗽而起。夫咳血与呕血不同，咳由肺来，呕从胃出。脉象左关弦，右尺洪大有力，余部涩细数。阴分素亏，交春木火上升，龙雷鼓动，头面烘热，耳鸣咳嗽，误以辛温发散，遂致阳火直炎，冲破血络，成碗成盆，两昼夜未止。进犀角地黄只能清心降热，不能摄制龙雷。鄙意，须服大剂育阴苦降之品，将龙雷藏泽中，龙潜海底，方可即安。

大生地（秋石化水炒） 川黄柏（盐水炒） 元参心 龙胆草 生牡蛎 天麦冬（各） 粉丹皮 西洋参 大黄炭 生白芍

王左

血从右头角小眼而出，射溢如箭，屡次不已。目陷面黄，兼以表热下利。脉小数，舌光。胃阴已伤，暑热内伏未化。症殊险要，所谓血箭是也。

鲜生地 大白芍 炙草 粉丹皮 正滑石 大麦冬 川石斛 炒谷芽 黑山栀 侧柏叶 荷叶

钱左

天下倒流之水由乎风，人身逆行之血由乎气，气之有余便是火。火载血上，巨口而来，屡屡萌发，延今已久。近增呛咳，痰多气促，食少。脉细数尺濡，舌光少苔。肺肾两亏，母病及子，肺络久伤，虚阳内灼也。入怯可虑，先从肃肺柔肝为治。

南北沙参（各） 仙鹤草 炙紫菀 青蛤壳 生诃子肉 五味子 生白芍 川贝母 怀膝炭 大麦冬 旱莲草 大生地 功劳子 乌玄参 藕节

孙右

呕血与咯血不同，呕血者，脏血也。屡次涌来，今虽暂止，呛咳未平，动则喘促，不能左卧。经事后期。脉弦细尺濡，舌光无苔。营阴大亏，水不涵木，肝阳上灼，为肺络已损之候，入怯可虑。

北沙参 大龟板 女贞子 大白芍 仙鹤草 叭杏仁 大麦冬 旱莲草 清阿胶 川贝母 大生地 藕节 冬虫夏草

李左

咯红屡发，巨口而来，其色甚鲜，幸不呛咳，唯痰甚多。脉弦数而细。此水亏木旺，肝阳上扰，肺络受伤之象。拔根不易，当清养和络，滋水生金。

南北沙参（各） 中生地 茜根炭 仙鹤草 怀牛膝 生石决 青蛤粉 旱莲草 瓜蒌皮 淡天冬 藕节

王左

咳嗽已久，比增痰中带血，其色甚鲜。

两胁引痛，形消肉削，食少神疲。脉沉细，舌红中黄。肺络已伤，延有涉怯之虑。

南沙参　淡天冬　茜根炭　黑大豆　清阿胶（蒲黄拌炒）　叭杏仁　冬瓜子　仙鹤草　川贝母　炙紫菀　枇杷叶　藕节

二诊

改进润肃调胃，咳已见折，左胁下引痛亦退，痰中血色亦止，唯胃纳未复。舌未起苔，脉虚数。此肺气渐润，胃气未和。前方既能安受，当更从调补立法。

南沙参　叭杏仁　大白芍　淡天冬　炙紫菀　怀山药　炙甘草　白扁豆　炒谷芽　橘皮　川贝母　枇杷叶　佛耳草

张左

咳经数年，时常带血。神疲食少，大腹间或胀痛。脉沉细小数，舌红起纹。肺胃两亏，络伤血溢，肝木偏旺所致。入怯可虑。

北沙参　淡天冬　大白芍　瓦楞子　茜根炭　叭杏仁　黑大豆　炒谷芽　青蛤壳　仙鹤草　藕节

李左

呛咳已久，近增失血，盈碗盈盂，其色甚鲜，胁背引痛。脉细数重取无力，舌红少苔。此肺肾两亏，阳络已伤之候。延防涉怯，亟为肃肺生阴。

南沙参　川贝母　叭杏仁　茜根炭　女贞子　淡天冬　蛤壳　丹皮　旱莲草　大白芍　功劳叶　藕节

王右

咳嗽已久，痰中屡带血丝，左胁时痛。居经两月，带下甚多。脉小数而细，舌红无苔。阴虚肺燥，肝胃不和。速为图治，不致入怯为妙。

南沙参　淡天冬　旋覆花　川贝母　大白芍　冬瓜子　炒谷芽　蛤粉　叭杏仁　粉丹皮　藕节

周左

呛咳咯红，今又复发。且于夜半寐爽之际，必咯数口，其色如朱，其厚如饴。切脉沉细弦数，舌红无苔。阴伤络损，气火上升所致。延有涉怯之虑。

北沙参　大丹参　中生地　大白芍　淡天冬　叭杏仁　乌元参　茜根炭　怀牛膝　粉丹皮　藕节　十灰散（另服）

吴左

呕吐紫血块颇多，两胁胀痛，脘次亦不畅，食后尤甚。脉沉涩，舌苔白腻。积瘀未清，胃失降和，与寻常咯血者不同。

归须　参三七　延胡索　旋覆花　净赤芍　煅瓦楞　川郁金　生香附　苏梗　枳实炭　桃仁泥　新绛

陈右

日来乘车远行，肝藏失职，热血下移，以致溲血如注，血块磊磊。兼下赤白带，右胁下痛，呕吐食物。肝气犯胃而来，延防暴崩及厥逆之害。

当归　赤苓　清阿胶（蒲黄炒）　怀膝炭　中生地（炙炭）　川郁金　大丹参　大白芍　白蒺藜　左金丸　藕节

王左

猝然溲血，成块成条，气坠溺管痛，血块不得出。兼之咳嗽五年，痰多。舌黄，脉细数。肺虚湿火下趋，激动阴血所致。延防癃闭。

鲜生地　大小蓟（各）　怀牛膝　黑山栀　大麦冬　蒲黄炭　甘草梢　桃仁泥　正

滑石　泽泻　淡竹叶

二诊

溲血痛势已减，而血块仍未全清，气坠已折。咳又复甚，自汗神疲。脉细数，舌苔浮黄。此湿火初清，肝肾之阴未复也。

北沙参　大小蓟（各）　海蛤粉　大麦冬　怀膝炭　细生地　大白芍　大杏仁　蒲黄炭　赤苓　正滑石　藕节

冯左

尿血之后，小溲点痛，溲后作痛。脉弦细，舌苔浮黄。湿火下注肠腑，君相不安。仿导赤用意。

细生地　黑山栀　童木通　甘草梢　蒲黄炭　正滑石　茜根炭　粉丹皮　大麦冬　车前子　上血珀

郑童

小儿阴土不足，湿热久羁肠腑。便溏不实，粪后带血，兼有血垢。近增脱肛，面色黄皖。脉细数，舌光无苔。虚中夹实，以化浊为先。

孩儿参　连皮苓　白扁豆　旱莲草　山楂炭　椿根皮　炒白术　地榆炭　煨木香　炙草　荷蒂

褚左

粪后为远血，粪前为近血。远血者远道而来，故粪后而出，延今已久，间或脱肛。近增呛咳，食后内热。脉小数，舌红。此阴分不足，湿热下注使然。

南沙参　大杏仁　侧柏叶　炙草　炒谷芽　粉丹皮　地榆炭　白扁豆　炒苡仁　荷蒂

王左

猝然吐血，盈盂盈盆。继之壮热一旬，无汗谵语，呛咳自利，颧绯唇赤。脉模糊，舌红中黄。可见络伤血溢，客邪乘虚而入，始终留连肺胃不去。神迷化燥可虑，慎之。

鲜生地、香豆豉（同杵）　青蒿　香白薇　粉丹皮　黑山栀　酒子芩　云神　炒谷芽　大杏仁　炒竹茹　梨皮

张左

脘痛年余，刻增猝然失血，盈碗盈盆，色黑成块。既止之后，脘次痞硬有形，面黄食减。脉弦芤，初按虚数，舌红无苔。荣土虽亏，结瘀未尽，非寻常失血者比。不宜凉降，温理为先。

归须　大丹参　煅瓦楞　金香附　大砂仁　大白芍（沉香炒）　炒白术　白蒺藜　云神　炙草　新绛　红枣

王右

夫妇勃溪，鼻血如注。遍体酸痛，经居一年。脉沉小，舌白。血瘀于络，气运不和。延虑崩血。

归尾　川郁金　川楝子　生香附　大生地（红花炒）　大丹参　旋覆花　延胡索　白蒺藜　大白芍　新绛

林左

肠风已久，血出如射。间或腹痛，两足肿，面黄脘仄，唇不华。脉小数两尺细滑，舌红。荣阴已亏，气不摄血，湿浊尚恋肠腑使然。亟为温理。

潞党参　茅术炭　炮姜炭　地榆炭　炙草　炒白术　荆芥炭　熟地炭　当归　连皮苓　侧柏叶　干荷叶

徐左

便血年余，并不腹痛。面目萎黄，头眩食减。脉沉细，舌白不荣。阴土已亏，脾阳下陷。再延防发肿，亟为培土调荣。

潞党参　当归　旱莲草　炮姜炭　地榆

炭　炒白术　熟地炭　炙甘草　荆芥炭　血余炭　云苓神（各）　干荷叶

另：黑归脾丸。

陈右

咳嗽失血已久。比增鼻衄如注，成块成条。曾经崩漏，今又过期不行。脉弦细左数，舌苔浮黄。木火心阳上冲肺胃，逼血上行所致，久延非宜。

细生地　净赤芍　蒲黄炭　大麦冬　黑山栀　乌元参　粉丹皮　清阿胶　炙大黄　郁金炭　白茅花　藕节

二诊

昨投导血下行之品，腑气迭通，鼻衄少而未止，仍成块成条。脉弦数，舌苔浮黄。肝肺积热未清，火炎于上。仿犀角地黄用意。

乌犀尖[①]（摩冲）　乌元参　粉丹皮　蒲黄炭　茜根炭　鲜生地　京赤芍　黑山栀　郁金炭　白茅花　藕节

冷左

热积阳明，致发齿衄。齿缝流血，成块成条，小有寒热。脉弦数，舌黄。亟以凉降为事。

生石膏　鲜生地　蒲黄炭　黑山栀　粉丹皮　乌元参　天花粉　酒子芩　肥知母　云苓　淡竹叶

二诊

齿衄渐少，龈床尚腐，寒热未清。脉弦细，舌苔灰黄。胃热外达，仍守原义出入。用竹叶石膏汤法。

生石膏　细生地　天花粉　粉丹皮　黑山栀　酒炒生军　乌元参　赤芍　蒲黄炭　赤苓　淡竹叶

改方：加酒炒川连。

郭左

始而呛咳，继之吐出紫血甚多，磊磊成块。既止之后，脘痛不已，时吐清水，气升觉秽。脉沉涩而细，舌白不荣。此瘀结于胃，降化失常也。法当温化。

归须　旋覆花　姜半夏　大白芍（桂枝炒）　刺蒺藜　川郁金　炒黑干姜　新会皮　煅瓦楞　延胡索　新绛　佛手

另：瓦楞子二两，高良姜五钱，研末，开水调服。

吴左

便后血出如射，名谓肠风，迄今数月，面黄形瘦，食少神疲。脉小数，舌白。速效难求。

炒黑芥　炒白术　潞党参　熟地炭　大砂仁　防风根　当归（土炒）　地榆炭　黄柏炭　赤苓　炙甘草　侧柏叶　干荷叶

林童（江阴）

童子鼻衄两年，不时举发。头痛内热，呛咳多痰，胃呆食少。脉细数，舌红。两天不足，胃热肺燥而来，势难速效。

北沙参　川石斛　黑大豆　蜜桑叶　淡天冬　玉露霜　大杏仁　粉丹皮　橘白　炒苡仁　白茅花　甘蔗

另：十九味资生丸。

王左

肠风血出如射，面黄寒热，食少神疲，咳嗽喘促。脉细数，舌红。肺脾肾三经大亏，极难速效。

南沙参　煨诃子肉　当归　地榆炭　破

① 乌犀尖：犀角。

故纸　炒白术　五味子　炙草　叭杏仁　煅牡蛎　胡桃肉

另：八仙长寿丸。

张左

肠风血出如射，每日四五次。少腹痛，面黄爪甲白。脉细滑，舌心白腻。当升阳化湿。

当归　地榆炭　酒子芩　防风根　炒白术　炒荆芥　炒枳壳　炙草　茅术炭　大白芍　侧柏叶　荷叶

二诊

肠风次数已少，唯仍血出如射。面黄爪甲白，少腹痛。脉细滑，舌白转黄。荣土两亏，余湿未尽也。

炒白术　黑荆芥　炙甘草　当归（土炒）　侧柏叶　茅术炭　地榆炭　大白芍　防风根　炒苡仁　荷叶　红枣

另：归芍六君丸。

陆左

便血复萌，且粪前而来，色赤带紫，兼有外痔。脉沉数两关鼓指，舌苔浮黄。荣阴虽亏，湿热又复聚积肠腑所致。

大黄炭　当归　胡黄连　生枳壳　大生地（炙）　黄柏炭　槐角　地榆炭　炙甘草　侧柏叶　鲜蚕豆叶（取汁冲）

高左

便血数年，劳则尤甚。日夜数十次，里急后重。脉小数，舌苔腐黄。阴土两伤，肠腑余浊未尽之候。

川黄连　大黄炭　焦楂炭　当归　炒枳壳　防风根　地榆炭　酒子芩　炙草　大白芍　荷蒂

王左

便血复萌，其色甚鲜。兼之脱肛已久，并不作痛。脉浮而数，舌苔浮黄。此阴气不足，清阳下陷，脾胃之湿随之下注肠腑。当从清养泄化入手。

中生地　粉丹皮　清阿胶（蒲黄拌炒）　当归（土炒）　炙草　地榆炭　旱莲草　北沙参　煅牡蛎　炒黑荆芥　侧柏叶　藕节

二诊

清养阴气，泄化湿热，便血复减，其色甚鲜。兼之脱肛已久，腰腿酸痛。肝肾久亏，脾经之湿热未清。姑为培补肝肾，兼化湿热。

潞党参　旱莲草　地榆炭　云神　川杜仲　熟地炭　女贞子　当归（土炒）　炙草　炒白术　侧柏叶　赤石脂（荷叶包）

高左

湿热积于肠腑，便血腹痛。脉弦数而细，舌红无苔。水亏木旺之象，暂以清化湿热为事。

荆芥炭　上川连　粉丹皮　煨木香　炒枳壳　炒白术　地榆炭　炙甘草　酒子芩　大白芍　侧柏叶　干荷叶

李左

心嘈口渴已退，肠风尚未见减，便后血如射，可知是从远道而来。脉细数，舌黄已减。肠风湿热尤清，伏风未净，而脾肾之阴气尚亏也。

北沙参　防风根　地榆炭　旱莲草　炙甘草　炒黑芥　熟地炭　黄柏炭　血余炭　侧柏叶　干荷叶

二诊

肠风血射已减，舌苔黄腻亦化，脉滑数亦折。此肠腑风湿尤清，阴血之亏折未复所致。

大生地（炙） 地榆炭 防风根 大白芍 侧柏叶 黄柏炭 荆芥炭 酒子芩 旱莲草 炙草 炒白术 藕节 红枣

秦左

肝脾两亏，藏统不职。肠风兼有积瘀，于是便血成盆，色紫成块，发时必嗳腐气。脾不统血显然。

炒黑芥 大丹参 炮姜炭 旱莲草 生军炭 当归 地榆炭 炙甘草 焦山楂 侧柏叶 血余炭 藕节

王右

便血两月，血块磊磊，腹痛里急。比增白垢如痢，食少神疲。脉细数，舌光。阴土既亏，湿瘀复交搏未化也。

淡苁蓉 大白芍 炙草 山楂炭 煨木香 炒黑芥 炒枳壳 血余炭 地榆炭 炒白术 当归 干荷叶

二诊

便血虽减，而仍腹痛里急，易于脱肛，食少神疲。脉细数，舌红。阴土日伤，气不固摄。以原方增入升提之品。

大熟地（山楂炒） 当归 青升麻 煨木香 大白芍 淡苁蓉 地榆炭 炙草 炒白术 黄柏炭 炒黑芥 侧柏叶 荷叶

束左

粪前血为近血，一日数次者年余。入春以来，火升面为之绯，夜午甫退。切脉弦大鼓指，舌红边黄。肾阴久亏，湿热久羁肠腑，因之肺遂移热于大肠也。

大生地 北沙参 女贞子 粉丹皮 川黄柏（盐水炒） 清阿胶 大麦冬 旱莲草 地榆炭 酒子芩 柿饼

钱左

从益气生阴兼化湿热入手，便血已止，而仍腹痛，下部畏冷，虽当盛暑，必覆棉被。切脉沉细小滑，舌略起苔。此积湿渐化，脾肾之阳未复也。

潞党参 怀膝炭 大白芍（桂枝拌炒） 熟地炭 旱莲草 炙黄芪 当归 炒白术 炙草 云苓神（各） 荷蒂 红枣

过左

粪前血已久，鲜紫不一，腹中不痛。多梦纷纭，间或滑泄。脉弦数右细，舌根腻黄。肾阴已亏，湿热久羁肠腑，龙相不藏于泽所致。先当养阴化湿。

大生地（炙炭） 黄柏炭 山茶花 旱莲草 炒黑芥 地榆炭 侧柏叶 女贞子 云神 阿胶珠 炙草 藕节

邓左（无锡）

肠风延久，不时萌发，便时血出如射。脉数，舌红。阴虚，湿热结于肠腑，迫血下行，渗入大肠而发。

大生地 黄柏炭 炙草 粉丹皮 清阿胶 荆芥炭 侧柏叶 当归 旱莲草 地榆炭 山茶花 藕节

丸方：大生熟地（各） 炙甘草 山茶花 侧柏叶 当归（土炒） 地榆炭 淡子芩 天冬 旱莲草 黄柏炭 荆芥炭 炒白术 阿胶珠 北沙参

上为末，用红枣、荷叶，煎汤法丸。

韦左

溲血屡发，磊磊血块，并不作痛。便难，间或淋浊。脉弦细，舌苔浮黄。心肾之阴已伤，湿热伤荣所致。久延非宜。

大黄炭 川萆薢 怀膝炭 粉丹皮 黄柏炭 大生地 蒲黄炭 云苓 大麦冬 泽泻 甘草梢 淡秋石 血余炭

马左

始而淋浊，继之溲血成块，溺管作痛。脉沉细小数，舌苔糙白。湿热侵入血分，分化为先。

细生地　怀膝炭　粉丹皮　清宁丸（包煎）甘草梢　蒲黄炭　泽泻　黑山栀　正滑石　赤芍　藕节

二诊

今日溲血成块已减，而溺管仍痛，兼之淋浊，茎头作痛。脉沉数，舌白转红。湿热初化，肾阴已伤之候。

细生地　蒲黄炭　甘草梢　泽泻　粉丹皮　大麦冬　怀膝炭　川黄柏　赤苓　黑山栀　灯心　清宁丸（包煎）

法左（宜兴）

第一次出诊

疾行伤肾，气火奔驰，龙奋于泽，激动阴血。于是溲红，或夹血块，或杂败浊，溲后痛甚，气陷努责，业经已久，或轻或剧。秋间又发偏疝，比增左腿肿，左胯筋梗。切脉沉细濡滑，重取则数，左尺欠静，舌红见光亮。肝肾之精血大亏，分泌失职，心阳木火未平，肝肾虚逆之气将窜于络也。

大熟地（小茴香煎汁合炒）旱莲草　泽泻（盐水炒）巴戟天　西洋参　怀膝炭　大麦冬　黄柏炭　云苓　甘草梢　淡秋石　上血珀

拟改方：填补肾阴，宣调络气，是否有当，尚候上工自酌。

大熟地　怀膝炭　云苓　大白芍　旱莲草　大龟板　粉丹皮　巴戟肉　清阿胶　大麦冬　北沙参　淡秋石　丝瓜络

第二次出诊

近来溲痛虽减，而血块仍磊磊，甚则非挤溺管不得出，或杂败浊如糊。左腿肿，环跳酸楚。时时惊惕，两星期内，又增胃呆食减，吐食吞酸，或泛辣味。精神上更因之萎靡不振。右脉虚滑而数，重取似有芤意，左手弦细带滑。舌红，后半略具浮黄。大便不实，可见脾虚其阳，肾虚其阴，分泌无权，瘀浊留于髓道，清浊混淆。刻增木来侮土，肝胃不和，曲直作酸，填补下元，势难安受。必先泄木安土，使吐止胃和，再谋进步，取纳谷者昌之意。

西洋参（米焙黄勿焦）怀膝炭　陈橘皮　姜半夏　炮姜　旋覆花　云苓神（各）白蒺藜（醋炒）野於术（土炒）左金丸　姜山栀　焦谷芽（干荷叶包扎刺孔先煎代水）

二诊

昨为泄木安土，吐食吞酸已止，溲中血块亦少，右脉数象及芤尤平，食欲渐兴。纳量未增，气逆善噫，热辣之味仍不时上泛。舌红，尖边绛。可见无水涵之木，化气火而犯中，久虚之胃，必受其侮。是以下元之精血虽亏，未能咸温填补也。当守昨意，更增清调养胃。

西洋参（米焙黄）云苓神（各）旋覆花　左金丸　生熟谷芽（各）川石斛　怀膝炭　小蓟炭　大白芍　陈橘皮　莲子（连心皮）

三诊

两进泄木安土，吐食已止，吞酸酢心，频嗳热辣味亦减。脉之芤数亦平，右手关部尚细数不静。舌之后畔起新苔，是胃和之征。血块虽减，溲时尚痛，间杂紫色瘀浊。肝肾已伤，分泌失其权力也。仍守原义再进一剂。

西洋参（米焙黄） 云苓神（各） 陈橘白 泽泻 川石斛 炒谷芽 旋覆花 怀膝炭 旱莲草 粉丹皮 莲子

丸方：淡秋石一钱五分 上血珀六分 濂珠三分 血余炭三钱 怀膝炭（盐水炒）一钱五分 生地炭一两 黄占一钱五分

上味先将珠珀乳取细末，再将余味研末，黄占另行熔化，再以猪溺器两具煮烂，同占和匀，再入余末，打糊为丸。每服一钱，日服两次，午后一次，夜午一次，开水过口。

四诊

经治来，吐食吞酸及嗳热辣味先退，胃纳日增，溲中血块及瘀腐亦一日夜未见。唯溲中赤色近血者未清，环跳穴不时酸楚作痛。右关脉渐平，重取之转觉少力。可见肝肾尤和，气火已降，独下焦之精血尚亏，内肾之分泌未称其职也。以原方步增调摄下元之品。

大生地（秋石化水炒） 粉丹皮（盐水炒） 云苓神（各） 西洋参（米焙黄）

旱莲草 怀膝炭 连心麦冬 料豆衣 炙草 陈橘白 莲子

五诊

日来土德健立，胃气尤和，渐之思食。两脉之数象大平，沉取之虽觉少力，幸尚有神。舌质之光绛日淡，后半似有起苔之意。胃中生气，势有上升之机。所嫌下元之精血久亏，一时尚难恢复，故溲时则大便齐来，溺管仍痛，其瘀浊或多或少。内肾必有溃处可知，当从调摄下元着想。

大生地（秋石化水炒） 泽泻 血余炭 云苓 潼沙苑（盐水炒） 怀膝炭 粉丹皮 旱莲草 连心麦冬 西洋参 莲子

六诊

昨方渐从调摄下元着想，颇能安受，不嫌温滞，脉亦和缓有神，舌质光绛亦退，胃纳日复，呕吐及嗳热辣味亦平。唯溺血仍或多或少，血色不一，或腐浊成块，或色鲜红。胀痛由毛际筋梗，下及茎头。可见心肾久亏，精血内夺。其左环跳酸楚作痛，即其明征，将来必须温养填补，直达下焦，方克有济。

大生地 怀膝炭（盐水炒） 连心麦冬 旱莲草 血余炭 西洋参 大熟地（秋石化水炒） 泽泻 潼沙苑（盐水炒） 云苓 黄丝娟（炙灰冲）

七诊

廿三日之方共服三剂，如溺血茎管痛未减，宜服此方。清养心肾，泄化余浊，服二三剂。如腐瘀渐清，再服廿四日黄丝娟之方。服后如大便次数不增，胃纳亦如常，即可多服一二剂。

大生地 西洋参 川黄柏（盐水炒） 怀膝炭 赤苓 生军（盐水炒炭） 连心麦冬 粉丹皮 甘草梢 京赤芍 血余炭 灯心（朱染）

第三次出诊

日来溲红减少，而又忽自利，夜分尤甚，二便齐集。今利已止，而呕吐因之复发，食入随出，其味变酸。自觉气从上逆，则先咳后吐，顿形消瘦。脉弦数两关且硬，舌红根白。土伤木旺，冲气上升，胃失和降，加以下元根蒂久亏所致。亟为安胃柔肝，以摄冲气。

西洋参（米焙） 左金丸 东洋参（土炒） 炙乌梅（连核） 橘白 大白芍 旋覆花 姜半夏 白蔻 姜竹茹 伏龙肝（煎

代水）

二诊

昨为安胃柔肝以摄卫气，夜来呕吐吞酸转减，脉之弦硬转平，沉分少力。冲气上逆，则咳吐痰沫。善惊惕，溲中血迹，或有或无。肾气久亏于下，冲气上升，肝木因之侮土，胃气遂不安于中也。仍当安胃柔肝，调摄厥冲二气。俾能纳谷，为第一着入手计。

西洋参（米炒） 左金丸 姜竹茹 代赭石 炙乌梅（连核） 姜半夏 潞党参（姜汁炒） 旋覆花 大白芍 云苓神（各） 橘白 伏龙肝（煎代水）

三诊

脉之弦硬步平，与午前不相上下。呕逆吞酸已减，失气频传，腑通亦畅，肠胃渐有降化之机。唯惊惕尚甚，小水虽无血迹，而间或似有遗浊之状。肾阴久亏，肝家气火无制，所谓水愈亏而木愈旺也。守原义更增镇降之品。

西洋参 青龙齿 姜半夏 炙乌梅（连核） 代赭石 旋覆花 大白芍 云神 橘白 炒谷芽 莲子

四诊

今日惊惕尤平，清养啜粥一盂无恙，嗣又呕吐痰水，气从少腹上升，随即呕吐。自觉精力不支，昨或遗浊。脉之弦硬虽折，而更觉虚软少力。舌边似欲起糜之状。种种合参，阴气大伤，根蒂欠固，中土又复不健。虚波迭出，非亟亟固本不可。

别直参 云神 煅龙骨 大麦冬 姜半夏 怀山药（焙黄） 炒於术 旋覆花 五味子 陈橘皮 煨姜 大枣

五诊

昨从固本立法，尚能安受。今诊脉象，虚而小数，两关较和。舌边似糜之白点较少，舌心尚光赤而亮。食后摇动，则随即呕吐痰水，或带先食之物，如交换然。可见胃气残弱，无如肝木尚强。加之肾阴为溲血所耗，温补又难偏进也。今拟人参泻心汤合旋覆代赭，降逆止吐。

别直参 代赭石 上川连 酒炒白芍 陈橘皮 姜半夏 云苓 淡干姜 旋覆花 炙甘草 伏龙肝（煎代水）

六诊

昨用人参泻心汤合旋覆代赭降逆止吐，吐已减矣，酸水亦少。少腹冲气上逆，则呃之欲呕，或动摇亦觉作恶。切脉弦硬已退，右部小数，重取皆少力。舌边似糜糜白点已站定，舌本尚光赤而亮。阴气大伤，胃气薄弱，而肝木独强，升多降少，化源将竭之象。以原义更增培补调和胃气之品。

别直参 旋覆花 法半夏 橘白 大砂壳 川石斛 代赭石 云苓 炙草 炒谷芽 伏龙肝（煎代水） 姜连丸（开水另下）

七诊

日来呕逆吞酸虽减，唯胃纳仍无多。少腹冲气，若厥厥攻实，则气逆欲呕。舌边破碎作痛，舌质仍光红。痰多口腻，语言为之涩滞不清。右脉仍数，久取则减。良由阴液久耗，心阳木火藉冲气而升腾，肠胃之降化转输失其职也。温补下元仍非其时，姑再从清养降化一派立法。

西洋参 法半夏 云苓 川石斛 大麦冬 陈橘皮 炒谷芽 旋覆花 大白芍 炒竹茹 姜连丸（开水另下）

八诊

今日两脉渐和，重取尚虚软少力。口黏已减，音嘶未清。舌质光赤较淡，而未能起新苔。此心阳木火渐平，冲气渐摄。唯胃阴未复，胃气未和，津液无以上升，反蒸变为痰。是以呕逆吞酸虽止，而胃纳仍不健充也。仍守昨意，再进一剂。

西洋参　枇杷叶　青盐半夏　蜜炙橘皮　炒谷芽　大麦冬　炙草　金石斛　怀山药　云苓　莲子

九诊

舌质光赤及碎痛步退，而脉又复弦硬，左关且数。感触动肝，良由水不涵木，木旺则易怒。须防其反胃，有呕逆复来之累。痰多音腻，肺失清肃。溲后或遗浊，肾气大伤，固摄无力。理宜温之摄之，而心阳木火又旺，尚未其时。今当滋水柔木，清调胃气。

别直参　云神　远志肉　橘皮　怀山药　西洋参　潼白蒺藜（各）　大白芍　大麦冬　生牡蛎　生熟谷芽（各）　莲子

十诊

昨因感触动肝，改进抑木滋水，调气和胃，脉之弦硬复平，右关尚小数。幸呕逆已减。溲后或遗浊，小水亦少，间或赤色如血。胃纳无多，食后必得敲背而后快。胃中生生之气未能恢复，仍守昨义接进。温补尚宜缓投。

别直参　大麦冬　潼白蒺藜（各）　橘皮（盐水炒）　炒谷芽　西洋参　怀山药　云神　扁豆衣　大白芍　炙甘草　莲子

改方：间或见血，原方加旱莲草；如脉平，舌色淡而不华，原方去西洋参，加野於术（米泔水浸）；如舌痛全退，即可进於术饭。

又拟改方：清肃上焦肺胃之痰气，煦养中焦脾胃之生气，调摄下焦肝肾之血液，从三焦合法，尚候自酌。

别直参　菟丝子（盐水炒）　煅牡蛎　潼白蒺藜（各）　橘皮　川杜仲　大熟地（盐水炒炭）　野於术（米泔水浸）　冬瓜子　川杜仲　怀牛膝　怀山药　莲子

又席疮方：熟石膏　赤石脂　炙乳没（各）　朱砂　上白占　血竭　珍珠

如疮口深大，加象皮。

姜左

金水不相生，气火暴升，扰犯肺络。久咳，猝然见血，血止咳更甚。痰质黄厚如脓，火升颧绯，动则喘促。舌根红点粒粒，无根之火不藏，脉虚数右滑。亟为滋水清金，以平气火。

北沙参　白及片　川贝母　瓜蒌皮　肥玉竹　淡天冬　叭杏仁　青蛤壳　蜜炙桑叶　白苏子（盐水炒）　白石英

二诊

失血后久咳未已，痰极多，色黄质厚。动则气粗如喘，火生颧绯。脉虚滑细数，舌苔更腐腻满布。可见肺肾虽亏，而宿痰尚重，未宜呆补也。

北沙参　法半夏　海浮石　瓜蒌皮　青蛤壳　金苏子　川贝母　大杏仁　旋覆花　炒薏仁　薄橘红　白石英　枇杷叶

甘右

屡次咯红，用温摄甫止。本元日复，独咳未除。脉细，舌红。肺肾之亏未复，拟膏方调之。

大生熟地（各）　叭杏仁　大白芍　粉丹皮　北沙参　女贞子　肥玉竹　白归

身　炒山药　川百合　旱莲草　陈橘白　大麦冬　炙黄芪　十大功劳叶

上味煎浓汁，文火熬糊，入清阿胶烊化，再入白蜜收膏。

汤右

荣阴久亏，加以劳倦，气火上升。痰中见血，或鼻衄，干呛，咽燥。脉弦细，舌红中黄。火象显然，当清调肃化为事。

南沙参　粉丹皮　瓜蒌皮　小蓟炭　蜜炙桑叶　淡天冬　川贝母　大杏仁　元参心　大白芍　白茅花　藕节

秦左（溧阳）

咳已延久，比来又甚。胸胁引痛，痰中屡见血，色紫或成块，幸胃纳尚强。切脉弦细小数，两关滑，舌红中黄。脉络已伤，肝家气火偏旺，金水不相生而来。不宜久延，清养调肃为先。

北沙参　旋覆花　川贝母　清阿胶（蛤粉拌炒）大白芍　仙鹤草　旱莲草　淡天冬　大杏仁　茜根炭　藕节炭　枇杷叶

膏方：滋水清金，以安血络。

北沙参　叭杏仁　海蛤粉　旱莲草　陈橘白　天麦冬（各）　肥玉竹　女贞子　大白芍　藕节炭　川贝母　云神　大生地　粉丹皮　枇杷叶

上味煎浓汁，文火熬糊，入清阿胶烊化，再入白蜜收膏。

洪右

久咳屡见血，巨口鲜红。脘次引痛，内热盗汗，幸月事尚调。脉弦数而细，舌红中黄。脉络已伤，肝阳偏旺也。清养调肃为先。

南沙参　川贝母　叭杏仁　肥玉竹　小蓟炭　淡天冬　大白芍　清阿胶（蒲黄炒）青蛤壳　冬桑叶　藕节炭　功劳子

徐左

吸受风燥，呛咳近旬。痰极多，日来带血，其色鲜。切脉细而数，舌红苔白。非肺劳也。不宜补之太早，清润肃化为先。

瓜蒌皮　茜根炭　淡天冬　小蓟炭　藕节炭　大杏仁　大白芍　象贝母　粉丹皮　净橘络　白茅花　枇杷叶

丁左（宜兴）

呛咳近年，痰多难出，左胁痛，屡次见红，小有寒热。脉细数，舌红。肺络已伤，虚阳内灼，入怯可虑。

南沙参　叭杏仁　川百合　炙紫菀　青蛤壳　仙鹤草　川贝母　陈橘皮　白苏子　淡天冬　功劳叶　枇杷叶

吴左（常州）

向日好饮，湿化为火，上泛肺络。久咳不已，痰极多，气粗。日来又增呛咳带血，两胁或引痛。脉弦滑细数，舌红无苔。肺络已伤，肾阴亦复不足。再延殊非所宜。

北沙参　叭杏仁　炒薏仁　清阿胶（蒲黄炒）　云苓　淡天冬　川贝母　旋覆花　肥玉竹　茜根炭　青蛤壳　枇杷叶　藕节炭

沈左

鼻衄延久，便后亦或带血。脉沉数，舌红。肺热移于肠腑，宜膏方调之。

大生地　北沙参　肥知母　旱莲草　川石斛　淡天冬　肥玉竹　粉丹皮　女贞子　黑料豆　赤苓　炒薏仁　藕节炭　地榆炭

上味煎浓汁熬糊，入柿霜，再入白蜜收膏。

陆右（无锡）

屡发咯红，宿患虽止而久咳未已，咽痛嗌干，脘次或胀满作痛，小水急数不爽，幸月事尚调。脉虚弦，右手滑数，舌红无苔。阴虚肺燥，肝家气火偏旺也，速效难图。

北沙参　云苓　乌元参　川贝母　大生地（秋石化水炒）　淡天冬　大白芍　大杏仁　女贞子　旱莲草　黑山栀　鲜藕　枇杷叶

张左（常州）

呛咳八阅月，呕恶无痰。比增带血，胁腹引痛。入夜不得平卧，胃纳因之减少。脉沉滑小数，舌苔灰黄。肺络已伤，胃复不和，久延非宜。

南沙参　生诃子肉　法半夏　青蛤壳　旋覆花　川贝母　金苏子　大杏仁　大白芍　瓜蒌皮　淡天冬　枇杷叶

王左

寒热后，胃气已渐和，清晨痰中忽带紫血一二口，并无呛咳状。右脉复数。胃中痰湿欲从热化可知，以原方更增清养安荣可也。

南沙参　炒薏仁　紫丹参　茜根炭　生熟谷芽（各）　川石斛　瓦楞子　瓜蒌皮　陈橘白　云苓　藕节炭　炒竹茹

周左

咯红后久咳不已，两胁窜痛，痰多气粗，不得平卧。脉细无力，舌红苔白。肺络大伤，殊难着手。

南沙参　五味子　叭杏仁　大白芍　肥玉竹　大麦冬　白及片　川贝母　炙紫菀　川百合　陈橘白　粟壳　枇杷叶

高左（无锡）

两胁痛后达背部者数年。呕血两次，成盆成碗，色紫成块。食少面黄，爪甲白，便结曾带血。脉弦涩，舌黄。积瘀未清，气运不和所致。

归须　参三七（挫末另服）　大白芍　川郁金　桃仁泥　大丹参　苏梗　煅瓦楞　延胡索（酒炒）　大生地（红化拌炒）　降香片

另：瓦楞子四两，赤石脂二两，研末，每服二钱，开水下。

二诊

呕血成盆成碗，色紫成块已止，两胁久痛，后连背部者亦折。唯仍面黄食少，爪甲白。脉弦细而涩，舌红中黄。积瘀初化，气运未和之候。

当归　川郁金　旋覆花　苏梗　怀牛膝　大白芍（桂枝炒）　白蒺藜　煅瓦楞　焦白术　炒枳壳　九香虫　降香片　红枣

戴左

日来胃纳渐复，清晨头痛亦减。而痰中又复见血，色紫成块。右脉复数，舌心黄苔，又见灰色。肝阳尤潜，湿痰欲从热化之机耳。

南沙参　粉丹皮　大砂壳　炒薏仁　怀膝炭　川石斛　玉露霜　焦谷芽　陈橘白　瓦楞子　冬瓜子　荷蒂

二诊

今晨吐出黏痰甚多，仍杂血质者一口。心中时觉嘈杂，口舌亦觉干燥。舌苔灰黄将脱，而右脉更数。湿痰步从热化可知，当从清润和中立法。

南沙参　瓦楞子　玉露霜　粉丹皮　炒

竹茹　川石斛　云神　陈橘白　黑山栀　焦谷芽　甘蔗

汪右（镇江）

久咳夜甚及音嘶俱退，呕吐食物亦止。昨晚又复咯红巨口，色甚鲜。脘痛懊侬，心悬少寐。经居年余，腹左结痞，两足肿。脉小数，舌红。血虚肝旺，肺络已伤，气火内灼也。

南北沙参（各）　大麦冬　大丹参　当归　绿萼梅　大生地　川贝母　云神　清阿胶　青蛤壳　莲子　银蝴蝶

李右

呕吐屡发，成盆成碗，色紫成块。左卧则气逆，心烦少寐，火升面绯或盗汗。脉沉细，舌苔腐白。积瘀未清，肝胃未和也。久延防增咳。

当归　大白芍　白蒺藜　南沙参　云神　大丹参　川郁金　煅瓦楞　陈橘白　旋覆花　焦谷芽　佛手片　红枣

乔左（溧阳）

向日好饮，湿化为痰，假肺道而出。久咳多痰，比增屡次失血。脉小数而滑，舌苔薄白。肺络尤伤，先当肃化。

南沙参　川贝母　仙鹤草　青蛤壳　白茅花　淡天冬　炒苡仁　炙紫菀　瓜蒌皮　藕节炭　枇杷叶

李右

疏肝兼肃肺，去瘀以生新。

南沙参　大生地　大丹参　大白芍　旱莲草　当归　大麦冬　小青皮　云神　川郁金　阿胶珠　白蒺藜　川贝母

上为末，旋覆花、枇杷叶，煎汤法丸。

王左（无锡）

久咳痰多白沫，曾经屡次冲血。右胁或引痛，幸无内热盗汗。切脉虚弦细数，舌红无苔。肺络已伤，肝家气火偏旺，肾阴暗亏，故动则气粗也。久延防涉怯。当此春令，最防动血。

北沙参　青蛤壳　旱莲草　清阿胶（蒲黄拌炒珠）　川贝母　大麦冬　仙鹤草　女贞子　大生地（秋石化水炒）　大杏仁　生白芍　白石英　榧子肉

另：八仙长寿丸。

吴左（溧阳）

鼻衄屡发，左胁下结痞，面黄肢乏，食少神疲。脉细数，舌红无苔。肺有积热，胃有蓄瘀也。最防增咳。

南沙参　川石斛　料豆衣　郁金炭　大生地（炙）　淡天冬　粉丹皮　旱莲草　炒苡仁　陈橘白　云苓　白茅花

另：二冬膏、蚕蕊膏。

刘左

努力伤络，屡次咯红，巨口而来，或呛咳，痰中夹紫瘀。脉细数，舌红。属在秋冬，不宜久延。

南沙参　大丹参　小蓟炭　茜根炭　怀膝炭　大白芍　当归　参三七　象贝母　藕节炭　枇杷叶

李右

烦劳思虑，气火上升。猝然失血，巨口而来，其色紫。脉小数，舌苔腐黄。际此秋令，最忌增咳。

归须　大丹参　参三七　川郁金　茜根炭　大白芍　怀膝炭　小蓟炭　大麦冬　黑山栀　藕节炭

另：十灰散。

刘右（无锡）

咯血三月，延绵不净，痰中或带血丝。

胸次嘈杂，不能纳谷，或脘痛。经居两月不行。脉弦细，两关滑，舌苔腐白。胃中积瘀未清，肝气横逆，肠胃失通降之权，故便结。久延防增咳。

南沙参　陈橘白　川郁金　白蒺藜　煅瓦楞　大丹参　旋覆花　大白芍　生石决　瓜蒌皮　藕节炭　玫瑰花

殷左（宝埝）

猝然呕血，成盆成碗，兼之呛咳多痰。脉浮弦数鼓指，舌心腻黄。风燥引动肝阳，肺胃之络已伤，久延非宜。

鲜生地　淡天冬　瓜蒌皮　苏梗（蜜炙）　大杏仁　小蓟炭　黑山栀　郁金炭　煅瓦楞　象贝　藕节　枇杷叶

张左（常州）

诵读劳心，心火肝阳上亢，肺受其制。久咳痰多，屡屡失血。曾经滑泄。脉弦滑细数，舌红无苔。肾水本亏，属在青年，值此春木发陈，先当清金抑木。

北沙参　川贝母　云神　海蛤粉　粉丹皮（盐水炒）　冬桑叶　黑料豆　生白芍　叭杏仁　大麦冬　枇杷叶　莲子

陈左（无锡）

恙由吹号而伤气络，痰中见红，磊磊成块。幸血已止，无呛咳。而胸次不舒，食入则吐，气从上逆。脉弦数，舌红。姑为舒气调中，和荣养络。

南沙参　大白芍　苏梗　陈橘皮　川郁金　大丹参　煅瓦楞　法半夏　云苓　旋覆花　新绛　冬瓜子

史左

久咳痰多白沫，比增带血，巨口而来，其色鲜。两胁引痛，头痛脘闷，胃呆。脉细数，舌苔白腻。肺络虽伤，痰气不化。不宜腻补，肃化为先。

南沙参　青蛤壳　大白芍　煅瓦楞　大杏仁　旋覆花　瓜蒌皮　淡天冬　小蓟炭　川贝母　冬桑叶　枇杷叶　莲子

膏方：润肺益肾，金水同调。

南北沙参（各）　大生熟地（各）　女贞子　川石斛　黑料豆　大麦冬　叭杏仁　旱莲草　怀山药　川贝母　云神　粉丹皮　莲子　肥玉竹　海蛤粉

上味煎浓汁，入清阿胶、白蜜收膏。

徐左

咳逆两旬，左胁支满，控引作痛。巨口咯红，鲜紫不一，或杂血块，内热。舌红，脉弦数。积瘀初化，肺气已伤之候。

冬桑叶　大白芍　小蓟炭　参三七　旋覆花　煅瓦楞　大丹参　大杏仁　淡天冬　粉丹皮　藕节　枇杷叶

夏左

咯红屡发，且食凉物更甚。中阳不运，络有宿瘀可知。拟丸剂图治。

大生地　白茯苓　大丹参　茜根炭　京赤芍　煅瓦楞　叭杏仁　参三七　旱莲草　白蒺藜　当归　怀膝炭　降香片

上为末，枇杷叶、红枣，煎汤法丸。

孔左（镇江）

咳经三月，屡次见红，杂痰而出。两胁引痛，幸胃纳尚强。脉弦滑细数，舌苔腻黄。风燥引动肝阳上升，肺络受灼也。未宜腻补，先当清肝肃肺，以安血络。

南沙参　煅瓦楞　小蓟炭　大杏仁　鲜生地　淡天冬　瓜蒌皮　蒲黄炭　川贝母　生白芍　藕节　枇杷叶

二诊

日来痰中血色止而复来。咳不爽，痰

极难出，舌白质黏，两胁曾引痛。舌苔黄腻已久，脉细数而滑，两关仍弦。肝家气火未平，肺络受其熏灼。头目眩昏，亦虚阳上扰所致。仍当清降肃化，以安血络。

鲜生地　小蓟炭　淡天冬　大黄炭（酒炒）　粉丹皮（炒黑）　煅瓦楞　蒲黄炭　大杏仁　川贝母　瓜蒌皮　仙鹤草　藕节

三诊

昨为清降肃化，加大黄炭导瘀血下行，大腑畅通两次，午后痰中血色已减，咳亦渐平。舌苔前半黄腻已化，唯左脉仍弦细滑数。肝家气火尚未全平，以原方减其制，再服一剂，可着手调理。

大黄　淡天冬　小蓟炭　蒲黄炭　青蛤壳　中生地　川贝母　煅瓦楞　茜根炭　大杏仁　淡秋石　藕节

陈左

劳力伤络，入夜则呛咳带血。舌苔黄腻，脉弦细。肝阳本旺，当先除旧布新。

归须　参三七　郁金炭　瓜蒌皮　茜根炭　煅瓦楞　小蓟炭　大杏仁　大丹参　粉丹皮（酒炒）　白茅花　藕节

丁左

劳力伤气，肺受燥邪，呛咳，左胁痛，痰带血丝。脉沉数。阴本不足，润肃为先。

南沙参　冬桑叶　小蓟炭　象贝　白桔梗　淡天冬　茜根炭　大杏仁　瓜蒌皮　白茅花（炒黑）　枇杷叶

王左

前日偶食硬物，胸膺梗痛，遂由呕吐痰血，且带血块。呛咳心烦，夜不成寐。脉弦数，舌红中黄。胃中积瘀未清，心火肝阳上亢，肺失肃降也。

瓜蒌皮　煅瓦楞　大杏仁　白蒺藜　川郁金　旋覆花　大白芍　陈橘白　云神　苏梗　新绛　冬瓜子

吴左（常州）

向日好饮，胃中必有湿热。湿从火化，藉肝阳而暴升，肺络受制，络伤血溢，猝然咯红，巨口而来。今虽尤止，其咳未安，痰多白沫。或咽痛，或左胁痛，夜分盗汗。脉弦细而滑，舌红无苔。肾阴本亏，先当清养润肃。

北沙参　大白芍　青蛤壳　仙鹤草　大生地（炙炭）　淡天冬　煅瓦楞　川贝母　旱莲草　冬桑叶　淡秋石（后入）　山茶花

姜左

咯血止后，昨因惊恐，气火上升，冲破血络，巨口咯红。胸胁控痛，幸咳已减，脉弦细，舌黄已退。肺络大伤，久延殊非宜也。姑以犀角地黄汤救其急。

犀角（先煎）　生地（炙）　当归　茜根炭　清阿胶（蒲黄炒）　大白芍　叭杏仁　大麦冬　仙鹤草　小蓟炭　童便（冲）　藕节

二诊

巨口咯红已止，而咳又复甚，痰出不易，胸胁控痛，胃纳不充。脉小数细滑，舌红苔浮。肝家气火初平，肺肾之阴未复。调肃为宜。

南北沙参（各）　大生地（蛤粉炒松）　大白芍　煅瓦楞　清阿胶　大麦冬　川贝母　炙紫菀　肥玉竹　叭杏仁　白蜜　枇杷叶

三诊

咯红后，呛咳已减，胸胁控痛亦折，

胃亦渐复，唯痰多白沫。脉细滑少力。肺肾之阴气未充，以原方更增平甘润养。

南北沙参（各） 大生地（蛤粉炒松） 叭杏仁 川百合 肥玉竹 大麦冬 当归 川贝母 怀山药 炙紫菀 陈橘皮 枇杷叶 红枣

孙左

劳力伤络，气火上升，扰动血络。呛咳胸胁痛，巨口咯红，入夜恶寒。脉弦芤，舌红苔白。木火亦旺，久延非宜。

鲜生地 旋覆花 煅瓦楞 参三七 川郁金 大杏仁 淡天冬 枇杷叶 大白芍 小蓟炭 川贝母 藕节

钱左

劳力伤络，呛咳失血，巨口而来，其色鲜，左胁痛。脉弦细，舌红。络伤血溢，气火上升，亟为清降。

瓜蒌皮 苏梗 大杏仁 仙鹤草 参三七 大丹参 小蓟炭 象贝 旋覆花 茜根炭 白茅花 枇杷叶

敖左（江西）

回里途次劳顿，猝然咯红。既止后，热气上腾，项间蒸蒸如燎，心为之荡。两足清冷，耳烘头眩，劳则梦泄。脉沉细小数，舌苔糙黄。水不涵木，阴不敛阳，阳浮于上，阴不下守也。先当育阴潜阳，以安心神。

大生地（盐水炒） 怀牛膝（盐水炒） 大麦冬 大白芍 陈橘白（盐水炒） 煅牡蛎 云神 青龙齿 旱莲草 白归身 元精石

另：生附子五钱，研细末，用醋调作饼，入青盐少许，贴于足底涌泉穴，外以膏盖，俟足温暖即揭去。

二诊

昨为育阴潜阳，以安心神。夜寐颇酣，两足清冷亦和，心荡亦减。唯项间及脑后尚觉烘热，喜着凉处，虚阳尚未尽潜。脉沉细右手数，舌黄转白，根且厚腻。阳明尚有痰浊，未宜放手滋补。

大生地（盐水炒） 云苓神（各） 杭菊炭 粉丹皮（盐水炒） 生牡蛎 甘杞子（盐水炒） 大白芍 怀牛膝（盐水炒） 大麦冬 陈橘白（盐水炒） 黑料豆（盐水炒） 元精石

三诊

两进育阴潜阳，两足冷清已和，项间脑后烘热亦随之而折。唯尚心荡，间或尚恶寒，片时即解。会阴及囊或作痒流脂。舌苔或腻或化，脉沉滑，重取细数。阴不下达，下部又有湿热。立法殊多掣肘，拟育阴和阳，兼化积湿。

大生地 生牡蛎 泽泻 当归 怀牛膝（盐水炒） 甘杞子（盐水炒） 川黄柏（盐水炒） 云苓神（各） 元精石 桂附八味丸（杵包入煎）

四诊

改进育阴和阳兼化积湿，会阴及囊部作痒流脂俱退。下利三次，纯黑垢，其为下部之积湿有泄化之机可知。火升于上则面烘耳鸣，两足清冷幸未复来，但胸次气痹不舒，或泛清水。舌苔白腻前端已化，左脉仍沉细。脾肾阴阳并亏，守原义更增调中和气可也。

大熟地、贡沉香（合炒） 怀牛膝（盐水炒） 姜半夏 潼白蒺藜（各盐水炒） 云苓神（各） 川黄柏（盐水炒） 陈橘白 泽泻 桂附八味丸（杵包入煎）

五诊

改进桂附八味丸和阳育阴兼化积湿，胸次气痹渐舒，两足清冷已和。唯足跟仍冷，间或面烘，头目眩昏。切脉左部弦细，右手濡滑小数，舌苔白腻已化。间有淋浊，下元余湿未清。仍守原义出入。

大熟地（盐水炒） 潼白蒺藜（各） 川黄柏（盐水炒） 陈橘皮（盐水炒） 煅牡蛎 净萸肉（盐水炒） 泽泻 甘杞子（盐水炒） 大砂仁 怀牛膝 桂附八味丸（杵包入煎）

六诊

今午呵欠数伸，心房脉猝然牵动，于是心荡筑筑自汗。脉伏如欲脱状，逾时尤安，脉亦起。此症纯由阴精亏损而来，阴阳不相维也。亟为培摄下元。

大熟地（盐水炒） 煅牡蛎 潼白蒺藜（各） 净萸肉（盐水炒） 锁阳 甘杞子（盐水炒） 制黄柏 云神 煅龙骨 远志苗 元精石

七诊

改进培摄下元，心荡虽安，而虚里尚跳动，食时自汗，宗气已虚可知。其头眩目胀者，虚阳未潜，无根之火上升，阴不敛阳。前方既能安受，当率由旧章进步，以冀龙潜于泽也。

大熟地（盐水炒） 大白芍 甘杞子（盐水炒） 净萸肉（盐水炒） 鹿角霜 野於术（米泔水炒） 锁阳 制黄柏 煅牡蛎 煅龙骨 莲子

改方：去鹿角霜，加大麦冬、杭菊炭、灵磁石。

另拟：生脉散 台参须 五味子 陈橘白 大麦冬 云神 元精石

呵欠数伸，心房脉牵动，于是发生心荡，有汗当安，酣寐一二小时即退，最忌惊惧自扰，致阳气不藏。拟上之方请放心服之，夜来如何再听佳音可也。用鹿引阳，以龟补阴，佐以龙牡潜阳，更益蚌珠水月之精摄其游阳，安其魂魄，仿叶天士介甲灵物处方，以求属也。

龟板胶、鹿角霜（合炒）各一钱五分 珍珠（另研）一钱 煅龙骨三钱 煅牡蛎三钱

以上五味如法研取极细末，炼蜜为丸，金箔为衣。每服一钱，麦冬汤下。

八诊

滋水潜阳，虚里跳动尤平，眩昏尤退。而虚阳仍易暴升，头颈热勃，勃则自汗，寐中虚逆之气由下而上，冲激则寐。切脉右手气口浮数，左手濡滑，重取无力，舌苔薄腻日化。种种合参，肾亏于下，宗气逆于中，水不涵木，阴不敛阳耳。

大生地（盐水炒） 五味子 净萸肉（盐水炒） 煅龙骨 大麦冬 生牡蛎 杭菊炭 甘杞子（盐水炒） 大白芍 云神 灵磁石

九诊

日来寐中虚逆之气由下而上冲激则寐者已止，虚里跳动亦尤平，两足清冷亦和。唯虚阳仍暴升，面烘耳热，项间热气蒸蒸，甚则眩昏不得开目，得嗳及矢气随退，腑行灰黑。舌根久腻，右脉气口仍浮细。其肾虽亏，其肝尚旺。昔贤谓，上逆之气皆属于肝也。

大熟地（沉香拌炒） 生牡蛎 远志肉 大白芍 甘杞子 旋覆花 煅龙骨 云神 陈橘白 大麦冬 明天麻 灵磁石

改方：去天麻，加陈橘络。

十诊

此方俟舌苔已化，腑行黑色已清，气逆渐和，再服之以填补下元、育阴敛阳，合乎阴平阳秘、精神乃治之旨。斯善。

大熟地（沉香拌炒） 煅牡蛎 大白芍 云神 五味子 大麦冬 煅龙骨 怀牛膝（盐水炒） 甘杞子（盐水炒） 潼沙苑（盐水炒） 陈橘白络（各） 灵磁石

十一诊

据述虚阳上升、耳热头烘、两足清冷俱退。唯仍时或眩昏，得吐黏痰则爽。舌苔仍腻。可见肝肾虽亏，而胃中仍有痰浊未尽。姑从培养肝肾，佐以化痰一法，乃虚实兼顾之意。

西洋参 远志肉 甘杞子（盐水炒） 白蒺藜 杭菊炭 生牡蛎 怀牛膝 薄橘红（盐水炒） 竹沥半夏 炒竹茹 灵磁石

另：清气化痰丸。

按此症经求乩方，用附子三钱，肉桂二钱，川草乌各八分等药，服药后得吐黏痰甚多，胸中甚觉爽适。唯吐五六小时，吐去痰涎甚多，一时曾有肢冷脉伏之象，旋即退去。

十二诊

前日呕吐黏痰甚多，成盆成碗。既吐后，头烘耳热、面赤足冷等俱退。而胸次痹闷如压，气逆善噫，胃纳顿减，入夜不寐。舌苔腐白而满腻，左脉沉缓不畅，右脉尚弦滑，如出两人手。可见虚阳尤平，胃中痰浊未尽，阻仄气道之流行，且胃不合则卧不安。当化痰和胃，调畅气机。

杜苏子 炒枳实 远志肉 南沙参（米焙） 旋覆花 姜半夏 云苓神（各） 大砂仁 海浮石 新会皮 姜 佛手

十三诊

昨为化痰和胃、调畅气机，胸次痞闷如压者顿展，夜寐已安，胃纳较醒。两胁腋尚觉攻仄不舒，或达背部。气从上逆，似欲呛咳，咳又不爽，痰难出。交午则恶寒，两腿尤甚，未几即解，并不发热。左脉仍沉缓，右部小数而滑。阳明胃络宿痰尚多，阻仄气运之流行耳。

南沙参 白芥子 竹沥半夏 黄郁金（矾水炒） 云苓神（各） 炒枳实 旋覆花 薄橘红 金苏子 远志肉 姜汁 荸荠

另：二陈丸、白金丸。

十四诊

昨晚夜寐颇实，胸胁胀满如压猝然开豁如释，胃纳亦香。呛咳更甚，痰不得出。交午仍恶寒，夜来又复火升，头烘耳热，面戴阳光。左脉沉缓亦转滑，舌苔腐白化而转黄。可见久积之痰浊甫化，而虚阳又蠢蠢思动也。仍以化痰为主，略参潜降虚阳可耳。

南沙参 竹沥半夏 薄橘白 煅瓦楞 旋覆花 川贝母 海浮石 大白芍 云苓神（各） 刺蒺藜 炒竹茹 灵磁石

十五诊

昨晚又复吐痰碗许，两胁及胸次胀满如压已释，午前恶寒及晚火升亦去，胃纳亦香。而呛咳仍甚，痰不得出。左脉沉缓亦较起，右脉渐行滑数，舌心腻黄而不透。膜原之宿痰尚多，守原义更参温化。

南沙参 橘红 炒枳实 海浮石 杜切茯苓 白芥子 川贝母 煅瓦楞 旋覆花 姜半夏 姜汁 荸荠汁

十六诊

迭进化痰潜阳，两胁及胸宇板压已释，火升面绯亦减，夜寐亦安。而午后又觉昏眩不舒，两耳如蔽，咳不爽，宿痰未能复吐。左脉渐起，右手寸关两部仍滑数，舌根更腻。顽痰又将上泛，清阳为其所蒙。循原义更增开豁。

生石决　川贝母　刺蒺藜　黄郁金（矾水炒）　煅瓦楞　制半夏　炒枳实　橘红　旋覆花　云苓神（各）　苦丁茶　炒竹茹

十七诊

昨进开豁宿痰，吐痰固多，便中亦杂不少，胸次为之廓然，头眩耳闭因之俱退，火升面绯及午前恶寒亦折。左脉亦起，舌苔更腐腻而厚。膜原络中之宿痰已能下趋肠腑，最为佳境。守原义接进可也。

旋覆花　大麦冬　远志肉　制半夏　炒枳实　川贝母　煅瓦楞　薄橘红　黄郁金（矾水炒）　海浮石　苦丁茶　炒竹茹

改方：因感触胸闷更甚，加白芥子。

十八诊

日来胸胁已畅适，呛咳已止，午前恶寒亦退。独头部仍眩昏木重，印堂紧，耳蔽不聪，间或火升面绯，易于梦泄。左脉已起，右部渐数，舌苔腐腻亦化。痰浊蒙蔽清阳，清者不升，浊者不降。拟古人清空膏一法。

生石决　远志肉　云苓神（各）　刺蒺藜　黄郁金（矾水炒）　蔓荆子　制半夏　明天麻　海浮石　陈橘皮络（各）　苦丁茶　荷蒂

另：莱菔子三钱，黄丹一钱，明矾一钱五分，研末，鸡子清调作成饼，贴太阳穴。

十九诊

昨仿古人清空膏立法，吐痰固多，便中亦杂痰沫，始结后稀共计四次。精神较疲，头昏脑胀。印堂紧掣虽减其半，而火上升时仍面绯耳蔽。呛咳痰中带血星，胸胁或胀满。左脉已起且弦数，右手浮分鼓指，沉取似有息止意。顽痰未清，时阻气分，虚阳仍易上冒耳。

南沙参　云苓神（各）　甜川贝　炒枳实　刺蒺藜　炒白术　制半夏　煅瓦楞　海浮石　旋覆花　煅龙齿　炒竹茹　灵磁石

另：竹沥可吃。

二十诊

两进清空膏立法，吐出之痰沫及便中杂痰估量已数碗。头昏脑胀及脑部紧掣俱十去八，胸胁之胀满亦减。唯痰中之血迹更多，胃纳无味。左脉沉滑小数，舌苔较腻。可见阳明之宿痰尚不少，阻仄气道之流行，虚阳不靖也。

南沙参（米炒）　京赤芍　枳实炭　海浮石　云苓神（各）　煅瓦楞　郁金炭　旋覆花　制半夏　焦谷芽　新绛　冬瓜子　淡竹沥（冲）

廿一诊

日来痰中血迹已清，吐利之痰浊白沫颇多，头昏脑胀已退，胸胁之胀满亦渐活动，或达背部。舌苔腻厚，更满布无隙，两脉亦起，弦滑且数。膜原之痰蠢蠢欲动，当再开化，不必顾虑其虚。

旋覆花　黄荆子　煅瓦楞　瓜蒌皮（姜水炒）　川郁金（矾水炒）　白芥子　制半夏　海浮石　陈橘皮络（各）　云苓神（各）　射干　姜汁　竹沥

另：控涎丹五钱，初服五分，不利加五分，以利为度，以一钱五分为限。

廿二诊

昨用煎剂开化宿痰，佐以控涎丹之下夺，得下痰水颇多，且有痰浊夹杂其间，稍有血丝缕缕。胸腹豁然一通，火升面绯、头昏脑胀及诸多枝节亦俱敛迹，不来滋扰。可见肠胃之积痰尚多，气机为之壅仄不和，幸未见虚象。仍守原制进步。

南沙参（米炒） 云苓神（各） 旋覆花 川郁金 海浮石 白芥子 制半夏 炒枳实 煅瓦楞 陈橘皮络（各） 焦谷芽 冬瓜子

按昨进控涎丹五分，二点钟即下。此症上不吐痰，下不便痰，则胸闷汗出有芫荽味。奇甚。此后改服朴花、茅术等。

又诊

从进控涎丹得下痰水之后，诸多枝节日折，胃纳亦渐复。胸腹腰胁尚觉胀满，头目眩昏。两脉弦滑，重取且数。舌苔前端已化，舌根尚腻。两太阳穴不时筋梗作跳，盖络中痰浊未清，肝阳又蠢蠢思动见象。刻当清肝化痰，调畅气机。

生石决 旋覆花 云苓神（各） 远志肉 白蒺藜 姜半夏 大白芍 甜川贝 杭菊炭 川郁金 冬瓜子 炒竹茹

复诊

今日腑通，先杂浓痰，继之带血。左胁近腹辘辘有声，间或作痛。火升面绯，头目眩昏，少寐善梦泄。舌苔黄腻满布，化而复腻，一日两度，脉弦细而滑。盖顽痰沉结于下，震动血络而来。仍当清肝阳，化痰浊，交通心肾，安其血络。

大生地（炙炭） 远志肉 大白芍 陈橘皮络（各） 云苓神（各） 生牡蛎 川贝母 旋覆花 怀膝炭 干荷叶 灵磁石

复诊

昨今便中带血已止，胸次又复气痹，头昏不寐，火升则面绯戴阳。舌苔黄腻满布，或清或聚者一日数度，左脉又复沉滑而疾。可见痰浊又来蒙蔽清阳，阳旺则火升，痰凝则气滞也。刻当化痰舒气，俾心肾交通为事。

南沙参 旋覆花 白芥子 云神 煅牡蛎 远志肉 煅龙齿 陈橘皮 白蒺藜 制半夏 灵磁石 炒竹茹

复诊

昨今痰涎不从上泛，而水道自通，忽下黑水四次，且杂未化之米，继之复下条粪。肠胃之气运降化或为痰浊所阻使然。右脉大于左，舌苔或黄或白或化或布。皆痰阻气运而来，仍当通降。

南沙参 生牡蛎 炒枳实 竹沥半夏 煅龙齿 云苓神（各） 陈皮络（各） 陈胆星 远志肉 海浮石 灵磁石

另：清气化痰丸一两，控涎丹一钱，和匀，分三次服。

复诊

改进温化，清涎稀痰骤止，小水亦通调，胸胁上部已开展。而腹部又见痞闷，如两截然。又复梦泄。舌白转黄，苔仍腻浊。气络之痰浊或升或降，故症情变化不常也。

杜苏子 煅瓦楞 云苓神（各） 海浮石 全瓜蒌（姜水炒） 刺蒺藜 陈皮络（各） 制半夏 旋覆花 干薤白 甜瓜子 路路通

复诊

久病枝节多端，亏余下而实于中。立法殊多抵触处，姑从王孟英清肝益肾，分化积痰。

生牡蛎　潼沙苑（盐水炒）　川楝子　远志肉　姜半夏　陈橘皮　煅龙齿　旋覆花　煅瓦楞　海浮石　大荸荠　陈海蜇

复诊

从王孟英清肝益肾兼化积痰立法，与目下之病情尚能合拍。唯面部火升略甚，头为之眩，足冷背冷，易于梦泄。两胁下气痹，得食则退，晨起痰厚。舌心及根端尚腻，脉弦细而滑。据此见端，用药不宜偏寒偏补，守原义为稳。

大生地（蛤粉炒）　生牡蛎　甘杞子（盐水炒）　杭菊炭　法半夏　陈橘皮　潼白蒺藜（各）　云苓神（各）　海浮石　远志肉　灵磁石

谢左

劳力伤络，屡次咯红，杂痰而出。幸不甚咳，饮食如常。脉小数，舌红。血络已伤，久延防增咳。

当归　大丹参　茜根炭　怀膝炭　川断肉　小蓟炭　大生地（红花炒）　赤苓　参三七　大白芍　苏木　红枣

吴左（宜兴）

咯红三年，清晨必杂痰而出，一二口即止，无咳呛胁痛等见症。唯患疟已久，或作或止，退时从无畅汗。脉弦细而滑，舌苔腐白。伏邪深陷，为湿痰所困，荣气不和而来。法当分别图治。

南沙参　大丹参　茜根炭　煅瓦楞　怀膝炭　仙鹤草　京赤芍　法半夏　当归　参三七　川贝母　藕节炭　红枣

另：痎疟发时，服之专为扶正达邪。

生首乌　当归　炙甘草　川桂枝　法半夏　川贝母　大杏仁　威灵仙　柴胡　醋炙鳖甲　陈橘皮　煨姜　红枣

潘左

每晨痰多，必带血一二点，或血丝缕缕，并不呛咳。脉数，舌白。当清其气火，安其血络。

归须　煅瓦楞　郁金炭　大白芍　茜根炭　大丹参　小蓟炭　大生地（炙炭）　参三七　藕节炭　十灰散（包）

二诊

去三七，加南沙参、粉丹皮。

尹左

肝阳夹湿热上扰胃络，猝然失血，巨口鲜红，或带血块，脘胁痛，呛咳无痰。舌苔满腻，不宜久延。

鲜生地　生军（炙炭）　小蓟炭　茜根炭　参三七　大白芍　大杏仁　煅瓦楞　当归　郁金炭　藕节炭

另：十灰散四钱，分两次，墨汁调服。

钱左（宜兴）

猝然冲血，有数碗之多，色黑如酱。积瘀未清，于是腹大有形，食后胀满尤甚，青筋暴露。脉沉细，舌白。湿瘀相搏，肿满可虑。

上川朴　炒茅白术（各）　大白芍　煅瓦楞　大腹皮　煨黑丑　大黄（醋炒）　当归　青陈皮（各）　川郁金　赤苓　香橼皮　生姜

另：菩提丸廿四粒，先服六粒。

甘左

此次咯红，因悲哀动中，气火暴升而发。巨口色鲜，成盆成碗，三日不已。气频上逆而嗳噫，少腹胀。脉沉滑无力。肝肾二脉已伤，当降气摄血为先。

大生地（炙炭） 怀膝炭 大白芍 参三七 生牡蛎 茜根炭 当归 旱莲草 贡沉香（姜汁摩冲） 藕节炭 花蕊石

二诊

昨为降气摄血，呕血已止，少腹胀亦折。唯仍气逆善噫，咳而无痰，转侧则两胁痛。肝肺之络已伤，肝肾虚逆之气未和也。最忌喘嗽。

北沙参 大白芍 茜根炭 怀牛膝 大生地（炙炭） 大麦冬 阿胶珠 金沸草 生牡蛎 旱莲草 藕节炭

江右（镇江）

咯红又发，巨口而来。经西医以冰块置胸，血虽止而瘀结于中。脘闷心烦，不能进谷，呛咳多痰，嗌干不寐。脉弦滑鼓指，舌红中黄。肺胃之降化尽失其权，延有肢冷呃逆之害。症属非轻。

南沙参 大丹参 茜根炭 苏梗（蜜炙） 川郁金 法半夏 瓜蒌皮 炒枳实 煅瓦楞 旋覆花 姜竹茹 枇杷叶

郑左

切脉弦细而滑，两尺尤濡细。可见肺肾之阴气久亏，而胃中又有宿痰，每假肺道而出。前晚猝然吐出红痰一口，自觉胸次霍然，嗣又见气馁而怯。咳亦较甚，肺气已伤。亟为保肺化痰，以安血络。

南沙参 淡天冬 川贝母 青蛤壳 大白芍 炙紫菀 旱莲草 茜根炭 叭杏仁 阿胶珠 藕节炭 枇杷叶

黄左（江阴）

运动过度，肝肾之络暗伤，虚阳气火妄动。春初呛咳痰红，未能节劳静养。于是腰背脐乳到处窜痛，胁下尤甚。头痛耳鸣，失眠梦泄，肉瞤怔忡，内热。一派伤络见象，须防见血。

大生地 大白芍 大丹参 旱莲草 潼白蒺藜（各） 云神 女贞子 煅牡蛎 骨碎补 远志苗 十大功劳 新绛

另：杞菊地黄丸。

刘左（镇江）

咯红屡发，巨口而来，其色或紫成块，吐时则呛咳，嗳噫及矢气则止。切脉沉缓左且不畅，舌苔黄腻。血瘀气滞，肝胃不和，非肺燥可比。法当理气调荣，兼和肝胃。

大丹参 川郁金 参三七 旋覆花 煅瓦楞 瓜蒌皮 茜根炭 淡天冬 小蓟炭 大白芍 降香片 藕节

另：十灰散一两，分四次，用童便调服。

二诊

巨口咯红已止，痰中血迹未清，其色紫。间仍嗳噫矢气，清晨仍呛咳。左脉已起，渐觉弦滑。舌苔腐黄。血瘀初化，肝胃未和，肺部兼有痰热之候。仿原义更增肃化。

南沙参 大丹参 淡天冬 煅瓦楞 旋覆花 大白芍 茜根炭 川贝母 小蓟炭 黄郁金 藕节 新绛

施左

咯红屡发，血块磊磊。脉弦滑左涩，舌红无苔。积瘀阻中，荣卫失和所致。

归须 大丹参 参三七 延胡索 大白芍 粉丹皮 川郁金 仙鹤草 大生地、淡干姜（合杵）

程左（镇江）

始而痰带血点，古人以星星之血出于肾。既止后，发生头眩脑鸣，左耳流脂，闻听失聪，胸宇气痹，善噫。切脉弦滑细数，舌红根黄。水亏木旺，肝阳夹湿热上升。业经已久，势无速效可图。拟磁朱八味出入主之。

大熟地（盐水炒） 泽泻 白蒺藜 川黄柏（盐水炒） 甘杞子（盐水炒） 杭菊炭 净萸肉（盐水炒） 粉丹皮 黑料豆 云苓 煅牡蛎 煅灵磁

改方：加生石决、大白芍。

二诊

迭投滋水泽木，尚合机宜。头眩而鸣已减，而胸宇尚气痹，或懊侬，两胁或作痛，痰中星星之血迹未清。脉弦滑左数，舌红根黄。肾阴久亏，肝阳无制，火易上升，加以痰气不化也。

生石决 生牡蛎 大白芍 女贞子 潼白蒺藜（各） 川贝母 黑料豆 云神 甘杞子（盐水炒） 杭菊炭 粉丹皮 煅灵磁 炒竹茹

项左

始而腹痛吞酸，继之猝然吐血，色紫而黏，成盆成碗，幸不呛咳。脉细数而滑，舌红无苔。瘀结于胃已久，法当除旧生新。

当归 大丹参 仙鹤草 粉丹皮 煅瓦楞 小蓟炭 黄郁金 大白芍 参三七 云苓 藕节 新绛

夏左

今日未冲血，唯痰中之血色尚多。心烦火升较退，大腑畅通两次，合目则痰壅如闭。舌苔复形灰黄，右脉较数。肝家气火仍旺，血络未安，肺部又多痰浊也。以原方更参凉降。

北沙参 大麦冬 黑山栀 鲜生地 川郁金 小蓟炭 元参心 大白芍 生石决 粉丹皮（盐水炒） 川贝母 花蕊石

改方：加犀角三分摩冲，因仍嘈杂吐血成盆。此人吐八钵，为少见之症。

二诊

进犀角地黄法，血止复来，且仍涌吐，成盆成碗。腑行溏污，觉热火升则呛咳，平卧则血涌，合目则痰糊。脉略平，舌心尚灰。心火肝阳尚盛，血络不安也。

上川连（盐水炒焦） 黑山栀 鲜生地 大白芍 小蓟炭 丹参炭

大麦冬 怀膝炭 云苓 降香片 花蕊石

余右（宜兴）

咯红屡发，今日尤多，巨口而来，鲜紫不一，呛咳自汗，不得左卧。间或小有寒热，幸胃纳尚强。脉虚数而芤，舌绛苔黄。肝肺之络两伤，气火冲荡不已。拟犀角地黄，先折木火之威。

乌犀片（先煎） 鲜生地 北沙参 淡天冬 粉丹皮（炒黑） 桃仁泥 旱莲草 黑山栀 小蓟炭 瓜蒌皮 大白芍 藕节 淡秋石（后入）

二诊

进犀角地黄汤法先折木火之威，巨口咯红大减，大腑亦畅通，寒热亦减。唯久咳如故，痰中血迹未清，仍不得平卧。左脉仍虚数而芤，舌绛及苔黄已退。种种合参，肝家气火初平，肺肾之阴未复，久延殊有入怯之害。

北沙参 淡天冬 青蛤壳 小蓟炭 大

生地（炙） 大白芍 川贝母 地骨皮 清阿胶（蒲黄炒） 叭杏仁 粉丹皮（炒黑） 藕节 淡秋石

三诊

经治来，巨口咯红先止，痰中血迹继少，咳亦折。唯仍不得左卧，气粗自汗。舌苔仍腻，脉小数。肝家气火初平，肺胃之痰热未楚，肾阴又亏。久延仍防涉怯。

北沙参 淡天冬 煅瓦楞 大白芍 叭杏仁 川贝母 仙鹤草 大生地（秋石化水炒） 清阿胶（蒲黄炒） 瓜蒌皮 藕节 枇杷叶

陈左（常州）

咯红延久，血色黑而成块。胸胁痛，胃呆便结，或带黑色。脉细数，舌苔滑白。肺络已伤故呛咳，络瘀未尽故色黑也。久延非宜。

南沙参 淡天冬 煅瓦楞 小蓟炭 大白芍 瓜蒌皮 茜根炭 青蛤壳 仙鹤草 叭杏仁 藕节 枇杷叶

另：大黄五钱炒炭研末，每用鸡子一枚略去壳，入大黄一钱，蒸熟食之。

二诊

咯红黑色成块已止，胸胁痛亦安。唯咳未已，痰中血迹不清，胸宇不畅，心悬善梦泄。脉细数左弦，舌白转红。积瘀初化，血络未安，肺失清肃，久延非宜。

北沙参 云神 川贝母 淡天冬 叭杏仁 青蛤壳 仙鹤草 清阿胶（蒲黄炒） 大白芍 茜根炭 小蓟炭 藕节 枇杷叶

林左

向本水亏木旺，刻值春令，气火上升，加饮酒醴，扰动血络。于是猝然失血，巨口而来，其色鲜。胸胁嘈杂，或作痛。脉弦数，舌红苔白。胃中本有湿热，当降泄之。

大黄炭（酒炒） 小蓟炭 郁金炭 中生地 大丹参 赤苓 粉丹皮 茜根炭 大白芍 白茅花（炒黑） 藕节

韦左（金沙）

咯红屡发，或杂痰而出。火升头眩或呛，项间疬核。切脉弦细而数，舌红苔白，斑剥不匀。阴虚木旺，气火上升，肺络受制也。久延非宜，先当清降气火，以安血络。

大生地（炙炭） 大丹参（炒黑） 淡天冬 小蓟炭 生军（酒炒炭） 赤苓 清阿胶（蒲黄炒珠） 黑山栀 大白芍 粉丹皮（炒黑） 白茅花 淡秋石（后入）

张左（溧阳）

始而失音，继开后，发生呛咳无痰，震动血络，或吐血，或带黑痰星星。胸膺间或作痛，幸胃纳尚强。切脉弦滑细数，舌红无苔。肺络固伤，肾复不足。属在青年，不宜久延。清润肃化为先。

南沙参 瓜蒌皮 仙鹤草 清阿胶（蒲黄炒） 青蛤壳 冬桑叶 淡天冬 大杏仁 川贝母 小蓟炭 大白芍 淡秋石 藕节

二诊

今日黑痰虽少，而所吐之血水转见色红质厚，不时呛咳咽痛。脉仍弦滑细数，右寸关浮芤鼓指，舌红无苔。肝家气火暴升，肺络受其熏灼之象。拟犀角地黄法，先挫木火之威，以安血络。

犀角片（先煎） 鲜生地 粉丹皮（炒

黑） 瓜蒌皮 乌玄参 黑山栀 蒲黄炭 大杏仁 京赤芍 淡天冬 白茅花（炒黑包）

三诊

昨进犀角地黄法，先挫木火之威以安血络，咯红已止，咽痛亦安，黑痰亦少。唯齿缝尚有血水外溢，不时呛咳。右脉浮芤鼓指化为细数，舌红亦淡。肝家暴升之气火初潜，肺金尚乏肃降之候。以原方减其制，再进一剂为是。

乌犀角（先煎） 鲜生地 南花粉 黑山栀 粉丹皮（炒黑） 北沙参 青蛤壳 肥知母 乌玄参 京赤芍 蒲黄炭 白茅花（炒黑）

四诊

迭进犀角地黄法，木火虽平，肺气未清，气升作呛。右脉尚数，以原方减其制，接服两剂，再服后方。

鲜生地 乌玄参 淡天冬 青蛤壳 大杏仁 旋覆花 瓜蒌皮 川贝母 北沙参 冬桑叶 白茅花 枇杷叶

另方：两进犀角地黄挫其木火之威，安其血络，木火渐平，咯红已止，咽痛及黑痰亦退，脉之浮芤鼓指化为细数。唯仍气升作呛，齿缝尚有血水。可见肝家气火初潜，肺胃余焰未减，清肃无权。当再滋降肃化。

北沙参 淡天冬 瓜蒌皮 大杏仁 青蛤壳 川贝母 冬桑叶（蜜炙） 旋覆花 大白芍 乌玄参 生竹茹 枇杷叶

五诊

经治后，咯红先止，呛咳亦减其半，有时尚气升作痒，频作呛咳。太阳穴痛，两胁气鸣有声。脉之弦数及芤已平，沉取似尚细数少力，舌绛已起苔。此肝阳尚乏水涵，气火尚宜冲动也。当滋水抑木，以润其金。

北沙参 淡天冬 生石决 旱莲草 大生地 瓜蒌皮 川贝母 大杏仁 生白芍 青蛤壳 白蒺藜（盐水炒） 枇杷叶

王左（奔牛）

倒流之水由乎风，逆行之血由乎气，气有余便是火，火载血上，巨口而来，或淡或紫，屡次萌发。脘次引痛，呛咳痰难出，善遗泄。脉弦数不安，舌红唇赤。水愈亏而木愈旺，青年久延非宜。

大生地（秋石化拌炒） 北沙参 大白芍 淡天冬 清阿胶（蒲黄拌炒） 瓜蒌皮 小蓟炭 青蛤壳 大杏仁 仙鹤草 白茅花（炒黑包） 藕节

万左（常州）

始而猝然失血，四日甫止。嗣后胸腹胀满，食与不食如故，少腹左右高突如狐疝。脉弦滑，舌苔白。肝肾两亏，积瘀未尽，与积湿相搏而来。势无速效。

当归 大丹参 大白芍 青陈皮（各） 煅瓦楞 青木香 白蒺藜 云苓 川楝子（醋炒） 怀牛膝 新绛 佛手

石左（溧阳）

向日好饮，瘀结于胃。猝然冲血成盆，色紫成块，继又便血。今血虽止，胸腹不舒，或作痛，食入阻中，或善噫。脉弦细，舌黄。积瘀未清，气运不和之候。

归须 煅瓦楞 黄郁金 大丹参 旋覆花 白蒺藜 枳实子 大白芍 苏梗 炒枳壳 新绛 冬瓜子

陈左（溧阳）

倒行之水由乎风，逆行之血由乎气。屡次冲血，成盆成碗，色鲜质厚。今虽已少，左胁下尚痛，干呛无痰，气由少腹上逆。脉弦细右数，舌苔腐白。肝肺之络已伤，气火内灼，延有入怯之虑，先当清肝保肺，以安血络。

北沙参　淡天冬　阿胶珠　大白芍　旱莲草　川贝母　旋覆花　仙鹤草　大生地（秋石化水炒）　郁金炭　藕节炭　枇杷叶

杨左（宜兴）

天下倒流之水由乎风，人身逆行之血由乎气，气有余便是火，劳则火升伤络，络伤则血不安于位。屡次咯红，巨口而出，其色鲜。中心筑筑跳跃，幸不呛咳。脉弦细而数，舌苔腐白。心肾之阴久亏，肝家气火不藏见象。亟为滋水抑木，以安血络。

大生地（炙炭）　大白芍　旱莲草　云神　仙鹤草　粉丹皮　大丹参　大麦冬　北沙参　陈橘白　藕节　淡秋石（后入）

徐右（宜兴）

天下倒流之水由乎风，人身逆行之血由乎气，气有余便是火，火载血上，屡次咯红，巨口而来，其色鲜。呛咳痰难出而作恶，两胁引痛，经行时尤甚，延绵时日，甚则两旬不净。差幸胃纳尚强。切脉弦细而数，舌苔糙白。肺络已伤，肝家气火偏旺，肝不藏血，血不归经也。久延非宜，当肃肺清肝，以安血络。

北沙参　清阿胶（蛤粉炒）　大白芍　川贝母　大杏仁　淡天冬　白苏子（蜜炙）　大生地（秋石化水炒）　旋覆花　仙鹤草　枇杷叶　藕节炭

另方：经行时服之。

从清肝藏血，和荣调经立法。

大生地（炙）　当归　大白芍　川贝母　旱莲草　茜根炭　清阿胶　大丹参　粉丹皮　女贞子　紫白石英（各）　红枣

冷左

屡次咯红，巨口而来，勉强咽下，两胁胀痛，便结。舌根黄腻，脉弦数。络瘀未清，气运未和也。延防增咳。

鲜生地　煅瓦楞　仙鹤草　川郁金　茜根炭　旋覆花　枳实炭　瓜蒌皮　大丹参　大白芍　藕节

束右

猝然咯红，成碗成盆。胸胁胀满，心悬便结，脘闷肢冷。脉沉细。肝家气火上扰胃络而来，先当清养滋降。

大生地　大丹参　阿胶珠　当归　川郁金　大白芍　小蓟炭　云神　旋覆花　黑山栀　花蕊石　藕节

朱左

闪挫伤络，痰中屡带血，间或呛咳。脉弦滑细数，舌红苔黄。阴气本亏，先当安荣和络。

南沙参　参三七　大丹参　大白芍　怀牛膝　云苓神（各）　仙鹤草　茜根炭　淡天冬　大杏仁　新绛　藕节炭

钱左（江阴）

向日好饮，气火上升，冲破血络，呛咳咯红，胸膺嘈杂。脉弦细，舌红中黄。肺络已伤，亟为降化。

鲜生地　黑山栀　大白芍　小蓟炭　怀膝炭　大杏仁　淡天冬　瓜蒌皮　藕节炭　粉丹皮（炙炭）　十灰散（另服）

张左（宜兴）

努力疾行，气并于络，血脉之周流失

序。左胁下隐痛，肋骨高突，气海穴及左胁隐痛，脘闷腹胀，左少腹或觉肠硬，腰膝酸痛，善梦心悸，好思虑。左脉细涩或息止，右部弦细沉分数。舌苔腐黄。久延防失血。

当归　苏梗（蜜炙）　大白芍　云神　大丹参　续断　旋覆花　大生地　怀牛膝　大麦冬　新绛　红枣

季左（苏州）

症由吹号伤络起见，每晨必吐血数口，质薄易化。两胁或引痛，幸不呛咳。向有梦泄宿患，胃呆食减，间欲作恶。切脉弦细小数，两尺濡软，舌心红剥。肾阴本亏，肝肺之络受损，络伤血溢。际此秋令，最防增咳。

南沙参　淡天冬　茜根炭　大白芍　大生地（秋石化水炒）　仙鹤草　清阿胶　大丹参　参三七　小蓟炭　新绛　藕节炭

眭左

咯红屡发，巨口而来，其色鲜。两胁及胸背俱掣痛，呛咳内热。脉细数，舌黄。肺络已伤，肝家气火偏旺。延有涉怯之虑。

鲜生地　淡天冬　茜根炭　大白芍　大杏仁　川贝母　瓜蒌皮　青蛤壳　小蓟炭　清阿胶（蒲黄拌炒）　枇杷叶　藕节炭

另：十灰散。

刘左（南京）

初夏胸闷便结，左胁痛起见，继之呕吐鲜红。用西药止之太骤，胃中积瘀留结未清，阻仄肠胃之降化。嗳噫不已，胸胁窜痛，咽梗嘈杂，肢末清冷，头昏少寐。左脉沉涩，右手小数。法当降气化瘀。

生军（醋炒）　炒枳实　大白芍（桂枝拌炒）　旋覆花　桃仁泥　大丹参　川郁金　代赭石　刺蒺藜　云神　降香片

再诊

昨为降气化瘀，大腑畅通两次，嗳噫不已者遂减。唯胸胁尚窜痛，脘闷咽梗，肢冷不和。左脉沉涩渐调，舌苔滑白。胃中积瘀初化，气运未和之候。

归须　大白芍（桂枝拌炒）　贡沉香　旋覆花　刺蒺藜　代赭石　川郁金　云神　陈橘皮　白苏子　降香片

膏方：降气化瘀，嗳噫俱退。属在咯红后，再以膏方调治，以收全功。

当归　旋覆花　大生地（红花拌炒）　陈橘皮　大白芍　大丹参　法半夏　云苓神（各）　瓜蒌子　焦白术（枳实拌炒）　白蒺藜　黄郁金　枇杷叶　红枣

上味煎浓汁，文火熬糊，入白蜜收膏，再入沉香末搅匀，再略熬收贮。每晨开水下五钱。

王左（扬州）

咯红屡发，巨口上冲，其色鲜。善嚏，齿落龈缩，势成牙宣。兼之向有哮喘，干呛痰无多，便溏不实。脉虚弦而滑，舌红无苔。胃有积热，肺气不清，心肾之阴又不足所致。

北沙参　淡天冬　川贝母　冬桑叶　川石斛　肥玉竹　瓜蒌皮　粉丹皮　大杏仁　旱莲草　枇杷叶　白茅花

膏方：肃肺化痰，以安血络。

北沙参　淡天冬　肥玉竹　粉丹皮（盐水炒）　大生地（蛤粉炒松）　旱莲草　海浮石　枇杷叶　云苓　叭杏仁　川贝母　青盐半夏　仙鹤草　藕节炭

上味煎取浓汁，文火熬糊，入清阿胶熔化，再入白蜜收膏。

陈左（常熟）

始而痰中带血迹，继之胸胁窜痛。幸不呛咳，胃纳如常。切脉沉涩小数，舌红无苔。阴络暗伤，肝家气火不藏。非损怯也。

当归　大丹参　大白芍　川郁金　茜根炭　煅瓦楞　苏梗　旋覆花　藕节炭　刺蒺藜　新绛

李左（无锡）

猝然失血，色赤兼紫，幸不呛咳，唯前曾有咯红宿患。脉数，舌红。当从劳伤络例立法。

归须　参三七　茜根炭　赤苓　小蓟炭　煅瓦楞　大丹参　怀膝炭　降香片　川郁金　藕节炭

沈左（宜兴）

去秋咯红起见，屡发屡止。其色黑质厚起粒，或时胁痛，或涉及右畔，幸不呛咳。比增心荡，腰俞或酸楚。切脉涩不调，舌红苔白。瘀结于络，心肾暗亏。先当清养和络，祛瘀布新。

大丹参　煅瓦楞　川贝母　白蒺藜　郁金炭　茜根炭　旋覆花　大麦冬　大白芍　云神　新绛

李右（金沙）

久咳虽不甚，而痰出黑色，屡带血点。两胁下痛，经行甚少，左乳撑痛，不时头痛。舌红苔黄。肝肺之络已伤，气火郁迫不清也。

南沙参　大丹参　郁金炭　茜根炭　大白芍　川贝母　粉丹皮　小蓟炭　清阿胶（蒲黄拌炒珠）旱莲草　降香片　藕节炭

王左（南京）

夹痰血已久，每于夜午醒时而来，一二口即止。并不呛咳，饮食如常。切脉左手弦细带数，舌红无苔。肾虚水不涵木，肝家气火不藏，血络为之扰动。经以卧则血归于肝者，此也。

大生地（秋石化水炒）大丹参　旱莲草　茜根炭　怀膝炭　瓦楞子　大白芍　大麦冬　清阿胶（蒲黄炒）粉丹皮（盐水炒）藕节炭

李左

猝然咯红，色鲜巨口，幸不呛咳。脉弦滑，舌苔腐白满布。劳力伤络可知，当祛瘀布新为事。

当归　大丹参　大白芍　茜根炭　煅瓦楞　粉丹皮　怀膝炭　小蓟炭　黄郁金　降香屑　红枣

郑左（镇江）

劳力伤络，猝然失血，其色紫，或咽痛起疱。脉弦数，舌红苔白。气火上升，当安荣续伤，兼平气火。

中生地（炙）大丹参（炒黑）小蓟炭　怀膝炭　大白芍　茜根炭　白桔梗　黄郁金　黑山栀　赤苓　白茅花　藕节炭

秦左（扬州）

清晨痰中带血已久，或止或发。间或呛咳，气怯心悬，食欲不振。脉弦细右寸关数，舌红起刺。阴虚肺燥，气火上升，扰犯血络也。

北沙参　仙鹤草　淡天冬　清阿胶（蒲黄拌炒）丹参炭　粉丹皮　大生地（秋石化水炒）怀膝炭　参三七　茜根炭　藕节炭

虞左

久咳，遇冬则甚。曾经失血，劳则尤

甚。脉小数，舌白。肺络已伤，当从劳力伤荣例立法。

南沙参　大丹参　当归　肥玉竹　大杏仁　陈橘皮　炙紫菀　法半夏　川贝母　炒薏仁　十大功劳　枇杷叶

孙右（镇江）

病后怀孕，今已七月。又复呛咳，左胁痛，猝然血涌，巨口而来。间或鼻衄齿血，幸胃纳尚强。脉弦细左数，舌质光绛带紫。肝火暴升，扰动冲海积热，藏守失司，冲破血络也。久延非宜，亟为凉降。（又云：此症药后如血不止，可加乌犀尖三分。虽云有胎气，亦无妨也。）

鲜生地　淡子芩　清阿胶（蒲黄拌炒）　大白芍　丹参炭　茜根炭　粉丹皮（炒黑）　黑山栀　淡天冬　川贝母　藕节炭　枇杷叶

张左

咯红又发，巨口而来，其色鲜。清晨作恶，痰极多，胸次懊侬。舌苔黄腻。痰热久羁阳明，扰犯血络，与咯血不同。

清宁丸（包）　煅瓦楞　怀膝炭　瓜蒌皮　枳实炭　法半夏　茜根炭　大丹参　郁金炭　藕节炭　蒲黄炭

二诊

从胃血立法，咯红随止，胸次懊侬亦折。清晨尚作恶，痰尚多，胃纳未复。脉沉数右滑。痰热未清，当再降化。

瓜蒌皮　煅瓦楞　法半夏　枳实炭　川郁金　云苓　炒竹茹　白茅花　焦谷芽　冬瓜子

黄左（常州）

劳烦伤阴，登高伤络。络伤则血溢，清晨尤甚，杂痰而出。左胁先痛，或窜及左腰腿。脉弦滑，舌苔腐腻。久延最防增咳。

白归身　参三七　怀膝炭　茜根炭　大生地（红花拌炒）　川断肉　大丹参　粉丹皮　仙鹤草　煅瓦楞　藕节炭

王左

猝然咯红，近旬不止。两胁痛，幸不呛咳，火升则口干无津。脉弦数而细。心火肝阳暴升无制，延防增咳。

鲜生地、大黄炭（同打）　小蓟炭　茜根炭　黑山栀　乌玄参　大白芍　粉丹皮　大麦冬　蒲黄炭　十灰散（包）

改方：去大黄炭、怀膝炭。

高右（南京）

呛咳已久，痰极多。每值经行将尽，则血从上溢，其色鲜，肢体发胀。脉虚滑左手弦细，舌苔腐白。肺络已伤，肝不藏血也。当肃肺柔肝，以安血络。

南沙参　大丹参　甜杏仁　仙鹤草　大白芍　旱莲草　白苏子　川贝母　清阿胶（蒲黄拌炒）　大生地（蛤粉炒松）　茜根炭　功劳子　降香片

步左（镇江）

咯红复发，巨口而来，止之太骤，瘀结于胃，阻仄气道之流行。脘仄作恶，痰涎上泛。脉弦细，舌红。肝家气火本旺，降化为先。

旋覆花　川郁金　煅瓦楞　茜根炭　参三七　瓜蒌皮　大白芍　大丹参　云苓　白蒺藜　降香片

二诊

日来复吐紫血甚多，脘次渐畅。而仍

胃呆作恶，便结不通，痰涎上泛。脉弦涩，舌红。积瘀仍未清，当再导化。

鲜生地　大丹参　煅瓦楞　大白芍　茜根炭　炒枳实　参三七　川郁金　全瓜蒌　仙鹤草　降香片

袁左

倒行之水由乎风，逆行之血由乎气，气有余便是火，火升于上，血络不安。迭次咯红，巨口而来，或杂痰而出，幸不呛咳，胃纳如常。脉弦数，舌红中黄。当清降心肝之气火，以安血络。

鲜生地　大丹参　大白芍　粉丹皮　小蓟炭　旱莲草　蒲黄炭　淡天冬　黑山栀　云苓　白茅花　藕节炭

韩左

久病枝节多端已难枚述。刻下寒热脘闷复退，咳亦折，胃亦渐复。唯右卧则气粗作呛，屡见血。脉细数，舌苔腐腻满布。可见气不胜痰，痰反壅气也。腻补故难直达。

南沙参　生诃子肉　法半夏　淡天冬　肥玉竹　怀山药　叭杏仁　川贝母　白苏子　冬瓜子　枇杷叶

黄左（南京）

清肝以藏血，保肺兼化痰，为常服方之不二法门。

南沙参　大麦冬　大丹参　大生地（秋石化水炒）　茜根炭　大杏仁　大白芍　郁金炭　清阿胶（蒲黄炒珠）　川贝母　旋覆花　枇杷叶　藕节炭

李左

咯红屡发，巨口而来，其色鲜，间或呛咳。脉弦数。此向日好饮，气火扰胃，血从上涌也。最防屡发。

南花粉　淡天冬　大丹参　生薏仁　黑山栀　细生地　茜根炭　怀膝炭　京赤芍　蒲黄炭　十灰散（包）

王左（奔牛）

咯红屡发，或紫或淡。幸不呛咳，唯胸腹胀满，食后尤甚，溲热。脉细数右滑，舌红。脾肺两伤，延防增咳。

南沙参　大丹参　煅瓦楞　大白芍　茜根炭　枳实炭　小蓟炭　怀膝炭　郁金炭　旋覆花　冬瓜子　藕节炭

张右（扬州）

始而两臂酸痛，筋掣不舒，继之咯红屡发，巨口色鲜，月事先期无多。脉弦数，舌红。血热肝旺，气火上升，扰犯血络也。延防增咳。

大生地（炙炭）　大白芍　茜根炭　南沙参　大麦冬　粉丹皮　清阿胶（蒲黄拌炒）　黑山栀　当归　丝瓜络　藕节

陈左（苏州）

拟改方：来示及方俱悉。目下呕血虽渐少，而热度仍甚高，且气促有汗，可见非外感之邪热，不宜再行发热。来方为入手之初步，亦属正规。但阴不升则热不退，阳不降则血不安。悬拟一方，尚祈酌服。

鲜生地　大白芍　金石斛　粉丹皮　川贝母　仙鹤草　青蛤壳　大杏仁　淡天冬　地骨皮　白茅花　枇杷叶

何左（宜兴）

屡次咯红，巨口而来，色紫成块。呛咳痰极多，侧右卧则更甚。入夜内热，不汗而解，差幸胃纳尚强。切脉弦细而数，舌红苔黄。肺络久伤，肾阴暗耗，金水不相生，子盗母气也。

北沙参　大麦冬　仙鹤草　大白芍　川

贝母　地骨皮　粉丹皮　青蛤壳　叭杏仁　茜根炭　陈橘白　白石英　枇杷叶

如见血时，原方去橘白、白石英、地骨皮，加大生地（秋石化水炒）、清阿胶（蒲黄炒）、参三七。

潘左（句容）

呛咳四月屡见血，巨口而来，其色鲜。胁腹不时窜痛，食少痰多，内热自汗。脉虚弦小数，舌红苔黄。肺络已伤，肝家气火内扰也。久延防涉怯。

南沙参　淡天冬　川贝母　大白芍　参三七　旱莲草　茜根炭　大杏仁　清阿胶（蛤粉炒）　仙鹤草　旋覆花　枇杷叶　藕节炭

二诊

日来巨口色鲜之血未止，呛咳，右胁痛，内热自汗。脉虚弦右数，舌红苔黄。肺络已伤，肝家气火不藏也。久延防涉怯。

鲜生地　川贝母　参三七　仙鹤草　茜根炭　旱莲草　青蛤壳　大白芍　小蓟炭　淡天冬　蒲黄炭　白茅花　藕节炭

三诊

日来咯红仍未止，气从上逆，阻于咽喉则咯血。右腰胁仍痛，胃呆便结。脉之弦数象渐折。气火渐平，守原义更增使血下行之品。

大黄炭　鲜生地　参三七　茜根炭　淡天冬　旋覆花　小蓟炭　仙鹤草　大白芍　旱莲草　大杏仁　降香片

另：乌犀片四分，鲜生地一两，煎服。

四诊

进犀角地黄汤，咯红已止，痰中血迹未清。右胁上尚或作痛，呛咳痰黏。脉之弦数就平，舌红中黄。肝家气火初潜，血络未安，肺气未肃也。仍防血涌。

南沙参　鲜生地　大丹参　仙鹤草　大杏仁　茜根炭　大白芍　旋覆花　清阿胶（蒲黄拌炒）　淡天冬　枇杷叶　新绛

另：十灰散一两，每以墨汁调服二钱。

虞左

咯红屡发，今虽已止，而咽中如针刺，呛咳痰色黑，头痛或潮热。脉沉细右数，舌红根黄。肝家气火郁迫血络不安也。亟为清肺柔肝，安荣和络。

鲜生地　大麦冬　大白芍　旱莲草　黑山栀　大丹参　生牡蛎　旋覆花　云神　粉丹皮　新绛

中风门

胡老太

赴宴归来，甫经更衣，即行跌仆。神志不清，口角流涎，左肢不用，舌强言謇，呕吐食物痰涎。脉弦滑。病名夹食中。势属未定，急以开口为先。

莱菔子　白蒺藜　炒枳实　橘皮络（各）　云苓神（各）　煨天麻　法半夏　大白芍　大杏仁　炒竹茹　九节蒲

另：苏合丸一粒，菖蒲汤先下。

改方：手足已略有动风意，加射干一味先服。

二诊

偏中神识犹清，略能言语，右手足舞动不已，且甚有力。两目不能睁视，面戴阳光。脉弦数而滑。舌心灰黄，边苔浮白。胃中痰滞初化，肝家气火郁遏化风之象。亟为柔肝息风，以化痰涎滞。

羚羊尖[1]　云神　大白芍　煨天麻　杭菊花　刺蒺藜　炒枳实　双钩钩　橘皮　川郁金　炒竹茹　青果

又：服药后，夜间手足舞动及面戴阳光更甚，且烦扰不已，面部多汗，齐颈而止。改方用羚羊尖八分摩汁，上川连一钱，冲服。至天明时手足舞动及烦扰稍安，至上午得腑行两次。

三诊

昨进羚羊饮子法，神志犹清，渐能开口，大腑亦迭行两次。脉仍弦数而滑，舌苔灰黄根腻。右手足仍舞动有力，左肢不能自用。种种见症，是胃中痰滞已下趋肠腑，木火风阳尚未潜降也。

羚羊尖　明天麻　远志肉　云神　大白芍　刺蒺藜　大麦冬　双钩钩　生牡蛎　杭菊炭　炒竹茹　青果

四诊

两进羚羊饮子出入，风阳渐潜，神志日清，渐能开口。脉之弦数亦折，舌苔尚灰黄。言謇遗溺，腰腿痛。心脾络中之痰尚重，以原义更增化痰通络之品。

生石决　云神　川贝母　白蒺藜　远志肉　上川连　大麦冬　大白芍　杭菊炭　橘络　炒竹茹　朱（砂）拌灯心

五诊

偏中神志日清，语言已利。唯小水自已无止，右肢酸痛。舌苔更形灰黄满布。胃中痰滞初化，尚未下趋肠腑。以原方增入和络通腑之属。

上川连（酒炒）　旋覆花　云神　远志

---

① 羚羊尖：羚羊角。

肉　杏仁　炒枳实　炒六曲　白蒺藜　大白芍　川贝母　炒竹茹　大荸荠

六诊

偏中，风阳平后，神志不清。而昨夜复烦躁不寐，右畔头痛。舌苔黑垢，且干裂无津，牙根及喉关俱发白块成片。脉复弦数。可见风阳虽潜，阳明痰滞蕴结化热熏灼，而津液为之销铄也。亟为润阴涤热，以泄腑浊。

鲜石斛　炒枳实　全瓜蒌　上川连　大麦冬　鲜生地　乌元参　杏仁　云神　炒竹茹　更衣丸（包煎）

服药后，夜间舌黑及干裂更甚，喉关及满口腐白尤多，烦扰不安者达旦。拟下方与服。

鲜生地　鲜石斛　云神　乌犀尖　乌元参　炒枳实　炒竹茹

七诊

今日大腑已通，纯属黑垢。舌苔仍干灰满布，舌边且欲腐，喉关两旁且破腐成片，饮咽则痛。脉之弦硬虽折，而至数转觉不清。右手复搐搦。此肠腑浊热熏蒸，心火肝阳复为热所鼓动，直冲于上也。既经腑通，仍守凉泄一法。

乌犀尖　云苓神（各）大麦冬　鲜石斛　连翘　羚羊尖　元参心　鲜生地　射干　炒竹茹　灯心

服上方后，病状如故。神识且模糊，两脉不清。夜间复诊，拟方如下。

西洋参　大生地　大麦冬　元参心　肥知母　云神　枇杷叶　炒竹茹　鸡子清（一枚冲）

另：以金汁或鲜蚌水，以笔蘸涂唇边及口内破碎处。

八诊

今日舌上干黑之垢苔大褪，舌本之红绛且略有津润。真水似有上承之机，当仍守甘润滋养一法。

西洋参　元参心　云苓神（各）大生地　生竹茹　川石斛　大麦冬　青蛤壳　川贝母　莲子（连心）

九诊

夹食中，胃中食滞迭由肠腑而行，津液且能上承，病势大有转机。右脉尚嫌弦数。胃中余浊仍未肃清，以和胃生津为事。

西洋参　炙甘草　大麦冬　炒竹茹　大白芍　青蛤壳　川贝母　云神　莲子（连心）生谷芽（荷叶包）

十诊

舌上黑垢苔褪后，津液已能上潮，舌红有津润。大腑迭行，下去黑污甚多。唯右手足尚自动有力，痰多难出，间或呃逆，胃纳反不如前，夜来烦扰少寐。右脉尚嫌滑数。肝家气火未能尽潜，胃中尚有痰热未化，肺气不清，阴阳乏交通之用所致。

西洋参　白蒺藜　天麦冬（各）川贝母　陈皮（蜜炙）南沙参　云神　远志肉　炒竹茹　秫米

十一诊

偏中津液回复后，大腑亦迭通，间杂痰质，神志亦逐渐清晰。脉之滑数弦硬亦逐减。独胃气未复，杳不思食，夜来心烦咽痛。水不济火，以生阴养胃主之。

西洋参　生牡蛎　大麦冬　川贝母　川石斛　南沙参　云神　怀山药　大白芍　炙乌梅　蜜炙陈皮　莲子（连心）

十二诊

病之原委迭记前方。昨夜便泄，夹有

活蛔虫一条。可见肠胃久乏谷食之精华矣。胃纳今日略多。脉渐少力，舌光中干。虚态显然，以原方更增於术，辅其土为事。

西洋参　大麦冬（米焙）　炒於术（米泔水炒）　炒谷芽　炙草　大白芍　怀山药　橘白　云神　炙乌梅　莲子（连心皮）

十三诊

昨方加於术以辅土，胃纳较强，下利亦减。舌上尚少津液，脉尚少力。水不上承，中土生生之气未能发育。当守原义，增入培土和中之品。

西洋参　生於术（米泔水炒）　蜜炙陈皮　大麦冬（米焙黄勿焦）　云神　太子参　炙乌梅　炙甘草　怀山药　大白芍　炒谷芽（荷叶包）　莲子（连心、皮）

服药后，津液仍然未能上承，胃反较弱。至越日晨，忽增气粗痰壅等症。拟方如下：

青蛤壳　枇杷叶　旋覆花　海浮石　炒竹茹

十四诊

今日猝增虚痰上壅，喉际汩汩有声，咳之不得出。神志又将昏迷。两脉俱有息止状，舌绛而干。阴涸气馁，宿痰上泛，非寻常之痰热壅仄者比。姑为降化。

西洋参　远志肉　生牡蛎　金苏子　法半夏　海浮石　金沸草　川贝母　炒竹茹　太阴元精石

张左

夹食中风，壮热不为汗解，神迷不语，左肢不用，牙紧目闭。脉洪大右数，舌光干绛，苔白而腻。高年阴气久亏，内风夹痰窜扰于络，加以食滞与宿痰毗薄阳明而来。势殊未定，开导为先。

莱菔子　炒六曲　炒枳实　薄荷　云神　大杏仁　双钩钩　法半夏　橘皮　炒竹茹　姜汁　九节蒲

另：苏合丸一粒，九节蒲煎汤化服。

二诊

昨从夹实中立法，壮热已从汗解，神识略清。早晨索梨饮入作呛。舌苔沙黑，扪之无津。脉弦数。循衣摸床，内风将动，宿痰食物亦从热化。仍在险途。

羚羊片　双钩钩　香白薇　天花粉　瓜蒌皮　云神　炒枳实　薄荷　射干　炒竹茹　九节蒲

另：至宝丹。

蒋左（江阴）

向日好饮，肠胃湿热必重。于是始而便血，继之水不涵木，内风腾起，口眼㖞斜。又因闪挫伤络，巨口咯红。既止之后，阴虚不能敛阳，阳浮于上，头目眩花，两腿乏力，步履攲斜。脉弦滑鼓指，舌红无苔。属在高年，须防跌仆痱中。

北沙参　旱莲草　煅牡蛎　黑料豆　粉丹皮　怀牛膝　大生地（盐水炒）　川黄柏　大白芍　女贞子　络石藤　荷叶筋

蒋左（延陵）

高年阴气日衰，水不涵木，内风夹痰窜扰于络，心脾受病。左肢麻痹，步履乏力，舌本强木。脉弦滑右数，舌红无苔。非外风也，延有偏枯之害。

别直须　怀牛膝　云苓　橘络　豨莶草　炙黄芪　当归　法半夏　川桂枝　明天麻　夜交藤　桑枝　红枣

二诊

左肢麻痹已减，舌本强木亦展，而两腿尚乏力，傍晚则肿。舌起白苔，脉弦滑。

此内风夹痰湿为患也。

当归　川桂枝　豨莶草　川草乌（各）　香独活　炙黄芪　威灵仙　明天麻　怀牛膝　连皮苓　橘络　桑枝　红枣

王某

偏中将及一月，右手足不能自用，舌强言謇。舌根腻黄而干。脉沉滑，久按至数不清，左手弦细而滑。营阴久亏，无以涵木，木郁生火，化为内风，鼓动宿痰，猝然淤积于心脾两经之络，故中络不语。非阳虚气怯、痰阻络者比，温燥大非所宜。当清肝息风，通络化痰为事。

羚羊尖　白蒺藜　北沙参　炒枳实　明天麻　大麦冬　双钩钩　云苓神（各）　远志肉　川贝母　法半夏　薄荷叶　生竹茹

二诊

舌干尤减而仍厚木，言语不能自如。右足痹痛，不良于行，右臂举动不利。脉细滑，舌光。高年血液已亏，内风夹痰交入心脾之络所致也。

当归　明天麻　橘络　云苓神（各）　女贞子　白蒺藜　肥玉竹　别直须　生黄芪　大麦冬　九节蒲

三诊

偏中神志犹清，略能开口咿呀学语，时笑。便闭，痰极多。舌苔灰垢，右脉不起。络中痰湿尚重，速效难求。

大麦冬　远志肉　怀牛膝　西秦艽　橘络　法半夏　全瓜蒌　云苓神（各）　炒枳实　九节蒲　竹沥　姜汁

张某

年逾古稀，天真日衰。阴不济阳，虚阳易于上扰，阳明素有之痰热亦因之而上升。背部烧热，越夜甫退，迄今三年。痰多呛咳，动则头晕。脉弦数而滑，舌红中黄。尚防跌仆，致有类中之虞。

生石决　怀膝炭　川贝母　蜜苏子　生牡蛎　北沙参　刺蒺藜　橘络　杭菊炭　粉丹皮　云苓神（各）　白石英

姜某

偏中于右，手不能自用，舌强言謇。切脉沉缓带滑，舌苔白腻。此脾肾两亏，风邪宿痰猝阻络脉而来，为中络之候。收效良难。

当归　生黄芪、青防风（合炒）　桂枝尖　法半夏　怀牛膝　云苓神（各）　橘络　明天麻　炒白术　白蒺藜　姜汁　九节蒲

二诊

昨从解语汤立法，口未能言，痰鸣目瞀，右肢不用。舌白满腻，脉弦滑。一派内风鼓动痰湿之象，神明为其蒙蔽，心肾之脉无以交通。仍属危险。

莱菔子　川郁金（矾水炒）　云苓神（各）　明天麻　炒枳实　制半夏　远志肉　新会皮　白蒺藜　陈胆星　九节蒲　姜汁　竹沥

三诊

内风渐潜，脾络痰湿未清。两腿痿软，言謇胃呆，大便燥结。下虚上实，仿地黄饮子用意。

淡苁蓉　川石斛　大生地　女贞子　五味子　北沙参　怀牛膝　海蛤粉　大麦冬　芝麻（炒香）

甘左

血亏肝旺，痰阻于络。右肢麻痹，心悬气逆，背俞恶寒。舌心痛，脉弦滑。类中之先征。

南沙参　当归　威灵仙　黄芪皮　法半夏　大麦冬　块苓　白蒺藜　橘络　怀牛膝　炒竹茹　桑枝

吕右

右臂烧热，左臂麻冷，俨然判若两人。头眩善噫，口槁舌红，脉弦细浮滑。阴虚肝旺，痰湿入络，气运不和所致。痱中可虑。

大生地　大白芍（桂枝炒）　块苓　丝瓜络　首乌藤　威灵仙　当归　西秦艽　刺蒺藜　炒竹茹　桑枝

张左

偏中已久，右手足木肿不能自用，舌强言謇。舌根左右高突，无故自笑，两太阳穴筋胀作痛，颧面挨之则觉烘热。须际蠕痒，搔之起瘖。痰质黏厚，咳之不易出。切脉弦细而滑，两尺濡软小数；舌苔腐白。心肾久亏，水不涵木，风阳暴升，扰动阳明痰浊。目下风阳犹平，痰浊尚留连清窍。辛温固非所宜，苦寒亦非其时。先当清心柔肝，化痰利窍，仿古人轻可去实用意。

冬桑叶　橘皮络（各）　川贝母　刺蒺藜　明天麻　竹沥半夏　炒僵蚕　生石决　杭菊炭　远志肉　炒竹茹　灯心（朱砂染）

二诊

昨仿轻可去实立法，清心柔肝，化痰利窍，尚属平稳。头昏及两太阳穴胀痛已减，而舌根尚强木不灵，语言无以自如，痰出黏厚，大腑三日不通。脉仍弦细带滑，两尺濡软。夫舌为心苗，脾脉络舌本。风阳暴动，痰浊久结心脾二经之络，络气不通，津液反化痰浊也。其或善笑者，亦半由痰浊所致。当守昨义略增通腑。

大麦冬　竹沥半夏　远志肉　九节蒲　炒枳实　白蒺藜　橘皮络（各）　川贝母　炒僵蚕　云苓　大荸荠　陈海蜇

三诊

昨日未服药时，大腑即畅通。今日两太阳穴之胀痛见退，头部抚之亦不觉烘热，语言亦渐清晰。舌根左右之高突亦尤平，而舌本尚强木。痰仍年厚，咳之难出。脉之弦细及濡滑如故。间或尚无故自笑。舌苔已化。据此种种见端，木火风阳固已尤潜，心脾二经之顽痰亦渐化。当再柔肝清心，化痰通络。毋事更张。

生石决　明天麻　竹沥半夏　橘络　白蒺藜　大麦冬　炒僵蚕　云苓神（各）　远志肉　杭菊炭　炒竹茹　九节蒲

四诊

今日胃纳颇佳，舌苔亦化，舌根左右之高突亦尤平。而舌本尚强木，发言咬字尚未全清了，无故善笑或而吃吃不止，则头部筋脉为之扛起，痰出仍黏厚如饴。脉濡滑而细，仍有弦意。夫中风善笑者，属心风。非仅痰热之为患也。姑以原方参入此旨立法。

生石决　大白芍　大麦冬　青防风　橘络　炒僵蚕　法半夏　杭菊炭　双钩钩　云苓神（各）　九节蒲　灵磁石

另：噙化丸润阴生津，以化痰热。

西洋参　炒僵蚕　川贝母　九节蒲　海蛤粉　大麦冬　炙乌梅　煅月石　远志肉　猴枣

上味如法，研取极细末，用鸡子清调糊为丸。若不成丸，略增炼蜜。丸如桂圆核大。卧时噙化一丸。

五诊

昨晚腑通，燥结不爽，其色焦黄，肾燥肠结可知。舌根强木，发音咬字，久不清了，吃吃自笑，甚有头部筋梗，痰出黏厚如饴，四末清冷。内风初平，痰热未尽，脾阳不布于外，肾阴久亏于下也。姑易地黄饮之出入。

台参须　甘杞子（盐水炒）　云苓　大麦冬　大生地（蛤粉炒松）　川石斛　淡苁蓉　杭菊炭　当归　大白芍（桂枝炒）　九节蒲　薄荷叶（后入）

六诊

昨日改进地黄饮子，颇能安受。发音咬字较清，清冷较和。舌上布出薄白之新苔，胃气似有来复之机。脉仍濡细而滑。进温动阳，可见气阴并亏。当守原旨接进毋懈。

台参须　远志肉　五味子　大麦冬　大生地（蛤粉炒）　当归　淡苁蓉　大白芍（桂枝炒）　甘杞子　云苓　杭菊炭　九节蒲　薄荷叶

刘某

年届八旬时患中风不语，调护得宜幸臻康复。五六年来，优游林下，颐养天和，礼佛诵经，日无虚夕。近缘肝失条达，气化不行，津结为痰，痰气搏结于中，肠胃失降化之职。胸次嘈杂，食少运迟，痰多便结，间或气逆，寐中或呓语。切脉左手沉郁而滑，右手滑而小数，重取俱无力。舌红中心黄腻一条。当从清养调中，化痰舒气入手。

西洋参　旋覆花　川贝母　远志肉　橘白　鲜金石斛　大白芍　冬瓜仁　云神　瓜蒌皮　金橘皮　莲子（连心皮）

二诊

昨从清养调中，化痰舒气入手，尚合机宜。左脉沉郁已流利，舌心黄腻苔亦较薄。胸次嘈杂未作，而胃纳仍甚少。痰仍多，小溲短赤，大便常结，不能自由见通者数年。肠腑久失输运之力，于是脾胃渐乏生化之源。刻下当守昨方，更增挑拨胃气之品，祈其纳谷则昌。

西洋参　怀山药　川贝母　旋覆花　大麦冬　南沙参　鲜金石斛　大白芍　炒谷芽　橘白　金橘皮　莲子（去心皮）

又蒸露方：雄猪肚（洗净）一个，入莲子二两（去心皮），怀山药五钱，生谷芽（杵）一两，大砂壳一钱，于猪肚内用线扎好，蒸汽为露。每饮二三两温服，略对开水亦可。

三诊

两日来，胸次嘈杂已释，渐想饮茶。而痰仍多，黏而且厚。昼夜有呛咳，咳甚及劳动则气短。胃纳仍甚少，喜饮流质。善呻吟，精神疲软。两手寸部不耐按，右脉小数而滑。舌心黄腻苔一条，薄而未化。胃中宿痰步少，而生生之气未能升腾。高年本真已乏，当从补养一流推进。

台参须　云苓神（各）　野於术　橘白　川石斛　南北沙参（各）　怀山药　川贝母　焦谷芽　柏子霜　金橘皮　莲子（去心皮）

四诊

昨方加入参术，尚能安受。夜寐颇适，痰亦较少，小水赤色尤淡，滴沥未爽。胸膺间有嘈杂意，胃纳未增。动劳及呛咳则气短，入夜火升则颧绯。切脉右手小数已折，余部细滑少力。舌心黄腻苔日化。据此种种见象，肺胃痰热无多，唯胃中清气尚未和运。昨方既受，当率旧章，更进一步。

潞党参（米焙） 川石斛 云苓神（各） 大砂壳 川贝母 南北沙参（各） 野於术 炒谷芽 怀山药 橘白 大麦冬 枇杷叶 莲子（去心皮）

五诊

经治来，胸膺嘈杂、火升面绯及痰咳等俱退，舌心黄腻亦化。独胃纳不复，所食皆流质，而便结且燥。唇赤舌边红。非特胃气已伤，足征胃阴亦为气火痰热所耗。八旬外年，尚有此火象，可见得天者独厚也。右脉仍小数。仍从清养濡润一流立法，祈达得谷则昌之目的。

西洋参 云苓神（各） 野於术（米泔水炒） 大麦冬 大砂壳 潞党参 川石斛 川贝母 怀山药 橘白 元稻根（先煎代水）

六诊

昨今略能啜粥，胃气似有来苏之机。痰亦渐少。舌心黄腻苔一条化而未脱，右脉沉分仍有数意。此痰热初清，肺气初肃，胃气尚在萌芽之候。守原义接进，终以纳谷为昌。

西洋参 川石斛 怀山药 野於术（米泔水浸芝麻炒） 柏子仁 潞党参 大麦冬 云苓神（各） 青蛤壳 橘白 枇杷叶 糯稻根（煎代水）

拟改方：据述，舌之黄腻苔仍未脱尽，胃纳犹增，腑通不畅，右肢不能自用，欲言不语。可见络中痰浊尚逗留未行，阴气不能流贯也。

西洋参 大麦冬 远志肉 怀牛膝 川贝母 台参须 净橘络 云苓 制豨莶 九节蒲 丝瓜络

何右

猝然左肢不用，口眼㖞斜，心烦不寐。脉弦滑，舌苔腐腻。外风引动内风，激动宿痰阻于机络也。势属未定。

生石决 炒僵蚕 白蒺藜 川郁金 远志肉 竹沥半夏 净橘络 大白芍 明天麻 白附子 陈胆星 蝎尾

改方：加桂枝三分拌炒白芍，另乌梅两个擦牙关，苏合香丸一粒，九节蒲煎汤化服。

洪右

猝然痰厥，状如中风。不省人事，牙关紧，口眼㖞斜，左半面紧掣不已，舌强言謇，右手足不能自用。舌苔灰腻满布。右脉滑数怒指，左手弦滑小数。肝风暴升，触动宿痰，交乘机络而来。势尚未定，当息风化痰，利窍通络。

羚羊片 煨天麻 竹沥半夏 云神 双钩钩 陈胆星 枳实 杭菊炭 白蒺藜 大白芍 生石决 竹沥（冲） 九节蒲

另：苏合香丸一粒，去壳化开，煎药送下。

二诊

今日神志较清，语言尚未全利。左畔头痛，紧掣而搐，目斜上视，口㖞舌强。便结不通，小腹拒按，右手足无以自用。右脉滑大较平，沉分尚数。舌苔灰黄满腻。风阳痰浊交乘机络，势仍未定。守原义更添通腑泄浊之品。

生石决 陈胆星 竹沥半夏 云神 杭菊炭 煨天麻 江枳实 双钩钩 大麦冬 九节蒲 大白芍 礞石滚痰丸（杵包

入煎）

三诊

今日大腑又畅通两次，神识亦清，左半面筋搐及头痛亦减。而语言未楚，口㖞舌强，右手足不能自用。舌苔灰腻。脉之数象尤平，滑仍如故。风阳初潜，痰浊尚未清。速效非易。

生石决　煨天麻　杭菊炭　云神　竹沥半夏　陈胆星　白蒺藜　大麦冬　远志肉　煅龙齿　大白芍　九节蒲　炒竹茹

四诊

经治来，神志亦清，语言尤明了。头痛及筋掣亦退，渐能纳谷。右手足未能自用，腿背痛。舌苔灰白厚腻，脉尚弦细而滑。风阳初潜，顽痰尚多，络脉失养，经气不利，图复不易。

当归　怀牛膝　大白芍（桂枝炒）　陈橘络　西秦艽　白蒺藜　大麦冬　杭菊炭　远志肉　竹沥半夏　制豨莶　炒竹茹　九节蒲

五诊

偏中经治来，神志先清，头痛筋掣亦减，语言亦利，舌苔灰白厚腻亦化。右肢未能自用。脉之沉分尚弦硬大。腑旬余未行，前日两次便血甚多。可见风阳初潜，痰火及阳垢尚重。延非所宜。

细生地　怀牛膝　枳实　火麻仁　西秦艽　大麦冬　瓜蒌皮　阿胶　油当归　大杏仁　白蜜（冲）

六诊

偏中延久。神志已清，语言已利，头痛如劈者亦止，大腑亦通调，右肢痛亦止。而右臂又作痛，肩髃骨脱落，幸鱼际肉不陷。血气尚有流通之机。以培养营卫，通络化痰为事。

潞党参　大白芍（桂枝炒）　制豨莶　炒白术　川断肉　炙黄芪　大生地　宣木瓜　白蒺藜　威灵仙　当归　桑枝　红枣

改方：去威灵仙，加千年健。

董左

外风引动内风。口歪于左，语言不利。脉沉滑，左数。舌苔满腻。阳明宿痰本重，疏泄降化并施。

生石决　明天麻　白桔梗　杭菊炭　双钩钩　炒僵蚕　炒竹茹　白附子　刺蒺藜　大白芍　净橘络　蝎尾

外以姜芷、海浮、葱汁调涂，糊作饼贴之。

二诊

口歪于左未正，舌根强木，语言不利。脉左沉数而滑，舌苔满腻转燥。风阳引动痰火而来，势无速效。

生石决　大麦冬（连心）　薄荷炭　云苓　白蒺藜　明天麻　炒僵蚕　双钩钩　净蝉衣　竹沥夏　炒竹茹　蝎尾

周左

猝然类中，神识不清。右手不能举动，舌强谵妄。舌苔满腻，脉弦细右滑。风阳引动痰浊阻于机络也。势颇未定。

大麦冬　陈橘络　竹沥半夏　炒枳实　远志肉　明天麻　白蒺藜　陈胆星　炒竹茹　云苓神（各）　九节蒲　姜汁

另：苏合香丸。

蒋左

高年阴气日衰，水不涵木，内风夹痰，窜扰于络，心脾受病。左肢麻痹，步履乏力，舌本强木。脉弦细右数，舌红少苔。非外风也，延有偏枯之害。

别直须　当归　陈橘皮　夜交藤　怀牛膝　炙黄芪　云苓　川桂枝　明天麻　法半夏　制豨莶　桑枝　红枣

二诊

左肢麻痹已减，舌本强木已展。两腿尚乏力，傍晚则肿。舌起白苔，脉弦滑。内风夹痰湿为患。

当归　豨莶草　香独活　橘络　怀牛膝　炙黄芪　明天麻　连皮苓　川草乌（各）　威灵仙　川桂枝　桑枝　红枣

另：人参再造丸，每服半粒，陈酒化服。

丸方：益气息风，通络化痰。

潞党参　川桂枝　豨莶草　香独活　姜半夏　炙黄芪　炒茅白术（各）　怀牛膝　橘皮　云苓　淡附片　当归　明天麻

上为末，桑枝、红枣煎汤，法丸。

王左

偏中一年。右手足未能自用，舌强言謇。脉弦滑，右手小数。舌苔白腻满布。心肾两亏，内风夹痰，久蕴于络也。速效难求。

别直须　左秦艽　明天麻　当归　炙黄芪　怀牛膝　云苓　竹沥半夏　制豨莶　大麦冬　九节蒲　巨胜子[①]

眭左

两天不足，水不涵木，内风上扰。不时歪掣，内热胃呆。脉细数，舌红中黄。最难速效之候。先当清养和中，以息风阳。

南沙参　料豆衣　白蒺藜　生石决　云神　川石斛　大白芍　僵蚕　杭菊炭　荷叶筋

王右

荣阴久亏，内风夹痰交窜于络。右臂酸痛，举动不利，右手大指之节强木，心烦少寐。脉弦细而滑，舌苔浮黄。非寒湿可比。

大生地　海风藤　大白芍　丝瓜络　左秦艽　当归　云神　宣木瓜　净橘络　大丹参　桑枝　首乌藤

李左

向日好饮，积湿化痰，痰阻于络，经气不行。十指麻痹，渐及足趾，比增舌尖麻，头昏。肝木鼓动风阳之象。脉弦滑细数，舌苔浮腻。延生类中之害。

台参须　制豨莶　杭菊炭　白蒺藜　怀牛膝　明天麻　云苓　炒僵蚕　橘络　竹沥半夏　大麦冬　九节蒲　炒竹茹

林左（江阴）

左手猝然麻痹，左足无力，不时齿痛。切脉弦滑鼓指，左部久按似有息止。舌红无苔。肾阴已衰，水不涵木，肝阳化风，激动阳明宿痰阻于肺络，是为中络先声。

别直须　制豨莶　净橘络　左秦艽　大白芍　怀牛膝　大生地　明天麻　杭菊炭　白蒺藜　云苓　桑枝

另：人参再造丸。

膏方：别直须　云苓　西洋参　左秦艽　大白芍　炙黄芪　怀牛膝　净橘络　肥玉竹　杭菊炭　制豨莶　首乌藤　大生地　黑料豆　川石斛　桑枝尖

煎取浓汁，文火熬糊，入白蜜收膏。

沈右

四爪风延经两月，四肢拘挛，右手指

① 巨胜子：黑芝麻。

屈而不伸，口歪于右，面部浮红。脉弦数，舌红中黄。外风引动内风所致。

荆芥　双钩钩　明天麻　西秦艽　杭菊炭　羌独活（各）　当归　川桂枝　炒僵蚕　白芷片　刺蒺藜　蝎尾

陈左（常州）

水不涵木，风阳暴升，触动阳明宿痰。猝然口歪头眩，左手足不能自用。胸次烦满，意志不乐，无故自悲。便结溲浊，舌强言謇，音腻不清。脉弦滑鼓指，舌黄中剥。一派中络见端，势难速效。先当清肝息风，化痰通络。

生石决　远志肉　竹沥半夏　明天麻　云苓　大麦冬　川贝母　橘络　杭菊炭　大白芍　竹沥　九节蒲

黄右

外风引动内风，阳明宿痰藉风阳交腾于上。猝然口歪于左，右项强木作痛，两乳或刺痛。脉细数而滑，舌苔腻黄。极难速效之候。

生石决　竹沥半夏　大川芎　大白芍（桂枝炒）　杭菊炭　刺蒺藜　炒僵蚕　云苓神（各）　煨天麻　橘皮络（各）　炒竹茹　蝎尾

另：人参再造丸，陈酒化服。

又：炒僵蚕一两　白芷一两　天南星五钱　白附子三钱

上为末，用鸡子清调做成饼，贴于右腮。

周左

偏中已久，左肢不能自用。日来又增舌强言謇，咽梗作燥。脉细数，舌红。阴气两亏，痰浊久羁心脾之络故。

大麦冬　远志肉　怀牛膝　五味子　橘络　云苓　明天麻　大白芍　白蒺藜　炙草　九节蒲

另：人参再造丸。

周右

手足时麻，麻则眩晕，晕则呕恶。久咳多痰，右鼻频喷臭味，口常碎作痛。脉细滑而数，两关且鼓指。舌红中黄。荣阴久亏，肝阳上扰，痰气入络，肺胃失和，延防类中。

北沙参　大白芍　旋覆花　云苓神（各）　西秦艽　生牡蛎　杭菊炭　竹沥半夏　大麦冬　炒竹茹　明天麻　灵磁石

二诊

眩晕则呕恶已减，肢麻亦折。唯仍久咳多痰，口舌破碎作痛，右鼻频喷秽气。脉弦细较平，舌苔仍黄。气火初平，肺胃积热未尽也。

北沙参　大白芍　法半夏　乌元参　阿胶（蛤粉炒）　大麦冬　云苓　明天麻　大杏仁　炒竹茹　生牡蛎　灵磁石

吉左

湿痰久结脾络，气运失和。左肢痹麻且木，无以自用。便溏不实，幸胃纳尚强。脉小数，舌红苔白。一派类中之先声。先当通络运气，以化湿痰。

炒白术　香独活　酒当归　连皮苓　桂枝木　怀牛膝　五加皮　制豨莶　炒苡仁　西秦艽　桑枝　红枣

二诊

进通络和气，驱逐湿痰。左肢麻痹未退，步履无以自用。便溏不实，幸胃纳尚强。脉小数细滑。气虚痰湿入络之候，势无速效可图。

台参须　怀牛膝　秦艽　当归　川桂

枝　炙黄芪　制豨莶　云苓　千年健　五加皮　桑枝　红枣

潘左

偏中，右手足不能自用已久。日来又增痰鸣喘逆，不得平卧。脘闷腹胀，便溏溲短，肢面肿，茎囊肿亮，起皮滴水。右脉沉伏，左脉濡滑小数。舌红起纹。脾肺肾之阴气久亏，痰阻于络，气不化湿，湿化为水，内渍太阴，外溢皮腠也。为中风门仅见之候，着手颇难。

葶苈子　炒白术　桂枝木　姜半夏　南沙参　桑白皮　连皮苓　贡沉香　橘皮络（各）　泽泻　金苏子　旋覆花　姜衣　椒目

束左

内风夹痰上升，头眩口歪，入夜少寐。脉细数，舌红根黄。一派火象，势无速效。

生石决　大白芍　白蒺藜　女贞子　明天麻　杭菊炭　云神　炒僵蚕　大生地　双钩钩　炒竹茹　蝎尾

徐左

咳经两月，痰多气粗，夜分喘逆多汗，不得平卧，加以舌强言謇。脉虚数而滑，舌红苔白。肺肾两亏，痰浊流入心脾之络。乃类中之先声。

南沙参　川贝母　法半夏　五味子　白苏子（蜜炙）　大麦冬　生牡蛎　橘络　旋覆花　云苓　九节蒲

二诊

咳喘已减，渐能平卧，舌强亦渐利。唯气逆作呃，夜分口干。脉小数而滑，舌红苔白。痰浊初化，肺肾尚亏。当再化痰降气。

南沙参　生牡蛎　川贝母　旋覆花　大麦冬　金苏子　五味子　肥玉竹　远志肉　竹沥夏　净橘络　九节蒲　莲子

夏左

偏中神志虽清，仍未能开口语言。舌本歪强，左手足不能自用。脉弦滑数鼓指，舌苔白腻满布。痰浊尚重，机窍不利而来，非开化不可。

上川连　陈胆星　云苓　大麦冬　竹沥半夏　川桂枝　炒枳实　远志肉　薄橘红　九节蒲

清风化痰丸一两，杵包入煎，姜汁、竹沥合冲。

萧左（蚌埠）

去冬偏中起见，调治以来，手足渐能自用。唯仍麻痹不仁，卧则右肢冷汗颇多。入夜不寐，胃纳渐少，便后或带血。两脉沉濡而滑，两尺虚软。舌苔腐白满腻。起于操劳，过度忧虑，心神暗亏，脾运不健，内风鼓动痰浊袭入脾络而来。先当益气运脾，化痰通络。

路党参（姜水炒）　炙黄芪　云苓神（各）　大麦冬（连心）　桂枝尖　炒白术　竹沥半夏　怀牛膝　酒当归　陈皮络（各）　制豨莶　淮小麦　红枣

二诊

从益气运脾，化痰通络入手。夜寐已酣，便后未见血。唯入夜卧则冷汗仍出未已，胃纳未复，右牙关时痛。脉沉濡而滑，两尺虚软少力。舌根仍腐腻。阴气两亏，虚阳化风，鼓动痰浊乘袭络脉使然。此方既能安受，当守原义更增育阴敛阳之品。

潞党参　川石斛　川桂枝　橘皮络（各）　炙黄芪　炒白术　云苓神（各）　煅牡蛎　远志肉　大麦冬　五味子　淮小麦　红枣

另：防风　白芷片　细辛　川椒

上四味漱齿，不能嚥下。

三诊

昨晚右肢冷汗渐少，唯汗收时仍清冷不和。左牙根痛已减，夜寐已酣。胃纳未复。切脉濡软细滑。舌苔前畔虽化，后半尚腻白。阴气两亏，虚阳鼓动阳明痰浊久乘脉络，荣卫失调之候。

潞党参　当归　竹沥半夏　炒苡仁　怀牛膝　炒白术　炙黄芪　陈皮络（各）　云苓神（各）　远志肉　川桂枝　淮小麦　红枣

另：人参再造丸。

四诊

经治来，牙关痛已安，夜寐渐实，右肢冷汗虽较少，唯合眼黎明甫收，既收后手足清冷不和。阴气已偏胜矣，痰浊仍久乘脉络，荣卫失调。守原义更增护阳温理。

潞党参　川桂枝　云苓神（各）　净橘络　熟附片　炙黄芪（防风煎汁炒）　当归　炒白术　大麦冬　五味子　淮小麦　红枣

五诊

迭进化痰通络，护阳温理，颇能安受。齿痛止，夜寐酣，胃纳渐复，右肢冷汗亦十减其五。唯舌之后端尚滑腻，脉沉缓细滑。痰浊初化，阳气初和，阴气未固。前方既合，仍率旧章。

潞党参　炙黄芪　川桂枝　姜半夏　净橘络　炒白术　熟附片　首乌藤　怀牛膝　当归　云苓神（各）　淮小麦　红枣

丸方：

别直须　炙黄芪　云苓神（各）　大熟地（砂仁炒）　夜交藤　潞党参　姜半夏　净橘络　当归　制豨莶　熟附片　炒白术　川桂枝　炙甘草

上为末，桑枝、红枣煎汤，法丸。

夏左

偏中三月有余，神志虽清，语言未利，痰涎上泛，左肢肿。脉沉细而滑，舌苔转白。肝家气火初潜，痰浊尚留结心脾之络。故不能发声也。

大麦冬　川桂枝　白桔梗　远志肉　海浮石　姜半夏　橘络　金苏子　五味子　旋覆花　姜汁　石菖蒲

孔左（镇江）

春初猝然跌仆，左足遂痿软，不良于行。继之神迷自语，言无伦次，甚则小便自遗无知。差幸胃纳尚可支持。切脉乍大乍小，至数不清。舌苔腐腻而黄。痰浊由机络而入神窍，蒙蔽清灵。与中风又有区别。先当化痰利窍，开启神明。

朱染麦冬　煅龙齿　竹沥夏　陈胆星　远志肉　川贝母　云苓神（各）　天竺黄　枳实　石菖蒲　竹沥　姜汁

另：牛黄七宝丸一粒，石菖蒲一钱泡汤化服。

二诊

进化痰利窍，开启神明，神识仍未清，语无伦次。左足痿软，大腑时结。舌根黄垢满布，左脉乍大乍小。痰浊阻于机络，神明为之蒙蔽。守原义更增降化通腑，以折痰火之威。

上川连　炒枳实　川郁金（矾水炒）　全瓜蒌　炒竹茹　陈胆星　远志肉　竹沥夏　九节蒲

礞石滚痰丸四钱，开水另下。

另：菩提丸七粒，开水送下。

三诊

昨日投礞石滚痰丸四钱，所下无多。入夜再进菩提丸七粒，得下痰浊甚多，且有成团之结痰。语言亦少，仍无伦次。舌苔满腻渐腐，左脉仍乍大乍小。机络之痰浊未清，暂当化痰，缓日再下其痰浊耳。

上川连（猪胆炒） 远志肉 云神 川贝母 煅龙齿 陈胆星 川郁金（矾水炒） 枳实 竹沥夏 炒竹茹 九节蒲

另：珍珠五分 上血珀一钱 煅龙齿三钱 云神三钱 辰砂三分 生明矾一钱五分 川贝母一钱五分 竹沥半夏一钱五分

上味研取细末，白蜜糊丸如绿豆大。每晚卧时，用大麦冬一钱五分泡汤送下一钱。

任右

猝然头眩目花，步履攲斜，沉迷嗜卧。饮食如常。脉弦数，舌赤。高年荣阴暗亏，风阳不潜。乃痱中之先声。

大生地 怀牛膝 清阿胶 净橘络 大白芍（桂枝炒） 当归 制豨莶 西秦艽 明天麻 杭菊炭 巨胜子

刘左（镇江）

心肾久亏，水不涵木，脾家又多痰湿，阻荣卫之流行。始而两腿麻痹，继及左臂举重不胜。或头眩耳鸣，或心烦少寐。切脉濡缓而滑，左寸关虚弦。舌苔白腻。风阳蠢蠢思动。先当化痰通络，潜降风阳。

别直须 炙黄芪 杭菊花 云苓神（各） 竹沥半夏 怀牛膝 青防风 甘杞子（盐水炒） 明天麻 橘络 大白芍（桂枝炒） 丝瓜络 桑枝

黄左（溧阳）

始而左肢麻痹，不能握管，步履彳亍。痰涎上泛，口黏胃呆，胸膺不畅，便结旬余。脉沉数而滑，舌苔黄腻满布。此向日好饮，酒湿成痰，阻仄心脾之络。乃类中之先声。

炒茅白术（各） 姜半夏 陈皮络（各） 怀牛膝 干薤白 上川朴 云苓 炒苡仁 枳实 泽泻 姜汁 姜竹茹

二诊

从酒湿成痰阻仄心脾之络立法，胸次廓然舒畅，久呆之胃气渐和，且能进谷，口黏亦减。唯便结未通已近两旬。舌苔尚黄腻满布。肠胃之痰浊未清，守原义更进一步可也。

炒茅白术（各） 姜半夏 炒枳实 泽泻 干薤白 上川朴 橘皮络（各） 全瓜蒌（姜汁炒） 炒苡仁 云苓

另：脾约麻仁丸。

三诊

大便之久结已通，舌苔之黄腻满布亦化，胸次尤畅，口黏亦减。唯胃纳未复，右手足痿软。脉沉缓而滑。中宫酒湿，络中痰湿，俱生化机。当再运脾化湿，通络调中。

潞党参（姜水炒） 姜半夏 大砂仁 云苓 怀牛膝 炒茅白术（各） 炒苡仁 泽泻 陈皮络（各） 炒谷芽 炒枳壳 冬瓜子

和尚（镇江）

水不涵木，肝阳上升，引动胃中痰浊横行于络，经气不行。四末麻痹，两手尤甚，或木而无知，头眩则作痛。幸胸宇泰然。切脉弦滑而数，似有似止。舌红。阴气已有偏胜，久延防痱中。

别直须 制豨莶 橘络 竹沥半夏 明

天麻　炙黄芪　怀牛膝　块苓　白蒺藜　丝瓜络　杭菊炭　桑枝

二诊

日来四末麻痹如故，两手尤木而无知。据述平昔不时懊侬，莫可名状，一日数次。或头眩作痛，口舌干槁。脉弦滑，右部仍觉息止。舌红无苔。痰浊久羁于胃，横溢于络，阻仄经气之流行所致。

当归　炒枳实　干薤白　云苓　净橘络　竹沥半夏　明天麻　远志肉　大麦冬　瓜蒌子　大白芍　炒竹茹　丝瓜络

三诊

从肝家气火为痰浊压迫立法，胸膺仍懊侬烦扰，莫可名状。四末仍麻痹，左手紧掣不舒，指面仍刺痛，或如虫行。痰难出，大便仍结。脉沉滑，按之着骨则弦细。舌红无苔。势仍遏伏不化。拟辛滑通阳，化痰和络。

干薤白　金瓜蒌（桂枝炒）　远志肉　陈皮络（各）　云苓神（各）　白苏子　姜半夏　刺蒺藜　煅瓦楞　大白芍　炒枳实　姜汁　竹沥

另：煅瓦楞三两　川贝母三钱　生明矾一钱五分　陈橘络一钱五分

上为末，每于懊侬时，开水送下二钱。

吕左（宜兴）

六旬外年，阴气两衰，虚阳上升，痰浊入络。手足麻痹，头眩步履彳亍，幸胃纳尚强。脉弦滑，右手鼓指。舌苔薄腻。乃类中之先声，最防跌仆。

别直须　料豆衣　制豨莶　云苓　竹沥半夏　怀牛膝　白蒺藜　杭菊炭　甘杞子（盐水炒）　明天麻　净橘络　巨胜子　炒竹茹

蒋左（常州）

形体丰腴，痰湿必重。加以水亏木旺，虚阳化风扰动痰湿，清空不灵。头目眩晕，右目视线不清，目珠中痛。右臂或麻木，胃纳渐少，曾经耳鸣，闻听失聪。切脉弦滑而数，左部濡软。舌苔厚腻。法当滋水抑木，降摄虚阳，更佐化痰通络。

别直须　杭菊炭　黑料豆　云苓　甘杞子　竹沥半夏　陈橘络　正川贝　生石决　潼白蒺藜（各）　明天麻　灵磁石

另：杞菊地黄丸、磁朱丸。

蔡左

病后失调，心肾两亏，虚阳化风，扰动宿痰上乘机络。舌强言謇，口歪于右，便结不通。脉弦滑，舌苔腐腻。乃类中之先声。

大麦冬　明天麻　白蒺藜　云苓　炒僵蚕　竹沥半夏　橘络　杭菊炭　炒枳实　远志肉　全瓜蒌　姜汁　九节蒲

席左（徐州）

心肾之阴久亏，内风夹痰上扰机络。肺气不清，言语之发音不亮，自觉痰腻于喉，咳之不得出。右腿木肿，不良于行。据述曾患血淋及滑精久年。脉沉滑，右手小数。舌红无苔。乃类中之先声，最难速效。先当化痰息风，再议滋补心肾。

大麦冬　橘皮络（各）　远志肉　白苏子　旋覆花　竹沥半夏　怀牛膝　北沙参　云苓神（各）　海浮石　炒竹茹　薄荷叶

另慈菇四两杵汁，略和开水，含以漱口。

二诊

昨晚略能吐去黏痰，惜乎无多。而语

音仍腻，自觉痰腻于咽喉，咳之不得出。右腿木肿，不良于行。从前曾患血淋兼之滑精有年。切脉两手寸关俱滑数，沉取尤鼓指。舌心渐起腻苔。心肾之阴久亏，痰浊久羁肺络，风阳不藏。拟开肺豁痰，先从上治。

北沙参　白桔梗　竹沥半夏　云苓神（各）海浮石　射干　瓜蒌皮　大麦冬　陈皮络（各）旋覆花　鲜竹沥　姜汁

于右（镇江）

血不荣肝，风阳上扰。左畔头痛，右手麻痹，口歪于右，入夜不寐，心悬便结，食入脘仄。脉虚弦右数，舌红苔薄白。阳明宿痰亦重，业经五年，奏功非易。

别直须　云苓神（各）大白芍（桂枝炒）白蒺藜　杭菊炭　夜交藤　当归　陈皮络（各）左秦艽　明天麻　竹沥半夏　九节蒲　巨胜子

胡右

始而右肩臑酸痛，继之麻痹，渐及手指。舌尖间或作痒，舌根或强木。头目不清，幸饮食如常。切脉弦细而滑，舌红苔黄。阴气两亏，痰浊久阻阳明之络。乃痱中之先声。

别直须　当归　净橘络　西秦艽　大白芍（桂枝炒）明天麻　竹沥半夏　云苓　丝瓜络　白蒺藜　九节蒲　桑枝（酒炒）炒竹茹

另：人参再造丸。

冯右

外风引动内风，口歪于左。齿衄屡发，月事后期，色紫带黑。脉弦细而滑，舌红无苔。血热肝旺是其本，疏泄为先。

生石决　白蒺藜　大川芎　大白芍　当归　明天麻　炒僵蚕　白附子　大生地　桑枝　蝎尾

另：白附子二钱，炒僵蚕二钱，蝎尾八分，为末，鸡子清调做成饼，入葱涎三滴，贴于嘴角。

二诊

口歪齿衄俱减，涎流尚多。月事后期色紫黑。脉弦细小数，舌心渐起黄苔。内风初潜，肝热未平。守原义更谋进步。

生石决　杭菊炭　炒僵蚕　双钩钩　大生地　明天麻　冬桑叶　黑山栀　白蒺藜　大白芍　粉丹皮　炒竹茹　蝎尾

张右

经治来，神智渐清，语言渐利，右手足颤振亦折。舌本尚自动不已。舌苔浮黄。机络之痰已化，内风尚未潜息也。仿原义出入。

白附子　天竺黄　远志肉　朱麦冬　云神　明天麻　竹沥半夏　双钩钩　川郁金　煅龙齿　净橘络　炒竹茹　灵磁石

另：天王补心丹、白金丸，和匀。

王某

两手颤振不已者四年于兹。唇舌跳动，目瞤泪多，火升面绯，或窜络腿热背烧，便结不爽。脉弦滑，右手数。舌红苔白，舌心起纹。血不荣肝，肝风引动虚风窜入阳明之络所致。属在高年，最难速效。当养血柔肝，以平肝木。

大生地　杭菊炭　大麦冬　当归　明天麻　甘杞子（盐水炒）大白芍　别直须　乌梅炭　清阿胶　双钩钩　荷叶筋

吴左（溧阳）

类中后，神智已清，语言亦利，唯两腿尚痿软少力，不良于行。差幸胃纳尚强，二便如常。切脉虚弦而滑，舌苔黄腻满布。心肾两亏，虚风引动痰浊留于脾络，阴气不和。法当益气和阴，化痰通络，以杜复发之弊。

别直须　净橘络　云苓　千年健　制豨莶　怀牛膝　竹沥半夏　西秦艽　香独活　炙黄芪　丝瓜络　桑枝

二诊

进益气和阴、化痰通络一法，痰出颇活，舌苔黄腻满布大减。唯两腿尚痿软，未良于远行，间或头筋胀。脉虚弦而滑。络中之顽痰初化，心肾之阴气尚亏，风阳尚易于上扰也。际此春令，以原义更增柔肝为事。

别直须　净橘络　远志肉　生牡蛎　怀牛膝　杭菊炭　竹沥半夏　云苓　千年健　川贝母　丝瓜络　桑枝

丸方：滋水以泽木，通络以化痰。

大生地　远志肉　竹沥半夏　川贝母　净橘络　甘杞子（盐水炒）　千年健　杭菊炭　别直须　云苓　怀牛膝　女贞子　制豨莶

上为末，桑枝、竹沥煎汤，加蜜水法丸。

丁左

今日面戴阳光虽减，脉之大未平。胸次或烦扰，间或作痛，便结未通。舌苔更腐腻且厚，左肢莫能移动。种种合参，内风渐潜，阳明痰浊尚未透化。必得苔化腑通，甫能着手调治。

生石决　陈皮络（各）　大白芍　明天麻　竹沥半夏　炒枳实　全瓜蒌　莱菔子　陈胆星　远志肉　杭菊炭　九节蒲　竹沥　姜汁

另：礞石滚痰丸。

范某（镇江）

据述年已八旬，中风已久，肢废言謇。刻下又增烦躁异常，肢末颤振，小水自遗无知，便结不利。水亏木旺，风阳内起。姑为清肝息风，以安神志。

大麦冬　远志肉　双钩钩　杭菊炭　川贝母　煅龙齿　云苓神（各）　净橘络　大白芍　炒竹茹　荷叶　青果

陆左（无锡）

偏中于右，调治以来，本已渐能运动。唯风疹久发，大者如钱，磊磊成片。右目或如喷火，四肢或如针刺。脉弦滑鼓指，舌红无苔。水亏木旺，外风鼓动内风，引动湿热。非阳虚中风可比。

大生地　香独活　双钩钩　丝瓜络　炙黄芪、青防风（合炒）　明天麻　当归　秦艽　净橘络　杭菊炭　桑枝　红枣

袁左

偏中三月，左手足不得自用。神迷嗜卧，呵欠轧牙，小水自遗，头痛筋梗。脉弦滑鼓指。舌苔白腻，上罩灰色。风阳暴升，鼓动宿痰上乘机窍也。亟为清降，祈其神清能语为要。

生石决　煨天麻　杭菊炭　大麦冬　云苓神（各）　双钩钩　龙齿　远志肉　石菖蒲　竹沥半夏

另：牛黄七宝丸一粒，用九节蒲泡水化服。

改方：加全瓜蒌。

二诊

偏中神智已清，渐能开口语言。小水之知觉亦复，大腑未通。头部及脑后尚掣痛，心烦火燥。舌苔灰腻满布。脉弦大已

减，滑如故。机窍初利，风阳痰火尚在猖獗之时也。

上川连　生石决　杭菊炭　竹沥半夏　炒枳壳　煅龙齿　白蒺藜　大麦冬　全瓜蒌　远志肉　九节蒲　竹沥

三诊

偏中经治来，神志尤清，语言亦利，头痛亦减。唯脑后尚不能着枕，心烦或呃逆，大腑一星期未通。右脉尚弦滑，舌苔灰黄已化。肝阳痰火犹潜，肠腑积蕴未下也。

上川连　炒枳实　竹沥半夏　全瓜蒌　炒苡仁　大麦冬　远志肉　杭菊炭　旋覆花　生石决　礞石滚痰丸（杵包）

拟改方：旋覆花　云苓神（各）　陈橘皮　生石决　白蒺藜　竹沥半夏　远志肉　杭菊炭　炒枳实　姜竹茹　九节蒲　荷蒂

四诊

偏中头痛虽减，神志虽清，而语言或不清了，或呃逆。便结一经未通。舌苔又复灰腻满布，脉弦滑。内风初潜，痰浊留于阳明，降化不职也。不宜再增枝节，亟为通降。

莱菔子　枳实　全瓜蒌（元明粉拌炒）　云苓神（各）　竹沥半夏　旋覆花　陈橘皮　远志肉　石菖蒲　姜竹茹　礞石滚痰丸（杵包）　姜汁（冲）　荸荠汁（冲）

五诊

大腑已畅通，纯属黑垢。神志未清，呃已少，脑后痛亦减。而仍心烦恶热，善怒善悲。脉仍滑数鼓指，舌苔尚灰黑未脱。风阳痰火尚未降化，无暇顾其手足，再以泄降为事。

生石决　元参心　炒枳实　远志肉　白蒺藜　大麦冬　黑山栀　杭菊炭　云苓神（各）　鲜石斛　炒竹茹　青果

金左（镇江）

两腿面骨痛起见，误服燥烈酒性，引动内风与积湿相搏。口歪于右，鼻红肿，两足麻痹。脉弦数而滑，舌苔灰黄。火象显然。法当清营通络，以息内风。

生石决　杭菊炭　豨莶草　海桐皮　怀牛膝　明天麻　白蒺藜　香独活　当归　秦艽　净橘络　丝瓜络　桑枝尖

何右

面部筋掣不已，蠕蠕如虫行，业经已久。日来又不能张目。脉沉细，舌红。风阳上升，肝木无制也。速效难求。

生石决　双钩钩　大白芍　当归　白蒺藜　明天麻　杭菊炭　乌梅炭　云神　炒僵蚕　夏枯草

夏左

类中退后，将息失宜，阳明痰热又复蕴结不化。逐日发热，热则神迷，语言无序。热退则神清，并不须汗解。痰多食少。脉滑数左弦，舌红根黄。非外邪见象。当清痰热，以和中州。

大麦冬　法半夏　香白薇　地骨皮　九节蒲　远志肉　川贝母　橘皮络（各）　云神　炒竹茹

改方：加煅龙齿，去白薇。

尹左（镇江）

病后阴气未复，风阳不藏，扰动阳明痰湿流入脉络，阻仄气运之流行。右手软乏无力，动作无以自如，业经三年。去冬又增呛咳，痰难出则带血迹。切脉虚弦而滑，舌苔浮黄。际此春令，不宜补温。先当柔肝息风，化痰通络。

台参须　肥玉竹　料豆衣　秦艽　川石斛　丝瓜络　净橘络　千年健　云苓　藕节炭　桑枝　炒竹茹

王左（复诊）

昨进地黄饮子法，虽未能开口，而神志渐渐活动，足冷亦和。大腑未通，沉迷好卧，呵欠气粗，手足痿软。脉弦滑左细似息止。可见痰浊渐化，心肾之阴气尚未交通，以心脉荣舌本也。守昨义接进，冀其步入佳境。

淡苁蓉　五味子　川桂枝　远志肉　熟附片　大麦冬　姜半夏　云苓　净橘络　薄荷叶　九节蒲

二诊

昨晚仍进地黄饮子出入，偏中神清，渐见活动，小溲知觉未失，痰声已平，呵欠未已，未能开口语言，沉沉好卧。脉弦滑尤平，右手息止状。窍络之痰渐化，心肾之气尚乏交通也。守原义再加开窍之属。

淡苁蓉　上肉桂　五味子　云神　竹沥半夏　熟附片　大麦冬

远志肉　净萸肉　薄荷叶　九节蒲

另：苏合丸。

三诊

迭进地黄饮子，偏中痰鸣呵欠尤平，神志日见灵活。独未能开口，大腑亦未通。舌中光剥少津，左脉较昨滑数。风阳痰浊尤平，心肾二脉未能交通之候。守原义加删。

淡苁蓉　上肉桂　远志肉　巴戟天　净橘络　大麦冬　五味子　云苓神（各）　川石斛　净萸肉　薄荷叶　九节蒲　礞石滚痰丸（杵包）

四诊

偏中于右，业经一旬。始进地黄饮子出入，神志日清，欲言不语。昨进礞石滚痰，大腑畅通五次，色黑质黏且杂痰浊不少。而仍不能语言，胃纳反少，呵欠欲卧。右脉沉小，左脉弦滑。舌红中黄。机窍之痰浊未化，心肾之气未能交通。属在六二之年，不宜久延。仿神仙解语汤立法。

大麦冬　远志肉　五味子　上肉桂　白蒺藜　竹沥夏　云苓神（各）　石菖蒲　薄荷叶　姜竹茹　姜汁

冷左

咳经两月，痰多气粗，夜分或喘逆，多汗不得平卧，加以言时舌强。脉虚数而滑，舌红苔白。肺肾两亏，痰浊流入心脾之络。乃类中之先声。

南沙参　川贝母　法半夏　五味子　白苏子（蜜炙）　大麦冬　煅牡蛎　净橘络　旋覆花　云苓　九节蒲

陈左（苏州）

眼吊齿木虽减，而四末仍麻痹不仁，上及左畔面部。脉沉弦细滑，舌苔腐白。酒湿生痰，外风引动内风，与宿痰相搏，气运不和而来。

当归　黄芪皮　白蒺藜　威灵仙　怀牛膝　防风　明天麻　制豨莶　杭菊炭　块苓　竹沥夏　桑枝

李左（苏州）

进培养心肾，佐以宁神化痰，尚合病机。唯舌未灵活，精神未能贯注，言不由衷。少寐便结，口角流涎。切脉弦象已减，滑数如故。舌红根白。心肾两亏，络中痰浊未清，神机不运也。

台参须　肥玉竹　柏子仁　云神　怀牛

膝　大麦冬　远志肉　夜交藤　橘络　大白芍　料豆衣　黑芝麻

卢左（常州）

偏中已久，水亏木旺，风阳暴升，鼓动痰浊。猝然神迷，指节蠕动，目瞀言謇。切脉浮弦而滑，两关数。舌苔黄腻带灰。一派痰火见证。当清肝息风，化痰利窍。

羚羊角　杭菊炭　竹沥夏　双钩钩　旋覆花　远志肉　明天麻　云神　川贝母　炒枳实　竹沥（冲服）　九节蒲

二诊

昨为清肝息风，化痰利窍。今晨神智尤清，指节蠕动亦止，阳缩亦退，渐能开口言语。脉之浮弦化为细滑而数，舌苔灰腻已腐。唯胸宇尚觉痰仄，会厌亦觉痰腻，咳之不得出。种种合参，暴升之风阳虽见潜降，而上部肺胃两经之宿痰尚盘踞未化。姑守原义减制，尚候酌夺。

羚羊角　大麦冬　云神　远志肉　川贝母　竹沥夏　瓜蒌皮　煅龙齿　净橘络　旋覆花　炒竹茹　九节蒲

三诊

两进羚羊饮子出入，清肝息风，化痰通窍。神志大清，语言亦利。今晨大腑畅通，舌苔灰腻满布者随脱，脉之浮弦亦平，唯两部尚滑。会厌及胸部尚觉痰阻，咳之难出。眼鼻干燥。暴升之风阳已潜，肠胃积蕴亦清，独上焦肺部之痰热未化。当清肝肃肺，开豁痰热。

羚羊片　瓜蒌皮　竹沥半夏　远志肉　净橘络　大麦冬　川贝母　旋覆花　云神　炒竹茹　九节蒲

刘左（常州）

年登大耋，形体丰腴，且饮啖过人，得天独厚可知矣。近由跌仆后右畔头痛起见，渐致胸宇痹仄，食少神疲，风疹丛发。日来又增右手足不能自用，舌强言謇。右脉弦细而滑，左手关尺两部模糊不清。舌红无苔。心肾之阴气已衰，暑湿乘虚而入，引动酒湿积热侵注脉络，胃中清气失和所致。症情夹杂，立法殊难。姑为调畅中宫，鼓舞胃气，更参通络化浊。

南沙参　旋覆花　茯苓神（各）　益元散　丝瓜络　大麦冬（米焙）　川贝母　净橘络　远志肉　刺蒺藜　炒竹茹　荷叶筋

二诊

药后酣卧一宵，今晨神志颇清爽。胸宇之痹仄亦减，右肢亦较活动。左脉之模糊尚未清了。大腑数日未通，胃纳呆滞。舌心略起新苔。风疹未复出。种种合参，机络之痰浊渐化，暑湿尚留结阳明，清者不升，浊者不降。守昨义更增调中润下为事。

南沙参　大麦冬　川贝母　净橘络　茯苓神（各）　瓜蒌子　远志肉　益元散　焦谷芽　炒竹茹　冬瓜子　荷叶露（代水）

三诊（夜诊）

入晡大腑畅通且多，不溏不结，胸腹畅适。左脉之至数少见清了，沉取转觉少力。舌心黄苔腐薄。风疹浓发，右手足微有肿意，越夜较退。胃纳虽增，食不甘味。足见肠腑之积蕴初清，气运未和，络脉未调。法当清养调中，化痰和络。

南沙参　远志肉　云神　炙桑皮　川石斛　陈橘白络（各）　丝瓜络　焦谷芽　益元散　炒竹茹　荷叶露（代水）

四诊

昨晚大腑畅通，胸次随畅，入夜亦能

安卧，胃纳渐香。左脉关尺两部之至数逐次见清，一派转机之兆。唯右肢未能运动，指节仍肿，小溲短赤不利。舌心黄苔已化。种种合参，下焦余热未清，胃气尚在初和之候。当再清养和中，佐以化余热而和络。

西洋参　方通草　生熟谷芽（各）　大麦冬　川石斛　南沙参　益元散　陈橘白络（各）　丝瓜络　云苓　炒竹茹　荷叶露（代水）

五诊

经治以来，诸恙逐次见退。脘畅腑通，夜寐亦实，风疹磊磊日清，右手足渐能运动，小溲短赤毓清。唯指节尚浮肿。脉之左右俱细滑小数，左尺似较短。舌心黄苔已化。据此见端，湿热日清，痰浊日化，胃气初和，络气未调之象。守原义更增滋养通络。

西洋参　丝瓜络　大麦冬　西秦艽　云苓神（各）　川石斛　南沙参　陈橘皮络（各）　生熟谷芽（各）　益元散　桑枝尖　荷叶露（代水）

六诊

午后大腑又复见行，且不燥结。小水渐通，风疹之磊磊亦步少，夜寐亦颇安适，两脉渐平匀。右手指节肿势亦减。舌心薄黄苔未脱化。右肢尚痿软乏力，未能自用。可见暑湿已逐步见清，而胃中之降化未力，阴气尚未能流贯脉络。立法当从养阴益气，化痰和络着手。

台参须　西秦艽　净橘络　丝瓜络　大麦冬　西洋参　云苓神（各）　焦谷芽　怀牛膝　川石斛　桑枝尖　荷叶露（代水）

洗药方：风疹将清，右足渐能举步，右手尚木肿。拟仿古人玉屏风煎汤熏之。益气和络，以助气血流行之速度。

生黄芪　青防风　当归　荷叶筋　陈酒　宣木瓜　桑枝

上味用水煎汁，乘热浴之，分两次用亦可。

七诊

昨以原方加参须益气和络，尚能安受。语言笑貌渐渐恢复原状，右足亦渐能举步。右手尚木肿，自觉痿软少力，小水尚赤。左脉尺部仍略短。大气未能贯通脉络。可见昨方既受，当率旧章，更谋进步。

台参须　川石斛　净橘络　大麦冬　泽泻　西洋参　丝瓜络　云苓神（各）　首乌藤　怀牛膝　桑枝　荷叶露（代水）

任左（宜兴）

心脾肾三经暗亏，肝阳偏旺，宿痰乘入心脾之络。口角流涎，舌尖无力，多言则謇。饮食不为肌肤，日形消瘦，大腹且瘪，两足乏力。切脉虚弦而滑，两关且数。舌红无苔。种种合参，幸未发生内风。当从培养心脾，化痰通络入手。

别直须　焦於术　云苓　五味子　九节蒲　大麦冬　首乌藤　净橘络　远志肉　大白芍　莲子　巨胜子

改方：加炙黄芪。

二诊

从培养心脾、化痰通络入手，虽能安受，而语言仍觉舌尖无力，口角流涎，两足乏力，大腹陷瘪。脉之弦势尤平，虚滑及数如故。可见肝阳虽暂潜，心脾肾三经久亏未复，心气不能通于肾，脾又不能摄其涎也。拟河间地黄饮子出入主之。

大熟地　五味子　云苓　巴戟天　大麦冬　淡苁蓉　川石斛　净萸肉　远志肉　上

肉桂　九节蒲　煨姜　大枣

三诊

改进河间地黄饮子，连服三剂，虽能安受，而语言仍觉舌尖无力，口角流涎，大腹陷瘪半年，两足乏力。脉虚滑小数，舌苔略黄。心气不能通于肾，肾虚水不涵木也。守原义更增滋水泽木品。

大熟地　五味子　巴戟天　上肉桂　大白芍　净萸肉（盐水炒）　淡苁蓉　怀牛膝（盐水炒）　川石斛　云苓　大麦冬　九节蒲

四诊

两进地黄饮子，虽能安受。而心肾之久亏非一时可恢复者。口角流涎，舌尖无力，两膝亦乏力，大腹久瘪，其大气已衰可知。前方既受，当守原义更增毋懈。

淡苁蓉　川石斛　大麦冬　怀牛膝　净萸肉（盐水炒）　制首乌　大熟地　五味子　巴戟肉　川杜仲　云苓　九节蒲　上肉桂

五诊

迭进地黄饮子，口角流涎较少。而舌尖仍无力，语言不甚灵活，大腹久瘪，两膝乏力，右足跨久痛，肛外流脂水甚多，并无痔突。切脉弦滑之象尤平，久取软滑少力。舌苔浮黄。心肾两亏，内风夹痰夹湿为患。仿斯义立法。

生熟地（各）　煅牡蛎　五味子　云苓　淡苁蓉　怀牛膝　巴戟肉　大麦冬　泽泻　川黄柏（盐水炒）　黑料豆　莲子　九节蒲

王左

心肾之阴不足，水不涵木，肝阳暴升，扰动痰热。猝然火升气逆，面赤如妆。既退后，肢面酸楚，头眩耳鸣，烦扰则气促，精神不能贯注，心悬胆怯易惊惕，或少寐，痰出黏厚。切脉弦细而滑，两尺濡软。舌红根黄。先当滋水抑木，交通心肾。

北沙参　大麦冬　料豆衣　杭菊炭　白蒺藜　生牡蛎　大白芍　云神　远志肉　旋覆花　甜川贝　夜交藤　灵磁石

二诊

进滋水抑木、交通心肾立法，虚阳尤潜，面赤如妆者亦减，心悬胆怯头眩耳鸣等亦退，胃纳亦渐复。唯小溲间有油面浮起。可见其肾元尚乏通摄之力。守原义更增固下可也。

大生地（盐水炒）　潼白蒺藜（各）　黑料豆（盐水炒）　首乌藤　女贞子　煅牡蛎　大白芍　大麦冬　陈橘白　云神　莲子

丸方：育阴潜阳，益肾安神。

大生地　台参须　云神　远志肉　潼白蒺藜（各）　净萸肉（盐水炒）　大白芍　柏子霜　首乌藤　大麦冬　黑料豆　陈橘白　莲子（连心皮）

上味研末，蜜水法丸。

赵右

类中后自利腹鸣虽减，而四末仍麻痹少力，不时舌强言謇，胃呆食少，心烦善噫。右脉弦滑，舌红苔白。虚风初潜，络中痰浊未清，气运不和也。守原义出入。

炙黄芪　大麦冬　五味子　大白芍　炙乌梅　远志肉　当归　净橘络　法半夏　白蒺藜　九节蒲

二诊

日来四末麻痹、舌强言謇俱退。右手指节未能握物。或心烦善噫。右脉弦滑，舌红苔白。虚风已潜，络中痰浊未清。荣卫未和耳。

当归　炙黄芪　怀牛膝　净橘络　大白芍（桂枝炒）　法半夏　西秦艽　制豨莶　大麦冬　云苓　九节蒲　桑枝（酒炒）

张某

始而右肢麻痹，继之头眩自汗，呕吐痰水，其色带黑，脘痞口渴。舌心灰黑。左脉弦滑，右手不畅。风阳暴升，扰动宿痰，阻仄气运之流行所致。最防痰壅，以致内闭外脱。

旋覆花　法半夏　炒枳壳　杭菊炭　云苓神（各）　明天麻　远志肉　川郁金　陈橘皮　刀豆子　生姜　佛手

二诊

今日脘满渐舒，自汗及呕吐黑水亦退。而仍不时呃逆呵欠，左肢不能转动自如。舌黑已化，后畔更起白腐厚苔。脉弦滑。风阳初潜，中宫痰浊未化。理气化痰通络，最忌再生他歧。

莱菔子　旋覆花　姜半夏　刺蒺藜　陈橘皮络（各）　炒枳实　刀豆子　远志肉　贡沉香　云苓神（各）　姜竹茹　佛手

三诊

经治后，呕吐黑水及呃逆自汗呵欠等俱退。唯左手仍麻木无知，左腿亦麻痹，住地不实。舌根尚厚垢。内风及宿痰未清，故左畔面亦木也。

生石决　煨天麻　怀牛膝　制豨莶　白蒺藜　杭菊炭　炙僵蚕　净橘络　竹沥夏　云苓　西秦艽　丝瓜络　炒竹茹

四诊

经治以来，自汗呃逆及呵欠俱退，呕吐黑水亦止。唯便结未通，时时坠急。左手足尚麻痹不能自如，左半面亦麻木。胃纳未复。脉弦滑小数，舌根尚厚垢。可见风阳初潜，痰浊未行，不宜遽补也。

大麦冬　炒枳实　明天麻　竹沥半夏　当归　西秦艽　瓜蒌仁　云苓　净橘络　怀牛膝　制豨莶　桑枝　丝瓜络

聂右（扬州）

猝然舌强不语，继之右肢麻痹，不能自用。脉弦滑，舌红中黄。内风扰动宿痰，乃偏中之先声。

当归　制豨莶　净橘络　大麦冬　怀牛膝　大白芍　明天麻　西秦艽　远志肉　桑枝　云苓　杭菊炭

杨左（镇江）

猝然跌仆，神识不清。既苏后，左肢不用，口歪于右，左畔面蠕痒，便难溲数。幸胃纳尚强。脉弦滑，右手数。舌红无苔。肾虚肝旺，风阳引动痰浊。最忌温补。先当息风化痰，沟通二便。

生石决　杭菊炭　怀牛膝　大生地　料豆衣　大麦冬　明天麻　川石斛　西秦艽　瓜蒌子　肥玉竹　丝瓜络　柿饼霜

二诊

二便已通调，左半面尚蠕痒如虫行，左肢不用，左臂麻痹，指节且肿。脉弦滑细数，舌绛如朱。心肾之阴久亏，肝阳化风，扰动痰浊，久羁阳明之络使然。

大生地　双钩钩　杭菊炭　大麦冬　生石决　忍冬藤　云苓　丝瓜络　千年健　明天麻　金石斛　桑枝　炒僵蚕

另：西洋参、金石斛、连心麦冬，泡以代茶。

贡右

偏中于左者一载有余。刻下语言虽清，左手足仍痿软，不能自用，胃纳未复，幸漏红已止。切脉虚弦而滑，舌红苔白。内风虽潜，胃气未和，荣卫之流行不利也。势无速效。

路党参　当归　怀牛膝　炙黄芪（防风煎汁炒）　竹沥夏　焦白术　陈橘白络（各）　西秦艽　制豨莶　云苓　桑枝　红枣

陶左（镇江）

去春猝然中风起见，神迷呃逆，险象环生。既退后，左肢麻痹不能自用。比增呛咳多痰，间有秽味，咳之不爽。少腹胀，二便不利。脉沉细，右手濡滑。舌苔黄腻且厚。水亏木旺，湿痰久羁脉络，复阻肺胃见端。先当清通润化。

金苏子　海浮石　竹沥半夏　甜川贝　淡天冬　瓜蒌皮　大杏仁　炒苡仁　净橘络　云苓　炒竹茹　枇杷叶

袁左（镇江）

偏中左腿渐能举步，便结渐利。右手仍强木，善笑善怒，入夜不寐，坐立不安。幸胃纳如常。切脉虚弦而滑，舌苔浮黄初化。内风及痰热初平，心肾之阴尚亏，神无所依也。以原方更增奠安神志之品可也。

生石决　云神　竹沥半夏　明天麻　大麦冬　煅龙齿　川贝母　杭菊炭　九节蒲　远志肉　料豆衣　竹沥

另：珍珠一钱，辰砂五分，川贝母二钱，生明矾五分，研取细末。每服用大麦冬二钱泡汁，调服三分。

二诊

偏中于左已久，调治以来，步履较爽，左手未能举动。善笑善怒，口歪便结，胃纳尚佳。脉弦滑小数，舌苔浮黄。心肾之阴久亏，水不涵木，内风腾起，扰动阳明宿痰而来。难收速效。

生石决　煅龙齿　杭菊炭　西秦艽　川贝母　大麦冬　云苓神（各）　煨天麻　远志肉　大白芍　炒竹茹　九节蒲

严左（宜兴）

前年秋患偏中。历治以来，右手足渐能自用。唯仍舌强言謇，语音不清，口角流涎，痰极多，胃纳尚旺。右脉弦滑鼓指，舌苔黄腻。此心肾两亏，肝郁不达，内风夹痰热久积机络所致。势无速效可图。

大麦冬　云苓神（各）　杭菊炭　白蒺藜　净橘络　远志肉　明天麻　生白芍　竹沥夏　炒竹茹　九节蒲

周左（镇江）

左臂渐能运动，右手尚未能握管作书。间或酸痛，业经已久。顷在痢后，脐下尚或作痛。脉濡滑而细，舌红无苔。络中痰浊已从肠胃而泄，脾气尚少运。当再通络化痰。

别直须　海桐皮　西秦艽　大白芍（桂枝炒）　当归（酒炒）　焦白术　威灵仙　净橘络　块苓　炒苡仁　酒炒桑枝　红枣

另：香砂六君丸、指迷荷苓丸。

丁右

偏中于左，左肢不用，舌强言謇。脉弦细而滑，舌苔浮腻。内风夹痰湿犯心脾之络而来，最难速效。

大麦冬　白蒺藜　远志肉　大白芍（桂枝炒）　明天麻　竹沥夏　炒僵蚕　制豨莶　净橘络　怀牛膝　炒竹茹　九节蒲

另：人参再造丸。

陈左

类中左肢犹能自用。而两月来，杳不思食，口泛咸味，便结艰解，或嗌干。脉沉数而滑，舌苔黄腻满布。此向日好饮，酒湿积于肠胃不化而来。

炒茅白术（各） 大砂仁 炒苡仁 川黄柏（盐水炒） 泽泻 陈橘皮 姜半夏 藿香 云苓 焦谷芽 脾约麻仁丸（另下）

陆左（南京）

心肾之阴久亏，水不涵木，内风腾起。口歪于左，舌强或流涎，语言欠灵活，便后带血。切脉虚数细滑，舌红无苔。差幸宿痰无多，否则易于类中也。

西洋参 大生地（炙） 地榆炭 首乌藤 大白芍 大麦冬 旱莲草 料豆衣 明天麻 怀膝炭 云苓 藕节炭

二诊

日来便血已止，步履尚乏力。曾经口歪于左，语言欠灵活，口角流涎。脉之数象较平，虚滑如故。舌红未起苔。心肾之阴久亏，风木尚少潜泽也。

大生地（炙） 黄芪皮（炙） 大白芍 怀牛膝 首乌藤 肥玉竹 旱莲草 大麦冬 地榆炭 云苓 别直须 桑枝 红枣

王左（常州）

调治以来，手足虽能自用，舌本仍不时破碎作痛，口角流涎，语言不利，痰极多，大便久结，水道亦不利。脉弦滑，舌红中黄。心肾之阴未复，痰火上升也。

北沙参 乌元参 川石斛 川黄柏（蜜炙） 净橘络 大麦冬 云苓 远志肉 瓜蒌霜 肥知母 炒竹茹 柿霜

洪左

病后失调，外风引动内风。四肢及头部颤振不已，两足不能站立。脉虚弦，舌红。肾水本亏，收效不易。

生石决 明天麻 白蒺藜 炒僵蚕 双钩钩 白附子 大白芍 云神 怀牛膝 蝎尾 杭菊花 煅龙齿

林右

膏方：养血以息风，柔肝兼宁心。

别直须 肥玉竹 煅龙齿 生牡蛎 炒枣仁 大麦冬 当归 柏子仁 夜交藤 大白芍 大生地 生石决 炒丹参 女贞子 旱莲草 怀山药 鲜藕 红枣

上味煎取浓汁，文火熬糊，入清阿胶二两烊化，再入白蜜一斤收膏。

林左

风阳暴升，引动宿痰。左手足不能自用，左半面痹木不仁。切脉弦滑而数，右手且鼓指。舌红苔砂。火象显然。当柔肝息风，化痰通络。

生石决 制豨莶 左秦艽 丝瓜络 料豆衣 明天麻 怀牛膝 杭菊炭 双钩钩 大白芍 净橘络 桑枝 荷叶筋

二诊

进柔肝息风、化痰通络立法，脉滑大鼓指已减。左手足仍未能自用，左半面痹木不仁。舌黄口槁，水亏木旺，虚风夹痰窜入络脉可知。当守原义出入，更谋进步。

生石决 制豨莶 怀牛膝 大麦冬 杭菊炭 明天麻 左秦艽 大生地 云苓神（各） 净橘络 首乌藤 桑枝 荷叶筋

三诊

两进柔肝息风、化痰通络立法，左手指节兼之痛痒，而仍未能抬举转动自如。右脉鼓指虽减，而仍滑数，倍大于左部。舌红中剥。内风初潜，络中痰浊未清之候。

大生地 生白芍 生石决 云苓神（各） 制豨莶 大麦冬 净橘络 千年健 料豆衣 怀牛膝 川石斛 桑枝

四诊

两脉弦大鼓指者日平，左足渐能步履，左手指节尚未能转动自如。唯入夜又增多汗，衣为之湿。间或气怯不平。舌红中黄。内风初潜，阴气尚亏，阳失藏守也。当益气生阴，潜阳固表。

大生地　煅牡蛎　别直须　料豆衣　炙甘草　炙黄芪　大麦冬　云苓　五味子　怀牛膝　桂圆壳

五诊

日来自汗已收，左足亦觉能步履，左手指节尚未能转动自如。中心筑筑易于跳荡。右脉尚数，舌黄已退。可见阴气初固，络脉未荣。以原方更增利节和络可也。

别直须　制豨莶　大生地　千年健　大麦冬　怀牛膝　炙黄芪　青防风　左秦艽　云神　净橘络　桑枝　红枣

六诊

偏中经治来，左手足已能自用，盗汗亦收，左半面麻痹亦退。唯日来遍体作痛，盖交春节使然。左脉弦数，舌红口干。水不涵木，经气不行也。当滋水抑木，以和脉络。

大生地　怀牛膝　海风藤　白蒺藜　双钩钩　左秦艽　千年健　大白芍　大麦冬　川石斛　净橘络　丝瓜络　荷叶筋

七诊

日来脉之弦数尤平，左畔面麻痹亦减，盗汗亦少。指节间或掣痛，颊车或觉酸涩。舌起黄苔两条。阳明宿痰初化，内风尚未尽潜之象。守原义更增柔降为事。

大生地　明天麻　白蒺藜（盐水炒）双钩钩　净橘络　杭菊炭　生石决　川石斛　大白芍　炒僵蚕　大麦冬　生竹茹　青果

八诊

偏中于左，经治以来，日见康复。肾阴未充，水不济火，风阳尚易升。口干舌黄，颊车或酸涩。脉弦细，右手尚数。当再滋水抑木，潜阳育阴。

北沙参　生牡蛎　川石斛　橘络　大生地　大麦冬　料豆衣　五味子　乌元参　杭菊炭　云苓神（各）灵磁石

九诊

偏中经治来，日见康复。唯口舌尚干槁，舌苔尚黄。左手发出湿痍，红肿而热，且起脓窠。脉复数。络中湿热外达之机。姑为清通络脉，泄化湿火。

大生地　青防风　京赤芍　净橘络　制豨莶　忍冬藤　川黄柏（盐水炒）　泽泻　左秦艽　粉丹皮　桑枝　丝瓜络

十诊

类中调治以来，日臻康复。而前日猝然跌仆，左手指节肿痛，善噫吞酸，脉弦细而滑，舌苔黄中剥。水亏木旺，肝胃不和，络脉不荣也。

当归　大白芍（桂枝炒）威灵仙　怀牛膝　川断肉　云苓　制豨莶　杭菊炭　西秦艽　丝瓜络　桑枝（酒炒）荷叶筋

何左

水不涵木，风阳上升，扰动阳明痰火。左半头痛如刺，下及颊车。痰多食少。脉沉细左弦，舌苔浮黄。延防损目及类中之害。

生石决　大白芍　大麦冬　灵磁石　杭菊炭　生牡蛎　白蒺藜　双钩钩　明天麻　炒僵蚕　乌元参　黑料豆

王左

始而口歪于左，继之两手麻痹，两腿不良于行。切脉浮弦而滑，舌苔浮黄。肾虚肝旺，虚风内起，扰动痰湿，乘阳明之虚而入脉络。乃类中之先声也。

别直须　青防风　怀牛膝　净橘络　制豨莶　炙黄芪　煨天麻　首乌藤　云苓　左秦艽　桑枝　红枣

黄左（出诊）

昨晚猝然中络，右肢不用，口紧目赤，无以开口语言。左半头痛已久。脉弦滑，舌红中黄。风阳暴升，引动宿痰交乘机络也。必先开口，甫能带病延年。

生石决　明天麻　远志肉　竹沥夏　大白芍　大麦冬　杭菊炭　炒僵蚕　云苓　炒竹茹　九节蒲

另：苏合丸、牛黄七宝丸各一粒，用薄荷、石菖蒲泡汁，分两服化下。

二诊

今日较有知觉，而仍未能开口语言。右肢不用，重搐亦无知觉。脉弦滑，左手鼓指。内风触动痰浊上乘机窍也。仍在畏途，当守原制进步。

生石决　明天麻　大麦冬　双钩钩　白蒺藜　香白薇　大白芍　杭菊炭　煅龙齿　远志肉　云神　九节蒲

三诊

今日神智较清，略能言语一二句，手足清冷亦和。左牙关尚强紧，或抽搐，似有知痛状，脉之弦滑尤平，舌红无苔。机窍之痰浊似有渐化之象，当守原义加进。

生石决　煅龙齿　大麦冬　杭菊炭　远志肉　川贝母　炒僵蚕　白蒺藜　云神　双钩钩　明天麻　薄荷叶　九节蒲

改方：加竹沥夏二钱。另乌梅十个，连核擦牙。

四诊

经治来，神智日清，渐能开口。唯语言不清，舌本强硬，左牙关掣痛，上及头部。痰多难出。脉弦滑左数，舌起黄苔。机窍之痰初化，风阳尚未潜降也。以原方增入清苦之品。

上川连（酒炒）　大麦冬　刺蒺藜　明天麻　杭菊炭　双钩钩　炒僵蚕　生石决　云苓神（各）　元参心　薄荷叶　九节蒲

改方：加白桔梗一钱。

五诊

经治以还，牙关强紧、头部掣痛已退，神智亦步明了。唯仍不能开口语言，少腹急满，大腑旬日不通，右手足不能运用。舌起灰黄苔，脉弦滑。风阳初平，痰火积蕴尚未泄化也。

上川连（酒炒）　炒枳实　全瓜蒌　竹沥半夏　薄荷　大麦冬　生石决　云苓　西秦艽　明天麻　九节蒲

六诊

今日大腑畅通，黄秽或带血色，少腹胀满已退。头痛牙紧亦解。唯仍未能开言，两目难以睁视。脉转弦而滑，舌红中灰。可见肠腑积垢未清，机络之痰热未去也。顾中风终以开口为要务。

大麦冬　远志肉　川桂枝　云苓　薄荷叶　五味子　制豨莶　竹沥夏　上川连（酒炒）　白蒺藜　九节蒲

另：人参再造丸。

七诊

神志已灵，渐能语言。唯舌本尚强木，

右手足未能自用，口眼悉歪于左，左牙床痛，上及太阳，便结。脉弦细右数，舌红。此痰浊初化，风阳未潜也。

北沙参　炒僵蚕　明天麻　大生地　清阿胶　大麦冬　杭菊炭　白蒺藜　豨莶草　云苓神（各）　远志肉　炒竹茹　九节蒲

八诊

日来神志已清，语言亦利。右手足渐能活动。而左腮及齿根又复阵痛，牙紧口歪。脉弦滑，舌黄。风阳鼓动痰火见端，仿玉女煎立意。

鲜生地　生石决　肥知母　白蒺藜　乌元参　熟石膏　明天麻　大白芍　大麦冬　炒僵蚕　云苓　淡竹叶

九诊

迭进玉女煎加味，左腮及齿根痛势已减，语言渐利。右手足举动未能自如。脉弦细，舌苔浮黄。风阳痰火初潜，水源未复也。

大生地　乌元参　制豨莶　明天麻　杭菊炭　冬桑叶　生石决　怀牛膝　大麦冬　炒僵蚕　川石斛　鸡子黄

十诊

类中，右手足未能举动自如，而左腮齿颊又复作痛，筋脉跳动。脉弦数，舌强言謇。风阳痰火交犯胃络而来，先当滋降。

大生地　双钩钩　大麦冬　清阿胶　乌元参　生牡蛎　明天麻　杭菊炭　熟石膏　云苓　肥知母　淡竹叶

周右

时邪热退腑通，而神智仍昏瞀。语言不清，二便无知，手足不能自用。脉弦滑小数，舌苔黄腻。表邪虽解，内风痰热交塞机络，如食中。然尚未出险，亟为化痰息风，以启机窍。

姜川连　炒枳实　远志肉　明天麻　炒竹茹　竹沥半夏　黄郁金（矾水炒）　薄荷　陈胆星　云苓神（各）　九节蒲　姜汁　荸荠汁

二诊

日来神智渐清，渐能开口，小水亦有知觉。大腑十日未通，右手足未能自用。脉之弦数已减，舌苔黄腻亦化。机络之痰浊初化，肠胃降化之机能尚未恢复其常度也。

香白薇　竹沥半夏　陈胆星　瓜蒌霜　左秦艽　大麦冬　远志肉　炒枳实　云苓神（各）　大杏仁　九节蒲　荸荠

另：海蜇荸荠汤。

改方：加礞石滚痰丸。

三诊

神智清后，大腑亦通。唯语言无伦，答非所问。心肾未能交通，络中宿痰未尽也。速效难图。

大麦冬　竹沥半夏　怀牛膝　当归　豨莶草　远志肉　左秦艽　云苓　大白芍　净橘络　九节蒲　莲子

周右

右臂略能举动，而仍口歪于右，言謇。舌红，脉虚数。血虚肝旺，内风不藏也。仍无速效可求。

大生地　明天麻　秦艽　海风藤　大白芍（桂枝炒）　当归　夜交藤　云苓　白蒺藜　制豨莶　大麦冬　桑枝　红枣

另：桑枝膏。

杨左（镇江）

偏中已久。左肢不用，指节麻痹且肿，

或痒如虫行。便结，小水勤数不利，口角流涎。脉细数而滑，舌红。水亏木旺，风阳鼓动痰浊流入脉络而来。最忌温补。

大生地　双钩钩　络石藤　杭菊炭　大麦冬　明天麻　净橘络　白蒺藜（盐水炒）　南沙参　西秦艽　竹沥夏　炒竹茹　丝瓜络

丁左

类中一月。左肢未能自用，指节或冷木作痛。语言或不利。脉沉滑小数，舌苔腐腻满布。气虚痰盛，内风不藏也。刻当化痰通络。

当归　豨莶草　左秦艽　竹沥半夏　千年健　川桂枝　云苓　净橘络　炒苡仁　刺蒺藜　桑枝

另：人参再造丸。

卓左

形体丰腴，气虚痰盛，时发喘患，痰极多，甚则不得平卧。比增右腰及左手肢节麻痹，心狂少寐。切脉弦滑鼓指。舌根腻黄。心肾之阴不足，肝阳有余，痰湿入络也。不宜跌仆。

台参须　威灵仙　净橘络　制豨莶　香独活　怀牛膝　左秦艽　云苓　丝瓜络　大胡麻　料豆衣　桑枝

蒋左

偏中经治来，手足渐能自动，舌苔满腻亦日化，食入作呛亦减。唯大腑秘结，言謇未利。心脾之络余痰未清，肠胃之通降未能称其职也。

大麦冬　远志肉　竹沥半夏　制豨莶　大杏仁　火麻仁　云苓　净橘络　炒枳实　秦艽　炒竹茹　九节蒲

改方：去火麻仁，加怀牛膝。

朱左

类中半年，右手足举动不利，腰痛头倾，多言则舌謇。脉滑，舌白。荣气不足，虚风痰湿交入脉络。速效难求。

当归　香独活　怀牛膝　川桂枝　制豨莶　炙黄芪　青防风　云苓　姜半夏　白蒺藜　秦艽　桑枝（酒炒）　红枣

另：荆芥三钱，防风三钱，桂枝一钱，羌独活（各）三钱，地肤子五钱，煎水熏洗。

傅左（镇江）

骨槽风延久不完退，加患血痢。阴液重伤，水不涵木，虚风内起。右手足不时颤振，心虚胆怯，痰极多。舌苔满腻，脉细数，左手濡滑。将交夏令，先当清肝息风，化其痰热。

北沙参　云苓神（各）　生牡蛎　杭菊炭　净橘络　金石斛　川贝母　大麦冬　炒僵蚕　炒竹茹　丝瓜络

杨右（镇江）

猝然左肢麻痹，舌强言謇，左齿紧掣，左半面亦或麻痹，头目眩昏。脉弦滑小数，舌苔黄腻。荣阴久亏，外风引动内风触动阳明所致。最防跌仆。

台参须　竹沥半夏　远志肉　杭菊炭　大麦冬　制豨莶　夜交藤　怀牛膝　大白芍　净橘络　双钩钩　云苓神（各）　炒竹茹

黄左（徐州）

昔肥今瘦，两腰酸痛。今痛已止，两腿无力，不良于行，间或舌强言謇。脉濡细而滑，舌红无苔。心肾两亏，阴气复损，痰浊乘虚入络所致。

当归　首乌藤　怀牛膝　净橘络　别直

须　炙黄芪　制豨莶　云苓　焦白术　远志肉　千年健　石菖蒲　莲子

另：人参再造丸。

谈左（镇江）

肾虚水不涵木，肝阳上升，扰动阳明宿痰。头眩足浮，肢末及舌尖或麻木，胸膺或嘈杂，痰出或见黑色。脉弦细而滑，舌根黄腻。乃类中之先声。亟为清肝潜阳，化痰和络。

生牡蛎　竹沥夏　怀牛膝　杭菊炭　制豨莶　明天麻　净橘络　云苓　白蒺藜（盐水炒）　黑料豆　丝瓜络　灵磁石

另：杞菊地黄丸、二陈丸，和匀。

二诊

进清肝潜阳、化痰和络立法，尚合病机。头眩足浮、肢麻、胸膺嘈杂等俱退。舌尖尚或麻木，舌本间或作痛。切脉细象已平，舌苔尚腐腻。肝阳初潜，宿痰未清，少阴心火尚易上扰也。

大麦冬　怀牛膝　生牡蛎　竹沥夏　净橘络　明天麻　杭菊炭　云苓　生白芍　料豆衣　远志肉　炒竹茹　灵磁石

陶右

形体丰腴，气虚痰盛，两足久肿。比增四肢麻痹，头目眩晕，左目雾涩。脉弦细右滑，舌苔白腻满布。延有类中之虞。

别直须　制豨莶　怀牛膝　云苓　当归　明天麻　净橘络　白蒺藜　竹沥夏　大白芍（桂枝炒）　桑枝尖（酒炒）　丝瓜络

杨右（常州）

形体丰腴，气虚痰盛，肝阳化风，扰动痰浊阻仄血脉之流行。经居数月，舌本作麻，或及肢体项后，筋脉紧掣，头昏耳鸣。脉沉细而滑，舌苔腐腻。种种见象，俱类中之先声。

别直须　明天麻　当归　怀牛膝　制豨莶　炙黄芪　净橘络　大丹参　云苓　杭菊炭　竹沥夏　炒竹茹　九节蒲

丁左

猝然偏中，左肢不用，呛咳痰极多，气逆则作呃，胸闷便结，口歪于右。脉细滑左濡，舌苔滑白满腻。湿痰阻络，肺气不利也。势尚未定，先当化痰降气，以通络脉。

白苏子　莱菔子　炙僵蚕　白附子（姜汁炒）　大杏仁　净橘络　竹沥夏　旋覆花　川贝母　云苓　姜汁　竹沥

二诊

调治以来，类中左肢渐能活动，无须策杖而行。独左手背尚有肿意，举动无力。脉濡细而滑，舌苔薄白。阴气渐复，络脉未荣。守原义更进。

别直须　净橘络　络石藤　千年健　料豆衣　金石斛　制豨莶　秦艽　肥玉竹　云苓　桑枝　丝瓜络

陈左（镇江）

肢体走窜作痛或麻木已久，间或脘痛呕吐。比增头目眩晕，左半面或如虫行，头重脚轻，顾盼不利。脉弦滑，舌苔浮黄。水不涵木，风阳上升扰动宿痰所致。最防跌仆，以致类中之害。

生石决　杭菊炭　白蒺藜　双钩钩　冬桑叶　明天麻　大白芍　竹沥夏　炒僵蚕　云苓神（各）　灵磁石

冷左

外风引动内风，右手足不时抽搐，头摇牙紧，不能语言。脉滑，舌黄。胃中本有宿痰所致，剔根不易。

生石决　大白芍　净橘络　白附子（姜汁制）　白蒺藜　明天麻　双钩钩　炒僵蚕　云苓　炒竹茹　蝎尾　九节蒲

另：抱龙丸一粒，用九节蒲一钱泡汁，化服。

艾左（金沙）

七旬外年，猝然偏中。右肢不用，舌本强木，无以语言。舌苔满腻，脉细滑沉分数。向日好饮，酒湿化热生痰，为内风鼓动上乘机络所致。若能开口，甫可延年。

生石决　云苓　明天麻　陈胆星　大麦冬　竹沥夏　炒枳实　旋覆花　薄橘红　远志肉　炒竹茹　九节蒲

另：苏合丸，用九节蒲泡汁化服。

二诊

昨为化痰开窍，偏中渐能饮咽，右肢较可活动。而仍无以语言。舌苔仍满腻，脉细数左弦。痰浊初化，属在七旬外年，仍未可乐观也。

生石决　大麦冬　云苓　薄橘红　秦艽　陈胆星　明天麻　竹沥夏　炒枳实　远志肉　炒竹茹　九节蒲

张右（清江）

丸方：类中初退，拟丸剂善其后。

潞党参　当归　焦白术　巴戟天　制豨莶　炙黄芪　怀牛膝　云苓　秦艽　九节蒲　明天麻

上为末，桑枝、红枣煎汤，加蜜水法丸。

王左（镇江）

偏中愈后，右肢尚少力，怯寒已久。比增清晨善食热物则腹痛自利。切脉弦数而滑，舌苔白腻满布。水亏木旺是其标。先当运脾调中，分化痰热。

焦白术　大白芍　煨木香　制豨莶　秦艽　炒苡仁　姜半夏　陈橘皮　云苓　冬瓜子　荷叶

张左

类中语言渐利，舌强亦减，肢末痿软少力，日来二便不利。脉小数右滑，舌白转黄。湿痰渐从热化，暂以润通为事。

当归　怀牛膝　泽泻　火麻仁　大白芍（桂枝炒）　左秦艽　云苓　姜半夏　净橘络　大杏仁　巨胜子　九节蒲

葛左

偏中愈后，心肾之亏未复，气不外卫。黎明多汗，肢倦神疲，多梦纷纭。脉濡滑，舌苔浮黄。阳明痰浊尚多，势无速效可图。

潞党参　焦白术　白归身　五味子　陈橘皮　炙黄芪　云神　炙甘草　首乌藤　煅牡蛎　莲子

另：两仪膏。

许左（镇江）

中虚气逆，阳明又有湿痰，降化之机失其常度。不时气从上逆则脘闷心悬，肢麻多汗，业经半年。切脉小数而滑，左手濡细。舌苔薄白。久延防有痱中之害。

炙黄芪　姜半夏　焦白术　陈橘皮　大白芍（桂枝炒）　贡沉香　云苓　旋覆花　怀牛膝　白蒺藜　佛手花　红枣

万左（洞庭山）

拟方：据述七旬外年，偏中已第二次。目下头额痛，耳鸣，音低言涩。脉弦大，舌苔灰黄。一派风阳夹痰见象，姑拟一方，尚候贵地医士酌夺而后服之。

生石决　煅龙齿　川贝母　云苓神（各）　大白芍　大麦冬　明天麻　远志肉　杭菊炭　乌元参　九节蒲　竹沥

又诊

来方所述病端，各节俱悉，嘱拟膏方。姑从高年偏中例立法，当候原方酌夺。

西洋参（另煎汁冲入收膏） 金石斛 大麦冬 净橘络 五味子 别直须 煅牡蛎 肥玉竹 制豨莶 九节蒲 大生地 大白芍 首乌藤 远志肉 云神 川贝母 莲子

上味煎取浓汁，入阿胶烊化，再入白蜜收膏。

姜左（常州）

左肢不用已久，小溲勤短，饮食如常，口歪于右。切脉弦数而滑，舌苔满腻。阴气两亏，痰湿乘虚入络也。最防跌仆。

别直须 大麦冬 料豆衣 竹沥夏 肥玉竹 制豨莶 千年健 净橘络 川贝母 云苓神（各） 丝瓜络 桑枝

另：人参再造丸。

曹左（九江）

外风引动内风。口眼悉歪于左，左半面浮肿，口泛咸味。脉弦滑，右手鼓指。舌苔浮黄。肾阴久亏，水不涵木是其本。势无速效可图。

生石决 炒僵蚕 杭菊炭 冬桑叶 大生地 白蒺藜 大白芍 料豆衣 双钩钩 明天麻 蝎尾 丝瓜络

另：桑麻丸，杞菊地黄丸。

任左

形体丰腴，痰湿必重，流入络脉。左肢麻痹，任地不实。脉虚数，舌红。阴气暗伤，最防跌仆致中也。

生黄芪 制豨莶 千年健 怀牛膝 竹沥夏 青防风 秦艽 络石藤 净橘络 云苓 炒竹茹 桑枝

二诊

左肢麻痹虽减，而仍任地不实。舌起腻苔，脉虚数右滑。阴气不足，痰络流入脉络而来。

生黄芪 川桂枝 怀牛膝 秦艽 香独活 青防风 块苓 制豨莶 五加皮 当归 净橘络 桑枝 红枣

李左

去冬针风府穴，头部大汗。嗣后遂舌喑不言，迄今八月。右手足不能自用，饮食二便如常。脉沉细而滑。痰阻心脾之络，少阴气厥不至故难发声。姑用神仙解语汤出入，服十剂再议。

淡苁蓉 别直须 大白芍（桂枝炒） 五味子 净橘络 大麦冬 法半夏 远志肉 北细辛 炒竹茹 九节蒲

二诊

进神仙解语汤后，虽能出声。仍不成语。舌苔转黄。右脉转形滑数，左手仍沉细。痰浊久阻心脾之络，少阴气厥不至，极难速效。

北沙参 豨莶草 竹沥夏 白桔梗 川贝母 大麦冬 九节蒲 远志肉 净橘络 瓜蒌皮 姜汁 竹沥

黄疸门

赵左

向日好饮，胃中湿热必重，久则阻仄脾运之流行，谷不磨而为胀，湿酝酿而发黄，面目尤甚，腹胀有形，脐平筋露，二便不利。脉滑数，舌红苔黄。已成疸胀，症属非轻。用古人茵陈大黄汤法。

西茵陈　黑山栀　熟军　正滑石　生苡仁　川厚朴　川黄柏　泽泻　炒茅术　连皮苓　炒建曲

二诊

昨用茵陈大黄法，腑虽通而不爽，小水较利，脘腹胀势如故，脐平筋露。脉沉数而细，舌苔浮黄。湿从火化，瘀热在腑，与胃中浊气相并，酝酿熏蒸，如盦曲然，仍守原方立法。

川厚朴　炒茅术　黄柏　生苡仁　泽泻　西茵陈　制军　大腹皮　新会皮　炒枳壳　生栀子

三诊

昨又接进茵陈大黄汤，脘胀虽减，腹胀如故，腹鸣辘辘，未能畅泄。舌苔浮黄，脉沉细小数。酒湿化热，与胃中浊气相并，蒸变为黄，仍防疸胀。

生熟军（各）　川厚朴　黄柏皮　大腹皮　泽泻　西茵陈　茅术　新会皮　正滑石　炒枳壳　炒六曲　保和丸（包煎）

四诊

两进茵陈大黄汤，所下黑污不多，腹中攻痛胀势未减，面目仍黄。脉沉数而细，舌红边黄。肠胃积蕴尚重，仍以通泄为事。

制军　茅术　泽泻　新会皮　大腹皮　川厚朴　茵陈　炒枳壳　生苡仁　黄柏皮　炒谷芽　枳椇子

另：菩提丸。

五诊

迭进茵陈大黄汤，夜来甫畅泄二次，脘腹胀势大软，面目黄色亦减。舌苔仍黄，脉沉数。肠腑余蕴尚重，延久仍防疸胀。

川厚朴　西茵陈　生熟苡仁（各）　木防己　连皮苓　炒茅术　大腹皮　泽泻　制军　炒六曲　枳椇子　赤小豆

薛左（上海）

胃中积湿与食滞相搏，酝酿不化，如盦曲然。胸腹胀满有形，辘辘有声，按之磊磊，腑行不爽，日来面部发黄。切脉弦细兼滑，两关数，舌苔燥黄。渐从热化，化为黄疸则轻，延为中满则重。以苦辛通降，分泄湿浊为先。

炒白茅术（各）　茵陈　藿香　炒六曲　青陈皮（各）　上川朴　泽泻　姜川连　炒苡仁　炒枳壳　生姜　香橼皮

另：炒苡仁、香橼皮，泡以代茶。

二诊

黄疸面部黄色有光而透，胸腹仍胀满有形，腹右按之磊磊，食入不畅，气机易逆，腑仍不爽。脉弦滑而数，舌苔糙黄满布。湿浊酝酿化热，而又未透，如盦曲然。仍守苦辛通降一法，略佐分消。

上川朴　生军　新会皮　炒枳壳　炒建曲　炒茅术　茵陈　泽泻　赤苓　藿香　姜半夏　生姜　佛手

姜左

年逾七旬，两脉滑数有力，可见得天者独厚。刻下面目发黄有光，食入脘次不畅。舌苔腻黄。湿热交结于胃，蒸变为黄，如盦曲然，是阳黄之见证。拟茵陈蒿汤法。

西茵陈　黄柏皮　橘皮　生苡仁　正滑石　炒茅术　赤苓　厚朴　泽泻　生栀子

郦左

黄疸三月，面目晦黄无光，其为阴黄可知。日来脘腹渐胀，食少身疲。脉细数，舌苔燥白满布。脾阳已伤，肿满可虞。

炒白术　西茵陈　炒苡仁　新会皮　焦谷芽　上川朴　泽泻　淡干姜　炒建曲　炒枳壳　生姜　赤小豆

丁左

始而淋浊作痛，湿热已有下趋之机，利之不及，壅遏于中，蒸变为黄，致发黄疸。面目黄暗无光，胸痞食少。脉沉滑细数，舌苔浮白。是阴黄也，拟辛温苦化。

上川朴　茵陈　黑山栀　新会皮　生苡仁　炒茅术　泽泻　正滑石　黄柏皮　赤苓　姜衣　赤小豆

潘左

湿困于中，酝酿为黄，目黄胸痞。脉小数而滑，舌苔浮黄。势成黄疸，亟为渗化为先。

炒白茅术（各）　泽泻　正滑石　炒苡仁　黑山栀　西茵陈　云苓　上川朴　新会皮　枳壳　赤大豆

二诊

进茵陈汤后胸痞已舒，两目黄色渐退，唯遍及爪甲尚黄。脉小数右滑，舌黄转白。积湿转化，法当温解。

炒茅白术（各）　茵陈　炒苡仁　炒枳壳　炒六曲　上川朴　泽泻　新会皮　云苓　黄柏皮　赤小豆

另：平胃丸、二妙丸。

王左

呛咳止后而痰尚多，面目发黄有光如橘皮，是为阳黄。脉沉数，舌白。余湿尚重，防成疸症。

上川朴　黄柏皮　泽泻　炒六曲　炒茅术　茵陈　黑山栀　川通草　橘皮　生苡仁　赤小豆　姜衣

二诊

呛咳止后，面目发黄更甚，望之有光，便闭不通。舌苔白腻，脉沉数。积湿酝酿之候，以原方加大黄主之。

上川朴　炒茅术　茵陈　生苡仁　制军　泽泻　云苓　正滑石　大豆卷　新会皮　赤豆

另：平胃丸、越鞠丸。

三诊

用茵陈蒿汤法加大黄，腑虽屡通而仍不爽，明堂黄色日退，余部仍黄如橘，视之有光，胃呆。舌苔白腻，脉细。积湿未清，守原方出入。

炒茅术　淡干姜　藿香　炒六曲　泽泻　上川朴　茵陈　新会皮　制军　枳实　赤小豆

四诊

进茵陈大黄汤，腑通未畅，黄疸黄色日清，而两足又复破烂。舌苔白腻。此积湿未清之候也。

茅白术　黄柏皮　泽泻　云苓　上川朴　茵陈　生苡仁　怀牛膝　炒谷芽　生栀子　姜衣

冯左（常州）

脾虚其阳，肾虚其阴。阳气郁遏，不能化湿，湿蕴于中，蒸变为黄，如盦曲然。肢面晄黄，不时寒热，入夜热甚，不汗而解，脘次仄闷，胃呆厌食，渴不多饮。舌苔滑白，腐腻满布。切脉弦滑而数，左手且疾，为阴黄有阳脉之候。日来痰腥或见血迹，已将化热之机。管见先用苦温宣中，淡渗利下，化其久积之湿，透其初化之热，则寒热不治而治矣，是否？候樾漪二公酌夺。

上川朴　茵陈　猪茯苓（各）　川黄柏　正滑石　茅白术（各）　泽泻　黑山栀　炒苡仁　橘皮　生姜

二诊

顷啜糖汤，懊侬顿减，可见中虚湿困，气运不和，姑择调中化湿、和畅气枢之品，消息病机。

炒白术　旋覆花　云神　橘白　炙甘草　制半夏　炒苡仁　冬瓜仁　炒谷芽　佛手

推测病情，夜不成寐，爰下榻书此，以供明日之研究。黄疸有五种，阴、阳、黄汗、女劳、谷。此症的属阴黄见症。而脉大无伦，阴黄得阳脉，殊不多见，脉症不符，虚实同巢。

更有一疑点者，其心中筑筑跳跃无已时，又似虚黄及破胆黄见象。

虚黄即贫血黄一类，破胆黄必受惊骇而成。夫惊从外来，恐从内起，目有接触谓之惊，惊气藏于心，心房震荡则跳，血液不能周流，荣养于一身则黄，胆汁外溢则黄（当惊后即见，于此不相符），若胆汁不清，胆气衰弱，亦可发黄。且胆为少阳甲木，主半表半里，最易致寒热，此症之寒热，既不类疟，又非虚寒虚热可比，似由胆虚，表里不和而来，如不汗即解，来去不时。俱属疑点，必得询问是否受过大惊方能疑决。

舌苔滑白满布无隙，舌边及唇，毫无血色，又不渴饮，与此脉之弦疾者，判若两症。单以脉论，当失血，因弦疾中似有芤意也。

三诊

昨今胃闷懊侬已解，夜寐亦当安适，脉之弦大亦尤平，唯初按尚鼓指。大腑七日不通，神迷喜睡，间或似有恍惚意。舌苔腐腻较厚。精气日虚，肠胃之湿浊逗留不化。拟守原义，加入培中化浊。是否有当？仍候樾漪二公酌定。

潞党参（姜汁炒）　炒谷芽　远志肉　朱茯神　郁李仁　姜半夏　真於术（米泔水炒）　炒茅术　橘皮　炒苡仁　上血珀　生姜　红枣

四诊

昨进培中运脾，佐以安神化浊，颇能安受。脉之鼓指大平，浮取渐和，沉取尚数。舌苔腐腻转黄，舌边透出，似有荣意。可见中阳略得一助，便有运动之机。所谓久困之脾阳，非补不振，久困之湿，非温不化。乃守原义，以谋进步。敬候樾漪二公先生裁夺。

潞党参（姜汁炒） 焦谷芽 云苓 广木香 姜半夏 新会皮 真於术（陈壁土炒） 炒茅术（米泔水炒） 大砂仁 郁李仁 煨姜 红枣

朱左（常州）

面黄带黑，两目亦黄，小溲混少，小有寒热，业经两月有余。脉沉滑，舌苔白腻满布。湿困于中如盦曲然，先当运中化湿。

上川朴 泽泻 西茵陈 炒苡仁 黑山栀 炒茅术 新会皮 炒建曲 云苓 炒枳壳 生姜

徐左（金沙）

湿困于中，或热或退，汗颇多。脘闷不渴，痰多味甜味甜，两目渐黄。脉沉滑右数。症象未定，延防发疸。先当化湿调中。

上川朴 西茵陈 枳壳 生苡仁 泽泻 赤苓 陈橘皮 炒建曲 佩兰 姜半夏 正滑石 姜竹茹 鲜姜皮

再诊

调中化湿，久热未退。脘闷渐舒，而痰尚多，两目黄，口泛甜味。脉沉滑。积湿未清，仍防发疸。

上川朴 泽泻 姜半夏 佩兰 西茵陈 炒苡仁 炒白术 陈皮 云苓 藿香 炒建曲 焦谷芽 生姜

唐左

便血已久，脘腹痛，胃呆，面黄足肿，不时寒热。脉细数，舌红中黄。荣土两亏，积湿不化也，速效难求。

炒白茅术（各） 怀牛膝 炒苡仁 上川朴 地榆炭 赤苓 当归 大砂仁 新会皮 炙草 干荷叶 红枣

另：致和丸二两，用大麦粥送下。

再诊

脘腹痛、便血、足肿俱退，而仍不时寒热，胃呆，面黄。脉细数，舌红中黄。土伤湿不化，久延非宜。

炒白茅术（各） 猪茯苓（各） 炒苡仁 炒山楂 怀牛膝 陈皮 泽泻 炒枳壳 炒建曲 黄柏炭 西茵陈 荷叶

姜右

黄疸月余，面目黄肿，脘闷腹胀，溲赤或带浊。舌苔滑腻，脉弦数。积湿化热之候，速效难求。

上川朴 泽泻 赤苓 西茵陈 大腹皮 生栀子 川黄柏 生苡仁 炒茅术 陈皮 炒建曲

另：二妙丸。

黄右

黄疸黄而无光，胸痞硬。日来途次感受新风，增咳。脉沉滑，两关数。舌苔白腻。湿浊久困于脾，蒸变为黄，如盦曲然。拟茵陈汤加味。

上川朴 西茵陈 大杏仁 云苓 炒茅白术（各） 陈皮 炒苡仁 泽泻 炒枳壳 炒建曲 生姜 佛手

另：平胃理中丸。

张左

漫热多汗，比增脘闷痰多，渴不喜饮。舌苔黄腻，脉沉细而滑。湿浊久困于中，脾阳不运。延有黄疸之虑。

上川朴 姜川连 泽泻 生苡仁 姜半夏 炒茅术 西茵陈 正滑石 藿香 新会皮 生姜

再诊

从未来之黄疸立法，表分漫热已退。脘闷未舒，痰多口腻，渴不喜饮。舌苔仍黄腻满布无隙，脉沉细不起。积湿未化可知，守原义接进。

炒茅术　西茵陈　姜半夏　生军（酒炒）　炒枳实　上川朴　泽泻　新会皮　云苓　生苡仁　生姜　佛手

三诊

日来漫热已退，脘痞亦舒，腑通黄沫不多，口腻如故，痰多，渐作渴饮。脉沉细无力，舌苔黄腻垢布。本元日伤，防再生枝节。

上川朴　西茵陈　新会皮　炒枳壳　云苓　炒茅术　泽泻　生军　姜半夏　炒苡仁

四诊

进大黄茵陈汤，从未来之黄疸立法，大腑通行之黄沫甚多，热退脘舒，渐作渴饮。舌苔前半已化，边绛尖红。脉沉细。积湿日化，胃阴亦日伤。防虚波迭出。

上川朴　炒茅术　正滑石　姜半夏　云苓　炒苡仁　新会皮　泽泻　炒枳壳　西茵陈　焦谷芽

五诊

迭进大黄茵陈汤加味，热退腑通，脘闷亦畅，渐作渴饮。舌苔前半已化，后半尚垢。余湿未清，不宜再生枝节。

姜川连　姜半夏　炒枳壳　炒苡仁　云苓　陈皮　炒茅术　泽泻　黑山栀　炒谷芽　正滑石　炒竹茹

六诊

迭进大黄茵陈汤加味，热退腑通，脘闷亦畅，胃纳渐复，唯遍体痛，右畔头痛。脉细数，舌根尚腻。余湿未清，肝阳又适上扰也。尚宜慎重。

生石决　杭菊炭　云苓　左秦艽　陈皮　怀牛膝　白蒺藜　炒谷芽　炒竹茹　炒苡仁　丝瓜络　荷叶

何左（宜兴）

黄疸近月，面目黄，渐及遍体。脘闷痰极多，呕恶，渴不喜饮，便结，溲浑赤。切脉弦细鼓指，右关更数，舌苔黄腻。酒湿久困于中，如盦曲然，是为阳黄。拟仲景茵陈汤主治。

上川朴　西茵陈　陈皮　云苓　黑山栀　炒茅术　姜半夏　川黄柏　泽泻　炒苡仁　清宁丸（包煎）

再诊

从仲景茵陈汤立法，大腑已通，小水亦渐多，黏痰渐少。而脘次仍痞闷，呕恶气逆，间或作呃。切脉弦数已止，右手仍滑大，舌苔黄腻初宣。面目黄色渐透，阳明酒湿积热甫有化机。守原义，更增姜连之苦辛，宣畅中宫陈腐。

上川朴　西茵陈　姜川连　姜半夏　正滑石　白蔻　炒茅术　泽泻　淡干姜　新会皮　云苓　佛手　生姜

蒋左（宜兴）

荣土两亏，积湿不化，脾阳不运。面黄爪甲白，神疲肢困。脉沉细，舌白。延有伤力黄之害。

上川朴　炒苡仁　泽泻　连皮苓　大砂仁　陈橘皮　炒建曲　炒茅白术（各）　怀牛膝　当归　生姜　红枣

再诊

进调荣化湿，尚合病机。食入尚畅，唯仍神疲肢困，面黄，爪甲白。脉沉缓细滑，舌白不荣。脾阳为湿所困，仍守原义更进一步。

上川朴　当归　大砂仁　陈皮　怀牛膝　炒茅白术（各）　炙黄芪　炙草　焦谷芽　西茵陈　生姜　红枣

此方孟河马氏独出。胃纳尚强，故名伤力黄。补气之黄芪、炙草，可投无妨。

三诊

两进调荣化湿，面黄爪甲白渐有退机。舌边亦渐华，脉尚缓滑未起。脾阳未运可知。守原义更增调气血可也。

潞党参（姜汁炒）　炙黄芪　炒茅术　当归　云苓　炒苡仁　怀牛膝　上川朴　陈皮　川断肉　西茵陈　生姜　红枣

丸方：潞党参　当归　川朴　西茵陈　炙草　大砂仁　南木香　茅白术（各）　怀牛膝　川断肉　云苓　新会皮　炒苡仁

上为末，煨姜、红枣煎汤，蜜水法丸。

唐左

劳力伤中，气不化湿，脘闷气逆，食少神疲，日行消瘦。脉细数无力，舌苔黄腻。先当运中化浊。

炒白术　南木香　云苓　旋覆花　炒枳壳　大砂仁　新会皮　焦谷芽　当归　大白芍（桂枝炒）　佛手　红枣

陈左（常州）

肢面发黄，业经半月。脘闷不畅，食入易吐，吐后口渴。舌起纹兼有深坑，脉细数而滑，重取无力。本元向伤，积湿阻中，胃先降和。运中化湿为先。

姜川连　姜半夏　云苓　厚朴　枳实　藿香　大砂仁　炒苡仁　新会皮　黑山栀　生姜　姜竹茹

再诊

脘闷渐舒，食入易吐亦止，渴饮亦折。唯大腑不通，肢面尚黄。脉细数而滑，舌红起纹。积热初化，阴土未和之候。守原义参以润通可也。

姜川连　新会皮　云苓　大砂仁　枳壳　全瓜蒌（姜水炒）　西茵陈　藿香　大杏仁　姜半夏　姜竹茹　生姜

殷左（高邮）

面黄爪甲白者一年，足跗肿，清冷不和。比增呛咳多痰，胸宇不舒，右少腹或肿满，或鸣响。切脉虚滑小数，舌苔滑白。积湿久困于脾，复感新风戕肺也。当运中化湿，兼以宣解风邪。

炒白术　桑白皮　桂枝木　陈皮　连皮苓　怀牛膝　大杏仁　泽泻　苏梗　炒苡仁　冬瓜子　姜皮

若药后咳已，原方去苏梗，加当归、桑枝。

符左（常州）

脾阳不运，积湿阻中。脘闷腹胀，食后尤甚，面黄神乏。脉细滑，舌红苔白。延有伤力黄之害。

上川朴　青陈皮（各）　南木香　炒建曲　焦谷芽　炒白术　大砂仁　云苓　炒枳壳　大腹皮　生姜　香橼皮

唐左

脾阳不运，积湿阻中。面黄爪甲白，食入则夜卧作胀，斯为倒胀，间或作痛。脉滑，舌白。当化湿调中。

炒茅白术（各）　大白芍　怀牛膝　炒谷芽　炒枳壳　潞党参　大砂仁　当归　炒建曲　南木香　上川朴　生姜　红枣

吴左

黄疸延久，色暗无光。小水颇通调，唯混浊不清。切脉沉细而滑，舌苔白腻。脾阳已衰，余湿未尽，通化失常。一派阴黄之象，温里为先。

炒茅白术（各） 淡干姜 黄柏皮 陈皮 熟附片 西茵陈 泽泻 赤苓 赤小豆 生姜 红枣

再诊

从阴黄立法，颇能安受。而舌苔仍腐腻，腠理渐开，津津自汗，而黄疸之灰黄如故，脘腹或攻痛，或及溺管，间或吞酸。脉细滑少力。中阳为湿所困，仍以温化为事。

熟附片 淡干姜 西茵陈 新会皮 怀牛膝 炒茅白术（各） 泽泻 姜半夏 炒苡仁 赤小豆

史左（溧阳）

久热虽退而胃纳未复，溲混善滑泄而呛咳。脉沉滑，舌苔浮黄。脾肾虽亏，积湿又重。势无速效可图。

炒白术 泽泻 云苓 益智仁（盐水炒） 大砂仁 远志苗 焦谷芽 料豆衣 新会皮 炒薏仁 佛手 生姜

朱右

呛咳痰红、两胁痛、作恶俱退。头尚痛，面目发黄，心烦懊侬。脉沉不起，舌红苔黄。风邪初解，积湿未清。延防发疸。

瓜蒌皮 大杏仁 云苓 陈皮 炒薏仁 茵陈 正滑石 川通草 黑山栀 省头草 炒竹茹 枇杷叶

再诊

呛咳痰红、两胁痛俱退，心烦懊侬亦减。肢面黄色未退，胸次如火燎。脉沉小，舌黄。积湿化热，当再苦泄。

生军（酒炒） 大杏仁 生苡仁 云苓 黑山栀 西茵陈 正滑石 上川朴 川通草 陈皮 赤小豆

三诊

面目痿黄、心烦懊侬俱退，呛咳痰红亦止。唯头痛未减，腹痛善噫。舌根黄腻，脉沉小。余湿未清，当再温化。

上川朴 陈皮 云苓 炒薏仁 黑山栀 西茵陈 白蒺藜 炒枳壳 泽泻 省头草 佛手花

王右

风邪犯肺，呛咳痰红，两胁痛，心烦作恶，胸痞肢麻。两脉不起，舌苔黄。一派郁结之象，闭逆可虑。

前胡 薄橘红 象贝 冬桑叶 枳壳 苏梗 半夏曲 瓜蒌皮 大杏仁 旋覆花 炒竹茹 枇杷叶

贺左

湿热久结于胃，蒸变发黄，面目尤甚，溲混不爽，胃呆厌食。舌苔白腻满布，脉小滑。势属未化，黄疸可虑。

炒茅术 炒薏仁 炒建曲 焦谷芽 西茵陈 上川朴 新会皮 大砂仁 黑山栀 云苓 生姜 赤小豆

再诊

黄疸势虽就退，而胃纳未增，溲混。舌苔白腻满布，脉细滑。脾阳为湿浊所困，当从阴黄立法。

熟附片 川朴 大砂仁 云苓 炒茅术 姜半夏 西茵陈 炒薏仁 炒谷芽 陈皮 淡干姜 生姜

另：附子理中丸一两，二妙丸五钱，

和匀。

三诊

从阴黄例立法，进以姜附，颇能安受。舌苔腐白转黄。脉亦起，沉分渐数。唯又忽腹痛，头昏，自汗如洗，势将脱状，幸未几即退。亦黄疸中之仅见，但又不宜便补，仍守运中化浊。

熟附片　上川朴　陈皮　泽泻　炒建曲　大白芍（吴萸炒）　炒茅白术（各）　西茵陈　大砂仁　云苓　姜半夏　炒谷芽　生姜

四诊

迭从阴黄立法，黄疸黄色虽减，而胸仄如故，不能进谷，动则头眩自汗，且呃逆时来，腹痛气陷。脉沉滑无力，舌苔滑白而腻。脾胃真阳为湿所困，肝郁不透，故有此虚实夹杂之症。

潞党参　姜半夏　淡干姜　益智仁　旋覆花　上川朴　炒茅白术（各）　云苓　新会皮　大砂仁　公丁香　姜汁

五诊

昨从化湿运中，略参扶土健脾之品，尚能安。头眩自汗亦减，胃纳较复。左脉较起，舌苔尚腐白。可见脾阳固为湿困，肝胃又不和。症情夹杂，仍守昨义接进，以祈湿化胃复。

潞党参　炒茅白术（各）　淡干姜　旋覆花　黄郁金　上川朴　姜半夏　陈皮　云苓　泽泻　大砂仁　佛手　生姜

王左（南京）

脘痛虽减，头目眩昏，或而寒热，两目色黄，小水浑浊。脉沉滑。阳明积湿未清，清阳不升，延防发疸。

上川朴　生苡仁　正滑石　藿香　陈皮　生栀子　西茵陈　炒枳壳　泽泻　云苓　炒谷芽

马左（溧阳）

向日好饮，湿热久结于胃，而下注肠腑，便血甚多。曾轻咳逆多痰，自觉内外灼热已久，饮食如常。切脉弦滑小数，舌苔腐黄。一派湿热熏蒸之据，若非便血，尚防发疸。

川石斛　川黄柏（盐水炒）　大杏仁　泽泻　陈皮　炒苡仁　地榆炭　粉丹皮　赤苓　冬瓜子　荷叶

熊左（湖北）

去秋口歪于左，今春脘闷胃呆，肢麻气怯，便结溲赤。舌苔白腻满布。脉沉滑，右手小数。是向日好饮，痰湿久羁肠胃，脾运失司所致。延防发疸。

炒茅白术（各）　陈皮　炒枳壳　怀牛膝　泽泻　上川朴　云苓　炒谷芽　姜半夏　炒苡仁　炒建曲　生姜

钱左（常州）

病后面部由黄而黑，唇皮尤甚，时发热。切脉沉细小数，两关滑，舌苔浮白。湿瘀久积阳明，与诸疸不同，最难速效。

南沙参　赤芍　黑料豆　西茵陈　当归　焦白术　连皮苓　黄柏皮　大生地（红花拌炒）　泽泻　赤小豆　红枣

江左

淋浊止之太早，湿热留结肠胃，蒸变发黄，如盦曲然。肢面及目珠发黄，胃呆作恶，小溲混黄。脉小数右滑。势尚未透，拟赤苓汤加减。

茅术　西茵陈　川黄柏　生苡仁　川朴　赤苓　泽泻　黑山栀　细木通　陈皮　赤小豆

再诊

进赤术汤加减，目白黄色已减，肢体尚黄。脉小数，舌红。再以丸剂图治

茅白术（各） 川黄柏 细木通 黑山栀 泽泻 炒苡仁 西茵陈 陈皮 赤苓 枳壳 怀牛膝

上为末，建曲、红枣，煎汤法丸。

狄左（溧阳）

积湿阻中，郁而发黄如盦曲然。胸胁胀满，大腑虽通，小溲混浊，或呛咳多痰，头眩夜热，胃纳因之减少。脉细数，舌苔黄。当从黄疸初化立法，拟茵陈汤加味主之。

上川朴 大杏仁 云苓 生熟苡仁（各） 炒茅术 西茵陈 泽泻 黑山栀 正滑石 陈皮 冬瓜子 炒竹茹

再诊

从茵陈蒿汤分化湿浊立法，内热外寒就减，而胸腹仍不畅，嗌干咽燥，并不渴饮。舌黄转白，满布而腻。脉细滑不畅。积湿未透，仍守原义接进可也。

上川朴 炒茅术 姜半夏 云苓 大杏仁 黑山栀 西茵陈 黄柏炭 陈皮 大砂仁 泽泻 生熟苡仁（各）

朱左（镇江）

经治来，胸腹胀闷舌泛甜味已退，舌苔黄浊亦化，唯舌根尚腻。龈床时起粒溃脓，大便仍坚艰，神疲形瘦，胃纳如常。脉沉弦而两关滑数。湿浊久羁阳明，渐从热化。延防发疸。

南沙参 炒薏仁 云苓神（各） 橘皮 正滑石 川石斛 茵陈 泽泻 法半夏 冬瓜子 脾约麻仁丸（开水另下）

李左

忍饥不食，以酒代谷，胃气既伤，肺部亦受熏灼，干呛无痰，自觉咳逆，发于右部，音腻，爪甲白，目眦黄，胃呆。脉弦滑，沉分数，舌根燥黄。肠胃酒湿渐从热化，肺失清肃，胃失降和之候，延有酒疸之虑。

南沙参 炒薏仁 大砂仁 淡天冬 陈橘白 瓜蒌皮 西茵陈 云苓 冬桑叶 川石斛 焦谷芽 青荷叶 枇杷叶

服二三剂后，如胃纳未见舒，原方去天冬，加大砂壳。

再诊

从酒湿化热熏灼肺胃立法，干呛目眦黄、音腻口涩者俱减，唯胃纳未复。舌根仍糙黄，脉沉弦两关滑。湿火初化，肺胃未和。守原义更进一步。

南沙参 西茵陈 云苓 冬瓜子 瓜蒌皮 淡天冬 金石斛 炒苡仁 谷芽 橘白 大砂壳 枳椇子 枇杷叶

蒋左（宜兴）

初春失足落水，水湿久积，太阴脾运蒸变为黄。面目发黄，胸次胀满有形，不时攻痛。比增表热，头部多汗，口渴便结。舌苔腐腻。脉滑大鼓指，左手洪浮。表里同病，症属不轻。

大豆卷 西茵陈 生军（酒炒） 大杏仁 正滑石 枳实 上川朴 黑山栀 陈皮 大腹皮 赤苓

再诊

昨进承气汤，腑通，舌苔厚腻亦化。唯胸膺尚有胀满意，食入不畅，或作痛。脉浮洪化为小数。可见邪热已解，湿浊未清，中阳未动也。

上川朴　枳壳　广木香　青陈皮（各）　大腹皮　川郁金　炒苡仁　炒白术　建曲　谷芽　冬瓜子皮（各）

另：胃苓丸。

余童（镇江）

湿邪内伏，漫热汗不畅，面目发黄，小溲混黄如橘汁。脉沉数，舌苔腐白。延防发疸。

大豆卷　正滑石　青蒿　西茵陈　橘皮　川黄柏（酒炒）　黑山栀　生苡仁　赤苓　上川朴　冬瓜子皮（各）　鲜姜皮

聂左（镇江）

黄疸半月，脘闷厌食，渴不多饮，便结不通。舌红边黄。酒湿化热之据，当从阳黄例立法。

生军（酒炒）　川厚朴　川黄柏　炒枳壳　炒建曲　生栀子　西茵陈　炒茅术　陈橘皮　生苡仁　赤苓

二诊

从阳黄例立法，腑通数次，肢面黄色已定。唯脘闷口腻，杳不思食，善惊惕。脉沉数，舌红边黄。酒湿积热尚重，呕吐酸水，胃气未和可知。

姜川连　姜半夏　正滑石　炒苡仁　西茵陈　炒茅术　橘皮　黑山栀　藿香　云苓　姜竹茹　生姜

赵左

黄疸甫经一旬，湿热尚在酝酿之候，如盦曲然。脘闷胃呆，夜分小有寒热。脉沉数右滑，舌心红剥。阴本不足，拟茵陈蒿汤加味。

绵茵陈　黄柏皮　正滑石　泽泻　炒茅术　黑山栀　炒薏仁　云苓　炒枳壳　陈橘皮　干荷叶

二诊

用茵陈蒿汤加味，黄疸面部之黧黑较退，夜分之寒热亦止。胃纳未复，脘次未畅。脉沉数，舌红无苔。阴土本亏，余湿尚重也。守原义出入接进。

炒茅术　泽泻　云苓　西茵陈　炒建曲　生栀子　新会皮　黄柏皮　炒枳壳　炒苡仁　焦谷芽

三诊

迭进茵陈蒿汤加味，黄疸面部之黧黑既退，晦暗亦较有光，寒热亦止。唯脘次尚不畅，渴喜热饮。舌未起苔，脉沉数。积湿初化，中阳未运也。

炒茅白术（各）　陈橘皮　赤苓　炒苡仁　生栀子　西茵陈　泽泻　川黄柏　大砂仁　焦谷芽　姜皮　赤小豆

四诊

黄疸头额黄色渐退，而两颧仍黧黑。脘次已畅，胃纳渐复。左脉沉数，舌红边黄。阴土已亏，余湿未尽之候。当再化湿调中。

炒茅白术（各）　泽泻　黄柏皮（酒炒）　黑山栀　当归（酒炒）　西茵陈　陈橘皮　料豆衣　赤苓　苡仁　赤小豆

五诊

经治后，黄疸之黧黑转黄，且有光。两目尚黄，便溏，或腹痛，胃呆善噫。脉细数，舌红。积湿亦日化，脾阳日复之候。守原义略增培调。

潞党参　黄柏皮　炒薏仁　茵陈　怀牛膝　焦白术　陈橘皮　赤苓　当归　煨姜　红枣

六诊

黄疸面部黧黑转黄，腹痛便溏亦退。

独胃纳未复，食不甘味。脉小数，舌红边白。积湿初化，脾气未运也。当再化湿调中。

潞党参　炒薏仁　焦谷芽　大砂仁　陈橘皮　泽泻　炒茅白术（各）　茵陈　怀牛膝　扁豆皮　赤苓　干荷叶　煨姜

陈左

面目发黄，舌红无苔，胸膺胀满，食入不畅，脉沉细。积湿未化，温中化浊为先。

炒茅白术（各）　焦谷芽　云苓　西茵陈　旋覆花　新会皮　大砂仁　炒薏仁　炒枳壳　川郁金　生姜　佛手

徐左（常州）

腰腿胭发麻作痛、头摇肢振亦退，心荡少寐亦安。入春以来，面目发黄，小水混黄。积湿外达之据，先当清化分渗。

焦白术　泽泻　黑山栀　茵陈　赤苓　川黄柏　料豆衣　炒苡仁　陈皮　冬瓜子　荷叶

张左（常州）

面目发黄已久，舌红口渴，饮食如常，脉虚数。阴土不和，湿热内蕴不化之象。业经半年，收效不易。

焦白术　陈橘白　赤苓　西茵陈　焦谷芽　川石斛　料豆衣　粉丹皮　黑山栀　怀牛膝　冬瓜子　红枣

承左（江阴）

黄疸年余，一身尽黄。比增鼻衄，痰红，入夜呛咳，腹胀有形，按之痞硬，二便不利。脉滑数，右手鼓指。舌红起纹。湿火久羁，阳明阴土暗伤，肺气不利也。症情夹杂，着手不易。

瓜蒌皮　炒苡仁　大杏仁　旋覆花　赤苓　西茵陈　炒枳实　陈橘皮　正滑石　川通草　脾约麻仁丸（包煎）

二诊

黄疸年余，腹胀有形，按之痞硬，呛咳咯红，卧则喘促，便结溲黑。舌绛起纹，脉滑数。久羁阳明之湿热未清，湿从火化，肺受熏灼，阴土暗伤。症屡仅见，着手殊杂。

南沙参　西茵陈　大杏仁　青蛤壳　川通草　淡天冬　正滑石　瓜蒌皮　黑山栀　粉丹皮　白茅花（炒黑）　炒竹茹

师云，此症西洋参、芦根、梨子、荸荠，均可服。

陈左（无锡）

荣土不和，脾有积湿。面黄爪甲白，头眩肢困。脉细滑，舌苔白腻。延有伤力黄之害。

炒茅白术（各）　当归　川断肉　炒苡仁　陈橘白　上川朴　怀牛膝　炙甘草　云苓　焦谷芽　佛手　红枣

姜右（常州）

荣土两亏，脾有积湿。面黄爪甲白，迭经寒热，脘闷腹胀，月事后期。脉沉滑，舌苔白腻满布。当从伤力黄立法。

炒茅白术（各）　怀牛膝　当归　新会皮　炒枳壳　大丹参　川厚朴　连皮苓　大砂仁　佩兰　炒建曲　佛手　生姜

徐左

黄疸近月，面目黄而带黧暗无光，脘闷两胁胀，曾经自利。脉沉滑不起，舌苔黄腻。胃中积湿尚重，延非所宜。

上川朴　炒茅术　云苓　泽泻　炒枳壳　生栀子　西茵陈　姜半夏　生苡仁　新会皮　生姜

二诊

黄疸面目黄黧渐退，脘闷未舒，两胁胀，食入不畅。脉沉滑不起，舌苔黄腻。胃中积湿未清，当再温化。

焦茅术　泽泻　新会皮　西茵陈　炒建曲　上川朴　炒枳壳　姜半夏　正滑石　赤苓　生姜　佛手

积聚门

赵左

伏梁横梗已久，由右胁而达当脐，腹胀有形，食少呛咳。舌红口渴，脉弦涩。此阴土已伤，宿积将化为单腹胀也。

上根朴　炒白术　炒枳实　炙鸡金　青陈皮（各）　上川连　蓬莪术　大贝母　荆三棱　大白芍　冬瓜子　生姜　香橼皮

孙左

寒湿阻于下焦，冲气上逆，少腹筋梗有形，上攻作痛，呕吐酸水及食物。脉沉滑，舌苔滑白。奔豚可虑。

炒茅术　淡吴萸　淡干姜　细青皮　云苓　大白芍（桂枝炒）　上川连　姜半夏　白蒺藜　青木香　川楝子　降香片　生姜

王左

奔豚延久，劳则举发，左睾丸坠痛，筋梗及脘，甚则呕利并作。脉沉滑，舌白。劳碌伤中，寒热久客肠腑。拔根殊难。

姜川连　青木香　小茴香　川楝子　胡芦巴　淡吴萸　宣木瓜　大白芍（桂枝炒）　延胡索　炒茅术　白蒺藜　生姜

胡右

脘下梗阻有形，上撑则痛，胀及腰腹，病名伏梁。不时萌发，呕吐酸水痰涎，内热肢麻，经事先期，心悬少寐。切脉沉弦细滑，舌苔腻黄。血虚肝旺，气瘀夹痰，互结成积。最难速效，当次第图之。

左金丸（另服）　白蒺藜　瓦楞子　旋覆花　大白芍　川楝子　姜半夏　青陈皮（各）　生香附　云苓神（各）　生姜　新绛

气瘿门

戴右（溧阳）

项下气瘿高突，气逆咽梗如卡，咳不爽，痰中带血，头眩肢困。脉弦细，舌苔腐白。肝家气火上升，肺胃不和所致。速效难求。

南沙参　白蒺藜　白桔梗　大杏仁　绿萼梅　旋覆花　法半夏　川郁金　川贝母　大白芍　枇杷叶　金果榄

丁右

项右痰瘿，肿硬势大，高突有形，渐及项后，两肋下或掣痛。脉沉滑，舌苔腻黄。痰阻于络，速效难求。

归须　净橘络　大贝母　旋覆花　白蒺藜　炒僵蚕　大白芍　川郁金　块苓　白桔梗　白芥子　丝瓜络　炒竹茹

顾右（上海）

肝家气火夹阳明痰浊上升，交结肺胃之络。项下肿胀有形，日以益大，会厌梗仄，头目眩痛，项间疬核多年，经来少腹或痛。脉弦细，舌红苔白。延有气瘿之害，势无速效可图。

旋覆花　白蒺藜　净橘络　白桔梗　炙乌梅　大贝母　射干　大白芍　云苓　炒僵蚕　法半夏　金橘皮　姜竹茹

二诊

昨为清肝化痰、以平气火，项下高胀尤平，会厌梗仄亦减。头目尚眩痛，项间痰疬多年，磊如贯珠，波及左腋下。脉弦细两关滑，舌红苔白。肝家气火犹潜，络中痰浊久羁未化。势无速效可图。

生石决　旋覆花　川贝母　炒僵蚕　射干　白蒺藜　大白芍　法半夏　净橘络　云苓　炒竹茹　夏枯草

张右（仪征）

项下肿突有形，会厌梗仄如卡，痰多作恶，口渴舌黄，心烦不寐。脉虚弦而滑。痰气搏结于中，肝胃不和，势成气瘿，速效难求。

旋覆花　法半夏　大白芍（沉香炒）　炙乌梅　云苓神（各）　白蒺藜　白桔梗　川郁金　当归　射干　枇杷叶　金果榄

肝阳门

林左

心肾之阴为痰劳所耗，水不涵木，肝阳易生，引动积痰积湿。头目眩痛，两足常肿，四末或麻痹。脉沉细两关滑，舌苔腐白满布。当清肝潜阳，佐以化痰湿，以和脉络。

大生地（盐水炒） 大白芍 甘杞子 杭菊炭 潼白蒺藜（各） 泽泻 云苓神（各） 怀牛膝（盐水炒） 料豆衣 净橘络 灵磁石

另：杞菊地黄丸二两，磁朱丸一两，和匀。

周左（苏州）

虚阳木火上升，扰动阳明痰浊。头目昏胀，耳鸣目眩，入夜少寐，间或便红。切脉虚弦而滑，舌红无苔。虚象显然，非实火可比。柔降为先。

大生地（盐水炒） 生牡蛎 甘杞子（盐水炒） 大白芍 骨碎补 明天麻 潼白蒺藜（各） 竹沥半夏 杭菊炭 云神 灵磁石

钱右（无锡）

血不荣肝，肝阳上升。头目眩痛已久，不能俯仰，两耳蝉鸣，入夜不寐，食入不畅，幸月事尚调。脉弦细重取无力，舌红无苔。一派虚象。

当归 大白芍 云神 大丹参 甘杞子（盐水炒） 杭菊炭 阿胶珠 白蒺藜（盐水炒） 夜交藤 女贞子 巨胜子 荷蒂

许右（无锡）

血不荣肝，虚火肝阳上扰。头痛耳鸣，右目赤，舌尖干痛，月事不调，或腹胀，小溲急数。脉弦细右数。法当养血柔肝，以平气火。

大生地 清阿胶 乌梅炭 大白芍 云神 大麦冬 甘杞子（盐水炒） 杭菊炭 白蒺藜 当归 金橘皮 藕

韩右

头眩心慌、气升则烦扰、神无主者已减。唯越日仍须发一次，如间疟然。脉弦滑，舌根久腻。气火化为风阳，与宿痰相乘，气有偏胜也。

当归 明天麻 远志肉 川郁金（矾水炒） 白蒺藜 大白芍 天仙藤 旋覆花 川贝母 双钩钩 竹沥半夏 怀牛膝 炒竹茹

二诊

气火上升则呕恶烦扰，神无所主，头眩心慌，抽掣多汗，如是者间日一发。脉弦滑，舌根黄腻。风阳鼓动痰湿所致。

大生地 生牡蛎 远志肉 大麦冬 杭菊炭 灵磁石 清阿胶 煅龙齿 明天

麻　大白芍　双钩钩

另：珍珠五分　川贝母一钱　生明矾五分　煅龙齿三钱

上味共研细末，每服二分，开水送下。

三诊

气火升扰之势就减，发则仍心烦意乱，肢冷，咽梗多汗，痰咳不爽。如是者间日一发。症情蹊跷，速效难求。

生石决　生牡蛎　杭菊炭　清阿胶　远志肉　大白芍　双钩钩　煅龙齿　大麦冬　云神　灵磁石　炒竹茹

四诊

间日则心烦意乱、烦虑懊侬、无知所从者已减，而痰仍难出。脉沉滑数，舌根黄腻。一派痰之为患，速效难求。

大麦冬　川贝母　竹沥半夏　明天麻　大白芍　陈胆星　白蒺藜　远志肉　炒枳实　青龙齿　云神　灵磁石

赵右（常州）

荣阴久亏，水不涵木，风阳上升，痰浊入络。右手及左腿酸麻作痛，或腹胀，头巅痛时起疙瘩，曾经呛咳见血。脉弦细右滑，舌红中黄。先当柔肝通络，以降虚阳。

生石决　明天麻　大白芍　白蒺藜（盐水炒）　杭菊炭　云神　清阿胶　白归身　络石藤　西秦艽　巨胜子　荷叶筋

陈右

昨日猝发肝风，肢颤口歪，头项筋脉跳动，两胁胀，气逆善噫。脉弦细，舌红苔白。风阳暴升而来，剔根不易。

生石决　双钩钩　云苓　杭菊炭　白蒺藜　远志肉　明天麻　大麦冬　大白芍　煅龙齿　川郁金　金戒指（先煎代水）

周右（宜兴）

荣阴久亏，水不涵木，虚阳妄动。胸次火燎，或及腿部，或及巅顶烧热，虚里跳动，甚则心烦少寐，或脘闷善噫，月水不当，止者六年。脉弦数，舌苔腐黄。火象显然，先当柔解。

生石决　生牡蛎　旋覆花　大白芍　清阿胶　杭菊炭　白蒺藜　炒枣仁　云神　煅龙齿　大麦冬　藕

服五剂后，原方加大生地。

石右（扬州）

始患眩昏，继之肝厥。肢搐牙紧，右目视线不清，心悬不已。经行少，白带多。脉弦细而滑，舌苔腐黄。血虚肝旺，气火化为风阳。速效难求。

生石决　大白芍　煅龙齿　双钩钩　云神　杭菊炭　炙乌梅　生熟枣仁（各）　白蒺藜　远志肉　大丹参　金橘皮　青果

另：宁坤丸两粒。

孙左

丸方：和荣祛风，化痰通络。

大生地（红花拌炒）　川桂枝　威灵仙　块苓　片子姜　海风藤　当归　净橘络　伸筋草　宣木瓜　竹沥半夏　西秦艽　青防风

上为末，桑枝、丝瓜络、红枣，煎汤泛丸。

吴右

血不荣肝，风阳无制。头巅掣痛，波及耳门，脘闷内热。脉弦数而细，舌苔腐黄。先当清肝潜阳。

生石决　大白芍　杭菊炭　大生地　当归　白蒺藜　地骨皮　粉丹皮　女贞子　香白薇　巨胜子

王右

右喉红点粒粒，饮咽作痛，耳鸣头痛，卧则尤甚。脉弦数，舌红。血虚袭受风燥，引动肝阳所致。

冬桑叶　白桔梗　杭菊花　赤白芍（各）　乌玄参　白蒺藜　生石决　象贝母　生甘草　黑山栀　生竹茹　灯心

朱左

咽痛、牙关紧已退，而左畔面部尚麻木，头巅痛连及左手，胸次火燎，清涎上泛。脉弦数，舌光。风阳引动宿痰所致，速效难求。

生石决　杭菊炭　明天麻　川桂枝　炒僵蚕　白蒺藜　大白芍　青防风　净橘络　姜半夏　双钩钩　炒竹茹　荷蒂

二诊

咽痛牙关紧、胸次火燎初退。而左半面仍麻痹木痛，波及左臂。脉小数，舌光。风阳初潜，痰浊未清使然。

当归　川桂枝　杭菊炭　双钩钩　炒僵蚕　生石决　明天麻　青防风　刺蒺藜　白桔梗　苦丁茶　荷蒂

薛右

血虚不能荣肝，肝家气火易于暴升。心荡善惊惕，气痹心烦，食少便结，头目眩昏。加以昔肥今瘦，月事十年不行。右脉弦细，左手沉郁，舌红无苔。枝节多端，幸无宿痰夹杂其间为患。先当柔肝宁心，以平气火。

生石决　煅龙齿　黄郁金　大白芍　云神　旋覆花　白蒺藜　炙乌梅　大麦冬　川贝母　金橘皮

另：宁坤丸。

二诊

进柔肝宁心，以平气火。心悬及夜寐渐安，而仍气痹脘闷，腰如束带，月事十年不行。左脉沉郁渐起，舌起黄苔。肝家气火渐平，络中似有痰浊久结不化之象。当守原义，更增降气化痰之属。

生石决　旋覆花　大丹参　黄郁金　川贝母　大麦冬　煅龙齿　大白芍　云神　法半夏　白蒺藜　炒竹茹　冬瓜子

三诊

日来心悬及夜寐俱渐安，夜寐渐实，胃纳略复。脘次仍痞满，腰如束带，动则气促如喘，月事十年不行。右脉弦细而滑，左手仍沉郁，舌起黄苔且满布。肝家气火初平，阳明痰浊尚在初化之候。仿十味温胆汤出入调治。

南沙参　旋覆花　煅龙齿　云苓神（各）　大丹参　炒枣仁　竹沥半夏　陈橘皮　白蒺藜　大麦冬　远志肉　炒竹茹　秫米

膏方：养血以荣肝，化痰兼调气。

西洋参（另煎汁冲入收膏）　大丹参　旋覆花　法半夏　大生地　大白芍　北沙参　煅龙齿　大麦冬　生牡蛎　当归　云神首　乌藤　肥玉竹　川贝母　陈橘皮　柏子仁

上味煎取浓汁，文火熬糊，入清阿胶烊化，再入白文冰收膏。

黄左（镇江）

平昔多用脑力，脑髓暗耗，水不涵木，虚阳不藏，暴升无制。头目眩昏，重视尤甚，间或耳鸣少寐。切脉左部沉细而滑，舌红中黄。阳明间有宿痰之象。当从上病下取立法，以潜虚阳为先。

大熟地　生牡蛎　大白芍　云神　杭菊炭　灵磁石　甘杞子　明天麻　料豆衣　潼白蒺藜（各）　霞天曲

另：杞菊地黄丸二两，磁朱丸一两，和匀。

二诊

从王太仆上病下取立法，木火虚阳就潜。头昏、耳鸣、少寐俱减，右脉弦象亦平，唯舌心尚黄。水泽未充，刻值初春，肝木用事。当守原义更增益肾清肝，仿乙癸同调法。

大熟地　女贞子　杭菊炭　潼白蒺藜（各）　大白芍　肥玉竹　甘杞子（盐水炒）　云神　黑料豆（盐水炒）　生牡蛎　灵磁石　净萸肉（盐水炒）

黄左

水不涵木，肝家气火化为风阳，盘旋于上已久。左半头痛波及颊车，牙关舌底腐肿。脉弦细，舌黄。当滋水抑木，以潜风阳。

大生地　云苓　大麦冬　清阿胶　杭菊炭　乌玄参　黑山栀　双钩钩　生石决　料豆衣　生竹茹　灯心

再诊

舌下腐肿已退，而左半头仍痛，清晨尤甚，颊车或强紧。舌黄转红，脉弦细。风阳初潜，水源未充。

大生地　乌玄参　大麦冬　炒僵蚕　白桔梗　大白芍　杭菊炭　生牡蛎　清阿胶　怀牛膝（盐水炒）　灵磁石

胡左（镇江）

水亏木旺，虚阳上升，两太阳穴久痛，劳则尤甚，善滑泄。脉虚弦，舌红。业经数年。当滋水抑木，以潜虚阳。

大生地　煅牡蛎　肥玉竹　杭菊炭　黑料豆　远志苗　云苓潼　白蒺藜（各）　甘杞子（盐水炒）　大白芍

另：杞菊地黄丸。

郭左

心肾之阴不足，水不涵木，肝家气火上升。左半头痛，下及龈根，肝火渐犯胃络可知。切脉细数而滑，舌红根白。胃中本有宿痰。先当滋水潜阳，以平气火。

大生地　大白芍　黑料豆　潼白蒺藜（各）　杭菊炭　大麦冬　川石斛　肥玉竹　生石决　明天麻　甘杞子（盐水炒）　灵磁石

另：杞菊地黄丸。

顾左（镇江）

心肾二经之阴，为用脑力所伤，交纽之机不力，肝阳反易升腾。入夜少寐，多梦耳鸣，中心或筑筑。脉沉滑而细，左关小数，舌苔腐白。拟十味温胆汤出入。

大麦冬　煅龙齿　云神　生熟苡仁（各）　远志肉　白蒺藜　首乌藤　法半夏　黑料豆　大白芍　莲子（连心、皮）

戴左

肝阳上升，扰动阳明宿痰。头痛延久不已，胸次不畅，善噫气逆，食后尤甚。脉弦滑细数，舌苔腐黄。水不涵木，轻柔降化为先。

生石决　大白芍　杭菊炭　白蒺藜　明天麻　炒僵蚕　旋覆花　双钩钩　云苓　料豆衣　炒竹茹　灵磁石

王左

肾阴亏于下，肝阳浮于上，水不涵木，风阳无制。左半头痛有年，时轻时重，多梦纷纭。脉弦细，舌心红剥。一派阴虚阳亢之据。当滋水抑木，俾得龙潜海底也。

大生地　生石决　杭菊炭　甘杞子（盐水炒）　煅龙骨　肥玉竹　潼白蒺藜（各）　黑料豆　生白芍　云神　灵磁石

宋右（江阴）

荣阴久亏，津不上承，虚阳上扰。两耳轰鸣，头目眩晕，口舌干槁，胸膺胀满，食入不畅，足跟筋痛，时发时愈，便结不利。脉弦细，舌红起纹。虚象显然，属在高年，先以养血调中为事。

南沙参　川石斛　云苓神（各）　大麦冬　陈橘白　骨碎补　当归　白蒺藜（盐水炒）　大白芍　炙甘草　肥玉竹　黑芝麻（炒香）

李右

左耳底作痛，饮咽则波及。嗌干咽痛，发际内作痛，搔之白屑霏霏，白带多，色黄气秽，脘闷，清涎上泛。脉弦数，舌苔黄腻。风阳在上，湿热在下也。

生石决　冬桑叶　白蒺藜　粉丹皮　大白芍　云苓　当归　杭菊炭　大川芎　川郁金　苦丁茶

另：八味逍遥丸。

刘左（镇江）

口歪于右，左目紧小，面部筋脉蠕动，业经已久。脉弦细左数，舌红无苔。水亏木旺，感召外风，引动内风也。当滋水抑木，泄降风阳。

生石决　杭菊炭　双钩钩　生白芍　白蒺藜　料豆衣　炒僵蚕　明天麻　云苓神（各）　丝瓜络　荷叶筋　炒竹茹

王左（安徽）

口歪于右者十年，比增左腮及龈床掣痛，上及头部。脉细数，舌红。水不涵木，风阳上升也。速效难图。

大生地　杭菊炭　肥知母　白蒺藜　南花粉　云苓　生石决　明天麻　川石斛　炒僵蚕　肥玉竹　生竹茹

于右（常州）

荣阴久亏，肝家气火无制。头眩心荡，耳鸣肉瞤，少寐惊惕，月事先期，色紫成块，腹胀腰酸。近增喉痹腐痛，亦气火上升而来。脉弦细，舌红。先当养荣阴，以平气火。

大生地　生牡蛎　大白芍　清阿胶　云神　煅龙齿　柏子仁　夜交藤　白蒺藜　大麦冬　旋覆花　青果

朱左（南京）

右眉棱骨久痛，来去如电光之迅速。右牙关开阖则牵引。不能饮咽。脉弦细，舌红苔白。水亏木旺，风阳上扰，窜入脉络而来。业经已久，收效不易。

大生地　杭菊炭　甘杞子　粉丹皮　大白芍　生石决　白蒺藜　炒僵蚕　明天麻　生牡蛎　灵磁石

二诊

右眉棱骨久痛、来去如电之迅速者已退，牙关开阖及饮咽亦利，多言亦无妨。脉之弦象亦折，舌白转黄。风阳初潜，当再滋水抑木，更谋进步。

大生地　生牡蛎　甘杞子（盐水炒）　杭菊炭　明天麻　大白芍　清阿胶　料豆衣　白蒺藜（盐水炒）　肥玉竹　云苓　灵磁石

三诊

右眉棱骨痛来去如电及牙关开阖牵引不得饮咽者俱退，唯右额及发际尚有余痛，久而不清。脉弦细而滑，舌苔腐白。风阳日潜，痰浊未清也。

大生地　甘杞子（盐水炒）　白蒺藜（盐水炒）　明天麻　净橘络　云苓　竹沥半夏　杭菊炭　生牡蛎　炒僵蚕　灵磁石　荷蒂

乔左（南京）

湿热久羁血分，肝阳上升，气化为火。头眩心悬，少寐便结，右颊车开阖作响，腹胀有形。切脉弦滑而数，舌心黄腻。遍体湿瘰丛发作痒，血燥生风。先当清肝潜阳。

生石决　大白芍　杭菊炭　旋覆花　中生地　粉丹皮　冬桑叶　清阿胶　白蒺藜　云神　大麦冬　灵磁石

另：杞菊地黄丸二两，桑麻丸一两，和匀。

王右（镇江）

始而耳听不聪，继之右耳频流血水。比增头痛脑鸣，双目羞明，月事先期，延绵不净。脉弦细。血热肝旺，虚阳上升也。速效难求。

大生地（炙）　生牡蛎　大白芍　杭菊炭　白蒺藜（盐水炒）　阿胶珠　甘杞子（盐水炒）　当归　粉丹皮（炒黑）　大川芎　灵磁石　荷蒂

李右

肝为刚脏，郁怒则气火上升。眩昏多汗，心烦脘仄，或呕吐吞酸。脉弦数而细，舌红苔白。荣阴暗亏，先当清镇柔肝。

生牡蛎　大白芍　炙乌梅　白蒺藜　左金丸　大麦冬　云神　黄郁金　煅龙齿　合欢皮　金橘皮

另：珍珠三分　川贝母一钱　龙齿二钱　伽南香一分半

上味研取细末，每服三分开水下。

赵左

痰阻于络，经气不行。右手无名指伸屈无以自如，或头眩脘闷。脉滑数，舌黄。肝阳本旺，疏泄为先。

生石决　明天麻　青防风　净橘络　丝瓜络　左秦艽　伸筋草　威灵仙　五加皮　块苓　桑枝（酒炒）

王右（镇江）

两胁及背部气窜已久，比增舌尖痛掣耳根，口生黏涎，业经年余。脉弦滑。血虚，心火肝阳上扰。速效难求，先当柔肝。

北沙参　大白芍　大麦冬　旋覆花　清阿胶　云神　乌玄参　白蒺藜　川郁金　生石决　生竹茹　灯心

另：川雅连（酒炒）一钱，每以六分，开水送下。

朱右（上海）

荣阴久亏，肝阳上扰已久。刻感新风引动积湿，交乘清空。左半面痹木，或作痛，肌肤不仁，颊车开阖不利。脉弦细，舌白。先当柔肝和荣，以驱风湿。

生石决　明天麻　杭菊花　白蒺藜　当归　大川芎　冬桑叶　大白芍　大生地　蔓荆子　苍耳子　苦丁茶

王左（上海）

心肾久亏，水不涵木，肝阳上升。头目眩痛，连击脑后，筋脉翕翕，肌肤或麻痹，腹痛易脾泄。脉弦细，舌红。当滋水泽木，先潜虚阳。

大生地（蛤粉炒松）　甘杞子　大白芍（吴萸拌炒）　潼白蒺藜（各）　料豆衣　女贞子　云神　杭菊炭　粉丹皮　生牡蛎　灵磁石

陶右（镇江）

向日好饮，肝家气火夹湿热上扰胃络。头部左右掣痛，或发牙痛。脉滑数，舌黄。当清降泄化。

生石决　杭菊花　炒僵蚕　泽泻　乌玄参　肥知母　白蒺藜　细木通　白桔梗　云苓　夏枯草　淡竹叶

魏右（金沙）

诸风掉眩皆属于肝，肝风猖獗有年，发时肢搐，角弓反张。脘闷善噫，面黄厌食。脉弦细，舌光。业经数年，收效不易。

当归　双钩钩　大白芍　杭菊炭　明天麻　川郁金　云神　阿胶珠　旋覆花　白蒺藜（盐水炒）　金橘皮　红枣

陶左（镇江）

甫交夏令，心阳肝火又复扰胃。齿血复多，口秽作恶，脘仄痰多，头眩肢乏，饮食顿减。切脉弦细而数，舌苔腐白。当清肝和胃，降虚阳而化痰浊。

南沙参　金石斛　白蒺藜　陈橘白　法半夏　料豆衣　云苓神（各）　大白芍　粉丹皮　炒竹茹　生谷芽　冬瓜子　枇杷叶

姚右（镇江）

肝阳上升，肠胃失通降之职。头目眩痛，胸膺懊侬，食后尤甚，中心筑筑，月事后期，少腹或胀或痛，便结不利。脉弦细右滑，舌红无苔。荣卫不和，土木相争。调畅降化为先。

生石决　大丹参　大白芍　川楝子（醋炒）　杭菊炭　当归　白蒺藜　大川芎　云神　郁李仁　荷蒂

陶右（镇江）

头痛呃逆及不时寒热俱退。唯脘闷懊侬未减，少寐便结，耳鸣目眩。脉弦细小数，舌白转黄。肝阳上升，扰动胃中宿痰所致。

生石决　大白芍　白蒺藜　法半夏　杭菊炭　旋覆花　瓜蒌皮　云苓神（各）　乌贼骨　炒竹茹　荷蒂

陈左（镇江）

头目眩昏，右半面或如虫行，顾盼不利者已减。而两足履地仍轻浮不实，项后筋脉强掣，间或脘痛呕吐。脉弦滑而细。风阳初潜，宿痰未清之候。

生石决　生牡蛎　杭菊炭　明天麻　大白芍　双钩钩　炒僵蚕　竹沥半夏　夜交藤　云苓　白蒺藜　炒竹茹　灵磁石

李右（镇江）

肝阳上升，扰动胃中宿痰。不时眩晕，脘闷作恶，经行甚少，腹痛或作胀。脉弦滑，舌苔腐腻。法当柔降肝阳，清化痰热。

生石决　明天麻　白蒺藜　大白芍　竹沥半夏　陈橘皮　杭菊炭　川郁金（矾水炒）　大丹参　云神　炒竹茹　灵磁石

何左

心肾之阴暗亏，肝家气火偏旺，胃中又有宿痰。右半头痛，痰多食少，便结不爽。脉弦滑鼓指，舌红根黄。先当清肝和胃，潜阳化痰。

生石决　杭菊炭　大白芍　云神　远志肉　黄郁金　白蒺藜　川石斛　大砂壳　旋覆花　旋覆花　冬瓜子　荷叶

丁左

肝阳夹湿热上升，左半头痛，左鼻仄，左耳或掣痛。脉弦数，舌苔糙黄满布。清降疏泄并施。

生石决　瓜蒌皮　蔓荆子　京赤芍　冬桑叶　通天草　白桔梗　刺蒺藜　云苓　粉

丹皮　川方通

二诊

左半头痛已减，左耳流脂无多，耳内刺痛。脉小数，舌苔糙黄已化。湿热渐清，肝阳未潜也。

冬桑叶　细木通　刺蒺藜　蔓荆子　白桔梗　川黄柏（酒炒）　粉丹皮　赤苓　大力子　苦丁茶　通天草

舒左（上海）

肾虚肝旺，水不涵木，木火上升，灼液为痰。头目眩昏，心悬少寐，或乱梦颠倒，食欲不兴。切脉弦细小数，两关滑。舌红根黄。当滋水抑木，以化痰热。

大生地（蛤粉炒）　大白芍　料豆衣　远志肉　云神　煅龙齿　大麦冬　潼白蒺藜（各）　甘杞子（盐水炒）　甜川贝　杭菊炭　莲子（连心）

张右（镇江）

营血久亏，既不养心，复不涵肝，肝阳上升，胃失和降。耳鸣心悸，少寐便血，月事后期，白带多，脘痛，食后腹胀。脉弦细，舌红。际此秋令，最防刑金增咳。

大生地（炙炭）　大白芍　当归（土炒）　云神　大丹参　乌梅炭　白蒺藜　炒枣仁　清阿胶　旱莲草　金橘皮　红枣

张右

血虚不能荣肝，风阳内起。头顶跳跃刺痛，波及四末，心悬少寐。脉沉细左弦，舌红无苔。虚象显然，极难速效之候。

大生地（炙松）　白归身　大白芍　夜交藤　杭菊炭　炒枣仁　甘杞子（盐水炒）　阿胶珠　云神　肥玉竹　桑寄生　红枣

蒋左（上海）

肝风愈后，水亏未能涵木，气火奔驰，窜于络脉。肩臑胸膺时作刺痛，脑后抑或作痛，头目眩昏，则步履攲斜不实。脉弦细右手小数，舌红无苔。当滋水抑木，以平气火。

大生地　大白芍　甘杞子（盐水炒）　杭菊炭　料豆衣　净橘络　怀牛膝（盐水炒）　白蒺藜（盐水炒）　西秦艽　夜交藤　丝瓜络　佛手花

王右（镇江）

始而右目赤痛，继之耳听不聪，蝉鸣无已。步履彳亍，月事如常。脉沉弦，舌苔黄腻。肝阳夹湿热上升所致。

生石决　杭菊炭　法半夏　蝉衣　童木通　白蒺藜　大白芍　蔓荆子　粉丹皮　冬桑叶　灵磁石

另：细辛二钱，石菖蒲二钱，研取细末，用黄占一块熔化，入末和匀，搓成鼠矢样。用白丝棉包裹，塞于耳内。

丰右

八旬外年，水亏木旺，虚阳上升。心烦不寐，面绯多汗，或呛咳。脉沉实而长，舌红中黄。法当清降。

大麦冬　大白芍　黑山栀　云神　远志肉　生石决　瓜蒌霜　乌玄参　白蒺藜　生竹茹　灯心

汤右（金沙）

血虚不能荣肝，肝家气火无制。上冲则头眩而鸣，横逆则胸胁窜痛。入夜呛咳，痰难出。脉弦细，舌红。际此秋令，木火又来刑金。极难速效。

南沙参　川贝母　黄郁金　大白芍　云神　旋覆花　夜合花　绿萼梅　白蒺藜　金

橘皮　银蝴蝶　枇杷叶

李右（镇江）

荣阴久亏，肝家气火夹湿热上涌胃络。左畔头眩痛，下及龈床，脘闷心悬，月事先期，面部频发红磊。切脉弦细而数，舌红苔白。业经年余，势无速效可图。

生石决　杭菊炭　大白芍　蔓荆子　大生地（炙）　白蒺藜　川石斛　云神　当归　大川芎　阿胶珠　藕

蒋右（盱眙）

向有肝风宿患，业经五年。刻值疟后，阴虚不能潜阳，水亏无以涵木，风阳无制。头痛心悬，惊惕肢搐，少寐便结，白带多，面色不华。脉弦细右手数，舌红无苔。先以柔调为事。

生石决　青龙齿　大白芍　杭菊炭　云神　当归　大丹参　夜交藤　白蒺藜　清阿胶（蛤粉拌炒）　煨天麻　鸡子黄（入煎）一个

吴左

拟方：来示种悉。病之盘根节错，不外乎水亏木旺，阴不敛阳，阳浮于上，宿痰为风阳鼓动，则诸症丛发，业经且久，势无速效可图。当静心调摄，俾阴平阳秘，精神乃治。

大生地（蛤粉拌炒）　煅龙齿　竹沥半夏　大白芍　大麦冬　生牡蛎　云苓神（各）　煨天麻　杭菊炭　净橘络　远志肉　灵磁石

柳右（镇江）

肝厥已久不发，舌红赤起苔。唯夜分汗尚多，头目空痛，左胁下高突或作痛，胃纳久疲。虚阳易升，经行甚多。脉弦沉分数。阴血尚亏，未能眷恋肝家之气火也。

生石决　炙乌梅　生牡蛎　杭菊炭　云神　大生地（炙炭）　清阿胶　旱莲草　生熟枣仁（各）　煅龙齿　金橘　皮藕

吕右（扬州）

小产之后，血亏未复。肝胆之气火偏胜，胃中又有宿痰。心悸多疑，肉瞤惊惕，胸次仄闷，或觉硬梗一条，或横或直。月事不调，或先或后。脉弦细而滑，舌苔黄腻。虚实夹杂，速效难求。

生石决　大白芍　白蒺藜　煅龙齿　炙乌梅　旋覆花　云神　川贝母　黄郁金　金果榄　炒竹茹

另：珍珠一钱　琥珀一钱　川贝一钱　辰砂三分

上味研末，每次用麦冬汤调服三分。

王右（清江）

血不荣肝，风阳鼓动痰浊上乘机窍。猝然闭逆，口紧肢末抽搐，头目眩痛，月事先期。脉弦细，舌红。业经已久，剔根不易。

当归　大丹参　大白芍　双钩钩　白蒺藜　云神　明天麻　煅龙齿　黄郁金（矾水炒）　清阿胶　陈胆星　金戒指（先煎代水）

张右（扬州）

血不荣肝，肝家气火窜扰于络。或右臂痛，或龈根痛，头轰耳鸣，夜寐不实，经行甚多。脉弦细而数，舌红唇赤。火象显然，法当柔降。

生石决　大白芍　刺蒺藜　当归　旋覆花　大麦冬　杭菊炭　清阿胶　炒枣仁　云神　双钩钩　炒竹茹　金橘皮

荆右

眩晕屡发，呕吐食物，坐立不安，状如天旋地转。腹痛攻实，左少腹结瘕有形，经行甚少，便结不利。脉弦细，舌质红剥。血不荣肝，肝阳上扰，胃降不和也。

生石决　大白芍（吴萸拌炒）　明天麻　白蒺藜　云苓神（各）　夜交藤　炙乌梅　半夏曲　当归　大丹参　姜竹茹　灵磁石

殷右

血虚无以荣肝，肝阳化风，扰动阳明痰浊，胃失和降。嘈杂少寐，呕吐吞酸，左半面麻木，筋脉跳跃，四末窜痛，头眩，或呛咳，经行时脘痛腹胀。脉弦细，舌红。枝节多端，势难速效。先当柔肝息风，化痰和络。

当归　明天麻　净橘络　杭菊炭　云苓神（各）　生石决　炒僵蚕　清阿胶（蛤粉拌炒）　大白芍（桂枝炒）　白蒺藜　竹沥半夏　炒竹茹　佛手花

储左（宜兴）

始患失眠，或少寐多梦，继之眩晕，头重足轻，步履彳亍，耳为之鸣，若得呕吐则退。易于滑泄。切脉弦滑细数，舌红口腻。此肾阴亏于下，肝阳浮于上，痰浊又阻于中。不宜腻补，轻柔降化为先。

生牡蛎　法半夏　料豆衣（盐水炒）　白蒺藜　炒枳实　大白芍　川郁金（矾水炒）　煅龙齿　陈橘皮　云苓　炒竹茹　灵磁石

二诊

日来夜寐已安，精关亦健，不时眩晕者亦退。唯仍耳鸣，头重足轻，任地不实，口腻舌白，痰腻于喉。脉弦细两关滑。胃中痰浊初化，肾阴已亏，肝阳不藏也。

大生地（蛤粉拌炒）　料豆衣　甘杞子　生牡蛎　陈橘皮（盐水炒）　杭菊炭　大白芍　云苓神（各）　法半夏　白蒺藜　灵磁石

丸方：大熟地（蛤粉拌炒）　杭菊炭　云苓神（各）　甘杞子（盐水炒）　大白芍　煅牡蛎　潼白蒺藜（各）　法半夏　灵磁石　明天麻　陈橘皮　黑料豆　远志肉　怀牛膝（盐水炒）　炒枳实　焦白术　莲子（连心）

上为末，炒竹茹、旋覆花煎汤，加蜜水法丸。

李左

脑后久痛如物覆，然前掣眉棱骨旁及耳底。时愈时发，业经八年。间或两胁痛，呼吸牵引。切脉沉细而滑，舌苔灰黄。水亏木旺，虚阳气火上乘清虚之府，收效不易。滋水抑木为先。

大生地　杭菊炭　云苓神（各）　女贞子　煅石决　白蒺藜　肥玉竹　黑料豆　甘杞子（盐水炒）　大白芍　灵磁石

吴左（镇江）

头目眩重，两足轻飘，指节或作麻，或如刺。脉弦细，舌红。水亏于下，木旺于上。当从下虚上实例立法。

生牡蛎　明天麻　大白芍　料豆衣　杭菊炭　首乌藤　甘杞子（盐水炒）　云苓神（各）　怀牛膝　白蒺藜（盐水炒）　肥玉竹　灵磁石

膏方：柔肝益肾，乙癸同调。

大生熟地（各）　肥玉竹　怀牛膝　杭菊花　甘杞子（盐水炒）　生白芍　首乌藤　黑料豆　女贞子　潼白蒺藜（各）　褚实子　云苓神（各）　桑葚子　陈橘白　川石斛　淡天冬

上味煎取浓汁，文火熬糊，入白蜜收膏。

痉厥门

张左

始而右臂麻痹，继之猝然闭厥，四末厥冷，且过肘膝，汗出如洗，气逆痰鸣，逾时甫苏。连厥数次，厥则小水自遗，神迷而不昏愦，其为肾厥也无疑。脉沉弦小滑，舌苔腻黄。且心肾久亏，虚阳上逆，痰浊藉以阻仄气道之流行，非感冒也。

别直须　生牡蛎　明天麻　云神　陈橘络　贡沉香　怀牛膝　煅龙齿　远志肉　大白芍　灵磁石

王左

刚痉屡发，四末抽搐，两腿尤甚，头眩多汗。脉虚数，舌红苔白。外风引动内风，极难速效。

当归　大白芍　宣木瓜　怀牛膝　杭菊炭　五加皮　明天麻　双钩钩　生石决　白蒺藜　炙僵蚕

二诊

刚痉抽搐已止，唯仍头眩多汗，肢末乏力，食少神疲。脉虚数。内风初潜，荣卫未和。以原方出入。

当归　大白芍　明天麻　黑料豆　炒僵蚕　白蒺藜　云苓　双钩钩　陈橘络　南沙参　桑枝

李右

煎厥半年，日夜烦扰，不能安枕，呻吟骂詈，口不停声，善惊多汗，屡怀短见，而饮食如常，经行如故。病不在血分可知。脉弦滑鼓指，舌白边蓝。此心肾两亏，阴不摄阳，阳气独张为患。势无速效可求。

大生地　生牡蛎　首乌藤　煅龙骨　大白芍（青黛拌炒）　大麦冬（朱染）　生熟苡仁（各）　潼白蒺藜（各）　清阿胶　灵磁石　琥珀

赵右

居经三月有余，骨热半载。日来骨节俱觉热，气流窜于左肢，则左肢随即酸楚而软，经脉为之紫黑，转动无以自如，食入脘仄，心悬寡寐，大便燥结。脉弦兼滑，舌苔久腻而黄。的属肝家气火窜于脉络，心君为之不安。将来防煎厥之害。

羚羊片　紫丹参　怀牛膝　大白芍　生石决　杭菊炭　双钩钩　云神　粉丹皮　白蒺藜　生竹茹　秫米

二诊

病之原委前已载明。迭进羚羊饮子，下部久热如焚者已减。其热气在络流窜，筋络为之紫黑色者亦化，心悬亦安，而大便仍燥结，午间四末厥冷。所谓热盛于中，四肢厥冷者是也。当守原义立法。

羚羊片　杭菊炭　大生地　云神　北沙参　川石斛　大麦冬　大白芍　生牡蛎　当

归　大丹参　粉丹皮　怀牛膝　鲜藕

王左

痉厥虽未复发，而仍头痛不已，左右游移，上及发际，项筋胀痛，溲后沥浊。脉弦滑，左手似乎息止，舌苔黄腻满布。此肝阳初潜，胃中痰浊尚重也。仍防痉厥，拟龙胆泻肝法。

龙胆草　明天麻　大白芍　法半夏　白蒺藜　川郁金　生石决　杭菊花　云神　炒竹茹　苦丁茶　荷蒂

张右

今日狂悖之势已退，左脉亦弦细明了。而神志仍未请，呻吟不已，不时闭厥，牙紧神迷。舌苔灰黄而腻。此风阳尤潜，痰火尚留窍络之据。仍守原方出入。

羚羊尖　香白薇　生石决　朱茯神　双钩钩　生白芍　远志肉　刺蒺藜　杭菊花　天竺黄　川郁金　青果

胡右

刚痉四末抽搐，汗出如洗，牙紧舌强，背部掣痛。脉沉细。以温经散风主之。

当归　陈胆星　煨天麻　白蒺藜　川草乌（各）　川桂枝　羌独活（各）　炙僵蚕　法半夏　宣木瓜　双钩钩　生姜

钱右

始而寒热，继之猝然闭逆，不省人事，牙紧，两目上视，已历数句钟之久。舌苔腻黄，脉滑大。此伏邪与痰滞凝阻于中，气道仄塞，而机窍因之不利也。亟为开导。

贡沉香　川郁金　台乌药　江枳实

上四味磨汁，用九节蒲一钱，煎汤冲服。

二诊

厥闭又复萌发，牙紧懊侬，两目上视，表热少汗。脉弦滑，舌苔黄腻。伏邪触动痰浊，阻仄气道升降所致也。仍防复闭。

薄荷　射干　法半夏　炒枳实　九节蒲　云神　川郁金　双钩钩　香白薇　炒竹茹

另：苏合香丸。

史右

刚痉初起，连厥不已，手足抽搐，汗如雨出，逾时得哭而苏。切脉弦数右滑，舌红中黄。肝阳夹痰之象，拔根颇难。

生石决　明天麻　白蒺藜　川郁金　天竺黄　煅龙齿　川贝母　橘络　双钩钩　炒竹茹　九节蒲　灵磁石

二诊

刚痉抽搐已止，汗亦收，唯夜分尚热，呛咳有声。脉转沉细，舌黄亦退。此风阳夹痰火虽已渐清，而肺胃尚未和调之象。

瓜蒌皮　香白薇　冬桑叶　川贝母　天竺黄　双钩钩　朱茯神　粉丹皮　白蒺藜　九节蒲　炒竹茹　枇杷叶

吴右

始而梅核气而起，咽梗气逆，痰气交薄可知。继之木火上升，胃失降化之功用，嗳噫不已，声达户外，心悬烦扰，自汗不寐，雪夜脱衣，不觉其冷，病名煎厥。脉弦大而滑，舌苔薄腻。气从火化显然。当以清肝降逆，理气化痰为先。

羚羊片　旋覆花　远志肉　大白芍　川郁金　生石决　云神　白蒺藜　代赭石　新会皮　炒竹茹　灵磁石

另：当归龙荟丸。

郑右

咯红屡发，比增肝厥，屡发三次，肢冷口紧，得哭则苏，胃呆食少。脉弦细，舌红。枝节多端，着手不易。

香白薇　大丹参　大白芍　白蒺藜　当归　云苓　醋柴胡　粉丹皮　乌梅炭　郁金炭　炒竹茹　金橘皮

柳右（镇江）

肝厥屡萌，牙紧肢搐，头痛少寐，月事先期，延绵时日，胸腹胀满有形，食入不畅，小水勤短。切脉弦细而滑，舌心腐垢。此肝郁不伸，气火化为风阳，痰气相薄，肝脾失调所致。

生石决　云神　白蒺藜　旋覆花　大白芍　金橘皮　川郁金　炙乌梅　沉香曲　煅龙齿　远志肉

二诊

肝厥两旬未发，夜寐渐安，头痛亦减，唯胸次未舒，或懊侬，或气逆，便结旬日，小水点滴不爽，胸腹胀满有形。脉弦细右滑，舌苔腐白。肝阳初潜，痰气尚搏结于中，肠胃之通降失职也。

生石决　黑山栀　云苓神（各）　煅龙齿　黄郁金　大白芍　旋覆花　大麦冬　远志肉　合欢皮　冬瓜子　金橘皮

三诊

日来肝厥宿患已久不发，夜寐亦减安，头痛亦减，唯仍昏眩，胸次懊侬，胸左骨高突如故，小水就利，便结未爽，胃呆食少，腿部发烧，寐中肢搐。脉弦细右手小数。肝家气火初平，胃中痰气未化，有升无降也。守原义更谋进步。

南沙参　大白芍　大麦冬　煅龙齿　乌梅炭　黄郁金　白蒺藜　旋覆花　远志肉　云神　金橘皮　莲子（连心皮）

四诊

日来脘次不时攻痛，波及左胁，闻声及感触尤甚。属在肝厥后，荣阴久亏，肝家气火乏血液以涵濡，故气火易于暴升也。先当柔之和之。

生石决　大白芍　白蒺藜　煅龙齿　黄郁金　炒枣仁　九香虫　真獭肝　旋覆花　炙乌梅　云神　金橘皮

林右

昨日又发肝厥，胸膺懊侬，不能进谷，头痛少寐，便结成粒。脉小数弦细，舌质光剥。营液久亏，心失所养，肝失所涵。亟为润养镇摄。

大生地　煅龙齿　当归　柏子仁　首乌藤　大白芍　阿胶珠　大麦冬　陈橘白　云神　归脾丸（杵，包煎）

蒋右

肝厥屡萌，发则闭逆无知，肢搐心悸，脘下痞硬作痛，呕恶酸水痰涎，入夜不寐。脉弦细无力，舌红无苔。血虚气滞，肝阳化风，胃失和降也。速效难求。

生石决　煅龙齿　大白芍　云神　当归　白蒺藜　川郁金　旋覆花　乌梅炭　大丹参　金橘皮

另：宁坤丸。

华右

日来肝厥复止其发，寐中惊惕亦安，唯舌苔又猝然黑燥满布。肝家郁遏之气火得以疏泄之见端。

生石决　煅龙齿　云神　黄郁金　乌玄参　杭菊炭　白蒺藜　大白芍　大麦冬　黑山栀　远志肉　双钩钩　炒竹茹　青果

再诊

肝厥止后，惊惕亦安，舌苔燥黑满布亦退。唯两乳又发生结核，左半尤甚。脉弦细。肝家气火初平，宿痰未化，守原义更增降化。

生石决　大白芍　旋覆花　大贝母　云神　川郁金　乌贼骨　煅龙齿　白蒺藜　陈橘核　夏枯草　金橘叶

张右

肝厥多年，恼怒则发，呕吐痰水食物，头目眩痛，心悬少寐。脉弦细两关滑，舌根黄腻。肝家气火扰动胃中宿痰所致，剔根不易。

生石决　香白薇　大白芍　云神　远志肉　白蒺藜　川郁金　煅龙齿　明天麻　杭菊炭　天竺黄　青果

陶右（镇江）

肝厥虽许久不发，而日来心神恍惚，少寐多梦，胸次嘈杂，不能进谷，便结肢冷。脉沉细，舌红。肝家气火郁遏不透，势将复发厥患。

生石决　大白芍　煅龙齿　云神　黄郁金　杭菊炭　炙乌梅　大丹参　双钩钩　琥珀（研冲）　金戒指（煎代水）

复诊

药后肝厥未发，渐能进谷，少寐多梦、心神恍惚亦退，唯仍便结腹痛，月事先期。脉沉细，舌赤。肝家气火之郁遏不透，仿原义出入。

南沙参　煅龙齿　大丹参　云神　大白芍　大麦冬　柏子仁　黄郁金　炙乌梅　白蒺藜　金橘皮　藕

刘右

始而左肩臑掣痛，不能动作起见，继之猝然厥逆，连闭三次。今虽已苏，脘仄作恶，胸膺或懊侬者未去。舌根黄腻，脉弦数右滑。肝家气火与宿痰相搏所致，清降通化为先。

生石决　大白芍　旋覆花　大丹参　川郁金　双钩钩　竹沥半夏　白蒺藜　杭菊花　炒竹茹　荷叶筋　丝瓜络

改方：加陈橘皮、净橘络。

钱右（无锡）

肝厥有年，愈而复发，肢颤牙紧，不省人事，比增脘痛，呕吐食物，咽梗或作痛。脉弦细右数，舌红苔黄。血不荣肝，风阳无制，胃失降和也。势无速效可图。

左金丸　旋覆花　炙乌梅　法半夏　陈橘白　黑山栀（姜水炒）　双钩钩　明天麻　大白芍　云神　姜竹茹　佛手花

王右

向有肝厥宿患，比增不时眩晕，头目刺痛，呕吐食物痰水。脉弦细右数，舌赤如朱。产后血亏，肝家气火上升所致。柔降为先。

生石决　明天麻　杭菊炭　白蒺藜　大白芍　阿胶珠　旋覆花　乌梅炭　云苓　女贞子　灵磁石

贡右

肝厥屡发，头眩口紧，不省人事，月事后期，白带多，不时呛咳无痰，两乳结核胀痛。舌红无苔，脉弦细。血虚肝旺，气火上升，肺受其制也。

南沙参　大丹参　大白芍　川贝母　川郁金　炙乌梅　云神　杭菊炭　煅龙齿　旋覆花　金橘皮

另：八味逍遥丸、四物丸，和匀。

耿右（镇江）

肝厥屡发，肢搐牙紧，不省人事，或哭或笑，逾时甫苏。胸胁或窜痛，屡次咯红，巨口而来，或鲜或黑，脘闷胃呆。脉弦细，舌红。气火化风阳，冲破血络也。

延防复咳。

生石决（先多煎） 大白芍 大丹参 云神 杭菊炭 双钩钩 煅龙齿 旋覆花 清阿胶（蒲黄拌炒珠） 郁金炭 南沙参 金橘皮 藕

吴右（镇江）

肝厥屡发，哭笑无知，心悬少寐，脘痛呕恶，头目昏胀，月事先期且多，日来又增呛咳。脉弦细，舌红。血热肝旺，肺胃不和使然。最难速效。

生石决 法半夏 旋覆花 云神 川郁金 杭菊炭 煅龙齿 大杏仁 川贝母 大麦冬 绿萼梅 银蝴蝶 佛手花

李童（扬州）

痉厥三月不已，肢末抽搐，轧牙咬人，手足无措，右足痿软，不良于行，饮食如常，二便且有知觉。脉弦数，舌白。外风引动内风，扰动痰火所致。剔根不易。

白附子（姜水制） 陈胆星 双钩钩 杭菊炭 煅龙齿 明天麻 生石决 云神 川郁金（矾水炒） 天竺黄 九节蒲 生铁落（先煎代水）

另：抱龙丸一粒，九节蒲一钱，泡汤化服，分两次。

二诊

小儿痉厥未减，甚则一日数次，肢末抽搐，两目斜视，轧牙咬人，清涎上泛，右足痿软，饮食二便如常。脉弦数，舌红。风阳扰动痰火所致。业经三月，奏功不易。

生石决 煅龙齿 陈胆星 双钩钩 大白芍（青黛拌炒） 云神 明天麻 天竺黄 川郁金（矾水炒） 九节蒲 蝎尾（杵冲） 生铁落（先煎代水）

另：琥珀抱龙丸，如服此丸无效，可服牛黄清心丸一粒，九节蒲、双钩钩，煎汤下。

蒋右（出诊）

今日又复连厥无知，脑后痛，语无伦次，或呃逆，溲痛便结。脉伏不应指，舌绛根黄。一派风阳扰动见象，刻当清苦泄降为事。

龙胆草 煅龙齿 上川连 生白芍 黑山栀 云苓神（各） 大麦冬 杭菊炭 远志肉 生石决 鲜生地 炒竹茹 灯心

二诊

风阳复平，厥逆暂止，而神志仍不清了，谵妄，脑后痛，二便无知。左脉模糊，右手弦细，舌根砂黄将脱。种种见端，渐涉虚象。着手殊非易事。

生石决 大麦冬 紫丹参 云神 杭菊炭 清阿胶 煨天麻 远志肉 青龙齿 大白芍 鸡子黄（一枚冲）

改方：加黑山栀。

袁右（镇江）

经治来，痰厥虽未复发，而呕吐咽梗。偶见阳光则头面烘热，烦扰气痹，神志不宁，呛咳痰厚，少寐便结。脉弦细而滑，舌苔又形满腻。肝家气火上升，肺部痰热不化也。枝节繁多，殊难速效。

大麦冬 大白芍 煅龙齿 云神 白蒺藜 青蛤壳 川贝母 旋覆花 黑山栀 生石决 炒竹茹 青果

另：珍珠一钱 川贝母一钱 生明矾一钱 琥珀五分

上味研取极细末，每以麦冬汤调下三分。

林童

小儿不时痰厥，动则举发，齿血轧牙，

入夜烦扰。舌苔黄腻，脉沉数右滑。痰热久结胃络，清化为先。

南花粉　连翘　白桔梗　天竺黄　双钩钩　炒枳实　黑山栀　云神　生石决　薄荷　生竹茹　灯心

另：抱龙丸一粒，用九节蒲、双钩钩泡汤化服。

张右

始患牙痛刺溃流脓，午后猝然噩梦受惊。肝家气火暴升，扰动阳明宿痰。牙紧不能开口言语，头痛心烦。脉不应指。势防厥逆。

生石决　煨天麻　云神　炒僵蚕　大麦冬　白蒺藜　炙乌梅　远志肉　川郁金（矾水炒）　双钩钩　炒竹茹　九节蒲

另：牛黄七宝丸一粒。

又：乌梅擦牙。

王右（清江）

肝厥止而复发，口紧神迷，肢末抽搐，头痛遍体痛，月事先期，食少。舌白，脉弦细。肝旺胃伤，剔根不易。

当归　明天麻　煅龙齿　大白芍（桂枝拌炒）　炙乌梅　大丹参　陈胆星　双钩钩　杭菊炭　九节蒲　金戒指（煎代水）

另：苏合香丸一粒，九节蒲一钱，双钩钩三钱，泡汤化服。

孙右

久旱不雨，风燥暑热引动厥阳。头痛眩昏，不能睁目，烦扰呕吐，不时寒热，汗颇多，便血。左脉弦劲，舌苔苍黄。暑湿热渐入血分可知，慎防复厥。

鲜生地　黑山栀　生石决　冬桑叶　正滑石　粉丹皮　大白芍　杭菊炭　清阿胶（蒲黄拌炒）　云苓　龙胆泻肝丸（杵，包入煎）

另：鲜生地（杵烂）一两　军末二钱　薄荷叶五分　大梅二厘（另掺浮面）

上研末，用鸡子清同生地和药末，捣杵成片，贴于太阳穴。

二诊

左畔头痛、不能睁目已退，烦扰呕吐亦减，唯寒热间日而作，寒少热多，得汗则解。俨如疟患，兼之便血口渴。脉弦数，舌苔苍黄。厥阳初平，风暑由少阳而伤血分也。尚虑再生枝节。

柴胡　大黄炭　大白芍　冬桑叶　鲜生地、薄荷叶（合杵）　正滑石　炙甘草　淡黄芩（酒炒）　肥知母　粉丹皮　青荷叶

另：荷叶露、青蒿露，和匀。

头风门

马左（上海）

头巅痛，按之炙手，额际如覆物，耳轰鼻衄，腹痛，呛咳亦退，唯动则眩晕。脉弦细右手数，舌根仍黄。木火初潜，虚阳未敛耳。守原义更谋进步。

大生地（炙） 杭菊炭 大白芍 清阿胶（鸡子黄拌炒） 白蒺藜（盐水炒） 川黄柏（酒炒） 生牡蛎 明天麻 乌梅炭 乌元参 云苓 灵磁石

二诊

经治来，头巅久痛按之炙手如燎者大平，呛咳鼻衄及腹痛亦退。唯仍眩晕，右太阳穴跳动，额际如覆物。脉弦细，舌根尚黄。木火虚阳甫有就范之机，守原义更进一步。

大生地（炙） 杭菊炭 清阿胶（鸡子黄拌炒） 白蒺藜（盐水炒） 生石决 灵磁石 生牡蛎 大白芍 乌元参 苦丁茶 明天麻 荷叶

另：军末二钱 川黄柏一钱 黄丹一钱 生明矾五分

上味共研细末，用鸡子清调作成饼，贴于太阳穴。

三诊

右太阳穴跳动、头巅久痛、按之炙手者俱退。唯仍不时眩晕，日来又增呛咳，痰难出，曾经鼻衄。脉弦细，舌心尚黄。木火虚阳甫有就范之机，肺胃之痰热未清。守原义更参肃化。

北沙参 生石决 杭菊炭 冬桑叶 清蛤壳 大杏仁 白蒺藜 大白芍 川贝母 旋覆花 苦丁茶 枇杷叶

又膏方：滋水为抑木之本，育阴为潜阳之源。

北沙参 黑料豆 甘杞子（盐水炒） 生牡蛎 女贞子 乌元参 大生地 粉丹皮 淡天冬 陈橘白 肥玉竹 白蒺藜（盐水炒） 杭菊花 大白芍 云苓 旱莲草 灵磁石

上味煎取浓汁，文火熬糊，入清阿胶烊化，再入白蜜收膏。

严右（镇江）

水头风三年，不时头痛如破，呕吐食物酸水，倾囊而出，其痛甫减，胸膺自觉火燎，月事如常。脉弦滑右细，舌苔浮黄。痰浊久羁于胃，肝家气火内迫而升腾所致。速效难求。

左金丸（入煎） 生石决 白蒺藜 炙乌梅 法半夏 大白芍 旋覆花（包） 杭菊炭 云苓 川楝子（醋炒） 姜竹茹 荷蒂

汤左（金沙）

眩昏屡发，发则呕吐痰水，阳痿不兴。切脉弦细而滑，左手数。舌苔浮黄。水亏木旺，痰浊阻于阳明使然。

焦白术　法半夏　甘杞子（盐水炒）　陈橘皮　杭菊炭　灵磁石　黑料豆　潼白蒺藜（各）　炒苡仁　云苓　姜竹茹

另：杞菊地黄丸、二陈丸。

陶左（镇江）

水头风屡发，发时或呕利黄水，劳则尤甚。脉弦细，舌红。水亏木旺，肝阳上升，克脾犯胃，加有宿痰而来。

生石决　川郁金（矾水炒）　明天麻　刺蒺藜　蔓荆子　法半夏　大白芍　云苓　炒僵蚕　料豆衣　姜竹茹　荷蒂

另：清气化痰丸、二陈丸。

杨左

猝然眩晕起见，继之心中筑筑，跳动不已，头目眩痛，四末或颤振。切脉弦细而滑，舌苔腻白满布。心肾两亏，肝家气火扰动阳明宿痰所致。降化为先。

生石决　明天麻　竹沥半夏　云苓神（各）　陈橘皮（盐水炒）　灵磁石　煅龙齿　杭菊炭　生牡蛎　大麦冬　大白芍

另：杞菊地黄丸、二陈丸。

二诊

心中筑筑跳动虽减，而头目尚眩痛，四末或颤振，曾经眩昏跌仆。脉弦细而滑，舌苔腐白满布无隙可见。气火初平，宿痰尚重，未宜滋补。

生石决　煅龙齿　竹沥半夏　川郁金（矾水炒）　远志肉　明天麻　白蒺藜（盐水炒）　怀牛膝　杭菊炭　云苓神（各）　陈橘皮　灵磁石

吴右

猝然眩晕，天旋地转，不能开目，脘闷痰涎上泛，两足肿。脉弦滑，舌白。胃中痰浊上泛所致，降化为先。

生石决　白蒺藜　杭菊炭　黄郁金（矾水炒）　旋覆花　云苓神（各）　明天麻　大白芍　姜半夏　炒枳实　新会皮　姜竹茹　灵磁石

曾右

水头风有年，发时左畔头痛，筋脉跳跃，必得呕吐酸水痰涎而后已。脘闷胃呆，多食则痞满。脉弦数而滑，舌苔浮白。血虚风阳上升，鼓动阳明痰水。剔根最难。

当归　白蒺藜　杭菊炭　云苓　川郁金（矾水炒）　大白芍　大川芎　法半夏　双钩钩　旋覆花　苦丁茶　荷蒂

张右

头痛连及目珠，项向后吊痛，甚如鸡啄，业经两旬有余，时轻时重。月事适行即止，干呛咽痛，日来神志不清。舌苔燥黑，脉沉细小数，久按则不清了。风阳暴升，触动阳明积热。症绪非止一端，的属仅见之候，殊非正轨也。

生石膏　连翘（朱拌）　双钩钩　炒僵蚕　川贝母　香白薇　薄荷　黑山栀　云神　淡竹叶　灯心（朱染）

改方：礞石滚痰丸一两（杵包煎）。

王右（金沙）

头目眩痛，脘闷，时愈时发，一派水头风见端。肢面或肿，幸月事尚调。脉弦细，舌红。风寒乘袭脑部，肝胃不和也。速效难求。

左金丸（入煎）　大白芍　白蒺藜　旋

覆花　川郁金（矾水炒）　佩兰　杭菊炭　云苓　法半夏　大川芎　苦丁茶　荷蒂

胡左（宝埝）

丸方：头风四年，遇寒即发。脉沉滑，舌白。肝肾两亏，风寒乘袭脑府也。

当归　藁本　大白芍（吴萸拌炒）　香独活　苦丁茶　蔓荆子　大川芎　白芷片　姜半夏　白蒺藜　炙甘草　焦白术

上为末，干荷叶、肥玉竹煎汤，法丸。

张童

两天不足，阴不济阳，不时寒热，得汗则解，小溲混浊，头目眩昏，视物倒置。脉弦数而细，舌光无苔。一派虚象，非童年所宜有也。

鲜首乌　大白芍　炙鳖甲　粉丹皮　川贝母　料豆衣　云神　泽泻　炒苡仁　炒竹茹　干荷叶

薛右（镇江）

头痛连及脑后痛，甚则目无所见，胸膺攻胀，或作恶，胃呆厌食。舌苔满腻，脉沉滑。痰浊久阻于胃，厥阳上升无制也。速效难求。

生石决　竹沥夏　杭菊炭　净橘络　肥玉竹　明天麻　白蒺藜　大白芍　旋覆花　云苓　灵磁石　炒竹茹

何左

右畔头痛，上及巅顶，右手足亦或酸痛，举动不利，杳不思食，日形消瘦，痰多白沫，便结不利。脉弦细而滑，舌苔糙黄。肝家气火上升，肠胃失通降之职。

鲜薤白　白蒺藜　旋覆花　绿萼梅　煅瓦楞　全瓜蒌　大白芍　法半夏　杭菊炭　陈橘白　冬瓜子　青荷叶

洪右（宜兴）

水头风廿余年，呕吐酸水食物，便结不通。脉弦滑，舌红中黄。胃有痰水，肝阳上升，水不涵木也。剔根不易。

生石决　杭菊花　川郁金（矾水炒）　云苓　制半夏　白蒺藜　炒枳实　大白芍（吴萸拌炒）　陈橘皮　苦丁茶　炒竹茹　灵磁石

刘右

血不荣肝，风阳气火内窜。左畔头痛连及印堂，毛发脱落，月事后期，心悬少寐。脉弦细，舌黄。最难速效之候。

生石决　清阿胶　杭菊炭　大白芍　云神　巨胜子　大生地　当归　明天麻　白蒺藜　粉丹皮　天仙藤

朱左

肝阳气火上升，扰动胃中宿痰。右半头痛，时痛时止，脘闷胃呆，便结不利。脉弦细而滑，舌苔腐腻满布。降化为先。

法半夏　旋覆花　明天麻　白蒺藜　杭菊炭　炒苡仁　云苓　大白芍　鲜薤白　大杏仁　炒竹茹　苦丁茶

徐左（金沙）

左畔头痛有年，时愈时发，得食则痛缓，心烦少寐，溲后沥浊状如碱水。脉弦细右滑，舌苔腐腻。肾虚肝旺，风阳在上，湿热在下也。奏效不易。

当归　潼白蒺藜（各）　大白芍　杭菊炭　泽泻（盐水炒）　灵磁石　大川芎　云苓神（各）　甘杞子（盐水炒）　料豆衣　蔓荆子　荷鼻

另：杞菊地黄丸。

陈左（通州）

水亏木旺，肝阳上升，扰动阳明痰浊。

不时眩晕，天旋地转，势欲跌仆，两足痿软。脉弦数，舌黄。法当清肝息风，降化痰浊。

生石决　法半夏　白蒺藜　甘杞子（盐水炒）　杭菊炭　灵磁石　煨天麻　料豆衣　肥玉竹　大白芍　云苓神（各）

黄右（金沙）

左畔头痛已久，时吐时止，痛则必吐酸水。食少，白带多，月事如常。脉弦细，舌红无苔。血不荣肝，厥阳上扰，带脉不固也。以和降为先。

当归　白蒺藜　大白芍　杭菊炭　云苓　大川芎　炙乌梅　乌贼骨　姜半夏　金香附　苦丁茶　荷鼻

计右（扬州）

头痛已久，后及脑部，鼻仄不通，食入不畅。脉弦细，舌红。水亏木旺，风阳上升也。滋降为先。

大生地　大白芍　黑料豆　云神　女贞子　甘杞子（盐水炒）　杭菊花　白蒺藜　蔓荆子　陈橘白　荷蒂

另：杞菊地黄丸。

钱右（宜兴）

头风屡发，干呕，左半头痛，左臂酸痛，莫能举动，腹左胀满，食入不畅，经行甚少。脉沉细濡滑，舌白根剥。血虚气滞，肝胃不和也。业经已久，收效不易。

当归　桂枝尖　金香附　左秦艽　威灵仙　大白芍　青防风　刺蒺藜　旋覆花　海风藤　桑枝尖　丝瓜络　红枣

嵇右（宜兴）

头风延久，头痛眩晕，呕吐绿水，胸次嘈杂。脉弦细，舌红中黄。肝阳犯胃，痰水上泛而来。剔根不易。

当归　白蒺藜　杭菊花　生石决　大白芍（吴萸炒）　大川芎　炙乌梅　川郁金　云苓　冬桑叶

向右（溧阳）

头风已久，不时萌发，头巅痛，心烦懊侬，遍体痛，脘痛，不能纳谷，呵欠数伸。脉弦细，舌红。血不荣肝，肝阳上扰无制也。拔根不易。

当归　杭菊炭　女贞子　白蒺藜　甘杞子（盐水炒）　大丹参　大川芎　大白芍（桂枝炒）　炙乌梅　云神　苦丁茶　荷蒂

姜右

雷头风已久，头痛，左半尤甚，发际额上高突磊磊，两目赤肿，口碎。舌红，脉细弦。外风引动内风，法当清降疏泄。

生石决　乌元参　白蒺藜　杭菊花　大白芍　冬桑叶　蔓荆子　羌活　香白芷　薄荷炭　苦丁茶　荷蒂

二诊

雷头风减而复剧，发际及额上高突磊磊，两目赤肿，口碎舌红，月事后期，脉弦细。血虚肝旺，风阳上升所致。速效难求。

生石决　杭菊炭　大川芎　香白芷　粉丹皮　乌元参　冬桑叶　白蒺藜　京赤芍　薄荷炭　大生地　荷蒂　苦丁茶

另：八味逍遥丸、四物丸。

三诊

雷头风举发已止，月事未调，白带多，腰痛口碎。冲带已亏，拟膏方图之。

大生地　大白芍　潼白蒺藜（各）　肥玉竹　川断肉　甘杞子（盐水炒）　白归身　大川芎　女贞子　大丹参　杭菊炭　煅牡蛎　云神　乌贼骨　金香附

上味煎汁，熬糊，入清阿胶烊化，再入白蜜收膏。

王右

雷头风一月，头痛如破，发际作痒，疙瘩磊磊，呕恶胸痞，曾经寒热。脉沉迟不起，舌红边黄。贼风夹湿，久羁清窍所致。

冬桑叶　蔓荆子　大川芎　炙甘草　当归　藁本　刺蒺藜　西羌活　白桔梗　青防风　苦丁茶　荷蒂

二诊

雷头风痛势大减，发际疙瘩亦尤平，蒂丁尚坠胀，脘痞呕恶。脉沉迟。风湿初退，气火未平耳。

当归　刺蒺藜　杭菊花　炙甘草　乌元参　大川芎　西羌活　白桔梗　藁本　冬桑叶　苦丁茶　荷蒂

王右

头痛已久，由脑后而达背部，莫能俯仰，甚则波及肢末。胸膺痞闷，渴不喜饮。舌苔腐腻满布，脉弦数而滑。风阳鼓动痰湿，窜入络脉而来。刬根不易。

当归　西羌活　白芷片　川郁金（矾水炒）　法半夏　云苓　大川芎　川桂枝　刺蒺藜　杭菊花　苍耳子　苦丁茶

另：莱菔子一两，生矾二钱，两味研末，用鸡子清调成饼，贴太阳穴。

洪右（宜兴）

水头风十余年，每月必发一二次，呕吐酸苦黄水痰涎，印堂穴痛尤甚。便结不通，饮食不化精微而化痰水。脉弦滑，舌苔黄腻。水亏木旺是其本，刬根最难。

左金丸　刺蒺藜　炒枳实　陈橘皮　杭菊炭　黄郁金　姜半夏　旋覆花　炒僵蚕　大川芎　云苓　姜竹茹　苦丁茶

二诊

从水头风立法，以丸代煎为治本计。

南沙参　苦丁茶　新会皮　大白芍（吴萸拌炒）　杭菊炭　大川芎　炒僵蚕　姜半夏　白蒺藜　甘杞子（盐水炒）　云苓　料豆衣　灵磁石　黄郁金

上为末，姜竹茹、旋覆花煎汤，加蜜水法丸。

另：吴萸二钱　黄柏一钱　生明矾一钱　东丹三钱　白芷二钱

上为末，鸡子清调成饼，贴于印堂。

焦右

久病枝节多端，愈而复发，头目眩痛，不能转侧，腹痛，水声辘辘，气鸣无已，月事不调，过期不行，少腹急胀作痛，水道不利，便难或自利，日来又增或寒或热，不汗而解。脉弦细而数，舌红苔黄。肝家气火与肠胃水湿纠葛不清，条达失职所致。调畅为先。

柴胡（醋炒）　大白芍（吴萸拌炒）　白蒺藜　炙乌梅　川楝子　粉丹皮　黑山栀　冬桑叶　杭菊花　云神　荷蒂

二诊

昨从调畅厥阴气火立法，或寒或热未清，头痛波及耳颊，不能转侧，咽梗气逆，腹痛拒按，辘辘气鸣，少腹急胀，水道不利。脉弦滑而数，舌苔浮黄薄腻。久病水亏木旺，肝家气火上扰，而肠胃又有痰湿纠葛不清所致。

生石决　大白芍（桂枝炒）　刺蒺藜　冬桑叶　黑山栀　旋覆花　双钩钩　云苓神（各）　杭菊花　川贝母　夏枯草　炒竹茹

三诊

两从肝家气火内扰肠胃，又有痰湿纠葛不清立法，虽能安受，而头痛未减，波及耳颊，咽梗气逆，胁腹窜痛作胀，下及少腹，溲热作痛，火升面麻。枝节多端，不外乎气火窜络而来。姑投羚羊饮子，先挫木火之威。

羚羊尖（摩冲） 双钩钩 明天麻 大白芍（桂枝炒） 炙乌梅 川楝子 白蒺藜（盐水炒） 杭菊炭 黑山栀 云苓神（各） 炒竹茹 丝瓜络（先煎代水）

改方：去竹茹，加竹沥、姜汁。

另：礞石滚痰丸。

四诊

进羚羊饮子立法，头目眩痛虽减，而耳下及腮颊仍赤痛，咽梗面麻，胁腹仍窜痛，波及少腹，溲后两足清冷不和。脉象弦滑已平，舌苔黄腻一条。种种合参，肝阳初潜，痰气尚搏结未化，通降失司耳。

羚羊角 旋覆花 白蒺藜 云苓神（各） 薄橘红 杭菊炭 生石决 双钩钩 大白芍（桂枝拌炒） 炒僵蚕 丝瓜络 竹沥 姜汁

另：当归、桂枝、桑枝、木瓜、生甘草，煎汤熏洗两足。

又：生附子五分，研末，用鸡子清调糊成饼，两足心各贴一枚。

五诊

迭进羚羊饮子出入，头目眩痛减而复剧，溲后痛虽减，而胁腹之窜痛如故，腮颊亦掣痛，肢冷面麻，两足或冷或热，尾闾尻骨发出席疮，食后脘次或不畅。舌左黄腻已化，脉复弦数。肝家气火降而复升，络热与痰气纠葛不清所致。非清降不可。

羚羊角 黑山栀 双钩钩 白蒺藜 炒僵蚕 龙胆泻肝丸（杵包入煎） 生石决 云苓神（各） 旋覆花 大白芍 炒竹茹

另：军末五钱 莱菔子五钱 生明矾一钱

上味研末，用鸡子清调作成饼，贴于太阳穴。

改方：加当归龙荟丸。

六诊

迭进羚羊饮子兼投当归龙荟丸，大便畅行，黑色略杂痰浊，头目眩痛复减，脉之弦数复平，而舌苔反形灰色。左目眦赤痛，清晨则火升，头巅热足冷；入夜则火移于下，两足烧热。可见久病水源已亏，《内经》所谓，寒之不寒是无水也。当参加斯意立法。

大生地 旋覆花 乌元参 大白芍 白蒺藜 生石决 生牡蛎 杭菊炭 黑山栀 黄郁金 藕

七诊

迭进羚羊饮子兼当归龙荟丸，腑通五次，纯属黑色之黏垢，且里急不爽。头目眩痛虽减，而胁腹及少腹又觉窜痛不已，骨热如蒸，足冷不和，溲后仍痛，莫能坐立已久。脉虚弦滑数，舌苔由灰转黄。风阳木火初潜，络中痰热及肠腑湿热留连不化，气运因之不和，加之久病荣卫久亏，故难速效。

生石决 炙乌梅 旋覆花 宣木瓜 大白芍（吴萸拌炒） 金石斛 炙鳖甲 杭菊炭 白蒺藜（盐水炒） 丝瓜络 云苓神（各） 荷叶筋

服三剂，如骨热已退，原方去鳖甲，

加川楝子。

如舌苔灰黄已脱，已见红光，原方仍加大生地。

姜童

童子头痛一年，劳则尤甚，间或鼻流黄涕。切脉细数而滑，舌红无苔。阳浮于上，兼有湿热久羁脑府。以清养化浊为先。

生石决　杭菊花　黑料豆　川石斛　蔓荆子　冬桑叶　大白芍　粉丹皮　白蒺藜　云苓　苦丁茶　荷叶边

蒋左

头痛已久，饥时尤甚。脉细数两关弦，舌红无苔。水亏木旺，肝阳上升而来。愈后防复发。

生石决　杭菊花　白蒺藜　甘杞子（盐水炒）　女贞子　大白芍　粉丹皮　黑山栀　云苓　苦丁茶　荷蒂

另：杞菊地黄丸。

丁童

童年眩晕，不时萌发，甚则呕吐痰水，鼻衄。舌苔厚垢，脉小数。胃中痰浊甚重。非降化不可。

竹沥夏　莱菔子　明天麻　薄橘红　杭菊炭　炒枳实　白蒺藜　海浮石　川郁金　云苓　炒竹茹

陈童

头痛近旬，牙关强紧，或寒或热。舌苔黄腻满布，脉沉细右手迟滑。风邪痰浊交犯清空而来，延防损目。

莱菔子　冬桑叶　杭菊花　刺蒺藜　炒僵蚕　大川芎　生石决　大白芍（吴萸拌炒）　苦丁茶　白芷片　炒竹茹　荷蒂

另：莱菔子五钱　炒僵蚕三钱

上味研末，用鸡子清调作成饼，贴于太阳穴。

少腹胀门

尹右（镇江）

脾有积湿，荣卫不和，腹胀屡发，水声辘辘，胃呆易作恶。月事或先或后，腹痛少腹胀，血色带黑。脉弦细，舌红根黄。当化湿调中，兼和荣卫。

当归　金香附　大白芍（吴萸拌炒）焦白术　青陈皮（各）大丹参　白蒺藜　延胡索　川楝子（醋炒）玫瑰花　红枣

何右

始而少腹胀作痛，渐及胸胁，月事如常。脉沉滑，舌白。湿瘀搏结，宣化为先。

当归　延胡索　大白芍（吴萸拌炒）炙甘草　川楝子　五灵脂　炙没药　炮姜　宣木瓜　细青皮　生姜　佛手

张左（常州）

痢后少腹胀满，虽日软而饮食后尚较甚，入夜自觉气喘下陷，则少腹更胀。足跗肿，向有眩晕宿患。舌苔腐黑满腻多年，脉濡细而滑。脾肾真阳已衰，运行不力，气不化湿见端。非实胀可比。

潞党参　霞天曲　小茴香（盐水炒）青陈皮（各）泽泻　焦白术　大白芍（吴萸拌炒）胡芦巴　云苓　怀牛膝　煨姜　红枣

张右

脘闷吞酸，食入犹畅，唯少腹尚急胀作痛，月事后期，便结不爽。脉沉滑，舌转黄。当再调畅。

当归　延胡　旋覆花　川楝子　广木香　大白芍　香附　五灵脂　青陈皮（各）川郁金　生姜　佛手

徐左

经治后，胸脘胀势虽退，而少腹又复胀满，按之且痞硬，腑通不爽。脉沉细无力，舌红无苔。脾肾真阳已衰，气不化湿，湿将化水，故腹鸣辘辘也。

熟附片　怀牛膝　泽泻　潞党参（姜水炒）炒茅白术（各）煨黑丑　上桂心　大腹皮　焦建曲　云苓　香橼皮　生姜

另：菩提丸十四粒，先服六粒，开水下。

戴左（金沙）

少腹痛已减，而仍急胀，腑通未爽。舌苔满腻初化，脉沉数。肠胃之酒湿积热未清，当再通阳化浊。

炒茅白术（各）当归　炒枳壳　皂角子　怀牛膝　青木香　大白芍（吴萸拌炒）青陈皮（各）云苓　炒建曲　川楝子（炒）

丁右

少腹急胀，水道不利者，四月于兹。胸腹亦渐胀满，食后尤甚，月事不调。脉沉迟细滑，舌红无苔。病在肝脾二经。

旋覆花　怀牛膝　大腹皮　川楝子　当归　净车前　大白芍（吴萸炒）　泽泻　台乌药　猪茯苓（各）　炒枳壳　荠菜花

吴左（常州）

时邪过后，补之太早，余湿逗留，运行失职，少腹胀满有形，按之痛，幸二便尚通调。切脉缓滑，舌苔白腻满布。当温运中阳，以化湿浊。

焦茅术　川厚朴　炒建曲　炒枳壳　大腹皮　香橼皮　云苓　青陈皮（各）　泽泻　大砂仁　炒苡仁　生姜

另：理中丸，胃苓丸和匀。

陈左（无锡）

病经三年，每晚气从上逆，则胸腹胀满如石，肢冷多汗，不得坐卧，少腹胀，小水勤数，逾时即退。脉细数，舌红。肾虚气逆，高年殊难着手。

旋覆花　潼白蒺藜（各）　黑苏子　陈橘皮（盐水炒）　大白芍　远志肉　贡沉香　煅牡蛎　云神　大麦冬　怀膝炭　太阴元精石

另：黑锡丹，发时每服五分，开水下。

焦右

经行气窜不已，攻注作痛，少腹尤甚，脘闷气逆，口泛甜味，便结。脉细数，舌苔腐腻。湿瘀相搏，气运不知也。调畅为先。

炒茅术　川楝子　金香附　佩泽兰（各）　云苓　细青皮　大白芍（吴萸炒）　当归　白蒺藜　沉香曲　生姜　佛手

另：越鞠丸。

丁右（常州）

脘痛已久不发，而小溲仍勤短，入夜尤甚，溲后澄之如糊如膏，左少腹坠胀，下及魄门。脉虚滑细数，舌红无苔。阴气两亏，心火肝阳下迫，湿浊乘虚下注，奇带之约束失司也。

白归身　川杜仲　鹿角霜　云苓　川萆薢　桑寄生　大白芍　怀牛膝　煅牡蛎　乌贼骨　小茴香（盐水炒）　莲子

张左（镇江）

调治以来，腹部膨胀日减，胃纳亦复。唯胁右结痞未消，按之似有痛意，少腹或结胀。脉细滑，舌质已荣。脾阳已运，生化有权。当再温理化积。

潞党参（姜水炒）　大白芍　霞天曲　广木香　炙鸡金　焦白术　炒枳实　归须　青陈皮（各）　刺蒺藜　冬瓜子　生姜

周左

脾阳不振，气运失司，肠腑之通降失司，偶茹油腻则腹痛，少腹胀，大便或结或利，腹右时复拒按。切脉弦细而滑，舌红无苔。肾阴本亏，肝木自旺。立法自有抵触处，先当运脾调中，和理肠腑。

焦白术　大白芍（吴萸拌炒）　炙草　白蒺藜　云苓　炙鸡金　炒枳壳　霞天曲　广木香　川楝子　细青皮　冬瓜子

周左

少腹胀满作痛，业经一月，便结不利。脉沉数，舌苔腐白。湿浊积于下焦，法当通导。

上川朴　青陈皮（各）　泽泻　焦山楂　炒建曲　炒枳壳　炙鸡金　大白芍（吴萸拌炒）　广木香　赤苓　生姜　佛手

另：脾约麻仁丸。

王左

劳力疾行，气凝血滞，少腹胀满作痛，便结不利，业经月余。脉小数右滑，舌白转红。当运中通下。

归尾　焦山楂　炒建曲　瓜蒌仁　怀牛膝　大白芍　炒枳壳　正滑石　大杏仁　细青皮　炙鸡金　冬瓜子

刘右（常州）

项下气瘿高突有年，腹胀有形，左少腹结痞，按之痛，小水清数，经行甚多，血块磊磊，心烦懊侬，少寐肢酸，头眩。脉沉细。血瘀气滞，肝胃失和。先当调畅。

当归　五灵脂（醋炒）　金香附　小青皮（醋炒）　云苓神（各）　大白芍（吴萸拌炒）　川楝子（醋炒）　大丹参　白蒺藜（醋炒）　川断肉　佛手　红枣

另：益母八珍丸。

翟左（镇江）

少腹气撑作痛已久，呕吐清水，不能纳谷。脉沉细而滑，舌苔腻黄。寒湿久积下焦，气运不和所致。

当归　小茴香　青木香　大白芍　焦白术　炒苡仁　川楝子　云苓　川杜仲　生姜

钱右

经居两月，刻行无多，少腹痞硬作痛，手不可近，二便不利。日来又增呛咳作恶。脉弦细，舌红。气瘀搏结不化，又感风邪所致。症属不轻。

苏梗　炮姜　生军（醋炒）　大白芍（吴萸拌炒）　当归　五灵脂（醋炒）　焦山楂　炒枳壳　大杏仁　怀牛膝　生姜　佛手

二诊

下夺后，二便通行，且有红冻如脓血状，少腹痞硬已减，而仍作痛，不得呼吸，呛咳作恶。舌苔腐腻，脉弦细。症情夹杂，收效不易。

旋覆花　焦山楂　延胡索　怀牛膝　赤苓　黑山栀　大杏仁　炒枳壳　刘寄奴　川楝子　正滑石　瞿麦

三诊

下夺后，少腹痞硬已软，呼吸亦利，唯仍呛咳作恶。脉弦细，舌苔腐腻已化。势可无须化脓，守原义更进可也。

旋覆花　大杏仁　川楝子　黑山栀　方通草　瞿麦　怀牛膝　正滑石　生苡仁　泽泻　赤苓　灯心

四诊

经下夺后，少腹痞硬及痛俱退，呼吸渐利，唯经行无多，延绵不尽，呛咳作恶。脉弦细，舌苔腐腻已净。当再清荣化浊，兼肃肺胃。

当归　细青皮　大白芍　五灵脂（醋炒）　大杏仁　桃仁　旋覆花　象贝　怀牛膝　赤苓　藕

五诊

前次下夺，腑通颇畅，少腹痞硬及痛日减。唯经行无多，呼吸亦渐利，呛咳作恶。脉弦细，舌苔腐腻已化。当和荣化瘀，兼肃肺胃。

当归　桃仁泥　大白芍（吴萸拌炒）　焦山楂　瓜蒌皮　大杏仁　苏梗　象贝　旋覆花　怀膝梢　炒竹茹　枇杷叶

六诊

经行虽渐多，少腹痞痛虽日减，而余硬未消，卧则尤甚，大便结不利，呛咳作恶。脉弦细，舌红。下焦瘀浊未清，肺胃又不和所致。姑再推荡积蕴。

生军（醋炒） 当归 大杏仁 大白芍（吴萸拌炒） 焦山楂 赤苓 上肉桂 桃仁泥 象贝 怀膝梢 青陈皮（各） 冬瓜子

七诊

复为推荡积蕴，得下颇多，且有浊垢如脓，而少腹仍痞痛有形，呛咳作恶。脉弦细，舌红。积瘀未清，久延防化脓。

当归 川楝子 桃仁泥 五灵脂 象贝 怀牛膝 川厚朴 大白芍（吴萸拌炒） 细青皮 金香附 炙甘草 延胡索

贴麝香、丁桂、阿魏。

李左（安徽）

肝肾两亏，脾有积湿，虚逆之气不和，少腹胀满，两胁下气从下坠，便中常带浮沫，业经两年。切脉虚滑小数，舌苔腐白。种种见端，非实胀可比。势无速效可图。

潞党参 大白芍（吴萸拌炒） 怀牛膝 泽泻 小茴香（盐水炒） 焦白术 炒苡仁 川楝子 云苓 旋覆花 生姜 佛手

孔左

少腹乃厥阴所隶，厥气不纾，少腹作痛并痞硬，大便如常。舌苔腐白，脉细滑。下焦兼有积湿可知。

当归 川楝子（醋炒） 青木香 细青皮 炙乌梅 川椒 大白芍（吴萸拌炒） 小茴香（盐水炒） 炒枳壳 云苓 炙甘草

溲数门

杨左（广德）

始而屡次咯红，继之清涎上泛，牙关强紧，咳不爽。日来又增小溲勤数，溺管作痛。脉弦细左数，舌红苔无。肝家气火上下窜扰，肾水本亏也。

南沙参　大麦冬　云苓　粉丹皮　甘草梢　炒僵蚕　黑山栀　炙桑皮　法半夏　大白芍　白蒺藜　灯心

何童（扬州）

肝胆之气火夹湿热下注肠腑，分泌无权。溲痛，澄之混白如糊，间或便结，气坠肛内痛，或及腿部。脉弦数而滑，舌红苔白。业经四月，速效难求。

大麦冬　泽泻　川楝子　小茴香（盐水炒）川萆薢　怀膝梢　甘草梢　云苓　黑山栀　童木通　荠菜花

另：滋肾丸。

潘右（常州）

始而寒热迭作，呛咳不已。既退后，小溲勤数或作痛，气坠于下，少腹胀便结，月事后期。脉弦细小数，舌苔腐黄。阴气已伤，肝家气火下迫肠腑也。业经已久，难收速效。

当归　川楝子　乌药　炙黄芪　大生地（小茴香拌炒）大白芍　青升麻　云苓　清阿胶　炙甘草　莲子（连心）

石左（安徽）

向日好饮，湿化为热。脘次仄闷，食不甘味，小溲不利，点滴作痛。脉滑，舌白。当宣其中而利其下。

炒茅白术（各）正滑石　泽泻　川萆薢　甘草梢　猪茯苓（各）新会皮　炒枳壳　黑山栀　方通草　荠菜花

蒋右（溧阳）

小产后溲血结块起见，不时萌发，小水点滴作痛，且勤数，溲后澄浊如糊，会阴穴撑痛，经行时尤甚。若气升则两胁胀满，懊侬呕水则小溲即通利。脉弦细沉分数，舌苔黄腻。此血虚肝逆，气火夹湿热下注肠腑而来。最难速效之候，升清化浊为先。

大生地　黑山栀　川楝子　怀膝炭　川萆薢　赤白芍（各）小茴香（盐水炒）青升麻　泽泻　青宁丸（包煎）

另：龙胆泻肝丸。

二诊

日来月事未行，而小溲仍勤数，点滴作痛，澄浊如糊，会阴仍撑痛，左卧尤甚。脉弦细沉分数，舌红根黄。小产后，冲任胞带久伤，肝家气火夹湿热下迫也。虚实同巢，收效不易。

白归身　女贞子　川楝子　怀牛膝　旱莲草　川萆薢　大白芍　乌贼骨（炙）　大生地　川杜仲　云苓　莲子心

另：八味逍遥丸一两，乌贼骨丸二两，四物丸二两，和匀服。

癃闭门

赵左

高年二便不通者五日，入夜少腹急满，不时坠胀。脉沉细，舌苔腻黄。湿火甚重。从古人二便不通者，先通其后立法。

生军　冬葵子　怀膝梢　泽泻　炒枳壳　猪茯苓（各）　川厚朴　正滑石　大杏仁　蟋蟀

另：香豆豉五钱，青葱一握，食盐少许。先将葱豉杵烂，再入盐为饼。贴于关元穴。

二诊

从二便不通先通其后立法，腑行颇畅，而小水仍未通调，腹膨如鼓，按之如石。脉沉细，舌心灰黄。阳不化阴，湿热壅遏肠腑所致。仍在险途。

炒茅术　猪茯苓（各）　泽泻　大腹皮　车前子　桂枝木　正滑石　细木通　小茴香　麦草穗

王左

小溲不通，点滴不爽，且作痛，少腹急胀。脉细数，舌红边绛。心移热于小肠之象也。

大麦冬　黑山栀　正滑石　白知母　车前子　冬葵子　泽泻　细木通　云苓　甘草梢　灯心　蟋蟀

钱左

高年小溲勤数作痛，间或带浊，大腑燥结。脉沉细如丝，舌光如镜。血液已耗，虚而生燥，气化不及也。癃闭可虑。

油当归　泽泻　台乌药　清阿胶　大麦冬　大白芍　冬葵子　怀牛膝　猪茯苓（各）　川萆薢

另：滋肾丸，开水另下。

二诊

大腑已通，小溲带浊亦止，唯赤色及痛如故，入夜尤勤短。脉沉细小数，舌光无苔。高年血虚生燥，气化不及使然。

北沙参　泽泻　清阿胶　甘草梢　肥知母　怀牛膝　细木通　猪茯苓（各）　大白芍　大麦冬　淡秋石　灯心

吴左

二便秘涩，少腹急胀作痛，脐突有形。脉沉涩，舌苔白腻。此湿热壅遏肠腑，肺失开降，膀胱气化无权。殊为险候。

油当归　郁李仁　怀牛膝　猪茯苓（各）　正滑石　川桂枝　炒枳壳　冬葵子　泽泻　青升麻

另：滋肾丸，淡盐汤下。

吕左

阴气不足，传送无权。二便艰结，小水点滴不爽，胃纳不充，间或喘逆。脉沉滑小数。肺肾本亏。当清养肺肾，以资气化。

北沙参　海蛤粉　黑大豆　云苓神（各）　车前子（盐水炒）　怀牛膝　泽泻　潼沙苑　菟丝子　大麦冬　莲子

胡左

始而淋浊，止之太早，余浊留于肠腑，通降无权，于是癃闭，二便不通。脉弦数，舌苔浮白。拟通泄为先。

正滑石　甘草梢　怀膝梢　云苓　泽泻　冬葵子　细木通　净车前　黑山栀　蟋蟀

另：清宁丸，开水另服。

盛右

室女二便不通，少腹急胀，气从下坠，头肢麻痹。脉沉细，舌白。湿浊结于肠腑，气失通调，癃闭可虑。

当归　猪茯苓（各）　冬葵子　台乌药　川楝子　瞿麦　怀牛膝　上肉桂　小茴香（盐水炒）　泽泻　炒枳壳　蟋蟀

另：荠菜花、青葱、紫苏，煎汁熏洗。

潘左（奔牛）

猝然水道不通，气从下坠，右少腹急胀，如欲大便状。脉弦数，右浮。舌黄边红。阴气不足，湿火下注肠腑也。

大麦冬　小茴香（盐水炒）　瞿麦　川楝子　车前子　怀牛膝　泽泻　正滑石　赤苓　滋肾丸（开水先下）

另：豆豉、食盐少许，青葱一握，开水泡，杵烂成饼。涂于关元穴，外帛束之。

二诊

进通阳理气，分化湿浊，水道已通，气从下坠亦减。脉之浮弦亦尤平。唯溲时腰俞尚或酸楚，溺管尚或痛。肾气久亏可知。法当通阳益气，兼培下元。

白归身　泽泻　怀牛膝　鹿角霜　大生地（秋石化水炒）　川杜仲　小茴香（盐水炒）　川黄柏（水炒）　云苓　净车前（盐水炒）　滋肾丸（入煎）

三诊

两进通阳化浊，小便癃闭已通，腰酸溺管痛已减，唯仍咳不已。脉尚数，舌心浮黄。阳气虽通，阴气未复也。仿知柏地黄丸用意。

大生地　肥知母　粉丹皮　大麦冬　乌元参　黄柏（盐水炒）　泽泻　云苓　川石斛　料豆衣　莲子（连心）

膏方：育阴益肾，以滋水源。

大生地　川杜仲　北沙参　大麦冬　川黄柏　肥玉竹　女贞子　云苓　川石斛　肥知母　黑料豆

上味煎汁，入白蜜收膏。

复诊

服膏以来，热清阴复，水道已通，唯气分尚亏，劳则气怯。又当阴气两培。

大生地　怀牛膝　女贞子　泽泻（盐水炒）　肥玉竹　潼沙苑　炙黄芪　北沙参　川杜仲　云苓　黑料豆　大麦冬　莲子（连心）

上味煎浓汁，熬糊，入白蜜收膏。

俞左（常州）

梦泄已久，败精与湿热相搏，水道不利，溺管痛，或带血丝。脉弦细，舌苔浮黄。延有癃闭之害。

大生地　泽泻　川楝子　瞿麦　黑山栀　赤苓　怀膝炭　台乌药　甘草梢　大麦冬　川黄柏（盐水炒）　灯心

另：滋肾丸，开水另服。

肿胀门

何右

病后咳逆，多痰气促，不得平卧，痰中曾带血。少腹胀觉有筋梗，是为水根。脉沉数细滑，舌红无苔。肺肾两亏，气不化湿，湿化为水也。延非所宜。

南沙参　桑白皮　黑苏子　大白芍（桂枝炒）　薄橘红　生牡蛎　贡沉香　连皮苓　泽泻　大杏仁　椒目

复诊

经治来，少腹结硬之水根日化，气粗尤平，而动则仍气促。日来两腿更肿，上及腿部，按之木冷。舌红中剥，脉沉细濡滑。阴虚肺燥，气不化湿，通调失职也。仍防喘逆。

北沙参　连皮苓　大白芍（桂枝炒）　黑苏子　桑白皮　怀牛膝　泽泻　海蛤粉　冬瓜子皮（各）　贡沉香　旋覆花　天真丹

焦左

先咳后喘，不得右卧。气粗痰多，肢面肿，腹胀有形。脉细数，舌光无苔。肺肾两伤，水湿泛滥也。着手不易。

南沙参　川贝母　大麦冬　薄橘红　怀牛膝　桑白皮　连皮苓　五味子　生熟苡仁（各）　桂枝木　大杏仁

另：金匮肾气丸二两，每晨开水送下二钱。

范左（宝应）

冒雨而行，水湿伤脾，气运失司。胸腹胀满有形，两足肿，食少形瘦。脉沉细左迟，舌苔白腻。属在六旬外年，势有肿满之患。奏功不易。

炒茅白术（各）　桂枝木　连皮苓　淡干姜　广木香　上川朴　炒建曲　炒枳壳　青陈皮（各）　炒苡仁　香橼皮　姜

另：平胃丸、附子理中丸，和匀。

再诊

进温中化湿，胸腹胀满已减。食入不畅，两足肿，日形消瘦。脉沉迟，舌白转黄。积湿初化，脾阳大伤。属在六旬外年，着手不易。

上川朴　炒茅白术（各）　连皮苓　炒建曲　炒谷芽　淡干姜　青陈皮（各）　炒枳壳　泽泻　益智仁　大砂仁　广木香　姜

王左

病后余湿未清，致发疥疮，未几内隐。两足浮肿，呛咳，痰不多。切脉浮弦而数，舌红无苔。本元向亏，延防加喘。先当开肺化湿，沟通水道。

大豆卷　连皮苓　薄橘红　桑白皮　泽泻　桂枝木　炒苡仁　大腹皮　川通草　旋覆花　姜皮

再诊

面浮已退，足肿未消，呛咳痰无多，遍体湿痍丛发。脉弦细初平，舌红无苔。肺肾两亏，湿毒不化所致。

大豆卷　大杏仁　金苏子　薄橘红　桂枝木　忍冬藤　连皮苓　炒白术　炒苡仁　旋覆花　姜皮

改方：服后反觉不舒，原方去白术，加炙桑皮。

三诊

遍体湿痍丛发，下部尤甚。肢面肿，呛咳痰无多。脉弦数右滑，舌红无苔。肺肾虽亏，而湿浊尚重之候。未宜滋补。

金苏子　大杏仁　大砂仁　薄橘红　炙桑皮　连皮苓　泽泻　甜葶苈　旋覆花　怀牛膝　桂枝木　冬瓜子皮（各）

四诊

呛咳气粗已平，肢面肿亦退，遍体湿痍丛发。脉细数，舌红。肺肾虽亏，而积湿尚重。未宜滋补，守原义再进。

大豆卷　怀牛膝　川贝母　薄橘红　炙桑皮　桂枝木　连皮苓　旋覆花　金苏子　大杏仁　生熟苡仁（各）　地肤子

五诊

肢面肿痛尤退，湿痍丛发，呛咳气粗，不得安枕。脉细数，舌红渐起苔。可见肺肾虽亏，积湿尚重耳。

旋覆花　法半夏　炒苡仁　川贝母　炙紫菀　金苏子　炙桑皮　连皮苓　炙冬花　大杏仁　生熟谷芽（各）　地肤子

六诊

经治来，肢面肿大退，水道亦利，咳亦减。气粗痰多，未能平卧。脉细数，舌红。积湿虽化，肺肾尚亏之候。

南沙参　怀牛膝　炙紫菀　大杏仁　连皮苓　炙桑皮　法半夏　炒苡仁　川贝母　金苏子　地肤子　枇杷叶

陈右（金沙）

年逾古稀，中阳本元已衰，气不化湿。始而足肿，继之腹胀，食少形瘦，二便尚通调。脉细数，舌红。虚多实少，着手诚难。

潞党参（姜汁炒）　大腹皮　青陈皮（各）　大白芍（桂枝炒）　炒枳壳　炒白术　连皮苓　炒谷芽　当归　怀牛膝　姜　红枣

蔡右

水肿，肢面肿，腹膨，水道不利。舌红口渴，呛咳痰黄。脉沉数，左部沉滑小数。水湿阻仄阳气之流行，症非轻候。

甜葶苈　大杏仁　金苏子　泽泻　桂枝木　桑白皮　大腹皮　猪茯苓（各）　木防己　旋覆花　姜衣　赤小豆

陈左

始而头痛，继之足肿面浮。项右结核，食入不畅，脘仄善噫。脉滑数，舌红中黄。湿热上干清道，最防犯肺加咳。

桑白皮　连皮苓　旋覆花　木防己　泽泻　大杏仁　炒苡仁　怀牛膝　白桔梗　姜衣

贺左

风水交乘太阴，肺气不利。肢面肿，呛咳气粗，肢末不和。脉沉数，舌红根黄。势属未透，喘满可虞。

甜葶苈　旋覆花　木防己　金苏子　大杏仁　桂枝木　炙桑皮　生苡仁　泽泻　连皮苓　姜衣

周右（常州）

病后湿积太阴已久。湿化为水，足肿

腹膨，上及头面。饮食如常，月事或先或后。脉缓滑，舌红。极难速效。

桑白皮　旋覆花　当归　炒苡仁　桂枝木　连皮苓　怀牛膝　大丹参　陈橘皮　泽泻　姜衣

君左（金沙）

先肿后胀，腹大有形。食入不畅，便泄，呛咳痰极多。脉沉细，舌光。业经数月，脾肺两伤，土不制水，须防暴喘。

炒茅术　大腹皮　炒苡仁　炙桑皮　连皮苓　桑白皮　泽泻　炒建曲　炙鸡金　大杏仁　姜衣

再诊

呛咳虽减，入夜尚甚，痰极多。腹胀有形，足肿便泄。脉沉细，舌光。屡发屡退，脾肺大伤，土不制水，仍防暴喘。

南沙参　大腹皮　陈橘皮　炒苡仁　桑白皮　炒白术　连皮苓　大杏仁　炙鸡金　桂枝木　姜衣　椒目

另：香砂六君丸、胃苓丸。

陈左

先肿后胀，腹大有形，状如抱瓮，食后尤甚，心烦少寐。切脉沉细而滑，舌苔腐白。积湿尚重，脾阳不运耳，单腹可虑。

炒茅白术（各）　青陈皮（各）　炒建曲　上川朴　泽泻　大腹皮　旋覆花　煨黑丑　炒枳壳　连皮苓　姜　香橼皮

王右（镇江）

疟后水鼓，腹大如抱瓮，从热胀治而胀减。屡经下夺，胀势更甚。食后坠痛，自利肛痛，溲少而数，或呛咳多痰。脉数少力，舌红无苔。阴土已伤，积湿积热未楚。日来四肢湿痍作痒不已，湿热势有外达之机。当顺其性而透化之。

南沙参　木防己　大腹皮　泽泻　川黄柏　炒白术　桂枝木　炒苡仁　炒建曲　连皮苓　炙鸡金　地肤子

洗方：五积散五钱，荆芥五钱，净蝉衣三钱，姜衣一钱五分，地肤子五钱，煎汁洗。

再诊

疟后水鼓延久，屡经下夺而退。顾起居不常，刻下又复胀大如鼓，水道不利。经行黄水，肢体发出湿痍作痒。脉小数，舌黄。余湿尚重，仍当分化。

川朴花　炒苡仁　炒白术　炒枳壳　黄柏皮　大腹皮　泽泻　连皮苓　大白芍　旋覆花　香橼皮　冬瓜子皮（各）

另五水饮：用河水、井水、雪水、梨汁、藕汁各一杯，和匀。

三诊

从热胀立法，月事亦行，腹膨步退。唯牙根又忽肿痛，脓出不畅，腮外结硬。阳明余热久结不化，延有多骨之虞。

南沙参　净赤芍　白蒺藜　炒苡仁　大贝母　川石斛　炒僵蚕　云神　白芷片　白桔梗　炒竹茹　活水芦根

贺童

水肿月余，或轻或重。咳痰作恶，动则气促，不得平卧，面浮肢肿，两腿尤甚，抚之木冷，溲少不渴。脉沉滑，右手小数，舌红根黄。水湿侵犯手足太阴，气不化湿，湿化为水也。久延非宜。

桑白皮　薄橘红　炒白术　旋覆花　猪茯苓（各）　粗桂枝木　汉防己　炒苡仁　大杏仁　泽泻　姜衣　赤小豆

二诊

水肿月余，两腿木冷。小水不利，短

少而赤。卧则咳逆气粗，痰多善噫，曾经痰中带血，胸膺及少腹俱胀，按之磊磊不平。舌紫不渴，脉滑数，左手沉滑。一派湿火见端，姑以越婢汤出入。

麻黄　粗桂枝木　熟石膏　连皮苓　方通草　大杏仁　炙甘草　桑白皮　泽泻　薄橘红　姜衣

三诊

前进越婢汤，得汗及腰，小水不通畅，上体肿势随退，未几复肿。溲后旋又不通，咳逆不得平卧。右脉滑数，左脉小。舌光紫。风水仍留肺部，风化热、湿化水之据，非寒湿也。久延非宜。

甜葶苈　大杏仁　连皮苓　正滑石　海金沙　桑白皮　桂枝木　泽泻　方通草　汉防己　怀牛膝　水芦根

改方：去桂枝木，加旋覆花。

周右

积湿阻中，荣卫不和。头痛脘痞，寒热不清，面浮足肿。脉沉细，舌黄边白。不宜增咳，先当化湿调荣。

当归　炒白术　桂枝木　连皮苓　上川朴　大丹参　怀牛膝　金香附　大川芎　新会皮　佩兰　姜　红枣

章左（宜兴）

向日好饮，积湿积热必重，加以脾虚其阳，肾虚其阴。阴不上承则舌红干槁，阳不下达湿随气陷则两足浮肿，上及胯间，越夜较退。脉沉滑，两尺濡细。命火亦衰，延有水湿泛滥之害。先当运脾化湿，再议补肾为事。

潞党参　云苓　炒苡仁　木防己（酒炒）泽泻　炒白术　巴戟天　香独活　怀牛膝　桂枝木　地肤子

另：金匮肾气丸、三妙丸。

程童

风水相搏于手足太阴，肢肿面浮，腹膨囊亮，呛咳痰难出，水道不利。脉沉滑，右手沉取则数，舌苔浮黄。延有喘逆之害。

葶苈子　连皮苓　炒苡仁　川通草　桑白皮　大腹皮　泽泻　桂枝木　正滑石　大杏仁　冬瓜子皮（各）姜皮

二诊

药后下利数次，水道未通，肢面及囊仍肿，两腿清冷。脉沉滑细数，舌苔浮黄。风水相搏，阳气不行，仍防喘逆。

大豆卷　连皮苓　桑白皮　大腹皮　川通草　葶苈子　桂枝木　泽泻　大杏仁　陈橘皮　姜衣　椒目

陈左

气不化湿，湿化为水。肢面浮肿，腹膨乳胀，不得平卧，卧则喘逆，食少善噫。舌红中黄中剥，脉数。荣土已亏，肝木本旺，加以向日好饮之患，最难着手。

南沙参　金苏子　法半夏　白蒺藜　大白芍（桂枝炒）旋覆花　大杏仁　桑白皮　连皮苓　陈橘皮　木蝴蝶　姜衣

孙左（常州）

腹大如鼓，按之痞硬如石者已平矣。幸无青筋暴露，食与不食如故。两腿酸麻，曾经发肿。脉弦滑鼓指，舌红中黄。肝家气火与痰湿搏结，泥其运机，非寒湿可比。

旋覆花　炒枳壳　青陈皮（各）连皮苓　霞天曲　大腹皮　刺蒺藜　大白芍（桂枝炒）怀牛膝　沉香曲　广木香　冬瓜子　香橼皮

华右（常州）

水肿由前年产后而起，屡愈屡发。今

春又复肢肿面浮，呛咳气粗，痰多白沫，胸次痞闷，入夜不得平卧，小溲不利。切脉沉滑细数，舌红苔浮。荣阴久亏，脾阳不运，水湿泛滥于中，肺气不利所致。当先去其湿，再益其虚。

甜葶苈　旋覆花　姜半夏　连皮苓　金苏子　桑白皮　桂枝木　大杏仁　大白芍　薄橘红　泽泻　姜衣

又：药后如气平已能平卧，原方去葶苈子，加南沙参、炒白术。药后如肿势不退，再服此方一二剂。

麻黄　大杏仁　姜半夏　木防己（酒炒）桂枝木　连皮苓　陈橘皮　五味子、淡干姜（合打）桑白皮　姜

徐左

脐之左右筋梗有形，翕翕跳动则气促上逆，饮食如常，业经已久。今春又增腹胀，食后尤甚。脉细滑濡数，舌红无苔。肾虚，厥气不和而来。极难速效。

当归身　怀牛膝　潼白蒺藜（各）小茴香　香独活　大白芍　云苓　宣木瓜　陈橘皮络（各）炒苡仁　炒白术　桑寄生　佛手

另：沉香顺气丸。

二诊

脐之左右筋梗及翕翕跳动已减，气从上逆亦折。唯少腹积胀如故，按之辘辘，水道不利。脉濡细数，舌红苔白。肝肾之气不和，积湿不化所致。

白归身　川楝子　云苓　怀牛膝　小茴香（盐水炒）大白芍（吴萸炒）潼白蒺藜（各）青陈皮（各）冬瓜子　泽泻　桑寄生　红枣

另：桂附八味丸。

戴右

始而寒热两作，不汗而解。继感风邪，呛咳脘闷，按之痛，遍体尤肿。脉弦数，舌红。风邪引动积湿，喘满可虞。

桑白皮　前胡　泽泻　桂枝木　旋覆花　大杏仁　连皮苓　木防己　炒苡仁　大腹皮　苏梗　姜衣

徐右（金沙）

去秋产后，荣土两亏，积湿化水流溢皮肤。两足木肿，按之清冷，渐及面部。脘痞腹胀，便结。脉沉细，舌赤如朱。最难着手，且防喘逆。

旋覆花　怀牛膝　汉防己（酒炒）桑白皮　桂枝木　大腹皮　连皮苓　陈橘皮　大杏仁　泽泻　炒苡仁　姜衣

二诊

大腑畅通，始而黄水，继之绿垢。上部之肿虽减，两腿仍清冷木肿，脘痞腹胀有形。舌略起苔，脉沉细。产后荣土久亏，积湿不化也。仍防喘逆。

炒白术　桂枝木　怀牛膝　汉防己　大白芍　上川朴　大腹皮　连皮苓　当归　青陈皮（各）泽泻　姜衣

另：胃苓丸、归芍六君丸。

林左

肾虚肺实，名为下虚上实。实者实其痰，虚者虚其气。气不胜痰，痰壅于中。脘闷痰多，肢面肿，阳事久缩。脉虚数，舌光。极难着手之候。

北沙参　大麦冬　生牡蛎　五味子　泽泻（盐水炒）怀牛膝　金苏子　青盐半夏　云苓　桑白皮

另：金匮肾气丸。

周左

时邪退后，脾阳不运，余湿未清。面浮足肿虽退，脘次又复不舒，胃呆厌食，漫热不清。脉虚数，舌苔黄腻满布。和中化湿为先。

上川朴　炒苡仁　连皮苓　陈橘皮　半夏曲　炒苍术　泽泻　炒谷芽　炒枳壳　正滑石　冬瓜子　姜

另：胃苓丸。

许右

始而遍体痛，继之肢肿兼之呛咳，痰难出。脉细滑数，舌红无苔。阴土不和，痰湿久结脾肺两经所致。久延防增喘。

南沙参　炒苡仁　汉防己　泽泻　旋覆花　连皮苓　陈橘皮　炒白术　怀牛膝　大腹皮　姜衣

王左（镇江）

去夏由食物不慎起见，肠胃壅塞，气机不利。猝然肢冷，腹痛多汗。既退后，余积未清，生湿生水，腹痛作胀，水声辘辘，气从上逆，梗阻有形。脉弦细，右手尤无力，舌红苔黄。脾肾之气已衰，虚实同巢，最难着手。

姜川连　细青皮　淡干姜　苏梗　大白芍（桂枝炒）　淡吴萸　旋覆花　台乌药　炒枳壳　青木香　大腹皮　川椒

再诊

昨从辛苦通降立法，今晨大腑畅通，腹痛之势遂减。唯仍水声辘辘，少腹梗阻有形，气易上逆，两足肿。脉沉弦细，左手仍无力，舌红苔黄。久延脾肾已衰，而肠腑湿浊积蕴不化。虚多实少，当剿抚兼施。

炒白术　大白芍（吴萸炒）　左金丸　旋覆花　炒红曲　炒枳壳　云苓　炙鸡金　泽泻　大腹皮　姜　川椒

另：三物备急丸。

三诊

进三物备急丸共十四粒，大腑虽屡通，而未得畅泄水浊。腹痛而胀满未折，食后尤甚。水声辘辘，小溲混黄。脉弦滑细数，舌根灰黄。两足肿，日形消瘦。种种合参，脾肾真阳虽衰，而肠腑积蕴湿浊未尽。虚多实少，着手殊难。

上川朴　枳实　云苓　青陈皮（各）　焦红曲　炒白术　大腹皮　泽泻　广木香　大白芍　沉香曲　干蟾皮

另：三物备急丸九粒，枳实消痞丸二钱，和匀，空心开水下。

刘左

肢面浮肿复发，下及茎囊。二便不利，呛咳气粗。脉滑数，舌红中黄。风湿热互结太阴，喘满可虞。

甜葶苈　桑白皮　赤猪苓（各）　大杏仁　桂枝木　汉防己　旋覆花　泽泻　大腹皮　陈皮　姜衣　椒目

另：控涎丹二钱，温开水下。

再诊

进控涎丹，得下水两次，肢面肿腹膨俱减，而茎囊尚肿，呛咳气粗。脉滑数，舌红中黄。风水尚重，仍防喘满。

炒白术　桑白皮　汉防己　猪茯苓（各）　大杏仁　桂枝木　大腹皮　泽泻　炒苡仁　川朴　陈橘皮　姜衣　椒目

王左

久咳多痰，比增肢面肿囊肿，腹胀有形，便结胃呆。脉虚数，舌红中黄。水湿泛滥也，图治诚难。

南沙参　炒苡仁　桂枝木　大杏仁　炒白术　大腹皮　怀牛膝　泽泻　陈橘皮　炙鸡金　冬瓜子皮（各）　椒目

改方：加旋覆花。

聂右

水肿已久，由四肢而入腹。腹胀有形，水道不利，喘逆气促。脉沉不应指，舌红无苔。肺脾两伤，中阳不运耳。势难着手。

熟附片　炒白术　连皮苓　泽泻　陈橘皮　上肉桂　怀牛膝　大白芍（沉香炒）　益智仁

另：水泛金匮肾气丸。

改方：因口渴，去益智仁、肾气丸，加川黄柏。

再改方：加巴戟天。

再诊

进金匮肾气加味连服数剂，水道已利，喘逆已平，腹胀亦减。唯两足更赤肿，起疱流脂。积湿已有泄化之机。

炒茅白术（各）　泽泻　大腹皮　陈橘皮　香独活　怀牛膝　连皮苓　巴戟天　炒苡仁　炙鸡金　地肤子　干姜衣

改方：去炒茅术，加酒炒防己、桂枝木。

周右（金沙）

脾有积湿，肝有郁热，气运失和。腹胀无形，辘辘有声，胸膺懊侬，食后尤甚。溲混而热，口干，经行色黑。舌红，脉弦细，沉分数。病经已久，极难速效。

左金丸　黑山栀　云苓　冬瓜子　大白芍　川楝子　旋覆花　金香附　炒枳壳　粉丹皮　刺蒺藜　陈香橼皮

再诊

腹胀无形，卧则按之痛。便结不爽，溲热而少。胸膺懊侬，内热吞酸，经行色黑。枝节诚繁，势无速效。

当归　旋覆花　白蒺藜　金香附　沉香曲　大白芍　冬瓜子　金铃子　川郁金　黑山栀　粉丹皮　金橘皮

殷左（镇江）

始而腰痛，继之腹之左右胀满，或作痛。便结，食后或吞酸。脉沉滑小数，舌心黄腻。业经数年，肝肾两亏，水湿久积脾络也。速效难求。

炒茅术　青陈皮（各）　煨木香　炒干姜　姜半夏　大白芍（吴萸炒）　云苓　炒枳壳　大砂仁　怀牛膝　姜

另：理中丸。

丁左（溧阳）

两足木肿，渐及膝盖，按之清冷不和，越夜亦不退。兼之呛咳痰难出，胸痞胃呆。脉沉滑少力，舌质光剥。脾气不足，气不化湿，湿从下注，久延防喘胀。

南沙参　怀牛膝　炒苡仁　连皮苓　大杏仁　炒白术　汉防己　泽泻　陈橘皮　姜衣

另：香砂六君丸、三妙丸，和匀。

孙左

猝然腹胀，形如抱瓮，按之痞硬，肌表微热。脉沉细，舌红中白。一派气胀见症，收效殊难。

旋覆花　沉香曲　青陈皮（各）　炒枳壳　刺蒺藜　台乌药　川郁金　连皮苓　广木香　香橼皮　败鼓皮[①]（煎代水）

① 败鼓皮：破鼓皮。

另：菩提丸九粒，开水送下。

姚左（奔牛）

从前咳嗽失血逢节必发者，业经九年。今春始而饮食递减，入夜两腿木肿，按之清冷不和。胸腹胀满，按之且痞。小溲短少，入夜或气逆，烦扰不得安枕。脉沉缓细滑，舌苔腐白。肺肾本亏，脾阳又为水湿所困。气不化湿，湿化为水。最防增喘。

上川朴　新会皮　大砂仁　南木香　泽泻　炒白术　怀牛膝　炒建曲　益智仁　连皮苓　桂枝木　姜

另：附子理中丸、三妙丸，和匀。

二诊

咯红止后，胸腹胀满尤平。两腿木肿如故，按之清冷，囊肿流脂，咳更甚，气粗不平，夜分无以着枕。脉缓滑转数，舌白转黄。水湿积饮盘踞中宫，上犯肺部也。姑宜宣肺化湿，分利水道。

葶苈子　泽泻　大杏仁　怀牛膝　桑白皮　炒苍术　连皮苓　旋覆花　桂枝木　橘红　汉防己　冬瓜子皮（各）

刘右（金沙）

足肿虽退，腹胀如故。经居年余不行，日来又增腹痛，自利不爽，脘痞厌食，渐作渴饮。舌白中红，脉沉迟转数。痰湿初化，肝胃未和，荣卫凝滞也。当再调畅。

左金丸　延胡索　旋覆花　粉丹皮　益母子　川楝子　五灵脂（醋炒）　大丹参　金香附　云苓　金橘皮　红枣

徐左（宜兴）

肢面肿数年，越夜则足肿退，而卧则肿甚。鼻涕壅仄，步履则气怯，劳则溲赤，饮食如常，胸无阻滞。切脉浮弦而数，两关滑，舌苔浮黄。此阴气两亏，肺气不利，积热积太阴，与湿水两肿，迥不相同。法当清肃肺气，佐以渗湿化热可也。恃温散解表，将来必将喘满。

北沙参　连皮苓　生熟苡仁（各）　青蛤壳　怀牛膝　炙桑皮　泽泻　川通草　旋覆花　橘红　地肤子

复诊

前年冬从湿热发肿例立法，肿势虽退，今又复肿。鼻涕多，劳则溲赤，口舌时常破碎，幸胃纳如常。脉浮弦，右手滑数，舌红唇赤。湿热久积太阴，拔根不易。仍防再增喘逆。

北沙参　汉防己　连皮苓　青蛤壳　炒苡仁　怀牛膝　桑白皮　泽泻　料豆衣　大麦冬　大杏仁　地肤子

胡童

小儿脾土不健，积湿内蕴。腹胀有形，食后尤甚，日形消瘦，面目萎黄。脉细数，舌红。虚中夹湿，延有单腹之害。

炒白术　炒建曲　青陈皮（各）　炒谷芽　炙鸡金　大腹皮　炒枳壳　冬瓜子皮（各）　炒苡仁　云苓　香橼皮

另：十九味资生丸。

再诊

腹胀已减，胃纳渐复。仍面黄形瘦，遍体蠕痒。脉细数右滑，舌红根黄。脾土不健，运行失常，兼有积湿之害。

孩儿参　炙鸡金　川石斛　云苓　大腹皮　炒白术　炒苡仁　炒建曲　炒枳壳　炒谷芽　青荷叶

马左

始而腹胀，继之肢面浮肿，渐及茎囊，面黄。舌红，脉细数。中土已伤，积湿不化，喘满可虞。

炒茅白术（各） 怀牛膝 巴戟肉 大腹皮 炒苡仁 桂枝木 连皮苓 新会皮 泽泻 上川朴 姜皮 赤小豆

另：附子理中丸、三妙丸，和匀。

储左（宜兴）

向日好饮，肠胃积湿必重。年事日高，脾运日乏。于是发生腹膨，青筋暴露，左腿肿，溲少，气促上逆，脘闷呛咳，痰难出，口渴。舌黄，脉沉数而滑。大有喘逆之虞。

南沙参 大杏仁 法半夏 冬瓜子皮（各） 大腹皮 金苏子 怀牛膝 川贝母 旋覆花 炙桑皮 云苓 炙鸡金

再诊

昨为宣肺运脾、分化湿浊，小水已通，脘闷亦减，腹胀亦软。而仍青筋暴露，左腿肿，善抽搐。脉细数而滑，舌红中黄。脾肾真阳已衰，肠腑酒湿积蕴而将化水之候。喘满可虞。

南沙参 泽泻 炙桑皮 云苓 炒苡仁 焦白术 大腹皮 大杏仁 陈皮 怀牛膝 炙鸡金 川朴 冬瓜子皮（各）

另：金匮肾气丸。

三诊

从虚中夹实立法，腹膨较软，仍青筋暴露，幸呛咳大减，脘间渐舒，入夜内热。脉弦细，舌红起纹。脾肾真阳已衰，肠腑酒湿化水为患。高年殊非所宜。

潞党参 炒茅白术（各） 上川朴 炙鸡金 炒枳壳 煨黑丑 大腹皮 云苓 泽泻 大杏仁 炒建曲 香橼皮

另：菩提丸。

孙右

秋间产后患痢，痢后增咳，继之肢肿腹膨，按之磊磊，不时攻痛，气粗痰多，难于平卧。脉沉迟不起，舌光无苔。脾肾真阳大衰，气不化湿，湿化为水。既贼脾又渍肺所致，极难着手。

南沙参 巴戟天 贡沉香 桑白皮 桂枝木 葶苈子 怀牛膝 当归 连皮苓 姜半夏 大白芍 姜皮 椒目

另：天真丹。

林左

肢面肿，下及茎囊与两腿，少腹胀，小水短少，傍晚心烦意热。舌红中黄，右脉滑数。湿热久结手足太阴，斯为阳水，当宣其上而利其下。

甜葶苈 连皮苓 生苡仁 大杏仁 金苏子 桑白皮 泽泻 川通草 大腹皮 瓜蒌皮 冬瓜子皮（各） 姜皮

再诊

从阳水立法，肢面肿虽减，而囊腿肿更甚，小水短少。脉滑数，舌心浮黄。一派热象，仿古人麻杏石甘汤，今姑师其意立法。

甜葶苈 连皮苓 生苡仁 旋覆花 汉防己 正滑石 桑白皮 川通草 粗桂枝 大杏仁 椒目 姜皮

三诊

开上利下，下部肿势虽减，而肢面尚肿，红瘰丛发，二便不利，食后脘腹尚胀。脉沉数，舌红中黄。一派湿从热化之象，仍从阳水立法。

生军（酒炒） 猪赤苓（各） 生苡仁 正滑石 泽泻 煨黑丑 川黄柏 大腹皮 上川朴 橘皮 干姜皮 拔水草[①]（煎代水）

吴左（盐城）

患痢疾未几即止，肠腑余浊未尽，脾肾之气不运。于是发生内胀，业经十年。必得大腑畅通，气鸣辘辘而胀退。夫腑以通为补，故腑通则胀减。脉沉滑，舌红。当运其中而通其下。

淡苁蓉　油当归　云苓　小茴香　枳壳　焦白术　南木香　沉香曲　炒苡仁　大白芍（吴萸炒）　冬瓜子

服三五剂，如大便欠通调，原方加郁李仁，通畅去之，再服。

二诊

前进运中通下，腑行颇爽。内胀虽减，继又发生便后带血，腑行又结，内胀复来，肠鸣辘辘。脉沉滑小数。病经十年，得于痢后，肠腑余浊未清，脾肾之运行不力也。虚实同巢，收效不易。

淡苁蓉　大砂仁　云苓　泽泻　大白芍（吴萸炒）　炒茅白术（各）　南木香　枳壳　陈皮　炙草　海参肠

再诊

经叶香岩润肾燥脾法，便后带血已止，腑行亦通。唯内胀未减，由脐上而下达少腹，或而作痛，肠鸣辘辘，食与不食与肿势并无增减。脉沉滑细数，舌红无苔。脾肾两亏，肠腑积热未尽之候。

潞党参　泽泻　云苓　淡苁蓉　陈皮　炒白术　南木香　大白芍　益智仁（盐水炒）　炒苡仁　煨姜　大枣

另：归芍六君丸、理中丸，和匀。

卞左（常州）

水肿屡发，甚则腹胀，遍体发出红块磊磊，或呛咳。脉小数，舌红。风湿热久结脾肺两经，阴分又薄，故难拔其根株。

桑白皮　泽泻　羌独活（各）　料豆衣　荆芥穗　怀牛膝　大腹皮　黄柏皮　炒苡仁　地肤子

赵左

风水交犯脾肺两经，遍体肿，腹膨囊亮，呛咳气粗。舌苔燥黄，脉沉细右伏。势有喘逆之虞。

甜葶苈　大杏仁　生苡仁　连皮苓　汉防己（酒炒）　桂枝木　泽泻　大腹皮　大豆卷　椒目　姜皮　桑白皮

再诊

呛咳气粗虽减，面浮虽退，而体及茎囊仍肿亮有形。脉不起。风水交犯手足太阴而来，仍防喘满。

甜葶苈　熟石膏　旋覆花　泽泻　大杏仁　桑白皮　桂枝木　大腹皮　汉防己（酒炒）　连皮苓　姜皮　椒目

支左（江阴）

向日好饮，肠腑本有积湿，湿化为水，自寻出路。下利黄垢如痢，并不里急。腹大有形，按之辘辘状如水鼓。脉沉滑，舌红中黄。阴土已伤，先当温运中阳，分化湿浊。

炒茅白术（各）　泽泻　炒枳壳　川厚朴　香橼皮　大腹皮　炒苡仁　煨黑丑　陈皮　枳实子

另：舟车丸。

和尚（宜兴）

水鼓有年。屡次放水而胀硬如故，按之如石，青筋暴露。两腿久痛，若发寒热

---

① 披水草：即陈蓑衣，有利水之效。

则赤肿。脉沉细，舌红。脾肾两亏，气不化湿，湿化为水也。极难着手。

潞党参　怀牛膝　炙鸡金　南木香　益智仁　炒白术　大腹皮　炒建曲　川朴　枳壳　姜　香橼皮

另：理中丸、三妙丸，和匀。

另：天真丹。

洪左

瘖后余热未清，补之太早，阻仄运行。于是脘闷腹胀，少腹尤甚，两足肿。脉沉滑，舌白。亟为温运中阳，分化湿浊。

上川朴　大腹皮　建曲　炒鸡金　青陈皮（各）　炒白术　大砂仁　泽泻　炒谷芽　炒枳壳　香橼皮

另：保和丸、平胃丸，和匀。

再诊

瘖本未透，加以补之太早，阻仄运机。脘闷腹胀，少腹尤甚，食后尤胀，足重作胀。日来又增呛咳不爽。肺部余邪有外达之机，当为开化分消。

桑白皮　枳壳　炙鸡金　焦麦芽　炒苡仁　泽泻　大杏仁　旋覆花　大腹皮　冬瓜子皮（各）

三诊

咳止。脘闷虽减，而腹胀更甚，大便复带浊如痢。脉沉细右滑，舌苔白腻。湿浊阻中，运行失职，非通化不可。

上川朴　海南子　炒茅术　云苓　泽泻　煨黑丑　建曲　正滑石　枳壳　酒子芩　香橼皮

另：木香槟榔丸。

四诊

进通化法，迭经下利黑垢不少，胸满因之大减，而舌苔更黄腻。可见肠胃湿浊未清，守原义减其制可也。

上川朴　枳壳　云苓　炒苡仁　炒茅白术（各）　煨黑丑　大腹皮　泽泻　南木香　炒建曲　姜　香橼皮

周左

湿痰久结于络，荣卫失和。两足木肿，不良于行，间或喘逆。脉沉滑，舌苔腐腻。极难速效之候。

当归　怀牛膝　川草乌（各）　陈皮　炒苡仁　炒白术　大砂仁　泽泻　桑白皮　冬瓜子

另：水泛金匮肾气丸。

再诊

日来脘中痞胀渐软，腹胀如故，便结不爽，溲短茎囊肿。加之久咳十余年，痰多难出。肺肾两亏，脾有积湿，湿化为水，泛滥于中。久延防肿满。

炒白术　江枳实　陈皮　法半夏　桑白皮　上川朴　连皮苓　杏仁　旋覆花　泽泻

另：炒苍术、皮硝、香附、陈皮。

上研粗末炒热，布包熨之。

王左（溧阳）

经治来，久咳大减，脘中痞硬及腹胀亦退，二便亦渐利。唯茎囊之肿更甚势，势将自溃流脂，两足肿，越夜则退。脉细滑，舌黄。水湿初化，脾运无权，肺肾又久亏。当再运中化湿。

炒白术　连皮苓　枳壳　汉防己（酒炒）　怀牛膝　炒苡仁　泽泻　桂枝木　陈皮　煨黑丑　姜皮　椒目

另：胃苓丸、三妙丸，和匀。

常左（和州）

去秋患水肿，或轻或重，及今不退，下及茎囊。腹胀脘闷，食入不畅，水道不利。脉沉迟右滑，舌白不荣。脾阳已衰，水湿泛滥于中。延防自利加重。

熟附片　泽泻　新会皮　大腹皮　桑白皮　桂枝木　连皮苓　炒苡仁　炒白术　怀牛膝　姜皮　椒目

复诊

进温理中阳、化分水湿，食入脘闷已减，腹胀如故，水道不利，肢面及茎囊仍浮肿。业经一年。脉沉迟细滑，舌白不荣。脾肾两亏，水湿泛滥于中，仍防增喘。

熟附片　怀牛膝　桑白皮　大腹皮　新会皮　炒茅白术（各）　连皮苓　泽泻　上川朴　桂枝木　姜皮　椒目

另：金匮肾气丸、附子理中丸，和匀。

再诊

迭进温中化湿、沟通水道，食入脘闷及腹胀俱减，面部及囊肿亦减退，唯肢肿如故，平卧则气粗，幸咳已止。脉沉迟细滑，舌白转荣。脾肾真阳久亏，气不化湿也。业经一年，难收速效。

熟附片　桂枝木　汉防已（酒炒）　桑白皮　焦白术　巴戟肉　怀牛膝　泽泻　川朴　连皮苓　姜皮　椒目

杨右（常州）

冒雨插秧，水气淫脾。猝然腹大如鼓，皮急有光，按之痛。二便如常，月事亦通。脉沉缓，舌白左畔红。症情出乎常轨之外，殊难逆料其后也。

炒茅术　泽泻　桑白皮　枳壳　怀牛膝　桂枝木　旋覆花　连皮苓　防已　大腹皮　姜皮　香橼皮

另：菩提丸。

谢右

腹胀有年余，少腹尤痞硬，便结不爽。比增患疟三作而止，未得汗。脉沉细，舌红中黄。伏邪未罢，延非所宜。

上川朴　枳壳　建曲　青陈皮（各）　海南子　柴胡　正滑石　大杏仁　炙鸡金　云苓　姜　香橼皮

杨左

日来大腑迭通，项臂麻木、少腹胀满者渐退，小水渐利。唯腰膂尚掣紧不舒。舌苔白腻转黄，脉尚沉小。积湿初化，气运未和。当再运中化浊。

炒茅白术（各）　泽泻　川杜仲　猪茯苓（各）　姜半夏　上川朴　炒苡仁　新会皮　怀牛膝　香独活　炒谷芽　姜

刘左

以浊攻浊，下利浊水颇多，腹之胀满遂大减，脐突筋露亦退。脉沉细，舌红。湿水初化，脾阳不运耳。

炒白术　青陈皮（各）　泽泻　大砂仁　大腹皮　上川朴　建曲　炙鸡金　煨黑丑　枳壳　连皮苓　香橼皮

高左

向日好饮，肠胃湿热化水渍于肺。肺气不利故肢面肿，腹膨，囊肿阳缩，两足红斑成片。日来又增口歪肢搐，神智或不清，自利不爽。舌苔砂黄，脉细数而滑。湿从热化，引动风阳。症属险要，拟方以尽人力而已。

甜葶苈　泽泻　桑白皮　正滑石　生苡仁　桂枝木　防已　旋覆花　猪茯苓（各）　青蛤壳　赤小豆　姜皮

改方：加大腹皮。

程右

进菩提丸，大腑畅通，杂有痰浊白沫不少，腹之胀硬已去其八，胃纳亦如常。

左脉沉数亦起。唯经居未行，已逾十月。可见湿热虽化，冲带二脉尚乏流行之力。以原方加入调荣为事。

当归　延胡索　川郁金　生香附　怀牛膝　大丹参　白芥子　青陈皮（各）　云苓　旋覆花　马鞭草　藏红花

胡左

疟止太早，余邪湿浊未清，致成单腹。青筋暴露，皮色急亮。脉沉细，舌红。业经两月有余，阴土已伤，湿浊尚重之候。虚实夹杂，延非所宜。

川朴　青陈皮（各）　枳壳　姜半夏　炙鸡金　炒茅白术（各）　建曲　煨黑丑　大腹皮　连皮苓　姜　香橼皮

另：控涎丹。

马左（常州）

从虚胀立法，少腹久胀大减，便结未润。脉细数，舌红。当从肾虚肝旺例立方。

淡苁蓉　川楝子　大白芍　大熟地　丹皮　怀牛膝　青木香　泽泻　小茴香（盐水炒）　潼白蒺藜（各）　云苓　当归

上味研末，蜜水法丸。

徐左

日来两腿及囊肿势虽退，而喘又忽来。不时气逆暴喘，肢冷多汗，未几即退。脉沉细而滑，舌光无苔。一派虚象，暴脱可虞，亟为降摄。

北沙参　怀牛膝　云苓　陈皮　五味子　贡沉香　补骨脂　姜半夏　黑苏子　煅牡蛎　水泛金匮肾气丸

另：黑锡丹。

卢左

水肿已久，下部尤甚，两腿且赤亮，按之清冷。气逆作喘，不得平卧，渴不喜饮，二便尚通行，少腹水根作硬。右脉滑数，左手沉滑，舌苔黄腻。一派湿化为水，上侵肺部之象，断为阳水。症殊不轻，仿越婢汤立法。

麻黄　汉防己　炒苡仁　大杏仁　连皮苓　桂枝木　熟石膏　桑白皮　泽泻　橘红　赤小豆　姜皮

另：河水一碗，井水一碗，雪水半碗，芦根八分，生姜三片，煎两茶杯，分两次服之。

再诊

从阳水立法，用越婢加味，仍不得平卧，仰后则喘逆气上，呼吸不平。二便短少且秽，两腿木肿色红，按之清冷，少腹仍有水根。右脉数，左脉滑。一派水液浑浊溢于肌表之象。

清水豆卷　汉防己（酒炒）　猪茯苓（各）　粗桂枝木　独活　桑白皮　怀牛膝　生苡仁　泽泻　赤小豆　姜皮

改方：加焦白术。

顾左（江西）

秋间寒热起见，误服补品。气不化湿，脾阳不运，以致腹大如鼓，脐突筋露，腰痛背冷，四肢清冷不和，肠鸣辘辘。脉沉迟，舌苔黄腻。单腹已成，极难着手。亟为温理。

炒茅白术（各）　上川朴　大腹皮　枳壳　建曲　煨黑丑　川桂枝　云苓　青陈皮（各）　泽泻　姜　香橼皮

另：控涎丹二钱，先服一钱五分，再服五分，开水下。

再诊

昨进控涎丹，得下数次黑水，杂痰浊无多。腹大如鼓渐软，背部恶寒亦退，而仍腹鸣辘辘。脉沉迟较起，舌苔黄腻亦化。水湿初化，脾土未运。久延仍非所宜。

潞党参（姜水炒） 建曲 枳壳 煨黑丑 炙鸡金 炒白术 青陈皮（各） 泽泻 大腹皮 姜 香橼皮

虞左

温邪初退，食物不慎，或热或退，汗不畅，肢面浮肿，腹胀有形，呛咳痰难出，幸二便尚通调。脉浮弦而数，舌苔浮黄。湿邪由脾犯肺，喘逆可虞。

大豆卷 连皮苓 大杏仁 正滑石 焦六曲 桑白皮 桂枝木 泽泻 大腹皮 生苡仁 上川朴 枳壳 姜

再诊

温邪退后，肢面浮肿，腹胀有形，午后潮热，呛咳痰难出，溲痛或带血块。右脉沉弦鼓指，舌苔浮黄。湿邪化热伤阴，激动营血也。仍防喘满。

桑白皮 正滑石 地骨皮 大腹皮 大杏仁 连皮苓 泽泻 粉丹皮 炒苡仁 川通草 白茅花（炒黑） 藕

三诊

日来呛咳溲痛及带血块俱退，肢面肿亦减，午前潮热亦折，唯腹大如故，食后作胀。右脉尚数，舌黄转白。火象尤清，积湿不化，脾气不和。尚宜慎重。

桑白皮 上川朴 泽泻 正滑石 连皮苓 大腹皮 汉防己 炒苡仁 地骨皮 大杏仁 炙鸡金 姜皮

黄左（仪征）

始而腹肿胀满，按之痞硬，继之两腿木肿，呛咳多痰。脉沉滑，舌苔白腻。湿浊由脾入肺，久延防水泛高原而增喘。

炒茅白术（各） 桑白皮 大腹皮 香独活 汉防己 怀牛膝 连皮苓 桂枝木 陈皮 地肤子 姜皮

另：三妙丸。

又：披水草二两，姜皮一钱，独活五钱，煎汁洗。

程右

经居九月，少腹膨胀有形，状如怀子，而腹部一经未动。脉沉涩不流利，似非胎脉。况昔肥今瘦，而又哮喘许久不发，其痰浊流入下焦，阻冲脉之流行所致。

当归 乌贼骨 生香附 云苓 刺蒺藜 大丹参 白芥子 怀牛膝 姜半夏 旋覆花 马鞭草

朱左

秋间寒热两月，退而少汗，湿邪内陷手足太阴，发生腹胀有形，按之痞硬，两足肿，二便不利，比增呛咳多痰。舌红口渴，脉沉数。阴土已伤，脾胃之运行通调俱失其职，最难着手。

上川朴 大腹皮 海南子 大杏仁 炙鸡金 炒枳壳 炒白术 青陈皮（各） 炒苡仁 连皮苓 冬瓜子皮（各） 香橼皮

另：控涎丹。

韩左

水湿积于脾肺两经，脾运固无权，肺之通调复失职，水道不利。囊肿阳缩，肢面肿，腹胀有形，食后作胀。脉沉迟，左手尤不起，舌红根腻。口渴喜饮，肾之阴气渐衰。亟为通阳利水。

熟附片 汉防己（酒炒） 猪茯苓（各） 生熟苡仁（各） 陈皮 桂枝木 桑白皮 泽泻 大杏仁 炒白术 怀牛膝 椒目 净车前

再诊

通阳利水，水道已通，囊肿腹胀渐退，肢面肿未消，阳缩便结，口渴喜饮。右脉渐起，舌根尚腻。气不化湿，湿化为水也。守原义更进一步。

熟附片　汉防己　新会皮　泽泻　桂枝木　炒茅白术（各）　桑白皮　猪茯苓（各）　枳壳　怀牛膝　椒目

胡左

肾虚于下，肺实于上。呛咳多痰，动则喘逆。肢面肿，二便无多，胃呆食减。脉虚数而滑，舌右腻黄无华。先当开其上，温其中，而分化其下。

金苏子　炙桑皮　怀牛膝　炒苡仁　炒白术　厚朴花　陈皮　南沙参　大杏仁　泽泻　连皮苓　焦谷芽　姜

韩左

迭进通阳化湿，水道已通，便结未利，肢面肿尤减，食后尚胀，夜分吞酸，酢心口渴，间或恶寒。舌根黄腻，右脉已起。中阳初运，水湿未清，姑为温理。

熟附片　旋覆花　姜半夏　怀牛膝　桑白皮　桂枝木　干姜　陈皮　连皮苓　泽泻　炒茅白术（各）　姜皮　椒目

另：水泛金匮肾气丸。

拟方：据述肿虽退而又增咳，痰中又带血迹，口渴少寐。阳气渐和，水湿自利，肺气转燥，通调失职。暂当肃肺上焦，分渗湿热下焦，仿猪苓汤用意。

南沙参　猪茯苓（各）　炒白术　大腹皮　炒谷芽　桑白皮　泽泻　阿胶珠　新会皮　炒苡仁　旋覆花　冬瓜子皮（各）

王右（无锡）

始而患疟，继之产后便血。血止，腹胀有形，肢面浮肿，两腿木硬如石。卧则气逆痰鸣，不得安枕。脉沉滑，舌红无苔。荣土已伤，气不化湿，湿化为水。延有溃肺增喘之虞。

甜葶苈　旋覆花　薄橘红　汉防己（酒炒）　当归　桑白皮　桂枝木　连皮苓　羌独活（各）　炒白术　大杏仁　姜皮

另：披水草、麻黄、羌独活（各）、姜皮，煎汁洗。

孙右（金沙）

去冬产后恶露无多，血凝气滞。腹大结痞，胀大如鼓。肢面肿，脘闷呕恶，寒热多汗，咳不爽，痰难出。脉细数，舌红。荣土已亏，极难速效。

当归　大丹参　上肉桂　金香附（醋炒）　桑白皮　大白芍（吴萸炒）　炮姜　炙没药　连皮苓　旋覆花　佛手

另：香附三两，研末炒热，布包熨痛处。

蒋左

呛咳咯血愈后而又复发，少腹内胀，甚则紧掣如束带，然便结，或吐沫，日来夜分小有寒热。脉细数，舌红。非外邪也，通调为先。

当归　旋覆花　干薤白　台乌药　大白芍　怀牛膝　青陈皮（各）　云苓　小茴香　冬瓜子　五香丸（开水先下）

吴左（蚌埠）

久处海滨，伏案工作，脾阳为湿所困。肢面久肿，或愈或发。腹胀有形，食与不食如故，卧则呛咳多痰。脉沉滑，舌苔腐腻。水湿由脾而渐肺也，久延防增喘。

炒茅白术（各）　炒苡仁　桑白皮　泽泻　新会皮　桂枝木　大杏仁　连皮苓　怀

牛膝　香独活　旋覆花　姜皮

另：理中丸、三妙丸，和匀，常服。

孔右（镇江）

经居月余，腹胀且大，状如怀子，势将临盆之状态。食后尤胀，日形消瘦，呕恶心烦，间或呛咳。脉沉细，左关弦。肝气横逆于中，胃失降和也。

当归　旋覆花　大杏仁　大腹皮　苏梗　大丹参　川郁金　白蒺藜　青陈皮（各）　冬瓜子皮（各）　佛手花

蒋左（常州）

去秋始发白痧，继之咽痒，气逆作恶。既退后，又发水肿。经西医放水甚多，肿胀虽退，未几复发，便溏囊肿。脉细数，舌黄。脾肾两亏，气不化湿，湿化为水之候。

南沙参　连皮苓　桂枝木　旋覆花　陈皮　炒白术　泽泻　桑白皮　炒苡仁　大腹皮　汉防己（酒炒）　冬瓜子皮（各）　车轮土[①]（煎代水）

蒋右

夜分寒热已退，脘腹尚胀满，紧绑如束带。便结不爽，或带水沫，曾经呛咳失红。脉沉细，舌红。病在内脏，速效难图。

炒白术　青陈皮（各）　上桂心　云苓　郁李仁　枳壳　姜半夏　旋覆花　大白芍（吴萸炒）　泽泻　五香丸　姜

尹左（奔牛）

风水相搏，致发水肿，由下而上，茎囊肿亮，曾流脂。腹胀有形，呛咳不爽，痰鸣有声。脉沉滑，重取小数。舌苔糙黄。风水犯肺，渐从热化可知。斯为阳水，宜其上而利其下。

甜葶苈　连皮苓　旋覆花　大腹皮　泽泻　桑白皮　大杏仁　桂枝木　薄橘红　汉防己（酒炒）　炒苡仁　赤小豆　椒目

唐左（常州）

经治后，腹胀虽退，而两腿木肿未消，足肚且木硬，业经四月有余，小溲混赤。左脉弦滑，舌略起苔。湿从热化，非寒湿可比。拟防己独活汤加味主之。

木防己（酒炒）　连皮苓　泽泻　炒茅白术（各）　怀川膝（各）　香独活　黄柏　白茄根　地肤子　炒苡仁　桂枝木　桑皮　赤小豆

朱右

去春先肿后胀，或轻或重，延绵无已。迨及今秋，则少腹更形胀满，按之且痞硬，食与不食如故。脉细而滑，舌苔浮黄。脾有积湿，肝气横逆，系少腹乃厥阴所隶也。势无速效可图。

当归　青陈皮（各）　台乌药　云苓　川楝子　大白芍（吴萸炒）　沉香曲　厚朴花　大腹皮　青木香　炒白术（枳实炒）　香橼皮

另：沉香顺气丸。

夏左（扬州）

少腹乃厥少二阴所隶之地，肾虚肝旺。少腹久胀有形，青筋暴露，左畔结痞，食后尤甚。脉弦细右数，舌红根腻。湿也有之，与脾虚作胀不同，最难速效。

焦白术　川楝子　青木香　云苓　怀牛

---

① 车轮土：旧时江南农村用的独木轮推车，久之则木轮纹上有压得很坚实的土，将土取之煎以代水。仿伏龙肝之意。

膝　大白芍（吴萸炒）　泽泻　小茴香　沉香曲　青陈皮（各）　潼白蒺藜（各）　冬瓜子　香橼皮

另：归芍六君丸、理中丸，和匀。

沈童

小儿湿疮内隐，肢面发肿，囊亮便结，水道不利，表热少汗。脉浮弦，舌苔黄。风湿相搏，最防增喘。

大豆卷　连皮苓　正滑石　川朴　泽泻　桂枝木　大腹皮　羌独活（各）　桑白皮　姜皮　椒目

另：舟车丸。

胡左

病后少腹胀满有形，食后尤甚，且腹鸣辘辘，顷即自利，或呛咳。脉沉细，舌红无苔。脾肾两亏，积湿不化也。最难速效。

潞党参　上桂心　大腹皮　连皮苓　泽泻　炒茅白术（各）　怀牛膝　青陈皮（各）　炒苡仁　熟附片　煨姜　红枣

另：附子理中丸。

承左（常州）

少腹胀满有形，按之痞硬，食与不食如故。大便秘结，头目眩痛。脉沉数左急，舌苔腐黄。肝肾之气不和，湿浊久羁肠腑，业经三月，与单腹不同。

当归　怀牛膝　大白芍（吴萸炒）　淡苁蓉　云苓　小茴香　郁李仁　潼白蒺藜（各）　泽泻　青陈皮（各）　川楝子　海参肠

另：桂附八味丸。

吕童（郎溪）

春间两足跟先肿，继及遍身痛，止则咳嗽，痰多带血，喘逆有声，不得平卧。腹胀有形，肢面浮肿，下部尤甚，两腿冰冷，小水点滴，色红且少，大便不畅。两脉虚滑小数，舌红无苔。脾虚肺实，湿化为水，久蕴于中。治节固无权，通调复失职也。着手不易。

甜葶苈　大杏仁　薄橘红　法半夏　焦白术　桑白皮　连皮苓　金苏子　桂枝木　泽泻　姜皮

再诊

昨为开肺利下，咳减肢面肿较退，腑通未爽，水道未利，喘逆懊侬，不得平卧，腹膨。舌苔起黄，脉沉虚滑，右手小数。积湿困脾，由脾犯肺，业经已久。脾虚肺实，仍在畏途，当再分渗开化。

甜葶苈　薄橘红　金苏子　云白术　大杏仁　桑白皮　旋覆花　桂枝木　泽泻　法半夏　连皮苓　姜皮

丁右

水胀已久，腹大有形，或攻痛，呕吐痰水，不能进谷，二便不利。脉沉细，舌绛如朱。血虚气滞，湿化为水也。最难着手。

南沙参　大白芍　炙乌梅　青陈皮（各）　泽泻　旋覆花　左金丸　川郁金　连皮苓　刺蒺藜　贡沉香　香橼皮

再诊

水胀腹大有形已久，日来呕吐虽止，便结虽通，而水道不利，两腿及前阴木肿。脉细数，舌绛。阴土两伤，气不化湿，湿化为水也。极难着手。

南沙参　怀牛膝　大白芍　川郁金　泽泻　冬葵子　旋覆花　连皮苓　瞿麦　大腹皮　路路通

王右（镇江）

血虚气滞，肝脾不和。腹胀三年而外无形，斯为内胀，食与不食如故。气逆善噫，腹胀肢麻。脉小数，舌红中剥。虚象显然，非实胀可比。

当归　白蒺藜　南木香　枳壳　嫩苏梗　大白芍（桂枝炒）　旋覆花　焦白术　绿萼梅　连皮苓　冬瓜子　佛手花

另：归芍六君丸、沉香顺气丸。

姜左

症由两腿先肿，继上及少腹而至肢面。水道不利，咳逆多痰，脘仄厌食，气粗有声。切脉沉滑而细，左脉尤小。舌红苔黄。脾肾真阳已衰，气不化湿，湿化为水，上壅于肺也。亟为运中渗下，沟通水道为要。

焦白术　怀牛膝　巴戟肉　黑苏子　炒苡仁　桂枝木　连皮苓　橘皮　补骨脂　泽泻　椒目

另：天真丹。

徐左

痢后少腹胀满已减，水道亦利，肢面肿亦见退。脉沉细，舌红起纹。阴土两伤，余湿未尽之候。

炒茅白术（各）　上川朴　建曲　炙鸡金　牛膝　连皮苓　大腹皮　枳壳　青木香　香橼皮　冬瓜子

另：天真丹。

二诊

经治后，胸脘胀势虽退，而少腹又复胀满，按之且痞硬，腑通不爽。脉沉细无力，舌红无苔。脾肾真阳已衰，气不化湿，湿将化水也，故腹鸣辘辘。

熟附片　怀牛膝　泽泻　潞党参　大腹皮　炒茅白术（各）　上桂心　云苓　黑丑　建曲　姜　香橼皮

另：菩提丸。

张左（常州）

痢后少腹胀满虽日软，而食后尚甚。入夜自觉气喘下陷，则少腹梗胀。足跗肿，向有眩晕宿患。舌苔腐黑满腻多年，脉濡细而滑。脾肾真阳已衰，运行不力，气不化湿见端，非实胀可比。

潞党参　霞天曲　小茴香（盐水炒）　泽泻　怀牛膝　焦白术　云苓　大白芍（吴萸炒）　胡芦巴　木香　青陈皮（各）　煨姜　红枣

另：补中益气丸。

二诊

从痢后脾肾真阳已衰，湿随气陷，尚合病机。夜分气从下陷则少腹尚胀，食入渐畅。舌苔尚腐黑满布，脉濡细而滑。气虚夹湿可知。前方既能安受，当率旧章进步。

潞党参　炙黄芪　小茴香（盐水炒）　霞天曲　青陈皮（各）　炒白术　大白芍（吴萸炒）　胡芦巴　炙草　怀牛膝　煨姜　红枣

张右

肢面浮肿，腹胀有形，呛咳喘促，痰鸣气逆不得平卧。脉虚数而滑，舌光无苔。高年脾肾真阳已衰，气不化湿，湿化为水也。症属险要，勿泛视之。

熟附片　桂枝木　桑白皮　怀牛膝　姜半夏　连皮苓　旋覆花　薄橘红　大腹皮　大杏仁　姜皮

周左（山东）

湿困于中，脾阳不运。胸腹胀满作痛，食入则自利。脉沉细而滑，舌苔腐白而腻。

延有肿满之害。

炒茅白术（各） 川厚朴 益智仁 炒建曲 大白芍（吴萸炒） 炒苡仁 云苓 泽泻 大砂仁 炒枳壳 煨木香 香橼皮 姜

另：胃苓丸、理中丸。

万左（宜兴）

去春传染天花，误食花茄，毒结肠腑。腹左痞硬有形，小溲热数，食少神疲，年余未能恢复。脉虚数，舌红。阴土已伤，当调中化积。

南沙参 炒枳壳 正滑石 泽泻 青陈皮（各） 川石斛 大腹皮 焦白术 炒建曲 炙鸡金 冬瓜子皮（各）

另：枳实消痞丸。

张右（扬州）

产后血虚气滞，脾家积湿不清，于是腹膨有形，清晨食后尤甚。两足肿，胸次或懊侬，头目眩痛。月事如常，唯行时气坠，站立无自由。舌红苔白，切脉沉细而滑。当从理气化湿入手。

当归 大腹皮 广木香 大白芍（桂枝炒） 连皮苓 怀牛膝 旋覆花 白蒺藜 青陈皮（各） 焦白术 香橼皮 红枣

另：沉香顺气丸。

陈左（常州）

日来咳痰虽减，而两足肿更甚，渐及腿股，且胀而怕冷。大便仍约，小便仍少。口渴舌黄，脉虚数而滑。高年向日好饮，积湿化热，与脾肾阳虚不同。势无速效，久延非宜。

北沙参 怀牛膝 陈橘白 桂枝木 川黄柏（酒炒） 汉防己（酒炒） 连皮苓 大杏仁 青蛤壳 泽泻 炒苡仁 冬瓜子

赵左（镇江）

鼻流秽涕二十年。去冬食入即吐，状如反胃。今春又增肢面浮肿，下及茎囊，屡次下夺而肿不退，且腹胀有形，不时吐食。脉沉细而滑，舌光无苔。中阳已衰，脾胃之运行失职，水湿泛滥于中也。喘逆可虞。

熟附片 怀牛膝 姜半夏 大腹皮 陈橘皮 炒茅白术（各） 连皮苓 旋覆花 泽泻 大砂仁 姜 椒目

二诊

温脾肾之真阳、分化水湿，腹胀渐软，上体肿势亦减，而腿及囊更肿，易于吐食。右脉渐起，左手仍沉细，舌略起苔。水湿初化，脾肾真阳尚未鼓动可知。守原义更进一步。

熟附片 益智仁 桂枝木 潞党参 怀牛膝 炒茅白术（各） 巴戟肉 连皮苓 炒苡仁 泽泻 陈橘白 姜 椒目

三诊

两进温脾肾之真阳，分化久积之水湿，肢面肿势大退，囊肿腹胀亦减。唯小腿尚木肿，食入即吐，完谷不化。脉已起，左脉沉滑，舌之光剥转起黄苔。水湿初化，脾肾真阳未复，胃之和降无权，故肠澼水泄也。当再温中降浊。

炒茅白术（各） 益智仁 代赭石 陈橘皮 公丁香 姜半夏 连皮苓 旋覆花 泽泻 淡干姜 椒目 灶土（煎代水）

四诊

经治来，肢面及囊之肿势大减，腹胀亦折，食入随吐亦尤少。间吐黄水，神疲气怯，肢末时搐搦，又复作呃。两脉作数，舌起黄苔。渐作口渴，水泄已止，余湿皆从热化，唯久病脾肾大亏，不宜多生枝节。姑为和中化浊立法。

南沙参　旋覆花　姜半夏　陈橘白　大白芍（吴萸炒）　左金丸（入煎）　炙乌梅　云苓神（各）　泽泻　姜竹茹　姜汁

吴右

产后始而肢面浮肿，继之自利，利止小水不行，胸腹胀满，状如怀子。脉沉滑，舌苔腐白。荣土两伤，积湿尚重也。宜防喘咳。

炒茅白术（各）　泽泻　炒枳壳　金香附　当归　连皮苓　大腹皮　桂枝木　炒苡仁　炒建曲　姜皮　香橼皮

朱左（扬中）

童年便血后，脾土未充。肚腹膨胀有形，面黄内热。脉细数，舌红无苔。虚实夹杂，速效难求。

南沙参　法半夏　炙鸡金　炒枳实　大白芍（吴萸炒）　焦白术　青陈皮（各）　旋覆花　云苓　大腹皮　香橼皮

另：枳实消痞丸。

周右

左腿木肿三年，发自红赤起疱。寒热迭作，呕吐食物酸水，月事不调。脉沉细，舌红。极难速效。

当归　川桂枝　京赤芍　大豆卷　炒苡仁　炒茅术　香独活　姜半夏　怀牛膝　粉丹皮　桑枝

另：三妙丸。

林右

肝脾气运不和，肠胃之通降失职。腹胀有形，食后尤甚。脘闷心悬，二便不利。脉沉迟不起，舌红无苔。非实胀可比，调畅为先。

上川朴　沉香曲　青陈皮（各）　连皮苓　旋覆花　炒茅术　大白芍　金香附　炒枳壳　川郁金　冬瓜子　香橼皮

杨左

始而肢面浮肿，继之囊肿腹胀，食后尤甚。脉沉细，舌红。脾阳不运，水湿阻中之候。延防加喘。

焦白术　怀牛膝　木防己　泽泻　川厚朴　大腹皮　连皮苓　桑白皮　桂枝木　陈橘皮　炙鸡金　姜皮

束右（金沙）

肿胀十月，或轻或重。腹胀有形，四肢及囊悉肿，或呛咳。脉沉滑，舌黄。脾肺已伤，水湿不化，延防增喘。

桑白皮　大腹皮　炒苡仁　连皮苓　焦白术　桂枝木　大杏仁　陈橘皮　泽泻　姜皮　椒目

另：胃苓丸。

江右

两足肿已久，日来肿及上部。面浮呛咳，痰多白沫，胸腹胀满有形，水道不利。脉滑不起，舌红根黄。此积湿未清，又感风邪所致，最防喘逆。

甜葶苈　大豆卷　猪茯苓（各）　方通草　桂枝木　桑白皮　大腹皮　炒苡仁　泽泻　冬瓜子皮（各）　姜皮

二诊

上部浮肿尤退，腹胸尚胀满，呛咳痰多白沫，二便不利。脉渐起，舌红根黄。风水交乘脾肺，分化无权，仍防喘逆。

甜葶苈　大腹皮　木防己　炒苡仁　桑白皮　桂枝木　大杏仁　连皮苓　陈橘皮　旋覆花　冬瓜子皮（各）　姜皮

余左

向日好饮，积湿阻中，半化为水，半化为痰。肢面久肿，刺之流水，呛咳气粗，痰极多，沉迷善卧。脉沉滑左细，舌苔滑白。脾肾真阳已为水湿所困，喘满可虞。

炒茅白术（各） 连皮苓 陈橘皮 泽泻 炒苡仁 桂枝木 桑白皮 怀牛膝 姜半夏 大杏仁 熟附片 姜皮 椒目

二诊

日来肢面肿势俱退，咳亦折，水泄痰浊亦转粪色，气怯亦振。脉转细数，舌白转红。积湿大化，脾肾之气大亏，不宜再增枝节。

潞党参 益智仁（盐水炒） 炙黄芪 陈橘皮 大砂仁 炒茅白术（各） 炙甘草 连皮苓 炒苡仁 怀牛膝 煨姜 红枣

再诊

诸多枝节甫退，而又增呛咳气粗，肢面复肿。脉之虚数又转沉细，舌红复起白苔。肺肾之阳又复不运，久延仍非所宜。

熟附片 连皮苓 怀牛膝 焦白术 陈橘皮 炙黄芪 泽泻 五味子 桂枝木 桑白皮 姜 红枣

冷右

游火发而未透，肢面浮肿，下部尤甚，腹胀有形，水道不利。脉沉细，舌红。风湿相搏，喘逆可虞。

大豆卷 桂枝木 大杏仁 大腹皮 正滑石 桑白皮 羌独活（各） 方通草 连皮苓 炒枳壳 地肤子 姜皮

张左（镇江）

日来水泄已止，胸腹胀满亦步退，唯脘下尚痞硬，按之磊磊或作痛，食后善噫。脉沉细渐起，舌质光剥转红。属在呕血便血后，脾运渐运，积瘀积湿交搏未除。仍以温运中阳，分化积蕴为事。

潞党参 青陈皮（各） 云苓 归须（酒炒） 广木香 焦白术 霞天曲 益智仁（盐水炒） 旋覆花 炒枳实 煅瓦楞 姜 红枣

再诊

诸多枝节俱退，胸次结痞未消。再以丸剂，培其中阳，化其余积。

潞党参 青陈皮（各） 霞天曲 大白芍 广木香 焦白术 炒枳壳 当归 白蒺藜 云苓 大砂仁 益智仁（盐水炒） 炙甘草

上为末，煨姜、红枣，煎汤法丸。

复诊

胸腹胀满已退，积痞未消，属在呕血便血后[①]。当运脾健中，分化余浊。

潞党参 当归 老苏梗 炒枳实 川郁金 焦白术 青陈皮（各） 冬瓜子 广木香 赤苓 刺蒺藜 炙甘草 大砂仁

上为末，加焦建曲、红枣，煎汤糊丸。

又诊

呕血便血后，脘中结痞、胸腹胀满者俱退。仍当攻补兼施，消磨余痞可也。

潞党参 荆三棱 炒枳实 川楝子（醋炒） 延胡索 焦白术 蓬莪术 青陈皮（各） 云苓 川郁金 生香附 刺蒺藜 当归

① 胸腹胀满……便血后：胸腹胀满、积痞等症皆是在呕血便血以后。提示疾病的连续性。

上为末，加焦建曲、红枣，煎汤糊丸。

许右（镇江）

腹胀有年，或大或小。四末或肿或麻，头眩气怯，每于经行时尤甚。便结少寐。枝节多端。脉弦细右数，舌苔浮黄。血虚气滞，肝阳无制也。

大生地　生石决　白蒺藜　郁李仁　大白芍　当归　云神　旋覆花　柏子仁　大丹参　天仙藤　红枣

潘童

小儿疟痢后，脾阳大伤，湿化为水。肢面肿，腹胀有形，茎囊肿亮，自利溲短。脉虚数，舌白。亟为培土运中，分化湿浊。

焦白术　连皮苓　益智仁（盐水炒）炙鸡金　扁豆皮　桂枝木　炙甘草　大腹皮　炙乌梅　泽泻　姜皮　椒目

另：小儿万病回春丹。

二诊

肢面及茎囊浮肿大减，自利亦折。水道未通调，腹胀有形，呛咳。脉虚数，舌白。属在疟痢后，脾肺大伤。不宜久延。

南沙参　姜半夏　大腹皮　桂枝木　陈橘皮　焦白术　旋覆花　炙鸡金　泽泻　连皮苓　炙桑皮　姜皮　椒目

戴左（扬州）

日来呛咳、肢肿渐退，而腹大如故，食后尤觉胀满。脉细滑小数，舌红无苔。脾肾真阳已伤，水湿泛滥于中也，喘满可虞。

熟附片　炒茅白术（各）　泽泻　云苓　新会皮　怀牛膝　广木香　大腹皮　炒建曲　炒枳壳　大砂仁　香橼皮　姜

再诊

日来腹大已减，咳亦折。而胸膺又复作痛，加以吞酸者十年，二便未利。脉细数，舌略起苔。积饮之水湿初化，气运未和也。守原义更增理气调中。

炒茅白术（各）　桂枝木　大白芍　泽泻　旋覆花　淡干姜　姜半夏　新会皮　连皮苓　广木香　大砂仁　香橼皮　姜

另：附子理中丸、归芍六君丸。

顾童

乳子肚腹久胀有年，食后尤甚。脉小数，舌红。当和中运脾。

孩儿参　炙鸡金　大腹皮　炒建曲　云苓　焦白术　细青皮　焦麦芽　五谷虫　冬瓜子皮（各）

另：小儿万病回春丹。

蒋左

风水相搏于太阴。肢面浮肿，腹胀有形，茎囊渐肿，水道不利或作痛。脉细数，舌白中黄。最防增喘。

大豆卷　连皮苓　大腹皮　粗桂枝木　生苡仁　桑白皮　泽泻　怀牛膝　正滑石　地肤子　川通草　姜皮

再诊

面浮虽减，而肢肿未消，下及茎囊，腹胀有形。卧则气逆，水道不利。舌红不渴。水湿未化，姑为温理。

上川朴　大腹皮　泽泻　连皮苓　桂枝木　旋覆花　怀牛膝　炒苍术　木防己　桑白皮　姜皮　椒目

另：五积散、炒苍术、陈橘皮、莱菔子，共研粗末，炒热布包熨之。

李右

始而寒热，继之肢面肿。呛咳多痰，脘中痞硬，神疲厌食，下利气坠。脉虚滑右手小数，舌苔腐腻。一派痰浊阻中，脾肺之宣通失职见象。喘满可虞。

焦白术　桂枝木　旋覆花　连皮苓　炒苡仁　桑白皮　姜半夏　杜苏子　泽泻　陈橘皮　冬瓜子　姜皮

符童

风水相乘于脾肺两经，肢面浮肿，腹胀有形，水道不利，茎囊肿，呛咳痰难出。脉小数，舌苔腐腻。延防喘逆。

大豆卷　大杏仁　大腹皮　泽泻　炙鸡金　桑白皮　连皮苓　上川朴　桂枝木　川通草　姜皮　椒目

马右（镇江）

拟方：据述月事年余不行，刻下发生呛咳多痰，不得平卧，两胁痛，肢肿食少，肛后又发生外疡流脂。据此见象，血虚肝旺，湿邪痰浊互伤肺胃之象。着手不易。

南沙参（土炒）　旋覆花　扁豆衣　陈橘白　甜冬术　桑白皮　大白芍　法半夏　焦谷芽　连皮苓　秫米　冬瓜子

韩左（无锡）

始而寒热，继之肢面肿，腹胀有形。脉小数，右手沉滑，舌红无苔。曾经呛咳，风湿相搏太阴之象，最防加喘。

炒苡仁　连皮苓　桂枝木　木防己（酒炒）　焦白术　桑白皮　泽泻　香独活　大腹皮　怀牛膝　陈橘皮　姜皮

董左（扬州）

秋间腹胀肢肿起见，入冬肿退而胀不消，按之木硬。水道不利，便结或利黄水，日来又增呛咳多痰。脉细数，舌红根黄。酒湿蕴脾为胀，化水射肺为咳也。

南沙参　法半夏　金苏子　炒苡仁　炙鸡金　旋覆花　大杏仁　川贝母　大腹皮　泽泻　冬瓜子皮（各）　败鼓皮（先煎代水）

张左（常州）

童年久病。肢面肿虽减，食后尚胀满，少腹结痞，辘辘有声。内热自汗，疥疮丛发。脉细数，舌红苔白。阴土交伤，积湿尚重也。仍防肿满。

孩儿参　焦白术　炒苡仁　大腹皮　青陈皮（各）　荆芥　泽泻　连皮苓　炒枳壳　炙鸡金　地肤子　炒建曲

另：胃苓丸、三妙丸，和匀。

何左（溧阳）

肿胀两年，或轻或重。肢面及囊俱肿，腹胀有形，气逆如喘，幸不呛咳。脉细滑，舌红。脾肺已伤，积湿化水，泛滥于中也。速效难图。

炒茅白术（各）　泽泻　连皮苓　旋覆花　汉防己　怀牛膝　炒苡仁　大腹皮　桂枝木　桑白皮　姜皮　椒目

谢左（常州）

水肿三月，或轻或重，两腿尤肿木作胀，善嗳噫，易矢气。舌质光剥，脉沉细而数。胸腹或作胀，食与不食如故。阴土两亏，脾有积湿，湿将化水，阳气不运而来。最防增咳。

炒茅白术（各）　连皮苓　桂枝木　桑白皮　大腹皮　怀牛膝　泽泻　木防己　炒苡仁　料豆衣　赤小豆

另：胃苓丸、三妙丸，和匀。

颜左

日来肢面肿复甚，卧则气逆，呛咳多痰，曾经鼻衄及便血。左脉小数，右手不起。舌赤如朱，唇红起裂。风燥引动湿热见端，久防增喘。

麻黄　大杏仁　大腹皮　生苡仁　木防

己　桑白皮　川通草　连皮苓　正滑石　旋覆花　赤小豆

林右

久病荣土两伤，脾胃乏生化之源。杳不思食，腰俞酸楚，比增肢面浮肿。舌红嗌干，脉弦细无力。虚象显然，亟为培养胃气，以资生化。

潞党参　焦白术　大白芍　麦冬　怀山药　白归身　云神　杏仁　陈橘白　柏子仁　生谷芽　莲子

王左

风水相乘于脾肺二经。面部先肿，继及四肢，日来又增腹胀有形，水道不利。左脉沉伏，右手小滑，舌红无苔。湿化为水，亟为分利开化为事。

甜葶苈　猪茯苓（各）　大腹皮　木防己（酒炒）　川通草　桑白皮　泽泻　桂枝木　大杏仁　生熟苡仁（各）　薄橘红　姜皮

二诊

日来水道虽渐利，而肢面肿势未减，两腿尤甚，按之清冷不和，腹胀有形。脉沉细左数，舌红略起苔。水湿泛滥于中，脾阳不运也。

炒茅白术（各）　怀牛膝　陈皮　连皮苓　桑白皮　桂枝木　熟附片　汉防己（酒炒）　泽泻　旋覆花　大豆卷　姜皮

三诊

进五苓加桂附通阳利水，阳气为湿所困者仍未通行。肢面肿，两腿仍清冷，腹胀有形，渐有咳意。左脉仍伏，舌略起苔。据此见象，仍以温理为事。

川厚朴　桑白皮　熟附片　泽泻　炒茅白术（各）　桂枝木　连皮苓　大腹皮　怀牛膝　陈皮　大杏仁　姜皮

李左（宜兴）

两足木肿及重虽减，而紧不纾，或清冷，或火燎。二阴之络必有积湿未清，阻仄气运之流行，荣卫不和。食后或气逆，劳则气促。脉虚数，舌红。阴气本不足，速效难求。

大生地　怀牛膝　香独活　白茄根　汉防己　川桂枝　当归　京赤芍　炒苡仁　丝瓜络

江右

猝然胸膺胀满有形，不得平卧，肢面肿，咳不爽，痰无多而难出。脉沉细，舌红中黄。水湿泛滥于中，痰气搏结不化也。喘满可虞。

旋覆花　川郁金　陈皮　大杏仁　连皮苓　大白芍　桑白皮　苏子　刺蒺藜　炒枳壳　冬瓜子皮（各）　佛手花

储左（宜兴）

咳嗽带血，腹痛自利俱久。去冬又增肢面浮肿，胸腹胀满，咳逆气粗，冷痰上泛。脉沉滑而细，舌苔白腻。脾肾真阳已衰，宿痰化饮见证。先以温理为事。

熟附片　桂枝木　连皮苓　杜苏子　姜半夏　桑白皮　旋覆花　陈皮　焦於术　炒苡仁　怀牛膝　姜　椒目

另：水泛金匮肾气丸。

二诊

进温理法，舌苔白腻转黄，脉之沉滑渐起，而肢面浮肿如故，下及茎囊。胸腹胀满，冷痰上泛，咳逆气粗。脾肾真阳久衰，宿痰化饮。饮者，水也，既泛滥于中，堤防不固，非温化不可。

炒茅白术（各）　桑白皮　姜半夏　泽

泻　怀牛膝　桂枝木　连皮苓　大腹皮　薄橘红　大杏仁　熟附片　姜皮　椒目

三诊

腹痛自利已退，小水亦通调，两手及面部肿势渐退。唯又复咯红甚多，成盆成碗，冷气仍从上泛。脉仍沉细，右手更濡软，舌白转黄。阴阳并亏，肾虚肺实。立法殊难，姑为清补摄降，以安血络，为急则治标计。

北沙参　当归（土炒）　煅牡蛎　茜草根　苏子　怀牛膝（炙炭）　大麦冬　连皮苓　法半夏　清阿胶（蛤粉炒）　太阴元精石

四诊

呕血已止，面浮肢肿亦退，囊肿亦步消。而胸腹仍觉痞满，痰多黏厚，冷气上泛。脉沉细缓滑，左部不起，舌苔又复白腻且厚。虚实夹杂可知，脉症仍不符。立法殊多掣肘也。

南沙参　连皮苓　姜半夏　陈皮　海浮石　莱菔子　炒苡仁　旋覆花　苏子　怀牛膝（炒黑）　冬瓜子

刘右

始而经居两年，继之腹胀有形，按之木硬。肢面肿，口渴舌红，腰俞痛，或寒热。脉细数。荣土两亏，湿瘀搏结不化。着手殊难。

炒茅白术（各）　当归　大腹皮　云苓　炒建曲　怀牛膝　大白芍（桂枝炒）　青陈皮（各）　大丹参　煨黑丑　香橼皮　姜

狄左（溧阳）

进麻黄汤及葶苈霜，喘逆渐平，已能安枕，肢面浮肿亦退。唯少腹尚胀，囊尚肿，呛咳痰厚。脉沉细渐起，舌苔浮黄。风水初化，肺气未利也。守原义出入，更谋进步。

甜葶苈　桂枝木　桑白皮　薄橘红　白苏子　怀牛膝　大腹皮　连皮苓　旋覆花　法半夏　生苡仁　姜皮　椒目

二诊

两进麻黄汤及葶苈饮子，喘肿俱退，囊肿亦消，水道亦利，唯仍呛咳多痰。脉沉细已起。风水初化，肺气未利。回里后尚宜慎重调治。

南沙参　川贝母　连皮苓　大杏仁　大腹皮　桑白皮　薄橘红　泽泻　炒苡仁　焦谷芽　姜皮　赤小豆

张左（宝埝）

气逆渐平，渐能着枕。肢面及茎囊尚肿，胸腹胀满，呛咳多痰。脉沉细右滑，舌红苔白。气不化湿，脾肺日伤，业经已久，势属非轻。

白苏子　厚朴花　连皮苓　大杏仁　旋覆花　桑白皮　焦白术　炒苡仁　陈橘皮　法半夏　姜皮　椒目

陈左（上海）

去冬久病之后又患疟，及春甫退。脾肾真阳已伤，湿随气陷。两腿久肿，便溏不实。兼有宿疝，左睾丸不时坠痛，亦气虚夹湿而来。切脉濡细而滑，舌苔腐白。先当温理中阳，分化湿浊。

潞党参（姜水炒）　焦白术　怀牛膝　炒苡仁　桂枝木　益智仁（盐水炒）　泽泻　连皮苓　大白芍（吴萸炒）　陈橘白　炙草　煨姜　大枣

另：附子理中丸、三妙丸，和匀。每晨以姜枣汤送下。

陈左

前年疟后发生肿胀及呛咳等俱退，而脐下久痛不已，痛则须便利。胃纳久疲，痰极多，间或脘痛。脉沉迟细滑，舌心灰白而腻。脾之积湿未清，气运不和也。不宜腻补，温理为先。

炒茅白术（各） 大白芍（吴萸炒） 大砂仁 炒建曲 云苓 煨木香 上桂心 炒苡仁 炒枳壳 炙草 新会皮 炙鸡金 姜

另：香砂六君丸。

周左（镇江）

早年患疟愈后，脾阳已伤，湿邪未楚。每值夏令辄病湿温，食少脘仄，遍体酸乏，面部或肿，腹鸣辘辘。脉沉细而滑，舌红无苔。阴土并伤，先当温理中阳，分化湿浊。

潞党参（姜水炒） 炒苡仁 大砂仁 连皮苓 陈橘皮 炒茅白术（各） 泽泻 怀牛膝 焦谷芽 料豆衣 煨姜 红枣

另：香砂六君丸、三妙丸，和匀。

吴左（新丰）

脾阳不振，积湿泛滥于中。脘闷心悬，面目萎黄，爪甲白。脉沉细右滑，舌苔腐白。病起冒雨而行之后，须防肿满。

上川朴 西茵陈 赤苓 川桂枝 羌独活（各） 炒茅术 泽泻 新会皮 炒苡仁 炒建曲 姜 佛手

再诊

温中化湿，脘闷未纾。傍晚腹痛，面目发黄，爪甲白，心悬而悸。脉沉细，舌白。冒雨疾行，中阳为水湿所困也。久延仍防肿满。

炒茅白术（各） 大砂仁 广木香 炒枳壳 炒建曲 川厚朴 泽泻 大白芍（吴萸炒） 当归（酒炒） 云苓神（各） 新会皮 姜 红枣

另：胃苓丸、越鞠丸，和匀。

郑左

始而右腿肿痛，经西医开刀，血去甚多，尚未完口，而腹左疟痞乘发，胀痛有形，日以益大，状如单腹。脉细数，舌红。荣土两伤，积湿泛滥也。速效难求。

炒茅白术（各） 炒建曲 怀牛膝 赤苓 炙鸡金 大腹皮 泽泻 炒苡仁 青陈皮（各） 炒枳壳 姜 香橼皮

钟右（镇江）

历节风愈后，两足久肿，越夜则退，酸乏少力，筋脉善抽搐。经来黑色，或带血块磊磊，少腹或急胀作痛。切脉沉弦而细，舌红无苔。血虚肝旺，络脉不荣，冲任二脉不调所致。

大生地、藏红花（合炒） 五加皮 当归 大丹参 大白芍（桂枝炒） 川断肉 怀牛膝 宣木瓜 连皮苓 丝瓜络 桑枝 红枣

另：益母八珍丸。

道左（镇江）

白喉退后，肺部痰热未清，加感风邪。肢面浮肿，咳不爽，痰多不易出，气粗不平。脉滑数，舌红苔白。延有喘满之虞。

甜葶苈 连皮苓 法半夏 川通草 薄橘红 桑白皮 大杏仁 白苏子 金沸草 泽泻 冬瓜子皮（各） 姜皮

二诊

日来肢面浮肿大消，咳未已，痰尚欠活，五心或热，腰腹似有胀意，食与不食如故。切脉沉弦而滑，舌白已化。可见肺部痰热虽尤清，脾气尚乏运输之职也。当

清上和中。

南沙参　连皮苓　大腹皮　青蛤壳　旋覆花　桑白皮　白苏子　薄橘红　大杏仁　法半夏　冬瓜子皮（各）

孙童

水肿屡发，由肢面而茎足，腹胀有形。寒热迭作，今虽见退，而咳尚甚，或咽痛。舌红中黄，脉沉数。脾肺已伤，水湿逗留未尽也。

甜葶苈　法半夏　大杏仁　大腹皮　正滑石　桑白皮　川贝母　连皮苓　炙鸡金　炒苡仁　旋覆花　姜皮

李童（高邮）

湿疮丛发，肢面肿，腹胀有形，卧则气粗，发热少汗。脉沉数，舌红。风湿交犯脾肺，喘满可虞。

大豆卷　大腹皮　羌独活（各）　桂枝木　川黄柏（酒炒）　桑白皮　大杏仁　连皮苓　泽泻　京赤芍　地肤子　姜皮

另：防风通圣丸。

黄左（扬州）

去秋患疟愈后，脾阳暗伤，痰湿流结不化，肠胃失通降之权。脘闷两胁痛，呕吐黄水，其味酸，或带食物，便结，日形消瘦。脉沉滑濡细，舌苔腐腻。久延防肿。

炒茅白术（各）　旋覆花　大白芍（桂枝炒）　姜半夏　上川朴　干薤白　炒枳实　云苓　新会皮　泽泻　姜　佛手

另：理中丸、二陈丸。

又：半硫丸。

朱童

童年痧后，肢面先肿，继及茎囊，食入不畅，忽而腹胀。脉沉数，舌红。风引动积湿而来，势尚未定也。

大豆卷　桑白皮　大腹皮　连皮苓　炒枳壳　炒苡仁　泽泻　川通草　炙鸡金　姜皮　川椒

二诊

日来茎囊肿，或大或小，少腹胀，卧则痰鸣。舌起白苔，脉小数右滑。积湿尚重，仍未定也。

上川朴　大豆卷　桑白皮　川楝子　大腹皮　连皮苓　炒苡仁　泽泻　炙鸡金　羌独活（各）　姜皮　川椒

王童

屡次食后发热，鼻衄肢面肿，面黄爪甲白，饮入作吐。舌苔腐白满布，脉沉小左数。本元已伤，湿滞搏结未化。肿满可虞。

大豆卷　炒枳壳　半夏曲　桑白皮　大白芍（吴萸炒）　青陈皮（各）　藿香　川厚朴　炙鸡金　炒建曲　黑山栀　川椒　姜

另：乌梅丸。

王右

腹胀年余，青筋暴露，脐平腰满，食后尤甚。两足肿，便溏。脉细数，舌苔腐白。荣土大伤，积湿逗留不化也。胀满可虞。

上川朴　煨黑丑　大腹皮　炒建曲　大白芍　炒茅白术（各）　云苓　青陈皮（各）　炒鸡金　香橼皮　姜

另：菩提丸。

罗左（金沙）

痰气搏结于中，咳不爽，喘逆有声，不得平卧。脘中结痞，无以纳谷。脉虚滑，舌苔满腻。属在痎疟后，余邪本不清，延有肿满之害。

上川朴　姜半夏　白苏子　桑白皮　前

胡　莱菔子　旋覆花　连皮苓　薄橘红　大杏仁　姜皮　佛手

二诊

回里后，又复气从上逆，坐卧不安，汗多肢面肿，脘次胀满或作痛。舌复起苔，脉虚滑。痎疟后痰湿未清，脾肺之气不利也。症属险要。

杜苏子　旋覆花　连皮苓　甜葶苈　炒苡仁　贡沉香　桑白皮　怀牛膝　川桂枝　上川朴　姜皮

三诊

今日气逆渐平，已能平卧，胸次胀满作痛亦减，而两足尚木肿，按之冰冷。脉虚滑，舌苔浮白。痎疟后痰湿未清，脾肺之气未运也。仍在险途。

甜葶苈　桑白皮　贡沉香　桂枝木　旋覆花　白苏子　怀牛膝　连皮苓　陈橘白　焦白术　五积散　姜皮

郭右

既不得平卧，又不侧卧，卧则心烦。日来又增咳逆，胸腹发出湿瘖。脉小数，舌苔腻黄。积湿甚重，喘满可虞。

炒葶苈　大杏仁　旋覆花　连皮苓　薄橘红　白苏子　桑白皮　法半夏　炒苡仁　炒枳壳　姜皮　冬瓜子

林童

向有痰迷宿患。比增腹胀肢肿，表热夜甚，溲色黑，轧牙。舌白不渴，脉沉滑。风邪与积湿相搏，延防加喘。

大豆卷　桑白皮　川厚朴　连皮苓　方通草　桂枝木　炒枳壳　陈橘皮　生苡仁　大腹皮　姜皮

二诊

表热已减，汗未畅，腹膨肢肿。舌白转黄，渴而不欲饮，脉沉数。风邪与积湿相搏，表里不透。仍防喘满。

大豆卷　大腹皮　炒六曲　川厚朴　泽泻　桂枝木　正滑石　连皮苓　炙鸡金　大杏仁　冬瓜子皮（各）　鲜姜皮

屠左（常州）

厥逆后，饮食欠节，痰浊阻中，运行失职。胸膺胀满有形，日形益大，按之痛，青筋渐露，状如懑心痰。脉弦细右滑，舌红无苔。胃阴暗伤，难求速效。

莱菔子　川郁金　连皮苓　炒枳实　白芥子　煅瓦楞　旋覆花　炒建曲　青陈皮（各）　焦白术　冬瓜子

另：莱菔子、金香附、萹蓄。

上味研取细末，炒热布包熨之。

张右

前年产后血虚未复，冲带不调，肝脾之气运不循常度。腹大有形，食与不食与胀势无增减。腰酸头眩，白带多，月事后期。脉弦细，舌红。非实胀可比。

白归身　大腹皮　金香附（醋炒）　大白芍　焦白术　大丹参　乌贼骨　云苓　白蒺藜　炒枳壳　香橼皮　红枣

另：四物丸、四制香附丸。

吴左（溧阳）

鼻衄愈后，左胁下疟痞胀满不消，而大腹又复日胀有形，食后尤甚，抚之水声辘辘。脉弦细而滑，舌红苔白。荣土两亏，积湿不化，脾运无权。延防肿满。

炒茅白术（各）　青陈皮（各）　大腹皮　广木香　炒枳壳　川厚朴　海南子　泽泻　草果霜　炙鸡金　云苓　香橼皮

狄左（溧阳）

肿胀又萌，上部尤甚，渐及茎囊。胸

腹胀满有形，右少腹角筋梗或作痛，曾冒雨而行，势成水根。脉小数右滑，舌苔腐白。尤当疏泄，分利水道。

大豆黄卷　桑白皮　汉防己（酒炒）　上川朴　正滑石　桂枝木　泽泻　猪茯苓（各）　大腹皮　冬瓜子皮（各）　生苡仁　椒目

二诊

肿胀萌发又复渐退，腹胀亦软，唯水道仍未通调，右少腹角仍筋梗作痛。在肿胀者，防成水根。

炒茅白术（各）　桑白皮　桂枝木　汉防己（酒炒）　大白芍（吴萸炒）　大腹皮　泽泻　猪茯苓（各）　炒苡仁　正滑石　上川朴　姜皮　椒目

胡右

土伤木旺，肝脾不和，积湿因之不化。腹胀有形，食后尤甚。入夜气逆，两足肿。水道不利，大便秘结。脉虚数左弦，舌光无苔。非实胀可比。

旋覆花　大白芍　连皮苓　桂枝木　焦白术　大腹皮　沉香曲　炒枳壳　泽泻　姜皮　香橼皮

刘童

小儿始而下利，继之肢面肿，腹胀有形且硬。咳不爽，水道不利，沉迷嗜卧。脉小数。水湿泛滥，势颇未定。

桑白皮　泽泻　炙鸡金　猪茯苓（各）　川通草　大腹皮　炒苡仁　正滑石　炒枳壳　冬瓜子皮（各）　姜皮

二诊

小儿肢面肿日退，水道亦利，咳不爽，痰鸣。脉小数，舌红。水湿初化，肺气未利也。当再肃化。

桑白皮　炒枳壳　川贝母　炙鸡金　正滑石　大腹皮　连皮苓　薄橘红　大杏仁　冬瓜子皮（各）　枇杷叶

王右

去冬腹胀起见，日来益大，形如抱瓮，食后尤甚。月事如常。脉弦细，舌红。肝脾不和，气运失职也。速效难求。

旋覆花　小青皮　大腹皮　金香附　炒白术（枳实炒）　大白芍　白蒺藜　沉香曲　连皮苓　泽泻　冬瓜子皮（各）　香橼皮

二诊

日来腹胀如故，形如抱瓮，食后尤甚，越夜较退。月事如常，便溏不爽。脉弦细，舌红。肝脾气运不和，非实胀可比。调畅为宜。

焦白术　沉香曲　大腹皮　焦谷芽　炒苡仁　炒枳壳　旋覆花　大白芍　连皮苓　泽泻　炙鸡金　香橼皮

张左

日来肢面更肿，腹胀有形，茎囊肿，疥疮幸外发。脉细数，舌红。积湿尚重，须防喘满。

大豆卷　木防己（酒炒）　炙鸡金　连皮苓　葶苈子　桂枝木　炒茅术　炒苡仁　泽泻　大腹皮　姜皮　椒目

另：舟车丸。

宋左

肝郁不伸，气不化湿，脾运因之不健。于是腹胀有形，食入不畅，嘈杂便结。脉沉细而郁，舌腐白而腻。先当疏肝理气，运脾化湿。

厚朴花　川郁金　沉香曲　旋覆花　炒枳壳　焦白术　大腹皮　云神　大白芍　焦

谷芽　冬瓜子皮（各）

贺童

痧后余热未清，又感外风。呛咳多痰，腹膨肢肿，呕吐痰水，面浮自汗。脉浮数，舌红。延有喘逆之害。

甜葶苈　大杏仁　大腹皮　方通草　薄橘红　桑白皮　象贝　旋覆花　炒苡仁　瓜蒌皮　姜皮

冯左

脾阳不运，水湿泛滥。肢面肿，两腰尤甚。一派湿象，拟五皮饮出入。

桑白皮　猪茯苓（各）　焦白术　川牛膝　陈皮　大腹皮　泽泻　木防己　炒苡仁　粗桂枝木　赤小豆　椒目

另：三妙丸。

二诊

进五皮饮出入，肢面肿势日退，囊肿亦减。脉沉滑已起，舌白亦化。水湿已有化机，守原义进步。

焦白术　木防己　桂枝木　黄柏皮　香独活　怀牛膝　连皮苓　炒苡仁　泽泻　陈橘皮　赤小豆　姜皮

朱童（扬中）

童年内热，便血退后，腹胀有形，胸胁尤甚，食入不畅，面黄便溏。脉虚数。土德大伤，余积未尽。

孩儿参　益智仁　炙鸡金　炒枳壳　炙草　焦白术　大腹皮　青陈皮（各）　赤苓　炒苡仁　冬瓜子皮（各）　干荷叶

另：香砂六君丸。

姜左

湿热久羁脾肺两经，面浮肢肿，渐及囊部，水道不利。呛咳多痰，或带血色。脉沉数，舌苔腐黄。非寒湿可比，清渗分化为宜。

焦白术　炒苡仁　桑白皮　香独活　正滑石　猪茯苓（各）　泽泻　木防己（酒炒）　大杏仁　清水豆卷　姜皮　椒目

张右（宝埝）

腹胀有形者两年有余，腹左结痞，食后或胀痛，脘闷作恶，内热口干，经居两月不行，痰极多，气逆。脉弦数右滑，舌红无苔。痰气搏结于中，荣卫之流行不利，与湿胀不同。势无速效。

当归　川楝子　旋覆花　煅瓦楞　青陈皮（各）　大丹参　延胡索　法半夏　刺蒺藜　云苓　大白芍　姜竹茹　香橼皮

另：菩提丸。

季左（江阴）

向日好饮，肠胃湿热必重，脾气不运则湿凝，久凝则化，于是单腹胀。屡次放水而胀不消，青筋暴露，腰满，二便不利。脉弦滑细数，舌苔浮黄。湿从热化，症非轻候。

炒茅白术（各）　煨黑丑　正滑石　大腹皮　青陈皮（各）　上川朴　泽泻　生苡仁　炒建曲　炙鸡金　冬瓜子皮（各）　败鼓皮（煎代水）

另：菩提丸。

吴左（宜兴）

始而水泄带血，止之太早，余湿化水，泛滥于中。腹大有形，青筋暴露，两足肿。脉弦细数，舌红苔白。土德已伤，延有单腹之虞。

炒茅白术（各）　煨黑丑　炒枳壳　大腹皮　炒建曲　青陈皮（各）　连皮苓　炙鸡金　泽泻　上川朴　香橼皮　冬瓜子皮（各）

另：菩提丸。

束童

时邪转疟，逐日而来，寒少热多，汗不畅。腹膨茎囊肿，水道尚利。脉沉细，舌苔滑白。风邪与暑湿相搏，最防喘满。

大豆卷　桂枝木　泽泻　炙鸡金　炒枳壳　川厚朴　大腹皮　连皮苓　炒苡仁　酒子芩　姜皮　椒目

姚左（无锡）

疟止之太早，湿邪未清，脾运不健。于是腹胀有形，食后尤甚。两胁痛，两足肿。脉弦细，舌红苔黄。延有肿满之害，亟为化湿宣中。

川厚朴　炒枳壳　炒建曲　大白芍（桂枝炒）　煨木香　炒茅白术（各）　大腹皮　炙鸡金　大砂仁　连皮苓　香橼皮　姜

曾左

始而头部发疮，继之胸腹胀满，食入不畅。两腿及茎囊肿亮，便结不利。舌苔黄，脉小数而滑。湿邪蕴中，化水泛滥于脾也。最防加喘。

大豆卷　大腹皮　连皮苓　泽泻　羌独活（各）　川黄柏　怀牛膝　炒苡仁　炒茅术　炒枳壳　姜皮　椒目

吴左（镇江）

肿胀一症，在脾脏者，可放水而退；在肾脏者放之，旋去旋生。贵恙放水四次，肿胀之大势已退，而气粗不平，动劳尤甚，其肾气已亏可知。入夜心烦不寐。切脉沉细小数，关部滑，舌苔腐白。脾肾之真阳已衰，水湿逗留未尽。当健脾纳肾，分化水湿。

炒茅白术（各）　怀牛膝　补骨脂（盐水炒）　云苓神（各）　陈橘白　泽泻　炒苡仁　桂枝木　金匮肾气丸（杵包入煎）

二诊

进健脾纳肾，分化水湿，兼进金匮肾气丸，颇能安受。气粗渐平，夜分已能安枕。肿胀退而未尽，脐平腰满，两足肿，流水甚多，呛咳多痰。脉沉细渐起，舌白转红。久积之水湿渐有化机，守原义更增肃肺化痰可也。

炒茅白术（各）　黑苏子　云苓神（各）　旋覆花　炒苡仁　怀牛膝　姜半夏　薄橘红　炙桑皮　泽泻　金匮肾气丸（杵包入煎）

蒋左（高资）

咳近半年，肢面肿，腹胀有形。呕吐食物酸水，或带黑色。气从上逆，不得平卧。脉沉滑而细，舌苔腐白。湿化为水，泛滥于中，肺气不利，脾阳失运。当化分渗。

川厚朴　炒茅术　泽泻　大杏仁　白苏子　桂枝木　桑白皮　薄橘红　旋覆花　姜半夏　连皮苓　姜皮

于左（金沙）

向有咳喘带红宿患，比增肿由下趋上及肢面，腹胀有形，食与不食如故，脐平腰满，不得平卧。切脉初按弦滑而数，久取则濡滑细数，舌红中黄。此肺虚其阴，肾虚其阳，气不化湿，湿将化水之候。姑以肾气丸加入分消湿浊之品。

南沙参　金苏子　贡沉香　怀牛膝　陈橘皮　连皮苓　泽泻　椒目　金匮肾气丸（杵包入煎，最好先煎）

拟改方：进金匮肾气丸尚能安受，囊足渐有裂纹流水之意。气运渐能分消湿浊可知。唯胃纳更减少，沉迷嗜卧。脾肾并亏，拟从前方更增培土运中。

潞党参　上肉桂　熟附片　连皮苓　大砂仁　焦白术　泽泻　怀牛膝　陈橘皮　姜皮　椒目

复诊

迭师肾气丸立法，崇阳利水，水道渐利。两足溃流脂水，久积之水湿得以分消排泄，肢面肿势遂退，腹膨亦减。脉亦起，右手且数，舌根灰黄。兼有咳意。可见阳气初回，阴又受损，余湿将从热化。转以清润化浊为宜。

南沙参　怀牛膝　泽泻　大麦冬　大腹皮　青蛤壳　大杏仁　旋覆花　连皮苓　炒苡仁　冬瓜子皮（各）

改方：加法半夏。

三诊

始仿肾气丸立法，崇阳利水，水湿已将分消排泄，肢面肿势大退，腹膨亦减。脉亦起，沉分且数，舌苔化为灰黄。可见阳气虽通，阴又不济。肺胃痰热又未清，故沉迷睡呆也。仍以润阴调胃，佐以分化痰湿。

南沙参　大麦冬　陈橘皮　生於术（米泔水炒）　连皮苓　怀牛膝　泽泻　焦谷芽　炒苡仁　冬瓜子皮（各）

另：西洋参、陈橘皮白（各），煎代茶。

拟改方：从进肾气丸立法，水湿已能分消排泄，唯阳气得初行，阴又不济。改用清养调胃，胃已较复，沉睡亦减。舌苔灰黄中渐有津润，阴阳未竭可知。当守旧章出入更进。

南沙参　生於术（米泔水炒）　怀牛膝　陈橘皮　大白芍　西洋参　连皮苓　泽泻　焦谷芽　旋覆花　冬瓜子皮（各）

殷右（新丰）

经居三年不行，腹胀有形者三月，形如抱瓮，按之幸不痞硬，唯食后则更胀。日来又增呛咳，痰难出。脉弦细而滑，舌苔腐腻且厚。荣卫失调，肝脾不和，加以痰气搏结，湿浊阻中也。极难着手。

旋覆花　大杏仁　新会皮　连皮苓　炒枳壳　大丹参　大腹皮　瓜蒌皮　沉香曲　冬瓜子皮（各）

另：菩提丸。

赵左（南京）

始而两腿浮肿，继之少腹胀满有形，水道不利。脉沉数而滑，舌苔腐白而腻。积湿由下而上，脾阳不运，肾之分泌无权所致。久延非宜。

炒茅白术（各）　泽泻　连皮苓　焦建曲　大白芍（吴萸炒）　怀牛膝　炒苡仁　青陈皮（各）　大腹皮　青木香　香橼皮

二诊

日来水道虽渐利，而少腹仍胀满有形，按之且痞硬。夫少腹乃厥阴之部，与大腹作胀者不同。舌苔腐白中端腻，脉沉数而滑。幸病经未久，仍以运中化浊为事。

上川朴　怀牛膝　青陈皮（各）　炒苡仁　大白芍　炒茅白术（各）　泽泻　焦建曲　小茴香　云苓　川楝子　香橼皮

另：香砂六君丸、平胃丸。

虞左（常州）

呕吐痰水已减，脘中痞硬如故。少腹结胀，食入不化，腹鸣辘辘，面黄形瘦。脉缓滑，舌苔腐白。脾阳不运，酒湿阻中而来。收效不易。

川厚朴　炒茅白术（各）　青陈皮（各）　姜半夏　炒枳壳　熟附片　淡干姜　云苓　泽泻　炒建曲　旋覆花　姜　香橼皮

向左（扬州）

劳力伤荣，猝然冲血三盆，既止后，胸腹胀满有形，两腿肿，水道不利。脉沉细，舌白。湿瘀搏结，势将化水之候。为肿胀之又一种也，收效不易。

炒茅白术（各）　连皮苓　归须　怀牛膝　青陈皮（各）　炒枳壳　泽泻　煨黑丑　炒苡仁　川厚朴　姜皮　椒目

另：菩提丸廿四粒，初服六粒开水下，以利为度，不利再加一二粒。

唐右（句容）

经居两月不行，腹大如抱瓮。食后尤胀满，青筋暴露，气逆善噫。脉弦细，舌红中黄。气凝血滞，湿将化水也。症属非轻，收效不易。

川厚朴　大丹参　川郁金　大腹皮　旋覆花　煨黑丑　大白芍　金香附　青陈皮（各）　炒枳壳　香橼皮

另：菩提丸。

蔡左（溧阳）

腹大有形，少腹尤甚，按之热，自利不爽。脉沉数细滑，舌苔灰黄。湿热久积肠腑，脾运无权。非实胀可比也，通泄为先。

上川朴　煨黑丑　正滑石　青陈皮（各）　连皮苓　炒茅术　大腹皮　炙鸡金　炒枳壳　炒建曲　冬瓜皮

二诊

进通泄法，自利未爽，腹胀如故，按之痞硬且热。舌苔灰黄，脉细数无力。阴土本亏，湿热久积肠腑未化，延有虚实夹杂之害。

川厚朴　大腹皮　炒枳壳　焦建曲　炒苡仁　炒茅白术（各）　煨黑丑　炙鸡金　青陈皮（各）　泽泻　连皮苓　冬瓜子皮（各）　香橼皮

另：菩提丸。

沈童

小儿痢后，肢面浮肿，腹有形，腿股红斑丛发。脉小数，舌红苔白。气不化湿，症属险要。

焦白术　桂枝木　炒苡仁　大腹皮　炒谷芽　连皮苓　桑白皮　香独活　泽泻　陈皮　姜皮　椒目

眭左

腹胀虽软，结痞虽消，而仍形如抱瓮，食后作胀，二便不利。脉细滑，舌白。业经半年，积湿未清，脾运不健也。

炒茅白术（各）　川厚朴　炒枳壳　大砂仁　淡干姜　煨黑丑　炒建曲　青陈皮（各）　大腹皮　连皮苓　香橼皮

另：理中丸、平胃丸，和匀。

高左（镇江）

肢面及囊之浮肿退后，清晨尚小肿，午后则退。胸腹或胀满，食与不食如故，甚则两乳头亦肿痛，气粗不平。切脉虚数而滑，舌红苔薄。此酒湿化水，难以下趋，而脾肺之气未和，肾气渐觉不固之候，但又非阴水得用温理者可比。

南沙参　大白芍　炒苡仁　杜苏子　怀牛膝（盐水炒）　旋覆花　贡沉香　泽泻　连皮苓　陈橘皮　冬瓜子　野赤豆

高左（镇江）

日来胸次胀满虽减，气粗渐平，而腹

胀如故，虽无青筋而按之木硬，腰部亦胀满。脉小数而滑，舌苔浮黄薄腻。酒湿化水，脾失运行，肺失通调，肾之分泌亦失其机能也。胀满可虞。

焦白术　大腹皮　连皮苓　厚朴花　旋覆花　沉香曲　怀牛膝　青陈皮（各）　泽泻　炒枳壳　冬瓜子皮（各）　香橼皮

邓左（常州）

先痢后疟既退后，脾阳已伤，肠胃湿浊未尽。于是猝然腹胀如鼓，筋露腰满，食后尤甚，两足肿。脉虚数，舌红。虚中夹实，疟鼓可虞。症属非轻候。

焦白术　炒建曲　炒枳壳　大白芍　桂枝木　上川朴　连皮苓　大腹皮　炙鸡金　大砂仁　广木香　姜　香橼皮

二诊

疟痢后脾阳大伤，致发疟鼓。腹大有形，状如抱甕，两足肿。舌略起苔，脉虚数。虚实夹杂，着手颇难。

焦白术　煨黑丑　连皮苓　炒枳壳　炙鸡金　上川朴　大腹皮　炒建曲　泽泻　青陈皮（各）　姜　香橼皮

另：菩提丸。

潘左（宜兴）

疟后成胀，日来形如抱甕，青筋暴露。脉转数，舌苔已化。脾阳已伤，水湿泛滥于脏腑也。颇难着手。

上川朴　炒枳壳　炙鸡金　青陈皮（各）　正滑石　炒茅白术（各）　焦建曲　云苓　泽泻　姜　香橼皮

另：木香槟榔丸。

又：菩提丸，先服六粒。

吴左

疟后下利数次，腹膨虽减而仍形如抱甕，按之木硬，食入不畅。脉弦数，舌红。脾阳已伤，肿满可虞。

上川朴　大腹皮　炒建曲　桂枝木　炒枳壳　炒茅白术（各）　青陈皮（各）　连皮苓　炙鸡金　泽泻　姜　香橼皮

另：控涎丹一两，初服一钱五分，加至二钱止。

阳痿门

汤左（金沙）

滋水植木，以期鼓动肾阳，早占熊梦。

大熟地　淫羊藿　怀牛膝　黑料豆　甘杞子（盐水炒）　上肉桂　淡苁蓉　潼白蒺藜（各）　云苓　大白芍　女贞子　净萸肉（盐水炒）　泽泻

上为末，蜜水为丸。

又

眩晕屡发，发则呕吐痰水，阳痿不兴。切脉弦细而滑，左手数，舌苔腐黄。水亏木旺，痰阻阳明使然。

焦白术　陈橘皮　甘杞子（盐水炒）　潼白蒺藜（各）　杭菊炭　灵磁石　黑料豆　云苓　炒薏仁　法半夏　姜竹茹

另丸方：别直须　大熟地　鹿茸　川黄柏　鹿角霜　陈橘皮（盐水炒）　黄唇胶[①]　川杜仲　核桃肉　柏子仁　云苓

炼蜜为丸。

林左

丸方：服丸以来，阳痿渐兴，精关渐固。头目尚眩昏，食欲不增。当脾肾双调。

潞党参　焦白术　大熟地　净萸肉（盐水炒）　甘杞子　杭菊炭　剪芡实　淡苁蓉　煅牡蛎　煅龙骨　潼白蒺藜（各）　远志肉　川杜仲　鱼线胶　菟丝子

上为末，金樱子（包）煎浓汁熬糊，加蜜水糊丸。每晚送下三四钱。

程左（常州）

阳痿四年。食后五六时则气从上逆，胸次攻实胀满，辘辘有声，再食之则气平攻已。肢面常肿，或轻或剧。切脉沉滑细数，舌红无苔。脾肾真阳为湿浊所困，气运不和而来。

潞党参　焦白术　潼白蒺藜（各）　云苓神（各连皮）　旋覆花　泽泻　陈橘皮（盐水炒）　广木香　大白芍（桂枝拌炒）　炒薏仁　姜皮　红枣

曹左（镇江）

右睾丸日以益大，痰湿与败精互结厥少二经之络，阻仄肾阳之流行，阳道发生之力遂日见短小。脉沉滑左弦。舌苔薄腻。脾家本有宿痰，法当通化，唯无速效可图。

归尾　怀牛膝　泽泻　白芥子　块茯苓　川楝子　陈橘核　大贝母　青木香　独活　丝瓜络

华左（镇江）

阳事不兴且易泄，当补其肾阳，固其精关。

① 黄唇胶：又称“黄唇肚”，以黄唇鱼的鳔加工制成。

淡苁蓉　上肉桂　淫羊藿　甘杞子（盐水炒）　净萸肉（盐水炒）　云苓　菟丝子（盐水炒）　白归身　泽泻（盐水炒）　蛇床子　潼沙苑　女贞子　大熟地　鱼线胶（炒松）

上为末，蜜水法丸，每晚盐汤下四钱。

石左（镇江）

淋浊愈后，阳痿不兴，易于滑泄，劳力远行则魄门裂痛。脉弦细，舌苔腐黄。肾虚肝旺，疏泄有权，封藏无力也。

大熟地　川黄柏（盐水炒）　净萸肉（盐水炒）　黑料豆　大白芍　云神　远志肉　女贞子　旱莲草　菟丝子（盐水炒）　陈橘白　莲子

膏方：大熟地　女贞子　川黄柏　旱莲草　地榆炭　云神　当归　淡苁蓉　净萸肉　粉丹皮　潼沙苑　肥玉竹　菟丝子　大白芍　莲子

上味煎汁，入鱼线胶烊化，再入白蜜收膏。

邬左（镇江）

腰酸阳痿，头眩或少寐有年。脉弦细，舌红。心肾两亏，水不涵木也。

大生地　川杜仲　淡苁蓉　白归身　女贞子　鹿角霜　云神　甘杞子（盐水炒）　大白芍　潼白蒺藜（各）　焦白术　川楝子　杭菊炭　陈橘白　桑寄生

上为末，肥玉竹煎汤法丸。

汪左（宜兴）

溲后沥浊，肾气日伤。阳痿精冷，口黏多痰，易呛咳。肺部又有积热，当润其上而温其下，以丸代煎。

大熟地　淡苁蓉　潼沙苑（盐水炒）　大麦冬　陈橘皮（盐水炒）　云苓　甘杞子（盐水炒）　车前子（盐水炒）　煅牡蛎　法半夏　菟丝子（盐水炒）　覆盆子　川杜仲　鱼线胶（炒松研）

上为末，肥玉竹煎汤，加蜜水法丸。

汤左（金沙）

头昏已久不发，阳痿如故，日来又增呛咳无痰。脉细数而滑，舌红无苔。肺肾两亏，姑为温肃。

淡苁蓉　潼白蒺藜（各）　川贝母　黑料豆　陈橘皮　法半夏　怀牛膝　泽泻　甘杞子（盐水炒）　云神　佛耳草

再诊

服丸以来，眩晕呕吐固退，久困之肾阳亦有鼓动之机。仍守原义，以冀早占熊梦也。

淡苁蓉　上肉桂　大生地　甘杞子（盐水炒）　淫羊藿　净萸肉　川杜仲　菟丝子　潼沙苑（盐水炒）　云苓　鱼线胶（炒松）　家韭子

上为末，肥玉竹煎汤法丸。

又诊

服丸以来，乾阳渐振，唯精液尚薄。平昔多痰，或呕吐眩晕。必兼顾为是。

淡苁蓉　上肉桂　大熟地（盐水炒）　煅牡蛎　甘杞子　淫羊藿　云苓　鱼线胶（炒松）　姜半夏　五味子　新会皮　净萸肉　潼沙苑　家韭子

上为末，肥玉竹煎汤法丸。每服四钱。

又诊

服丸以来，乾阳渐振，唯精液尚薄。当再壮阳健肾，用长春广嗣丹出入。

海狗肾（切焙）　大熟地　家韭子　净萸肉　云苓　潼沙苑（盐水炒）　菟丝子（盐水炒）　五味子　甘杞子（盐水炒）　川黄柏（盐水炒）　淡苁蓉　川杜仲　煅牡蛎　上肉桂（去皮）

上为末，加炼蜜为丸如梧子大。每晚盐开水下四钱。

孙左

始而阳痿，继之脘痛。且食顷则痛，逾时甫退。四末清冷，便结神疲。切脉沉滑细数，舌苔腐白。脾肾两亏，火土不相生，阳不下达，胃中兼有积瘀，降化失职也。温润通化为先。

淡苁蓉　当归　上肉桂　姜半夏　云苓　炒枳壳　广木香　白蒺藜　大白芍（吴萸拌炒）　新会皮　海参肠

再诊

阳痿渐兴，脘痛亦折，便结亦润，且少带血。积瘀渐化之机，仍当培补心肾。

大熟地　当归　潼白蒺藜（各）　泽泻（盐水炒）　上肉桂　炒白术　淡苁蓉　大白芍（吴萸拌炒）　川杜仲　炙黄芪　怀牛膝　云苓　潞党参　陈橘皮

上为末，蜜水法丸。

陈左（无锡）

丸方：进清肝固肾，寐安精关健，乾道渐振，唯又易腹痛自利。拟丸剂脾肾两培。

大熟地（砂仁炒）　潞党参　净萸肉　菟丝子　怀山药　陈橘白　焦於术　大白芍　云神　夜交藤　莲子（连心）　潼沙苑（盐水炒）　远志苗　剪芡实　川杜仲　益智仁（盐水炒）

上为末，蜜水法丸。

向左（江阴）

阳举不坚，无梦而遗者有年。比增脘闷或作痛，食入不畅，入夜神志昏糊，头目不清。脉沉细而滑，舌苔腐白。肝肾两亏，胃中又有痰浊，阻仄阳气之兴奋也。

潞党参　焦白术　法半夏　陈橘皮　远志肉　潼白蒺藜（各）　云苓神（各）　黑料豆　甘杞子　泽泻　莲子

林左

阳痿，小溲勤数，齿酸。皆少阴肾病也。脉弦细，舌白。下元兼有积湿。拟丸剂调之。

大熟地　净萸肉　剪芡实　泽泻　潼白蒺藜（各）　黑料豆　淡苁蓉　甘杞子（盐水炒）　川杜仲　粉丹皮　川黄柏（盐水炒）　女贞子（盐水炒）　云苓　焦白术

上为末，肥玉竹煎汤法丸。

周左（镇江）

心肾两亏，阴阳之维护不力。恶寒恶热，或多汗。多梦纷纭，健忘，阳事不兴，形体日丰。切脉弦滑而数，舌质光剥。肝阳本旺可知。当培补心肾，潜其阳而育其阴。

大熟地　淡苁蓉　甘杞子（盐水炒）　大白芍（桂枝拌炒）　远志肉　煅牡蛎　潼沙苑（盐水炒）　南烛子　云神　黑料豆　大麦冬　莲子（连心）

陈左（泗阳）

滋水益火，阴阳并调。

别直须　大熟地（盐水炒）　大麦冬　大白芍　潼白蒺藜（各）　怀牛膝　南烛子[①]　楮实子　炙甘草　煅牡蛎　女贞子　远志肉　淡苁蓉　云神　当归（酒炒）

上为末，肥玉竹、红枣煎浓汤法丸，若不成丸量，增蜜水。

① 南烛子：中药名，出自《本草纲目》。功能：补肝肾，强筋骨，固精气，止泻痢。

沈左

补肾阳兼滋肾阴，宗亢则害、承乃制立法。

大熟地　咸苁蓉（略洗淡）　净萸肉（盐水炒）　泽泻（盐水炒）　北沙参　菟丝子（盐水炒）　云苓　五味子　黄唇胶（镑片米拌炒）　川杜仲　制黄精　怀山药　锁阳　潼沙苑（盐水炒）

上味如法研取细末，蜜水法丸如梧子大。每晚临卧时，淡盐汤送下四钱。

何左

膏方：心肾两亏，气火奔驰，水不涵木，阴不济阳，封藏不职，疏泄有权。春初屡次咯红，经调治后甫止。脊背胁痛，历久始安。肝肺之络暗伤未复，精关不健，多梦纷纭，项左胀痛，劳则萌发，呛咳痰多，胯间焮核。痰湿乘虚盘踞肝肾两经之络，下元复有积湿逗遏也。剔其根株，但有抑其肝木，滋其水源，佐以清金兼固肾关，更参化痰湿之品。从煎方化为膏方，候酌服。

大熟地（牡蛎拌炒）　南沙参　白归身　潼白蒺藜（各）　女贞子　煅龙骨　云苓神（各）　大麦冬　净萸肉（盐水炒）　大白芍　旱莲草　陈橘白络（各）　粉丹皮　怀山药　菟丝子（盐水炒）　川杜仲　川断肉　大杏仁　远志苗　川贝母　焦白术　竹沥半夏　泽泻　黑料豆

上味煎汁，文火熬糊，入龟板胶烊化，再入白文冰收膏。每晨及晚，各开水化服七八钱。遇有外感停服。

忌食：虾、蟹、辛辣、葱、酒等物。

遗精门

郭左

精气神为人身三宝，精藏于肾，气归于肺，神藏于心。心其所思，则精有所耗，气有所伤。故静则神藏，躁则消亡。神志不宁，心阳扇动，下吸[①]肾阴，梦泄耳鸣，怯冷自汗。宜滋水制阳之法。

西洋参　怀山药　柏子仁　川贝母　归身　潼沙苑　远志肉　松子仁　法半夏　云神　太阴元精石

王左

操劳过度，心肾之阴暗亏，肝阳易于疏泄。溺管时欲沥精之状，劳则尤甚，五心烦热。脉弦细，舌红。当滋水抑木，以交心肾。

北沙参　川黄柏　远志苗　大白芍　大生地（蛤粉炒）　野料豆　潼沙苑（盐水炒）　煅牡蛎　大麦冬　女贞子　粉丹皮　莲子

张左

君相不安，龙奋于泽。精关不健，滑泄有年。比增意有所触，则滑泄无知。脉小数两尺弦细，舌红中黄。当滋水抑木，以安君相。

大熟地　大白芍　川黄柏　远志苗　煅龙骨　净萸肉　粉丹皮（盐水炒）　云苓神（各）　大麦冬　金樱子　莲须

胡左

心肾之阴不足，封藏不职，施泄有余，易于滑泄，溲后余沥不尽。脉弦细，舌心红槽。虚象如积，拟膏代煎，缓收效果。

潞党参　大熟地　怀山药　潼沙苑（盐水炒）　净萸肉　女贞子　云神　海蛤粉　远志苗　太子参　菟丝子　陈橘皮　炒於术　莲子

上味煎汁，鱼线胶烊化，加蜜收膏。

步左

劳心作文，猝受惊恐。惊伤心，恐伤肾。且惊则气火上升，心肾遂失交通之妙用。精关不健，无辜自遗，延今已久。溲后沥精，溺管作响，两足痿乏。脉沉弦细数，舌苔腐白。延有痿躄之虑，且防增咳。

大生地（蛤粉炒）　怀牛膝（盐水炒）　鱼线胶　煅牡蛎　怀山药　川黄柏（盐水炒）　云神　煅龙骨　炙小草[②]　女贞子　莲子

另：知柏地黄丸、虎潜丸。

---

① 下吸：心阳须引取肾阴制约以达平衡。

② 炙小草：即远志苗。

二诊

溲后沥精虽减，而澄之仍如糊，且有如油浮于上者。溺管响，间或出气，或觉自遗。舌苔左畔已宣，右畔尚浊。左脉沉弦细数，右手濡数带滑。心肾暗伤，心阳上亢，暗吸肾阴，精宫得热而妄动故。

大熟地（蛤粉炒） 煅牡蛎 煅龙骨 鱼线胶 川黄柏（盐水炒） 云神 女贞子 远志苗 大白芍 莲子（连心）

三诊

日来溲后沥精日少，澄之如糊亦减，唯浮面仍带油光。坐则溺管出气，甚则有响声，或觉无知自遗状。脉之数象向安，舌苔已化。精宫之腐浊淘汰渐清，而肾元之精气未固也。

大熟地 女贞子 潼沙苑 川黄柏（盐水炒） 淡苁蓉 大麦冬 云神 煅牡蛎 小茴香（盐水炒） 大白芍 桑螵蛸

四诊

进清摄法颇合病机，溲后溺精及溲面油光俱减，溺管出气亦止，唯仍有响声，足部若电气内窜。舌苔发黄。心肾两亏，阴不敛阳之候。仍守原方出入。

大熟地（秋石炒） 大麦冬 菟丝子 川黄柏（盐水炒） 潼沙苑 大白芍 怀牛膝（盐水炒） 小茴香（盐水炒） 煅牡蛎 云神 远志苗 桑螵蛸

王左

梦泄有年，头目昏胀作痛，腰腿酸软，偶尔烦劳则更甚。脉弦细而滑，左尺数，右尺濡细。此肾阴已亏，而肝阳偏旺所致。相火内寄于肝，肝旺则君火妄动，龙奋于泽。当从益肾之阴，清肝之阳立法。

大熟地（蛤粉炒） 青龙骨 女贞子 净萸肉 生白芍 大麦冬 川黄柏（盐水炒） 潼白蒺藜（各） 生牡蛎 云神 莲子

廖左

滑泄已久，四末清冷如冰，幸胃纳如常。切脉虚数右滑，舌红起纹。阴阳交伤，热盛于中，气不外卫也。

大熟地（盐水炒） 黑料豆 大白芍（桂枝炒） 女贞子 潼沙苑（盐水炒） 远志苗 净萸肉（盐水炒） 粉丹皮 油当归 煅牡蛎 炙甘草 功劳子 红枣

另：桂附八味丸。

张左（江阴）

痎疟后，阴土两伤，肾关不健，无梦自遗，且一二日必一次。脘项或痛，食少胃呆，火升则头部发热，咽燥嗌干。切脉弦滑细数，舌根光剥，舌心糙黄。一派阴虚生火之象，最防增咳。

南沙参 川石斛 远志肉 煅牡蛎 云神 大白芍 肥知母（盐水炒） 川黄柏（盐水炒） 大麦冬 鲜首乌 陈橘白 莲子（连心）

另：知柏地黄丸三两，每晨淡盐汤送下三钱。

再诊

药后脘痛已安，精关渐固。唯胃纳未复，头部不时亢热，掌心尤甚，咽燥嗌干。脉之弦象已减，细数滑如故。阴虚无以济阳，土德不滋，生化之源日乏。久延仍防增咳。

大熟地（盐水炒） 煅龙齿 云神 炙鳖甲 五味子 净萸肉（盐水炒） 大麦冬 怀山药（焙） 陈橘白 南沙参 鲜首乌 莲子（连心）

何左（常州）

肾之阴气不足，自觉无故自流，扪之并无。少腹酸胀，气从下注，背俞酸痛，溲面如油。脉沉弦而细，舌红苔黄。肝阳相火本旺，速效难求。

大生地（炙） 大麦冬 煅牡蛎 煅龙骨 远志苗 黑料豆 云神 潼沙苑（盐水炒） 大白芍（桂枝拌炒） 净萸肉（盐水炒） 菟丝子（盐水炒） 莲子（连心）

另：知柏地黄丸。

二诊

从肾虚肝旺、龙雷不藏立法，自觉无故自流精者已减，气从下注亦折。而少腹尚酸胀作痛，溲面如油。脉沉弦而细，舌红根黄。水不济火，当守原义更进一步。

大熟地（盐水炒） 川楝子 远志苗 女贞子 潼沙苑（盐水炒） 净萸肉（盐水炒） 川黄柏（盐水炒） 大龟板 云神 川萆薢（盐水炒） 莲子（连心皮） 车前子

胡左（宜兴）

肾阴不足，肝阳有余，相火妄动。始而见色流精，继之溲赤而数，溺管阻仄，便时沥浊。阳事易兴，宗筋及马口作痛。脉弦细，舌红。先当滋水泽木，以安龙相。

大生地 泽泻 大麦冬 黑山栀 煅龙骨 川黄柏（盐水炒） 云苓神（各） 童木通 川萆薢 甘草梢 怀膝梢 灯心

另：龙胆泻肝丸四两，每晨服三钱。

二诊

肾阴久亏，君相二火不安于泽。阳事易兴，宗筋及马口久痛，见色即流精，间或吐食。脉弦滑细数，舌红起粒。阴不敛阳，业经三年，收效不易。

大熟地（蛤粉炒） 川黄柏（盐水炒） 粉丹皮 净萸肉 黑料豆 远志苗 云苓神（各） 大麦冬 泽泻 九节蒲 莲子

另：知柏地黄丸三两，每晨盐汤下三钱。

马左（常州）

每值大便时，必先沥精数滴，气从溺管而出如矢气然。耳鸣不已，胃纳如常。脉沉滑而细，舌根腐白。肾虚肝逆，气不循经所致。速效难求。

大生地（盐水炒） 云神 泽泻（盐水炒） 五倍子（炙） 女贞子 煅牡蛎 远志肉 菟丝子（盐水炒） 净萸肉（盐水炒） 潼白蒺藜（各） 甘杞子（盐水炒） 莲须

吴左（上海）

始由梦泄，误进鹿角胶鼓动肾阳，精关不健，滑泄无度。头空耳鸣，腰脊痛，足跗酸，少寐多梦，便结声嘶，多言则气不接续。脉弦大，舌红中剥。阴愈亏而阳愈旺，心肾不交。上下交病，最难速效。

大熟地（盐水炒） 北沙参 云神 怀牛膝（盐水炒） 净萸肉（盐水炒） 甘杞子（盐水炒） 潼白蒺藜（各） 煅牡蛎 远志苗 川黄柏 莲须

另：知柏地黄丸。

李左（常州）

腰为肾府。腰痛数年，上及背部，不能直坐。两足酸楚，食欲不充，头眩盗汗。得于久淋之后，其肾必亏。两关滑，舌红无苔。龙相二火尚旺，故梦泄也。

大熟地、煅牡蛎（合炒） 净萸肉（盐

水炒）川黄柏（盐水炒）川杜仲　怀牛膝（盐水炒）云苓　炒白术　白归身　大龟板　鹿角霜　桑寄生　红枣

另：知柏地黄丸、二至丸，和匀。

吴左（镇江）

始而午后火升，两颧绯赤；继之失血，夹有瘀块。今血已止，每晨尚呛咳，善滑泄，心悸口渴，夜寐不实。舌心灰黄，脉虚数而滑。肺络已伤，心火肝阳尚旺，肾水已暗亏，君相不安其位也。当壮水之主，以制阳光。

大生地　大麦冬　旱莲草　北沙参　远志苗　黑料豆　粉丹皮　海蛤粉　女贞子　云苓神（各）仙鹤草　白石英　藕节炭

另：八仙长寿丸。

史左（宜兴）

肾之阴亏则精不藏，肝之阳强则气不固。梦泄有年，入夜更剧。溲后余沥不清，不时发热，牙龈胀痛，入夜胸腹气满，大便坚结。脉弦细，两尺虚数不静，舌红无苔。水不涵木，君相二火不藏，龙奋于泽。其牙龈痛，即龙火上泛胃络使然。

大生地（蛤粉炒）净萸肉（盐水炒）煅牡蛎　菟丝子（盐水炒）川石斛　黑料豆　远志苗　川黄柏（盐水炒）泽泻（盐水炒）云苓神（各）大麦冬　莲须

另：知柏地黄丸三两，每晨淡盐汤下三钱。

王荆公秒香散一两，每于临卧时开水送下一钱。

又：五倍子（炙）五钱，煅龙骨五钱，研末如法用（用时以口涎调糊为丸如桂元核大，纳于脐中，用布盖系好，三日一换）。

陈左（苏州）

水亏木旺，君相二火不藏，龙奋于泽，意淫于外。易于感触，感觉自遗，多梦纷纭，头眩而鸣，两腿酸楚，或清冷作痛。左脉弦细而数，右手虚滑，舌红无苔。一派水不济火，心肾两亏之象。当滋水潜降，俾得龙潜海底。

大生地　川黄柏（盐水炒）远志苗　云神　黑料豆　大白芍　怀牛膝（盐水炒）大麦冬　净萸肉　生牡蛎　潼白蒺藜（各）莲子（连心）

另：知柏地黄丸。

舒左（安徽）

心肾两亏，水不涵木，虚阳无制，气火暴升。由腰股而少腹，由少腹而两胁，奔驰于上则面烘头眩，肢冷不和，矢气则退。囊脬久冷，间或滑泄。切脉沉细而滑，舌红无苔。当滋水潜阳，导龙归海。

大熟地（盐水炒）净萸肉（盐水炒）小茴香（盐水炒）潼白蒺藜（各）大白芍　云苓　怀牛膝（盐水炒）川杜仲　煅牡蛎　上肉桂　灵磁石

王左（江阴）

不梦而遗者已久，腰俞酸楚，幸胃纳如常。脉弦细，舌红。当从无梦治肾例立法，拟丸剂调之。

大熟地　净萸肉（盐水炒）剪芡实　川黄柏（盐水炒）川杜仲　怀山药　潼沙苑（盐水炒）大麦冬　煅牡蛎　女贞子　远志肉　云神　鱼线胶　莲子（连心）

上为末，金樱子（包煎）浓汁熬糊，

入蜜少许收膏。

周左（汉口）

肾主封藏，肝主疏泄，相火本寄于肝，肝旺则相火妄动，封藏无权。偶有所思，则精关不固，或溲后沥精。真阴暗伤而脾土又不敦厚，大便始结继溏，虚里跳动，脑部或作痛，食少，食后不畅，易于感冒。脉虚滑细数，舌苔腐黄。际此秋令，最防增咳。

南沙参　川石斛　怀山药　陈橘皮　女贞子　云神　潼白蒺藜（各）　大白芍　炒於术　料豆衣　莲子

二诊

昨从清养和中入手，病情无甚出入。据述途次舟车劳顿又感新风，鼻仄曾流清涕，两胁痹仄不舒，口黏不清，会厌燥。舌苔腐黄，中端更腻。脉虚滑沉分数。据此见象，姑从清调理化立法。再议调补，以益其虚。

南沙参　川石斛　焦谷芽　旋覆花　云苓神（各）　冬桑叶　陈橘白　大白芍　苏梗（蜜炙）　冬瓜子　炒竹茹　荷叶

三诊

昨从清调理化入手，先治其标，胸胁痹仄较舒，会厌尚未爽适。舌苔腐黄渐化，口黏渐清，便溏渐实，胃纳尚未恢复，间或鼻流黏涕。脉之数象尤平，虚滑如故。可见新感初退，本元之亏折未复，守原义更进一剂。

南沙参　旋覆花　白桔梗　料豆衣　冬桑叶（蜜炙）　川石斛　云神　陈橘白　白蒺藜（盐水炒）　大白芍　冬瓜子　青荷叶

四诊

日来新感尤清，舌苔腐垢亦化，口味较好，而食后仍觉不畅，逾二三小时甫退。便溏虽渐实，腹中尚或痛。足跗入夜微肿，晨起即退。间或马口不干，头目昏闷，会厌仍未爽。切脉虚滑细数。一派肾虚其阴，脾虚其阳，肝木又旺见端。立法殊易抵触。

南沙参　炒於术　焦谷芽　大白芍　金石斛　料豆衣　陈橘白　云神　潼白蒺藜（各）　怀山药　冬瓜子　莲子（连心皮）

五诊

经治来，途之新感已清，胃纳亦渐复。唯多食尚有不畅意，会厌已爽，便溏亦实，头目尚昏闷，精神未复。舌苔腐垢已化，转见薄红，切脉数象就平，细滑如故。脾胃渐有冲和之机，肝肾之亏未复也。步以培调为事。

西洋参（米焙）　焦於术　怀山药　金石斛　大白芍　潼白蒺藜（各）　女贞子　云神　焦谷芽　陈橘白　冬瓜子　莲子（连心皮）

六诊

仿参苓白术散用意，先从运脾调胃入手，食后胸次尤畅，会厌亦爽适，便溏转结。头目尚昏闷，神疲未复，久坐则腰脊酸楚。脉之数象日平，沉取少力，舌苔腐垢日化。据此见象，新邪解后，脾胃日有冲和之机，肝肾之亏未复。守原义步增调补。

潞党参　西洋参　焦於术　金石斛　怀山药　大白芍　陈橘白（盐水炒）　川杜仲　黑料豆　焦谷芽　云神　桑寄生　莲子

七诊

经治来，脾胃先和，食后尤畅，会厌亦爽适，便溏转实，腰脊酸楚及马口不干者亦略有起色。唯头目尚昏闷，不耐久坐。

脉之数象日平，重取尚少力，舌苔腐垢亦化，舌本较红。水亏未复，木火易扰动之候。当培土以补中，滋水以泽木。

西洋参　潞党参　陈橘白　焦於术　远志苗（甘草水炒）　川杜仲　大砂壳　金石斛　怀山药（焙黄）　云神　料豆衣　生熟谷芽（各）　莲子（连心皮）

八诊

今日两脉复数，右胜于左。舌质转红，舌苔脱尽。食后胸部仍觉仄闷，逾二三小时甫退。头目尚昏闷，阳事仍易兴，马口仍不干。一派阳有余而阴不足之象，但土德不敦于中，补阴则碍土，姑进润养和畅一法。

西洋参　料豆衣　粉丹皮　炙甘草　陈橘白　川石斛　煅龙骨　女贞子　云神　生谷芽　怀山药　莲子（连心皮）

九诊

昨易润养和畅法，今日两脉数象复平，右手寸关两部沉取尚小数，舌质红色亦淡。食后胸部多汗，腰脊酸楚。仍由阴不足而阳有余所致。唯目下土德初和，未宜腻补。守原义更进为宜。

西洋参　金石斛　云神　煅牡蛎　陈橘白　怀山药　炙甘草　川杜仲　料豆衣　女贞子　生熟谷芽（各）　莲子（连心皮）

十诊

日来头目昏闷较甚，太阳穴或跳跃，项之左右筋脉亦或梗跳，脘左虚里亦易跳动，食后胸宇仍觉仄闷不畅，逾二小时甫自解，每晨醒后手足心或烧热不润。脉细数，关部滑。种种合参，肾之阴亏未复，中虚胃气不和使然。

西洋参　甜冬术（枳实拌炒）　旋覆花　川石斛　陈橘白　大龟板　白蒺藜（盐水炒）　料豆衣　大砂壳　焦谷芽　冬瓜子　莲子（连心皮）

十一诊

肾为先天立命之本，脾为后天发育之源。故土为万物之母，水为济火之用。贵恙肾虚脾不运。古人有补肾不若补脾之训，迭从斯意立法。脾气渐有转动之机，脉平苔化，俱属佳征。当守原义更谋进步。

西洋参　太子参　川石斛　大龟板（炙）　大砂壳　焦谷芽　怀山药（焙黄）　陈橘白　甜冬术（枳实拌炒）　料豆衣　云神　冬瓜子　莲子（连心皮）

十二诊

迭从补肾不若补脾立法，脾气渐具运动之机。食后胸之仄满日退，手足心或烧热亦减。脉之细数亦向平，而舌质较红。头目或觉眩痛。水不涵木，阴不敛阳，阳易浮动可知。原方略增生阴滋水之属为事。

西洋参　太子参　川石斛　焦谷芽　怀山药（焙黄）　大龟板　陈橘白　料豆衣　大生地（砂仁拌炒松）　甜冬术　云神　冬瓜子　莲子（连心皮）

十三诊

经治以来，脾胃有和洽之机。胃纳尤增，食后胸次仄满，时亦气短，手足烧热日退，头目眩痛日清，面部之色亦转华润。脉尚有数意，舌本红色亦淡。阳事易兴，精关尚欠固。据此见象，可进脾肾并培一法。

西洋参　太子参　川黄柏（盐水炒）　大生熟地（各）　焦谷芽　怀山药　甜冬术　大龟板（炙）　川石斛　陈橘白　冬瓜子　莲子（连心皮）

十四诊

前晚又复不梦而遗，头目又复眩昏不楚，食后胸膺仍觉仄满，渐渐下及少腹，许久甫退。手足心或烧热。脉弦细小滑，重取仍有数意，舌红无苔。土不植木，木火反旺，则疏泄太过，封藏不及也。但填补下焦，则脾阳又未免滞运。姑再清养和畅。

西洋参　太子参　怀山药　大白芍　川楝子　陈橘白　金樱子（包）　远志肉（甘草水炒）　潼白蒺藜（各）　料豆衣　冬瓜子　莲子

十五诊

日来因齿之蛀蚀，咀嚼不力，自觉食物阻中，脘下梗仄不畅，腑通如常，手足心尚觉烧热。左脉沉有数意，右手濡滑，舌红无苔。阴土久亏，脾运又不健。腻补仍嫌太早，姑再调畅中宫。

潞党参　焦白术　炒枳实　金石斛　大砂壳　陈橘白　炙鸡金　焦谷芽　炙甘草　冬瓜子　干荷叶

十六诊

改进枳术调畅中宫，脘下梗仄渐畅，食后尚有虚痞意。左脉数象已安。手足烧热亦退，头目尚有时昏胀。阴虚未能敛阳，刻值中运步振，当守原义再进一步，毋事更张。

潞党参　焦於术　炒枳实　川石斛　怀山药　大砂壳　炙鸡金　云苓　陈橘白　焦谷芽　冬瓜子

十七诊

脾升则健，胃降则和。若失常则运行不力，每于腹胀时有虚痞不舒之状态。日来腹皮自觉胀紧，抚之不甚柔软。今日便结未通，手足心或烧热。右脉细数，久按则濡滑。舌红无苔。其肾虽亏，未宜滋补。姑调其中而润其下。

潞党参　金石斛　瓜蒌霜　旋覆花　焦白术　炒枳实　陈橘白　大砂仁　焦谷芽　云神　炙鸡金　冬瓜子

十八诊

日来胃纳减少，食后仍有虚痞意，得后与气则快然如衰。肢末烧热已退。脉之数象化为濡滑而细，重取且无力。肾虚其阴，脾虚其阳可知。立法未免有抵触处，姑以参苓白术主之。

潞党参　炒枳实　远志苗　大砂仁　扁豆衣　旋覆花　焦白术　金石斛　焦谷芽　陈橘白　怀山药　冬瓜子　荷叶

改方：去扁豆衣，加大白芍、川郁金。

又诊

进六味地黄加味，脾肾两培，颇能安受。幸无从前食后倒胀等见象，唯头部间觉烘热，头额或昏闷不清。脉之数象日平，舌红尚少津润。阴精亏于下，虚阳则易上越也。守原义更进为事。

大熟地　潞党参　怀山药　女贞子　川杜仲　焦於术　大龟板　粉丹皮　旱莲草　陈橘白　焦谷芽　莲子

又诊

改进清养调化，头额昏闷、喉际似有痰凝者俱退。舌本尚少津润，脉尚安和，重取细而少力。刻下诸多枝节尤清，际此深冬，正宜进补之候。仍以六味地黄丸加味，培其根本。

大熟地　净萸肉　潞党参　泽泻（盐水炒）　甘杞子（盐水炒）　怀山药　粉丹皮　云神　焦於术　川杜仲　陈橘白（盐水

炒） 莲子

拟：解表和中，预防途次外邪之侵入。

焦白术 白桔梗 苏梗 大杏仁 炒枳壳 冬桑叶 川通草 云苓 焦谷芽 炙甘草 鲜姜皮

常服方：培脾以资运化，益肾以固精关。为培补后天以补先天计。

怀山药 黑料豆 金石斛 净萸肉（盐水炒） 丹皮 潞党参 野於术（米泔水炒） 云神 陈橘白 远志肉 大熟地（砂仁拌炒） 剪芡实 莲子

丸方：从损其肾者益其精者立法。

大熟地、煅牡蛎（同杵） 云神 黑料豆（盐水炒） 川杜仲 潼沙苑（盐水炒） 女贞子 净萸肉（盐水炒） 怀山药 陈橘白 菟丝子 鱼肚片 焦於术 粉丹皮 泽泻

上味研取细末，蜜水法丸。每晚淡盐汤下四钱。

膏方：育阴潜阳，培补二天。

潞党参 焦於术 云神 大龟板 远志苗 女贞子 净萸肉（盐水炒） 大熟地 黑料豆 大白芍 制首乌 肥玉竹 甘杞子 怀山药 大麦冬 莲子

上味煎取浓汁熬糊，入鱼线胶，再入白文冰收膏。每晨开水化服。

调理须知：贵恙调治以来，已届半载。由枝节纷扰不能放手进补，有时枝节不丛，略为进补，又见食入倒胀等。迨至秋后，逐节盘根者甫逐步尤清，入冬更能进补。即偶有小枝节，于补之一道，亦无甚出入，可见已能受补矣。新春以来，万物发陈，肝木司权，幸未阳升动木，而反便溏旬余。虽于食欲上有关系，而究其根源，脾土尚未厚实。目下治法，仍以补培脾肾为主。以肾为先天立命之本，脾为后天生化之源。且水能涵木，土能植木，水充土厚则木自欣欣向荣矣。即偶有阳升肝旺之时亦不过，方内暂加一二味潜阳平肝之属，无关大体也。

总之此症乃乾体破元太早，元精暗亏，根本不固。必得善于调摄，用后天以补先天，长期休养一二年后，方能壮实。药外更宜清心寡欲，涤思虑，少烦恼，以免升阳动火。夫人身之五脏，具五行之金、木、水、火、土。而金木水火四脏，全赖一水以济之。足征肾之戋戋之水为宝也哉。

肾关不固者，最忌看淫书小说。患之真阴必溢于外，或马口不干也。偶尔意念外驰，妄想荣脑。宜翻阅圣贤书，以抑之片刻间，一切杂念即止。

服药之道，循序而进者，断无发生流弊。不必疑虑丛生，既阻进步，又易生火也。

膏方宜常服，丸方每晚服之即可，暂停煎剂。

时届梅雨，暑湿熏蒸。可停服膏滋药，只服丸药可也。

常服方多服无妨。如果舌本又见脱皮状，原方加大麦冬二钱；如头目不清，原方加甘杞子（盐水炒）一钱五分，杭菊花一钱五分。服二三剂后，如头目已清则仍去之。

如肝火旺时，原方可加生牡蛎一两，大白芍二钱，火平仍去之。

如大便结约或不爽，原方加柏子仁三钱。

预拟解表和中方，如有小寒热等，原

方去焦白术，加香豆豉。

杨左（汉口）

丸方：新病已解，旧疾未复。善滑泄，溲后余沥不净，多年不育。肾气已伤可知。

大熟地（牡蛎粉拌炒松） 净萸肉（盐水炒） 女贞子 云苓 泽泻（盐水炒） 制黄精 菟丝子（盐水炒） 家韭子（盐水炒） 潼沙苑（盐水炒） 当归 大白芍（桂枝拌炒） 鹿角霜 焦白术 川杜仲 红枣

上为末，肥玉竹煎浓汤糊丸。

高左（扬州）

肝肾久亏，不时滑泄，则两目昏糊，巅顶作痛，或作恶。脉弦细，舌红。阴愈亏而阳愈亢，久延防损目。

大生地 潼白蒺藜（各） 菟丝子（盐水炒） 净萸肉 女贞子 杭菊炭 大白芍 云神 甘杞子（盐水炒） 远志苗 莲子

另：金锁固精丸、杞菊地黄丸，和匀。

孙左

经治后，会阴肿痛及溲痛、魄门坠痛俱退，唯精关未固，不梦而遗，食后或不畅。脉虚数，舌红。湿热虽化，肾阴尚亏之候。当再调中固下。

大生地 潼沙苑 煅牡蛎 菟丝子 黑料豆 川黄柏（盐水炒） 川杜仲 远志肉 云神 莲子

另：五倍子三钱 煅龙骨三钱

上味研末，用童女津液调糊为丸。置于脐中，外以膏盖。

王左（常州）

不梦而遗者有年，目下肾关更不固。见色流精，头目眩昏，饮食不为肌肤，日形消瘦，两腿曾痹肿。脉虚数左弦，舌红苔白。肾虚肝旺，湿热不清见象。

大生地（盐水炒） 净萸肉（盐水炒） 黑料豆 潼白蒺藜（各） 制黄精 远志苗 煅牡蛎 金樱子 甘杞子（盐水炒） 泽泻（盐水炒） 川黄柏（盐水炒） 莲子（连心）

另：知柏地黄丸、金锁固精丸，和匀。

汪左（张渚）

不梦而遗者有年。腰俞痛，骨节动则响。肾阴大亏，精关不固。宜丸剂图之。

大熟地（盐水炒） 净萸肉（盐水炒） 怀山药 川黄柏（盐水炒） 菟丝子 煅牡蛎 远志苗 鱼线胶（炒松） 川杜仲 煅龙骨 云神 泽泻 潼沙苑（盐水炒） 莲子（连心）

上为末，金樱子煎浓汁熬糊，入白蜜为丸。

陆左（无锡）

咯血愈后，梦泄不已，业经八年。腰俞酸痛，头眩耳鸣，少寐，多言则咽痛。脉弦数而细，舌赤如朱。肾阴久亏，水不济火，心肾渐欠交通也。当清心固肾。

大生地 女贞子 旱莲草 大麦冬 潼沙苑（盐水炒） 云神 川杜仲 煅龙齿 菟丝子（盐水炒） 北沙参 黑料豆 莲子

李左（宜兴）

小溲勤短，溺管痛，会阴胀，魄门气坠如欲便状。善梦泄，头目眩痛，或呛咳。脉沉细小数，舌红无苔。肺肾久亏，虚阳气火下迫也。业经三年，收效不易。

大生地 煅牡蛎 小茴香（盐水炒） 怀牛膝 净萸肉（盐水炒） 大麦冬 女贞子 旱莲草 潼白蒺藜（各） 泽

泻　云神　莲子（连心）

复诊

小溲勤短，日夜数十次。少腹毛际及溺管痛，魄门气坠似有便状，善梦泄，或呛咳吞酸，头目眩痛。脉沉细，舌红。肺肾久亏，气火下迫。业经数年，难图速效。

大熟地（砂仁炒）　净萸肉　泽泻　潼白蒺藜（各）　台乌药　益智仁　大麦冬　怀牛膝　云神　川杜仲　白归身　莲子

陈左（无锡）

遗泄五年，比增阳痿。心悬少寐，头痛腰酸。易于感冒，伤风则咳，差幸胃纳尚强。切脉沉迟细滑，舌苔腐白。心肾久亏，君相不藏，龙奋于泽也。速效难图，先当固肾清心。

大熟地（盐水炒）　净萸肉（盐水炒）　云神　菟丝子　川杜仲　女贞子

甘杞子（盐水炒）　潼白蒺藜（各）　煅龙骨　远志肉　夜交藤　莲子（连心）

另：知柏地黄丸二两，三才封髓丸二两，和匀。每晚临卧时，盐开水下四钱。

徐左（无锡）

梦泄数年。鼻端红赤，发时更甚且肿，龈床龈肉磊磊，状如榴子，间或流血。切脉弦滑而数，两尺细软，舌苔腐黄。肾水不足，心阳夹湿热上升，龙火不藏所致。

大生地　川黄柏（盐水炒）　远志肉　大麦冬　粉丹皮　煅龙齿　肥知母　云苓神（各）　川石斛　黑料豆　莲子（连心）

另：知柏地黄丸。

庄左（金沙）

日来肾关又复不健。有梦居多，大便时努力则精关亦不固。食少神疲，左腰腰或热，步履骨响有声。脉弦细濡数，舌红中黄。心肾久亏，龙相不藏于泽也。

潞党参　焦白术　金樱子　怀山药　远志肉　煅牡蛎　煅龙骨　川杜仲　云神　大麦冬　夜交藤　莲子（连心）

另：知柏地黄丸二两，金锁固精丸二两，和匀。每晨盐开水下一钱。

钱左（奔牛）

呛咳虽止，痰尚多，咽底红磊粒粒，饮咽不利。善滑泄多梦，头眩肢乏。切脉弦滑小数，两尺濡细，舌根腻黄。水亏，木火君相不安，龙奋于泽，精关于是不键也。

大生地（蛤粉拌炒）　煅龙齿　煅牡蛎　川黄柏（盐水炒）　黑料豆（盐水炒）　大麦冬　云神　远志肉　菟丝子（盐水炒）　乌玄参　甜川贝　莲子（连心）

束左

肾虚，君相二火妄动。善梦泄，腰俞痛，饮食如常。脉弦细，舌红。当泻南补北。

大生地　川黄柏（盐水炒）　远志苗　云神　煅牡蛎　女贞子　旱莲草　菟丝子　川杜仲　大麦冬　莲子（连心）

陈左（余姚）

心肾两亏，肝阳偏旺，水不涵木，阴不济阳。于是封藏不职，疏泄无权，精关不键，或梦或不梦，少寐心悸，头眩耳鸣，内热，或上冲喉际。脉弦细，左大于右。当清心固肾，以泽肝木。

大生地　大白芍　远志苗　女贞子　甘杞子（盐水炒）　黑料豆（盐水炒）　煅牡蛎　云神　粉丹皮　杭菊炭　怀山药　莲子（连心）

丸方：滋水以济火，育阴以潜阳。

大熟地、煅牡蛎（合炒） 女贞子 云神 怀山药 粉丹皮 净萸肉 泽泻（盐水炒） 潼白蒺藜（各） 甘杞子（盐水炒） 西洋参 野於术（米泔水炒） 陈橘白

上为末，肥玉竹煎汤，加蜜水法丸。

王左

青年梦遗已久，刻下不梦而遗。两足酸乏，内热口干，脘次或不畅。舌红无苔，脉弦细小数。心肾之阴不足，龙相不藏，精关不健也。

大生地（盐水炒） 净萸肉（盐水炒） 煅龙齿 川黄柏（盐水炒） 煅牡蛎 云神 远志苗 川杜仲 黑料豆（盐水炒） 大麦冬 莲子（连心）

王左（溧阳）

夜分每值小便必先遗泄，头眩耳鸣，两目昏糊。脉弦数，舌心黄腻。心肾之阴不足，肝阳上升，龙奋于泽也。

大生地 生牡蛎 川黄柏 煅龙齿 云神 杭菊花 料豆衣 大麦冬 远志苗 大白芍 女贞子 莲子（连心）

淋浊门

孙左

病后劳碌，心肾之阴未充，积湿易于下陷，气化于是不行。淋浊作痛，溲后尤甚，腰俞酸楚。脉弦滑两尺少力，舌心腻黄。虚中夹湿之候，与寻常淋浊不同。

中生地　川萆薢　甘草梢　云苓　泽泻　川黄柏　怀膝梢（盐水炒）　台乌药　粉丹皮　龙须草

二诊

溲后之痛虽减，而沥浊如故。气从下陷，腰俞尾闾酸楚。脉弦滑尺濡，舌心腻黄已化。此积湿渐化，心肾未充。以原方增入苦咸通补下元之品。

淡苁蓉　云苓　怀膝梢　川萆薢　川杜仲　泽泻（盐水炒）　小茴香（盐水炒）　海蛤粉　川黄柏（盐水炒）　大麦冬　人中白

三诊

日来淋痛已减，尾闾酸楚亦退，唯浊尚未已。脉小数，舌根腻黄。此湿热渐清，肾之阴气未复，清浊混淆故也。

大生地　粉丹皮　淡苁蓉　怀牛膝　云苓　大麦冬　川萆薢　川黄柏　净车前　泽泻　龙须草　淡秋石

钱左

溲后沥精作痛，少腹坠胀，腰俞酸楚，入夜溲勤，腑行燥结。脉沉细，舌白。延今两月，肝肾已伤，湿热混处精窍所致。速效难求。

淡苁蓉　川萆薢　台乌药　粉丹皮　云苓　怀牛膝　黑料豆　川楝子　泽泻　大麦冬　大熟地（秋石化水炒）　莲子心

另：威喜丸。

二诊

溲后沥精已减，腰俞酸楚亦折。而少腹坠胀及入夜溲勤如故，腑行不润。脉沉细。湿热混处精宫，肝肾之亏所致。

大熟地（秋石化水炒）　怀牛膝　益智仁　川萆薢　大麦冬　淡苁蓉　台乌药　川楝子　黑大豆　泽泻　云苓　莲子（连心）

孙左

溲痛复萌，沥血成块，坠急不爽，腹左结痞。脉小数，舌苔白腻。此湿瘀交结，肝家气火下移也。

归尾　怀膝梢　川萆薢　白蒺藜　川楝子　正滑石　甘草梢　大白芍　大丹参　细青皮　灯心

李左

淋浊延久，并不作痛。比增呛咳干呕，幸胃纳如常。切脉弦细带滑，舌红根黄。此肾虚湿热下注，肺胃不和于中之据。温补非宜，当清其上而摄其下。

南沙参　川贝母　泽泻　粉丹皮　海蛤

粉　大麦冬　川萆薢　陈橘白　黑料豆　菟丝子（盐水炒）　莲子

夏左

始而溲痛沥浊，继之溲勤，夜分尤多，间或遗滴，小水不能成条。切脉沉弦细滑，舌根腻黄。肾阴已亏，下元余湿未尽，气不化湿，分泌无权也。当摄其清而泄其浊。

大麦冬　大生地　粉丹皮　净车前（盐水炒）　黑大豆　川黄柏　泽泻　云苓　怀牛膝　川萆薢　通天草

丸方：大熟地　净萸肉　北沙参　女贞子　潼沙苑　泽泻　粉丹皮　云苓　菟丝子　怀山药　海蛤粉　鱼线胶

上为末，蜜水法丸。

王左

胞痹溺涩，少腹胀痛，业已年余，烦劳或饮冷则甚。脉沉细缓。乃肾虚，寒湿久羁下焦，水道不宣，满于胞内，阳气不达，以致或通或清，所谓劳淋、冷琳是也。拟温命肾，以宣气化。

东洋参　上肉桂　益母草　台乌药　川萆薢　巴戟肉　韭菜子　石菖蒲　小茴香　菟丝子　云苓　煨姜

服两剂，原方加熟附子。

赵左

高年喘咳平后，肾气已伤，肺热未尽，不能通调水道，下输膀胱。是以小便点滴，色赤觉热，溺管刺痛。脉弦大鼓指，舌红苔浮。非寒虚气秘者比，故得金匮肾气丸法反甚。据此见端，尚防溲血。

西洋参　怀膝梢（盐水炒）　泽泻　云苓　大麦冬　肥知母　粉丹皮　黑山栀　蛤壳　淡秋石　上血珀

二诊

昨从肾气已伤、肺热移于肠腑立法，小溲点滴作痛已十去其四，唯须二便齐来。可见肾之约束已不固矣。两脉寸关部尚大。肺金余热未清，当守原法略入升提之品。所谓导下必须启上也。

北沙参　大白芍　煅牡蛎　女贞子　怀膝炭　青升麻　粉丹皮　海蛤粉　净萸肉　潼白蒺藜（各）　赤石脂　灵磁石

李左

年逾六旬，始患血淋，继之沥浊，溺管刺痛，溲前及溲后皆然，步履则气从下陷。切脉沉滑无力，右关尺渐数，舌苔满腻而白。此心肾两亏，清气不升，湿热下渗为浊也。与壮年及初淋者大相径庭。

大生地（秋石炒）　炙紫菀　当归　甘草梢　川萆薢　菟丝子　泽泻　川黄柏　潼沙苑　怀牛膝　龙须草

另：补中益气丸。

严左（江阴）

房劳受惊，精蓄为腐，淋浊作痛。或有硬粒如石，或带血丝，溲勤作痛，气陷于下，尾闾坠胀。脉弦细小数，舌苔灰黄。此肾之阴气已亏，分泌失职，加以湿浊热混处精宫所致。

淡苁蓉　大生地　怀牛膝（盐水炒）　川黄柏　川萆薢　大麦冬　粉丹皮　青升麻　泽泻　云苓　净车前　淡秋石

二诊

从肾之阴气已亏、湿热混处精宫立法，淋浊及血条俱止，气坠溲勤亦退。唯两腿少力，头目筋跳，夜分遗溺，易于惊怖。此乃肾阴未复，而肝阳有余故也。

大熟地（盐水炒）　云苓神（各）　潼

白蒺藜（各） 女贞子 煅龙骨 川黄柏（盐水炒） 粉丹皮 旱莲草 生牡蛎 泽泻 怀牛膝（盐水炒） 莲子 淡秋石

丸方：滋水抑木，乙癸同调。

大熟地、淡秋石（合炒） 净萸肉 粉丹皮 云苓神（各） 泽泻 潼白蒺藜（各） 怀牛膝（盐水炒） 旱莲草 大麦冬 西洋参（勿见火另研） 煅龙骨 川黄柏（盐水炒） 女贞子 大白芍 莲子（连心）

上味研末，蜜水法丸。

周左（常州）

始而淋浊作痛，继之小水自遗，点滴不能成条，口渴作恶。舌红中黄，脉弦滑。湿热蕴结下焦，气化不利。延有砂石淋之累。

大生地（秋石化水炒） 怀牛膝 粉丹皮 净车前 小茴香（盐水炒） 川黄柏 泽泻 云苓 黑料豆 川萆薢 通关丸（开水另下）

胡左

始而淋浊，继之溲后带血，且有血块，二便齐来，气从下陷，比增呛咳。切脉沉弦细数，舌红少苔。肺肾两亏，湿火逼入荣分也。速效难求。

大生地 粉丹皮 泽泻 京赤芍 清阿胶（蛤粉炒） 怀膝炭 大麦冬 蒲黄炭 甘草梢 川萆薢 血余炭 莲子心

顾左

淋浊延久，肾阴必伤，湿热未尽。呛咳，痰中杂有血迹，鼻扇气粗，胃呆食减。脉细数，舌红中黄。虚而生热，久延防涉怯途。

南沙参 海蛤粉 大杏仁 黑大豆 川贝母 炒苡仁 川石斛 粉丹皮 橘白 瓜蒌皮 莲子

二诊

久咳渐减，痰中血迹亦少，胃亦渐复。唯仍鼻扇气粗，兼之久淋。脉细数，舌红中黄。肾虚肺燥，湿热久处精宫，分泌失职。仍守原方出入。

南北沙参（各） 川贝母 大杏仁 怀山药 黑大豆 粉丹皮 川石斛 海蛤粉 陈橘白 云苓 枇杷叶 莲子

另：八仙长寿丸。

三诊

咳已十去其八，痰中血迹亦净，气粗亦平。间仍鼻扇，兼之久经淋浊。脉数已减，舌心浮黄亦退，而舌本仍绛赤。燥火未清，渐以清养润肃为事。

北沙参 海蛤粉 川石斛 粉丹皮 陈橘白 大麦冬 川贝母 怀山药 黑大豆 云神 灯心 莲子

四诊

经治来，咳已渐退，痰中血迹亦清，气粗亦减，胃纳亦加。唯淋浊未净，项间疬核丛生。脉细数。此燥火初清，而肺肾之阴未复也。步以肃肺化痰，益肾生阴为事。

北沙参 黑大豆 川贝母 大麦冬 大生地 生牡蛎 川石斛 净橘络 炒竹茹 夏枯草 莲子

膏方：西洋参（另煎汁冲入收膏） 生牡蛎 川贝母 生熟地（各） 旱莲草 菟丝子（盐水炒） 南北沙参（各） 海蛤粉 净橘络 女贞子 怀山药 肥玉竹 凤尾草 云苓神（各） 莲子 川石斛 枇杷叶

上味煎取浓汁，入鱼线胶烊化，再入白蜜收膏。

丸方：消核。

北沙参　大贝母　白桔梗　乌元参　净橘络　淡海藻　海蛤粉　远志肉　白蒺藜　淡昆布　京赤芍

上研末，风尾草、夏枯草、生牡蛎，煎汤法丸。

王左

风温退后，阴分已伤，湿热流入下焦。溲后沥血，兼之淋浊作痛。脉小数，舌红边白。当清荣化浊为先。

细生地　川萆薢　怀牛膝　炙紫菀　甘草梢　大麦冬　粉丹皮　蒲黄炭　正滑石　泽泻　净车前　血余炭

王左

淋浊半年，溲后痛，溲时亦痛，入夜尤甚。脉数而滑，舌苔腐垢。肾阴已亏，酒湿积热尚重也。

中生地　川萆薢　黑山栀　怀牛膝　云苓　川黄柏　甘草梢　泽泻　瞿麦　石竹花　龙须草　莲子心

刘左

淋浊一年，溲后作痛，比增心烦，日来又增呛咳。脉细数而滑，舌苔浮黄。肾虚湿热不清，又感秋燥所致。

大生地　怀膝梢　大麦冬　川黄柏　川萆薢　泽泻　云苓　料豆衣　甘草梢　粉丹皮　方通草　莲子心

另：知柏地黄丸。

汪左（宜兴）

溲后沥浊有年，肾阴已衰。阳痿精冷，口黏多痰，易呛咳。肺部又有积热未清，当润其上而温其下。以丸代煎。

大熟地　潼沙苑（盐水炒）　云苓　甘杞子（盐水炒）　鱼线胶（炒松研）　淡苁蓉　大麦冬　陈橘白（盐水炒）　法半夏　煅牡蛎　菟丝子（盐水炒）　覆盆子　川杜仲　车前子（盐水炒）

上为末，肥玉竹煎汤，加蜜水法丸。

孙左

肾之阴气久亏，湿热乘虚下注。溲时作痛，水道点滴不利，会阴胀痛，波及魄门。脉沉弦细滑，舌根腻。当通固兼施。

淡苁蓉　青升麻　中生地　怀膝炭　粉丹皮　川黄柏（盐水炒）　云苓　川萆薢　大麦冬　泽泻　灯心

二诊

昨为通固兼施，会阴肿痛已减，而溲时尚作痛，水道不利。脉弦细，舌根黄腻。肾气固伤，湿浊未尽之候。

中生地　大麦冬　黑山栀　石竹花　川萆薢　川黄柏　泽泻　粉丹皮　怀牛膝　云苓　龙须草　琥珀（研冲）

三诊

日来水道已通调，溲痛亦减，间有余浊未清，会阴穴尚有坠胀意。脉弦细，舌苔腐黄。肾气已伤，积湿未除也。守原义更增固肾品。

大生地　川萆薢　川黄柏（盐水炒）　龙须草　怀牛膝　菟丝子　净萸肉（盐水炒）　云苓　潼沙苑　旱莲草　黑料豆　莲子（连心）

四诊

进固肾化湿，会阴穴作胀俱退，唯魄门尚或坠痛，精关或不固。脉弦细虚数，舌苔前半已化。仍守旧章，更进为事。

大生地　潼沙苑（盐水炒）　菟丝子

（盐水炒） 楮实子 槐角 川黄柏 旱莲草 炙甘草 女贞子 大白芍 云苓 莲子

另：知柏地黄丸。

张左

两胯结核本久，日来又增淋浊。溲时痛，迭经寒热。脉沉数而滑，舌苔黄腻。湿热尚重，亟为疏泄。

大豆卷 泽泻 大贝母 川黄柏 细木通 怀牛膝 粉丹皮 瞿麦 甘草梢 正滑石 清宁丸（包煎） 灯心

周左

青年淋浊，溲时及溲后俱痛，茎皮浮肿。脉沉数，舌红中黄。湿热下注肝胆两经，法当通泄。

细生地 川黄柏 泽泻 粉丹皮 黑山栀 川萆薢 正滑石 赤苓 细木通 大麦冬 甘草梢 龙须草 灯心

陈左

小溲勤短，溲已又欲溲状。脉虚数而滑，舌苔浮黄满布。心移热于小肠，湿热藉以下注也。

大麦冬（连心） 甘草梢 肥知母 黑山栀 细木通 川黄柏 泽泻 粉丹皮 赤苓 黑料豆 灯心

徐左（常州）

劳淋屡发，头目眩昏。脉细数右弦。当清肝补肾，乙癸同调。

大生地 黑料豆 女贞子 净萸肉（盐水炒） 云苓 煅牡蛎 泽泻 川黄柏（盐水炒） 菟丝子（盐水炒） 甘杞子 杭菊炭 潼白蒺藜（各） 鱼线胶（炒松研） 莲子

上为末，蜜水法丸。

徐左（常州）

始而溲后痛，继之溲血甚多，血止又沥白浊，溺管痛，少腹胀。午后寒热，不汗而解。食少形瘦，或呛咳多痰。脉弦细小数，舌红唇燥。肾阴已伤，气火下迫，积热未清之候。久延非宜。

大麦冬 甘草梢 川楝子 萆薢 泽泻 怀膝炭 京赤芍 黄柏炭 炒苡仁 琥珀（研冲）

二诊

午后寒热已减，溲后沥浊亦少，曾经溲血。溺管仍痛，少腹胀，矢气则松。脘闷气逆，口渴舌红，或呛咳多痰。脉沉细小数。业经已久，肾阴暗伤，气火下迫，余浊又未清之候。速效难求。

大麦冬 小茴香（盐水炒） 赤苓 粉丹皮 甘草梢 黑山栀 怀膝梢 旋覆花 地骨皮 川萆薢 灯心

另：知柏八味丸二两，滋肾丸一两，和匀。

钟左

膏淋半载不愈，溲其半则痛，澄之如糊，倾之难净，兼之呛咳多痰。脉细数，舌红。肺肾两亏，积湿混处精宫。肺气上逆，无以通调水道也。

大麦冬 泽泻 萆薢 云苓 肥知母 煅牡蛎 怀膝梢 净车前（盐水炒） 川黄柏（盐水炒） 甘草梢 莲子（连心）

二诊

膏淋虽少，而溲时仍作痛，气注魄门如欲便状，兼之呛咳多痰。脉细数，舌红。肺肾久亏，湿随气陷也。

南沙参 云苓 怀牛膝 川杜仲 小茴

香（盐水炒） 大麦冬 泽泻 煅牡蛎 菟丝子 川萆薢 甘草梢 莲子心

三诊

膏淋渐少，溲痛亦安，气注魄门亦折，咳亦减，唯阳事不兴者已久。脉细数，舌红。肾之阴气两亏，守原义更增益阳摄下之品。

大生地（盐水炒） 川杜仲 云苓 川萆薢 煅牡蛎 菟丝子（盐水炒） 鹿角霜 泽泻 小茴香（盐水炒） 净萸肉 鱼线胶

另：桂附八味丸二两，知柏八味丸二两，和匀。

孙左

淋浊两旬，溲痛，茎头肿，左胯结核。脉沉数，舌红中黄。湿火下注肠腑。不宜兜涩，通利为先。

清宁丸（过口） 黑山栀 川萆薢 瞿麦 赤苓 细木通 甘草梢 正滑石 萹蓄 净车前 琥珀（研冲）

二诊

溲痛已安，淋浊未已，茎头破肿流血，左胯结核。脉尚沉数，舌红中黄。湿火未清，当再通利分化。

清宁丸（过口） 川萆薢 大麦冬 瞿麦 净车前 川黄柏 甘草梢 黑山栀 赤苓 龙须草 正滑石 灯心

三诊

茎头溲痛及淋浊俱退，左胯结核亦消。脉尚数，舌红。湿火初清，肾阴未复也。当再清养化浊。

细生地 赤苓 甘草梢 泽泻 细木通 大麦冬 黑山栀 冬桑叶 怀牛膝 清宁丸（入煎） 龙须草 灯心

沈左

湿热下注，淋浊作痛，善梦泄，卧则少腹胀痛。脉沉数，舌苔黄腻满布。下焦湿热未清，法当清苦泄化。

清宁丸（包煎） 川黄柏 泽泻 净车前 黑山栀 川萆薢 甘草梢 赤苓 炒苡仁 川楝子 粉丹皮 龙须草

陈左（无锡）

淋浊两旬，并不作痛，头昏少寐，气怯神疲。脉细数，舌红。心肾两亏，湿热下注也。调摄为先。

大生地 泽泻 云苓 炒苡仁 料豆衣 川黄柏 川萆薢 大麦冬 女贞子 陈橘白 莲子（连心）

束左

始而淋浊，继之溲血，溺管痛，或成块成条。脉沉数，舌苔黄腻满布。肾阴不足，心阳有余，酒湿积热乘虚下注而来。先当清通分化。

鲜生地 怀膝炭 旱莲草 蒲黄炭 正滑石 大麦冬 川萆薢 血余炭 川黄柏 赤苓 甘草梢 清宁丸（过口）

吴左

心肾两亏，精液下注，致发膏淋。溲后澄浊如膏，甚则状如腐肉，腰俞酸楚。切脉沉细小数，舌红中槽[①]。一派虚象，非湿毒可比。

大生地 煅牡蛎 川萆薢 菟丝子（盐水炒） 潼沙苑（盐水炒） 大麦冬 川黄柏（盐水炒） 料豆衣 川杜仲 泽泻（盐水

① 槽：表面上比较大比较长的凹痕。这里指舌中有一条凹痕，虚证患者经常可见。

炒）云苓　莲子（连心）

另：知柏地黄丸。

耿左（南京）

冒雨急行，兼之露宿，肾气暗伤，水湿乘虚下注，致发淋浊。既止后，膀胱觉热，食欲不兴，或作胀，或呕吐，脘胁或痛。脉弦细，舌红。先当调中清下。

大麦冬　云苓神（各）　怀牛膝（盐水炒）旋覆花　陈橘白　泽泻　料豆衣　焦谷芽　法半夏　瓜蒌皮　冬瓜子

二诊

日来脘胁痛及呕吐已减，而食后尚觉不畅，膀胱自觉久热不清，病起淋浊后。脉弦细，舌红略起苔。积湿初化，肝胃初和，而肾气尚亏折未复也。

大生地（砂仁拌炒）　云苓神（各）　潼白蒺藜（各）　泽泻　料豆衣　女贞子　陈橘白　远志苗　炒苡仁　粉丹皮　莲子

林左

淋浊两旬，溺管痛，气从下陷。舌红中黄，脉细数。肾虚肝旺，湿热下注而来。未宜兜涩。

中生地　大麦冬　黑山栀　小茴香　怀膝炭　川萆薢　川楝子　云苓　泽泻　瞿麦　甘草梢　龙须草　灯心

孙左（扬州）

向日好饮，湿浊下注肠腑，左少腹痛，后及腰部，溲后或沥血，两足肿。脉沉滑，舌红苔白。肾阴本亏，先当清荣化湿。

当归　焦白术　川杜仲　川楝子　黄柏炭　怀膝炭　青木香　大白芍（小茴香拌炒）泽泻　赤苓　炒苡仁　地肤子

陈右

溲后沥浊，赤白交杂，溲后痛，月事如常。脉弦细沉分数，舌红无苔。血热肝旺，湿火下注也。

当归　大生地　黑山栀　怀膝炭　甘草梢　大白芍　大麦冬　正滑石　川萆薢　泽泻　藕节

另：八味逍遥丸。

丁左（上海）

淋浊宿患乘虚复发，遍体酸楚作痛。脉沉细小数，舌红。肾阴本亏，当清养固下，以健精关。

大生地　川萆薢　黑料豆　菟丝子　甘草梢　泽泻　大麦冬　川杜仲　怀牛膝（盐水炒）　云苓　莲子（连心）

另：知柏地黄丸。

褚左（宜兴）

淋浊日久，今虽已少，而仍未尽，易于滑泄，腰膂痛，幸胃纳如常。脉弦细而滑，舌苔浮黄。心肾两亏，积湿积热未楚也。当益其不足，化其有余。

大生地　川萆薢　煅牡蛎　川杜仲　远志苗　川黄柏（盐水炒）　大麦冬　黑料豆　云神　泽泻　莲子（连心）

戴右（镇江）

鼻衄宿患略发即止，而淋浊又发，幸不甚多，溺管作痛，胸次又胀满，间或呛咳。切脉沉数而滑，舌苔浮黄。肺肾久亏，酒湿积热非上扰即下趋所致。

大麦冬　炒苡仁　川萆薢　肥玉竹　甘草梢　泽泻　云苓　料豆衣　川黄柏　川楝子　莲子（连心）

孙左（镇江）

膏淋半年，或带血块，溲后溺管痛，气陷于下，少腹坠胀，腰俞酸楚，痛掣头部。脉虚弦细数，舌苔砂黄。肾阴虽亏，湿火未尽也。势无速效可图。

大生地（炙炭） 怀膝炭 川楝子 大白芍 粉丹皮（盐水炒） 旱莲草 川黄柏（盐水炒） 泽泻（盐水炒） 甘草梢 云苓 淡秋石（后入）

另：知柏八味丸一两，二至丸二两，和匀。

吴左（无锡）

沥浊无知者近年，溺管痛，曾经见血，食少形瘦。脉沉细左数，舌红中黄。肾阴暗亏，湿热下注也。属在青年，久延殊非所宜。用搏金散出入。

大生地 川杜仲 云苓 泽泻（盐水炒） 络石藤 川黄柏（盐水炒） 旱莲草 菟丝子（盐水炒） 甘草梢 料豆衣 煅牡蛎 莲子（连心）

另：知柏地黄丸、水陆二仙丹。

热入血室门

丁右

年已五旬有二，月事尚行，且初病即止。热邪乘入血分，耳聋脘痞，内热如焚，作恶口渴。脉弦数，右手不畅，舌红中黄。病近一月，最防热陷致痉也。

香白薇　黑山栀　大白芍　省头草　川郁金　柴胡梢（酒炒）　粉丹皮　云苓　正滑石　炒竹茹　青蒿　荷叶

再诊

昨从热入血室立法，脘闷作恶、口黏作渴俱减，大腑亦通，色赤而黑。表分久热不清，耳聋。脉弦数，左手略起，舌苔灰黄。伏热初透，犹在畏途。

香白薇　省头草　川郁金　云苓　黑山栀　柴胡梢　益元散　青蒿　粉丹皮　大杏仁　炒竹茹　荷叶

三诊

两从热入血室例立法，午后猝然表热如灼，逾时得汗而解。牙轧肢搐，耳聋兼有血席疮。左脉不楚，舌苔灰黑。渐从热化，慎防痉厥生风。

鲜生地　益元散　粉丹皮　青蒿　双钩钩　黑山栀　江枳实　赤苓　川郁金　炒竹茹　香白薇　荷叶

四诊

日来肢搐轧牙已退。脘闷，两足痛，耳聋，股上席疮溃烂。舌根灰黄，左脉仍不清了。血分之邪热未清，尚虑再生枝节。

香白薇　益元散　冬桑叶　大白芍　粉丹皮　童木通　黑山栀　云苓神（各）　怀牛膝　细生地　荷叶

五诊

肢搐轧牙、两足痛、发热俱退。唯脘闷未舒，呕恶多痰。舌苔转白，左脉不畅。血分之热初清，而余湿未化，肝胃未和也。久延非宜。

上川朴　藿香　姜半夏　江枳壳　川郁金　云苓　炒薏仁　广陈皮　省头草　旋覆花生姜　佛手

改方：加大白芍。

王右

热时月事复来，色黑如胶，少腹痛，烦扰谵妄，不寐头痛，不多饮。舌苔黄厚起刺，脉弦细。此热邪已入血室，痰滞蕴胃，欲化而犹不化，势在未定。

姜川连　姜半夏　益元散　丹皮　炒楂肉　炒枳实　佩兰　炒竹茹　全瓜蒌　川郁金　黑山栀　荷梗

二诊

今日热清复热，刻又不汗而解，烦扰已折，经行黑色亦去。唯脘膺尚痞闷，按之痛。脉小数，舌苔灰黄厚垢，舌心起刺。

血分之邪热为痰滞蕴结未透，势尚未定，勿泛视之。

姜川连　川根朴　佩兰　淡子芩　川郁金　炒枳实　全瓜蒌　炒竹茹　正滑石　大杏仁　黑山栀　荷叶

三诊

今日表热已清，脘中痞硬及痛亦退，烦躁亦蠲。舌前半已渐宣，后半尚灰黄厚腻，脉仍小数。伏邪已透，阳明积蕴未清，尚宜慎重。

姜川连　上川朴　益元散　炒枳实　省头草　大杏仁　全瓜蒌　云苓神（各）　川郁金　炒竹茹　黑山栀　荷梗

四诊

今午又忽烧热如焚，皮外亦热，脐下及少腹按之烙手。舌之后半尚黄，脉小数。大腑不通，余热及湿滞又搏结为患矣。

上川连　益元散　川郁金　川通草　大杏仁　黑山栀　炒竹茹　云苓神（各）　全瓜蒌　炒枳实　荷梗

五诊

昨午又猝然烧热，莫可名状。今晨肢末红疹外达，午后大腑又通，烦热遂退，渴不多饮。舌根黄腻亦薄，脉小数左细。伏邪初透，法当疏解。不宜再生枝节。

藿香　半夏曲　省头草　炒竹茹　川郁金　大白芍　荆芥　净连翘　云苓　大杏仁　荷叶

六诊

今日四末及背部红疹更多，渐作渴饮，唯胸膺仍欠畅适，或而烦扰。舌苔较昨见腻，复有满布之势。伏邪仍未全透，原以开化为事。

上川朴　黑山栀　川郁金　藿香　半夏曲　云苓神（各）　正滑石　大白芍　炒枳壳　大杏仁　姜竹茹　荷叶

七诊

疹已日透，脘膺烦扰亦退，腑未复通。舌苔尚黄腻，舌根尤厚，脉弦细。时邪虽解，肠腑余浊未清，当再宣导。

上川朴　姜川连　姜半夏　大白芍　藿香　炒枳实　正滑石　白蔻　川郁金　省头草　炒竹茹　佛手

王右

时邪热入血室，经事先期，壮热耳聋，呛咳胸痞，心烦下利，口渴。舌黄，脉弦数。势尚未定，化燥可虑。

柴胡　青蒿　黑山栀　酒子芩　薄荷　大杏仁　丹皮　赤苓　焦楂肉　炒竹茹　鲜姜皮

张右

热入血室旬余，汗时热退，汗收乃灼热不解。胸痞干呕，便闭谵妄。舌黑虽去，舌心仍干槁无津。脉不应指。有内陷之虑，症殊未稳。

香白薇　姜川连　炒枳实　焦山楂　川郁金　全瓜蒌　大杏仁　青蒿　黑山栀　炒竹茹　鲜藕

胡右

热入血分已久，经事先期，耳听不聪。比增呛咳下利，神疲谵语。脉细数，舌苔白。正虚邪实，阴证也。

香白薇　大杏仁　扁豆衣　炒枳壳　正滑石　大白芍　焦楂肉　酒子芩　粉丹皮　炒竹茹　荷叶

李右

时邪热入血分，经事来而不多，疹又不透，或热或退，脘痞拒按，咳不爽，痰极多，神迷谵妄。舌质红绛，脉小数。肢搐，耳听不聪，有内陷生风之害。

香白薇　薄荷　川郁金　大杏仁　连翘　鲜石斛　黑山栀　瓜蒌皮　香豆豉　炒枳实荷叶

另：神犀丹一粒，分两次。

二诊

进神犀丹，烦躁虽减，热仍未清，神迷谵妄，疹子渐回，脘腹痞硬拒按。肢搐耳聋，小水自遗，大便秘结。脉滑数，舌不起苔。里蕴未化，渐将内陷生风。殊为险要，姑再双解。

柴胡梢　黑山栀　法半夏　川郁金　香白薇　炒枳实　大杏仁　炒竹茹　连翘　瓜蒌皮　石菖蒲　凉膈散（包煎）

三诊

今日疹复透，唯色紫不鲜。表热复解，神安能卧，谵妄亦止。唯腹满拒按，大腑未通。舌白渐布且有津润，脉滑数。邪滞层层搏结，仍在险途。

上川朴　炒枳实　香白薇　全瓜蒌　法半夏　大杏仁　川郁金　云神　石菖蒲　炒竹茹　凉膈散（包煎）

四诊

热入血室经下夺后，神清烦止。舌质起津，右脉亦起。唯表热仍未楚，血分之热未清。尚虑再生波折。

鲜生地　鲜石斛　川郁金　黑山栀　南花粉　粉丹皮　赤芍　香白薇　大麦冬　肥知母　芦根

五诊

热入血室，经治来，腑通神清，舌前红绛亦减，后半复黑。午后烧热，未得汗而解。少腹下后仍痞。脉右寸部不楚。血分余邪尚重，不宜屡增枝节。

鲜生地　黑山栀　青蒿　大杏仁　南花粉　焦山楂　川郁金　粉丹皮　香白薇　瓜蒌皮　炒竹茹　芦根

吴右

热入血室，壮热谵妄，胸痞作恶。舌苔腻黄，脉小数。延防化燥。

柴胡　青蒿　粉丹皮　川郁金　黑山栀　香白薇　姜川连　焦山楂　正滑石　炒枳实　鲜姜皮

张右

时邪热入血室，业经两月有余。表热不为汗解，耳听不聪，呛咳作恶，协热下利，谵语脘闷，渴喜热饮。左脉模糊，舌黄尖干。邪热内陷血分，皆从燥化，深恐生风。症属险候。

柴胡　香白薇　黑山栀　焦山楂　鲜生地　粉丹皮　瓜蒌皮　京赤芍　净连翘　大杏仁　炒竹茹　鲜藕

二诊

热入血室，日来表热已退，谵语下利亦止。唯呛咳未已，痰多作恶，耳听未聪。余热未清，仍在险途。

香白薇　大杏仁　冬桑叶　川贝母　瓜蒌皮　粉丹皮　赤苓　青蒿　枇杷叶　生谷芽　炒竹茹　鲜藕

刘右

热入血室将及一月，表热虽退，汗虽畅，白痦虽透，大腑虽迭通，而病情仍有进无退，耳聋神迷，入夜谵妄，渴不多饮，少腹痞满拒按。脉滑数无伦，舌苔黄垢满布。邪热为痰浊蒙蔽于窍络，积瘀结滞又交搏于上焦，欲化燥而不得。势有内陷之虑。

生军（后入） 制半夏 鲜生地 生楂肉（玄明粉化水炒） 香白薇 桃仁泥 江枳实 川郁金 上川朴 云神 竹沥（冲） 姜汁（冲）

二诊

昨进桃仁承气汤加半夏竹沥，开化机窍之痰，得下两次不少，杂有血质。神识虽渐清，谵妄仍未已，少腹仍有拒按意。脉之滑数已倍减，舌苔转黄而松，根端尚腻。可见肠胃余蕴未清，中宫痰浊尚未尽化。当此之际也，不宜接下。姑为化痰泄热，以导余积。

鲜生地 江枳实 全瓜蒌 生楂肉（玄明粉化水炒） 香白薇 法半夏 川贝母 云神粉 丹皮 川郁金 姜汁（冲） 竹沥（冲）

三诊

先进桃仁承气汤加入开化痰浊之品，得下污秽两次，杂有血质，脐上痞硬已退，脐下仍胀满拒按。幸烦扰谵妄就解，神志就清，耳听亦较聪。唯右脉复数，舌苔灰黄。下焦瘀浊甫去其半，中焦邪热为痰纠结也。当再荡涤其余蕴。

生军（后入） 全瓜蒌 江枳实 生楂肉（玄明粉化水炒） 粉丹皮 姜川连 法半夏 川郁金 大杏仁 赤苓 炒竹茹 藕

四诊

昨又复为攻下，得下两次，色赤质腻，仍不多。胸腹虽已平软，而少腹仍痞满。舌苔更形腐浊且厚，间有谵语，耳听幸渐聪。脉之数象亦折，不时自汗。可见病久正伤，而下焦之积蕴方腐化未清。将来最防虚不可补，实不可攻之害。趁此时机，仍以承气下夺为要务。

生军（后入） 上川朴 炒枳实 炒楂肉 全瓜蒌 玄明粉（再后入） 姜半夏 赤苓 大杏仁 小青皮

五诊

昨又接进大承气汤加味，虽又得利五次，溏结交杂，顾仍不多。脐下及少腹仍胀满，按之痛。唯耳听渐聪，谵妄已少，自汗已止。舌苔复腻，左脉尚数。中焦痰浊，下焦瘀滞，俱有化机。当为清通导化，仿古人隔二隔三法可也。

生军 炒枳实 炒楂肉 小青皮 正滑石 全瓜蒌 云苓 制半夏 大杏仁 炒竹茹 大荸荠 陈海蜇

六诊

昨为清通导化，仿承气小其剂，得下两次秽浊，倍多于前次，且杂血块一枚。少腹痞硬及拒按俱退，谵妄亦更少，耳听亦渐聪。独脘膺尚仄闷，按之痛，不思纳谷。切脉右关数。下焦瘀浊虽去，中焦痰浊未清，胃气未和之候。当缓其攻，先为宣中化浊，启发胃气。

全瓜蒌（姜汁炒） 法半夏 川郁金 旋覆花 江枳实 云苓 炒楂肉 小青皮 炒谷芽 炒竹茹 大荸荠 陈海蜇

七诊

从进桃仁承气汤得下污秽血块后，少腹痞满拒按已退，耳听已聪，谵妄已止。唯脘膺之下尚痞板，腿足痛，胃纳未增。舌苔灰黄而浮腐不实，舌前转白，左脉尚数。足见下焦瘀浊已去，中焦痰浊未清，胃不得和耳。当化浊宣中。

鲜薤白 旋覆花 云苓 法半夏 大杏仁 全瓜蒌 川郁金 新会皮 炒枳实 炒谷芽 炒竹茹 大荸荠 陈海蜇

八诊

经下夺后，血室之邪热由肠腑而泄化。谵妄神迷、少腹痞硬及耳聋者俱减，脉之弦数亦步平。独脘膺未舒，腿足痛。舌苔白腐，浊不肯脱。足见胃中痰浊尚未尽去也，当守昨义接进，祈其大腑能自由一通为顺。

鲜薤白　全瓜蒌　川郁金　薄橘红　炒枳实　甜川贝　法半夏　云苓　旋覆花　大杏仁　炒竹茹　大荸荠　陈海蜇

九诊

热入血室，经迭次下夺后，大腑虽通，积污带血块者不少。少腹拒按已平，胸宇亦畅，谵妄亦渐去，胃纳亦步增。唯臀部或赤肿作痛，瘀凝于络可知。刻下舌苔腐白，厚垢未脱。中焦瘀滞尚未廓然，以原方更增和血通络之品。

全瓜蒌　法半夏　京赤芍　炒枳实　大贝母　粉丹皮　陈橘皮络（各）　旋覆花　赤苓　丝瓜络　大荸荠　陈海蜇

十诊

热入血室月余，诸多枝节已解。独脘中仍痞满，拒按作痛，胃纳未开，下体痛，不能转动。舌苔灰黄厚腻满布，脉之滑大已安。可见血分之邪热已由下夺而去，唯中焦之痰滞牢结未化，胃气不得和降耳。再以苦辛通降为事。

上川朴　上川连　全瓜蒌　大杏仁　薄橘红　云苓　炒枳实　姜半夏　炒谷芽　炒竹茹　脾约麻仁丸（布包杵入煎）

十一诊

今日之灰白苔大化，后半仍垢浊不宣。大腑欲通未通，杳不思食，脘膺虽仍痞满，两脉已就和。盖胃中痰滞已有下入肠腑之机能，仍守昨法进步可也。

上川朴　莱菔子　旋覆花　大杏仁　云苓　广皮　全瓜蒌（姜水炒）　炒枳实　川郁金　姜半夏　炒竹茹　脾约麻仁丸（布包杵入煎）

十二诊

今日复通干粪两节，通而不畅，仍有坠胀欲便之状。痰咳颇多，仍未思食。脉沉分复数，舌苔仍灰白腐垢满布。余蕴似尚不少，仍以宣中导下为事。

莱菔子　上川朴　炒枳实　全瓜蒌　鲜薤白　薄橘红　海南子　姜半夏　大杏仁　云苓　炒谷芽　姜汁　荸荠汁（澄粉冲）

十三诊

黎明大腑又复行两次，纯属燥粪且不少。脘中胀满拒按俱退，渐渐索食知饥矣。舌苔前半亦渐脱，后端尚灰腻，脉之数象大平。据此见象，中宫痰浊尚未尽去，不过不宜再行攻下。当和中化浊，保其胃气。将来能自由腑通最妙。

旋覆花　全瓜蒌　法半夏　川贝母　新会皮　炒谷芽　炒枳实　云苓　大杏仁　冬瓜仁　荸荠　陈海蜇

十四诊

大腑迭通之后，胃纳增而复减，痰多涎沫，口舌觉燥而又不渴。舌苔后端仍灰垢高突，脉之数象已平，唯滑如故。可见阳明痰浊仍未尽，胃气不和。当再化浊宣中，和中健胃。

鲜薤白　全瓜蒌　莱菔子　姜半夏　大杏仁　云苓　省头草　新会皮　藿香　炒枳实　炒谷芽　佛手

十五诊

昨易芳香化浊，药后又复吐痰，午后知饥矣，顾仍未能多食。舌苔前半腐白而薄，后端仍灰腻高突。脉之沉分尚数，余部尤滑。中焦痰浊余湿初化，守原义更入辛通之属。

厚朴花　莱菔子　炒枳实　姜半夏　新会皮　藿香　川郁金　省头草　云苓　炒谷芽　生姜　保和丸（布包入煎）

十六诊

热入血室退后，热邪虽解，而又转入痰湿一途。改进辛温开化，脘畅神清，得吐痰浊不少。舌苔灰浊腐白，右脉尚小数而滑。肠胃湿浊甫有化机，与寻常热入血室者又不同也。

上川朴　姜半夏　焦谷芽　新会皮　省头草　莱菔子　白蔻　云苓　炒薏仁　炒枳实　佛手

十七诊

从热入血室轻下夺后立法，邪热已解，而又转增湿痰不化见端，改用温化亦觉合拍。痰吐颇多。舌苔灰白垢腻日薄，左脉滑数。肠腑积蕴化而未尽，仍以昨法复增通腑之品可也。

上川朴　大杏仁　炒枳实　干薤白　泽泻　陈橘皮　姜半夏　全瓜蒌　云苓　炒谷芽　脾约麻仁丸（布包杵入煎）

十八诊

今日舌之前半白苔已化，后端尚灰黄，仅存一块。腑未复通，时有欲便之状。臀右结肿，按之痛，或大或小，病后发颐可知，势须溃脓。姑再通腑和中，祈其腑通胃复为要。

油当归　泽泻　炒枳实　京赤芍　粉丹皮　全瓜蒌　姜半夏　炒谷芽　火麻仁　云苓　炒竹茹　更衣丸（另服）

十九诊

昨复通腑和胃，大腑畅行，积垢颇多，中上二焦之痰浊亦化。胃纳渐增，就知饥饿。舌苔前半已退，根端尚灰垢。股右肿痛已减，唯右脉尚小数。肠腑余浊虽未清，不宜再行通导。当清调和化为事。

川石斛　油当归　法半夏　焦山楂　焦谷芽　京赤芍　云苓　炒枳壳　泽泻　炒薏仁　炒竹茹

二十诊

经治来，各恙俱退，腑气迭通，舌苔灰黄已化，后端之灰垢亦步化。独胃尚未复，间或烦满呕恶，下部肿处略可重按，脉尚数。胃中痰浊未尽，运行未力也。

旋覆花　法半夏　陈橘皮络（各）　泽泻　大贝母　云苓　炒薏仁　京赤芍　怀牛膝　炒谷芽　炒竹茹

孙右

跌仆后，血从前阴溢出，两腿痛，无以步履。日来又寒热无汗，烦扰谵妄，咳不爽。脉滑数，舌红。风暑由肺胃而入血分，症属险要。

香白薇　大白芍　黑山栀　益元散（包）　炙甘草　粉丹皮　云苓　柴胡梢　青蒿　当归　炒竹茹　青荷叶

眭右

热入血室用下夺后，得下颇多，色黑带血者不少，而少腹左右仍拒按作痛，漫热无汗，耳聋干呕，脘次时痛。脉弦数右手不楚，舌苔灰黄。积瘀未清，邪热留恋荣分，厥少二经合病，势防内陷。

鲜生地　香白薇　柴胡（酒炒）　黑山

栀　益元散　赤苓　炒楂肉　青蒿　粉丹皮　大白芍　川郁金　鲜藕

二诊

热入血室延久，今日大腑复通，而少腹仍痞硬拒按，脘痛宿患适乘发。舌前灰色已脱，后半仍灰，右脉已了了。表热未肃清，邪为积瘀相搏，欲化热而不透之候。仍在畏途。

鲜生地　粉丹皮　香白薇　焦山楂　黑山栀　大白芍　云神　炙乌梅　川郁金　生熟谷芽（各）　鲜藕

顾右

暑热侵犯血分，月事先期，色淡如水，脘次痞闷，寒热不清。脉沉细，舌红中黄。势颇未透，宣导为先。

藿香　新佩兰　粉丹皮　左金丸　黑山栀　白蔻衣　半夏曲　焦山楂　云苓神（各）　川郁金　炒竹茹　青荷叶

二诊

今日月事渐少，脘次仍痞闷，动则呕吐，寒热不清。脉沉细右手小数，舌红中黄。血分之热未清，肝胃不和之候。调畅为先。

左金丸　大白芍　云神　炙乌梅　旋覆花　藿香　白蔻衣　佩兰　姜半夏　川郁金　炒竹茹　金橘皮

三诊

经治来，寒热清，呕吐止，月事亦断。唯脘闷气逆，胃纳未复。脉沉细，舌红中黄。新邪初解，肝胃未和，再为宣导。

藿香　白蔻　云神　姜川连　陈橘皮　佩兰　大白芍　川郁金　姜半夏　白蒺藜　姜竹茹　荷叶

四诊

时邪延久，枝节多端。经下夺后，神糊谵妄，烦扰多汗。脉小数不应指，舌红少苔。已将生风之象，症属险要。姑从清肝泄热，以息风阳立法。

鲜生地　大麦冬　大白芍　益元散　川贝母　煅龙齿　云神　香白薇　天竺黄　青荷叶　血珀（冲）

另：紫雪丹五分，用凉开水冲服。

五诊

昨进紫雪丹后，风定神清，谵妄渐少，口泛涎沫。舌红转白，脉转数。内风初潜，余邪及痰热未清，神明尚或蒙蔽也。原在畏途。

大麦冬（朱染）　香白薇　川郁金　益元散（包）　朱连翘　煅龙齿　云神　川贝母　大白芍　粉丹皮　血珀（冲）　灯心（朱拌）

六诊

风涛已定，化险为夷。神清谵妄止，口泛涎沫。左脉尚数，舌红见淡。可见邪热日化，阴液就伤之候。不宜再生枝节。

大麦冬　云神　大白芍　川贝母　瓜蒌皮　益元散　炒谷芽　陈橘白　川郁金　大杏仁　炒竹茹　青荷叶

七诊

热入血室，诸多枝节险象迭增，今幸已退。神清谵妄止，舌红亦淡。唯胃气未复，杳不思食，左脉尚数。余热未清，胃气不和。最忌再生波折。

大麦冬　川石斛　大白芍　益元散　瓜蒌皮　陈橘白　云神　川贝母　炒六曲　炒谷芽　炒竹茹　青荷叶　鲜稻叶

八诊

热入血室退后，因食物欠节，脘次仄闷，今幸复解，而左耳又忽作痛。右脉尚数。足见少阳之邪未清，延有发颐之害。当再清润疏化。

南花粉　元参心　白桔梗　连翘　冬桑叶　京赤芍　鲜生地　云神　粉丹皮　川石斛　炒竹茹　荷叶

改方：大便未爽，去白桔梗，加全瓜蒌。

九诊

热入血室，枝节多端，经治渐退。日来又复发热谵妄，便结不通，少腹拒按，痰尚多，耳尚痛。脉复数，舌红。阴土日伤，拟从复病例立法。

香豆豉　黑山栀　大杏仁　炒枳实　云神　天花粉　益元散　香白薇　炒六曲　炒谷芽　炒竹茹　青荷叶

十诊

昨从仲圣复病例立法，表热已退，谵妄亦安。唯便结未复通，脐下拒按，左耳下结肿。脉尚数，舌红。余邪留于荣分，须防发颐。

南花粉　香白薇　云神　大杏仁　白桔梗　连翘　炒谷芽　大贝母　益元散　粉丹皮　炒竹茹　青荷叶

钱右

上呕下利，乍寒乍热，脘痞谵妄，渴不多饮。舌黄，脉不应指。时邪干犯中宫，适值经行。慎防热邪乘入血室也。

柴胡　左金丸　川郁金　川桂枝　黑山栀　酒子芩　半夏曲　粉葛根　云苓　炒枳实　姜竹茹　生姜

眭右

秋邪，漫热一候，汗不畅。脘闷自利，适值经来。脉弦数，舌红。慎防热入血室。

柴胡　黑山栀　大杏仁　上川连（酒炒）　青蒿　粉葛根　正滑石　云苓　焦山楂　酒子芩　青荷叶

江右

热入血室，未提血分之邪，遽尔下夺，得下三次，邪热略泄，而少腹仍拒按有形，胸膺之上仄闷，呕恶，清涎上泛。今又先寒后热，未几即从汗退，疹瘖杂出而又不透。脉沉细右滑，舌根白灰。伏邪仍留血分，暑热又结阳明，痰气相搏，营卫失和也。先当宣中达邪。

柴胡　川桂枝　姜半夏　川郁金　京赤芍　大杏仁　焦山楂　省头草　粉丹皮　旋覆花　姜竹茹　青荷叶

二诊

昨为宣中达邪，汗出颇多，寒热随退，胸膺仄仄已展。入夜又觉烧热，肢末尚欠和，皮外并不热。呕恶，清涎上泛。脉沉细小滑，舌苔转为腐白满布。口秽作甜，一派伏邪为痰湿所困之象。非温化辛宣不可。

上川朴　焦茅术　姜半夏　佩兰　川郁金　九节蒲　新会皮　旋覆花　白蔻　云苓　姜竹茹　佛手　生姜

三诊

迭进温化辛通，夜分烧热及口秽作甜俱退，舌苔腐垢满布亦化，根端尚黄板一块。胸膺时觉闷逆，或复作呃。脉沉细渐滑。胃中湿浊日清，痰气尚或搏结也。守原义减制主之。

焦茅术　大白芍（沉香拌炒）　旋覆

花　姜半夏　川郁金　白蔻　省头草　新会皮　云神　姜竹茹　生姜　佛手

四诊

夜分烧热及胸膺板仄俱退，口秽亦去，而甜味未折。今晚又忽嘈杂，咯红一口。舌苔前半虽宜，根端尚垢，脉沉细无力。胃气日伤，痰湿又未尽去，气运未和之象。转拟化浊调中。

旋覆花　瓜蒌皮　云神　大白芍　法半夏　郁金炭　煅瓦楞　新绛　生谷芽　陈橘皮佛手

丁右

温邪一候，热逼营分。经事先期，壮热烦扰，无汗气粗，谵妄作恶。舌苔砂黄，尖边干绛。脉小数不应指，两寸不了了。有化燥及厥闭之虑，亟为清营达邪。

鲜生地　柴胡梢　香白薇　川郁金　青蒿　黑山栀　粉丹皮　佩兰　益元散　炒竹茹　鲜藕

二诊

昨用清营达邪兼导瘀滞一法，腑未见通。神识更迷昧不楚，谵妄喃喃，少腹仍拒按，五心烦扰，呕恶。舌质红绛，苔黄根灰。两脉虽数，而久取至数俱不了了。可见瘀滞结于下焦，邪热陷入营分，渐传心包，势将生风而成痉厥。姑以犀角地黄法挽之。

乌犀角（先煎）　香白薇　川郁金　粉丹皮　鲜生地　大杏仁　京赤芍　连翘心　炒竹茹　鲜藕

另：至宝丹。

三诊

昨进犀角地黄汤法，泄其营分之邪热，兼进至宝丹，通其神明。今晨神志就清，语言明了。午后又复神迷，舌本强硬，舌心更干，舌根灰黄如故。唯舌苔前半之黄色已脱，脉之至数渐清，而尺尚欠明了。种种见象，乃营分之邪热尚未达出，渐从热化，而神志为蒙也。当守原方更进。

乌犀角（先煎）　鲜生地　粉丹皮　鲜石斛　云神　生栀子　童木通　香白薇　黄郁金　连翘心（朱染）　炒竹茹　活水芦根

四诊

今日大便通行两次，小水亦行，神明又复清了，唯尚乍昧乍明。右脉至数已清，左部反不若昨之明了。舌质更绛，幸舌心干槁已减。营分之邪热尚在初化，尤虑直犯心胞，宜守原方为治。

鲜生地　上川连　南花粉　生栀子　净连翘　全瓜蒌　乌犀尖　元参心　香白薇　鲜石斛　细木通　活水芦根

五诊

今日神识仍属或明或昧，谵妄喃喃。傍晚形寒肢冷，旋即微热。迭经数日，舌灰黄前半已退，舌质仍绛赤少津，左脉仍不了了。邪热留伏二阳，传入营分。刻下似欲由二阳而达，否则逆入心包。姑先清营达邪，顺其性而利导之可也。

鲜生地、香豆豉（合杵）　香白薇（朱染）　黑山栀　云神　粉丹皮　瓜蒌皮　净连翘（朱染）　黄郁金　大杏仁　甜川贝　生竹茹　活水芦根

六诊

昨方清营达邪，开泄腠理，今日傍晚仍恶寒，未几即解。大腑又复略通，脘下及少腹胀满，鼓之有声。神识仍不清楚，耳聋，声嘶渐响，呛咳有痰。舌复起苔，腻黄且垢，唯津液已不若前日之干槁，左

脉仍模糊。足见腑浊未清，中上二焦之痰热亦重。势颇掣肘，姑先开化上焦，以觇其神志是否明了。

射干　川郁金　甜川贝　瓜蒌皮　大杏仁　方通草　黄荆子　香白薇　炒枳实　鲜石斛　九节蒲　活水芦根

七诊

病之原委及变态多端已列前案，姑不缕述。亟刻下而论，舌之干绛复起黄苔，且渐增津液。左脉久取亦略形小数而楚，右脉倍大。声嘶呛咳，痰甚多，面绯如妆，少腹按之尚痛。腑气已迭通，午后汗亦颇畅。据此种种，即阳明腑浊未清，亦不至迷昧如此。必邪热为痰浊所混结，肺气为之不清，神明为其蒙蔽。当此之际，不进即退，不必过事张望。仍以开化痰浊，以达邪热为要。

鲜石斛、薄荷（同杵）　马兜铃　瓜蒌皮　黄荆子　香白薇　风化硝　射干　方通草　生山楂　大杏仁　川郁金　炒竹茹　活水芦根

八诊

病情与昨仿佛，神明昏昧，痰且更多，黏白而厚。良由伏邪化热，灼液为痰，痰热交蔽神明，络窍不利。左脉模糊，右脉较昨略虚。舌心黄浊，津液已润。可见纯属痰热阻窍为患，舍开化以外，无良策可求。

瓜蒌皮　大麦冬　海浮石　远志肉　川郁金　甜杏仁　薄橘红　云神　炒竹茹　上血珀

九诊

症之原委迭记前方，姑不再缕述。就刻下而论，昨晚又复先寒后热，且汗出颇多，逾时便解。良由疟邪深伏于营，现在欲从少阳太阴原道而出。顾邪热又为痰浊所搏，欲达而又不果。否则久病化燥，何得再有寒热？兹拟开泄太阴，清化痰热，以冀领邪外达。

前胡　川桂枝　香白薇　川通草　大杏仁　射干　云神　瓜蒌皮　生石膏　甜川贝　炒竹茹　鲜姜汁　梨皮

另：保赤散。

十诊

昨用保赤散，乃清外之法。服后逾时，大便即通，且属燥粪，腹痛更觉拒按，神志较前略楚。两脉幸已了了，舌苔黄燥，舌尖复赤。咳嗽多痰，足见上焦之痰热、中下二焦之余滞俱未肃清。当再开导其下，祈有进步为吉。

鲜石斛　射干　天竺黄　南花粉　川通草　淡天冬　瓜蒌皮　炒枳壳　大杏仁　生竹茹　活水芦根

十一诊

今日左脉复不清了，神识仍迷昧，午前猝又憎寒而颤，未几即热，嗣又不汗而解。可见伏邪欲从战汗而解，而又未能战出。咳嗽多痰，咳之不出。舌苔黄浊，唯已有津。足征其痰热又阻窍络，顾开窍涤热、泄热生阴等法无不备尝，迄无一效。再拟麻黄石膏汤一法，开其肺窍，达其伏邪。此外似更无他策也。

麻黄　生石膏　射干　大杏仁　白桔梗　川通草　瓜蒌皮　薄橘红　生竹茹　活水芦根

十二诊

昨用麻黄石膏汤合千金苇茎汤法，汗出半身，神志略楚，左脉又复清了。今夜

肢末又形清冷。舌苔黄浊有泽，呛咳音重，痰多不得出。足见伏邪深陷，欲从汗达而未果也。无如久病阴液日耗，将来尚防邪达之后，阴胃又不肯复。是以亟须开达于阴液未竭之时，俾可从容部署。

麻黄　桂枝尖　肥知母　生石膏　生竹茹　瓜蒌皮　大杏仁　炙甘草　活水芦根

十三诊

两进麻黄石膏汤加千金苇茎及桂枝开泄法，傍晚寒热虽未来，汗反不畅，神识仍然不楚，呛咳多痰。左脉关尺久按不甚清了，舌根及舌心复起灰白苔厚如钱许。足见伏邪久为痰滞所毗薄，表之不得出，攻之又不化，殊为棘手。再拟大柴胡汤出入，以期挽此沉舟。

柴胡　生军　江枳实　全瓜蒌　川厚朴　黑山栀　大杏仁　酒子芩　元明粉（后入）

十四诊

昨用大柴胡汤法，黎明大便畅行，始而燥结，继而溏薄，夹有蛔虫一条。舌根灰垢苔虽化，唯舌心仍垢。脘下及腹痞梗拒按，可见肠腑余浊尚多。痰多咳嗽，左脉不受按。胃阴日伤，仍以宣通腑浊为要。

生军　炒枳实　大杏仁　川厚朴　肥知母　全瓜蒌　薄橘红　元明粉（后入）

十五诊

昨日接进大承气汤，反未得下。盖由药入已吐去大半，其力不逮故也。脘腹更痞梗拒按。舌苔亦反见满布，中心灰色。左脉关尺仍不楚。种种见症，俱属腑实之据。若不下夺，更欲伤阴。当守原方增入化积之品。

生军　元明粉（后入）　小青皮　川郁金　焦楂肉　全瓜蒌　海南子　炒枳实　川厚朴　姜汁　荸荠汁

十六诊

拟方：五汁饮立法

梨汁　藕汁　荸荠汁　鲜生地　芦根

上味先将芦根、鲜生地杵汁，和入前三汁内，再将芦根生渣煎汤，频频与之。

疟疾门

沈左（江阴）

病由上患咽痛、下患小泄起见，今春又发疟患，截之太早，余邪陷入阴分，荣卫失和，时常寒热，或而淅淅恶风，或手足心烧热，肢倦神疲。切脉左部弦滑细数，右手濡滑，舌苔腐白。肺肾已亏，肝木尚旺，先以补中益气出入辅正达邪。

潞党参　柴胡　当归　青蒿　云苓　焦白术　炙甘草　陈橘皮　生首乌　大白芍　煨姜　红枣

另：补中益气丸。

如服三四帖后有畅汗出，原方去柴胡三分，加炙黄芪二钱。

吴左

燥邪延绵两日，病中强食，于是漫热无汗或恶寒，便结口干，兼之久咳多痰。切脉沉细小数，两关滑，舌苔腐腻。本元已伤，仿虚中夹邪例立法。

柴胡　法半夏　川桂枝　大杏仁　薄橘红　炙甘草　川贝母　正滑石　青蒿　云苓　生姜　红枣

改方：加酒子芩。

二诊

迭进小柴胡汤加味清热达邪，汗已畅布，两次寒热尤清，腑通亦两次。唯胸宇未舒，呛咳痰多。舌苔尚腻，右脉尚数。肺胃两经余蕴未清，加以木郁不伸可知。

前胡　川郁金　法半夏　炒谷芽　旋覆花　大杏仁　川贝母　金苏子　云神　薄橘红　炒竹茹　枇杷叶

三诊

药后既得畅汗数次，复得腑通两次，可谓表里双解矣。而又复发热无汗，不恶寒，脘闷呛咳，气怯神疲，渴不喜饮。舌苔仍腻，由白转黄，脉细数重取少力。久病本元已伤，余邪因肝郁不透，仍防正不胜任。当再达邪以清热，舒气以化痰。

香豆豉　薄橘红　瓜蒌皮　炒枳实　法半夏　青蒿　大杏仁　川郁金　云神　川贝母　前胡　炒竹茹　鲜姜皮

四诊

表里双解后热仍不清，唯渴已解，痰已少，而又增自利，神迷谵妄。舌苔仍黄腻满布。可见伏邪积湿尚重，仍防正不胜任，仍在险途。

姜川连　炒枳实　云神　川郁金　酒子芩　粉葛根　大杏仁　炒六曲　半夏曲　香白薇　炒竹茹　干荷叶

卢左

寒热延久，不汗而解。饮食如常，日行消瘦，胸无阻滞。脉细数，舌红。一派虚象，不易增咳。

当归　炙甘草　云苓　陈橘皮　柴胡　焦白术　川桂枝　大杏仁　炙鳖甲　炙黄芪　生姜　红枣

再诊

进补中益气法，延久寒热大减。舌略起苔，脉细数。遍体痛，日行消瘦。荣卫两伤，仍守原义进步。

当归　云苓　潞党参　炙鳖甲　炙黄芪　焦白术　陈橘皮　川桂枝　粉丹皮　炙甘草　生姜　红枣

另：补中益气丸。

吴左（镇江）

疟后枝节多端，阴伤胃弱，复加肝郁痰气交搏于中，肠胃之降化失职。脘次仄仄，平卧则气上逆，神疲厌食，痰白而黏，便结不润，间或小有寒热，或战栗，或谵语。切脉右手关细滑无力，左部弦数而滑，舌红中黄。今昨又增咽痛，虚阳木火上灼可起。当从清肝和胃，调畅气机入手。

南沙参（米焙）大白芍　旋覆花　甜川贝　瓜蒌皮　川石斛　黄郁金　云神　陈橘白　大砂壳　冬瓜子　炒谷芽（荷叶包刺孔）

另：金石斛　干荷叶　金橘饼　生谷芽　陈粳米　鲜甘蔗　陈橘皮

上味蒸汽为露，每饮二三两隔汤炖服之。

二诊

昨从清肝和胃、调畅气机入手，尚能安受。略进食物，脘次并不胀满。脉弦数尤平，右手仍细滑少力。胸宇仍欠开旷，气逆善噫，不得平卧，强卧则气易从上逆，咽痛，右喉微肿，蒂丁坠赤，火升面绯，便结未通。疟后阴伤胃弱，肝家气火上升，肠胃之痰浊无降化传送之力也。温运与腻补俱难偏进，仍守昨义进步，总以得谷为顺。

南沙参　川石斛　云神　黄郁金　肥知母　大麦冬　全瓜蒌　陈橘白　地骨皮　炒谷芽　佛手花

三诊

昨晚寒热较短，汗仍未畅，夜未烦扰，气从上逆，黎明甫渐退，精神更觉萎靡。小溲热赤，便结未通，杳不思食，唯其咽痛反平。舌之前畔复起新苔，脉虚数。阴伤胃残，邪热未清也。

南沙参　川贝母　肥知母　旋覆花　陈橘白　法半夏　炙鳖甲　云苓神（各）焦谷芽　炙鸡金　煨姜　红枣

孔右（江阴）

疟后脐下结痞有形，二便不利，便结溲数，右腿酸痛，食少胃呆。脉弦数而急，左手滑数，舌红无苔。良由茹素有年，血液暗亏，湿热久积，下焦传运失职也。速效难求。

淡苁蓉　大白芍（吴萸炒）炒枳壳　大杏仁　炒白术　当归　云苓　青陈皮（各）怀牛膝　冬瓜子　海参肠

许左（常州）

痎疟延久半载有余，寒轻热重，汗不畅，口渴。舌红，脉弦数。荣卫两伤，伏邪内陷不达也。

当归　炒白术　醋炙鳖甲　陈橘皮　柴胡　川桂枝　威灵仙　大杏仁　炙黄芪　炙甘草　云苓　煨姜

另：补中益气丸。

王左

痎疟或来或往，汗不畅，脘闷胃呆。

脉沉细，舌根白腻。脾阳不运，调畅为先。

当归　姜半夏　大砂仁　川厚朴　柴胡　大白芍（桂枝炒）　新会皮　谷芽　淡子芩　云苓　生姜　红枣

眭左（清江）

脾阳久衰，湿邪乘陷阴分，荣卫之周流不利。于是寒热为疟，三日一作，或五日一次。脉沉滑细数，舌苔白腻。拟补中益气合二陈出入。

潞党参　川桂枝　云苓　当归　炙甘草　焦白术　柴胡　新会皮　大白芍　姜半夏　炙黄芪　煨姜　红枣

复诊

进补中益气合二陈法，延久之寒热来去无已者已止，胃亦渐复。而日来又增呃逆三日，今幸已正，又复呛咳。脉小数，舌苔黄腻已化。湿邪日退，肺胃未和可知。

南沙参　法半夏　大白芍　大杏仁　云苓　旋覆花　新会皮　焦谷芽　川贝母　白蒺藜　枇杷叶

宋左（溧阳）

痎疟延久既退后，脾阳已衰。间或微寒微热，则呕吐痰水，自觉由少腹而上。脉沉滑无力，舌红无苔。久延防反胃。

潞党参　姜半夏　云苓　淡干姜　新会皮　炒白术　大砂仁　大白芍（桂枝炒）　草果霜　煨姜　红枣

原左（上海）

逐日寒热，业经半月。背部独冷，即热时亦不觉其热，得汗则解。呛咳无痰，易于呕吐。脉沉滑小数，舌苔腐白而腻。风邪暑湿交犯太阴，宣解肃化。

前柴胡（各）　法半夏　瓜蒌皮　青蒿　大杏仁　川桂枝　川贝母　薄橘红　炙甘草　云苓　姜竹茹　生姜

再诊

逐日寒热已退，呛咳呕恶亦折。而背之寒冷未去，胃纳未复。切脉沉细而滑，两关小数，舌苔腐腻已化。新邪渐解，荣卫未和，当再调中化浊。

当归　炙甘草　炒白术　柴胡　大杏仁　大白芍（桂枝炒）　法半夏　云苓　炒谷芽　川贝母　陈橘白　生姜　红枣

陈左

昨晚寒热迭作，今虽已解，脘闷未舒。舌苔腐白而腻，脉小数。伏邪未透，防入疟途。法当宣解。

上川朴　淡子芩　姜半夏　炒六曲　大杏仁　香豆豉　青蒿　赤苓　陈橘皮　正滑石　炒竹茹　生姜

李左（金沙）

疟邪年余，刻下乱作，夜热无汗，呛咳气逆，肢面肿，下及囊部，口渴。舌白，脉虚细小数。屡经下夺，脾阳大衰，伏邪积湿内蕴，症属非轻。

上川朴　旋覆花　大豆卷　连皮苓　姜半夏　桂枝木　大杏仁　桑白皮　焦白术　陈橘白　炙鸡金　椒目　姜衣

再诊

今日咳喘俱减，肢面及囊肿如故，疟邪之寒热仍不按时而来，无汗，热退不楚。舌白转红，脉细滑。屡经不夺，脾阳已陷，伏邪积湿交结手足太阴，症属不轻，仿原义进步。

大豆卷　桑白皮　大杏仁　旋覆花　炒白术　桂枝木　大腹皮　陈橘皮　炙鸡金　连皮苓　姜衣　椒目

改方：去大豆卷、椒目，加柴胡、炙

草、红枣。

陈左

劳疟六年，遇劳即发，腰痛头痛，寒轻热重，汗不畅，口渴。舌黄，脉弦细。阴气两亏，伏邪陷于阴分也。当辅正达邪。

生首乌　大杏仁　炙甘草　炙鳖甲　香独活　柴胡　白归身　焦白术　半贝散　酒子芩　肥知母　生姜

另：补中益气丸。

卢右

初夏患疟二十余作甫止，从未得汗，余邪未能尽泄，加之食物欠节，于是发生疟瘖，日以益大，已如碗许，不时攻痛，少腹胀，脘闷气逆，幸月事尚行。脉沉迟细滑，舌红苔白。荣土暗亏，肝胃不和，运行无权，最防增咳。

当归　醋炙鳖甲　柴胡　广木香　白蒺藜　大白芍（吴萸炒）炙乌梅　炙甘草　上肉桂　青陈皮（各）炒白术（枳实拌炒）生姜

王左

阴疟作于夜分，三月不已，寒热相等，汗尚畅，食少胃呆。舌苔白腻，脉弦滑。向日好饮，湿邪为痰，相搏而来。

上川朴　草果霜　淡子芩　炙草　川贝母　姜半夏　新会皮　柴胡　云苓　川桂枝　肥知母　生姜

汪左（蚌埠）

久疟退后，荣卫两亏未复，岁杪又感新邪，寒热迭作，汗虽多，热退不楚。脘闷胃呆，呛咳痰难出。舌红根黄，渴而不饮，脉虚数而滑。虚中夹邪，当先治其标。

南沙参　川桂枝　炙甘草　酒子芩　川贝母　法半夏　当归　柴胡　大杏仁　黄芪皮　云苓　生姜

再诊

昨从虚中夹邪立法，寒热仍不清，入夜热甚。渴而不饮，脘闷，咳不爽，胃呆神疲。脉细数，两寸弦滑，舌红苔黄。属在久疟后，荣卫两亏，新邪乘袭，两旬不解，虚实夹杂，最难着手。

炒白术　柴胡　炙黄芪　法半夏　川桂枝　上川朴　当归　大杏仁　川贝母　炙草　酒子芩　生姜　红枣

三诊

今日胸腹胀满已减，胃纳略复，而入夜仍烧热，及晨不汗而解，心烦不渴。舌苔白腻转黄，脉虚数而滑。症由久疟后，脾阳不运，伏邪不达，荣卫失调所致。势有虚实夹杂之弊。

上川朴　炒白术　香青蒿　炙草　柴胡　海南子　姜半夏　大杏仁　新会皮　炒建曲　炙鸡金　生姜　红枣

改方：仍未汗，加酒子芩、草果仁。

四诊

从虚实夹邪立法，汗出无多，寒热两清，胸腹胀满亦减。脉虚数未安，舌苔白腻转黄。属在久疟之后，脾阳已衰，伏邪不达，运化失司之候。业经已久，着手颇难。

上川朴　姜半夏　淡子芩　新会皮　川桂枝　炒白术　柴胡　大砂仁　云苓　大杏仁　炙甘草　生姜　红枣

再诊

伤寒热尤清，再服此方，培中运中，以和荣卫。

潞党参　新会皮　上川朴　炙鳖甲　云苓　炒白术　大砂仁　当归　姜半夏　焦谷

芽　生姜　红枣

另：补中益气丸。

林左

寒热延绵两月有余，寒轻热重，汗不畅，脘闷，善噫。舌红苔黄。阴虚阳旺，最防增咳。

生首乌　大杏仁　青蒿　大白芍（桂枝炒）　旋覆花　炙鳖甲　法半夏　地骨皮　炙甘草　云苓　川贝母　生姜　红枣

再诊

延久之寒热已清，脘闷亦畅，便结未通。舌苔更腻黄满布。余邪未罢，脾胃传运无权。当再调化。

旋覆花　川石斛　云苓　陈橘白　法半夏　大杏仁　川贝母　焦谷芽　炒苡仁　地骨皮　冬瓜子　炒竹茹

王左

寒热不透者旬余，得汗不解。头眩脘闷，烦扰或作恶。舌根黄腻，脉沉滑细数。阴虚夹邪而来。

香豆豉　大杏仁　正滑石　炙草　地骨皮　青蒿　佩兰　云苓　半夏曲　苏梗　炒竹茹　鲜姜衣

王右

经治来脘腹攻痛、烦扰呕吐等俱退。唯寒热仍不清，延绵数日，汗不畅，少寐，经居年余不行。脉弦细小数，舌红苔浮。血虚土薄，肝脾不和，仍防增咳。

潞党参　炙黄芪　当归　醋柴胡　青蒿　焦白术　炙鳖甲　云神　炙甘草　生首乌　大白芍（桂枝炒）　生姜　红枣

复诊

日来延久之寒热已退，呕吐烦扰亦减。唯脘腹尚攻痛，神疲气怯，少寐多汗，两足肿，便溏。脉弦细小数，舌红苔浮。血虚土薄，肝脾两伤。既防增咳，且虑口糜。

潞党参　云神　大白芍　煨木香　炙黄芪　焦白术　怀牛膝　炙甘草　当归　桂枝木　陈橘白　煨姜　红枣

周左

疟痞有年，近又间日寒热，汗不畅。疟痞因之攻痛，左胁下痛，下及少腹，便结胃呆。当宣邪化积。

当归　上川朴　炒枳壳　青陈皮（各）　大白芍（吴萸炒）　酒炒柴胡　焦白术　云苓　炙甘草　法半夏　生姜　红枣

莫左（浙江）

间日疟两作，热重于寒，汗尚畅，头目眩痛，便结不通。舌苔白腻，脉弦数。风邪夹痰滞交结二阳所致，和解为先。

柴胡　青蒿　酒子芩　云苓　姜半夏　上川朴　炒枳壳　正滑石　炙甘草　大杏仁　藿香　生姜

二诊

间日疟，寒热尤清，而汗仍不畅，便结未通。舌白转黄，左脉尚数。二阳之伏邪初透，当再宣导。

柴胡　大杏仁　炒枳实　上川朴　青蒿　酒子芩　正滑石　云苓　海南子　炒楂肉　生姜

史左

久疟已止，脘之左右仍结痞作痛，少腹胀满，呛咳痰难出，便结。舌苔腐白，脉沉滑小数。伏邪初退，痰滞积蕴未清。久延仍防胀满。

上川朴　青陈皮（各）　大砂仁　旋覆花　炒枳实　大杏仁　冬瓜子

另：半贝丸一两，保和丸二两，和匀。

二诊

疟邪已止，便结亦通，脘之左右结痞作痛亦退，唯久疟止而复来。舌白转黄，并不作渴，脉细数。伏邪为痰滞结蕴，互结不化，阴气已伤之候。久延仍防痞满。

生首乌　醋炙鳖甲　云苓　炙草　炙鸡金　炒白术　青陈皮（各）　柴胡　炒枳实　酒子芩　煨姜　红枣

另：人参鳖甲丸五钱，每于饭后开水下七粒。

欧阳左

久亏之质，感受寒暑不正之邪，致发疟患。间日而作，汗不畅，便结不通，脘腹不畅。脉沉细而滑，舌红中黄。从虚体夹邪例立法。

生首乌　法半夏　云苓　酒子芩　炒枳壳　大杏仁　川贝母　柴胡　炙草　生姜　红枣

再诊

从虚体夹邪例立法，间日寒热已止，便结亦通，胸腹亦畅。唯久亏之质，经此寒热之创，法当培理本元。

潞党参　生首乌　陈橘白　远志肉　云苓神（各）　焦白术　炙草　当归　法半夏　焦谷芽　煨姜　红枣

另：补中益气丸。

金左（无锡）

右睾丸坠痛虽减，而午后潮热如故，退时无汗，热度仍退不清，夜午自汗，齐颈而还。业经三月，胃纳如常。脉细数右滑，舌红苔白，并不渴饮。病起时邪，如虚之候。伏邪为湿所困，阴气不和，久延仍防增咳。

鲜首乌　地骨皮　炙甘草　炒白术　炙鳖甲　银柴胡　青蒿　大杏仁　大白芍　云苓　陈橘白　煨姜　红枣

另：补中益气丸。

林右

病由郁怒伤肝而起，猝然肢振不已。既退后，逐日寒热不清，头痛脘痞。舌红口渴，脉弦沉。阴已暗伤，法当调畅。

当归　醋炒柴胡　炙草　青蒿　白蒺藜　大白芍（桂枝炒）　炙鳖甲　川郁金　炒白术　佩兰　旋覆花　佛手　红枣

另：八味逍遥丸。

王左

间日疟寒轻热重，汗颇多。便后沥血，或成块。肠腑湿热下注，少阳伏邪未罢。拟倪氏第二方[①]出入。

当归　焦白术　大杏仁　云苓　酒子芩　柴胡　炙甘草　姜半夏　正滑石　威灵仙　生姜　红枣

束左

间日疟四作，寒轻热重，汗尚畅，大便尚通。唯胸次不畅，痰多作恶。脉沉滑小数，舌苔浮腻。拟达原饮加味。

上川朴　新会皮　酒子芩　柴胡　姜

① 倪氏第二方：倪汉初根据疟、痢两病的发病规律和治疗原则各拟三方。这里所指的是治疟三方里的第二方。治疟第一方由陈皮、半夏、白茯苓、威灵仙、柴胡、苍术、黄芩、厚朴、青皮、槟榔、甘草组成。第二方由生首乌、陈皮、柴胡、白茯苓、炒白术、黄芩、归身、威灵仙、鳖上甲、知母、甘草、生姜组成。第三方由人参、黄芪、归身、白术、陈皮、柴胡、升麻、甘草组成。或加何首乌、炒知母；又加青蒿子、麦芽。

半夏　草果霜　云苓　青蒿　威灵仙　大杏仁　正滑石　生姜

许左

间日疟寒热俱重，时间颇长，幸退时汗尚畅。头痛作恶，心烦作闷。脉小数两关弦细，舌红苔白。风寒与暑湿相搏于二阳所致，拟倪氏第二方出入主之。

上川朴　川桂枝　青蒿　云苓　炙草　柴胡　淡子芩　正滑石　大杏仁　姜半夏　炒枳壳　生姜（河井水煎）

杨左

间日疟来势已轻，汗尚畅，咳亦减。脉弦细，舌白转黄。正虚伏邪未楚，拟倪氏第二方出入为主。

生首乌　醋炙鳖甲　云苓　法半夏　威灵仙　柴胡　酒子芩　炒白术　川贝母　炙草　大杏仁　生姜　红枣（河井水煎）

再诊

间日疟已止，大腑畅通，唯咳未已，痰尚多。舌苔尚黄，脉小数而滑。伏邪初罢，痰浊未清，加以阴分本亏，不宜再增枝节。

南沙参　法半夏　炒谷芽　炒苡仁　瓜蒌皮　云苓　大杏仁　陈橘皮　川贝母　枇杷叶　荷叶

倪左

逐日疟谓之痁，间日谓之痎疟。痎疟三作，寒少热多，汗尚畅。头痛作恶，心烦溲赤，腑通不爽。脉弦细而数，舌红苔白。寒暑交犯二阳，拟倪氏第一方出入。

柴胡　法半夏　上川朴　云苓　肥知母　酒子芩　川贝母　正滑石　大杏仁　炙草　青蒿（河井水煎）

再诊

进倪氏第一方出入，间日疟已止，大腑亦通。唯脘次尚未畅适，心悬。脉细数，舌红。寒暑初退，胃气未和。当再和理，以善其后。

炒白术　炒谷芽　陈橘白　大杏仁　炙草　云苓神（各）　法半夏　大白芍　炒苡仁　正滑石　生姜

邓左

痎疟数年。既退后胸次结痞，按之痛，胃呆腰酸。脉沉滑，舌苔浮黄。当和中化积。

当归　炒白术　新会皮　云苓　炒枳壳　大白芍　草果霜　炒苡仁　生首乌　法半夏　冬瓜子　红枣

王童

间日疟寒轻热重，无汗而解，日作日晏，两足肿。舌红，脉小数。本元已伤，伏邪未罢也。

炒白术　上川朴　青蒿　炙草　连皮苓　柴胡　桂枝木　大腹皮　酒子芩　大杏仁　肥知母　生姜　红枣

戴童

顿咳呕吐及带血俱退，间日疟未已。热重于寒，汗尚多。脉小数，舌红中黄。伏邪未罢，当再和解。

前柴胡（各）　大杏仁　薄橘红　云苓　川贝母　法半夏　青蒿　焦谷芽　炙草　正滑石　炒竹茹　姜衣（河井水煎）

贺左

间日疟三作，汗尚畅，痰极多。脉沉滑，舌心黄腻。拟达原饮出入主之。

上川朴　姜半夏　新会皮　云苓　威灵仙　草果霜　大杏仁　正滑石　酒子芩　青

蒿　甜茶叶　生姜

再诊

疟止，胸次渐舒，痰多作恶亦减，唯仍气逆善噫。舌苔腐白。当再温理中阳，以化痰湿。

上川朴　新会皮　半夏曲　泽泻　旋覆花　淡干姜　炒茅术　大砂仁　炒枳壳　云苓　焦谷芽　生姜　佛手

佘左

间日疟月余，寒轻热重，汗不畅，便结。舌苔黄腻，脉不起。寒暑为痰浊所困，拟达原饮出入为主。

上川朴　川桂枝　姜半夏　新会皮　柴胡　草果霜　大杏仁　肥知母　云苓　炙草　甜茶叶　生姜

再诊

进达原饮，间日疟来势已减，便结亦通。舌苔尚腻，脉沉滑不起。伏邪为痰浊所困，仿原义加减。

上川朴　姜半夏　大杏仁　云苓　泽泻　炒白术　新会皮　炒苡仁　谷芽　大砂仁　生姜　红枣

刘左

伏邪转疟，逐日而来，寒少热多，汗不畅，月余不已。舌红不渴，脉细数。本元已伤，伏邪久留二阳为患。延非所宜。

柴胡　炒白术　酒子芩　威灵仙　云苓　炙草　草果霜　姜半夏　青蒿　醋炙鳖甲　生姜　红枣

戴童

小儿胎疟延久，时期不一，寒轻热重，汗不畅。腹膨肢肿，曾经水泄。脉细数，舌红。脾土已伤，伏邪未罢。久延非宜。

柴胡　桂枝木　炙草　大腹皮　上川朴　炒白术　连皮苓　大杏仁　酒子芩　正滑石　生姜　红枣

卞左（常州）

疟止太早，余邪积湿未清。胸腹胀满有形，按之磊磊。两足肿，面浮。日来又复寒热迭作，汗不畅，口渴。舌苔灰黄，脉弦数。伏邪与积湿相搏，表里合病，肿满可虑。

上川朴　川桂枝　炒白术　连皮苓　炙鸡金　柴胡　酒子芩　海南子　青陈皮（各）　建曲　炙甘草　生姜（河井水煎）

周左（九里）

秋来发疟，三十年之疟痞，因之高胀作痛。胃呆作恶，而夜分寒热仍不清，汗尚畅。脉弦细滑，舌白。脾阳已伤，新邪为罢，延有疟鼓之害。

上川朴　草果霜　海南子　酒子芩　柴胡　炒枳壳　连皮苓　炙甘草　炒白术　青陈皮（各）　炙鸡金　生姜　红枣

印左

疟又复来，热轻寒重，汗尚畅，脘次不舒。脉小数而滑，舌根厚腻。伏邪未罢，防转温邪，亟为宣导。

上川朴　姜半夏　新会皮　香豆豉　川桂枝　草果霜　炒枳实　云苓　大杏仁　肥知母　生姜

韦童

疟又复发，寒轻热重，烦扰口渴。脉沉数，舌红。伏邪为痰滞所困，势颇未定。宜导为先。

香豆豉　焦山楂　正滑石　酒子芩　大杏仁　黑山栀　青蒿　半夏曲　海南子　炒六曲　生姜

路左（宜兴）

始而寒热起见，继之漫热不清，午前尤甚，汗不畅，多食脘闷。脉细数，舌苔腐白。余邪未清，阴气不和。际此秋令，肺金用事，最防增咳。

香豆豉　粉丹皮　青蒿　炙草　云苓　川石斛　炒苡仁　陈橘皮　大杏仁　炙鸡金　当归　生姜　红枣

后服方：如寒已去，热未全清，即服此方，和阴清热，化湿调中。

南沙参　云苓　炒谷芽　炙鸡金　炙鳖甲　焦白术　陈橘皮　大杏仁　炙草　炒苡仁　生姜　红枣

再诊

日来脘闷虽舒，而漫热仍退不楚，或恶寒。据述去岁胎疟数十作，今夏亦或来或去，久服金鸡纳霜。余邪陷于阴分，荣卫不调。脉沉滑，舌苔白。脾阳为湿浊所困，既防加咳，又防发肿。

柴胡　炙鳖甲　青蒿　炙草　云苓　川桂枝　焦白术　陈橘皮　大杏仁　炙鸡金　当归　生姜　红枣

眭左

胸次虽畅，而寒热复来。据述每近一旬，必寒热一次。业经已久，从未得汗而解，四末常冷，便结。脉细数，舌起黄苔。积湿留中，荣卫不和所致。

柴胡　酒子芩　粉丹皮　大杏仁　大豆卷　川桂枝　冬桑叶　正滑石　云苓　炙草　生姜　红枣

徐童

胎疟已久，寒少热多，汗不畅，热退不清，日形消瘦，业经三月有余。脉细数，舌红。阴土两亏，延防发肿。

鲜首乌　炒白术　连皮苓　炒谷芽　赤苓　炙鳖甲　青蒿　炙甘草　炙鸡金　肥知母　生姜　红枣

另：补中益气丸。

欧阳右

夏间病后失调，痃疮内隐。刻感新邪，寒热如疟，汗不畅。便结不通，经居适行，血块磊磊，口渴。舌红，脉细数。本元向亏，先当和荣逐邪。

当归　青蒿　肥知母　姜半夏　炙草　柴胡　大杏仁　云苓　焦山楂　炒枳壳　酒子芩　生姜

林左

间日疟三作，途次又感风邪。于是寒热不退，汗不畅，脘闷自利。舌苔浮黄。大有转为温邪之害，宜解为先。

香豆豉　正滑石　大杏仁　炒枳壳　青蒿　黑山栀　上川朴　半夏曲　粉葛根　酒子芩　赤苓　鲜姜衣　干荷叶

李左

间日疟化为三日疟，由浅入深。呛咳多痰，脘次或作恶。脉沉滑，舌苔浮黄。最难速效。

柴胡　川贝母　威灵仙　炙草　肥知母　酒子芩　白蔻　川厚朴　法半夏　炒白术　大杏仁　生姜　红枣

汤左

间日疟三作，寒轻热重，汗不畅，呕吐痰水。脉小数，舌苔滑白。势属未透，以宣解为先。

上川朴　柴胡　新会皮　姜半夏　大杏仁　草果霜　酒子芩　云苓　川桂枝　炒枳壳　生姜

河井水煎。

汤童

疟渐转正，寒少热多，汗甚畅，间日而作，干呛痰难出。脉沉数，舌白。是热时之脉，不足为凭。属在胎疟，不宜劫止，先当肃肺宣邪。

前柴胡（各） 炙甘草 川贝母 肥知母 酒子芩 大杏仁 法半夏 云苓 炒枳壳 青蒿 陈橘皮 生姜

吕左

始而两足麻冷色紫，不能任地。继之逐日寒热，得汗而解。疟之界限未清，脘闷作恶。舌苔黄腻，脉弦数。伏邪未透，先当和解。从疟不分清例立法。

香豆豉 青蒿 川桂枝 酒子芩 大杏仁 黑山栀 正滑石 川厚朴 云苓 半夏曲 姜竹茹 生姜

再诊

从疟不分清例立法，汗出颇畅，寒热两清。唯脘痞未舒，便结未通。舌苔尚腻，脉小数。表邪虽解，内蕴未清，当再宣导。

姜川连 炒枳实 全瓜蒌 大杏仁 正滑石 上川朴 海南子 半夏曲 云苓 焦谷芽 麻仁丸（开水另下）

仰左

伏邪不透，延绵旬余。肢冷漫热，汗不畅。脘痞头痛，自利不爽。左脉沉伏，舌苔砂黄。表里不和，拟小柴胡汤解之。

柴胡 炙草 大杏仁 黑山栀 粉葛根 制半夏 酒子芩 佩兰 炒枳壳 赤苓 炒竹茹 生姜

居左（常州）

逐日疟谓之痁，间日疟谓之痎。痎疟延久，止而复来。寒轻热重，口渴或作恶。脉细数，舌红中黄。本元已伤，伏邪未罢也。

当归 炙鳖甲 生首乌 姜半夏 草果霜 大白芍（桂枝炒） 柴胡 炙乌梅 云苓 肥知母 炙草 生姜 红枣

另：补中益气丸。

林左

阴土两亏，脾有积湿，寒热久延，或往或来，汗不畅，脘闷善噫，脐上攻窜作痛，小水混黄不清，面黄足趾肿。脉虚滑细数，舌苔腐黄。虚中夹实可知。当培土和阴，调中化湿。

潞党参（姜汁炒） 泽泻 桂枝尖 大白芍（吴萸炒） 生首乌 云苓 炒苍白术（各） 当归（土炒） 炒苡仁 新会皮 炙甘草 生姜 红枣

王左

头目眩痛，痛则呕者已退，痎疟亦折。唯每日尚寒热一次，未几即退，呛咳痰出。脉小数，舌苔糙黄。伏邪将罢，肺胃未和耳。

前柴胡（各） 川贝母 冬桑叶 云苓 法半夏 大杏仁 炙草 地骨皮 炒谷芽 陈橘皮 枇杷叶 生姜

另：甜茶叶、大杏仁、陈橘皮煎汤。如煎方服之不止，即服此方。

姜左

痎疟日清，间或不按时而来，汗尚畅。少腹或自觉痞满，食后尤甚。脉细数，舌苔已化。阴土日伤，法当培理。

当归 炙鳖甲 柴胡 陈橘皮 川桂枝 炒白术 炙鸡金 炙甘草 炙黄芪 云苓 生首乌 生姜 红枣

另：补中益气丸。

潘左（宜兴）

痎疟延久，寒轻热重，无汗，头痛，脘次结痞，心嘈，腰痛，水道不利，两足肿。脉沉数两关滑，舌苔腐白而腻。脾阳不运，余邪内陷与湿热相搏也。

上川朴　草果霜　柴胡　新会皮　连皮苓　炒白术　姜半夏　炙草　大杏仁　炒枳壳　炙鸡金　生姜

另：补中益气丸。

沈左（常州）

痎疟延久，截止太早，余邪未清，加以怨哀劳碌，乘风雪而长行，复感新邪。于是时常寒热多汗，呛咳痰难出，胃呆神疲。脉细数，舌红。阴胃大伤，肺气复损，势有入怯之虞。

南沙参　法半夏　青蒿　大杏仁　地骨皮　炙鳖甲　川贝母　鲜首乌　炙甘草　甜冬术　云神　枇杷叶

又：药后如寒热已清，即服此方，肃肺生金，和中调胃。

南沙参　生首乌　川贝母　云神　粉丹皮　怀山药　法半夏　大杏仁　地骨皮　陈橘白　焦谷芽　十大功劳　枇杷叶

鞠左（安徽）

逐日疟三作，寒少热多，汗不畅。脘闷口渴，呕吐白沫。舌黄，脉伏，乃寒时之脉，不足为凭。

上川朴　淡子芩　姜半夏　炒枳壳　新会皮　川桂枝　柴胡　大杏仁　云苓　青蒿　姜竹茹　生姜

另：辟瘟丹一块。

再诊

逐日疟已止。脘闷未舒，内热口渴，呕恶。舌苔黄，脉小数。伏邪初透，里热未清。当再和理。

上川朴　正滑石　枳壳　赤苓　草果霜　酒子芩　法半夏　大杏仁　青蒿　肥知母　炒竹茹　荷叶

丁左

痎疟延久，截之太早，余邪未清，复为痰湿所困。不时潮热，脘闷口渴。舌苔满腻，脉细而数两尺濡软。阴分暗伤，最防增咳。亟为生阴和中，分化痰湿。

生首乌　连皮苓　青蒿　川贝母　地骨皮　炙鳖甲　炒苡仁　法半夏　炒白术　川石斛　陈橘白　生姜　红枣

潘左

痎疟一年，寒重于热，汗不畅。比增食入不舒，两足肿。脉沉滑，舌红。脾阳已衰，久延防肿满。

焦白术　川桂枝　草果霜　肥知母　怀牛膝　当归　连皮苓　陈橘皮　生首乌　姜半夏　威灵仙　生姜　红枣

另：补中益气丸。

再诊

痎疟一年，寒热多汗，两足肿，脘闷胃呆。脉沉滑，舌白。脾阳已伤，余邪未尽之候。

生首乌　焦白术　姜半夏　威灵仙　上川朴　当归　川桂枝　柴胡　炙草　草果霜　生姜　红枣

徐右（常州）

痎疟四年，从不得汗而解。日来寒热俱减，间或痰多呛咳，遇冬则甚，势属寒哮。脉滑，舌白。经来腹痛，经后带多。虚中夹实，枝节多端。最难速效之候。

当归　川桂枝　法半夏　威灵仙　陈橘皮　柴胡　大杏仁　川贝母　炙草　云

苓　生姜　红枣

另：补中益气丸。

周左（安徽）

间日疟寒热俱重，烦扰呕吐，便结不通。脉沉细，舌红无苔。本元向亏，拟倪氏第一方出入。

柴胡　当归　川桂枝　酒子芩　姜半夏　草果霜　炙草　云苓　大杏仁　海南子　焦白术　青蒿　生姜

二诊

间日疟寒热相等，烦扰便结。舌苔腐白，脉弦细。寒暑内伏，温解为先。

柴胡　炙甘草　酒子芩　海南子　大杏仁　川桂枝　川厚朴　草果霜　威灵仙　新会皮　生姜

周童（安徽）

胎疟未能按时而来，呕吐食物酸水。脉沉细，舌红苔白。未宜截止，宣解为先。

香豆豉　大杏仁　姜半夏　海南子　炒建曲　上川朴　正滑石　酒子芩　赤苓　生姜

再诊

胎疟三作，按时而来，汗尚畅，呕吐酸水。脉细数，舌红根黄。法当和解。

柴胡　大杏仁　炒枳壳　草果霜　云苓　酒子芩　正滑石　炙甘草　青蒿　肥知母　川厚朴　生姜

谈左（无锡）

水邪以后又转疟邪，间日而来，延久不退，汗多面黄，两足肿。脉沉细，舌白。荣土大亏，不宜久延。

当归　柴胡（酒炒）　云苓　酒子芩　陈橘皮　焦白术　炙甘草　川桂枝　姜半夏　草果霜　煨姜

另：补中益气丸。

许左

逐日疟谓之痁，一日大小两作者谓之子母疟，一日两作相等者谓之雌雄疟。寒少热多，逾时即解，汗颇畅。胃无阻滞，渴喜热饮。舌苔燥白满布，脉弦滑右数。风暑之邪与痰湿相搏而来，宜表清解分渗为先。

冬桑叶　陈橘皮　生薏仁　法半夏　炒竹茹　正滑石　大杏仁　白蔻衣　云苓　青蒿　鲜荷叶　姜衣

改方：加炒枳壳。

再诊

今日寒热仍两作，热度虽减，未曾致闭，但热又解不清，头掌尤不楚，汗尚多。大腑溏泄无多，间仍呃逆。舌苔虽裂而仍满腻不化，右脉较起。茎肿已减，少腹毛际又赤肿热痛。风暑之邪客表，湿火痰浊互蕴于里见端。症情夹杂，当再清达化解。

香豆豉　云苓神（各）　净连翘　黑山栀　枳实　大杏仁　法半夏　青蒿　益元散　蜜银花　炒竹茹　鲜姜衣

孙童

逐日胎疟，寒热日短，汗亦畅，大腑亦迭通，左腹角尚有不舒之状。舌黄起砂，脉小数。伏邪日解，渐之化热之象，清解为宜。

柴胡　大杏仁　炙甘草　海南子　云苓　淡子芩　焦山楂　肥知母　正滑石　青蒿　半贝散　生姜

胡左

逐日疟作时不一，汗不易出，烦扰口渴，呛咳带血色，热时闷逆，大腑迭通。舌苔灰薄，脉沉小右手且不应指，是汗后之脉。寒暑渐有化热之机，当从肺经疟立法。

冬桑叶　法半夏　大杏仁　川贝母　正滑石　淡子芩　瓜蒌皮　肥知母　青蒿　云苓　生姜　淡竹叶

改方：加陈橘皮。

颜右

伏邪化疟，间日而来，寒少热多。心烦口渴，脘闷作恶。月事先期，色紫带黑，今幸已止。脉沉而细，舌红中灰。荣阴本亏，肝木多郁，拟小柴胡合左金丸法。

柴胡　左金丸　酒子芩　法半夏　云苓神（各）　青蒿　大白芍　当归　正滑石　大杏仁　炙乌梅　姜竹茹　荷梗

另：青蒿露、荷叶露。

王左（宜兴）

向有便血宿患，今夏冒雨而行，水湿侵脾，致发疟患。汗不畅，遽为劫止，水湿之邪不能由表而出，内窜脉络，于是枝节丛生。两腿不时瘛疭，或跳跃，或脘闷，咽舌凉，笔难枚述，阴阳已偏胜矣。脉沉滑，舌白。势无速效可图。

当归　怀牛膝　醋柴胡　威灵仙　大杏仁　川桂枝　羌独活（各）　炙甘草　陈橘皮络（各）　旋覆花　生姜　红枣

另：补中益气丸。

蒋左（宜兴）

疟邪延久，或止或作，寒轻热重，汗不畅。每易滑泄，头昏肢倦，日来音嘶不响，幸不呛咳。脉细数两关滑，舌红根黄。脾肾已伤，伏邪陷至阴之分也。

生首乌　料豆衣　云苓神（各）　南沙参　川贝母　炙鳖甲　肥知母　桑叶　法半夏　陈橘白　冬瓜子　莲子（连心）

宋左（宜兴）

午后寒热不汗而解，头目眩痛，热时尤甚。胸膺仄闷不舒，便结胃呆。脉虚弦而细，舌红根黄。肾阴亏于下，肝阳浮于上，木失调达，荣卫失和而来。业经数月，最防增咳。

鲜首乌　冬桑叶　法半夏　地骨皮　炙鳖甲　当归　粉丹皮　川贝母　炙甘草　大白芍（桂枝炒）　肥知母　荷蒂　红枣

服四帖，如寒热不止，原方加银柴胡，再服三帖。如寒热已清，原方去桂枝、柴胡、知母，加生牡蛎、白蒺藜。

眭左

寒热已近月不作，昨晚微热而已，胃纳亦渐复，溲之混浊亦渐清。四末仍常冷，精关或不固。脉细数两关滑，舌红中黄。仍属阴虚夹湿见象。

大龟板　肥知母　泽泻　料豆衣　川黄柏（酒炒）　炙鳖甲　川桂枝　云苓　粉丹皮　当归　炒苡仁　煨姜　红枣

卢右

疟邪止而复作，邪热陷入阳明之络，颊车及颏下赤肿结硬，牙关强紫，龈床腐溃。舌苔黄腻，脉细数无力。本元已亏，势有牙疳之害。

柴胡　赤芍　炒僵蚕　白桔梗　大力子　青升麻　酒子芩　天花粉　生甘草　香白芷　大贝母　淡竹叶

再诊

龈床腐溃流脓、颏下赤肿结硬俱减。牙关尚强紫，大腑已通。疟邪寒热又复来，汗出，夜分烦扰不寐。脉细数。胃阴日伤，伏邪未罢之候。久延非宜。

南花粉　柴胡　云苓神（各）　白

桔梗　京赤芍　青升麻　寒水石　净连翘　炒　生甘草　酒子芩　淡竹叶

谭左

从温疟立法，热度尤清，烦躁谵妄亦退，两手清冷亦和，大腑复通，仍夹痰浊。右脉已起，左手仍形滑数。舌根转黄。伏邪势有化解之机，唯痰浊尚重，守原义出入可也。

香豆豉　旋覆花　正滑石　川贝母　肥知母　大杏仁　威灵仙　陈橘皮　法半夏　炙甘草　青蒿　姜竹茹

河井水煎。

唐左（常州）

痎疟延久，愈而复发。热重寒轻，汗不畅，或呛咳无痰。口干舌赤，切脉弦细而滑。阴气已伤，伏邪陷于阴分不达，肺气自燥也。劳疟可虑。

鲜首乌　川贝母　南沙参　柴胡　法半夏　醋炙鳖甲　肥知母　威灵仙　炙甘草　大杏仁　云苓　煨姜　红枣

程左（宜兴）

今日疟来寒热之势已减，头痛亦因寒热而折。唯业经数月，阴气已伤，伏邪久羁少阳、阳明为患。脉沉细数而滑，舌红口渴。俱阴伤之见证。拟倪氏第三方出入主之。

鲜首乌　炙甘草　当归　威灵仙　酒炒柴胡　醋炙鳖甲　法半夏　肥知母　云苓　川贝母　酒子芩　生姜　红枣

另：补中益气丸。

陈童

逐日疟八作，寒少热多，汗尚畅，或自利腰痛。脉沉细，舌白。暑湿伤中，法当宣解和畅。

焦白术　炒枳壳　柴胡　细青皮　正滑石　扁豆衣　炙甘草　云苓　酒子芩　青蒿　生姜

王左

间日疟五作，寒轻热重，汗尚畅，便结不通。脉小数，舌黄。属在胎疟，未宜截止，宜解为先。

柴胡　海南子　正滑石　炒枳壳　姜半夏　川厚朴　青蒿　云苓　酒子芩　大杏仁　生姜

任左（无锡）

间日疟十余作，未得畅汗，则行针止[1]，少阳之邪未透，阻入太阴阳明。呛咳无痰，脘闷厌食，左腿酸痛，入夜尤甚。右脉弦滑，左手沉滑小数，舌红根黄。阴本不足，先当肃肺和胃，化余邪而通络。

冬桑叶　净橘络　川贝母　瓜蒌皮　怀牛膝　粉丹皮　法半夏　大杏仁　云苓　炒苡仁　丝瓜络　炒竹茹　荷叶

乔左

痎疟三年，止而复发，左肋下已结疟母。刻下又增鼻衄，咽痛，或热或退。脉弦数，右寸关浮弦，舌红无苔。阴伤，伏邪未罢，又感秋燥使然。先当润化清解。

天花粉　粉丹皮　炙鸡金　正滑石　细青皮　冬桑叶　地骨皮　大杏仁　川石斛　炒竹茹　肥知母　梨子皮

李童

胎疟十余作，热时谵妄，幸汗尚多。

---

[1] 行针止：使用针刺截疟。

脉小数，舌黄。伏邪未尽，当再宣解。

柴胡　淡子芩　肥知母　威灵仙　青蒿　炙鸡金　正滑石　海南子　法半夏　云苓　大杏仁　生姜

河井水煎。

韩左（金沙）

痎疟两月有余，又复失足落水。腹胀脘闷，下利如痢，里急不爽，面浮足肿。脉虚数，舌红。脾阳已伤，余邪积湿不化也，肿满可虑。

上川朴　青陈皮（各）　连皮苓　柴胡　酒子芩　川桂枝　草果霜　正滑石　炙甘草　炒茅白术（各）　姜半夏　生姜　红枣

朱右

胎疟已十余作，逐日而来，寒轻热重，汗不畅。脉弦数，舌苔腐黄。伏邪尚重，宣解为先。

香豆豉　酒子芩　炙甘草　肥知母　半夏曲　柴胡　正滑石　大杏仁　云苓　陈橘皮　生姜

河井水煎。

潘右（扬州）

血分久亏，肝失调达。为寒为热，寒多热少，微汗则解。头目眩痛，脘下不畅。月事先期，甚则一月两至。脉弦细，舌红苔白。虚象显然，最防增咳。

当归　青蒿　大白芍（桂枝炒）　川郁金　炙草　醋柴胡　法半夏　云神　佩兰　白蒺藜　生姜　红枣

另：八味逍遥丸。

二诊

从逍遥散立法，逐日之寒热虽减，而一日仍须两作，汗仍不畅。头痛脘闷，胃纳不充。舌苔更行满布，脉弦细。伏邪甫有外达之机，守原义更进一步。

当归　炙鳖甲　法半夏　桂枝尖　大白芍　柴胡　青蒿　川贝母　炙甘草　云苓　陈橘皮　生姜　红枣

三诊

寒热虽减，而一日仍须两作，汗不畅达。胃纳渐复，口不渴。舌苔腐白，脉濡弦细滑。伏邪深陷阴分，业经已久。当仿补中益气例立法。

当归　桂枝尖　生首乌　姜半夏　炙黄芪　焦白术　柴胡　云苓　陈橘皮　炙草　红枣

河井水煎。

另：补中益气丸。

四诊

仿补中益气汤立法，寒热日短，汗亦较多，唯每日仍须两作。舌白不渴，脉濡细久取则细滑。荣卫并伤，伏邪深陷于阴分也。仍守原义加进。

潞党参　当归　柴胡　陈橘皮　桂枝尖　焦白术　大白芍　炙甘草　炙黄芪　云苓　煨姜　红枣

五诊

迭进补中益气汤，午后寒热大减，清晨寒热未清，内热甚于外热，汗不畅。舌白不渴，脉虚弦。阴分伏邪初透，荣卫未和。守原义出入可也。

潞党参　当归　炙甘草　焦白术　陈橘皮　炙黄芪　大白芍　云苓　桂枝尖　姜半夏　煨姜　红枣

膏方：潞党参　当归　川桂枝　云苓　炙黄芪　大白芍　焦白术　姜半夏　制

首乌　炙甘草　新会皮　煨姜　红枣

上味煎取浓汁，文火熬糊，入白文冰收膏。

乔左（溧阳）

育阴调中，消磨疟母。

南沙参　云苓　炙鸡金　炙鳖甲　肥知母　川石斛　陈橘白　甜冬术　冬瓜子　炒枳壳　生首乌　肥玉竹　炒苡仁

上味煎取浓汁，文火熬糊，入白文冰、白蜜收膏。

陈左（金沙）

痎疟来势渐短，下利亦折，舌苔亦化。唯少腹尚胀满，疟来时尤甚。脉沉细。脾阳已伤可知，不宜久延。

焦白术　炙草　炒枳壳　炙鸡金　大白芍（桂枝炒）　青陈皮（各）　云苓　焦谷芽　酒子芩　酒炒当归　煨木香　生姜　红枣

另：补中益气丸。

戴童

疟不分清，寒少热多，汗不畅，脘闷气粗，便结不通，口渴喜饮。脉沉数，舌苔腐腻不化。势属未透，宜解为先。

香豆豉　川厚朴　黑山栀　正滑石　青蒿　炒六曲　海南子　大杏仁　炒枳实　焦山楂　炒竹茹　鲜姜衣

另：辟瘟丹。

林右

疟后久病，枝节多端。刻下舌苔厚腻骤脱，脘闷如故，胃呆厌食，心烦不寐，颈腋汗痦外发，便结已久。脉细数。本元已伤，肝胃未和也。先当调畅中宫。

大麦冬　大白芍　旋覆花　全瓜蒌　云神　川石斛　陈橘白　佩兰　郁金　焦谷芽　炒竹茹　佛手花

何左（常州）

始而齿痛，继之寒热迭作，不汗而解。左鼻略见红汗，脘闷作恶。舌苔苍黄，脉沉数。伏邪未透，势防转疟。

香豆豉　正滑石　半夏曲　黑山栀　赤苓　淡子芩　青蒿　炒枳壳　大杏仁　炒竹茹　生姜

潘右（扬州）

前次迭进补中益气汤法，午后延久之寒热日轻。唯仍头痛，左胁痛。舌白转黄，脉虚弦而细。阴分之伏邪日化，荣卫未和，肝失条达也。

潞党参　柴胡　炙鳖甲　大白芍（桂枝炒）　白蒺藜　生首乌　炙黄芪　当归　炙甘草　云神　陈橘皮　煨姜　红枣

王右（金沙）

痎疟延久三月，寒轻热长，汗出如洗。遍体痛，痰极多，月事如常。脉弦细，舌根浮黄。伏邪为痰浊所困，荣卫失和也。

当归　柴胡　川贝母　醋炙鳖甲　首乌藤　法半夏　威灵仙　炙甘草　酒炒常山　陈橘皮　云苓　生姜　红枣

另：补中益气丸。

汤左

疟邪屡发，左胁下结痞有形，推之可移，势成疟母。脉小数，舌红。属在冠年，当调中化积。

生首乌　细青皮　醋炙鳖甲　炒建曲　大杏仁　焦白术　炙鸡金　炒枳壳　焦谷芽　云苓　生姜　红枣

另：人参鳖甲煎丸五钱，每于食后开水下七粒，一日两服。

江右

痎疟九作，寒热俱重，汗不畅。清涎上泛，口干作恶，便结不通。脉沉细不起，舌红无苔。伏邪甚深，延绵可虑。

当归　炙甘草　陈橘皮　川桂枝　酒子芩　柴胡　姜半夏　威灵仙　草果霜　云苓　生姜　红枣

余左（宜兴）

痎疟半年，寒轻热重，作于夜分，汗尚多，手足心烧热，呛咳脘闷。脉细数，舌红苔白。荣卫两亏，伏邪深陷阴分也。

生首乌　大杏仁　肥知母　醋炙鳖甲　焦白术　当归　法半夏　大白芍（桂枝炒）　柴胡　川贝母　炙甘草　煨姜　红枣

另：补中益气丸。

于童

小儿胎疟延久，寒少热多，汗不畅，甚则屡屡闭逆，口渴。舌白，脉弦细。伏邪引动风阳痰浊也。

柴胡　法半夏、川贝母（合杵）　大杏仁　青蒿　云神　香白薇　酒子芩　双钩钩　炒竹茹　生姜

俞左（宜兴）

痎疟两载有余，或止或发，阴气暗伤。加袭时燥之气，音嘶食少。舌赤唇红，脉虚数而细。最防增咳。

南沙参　甜冬术（米泔水炒）　云苓　焦谷芽　冬瓜子　川石斛　炙甘草　大砂壳　干荷叶　红枣

张左

膏方：痎疟后阴气未复，当以膏方调治。

北沙参　生首乌　川石斛　陈橘白　大麦冬　肥玉竹　大生地　肥知母　云苓　炙甘草　粉丹皮　白桔梗　黑料豆

上味煎取浓汁，文火熬糊，入白蜜收膏。

严童（奔牛）

童年寒热如疟，数月不已，今虽止而又发。其呛咳多痰，曾经咯红碗许，胃纳因之减少。脉弦数而细，舌红中黄。邪热内伏延久，伤肺之象。亟为清润肃化。

生首乌　川贝母　冬桑叶　地骨皮　大杏仁　法半夏　南沙参　炙鳖甲　炒谷芽　肥知母　枇杷叶

王左

中阳不运，寒湿阻中。脘闷不畅，食后尤甚，或泛水吞酸，左肋下结痞，得于疟后。脉沉迟，舌白。温中化浊为先。

炒茅白术（各）　淡干姜　大砂仁　旋覆花　云苓　姜半夏　炒建曲　炒枳壳　青陈皮（各）　焦谷芽　生姜　佛手

另：理中丸、平胃丸。

王童（宜兴）

髫年患痎疟，既愈后，阴土暗伤，有碍发育。形小发黄，鼻干舌赤，食欲不兴，头昏肢乏。脉细数，重取则无力。虚象显然，最防增咳。

南沙参　怀山药　炒苡仁　白桔梗　甜冬术　川石斛　陈橘白　炙鸡金　焦谷芽　大砂壳　冬瓜子　荷叶

膏方：培后天以补先天，而资发育。

孩儿参　生首乌　怀山药　云苓　黑料豆　川石斛　甜冬术　炒苡仁　肥玉竹　炙甘草　陈橘白　莲子　红枣

上味煎取浓汁，文火熬糊，入白文冰收膏。

丁左

疟疾减而复剧，幸转至阳分，唯汗不多，热时谵妄，小水不禁。舌苔已化，脉虚数。本元已伤，当补正达邪。

当归　生首乌　醋炙鳖甲　法半夏　炙甘草　柴胡　威灵仙　陈橘皮　川贝母　云苓　酒子芩　煨姜　红枣

复诊

疟疾复止，小水亦固。再以膏方善其后。

潞党参　当归　肥玉竹　炙黄芪　云苓　焦白术　怀牛膝　大生地　制首乌　炙甘草　陈橘白　红枣　煨姜

上味煎取浓汁，文火熬糊，入白文冰收膏。

蔡左

间日寒热既退后，劳则复发，且在夜分，寒少热多。善滑泄，头痛龈肿。脉虚数，舌红苔白。阴气已伤，虚而生热也。先当培化兼施。

生首乌　当归　肥知母　法半夏　大杏仁　炙鳖甲　炙甘草　大白芍（桂枝炒）　云苓　酒子芩　煨姜　红枣

另：补中益气丸。

陈右（镇江）

疟邪止之太早，右肋下结痞，或作痛，经行无多。拟丸剂调治，化痞和荣。

当归　大白芍　生首乌　云苓　炙鸡金　大丹参　细青皮　焦白术　炙甘草　海南子　炙鳖甲　白蒺藜　炒枳实

上味研细末，加佛手、红枣煎汤，法丸。

潘左

丸方：从培补肝肾，理气和络立法。

潞党参　川杜仲　潼白蒺藜（各）　大熟地　桑寄生　炙黄芪　白归身　大白芍（小茴香拌炒）　陈橘络　焦白术　鹿角霜　怀牛膝　云苓

上为末，加猪脊筋五条（剪开酒洗）煨烂，同熟地捣糊，加白蜜少许糊丸。每晨开水送下四钱。

江右

寒热延久，汗出不畅。干呛无痰，月事后期未行。脉小数右滑，舌苔浮黄。阴虚，伏邪未透。拟倪氏第二方出入。

生首乌　炙鳖甲　大杏仁　法半夏　川贝母　柴胡　炙甘草　酒子芩　青蒿　肥知母　生姜　红枣

二诊

疟患之寒热复止，咳又甚，间或见血。月事后期未行。舌苔腐腻。伏邪初化，肺胃已伤也。不宜久延。

冬桑叶　大杏仁　云苓　煅瓦楞　法半夏　粉丹皮　当归　前胡　大白芍　川贝母　炒竹茹　枇杷叶

王童

疟疾已久，腹胀有形，左畔结痞。脉小数，舌白。脾阳已衰，伏邪内陷也。延防发肿。

焦白术　海南子　酒子芩　炙草　细青皮　大腹皮　醋鳖甲　炙鸡金　柴胡　川桂枝　生姜　红枣

另：金鸡纳霜丸。

步左（句容）

疟疾半载有余，汗颇多。脘闷腹胀，呕吐食物，腹鸣作痛。脉细数，舌红口渴。阴阳并伤，延防发肿。

生首乌　焦白术　云苓　当归　炙甘

草　炙鳖甲　姜半夏　威灵仙　陈橘皮　炙黄芪　柴胡　生姜　红枣

另：补中益气丸。

黄右（镇江）

间日疟复来，三作而罢，汗颇多，入夜尚渐热，间或恶寒。月事后期未行，脘闷胃呆。舌苔腐腻，脉弦细少数。伏邪未透，阴分已伤，荣卫失调，肝胃不和之候。调畅为先。

当归　青蒿　香白薇　法半夏　焦谷芽　炙鳖甲　粉丹皮　大白芍　大杏仁　陈橘白　炒竹茹　佛手

另：八味逍遥丸。

王右

间日疟数年，劳则举发。腹左疟母，攻痛则作恶。月事后期，色紫成块。脉沉弦左细，舌红苔白。荣卫失调，余积逗留不化所致。速效难求。

当归　焦白术　大白芍（吴萸炒）　炙鳖甲　云苓　大丹参　酒炒柴胡　青陈皮（各）　炙甘草　白蒺藜　佛手　红枣

另：八味逍遥丸、四物丸，和匀。

二诊

间日疟五年，时愈时发。日来热而不寒，脘闷作恶。月事后期，色紫成块。左脉弦细，舌红苔黄。荣卫日伤，又感暑湿所致。

香白薇　大白芍（吴萸炒）　藿香　焦谷芽　白蒺藜　青蒿　青陈皮（各）　粉丹皮　大杏仁　炒竹茹　佛手　荷叶

林左

逐日疟九作，热重于寒，汗不畅。脘痞心烦，呕恶口渴。舌苔灰腻满布。暑湿滞尚重，防转温邪也。

川厚朴　青蒿　赤苓　大杏仁　炒枳壳　香豆豉　正滑石　海南子　酒子芩　炒竹茹　生姜

二诊

逐日疟之寒热大减，汗亦畅，舌苔灰黄满腻亦化。唯仍脘痞心烦，渴饮作恶。暑湿滞化而未清，当再宣解。

柴胡　大杏仁　海南子　正滑石　上川朴　酒子芩　青蒿　炒枳壳　细青皮　云苓　生姜　姜竹茹

河井水煎。

丁左

风暑转疟，间日而来，作时不一，寒少热多，汗出如洗，且热退则肢冷，热时则自利。脉沉细，舌苔糙黄。此风暑疟也，拟桂枝白虎法。

川桂枝　炙甘草　大杏仁　云苓　黑山栀　熟石膏　肥知母　酒子芩　青荷叶　炒竹茹

二诊

进桂枝白虎汤，间日疟寒热俱减，汗亦渐少，热时自利、热退肢冷亦退。唯舌苔反腻且满布不化。风暑之邪，引动积湿见象。姑守原义出入。

川桂枝　肥知母　青蒿　法半夏　炙草　熟石膏　大杏仁　正滑石　云苓　炒竹茹　荷叶

吴左

寒热三作俱能按时，势有入疟之机，脘闷头痛。舌白不渴，脉小数。风寒暑湿交搏未透，当辛宣和解。

川厚朴　柴胡　酒子芩　炙草　炒枳壳　川桂枝　姜半夏　青蒿　新会皮　赤苓　大杏仁　生姜

韦右

痎疟年余，寒轻热重，左手足麻痹。脉小数，舌红。本元日伤，最难速效。

当归　川桂枝　威灵仙　生首乌　陈橘皮　焦白术　炙甘草　怀牛膝　赤苓　柴胡　生姜　红枣

另：补中益气丸。

王左

间日疟退后，大腑虽迭通，而脘次不畅。痰极多，渴不喜饮。舌红少苔，脉沉细而滑。阴本不足，痰浊留结阳明未化之象。延有肢冷呃逆之害，宣化为先。

焦白术　云苓　焦谷芽　旋覆花　炒枳壳　姜半夏　新会皮　炒苡仁　大杏仁　姜竹茹　佛手

刘右

疟不分清，寒热不透，汗颇多。脘闷，咳不爽。脉沉数右细，舌苔黄腻。伏邪结于二阳，当宣解疏化。

柴胡　半夏曲　酒子芩　炙草　炒枳壳　大白芍（桂枝炒）　大杏仁　青蒿　川郁金　黑山栀　生姜　佛手

凌左

痎疟十余作，寒热俱重，汗不畅。脘闷作呕，便结不利，痰涎上泛。舌红口渴，脉细数。正虚邪实，久延非宜。

鲜首乌　醋炙鳖甲　肥知母　威灵仙　云苓　柴胡　草果霜　姜半夏　炙甘草　酒子芩　大杏仁　生姜　红枣

二诊

痎疟寒热尤清，汗亦畅，便结亦利。唯脘闷厌食，清涎上泛。脉细数，舌红。正虚邪实，守原更进。

生首乌　云苓　肥知母　威灵仙　当归　焦白术　草果霜　炙鳖甲　新会皮　大砂仁　生姜　红枣

另：补中益气丸。

胡左

疟止太早，余邪未清，加以食物欠节，致复寒热无汗，脘闷咳不爽。脉沉滑，舌白。宜解和化为先。

上川朴　柴胡　炒枳壳　新会皮　姜半夏　草果霜　大杏仁　酒子芩　云苓　正滑石　生姜　姜竹茹

钱左（宜兴）

间日疟止而复来，寒轻热重，汗不畅。脘闷作呕，胃呆便结。脉细数，舌红。本元已伤，不宜久延。

鲜首乌　柴胡　醋炙鳖甲　草果霜　大杏仁　焦白术　炙甘草　酒子芩　肥知母　姜半夏　威灵仙　云苓　生姜　红枣

丁右

怀孕七月，痎疟延久，忽止忽作，汗不畅。脘闷不得平卧，日来又增呛咳多痰。脉弦数，舌红。本元已伤，伏邪未罢之候。久延非宜。

当归　酒子芩　大杏仁　炙草　法半夏　大白芍（桂枝炒）　柴胡　苏梗（连心）　炒枳壳　川贝母　焦白术　生姜　红枣

河井水煎。

朱童

小儿疟后，余邪未清，阴土已伤。入夜寒热，热重寒轻，汗不畅，及晨甫退，口渴。舌红，脉小数。拟倪氏第二方出入。

生首乌　炙甘草　柴胡　威灵仙　炙鸡金　醋炙鳖甲　淡子芩　云苓　肥知母　大杏仁　焦白术　生姜　红枣

杨右

逐日疟，寒重热轻，汗尚畅。遍体痛，脘闷干呕，肢面肿。舌苔灰黄满布，脉弦细。余邪尚重，未宜截止，宣解为先。

柴胡　姜半夏　肥知母　青蒿　云苓　酒子芩　大杏仁　正滑石　上川朴　海南子　生姜

河井水煎。

韩左

疟邪止之太早，漫热不清，或恶寒，汗不畅。脘闷作恶，自利不爽。舌苔黄腻满布且垢。余蕴尚重，势有转温之害，症属不轻。

香豆豉　正滑石　姜半夏　海南子　淡子芩　上川朴　炒枳壳　大杏仁　青蒿　云苓　炒竹茹　生姜

二诊

疟后漫热已退，脘闷作恶亦减，大腑亦通。唯舌苔仍腻布未化，舌心灰黑一条。脉小数。伏邪积蕴初化，仍宜慎重处之。

上川朴　海南子　炒枳实　酒子芩　青蒿　正滑石　大杏仁　赤苓　焦山楂　炒六曲　生姜　炒竹茹

潘左（宜兴）

疟止太早，饮食欠节。于是胸腹胀满有形，腰部且满，两足肿。脉沉细右手弦滑，舌苔浮黄薄腻。延有疟鼓之害，亟为宣导。

上川朴　海南子　煨黑丑　连皮苓　炒建曲　焦白术　炙鸡金　大腹皮　青陈皮（各）　炒枳壳　大杏仁　生姜　香橼皮

另：木香槟榔丸、胃苓丸，和匀。

陈童（镇江）

去岁患胎疟月余而止，脾阳暗伤。腹胀作痛，寒热不时作而延绵及今，寒轻热重，汗尚畅。热时小便频数，热退掌心不清。切脉细数而滑，舌红苔黄。阴也渐伤，拟倪氏第二方出入主之。

鲜首乌　焦白术　陈橘白　云苓　孩儿参　醋炙鳖甲　炙鸡金　川石斛　炙甘草　法半夏　煨姜　红枣

另：补中益气丸。

寒热时，原方去孩儿参、川石斛，加当归、柴胡。河井水煎。

江左（阜宁）

日来胃纳渐复，右胁刺痛及腹痛自利俱退。而两足十趾又忽作痛，午后或恶寒，入夜灼热，不汗而解。脉弦细而数，舌起黄苔。疟后阴土虽伤，而伏邪深陷三阴之络未达。久延仍防增咳。

生首乌　当归　怀牛膝　大白芍（桂枝炒）　净橘络　炙鳖甲　柴胡　炙甘草　焦白术　云苓　丝瓜络　桑枝

另：补中益气丸。

邱左（阜宁）

逐日疟止之太早，余邪未清，不时寒热，幸不甚重，汗尚畅。脉细数右滑，舌红无苔。阴气暗伤，法当培化。

生首乌　炙甘草　醋炙鳖甲　焦白术　大白芍（桂枝炒）　当归　柴胡　大杏仁　云苓　陈橘白　酒子芩　生姜　红枣

另：补中益气丸。

陈左

寒热间日，或止或作，汗尚多，脘闷呕吐黄水。脉小数，舌苔满腻。伏邪未透，拟达原饮出入。

上川朴　肥知母　酒子芩　赤苓　柴胡　草果霜　大杏仁　法半夏　陈橘皮　焦

白术　青蒿　炒竹茹　生姜

周童

胎疟延久不已，寒热俱重，汗尚畅，浮肿腹胀。脾阳已伤，当和中达邪。

柴胡　炒白术　青陈皮（各）　炙草　川桂枝　海南子　炙鸡金　连皮苓　威灵仙　酒子芩　生姜　红枣

贺左（湖南）

三阴疟延久，作时不一，汗不畅，脘闷厌食。脉虚滑小数，舌苔砂黄。阴土暗伤，当扶正达邪。

生首乌　醋炙鳖甲　淡子芩　焦白术　肥知母　柴胡　草果霜　炙甘草　威灵仙　云苓　新会皮　生姜　红枣

另：补中益气丸。

潘左（湖州）

疟后微寒微热，仍纠葛不清，汗不畅，干呛无痰。舌根黄腻已化，脉尚细数。当从余邪未清，阴虚肺燥例立法。

南沙参　法半夏　大杏仁　肥知母　瓜蒌皮　炙鳖甲　川贝母　云苓　生首乌　炙甘草　柴胡　鲜姜衣　鲜梨皮

虞童

乳子胎疟，逐日而来，已廿余作，幸汗尚畅，痰多呛咳。舌苔厚腻，脉小数。伏邪尚重，延防发肿。

炙桑皮　青蒿　川贝母　前柴胡（各）　炒麦芽　姜半夏　正滑石　薄橘红　大杏仁　炙草　生姜

王左

疟作于夜，热重于寒，汗出不畅。烦扰脘闷，口渴欲饮，咳嗽便结。舌红中绛，脉弦数。此肺疟也，严防增喘。

生石膏　酒子芩　肥知母　炙草　香豆豉　川桂枝　青蒿　大杏仁　赤苓　姜皮　梨皮

二诊

进桂枝白虎汤，从肺疟立法，寒热随止，烦扰口渴亦转，舌质红绛亦退，而左脉尚数，胸膺未舒，咳嗽便结。可见余热未清，肺胃未和也。再当清化以善其后。

瓜蒌皮　川贝母　炒苡仁　大杏仁　川通草　新会皮　肥知母　炙草　炒谷芽　赤苓　枇杷叶

项左

间日疟寒热相等，汗不畅达，胸膺仄闷，腑气不通。脉小数，舌苔滑白。

上川朴　新会皮　姜半夏　炒枳壳　炙草　草果霜　炒六曲　柴胡　槟榔　海南子　云苓　生姜

张左

瘅疟延久，热而不寒，汗不畅，食入不畅。脉细数，舌红无苔。阴分日伤，伏邪内陷之候。再延非宜。

香白薇　大杏仁　新会皮　肥知母　赤苓　青蒿　酒子芩　炒谷芽　滑石　炒枳壳　生姜

陆左

疟邪数十次，由间日而逐日，由日中而夜半，热重于寒，汗出尚畅。胸痞面黄，干呕口渴，胃呆食少。舌苔砂黄，脉弦细。阴土已亏，余邪乘袭阴分之见证，延防发肿。以倪氏第二方出入。

柴胡　醋炙鳖甲　法半夏　青蒿　大杏仁　大白芍　白蔻　川贝母　云苓　新会皮　炒白术　生姜

李左

胎疟延久，热重于寒，汗出甚畅。今

晨鼻血甚多，神疲食少。舌黄唇赤，脉细数。阴分本亏，邪热内陷之候。与常疟不同。

香白薇　醋炙鳖甲　青蒿　炒谷芽　云苓　炙草　杏仁　酒子芩　炒枳壳　姜皮　梨皮

王左

痎疟一年，热轻寒重，汗不畅达，右胁下结有疟母，热时攻痛。近增呛咳多痰，肢面浮肿。脉沉滑，舌红苔黄。阴土两伤，余邪为痰滞所困，喘满可虑。

柴胡　醋炙鳖甲　桑白皮　连皮苓　新会皮　炒白术　草果霜　大杏仁　炙甘草　大白芍（桂枝炒）　生姜

张左

痎疟由去秋及今，寒轻热重，汗不畅达，甚则神迷不语。脘次不畅，渴不多饮。脉沉滑，舌白。伏邪深陷三阴，荣卫不和。拟古人清脾饮出入。

生首乌　当归　草果霜　威灵仙　桂枝尖　炒白术　炙草　云茯苓　姜半夏　小青皮　醋炙鳖甲　柴胡　上川朴　生姜　红枣

林左

间二日寒热一作，作时汗颇多，其为痎疟无疑。唯热甚则带血，呛咳痰黄。脉细数而滑，舌红苔浮黄。阴虚夹邪，肺络已伤。法当生阴肃肺，兼达余邪。

南沙参　大杏仁　生首乌　炙草　蜜橘皮　炙鳖甲　川贝母　肥知母　大白芍　茜草根　柴胡　功劳子　荷叶

河井水煮。

二诊

痎疟寒热较短，汗不甚畅，痰红已止，咳尚未安。左脉弦细小数，舌根浮黄。阴分之伏邪初透，荣卫不和，肺络又伤之候。当分而图之。

南沙参　当归　川贝母　茜草根　大杏仁　生首乌　肥知母　法半夏　炙鳖甲　云苓　功劳子　红枣

邱左

疟而痢、痢而疟者，数次。当脐疟母有形，按之痛，面黄形瘦。舌赤如朱，脉细数。阴土两亏，邪滞留结也。再延非宜。

生首乌　炙鳖甲　海南子　大白芍　柴胡　炒白术　小青皮　炙草　炙乌梅　酒子芩　生姜　红枣

另：人参鳖甲丸。

岳右

间日疟九次，热时甚长，汗不畅达。经事适行即止，痰极多，呕恶不渴，脘闷烦扰。舌苔黄腻，脉弦滑。寒暑为痰滞所搏，拟达原饮法。

川厚朴　柴胡　姜半夏　大杏仁　青蒿　草果仁　云苓　酒子芩　新会皮　焦山楂　炒枳实　姜竹茹　生姜

荆左

痎疟年余，作于阴分，热轻寒重，汗不畅达。比增气逆呛咳，痰极多，心烦，右乳结核。脉弦细右滑，舌苔灰黄。阴气已伤，伏邪深陷，湿痰又久结于络，肺胃不和所致。

生首乌　炙鳖甲　橘皮络（各）　柴胡　炙草　川桂枝　川贝母　酒子芩　大杏仁　法半夏　生姜　红枣

王左

间日疟已久，寒轻热重，汗不畅达，

遍体痛。脉小数，舌红。荣卫已亏，伏邪留恋三阴为患，延防发肿。

当归　柴胡　川桂枝　姜半夏　酒子芩　生首乌　炙草　新会皮　草果霜　炒白术　蜀漆　生姜

束左

寒热分明，势已成疟。两足尤甚，是湿重于寒者。

青蒿梗　半夏曲　威灵仙　细青皮　川贝母　淡黄芩　炙草　赤苓　净车前　泽泻　荷叶　生姜

谢左

痎疟延久，间日转为逐日，或不按时而来，寒微热甚，汗不畅达，两足常冷。脉弦细重取少力，舌心砂黄。口渴喜饮，阴已大伤。当辅正逐邪为治。

鲜首乌　炒白术　肥知母　当归　醋炙鳖甲　南沙参　柴胡　半贝散　炙草　酒子芩　云苓　生姜

蒋右

痎疟延久，热重于寒，汗出颇多，面浮。舌苔滑白，脉沉细。脾阳已衰，伏邪深陷三阴之候，温解为宜。

当归　威灵仙　桂枝尖　草果霜　新会皮　柴胡　炒白术　酒子芩　姜半夏　炙草　连皮苓　生姜　红枣

杭左

久疟由间日而逐日，热重于寒，汗不畅达。兼之项间焮核作痛，鼻血。脉细数，舌光。阴土已伤，余邪深陷之候，延防发肿。

生首乌　大杏仁　酒子芩　醋炙鳖甲　炙草　威灵仙　炒白术　云苓　柴胡　肥知母　姜皮　梨皮

丁左

久疟由阴分而提至阳分，汗不畅达。胸痞心烦，清涎上泛，食少胃呆。舌苔砂黄渐化，脉小数少力。伏邪初透，阴土未和。以原方更增达邪之品。

柴胡　酒子芩　法半夏　新会皮　大白芍　醋炙鳖甲　草果霜　肥知母　炙草　川贝母　云苓　生姜　红枣

富左

间日疟由冬而春，寒轻热重，汗颇多，舌红口渴。近增干呛无痰，幸胃纳尚强。脉弦细，右滑。阴分两伤，伏邪为痰热所困。延防发肿。

南沙参　炙鳖甲　炙草　威灵仙　酒子芩　法半夏　川贝母　生首乌　大杏仁　柴胡　生姜　红枣

姜左

胎疟十余次，来时不一，汗出不畅，呛咳。舌红，脉小数。阴土日伤，伏邪未罢。拟倪氏第二方出入

生首乌　炙鳖甲　川贝母　云苓　法半夏　柴胡　大杏仁　威灵仙　酒子芩　炙草　生姜

河井水煎。

霍乱门

林左

霍乱三日，上呕下利，两足转筋，心烦口渴，肢冷不和，小溲不通。舌红无苔，左脉不起。寒热之邪交搏于中，阴阳错乱，正在险途。拟泻心汤出入，尚候酌服。

姜川连　藿香　宣木瓜　川桂枝　云苓（酒炒）　淡干姜　正滑石　原蚕砂　淡黄芩　姜半夏　灶心土（煎代水）

张左

霍乱吐泻转筋，肢冷多汗，神迷不开口。两脉俱伏，舌白。目馅中阳，已为吐利所伤。一派危险见象，附子理中法主之。

熟附片　藿香　原蚕砂　姜半夏　云苓　川桂枝　炙甘草　焦白术　淡干姜　生姜　灶心土（煎代水）

改方：加厚朴、滑石。

杨竺秋（聘诊）

暑热为寒邪束缚，中阳骤失运行。于是水泄如注，其色带红，脘下痞满按之痛，且作恶。两手厥冷，渐达曲池脉。沉细，左手伏而不楚。舌苔白腻满布，舌心灰黑两条。一派仄塞郁遏化火而不果，且脾阳已陷，呃逆可虑。亟为通阳化浊。

姜川连　川桂枝　上川朴　正滑石　新会皮　淡干姜　大白芍　姜半夏　藿香　云苓　生姜　伏龙肝（煎代水）

晚诊

午后进通阳化浊，两手厥冷较和，由曲池而下及脉门，指节仍清冷如冰。唯汗较收，足底已转温度。舌苔白腻渐腐，右目渐红赤，口渐作渴。寒暑湿浊，因脾阳暴注而下陷，仍防呃逆。姑守原义出入，以冀阳回化热为盼。用五苓泻心合法。

姜川连　大白芍　桂枝尖　云苓　正滑石　淡干姜　姜半夏　焦白术　炒枳实　新会皮　泽泻　青荷叶

另：止汗方

煅牡蛎　煅龙骨　杭粉　粟壳

上味研取细末，于汗处拍之。

又：浴方

当归　桂枝　蚕砂　木瓜　陈酒　生姜

上用水一木勺煎透，以毛巾蘸药水，温浴四肢。

夜午后诊

午后进五苓泻心等法，并用强心剂，而阳仍不回，四肢厥冷或有汗。脉伏不起。据此见症，颇为棘手，除用附子理中法，别无良策。

熟附片　潞党参　淡干姜　当归　五味子　川桂枝　炒白术　云苓　炙甘草　生姜

第二天晨诊

昨晚改进回阳急救，四肢厥冷转温。

脉伏渐起，久按尚模糊少力。可见垂绝之元阳甫有来苏之机。舌白转黄，舌根灰黑。下利虽止，水道未能单行。阳不化阴，清浊不分所致。当守昨意，略增分利化浊之品可也。

潞党参　泽泻　熟附片　淡干姜　正滑石　焦白术　焦谷芽　川桂枝　姜半夏　云苓　大砂仁　生姜

晚诊

两进回阳救急，四肢厥冷，足底先热，两手继温，指节尚未全和。两脉之沉伏已渐起。可见追回垂绝之元阳，非参附姜桂莫属。若真阴欲竭，非熟地、五味不可。其回阳救急汤中用五味子者，即防阳一回而阴又随竭之弊。当元阳初复，尚宜慎重一切，爰以和阳调中为事。

潞党参　云苓　陈橘皮　焦谷芽　炙甘草　熟附片　川桂枝　焦白术　生姜

第三天诊

三进回阳救急法，阳已全回，四肢厥冷已和，汗亦收，脉亦起。且已知饥索食，水道亦能单行。舌苔前端已化，后半之腻黑未脱。语音尚未复，间或气涩无声。足征阳气虽回，阴液未复。当此之际，宜当删去辛温，略参清养和中之品为是。

潞党参　炙甘草　大麦冬　五味子　大砂仁　炒白术　泽泻　云苓　陈橘皮　焦谷芽　生姜　干荷叶

第四天诊

风涛已定，化险为夷，垂绝之孤阳固复，且阴液告竭未充。声嘶渐响，二便复自通，胃气亦渐回苏，频思食物。舌根黄腻亦步化，而脉虽起，沉分反有数意。肠腑尚有积湿未清，温补转宜删之。刻当调胃，和化其余浊。

川石斛　大砂仁　云苓　泽泻　陈橘皮　南沙参　焦白术　炒薏仁　焦谷芽　炙甘草　青荷叶

后服方：此方俟舌根黑苔全部退化，用培补阴气为善后计。

潞党参　炙黄芪　大砂仁　炙甘草　陈橘白　焦白术　五味子　云苓　大麦冬　焦谷芽　莲子　红枣

此症，金液丹、玉壶丹均可酌用，惜无现成。否则来复丹，然非此症的对之品。特揭出以示吾侥诸子[①]。

拟改方：顷奉手示，得悉一切。日来食物则呃逆，表热体痛，或呻吟轧牙，似有烦躁状，口干便结。盖食物太急，肠胃之运化不及也。姑从仲圣复病例立法。

香豆豉　炒枳实　旋覆花　陈橘白　焦谷芽　黑山栀　大杏仁　刀豆子　云苓　姜竹茹　柿蒂　生姜

刘左

霍乱，先利后吐，胸次仄闷，呼吸无以自由，头额多汗，四肢虽不清冷，亦不甚和，间或呃逆。右脉沉郁，左脉小数。舌红边黄。寒暑之邪交犯中宫，阴阳混乱也。势属未定，亟为开导。

上川连　旋覆花　川郁金　姜半夏　藿香　淡干姜　川桂枝　上川朴　正滑石　云苓　原蚕砂（先煎代水）

① 吾侥诸子：吾辈众弟子。侥：引申为广大；诸子：众弟子。

夜诊

霍乱吐止利未已，而水道已通，胸膺仄闷大减。左脉亦平，右脉沉郁转数。舌质转红。寒邪已解，暑湿未清，阴阳尚混乱也。转以宣中泄热，通利三焦为事。

姜川连　炒枳实　益元散　淡干姜　云苓　姜半夏　旋覆花　陈橘皮　藿香　姜竹茹　原蚕砂（煎水澄清）

晚服：藿香　广皮　益元散　法半夏　云苓　姜竹茹　荷梗

第二天诊

霍乱风涛已定，吐利先止，脘次仄闷继减，呃亦止。今晨水道亦通，最为佳兆。脉转数，舌苔更起黄糙。暑湿尚结未楚，当再清解分化。

益元散　川郁金　法半夏　大杏仁　云苓　姜川连　方通草　藿香　炒枳实　姜竹茹　青荷叶

晚服：旋覆花　川郁金　藿香　新会皮　云神　九节蒲　佛手

第三天诊

霍乱吐利先止，胸宇仄闷继舒，呃逆亦渐止，水道亦通。但恶热喜风，手不停挥，思啖凉物。舌苔又增白腻，脉转数。种种合参，表分尚有风暑未透，故夜寐不安。今守原义，略增透化之属为是。

香豆豉　益元散　姜川连　炒竹茹　炒枳实　黑山栀　大杏仁　云神　青蒿　方通草　荷叶

第四天诊

霍乱已历一星期，吐利脘闷呃逆等等俱退，腑也复通，小水亦利。唯仍恶热喜凉，心烦少寐。舌黄更转砂黄，脉之数象亦折。内伏之邪初透，胃气未和。所谓胃不和则卧不安也。不宜再生枝节。

上川连（酒炒）　云苓神（各）　黑山栀　秫米（去壳炒香）　炒谷芽　益元散　法半夏　陈橘皮　炒枳壳　炒竹茹　荷叶

陈左

霍乱吐利虽减，而水道未通，脘闷或呕吐。脉小数，舌黄腐白。寒热交搏于中，化而未透。当再宣中利下。

上川朴　新会皮　左金丸　正滑石　藿香　姜半夏　炒枳壳　南木香　白蔻　云苓　生姜　佛手

孙童

乳子上呕下利，口渴表热，四肢厥冷。脉不起，舌苔灰黄。热邪内陷，症属险要。

姜川连　姜半夏　大白芍　正滑石　藿香　淡干姜　川桂枝　酒子芩　黑山栀　炒枳实　灶心土（煎代水）

雍左

霍乱呕吐已止，脘闷呃逆，少腹胸部红点粒粒，隐约不透。脉沉细不畅，舌苔腐黄。伏邪未透，仍在险要。

藿香　姜半夏　炒枳实　黑山栀　左金丸　粉葛根　益元散　云神　川郁金　刀豆子　姜竹茹　青荷叶

陈右

霍乱吐泻已止，两腿转筋不已，抽掣作痛，痛甚肉削筋梗，自汗肢冷，口渴。舌红中黄，脉沉细不应指。寒暑直犯太阴，势尚未妥，亟为附子理中汤加黄连泻心法主之。

熟附片　大白芍　姜川连　川桂枝　云苓　宣木瓜　姜半夏　淡干姜　正滑石　原蚕砂（先煎代水）

另：原蚕砂煎水洗之。

痢疾门

李左

下痢延久，赤多白少。比增间日寒热，汗不畅达。脉沉数，舌黄。表里同病，拟古人逆流挽舟法。

柴胡　煨木香　大白芍　酒子芩　正滑石　煨葛根　上川连（酒炒）　炙草　大杏仁　焦山楂　云苓　生姜

王左

水泻三月，刻又转痢，腹痛里急，气坠肛胀。脉沉细，舌白。脾肾已伤，余浊未尽，恐成休息痢之患。

炒苍白术（各）　煨木香　大白芍（吴萸炒）　酒子芩　当归　淡苁蓉　大砂仁　炒枳壳　炙草　云苓　荷叶

王右

血痢延久，气坠里急，自觉自背俞而下。脉弦细，舌红起纹。经事不调，阴土大亏之象。拟叶氏温养法。

淡苁蓉　阿胶珠　大白芍　炒白术　当归　大生地　煨木香　地榆炭　炙草　炙乌梅　赤石脂　干荷叶　红枣

史左

高年便闭已久，刻于通泄之后，即患赤白痢。少腹攻痛，里急后重，小水不通。脉虚滑，舌白。当升清泄浊。

上川连（酒炒）　大白芍　云苓　当归　焦山楂　青升麻　煨木香　炒枳壳　泽泻　大杏仁　干荷叶

张右

日来痢少粪多，次数仍未见大折，痢色如鱼肠，腹痛里急，口泛甜味。舌苔砂黄满布，脉虚细无力。脾虚其阳，肾虚其阴，而肠角久蕴欲化而不果之象。姑易培中固下法治之。

大熟地（山楂拌炒）　大白芍（砂仁拌炒）　炒於术　当归（土炒）　炙甘草　潞党参　粟壳（醋炙）　煅牡蛎　禹余粮　补骨脂（盐水炒）　赤石脂

李左

痢虽延久，而仍腹痛里急。舌苔滑白而垢，脉小滑右细。可见脾土已亏，肠腑余浊未尽也。

上川朴　大白芍　正滑石　山楂炭　酒子芩　大黄炭　莱菔子　茅术炭　煨木香　炙草　姜渣

杭左

休息痢十余年，脾伤及肾，母病及子，清气下陷，而肠角余浊久羁不清。是以气从下陷，二便急胀，小溲沥浊，间或胁痛，呕吐苦水。脾阳日衰之据。

当归　茅术炭　南木香　炒白术　淡苁蓉　鹿角霜　破故纸（盐水炒）　炒苡

仁　云苓　川萆薢（盐水炒）　怀牛膝（盐水炒）　大白芍（吴萸炒）　荷蒂

何右

休息痢十余年，色赤如鱼肠，或轻或重，腹痛里急，食少面黄。脉小数，舌光。脾肾大伤，肠腑余垢未尽也。

当归　淡苁蓉　大白芍（吴萸炒）　煨肉果　焦白术（枳实炒）　炮姜炭　破故纸（盐水炒）　焦楂炭　炙草　地榆炭　煨姜　红枣

张左

疟痢互相轇轕者已清，胃亦较复，腰痛如折者亦退。唯下痢白浊如精尚未全止，两足肿胀。脉沉细，舌苔滑白不荣。脾肾真阳大伤，肠角之酒湿未尽。仍防复喘。

潞党参　益智仁（盐水炒）　补骨脂（盐水炒）　苍白术（各）　连皮苓　当归（土炒）　大砂仁　煨肉果　炙草　怀牛膝　炒苡仁　煨姜　大枣

何左

久痢里急不爽，气从下陷，胃纳无多。脉沉迟，舌白。脾肾大亏，清阳不能升举也。拟逆流挽舟法。

潞党参　青防风　炙黄芪　益智仁　炒白术　炙甘草　青升麻　煨肉果　大白芍（吴萸炒）　煨木香　煨姜　大枣

符左

血痢延绵月余，并不腹痛里急，而面黄形瘦。脉细无神，舌光无苔。脾肾大亏，关隘不固。延防喘肿。

炒白术　白头翁　白扁豆　北秦皮　大白芍　炙甘草　地榆炭　炙乌梅　粟壳（醋炙）　禹余粮　赤石脂

二诊

血痢大减，渐能纳谷，舌略起苔。唯仍面黄形瘦，脉细无神。脾肾大亏，阴土复损，关隘不固也。仍防肿满。

太子参　禹余粮　地榆炭　白头翁　粟壳（醋炙）　炒白术　炙乌梅　煨木香　北秦皮　炙草　赤苓　赤石脂

徐左

赤痢月余，阴土交亏。痰多呃逆，夜热，舌本破碎且起云斑。脉弦数无力。一派危象，挽救殊难。

潞党参　炙草　刀豆子　炙乌梅　姜半夏　炒白术　大砂仁　云神　橘皮　大白芍　炒谷芽　姜竹茹　柿蒂

二诊

赤痢烧热呃逆俱减，而舌根更破腐，云斑及喉际，胃呆神疲，呛咳。脉细数。阴土已伤，挽回不易。

南沙参　大麦冬（连心）　炙甘草　怀山药　乌元参　云苓　炙乌梅　陈橘皮　炒谷芽　刀豆子　灯心　柿蒂

张右（常州）

休息痢四年，腹痛里急，清晨尤甚。月事后期，面黄形瘦，间或内热。脉细数，舌心黄。肠胃积蕴未尽，脾土已伤。拟叶氏温润下元法。

淡苁蓉　当归　大白芍（吴萸炒）　煨木香　炒苡仁　炒白术　炒枳壳　北秦皮　云苓　小青皮　炙草　干荷叶　生姜

王左

下痢七月，赤白交集，腹痛里急。脉小数，舌红根白。脾肾两虚，余浊未尽。当从温润化积立法。

淡苁蓉　大白芍　炙甘草　炮姜炭　山

楂炭　煨肉果　煨木香　当归（土炒）　云苓　苍白术（各）　酒子芩　椿根皮

唐左

始从阴土两伤、肠胃湿热未尽立法，久利甫减。继投温养脾肾、兼化湿浊，而下利次数复多，且夹红水秽气，肢面肿。舌质复红，舌心光亮，脉虚弦右数。昨又发肝厥，牙紧肢冷。可见土不植木，水不泽木，木反侮土也。肝病乘脾，积湿又未尽。防有不测之变。

潞党参　大白芍（桂枝炒）　连皮苓　左金丸　陈橘皮　炙乌梅　炒白术　宣木瓜　煅牡蛎　炙草　赤石脂

二诊

病之原委已载昨方，改进培土泄木，下痢之次数复减，赤色亦淡。唯秽气未除，肢面肿，腹胀辘辘有声，厥气亦未复发。脉弦数，舌绛亦退。顾仍口渴。可见肝家气火初平，肠胃积热湿浊未除，加以脾虚其阳，肾虚其阴。立法颇为掣肘。

潞党参　大白芍　炙草　煅牡蛎　炙乌梅　炒白术　连皮苓　陈橘皮（盐水炒）　熟地炭　泽泻　粟壳（醋炙）　赤石脂

王左

久痢复甚，胃呆足肿，面黄形瘦。脉细数，舌赤如朱。阴土两亏，与命门衰微者又有区别。

潞党参　连皮苓　粟壳（醋炙）　煨木香　炙草　炒白术　煨肉果　泽泻　炒谷芽　大白芍　荷叶

朱左

赤白痢转为紫污，且有不禁之意，并不里急腹痛，水道不利，气怯神疲。脉浮弦，舌苔薄白。脾肾已虚，余浊未尽，当通固兼施。

南沙参　炒白术　大白芍　炙草　炒苡仁　酒子芩　地榆炭　禹余粮　北秦皮　赤苓　煨诃子肉　赤石脂

李左

升清泄浊，赤白痢里急已爽，而仍腹痛，胃呆渐复。舌苔尚黄腻，右脉滑数。阴土虽伤，肠腑湿浊究未尽化。仍守原法为治。

淡苁蓉　青升麻　当归　大白芍　焦山楂　干薤白　炒枳壳　炒白术　炙草　煨木香　山茶花　干荷叶

朱左

痢久已成休息，里急气坠，并不腹痛，小水无以单行，食入自觉注少腹则神迷嗜卧。脉滑数，右寸关大于左，舌苔糙白。脾肾之气大伤，积蕴未尽，饮食不归正化。当运中固下。

东洋参（土炒）　大熟地（山楂炒）　炙草　炒於术　淡苁蓉　益智仁　云苓　当归　煨木香　北秦皮

另：补中益气丸。

二诊

温中分下，休息痢遍数已减，而气逆之注于魄门者自觉高突，小水无以单行。脉之滑大步安。脾肾之清阳不升，小肠之功用乖违也。当升其清而泄其浊。

潞党参　当归（土炒）　煨木香　青升麻（醋炒）　淡苁蓉　炒於术　破故纸（盐水炒）　大砂仁　泽泻　云苓　炙黄芪　炙草　大枣

三诊

经治来气坠已止，久痢之次数亦减，唯血色未清，腻厚如油，小溲混黄，无以单行，面浮，脘下气痞。脉虚数右滑，舌光。阴气两亏，气不化湿。仿原义更增调摄。

潞党参　炒於术　泽泻　北秦皮　熟地炭（山楂炒）　当归　炙黄芪　云苓　炙草　地榆炭　干荷叶　红枣

四诊

久痢血色黏厚虽少，而小溲未利，胸胁或气撑辘辘则沉迷嗜卧，杳不思食。脉虚数细滑，舌光中剥。荣土大亏，气不摄阴也。法当温补脾肾，兼理气滞。

潞党参　炙黄芪　炒白术　五味子（砂仁合打）　大熟地　上肉桂　煨木香　大白芍　云苓　炙甘草　补骨脂　煨姜　大枣

五诊

久痢大减，小水亦通，脉虚数亦折，唯胃纳未复，舌光无苔。荣土之亏未复，气不摄阴，故偶尔便中尚杂血也。当脾肾两培。

潞党参　粟壳　当归　补骨脂　煨肉果　炒白术　炙黄芪　禹余粮　炙甘草　上肉桂　云苓　炮姜炭　煨姜　大枣

六诊

久痢屡屡反复，刻由饮食欠节，下利复甚，里急气坠，溲少胃呆，肢面浮肿，股腿席疮溃腐。脉虚大鼓指，舌光不荣。脾肾之阳大伤，气不化湿，湿化为水之候。亟为温理，佐以分化。

潞党参　熟附片　上肉桂　炒白术　益智仁　淡苁蓉　煨肉果　连皮苓　泽泻　炙草　煅牡蛎

七诊

温理脾肾真阳，兼以分化渗水湿，肢面浮肿已减，下利之次数或少或多。气陷于中则魄门坠胀，可见中气不能建立。其少寐，阴阳不相维也。脉虚大亦折，舌质少津。火土交伤，原守前法出入。

潞党参　大熟地　益智仁　上肉桂　煨肉果　熟附片　炙黄芪　连皮苓　炒白术　炙草　当归

另：补中益气丸。

八诊

久痢迭进温补，频获效机。新春以来，忽增肢面浮肿。刻下右腿尤甚，肿痛如瓜囊亦肿亮。小水不利，脘下高突，气枢不得升降，自利带血，气陷则自利。脉之数象大减，舌光中剥。气有偏胜，不能行水，水泛于中也。颇难着手，姑为温中利水。

潞党参　熟附片　川桂枝　益智仁　泽泻　炒苍白术（各）　怀牛膝　云苓　巴戟肉　炙黄芪　椒目

另：金贵肾气丸。

九诊

病之原委及变态[①]已屡屡言之。昨为脉大而急，口舌干槁，改用清阴利水，颇能安受。脉亦较平，舌本已渐有津润，舌苔尚灰。下利污水且自利不禁，囊大见小，其湿水已从后泄可知。若非久病阴土大伤，再当施下夺。姑再沟通水道。

西洋参　旋覆花　桂枝木　生桑皮　大腹皮　葶苈子（糯米拌炒）　炒白术　汉防已（酒炒）　猪茯苓（各）　泽泻　椒目

十诊

改进建中导水，下利无多且带污垢，囊大虽退，肢肿未消，腹大如鼓，气坠则

① 变态：此指变化状态。

努责。脉小数细滑，舌红中干。气不化水，脾肾真阳久亏。仍守温理真阳，分化湿浊。

潞党参　熟附片　益智仁　怀牛膝　陈橘皮　炒於术　巴戟肉　淡苁蓉　川桂枝　连皮苓

另：金贵肾气丸。

戴右（常州）

年属八旬上寿，阴土已衰，脾胃升降失常，生化之源日乏，胃纳减少，食之无味。比增吸受暑湿，乘虚凌土，腹痛下痢，傍晚已转粪色，而自觉二便俱热，脐左动气筑筑。舌质光剥，扪之少津。切脉濡滑细数，右手带弦。土虚而反侮之。两足久肿，气不化湿，津不上承也。前方清暑益气，先得我心。仿其义更增辅土调木。

西洋参　炙乌梅　云苓　炒白术　生熟谷芽（各）益元散（包）大白芍　扁豆衣　宣木瓜　陈橘皮　干荷叶

二诊

昨从清暑益气、辅土调木入手，下痢之次数虽少，而仍觉热辣异常。舌质绛色转淡，视之不荣，扪之少津。脐左动气筑筑。胃呆厌食者近年，破䐃脱肉。切脉濡滑细数，右寸关弦细，重取细软少力。脾虚其阳，肾虚其阴，阳陷于下，阴不上承，加以新受之暑热，留于肠胃未清。拟东垣升阳益胃汤出入。

潞党参　防风根　炒於术　大白芍　上川连　炙乌梅　陈橘白　生熟谷芽（各）云苓　炙草　干荷叶

又方：益气生阴，和中固下。

西洋参　炙乌梅　五味子　炙草　东洋参　大白芍　炒谷芽　荷叶

三诊

昨从升阳益胃立法，下利之次数日少，自觉热辣异常者亦减，舌质较润，舌心仍光剥如镜面。然脐左动气筑筑，啜鲜莲子羹似渐有味。右脉弦象尤平，余部仍濡滑。可见留结肠胃之暑热犹清，阴土之伤未复，脾不为胃行其津液也。守原义更谋进步。

东洋参（土炒）炒於术　炙乌梅　云苓　炙草　西洋参（米焙）五味子　生熟谷芽（各）大白芍　扁豆衣　陈橘白　鲜莲子

又方：西洋参二钱，东洋参二钱，稻根露[①]，上两参煎汁，将露冲入和匀，温以代茶。

四诊

今日下利之次数已少，二便热辣亦减，胃纳就增，且有思食意。舌质犹润，绛色亦淡。唯脐左之动气仍筑筑不已。右脉弦象已平，反觉濡软而滑。脾胃渐显和洽之机，阴土之久伤尚非旦夕可恢复者。昨方既受，更增四君培其土德。

潞党参　云苓　左金丸　大白芍　五味子　炒於术　炙乌梅　陈橘白　炙草　炒谷芽　扁豆衣　鲜莲子

五诊

经治来久痢日少，二便热辣亦折，胃纳日增，偶尔多食亦无胀满等患。舌之干枯渐显津润，其光绛亦淡，唯未起新苔。脐左动气仍筑筑跳跃。右脉弦象日平，余部濡软而滑，重取则细数。脾胃日有和意，阴土久伤已渐来复。昨啜参汤，颇能安受。

① 稻根露：早晨收集的稻根上的露水。

当率旧章更谋进步。

潞党参　陈橘白　炙草　大白芍　炙乌梅（砂仁合杵）　炒於术　炙黄芪　扁豆衣　五味子　云苓　粟壳　石莲肉

又：上方服一二帖后，如有脘闷意，则将炙黄芪换为怀山药二钱，多服数剂再改。服三四帖后，如下利已止，原方去粟壳，加干荷叶二钱，红枣三枚。

邹左

下利渐爽，仍杂白垢，间或腹痛，脘闷胃呆。舌根仍黄腻，脉虚数。肠腑积蕴仍未清，不宜久延。

焦白术　泽泻　炒苡仁　云苓　大白芍（吴萸拌炒）　炒枳壳　焦山楂　焦六曲　海南子　酒子芩　大杏仁　生姜

再诊

下利白垢已少，里急亦折，而仍腹痛。舌苔浮黄初化，脉尚数。肠腑积蕴甫化，仍当宣通。

炒苍白术（各）　炒枳实　焦山楂　大白芍（吴萸炒）　正滑石　酒子芩　海南子　北秦皮　泽泻　炙草　生姜　干荷叶

三诊

下利延久，或爽或不爽，腹中频痛。舌根久腻，脉小数而细。肠腑积蕴未清，而本元日伤。延非所宜也。

上川连（酒炒）　大白芍（吴萸炒）　炒枳实　泽泻　青陈皮（各）　炒苍白术（各）　焦山楂　煨木香　云苓　大杏仁　生姜

另：木香槟榔丸四两，分四包。

四诊

久痢日减，腹痛里急未楚，胃纳未复。舌苔黄腻已化，脉小数少力。肠腑余浊将清，当为调中化浊。

炒白术　大白芍（吴萸炒）　焦谷芽　炙乌梅　煨木香　炙草　北秦皮　扁豆衣　怀山药　石莲肉

另：香砂六君丸。

五诊

久痢秽浊虽少，而仍腹痛里急，胃纳久疲。舌苔化而复起，脉细无力。脾伤及肾，而余积未清。殊难着手。

淡苁蓉　煨木香　泽泻　炒枳壳　炒苡仁　焦白术　正滑石　赤苓　大砂仁　北秦皮　干荷叶

另：鸦胆子一百粒，如法用之。

六诊

久痢日来颇为通畅，肠腑积蕴已显下趋之机，腹痛里急俱折，而舌苔黄腻未清。未宜涩止，仍当通化。

焦白术　当归　炒枳壳　北秦皮　炒苡仁　煨木香　大白芍　淡苁蓉　炙草　焦山楂　荷叶

七诊

久痢日减，腹痛里急亦折，舌苔久腻亦化，独舌根尚黄厚，脉沉数右滑。肠腑积蕴尤清，守原义出入可也。

淡苁蓉　赤苓　焦山楂　酒子芩　大白芍（吴萸炒）　焦白术　煨木香　炒苡仁　炙草　枳壳　荷叶

八诊

久痢大减，腹痛里急亦折，舌苔久腻日化，胃纳日复，脉小数。肠腑余浊无多，守原义接近可也。

淡苁蓉　泽泻　炙草　大白芍（吴萸炒）　焦山楂　北秦皮　炒苡仁　赤苓　酒子芩　煨木香　荷叶

九诊

久痢将止，腹痛里急亦安，舌苔久腻亦化，胃纳亦渐复，脉尚数。肠腑余积无多，当和中固下。

淡苁蓉　泽泻　酒子芩　大白芍（吴萸炒）　北秦皮　焦白术　炒苡仁　炒枳壳　煨木香　炙草　石莲肉

十诊

久痢将止，舌苔久腻亦化，间或尚有腹痛里急状，胃纳反减少，脉虚数。肠腑余浊将清，阴土亦伤之候。姑以和中化浊为事。

潞党参　煨木香　炙草　酒子芩　焦谷芽　焦白术　大白芍　北秦皮　泽泻　煨肉果　石莲肉

十一诊

久痢已止，渐成条粪，舌苔久腻亦化，间或尚腹痛，胃纳未复，脉虚数细滑。肠腑余浊将清，脾肾之亏未复也。步以调中为事。

潞党参　煨木香　煨肉果　炙草　云苓　炒白术　益智仁（盐水炒）　大白芍（吴萸炒）　焦谷芽　大砂仁　炒枳壳　煨姜　大枣

另：香砂六君丸、四神丸。

十二诊

久痢已止，舌苔久腻亦化，胃纳亦复。唯仍气坠，间或齿痛腹痛，脉虚数。气虚下陷，清阳不升所致、

潞党参　焦白术　云苓　广木香　炒枳壳　炙黄芪　大白芍　大砂仁　青升麻　炙草　煨姜　大枣

杨右

赤痢日夜无度，腹痛里急，或作恶。脉沉细，舌红中黄。阳土已伤，肠腑积蕴尚重。

上川连（酒炒）　焦山楂　煨木香　当归　赤苓　地榆炭　白头翁　炙草　大白芍　酒子芩　青荷叶

再诊

赤痢日夜无度，腹痛里急，少腹胀作恶。脉沉细小数，舌红中黄。属在高年，噤口可虞。

生军（酒炒）　焦山楂　正滑石　大白芍（吴萸炒）　酒子芩　上川连（酒炒）　煨木香　炙草　炒枳壳　白头翁　荷叶

林童

小儿久病初退，又复患赤白痢，腹痛里急，或热或退，舌苔腐腻。肠腑余浊未清，法当宣导。

上川连（酒炒）　焦山楂　煨木香　大白芍（吴萸炒）　五谷虫　炒枳壳　酒子芩　正滑石　海南子　炙草　荷叶

刘左

经治以来，寒热清，赤白痢亦减，唯仍腹痛里急。脉沉数，舌红。余蕴未尽，当再宣导。

上川连（酒炒）　地榆炭　北秦皮　炒苍术　焦山楂　煨木香　炒枳壳　炙草　藿香　大白芍　炒苡仁　生姜

邵右

暑湿滞互结肠胃，腹痛脘闷，下利不爽。脉沉数，舌红中黄。势属未化，宜通为先。

上川连（酒炒）　煨木香　大白芍（吴萸炒）　正滑石　酒子芩　上川朴　赤苓　炒枳壳　大杏仁　焦山楂　生姜

林左

始而吐利交作，继之下痢赤白，腹痛里急，脘闷作恶。舌苔浮黄，脉小数。暑湿滞交结肠胃未化，宜导为先。

上川连　酒子芩　煨木香　炒枳壳　大白芍（吴萸炒）　上川朴　焦山楂　大杏仁　藿香　赤苓　荷叶

二诊

腹痛作恶脘闷俱减，下利遍数亦渐少，而里急不爽。舌苔厚腻满布，脉小数。正虚邪实，久延非宜，亟为通化。

生军（酒炒）　川黄柏　炒枳实　酒子芩　焦山楂　上川朴　大白芍　煨木香　正滑石　赤苓　藿香　生姜

改方：去生军，加木香槟榔丸。

三诊

进通因通用立法，痢之遍数大减，腹痛里急亦折，舌苔满腻亦化，而昨今又增寒热。腑邪出经，须防转疟。

上川朴　粉葛根　大白芍　正滑石　赤苓　上川连　酒子芩　海南子　煨木香　炒枳壳　大杏仁　生姜

四诊

日来痢之遍数大减，腹痛亦安，而里急未爽，逐日寒热，汗不畅，舌根白腻。腑邪出经，冀其转疟。

柴胡　酒子芩　上川连（酒炒）　大白芍　枳壳　粉葛根　正滑石　云苓　煨木香　炙草　生姜　荷叶

五诊

逐日寒热已解，可见化热未果。痢之遍数及腹痛里急虽减，而卧则自流红白交杂，似有不禁之意。脉小数，舌苔仍腻。大有虚实夹杂之累。

上川连（酒炒）　酒子芩　炙草　北秦皮　扁豆衣　煨木香　大白芍（吴萸炒）　炒枳壳　炒楂肉　防风根　生姜　荷叶

六诊

痢转疟而未果，卧则自流，坐则里急坠胀不已。舌根黄腻渐薄，脉更小数少力。本元日伤，肠腑余浊未尽也。最难着手，延有休息痢之害。

上川连（酒炒）　煨木香　炙草　正滑石　枳壳　大白芍　北秦皮　黄柏炭　酒子芩　防风根　泽泻　荷叶

七诊

痢转疟而未果，渐成燥粪，腹痛里急俱退，卧则自流亦已，唯宗筋又忽结硬。积湿积热下注肠腑，有外疡之害。仍当疏泄通化。

上川连（酒炒）　炒枳壳　川黄柏　炙草　赤苓　大白芍　煨木香　地榆炭　槐角　泽泻　荷叶

八诊

痢已大减，腹痛里急亦折，寒热亦清，唯宗筋结硬，渐形赤肿，势将化脓，溃后且防成漏。脉小数，舌根尚腻。脾肾之阴暗伤，下元湿热壅结所致。

上川连（酒炒）　生地榆　川黄柏　炒枳壳　怀牛膝　赤白芍（各）　泽泻　炙草　槐角　赤苓　荷叶

改方：去牛膝，加当归（土炒）二钱，白术二钱。

李右

痢已转粪，而日夜仍有数次，胃纳未复，兼之脘痛已久。脉弦细，舌白根剥。荣阴久亏，脾土未健。

炒白术　大白芍　炙乌梅　炒谷芽　煨葛根　煨木香　大砂仁　益智仁（盐水炒）　炙草　当归　干荷叶　红枣

林童

乳子食物欠节，自利如注，或热或退。舌红无苔，右手风气两关纹紫。兼之久咳呕吐，脾肺日伤，先当调化。

藿香　煨木香　炙鸡金　大杏仁　焦谷芽　扁豆衣　炒枳壳　云苓　川贝母　大腹皮　枇杷叶　荷叶

西左

水泄夹痢，腹痛里急，胸痞作恶。脉弦数鼓指，舌苔砂黄。暑湿内伏，又感新凉而来。势尚未化，亟为宣通。

上川连（酒炒）　大白芍（吴萸炒）　煨木香　正滑石　赤苓　粉葛根　酒子芩　焦山楂　炒枳壳　大杏仁　川厚朴　生姜

再诊

下痢已减，腹痛里急亦折，胸痞亦舒，作恶亦止，脉弦数亦安，唯舌根尚黄。暑湿积热未清，当再宣导。

上川连（酒炒）　焦山楂　赤苓　泽泻　大白芍（吴萸炒）　煨木香　炒枳壳　炒苡仁　正滑石　扁豆衣　荷叶

杨右

血痢已减，腹痛里急亦折，肛胀不收。脉小数，舌红起纹。高年阴血暗伤，守原义更进。

当归　焦山楂　大白芍　北秦皮　炒枳壳　煨木香　地榆炭　炙草　炙乌梅　炒白术　红枣　干荷叶

马右

水泄两月，入夜尤甚，腹痛辘辘水声，火升面绯，口渴舌红，胸膺嘈杂。脉细数。暑湿内伏，木来克土也。

左金丸　煨木香　云苓　煨葛根　宣木瓜　大白芍　炙乌梅　炒谷芽　大腹皮　炒白术　荷叶

徐左

赤白痢，腹痛里急，脘闷胃呆。脉沉滑，舌根黄腻。暑湿滞留结肠胃，宣通为先。

炒茅术　酒子芩　炒枳壳　川黄连　地榆炭　上川朴　焦山楂　正滑石　云苓　大白芍（吴萸炒）　荷叶

岳左

始而寒热未透，继转痢患，赤白交杂，腹痛里急，少腹胀。舌苔腐白，脉沉滑。寒暑湿滞互结肠胃未清。不宜兜涩，宣通为先。

上川朴　炒枳壳　大白芍　煨木香　正滑石　上川连　炒茅术　焦山楂　大杏仁　赤苓　酒子芩　生姜

周右

赤白痢三月，腹痛里急，内热，遍体痛，属在产后。脉小数，舌红。荣土已亏，肠腑余浊未尽也。

当归　炙乌梅　炒白术　地榆炭　扁豆衣　大白芍（吴萸炒）　煨木香　云苓　北秦皮　炒枳壳　干荷叶　红枣

杨左

痢转疟又转痢，腹痛里急少腹胀，兼发疝患，右睾丸坠胀。脉小数而滑，舌红无苔。肠胃湿浊未清，经邪入腑。延非所宜。

左金丸　炙乌梅　炒枳壳　南木香　炒苡仁　大白芍　川楝子　炒白术　云苓　小青皮　泽泻　荷叶

又：从疟痢并行立法。

上川朴　酒子芩　煨木香　炒枳壳　海南子　粉葛根　大白芍　焦楂　大杏仁　炙草　赤苓　生姜

叶左

始患间日疟，继下赤色如痢，腹痛里急不爽。脉弦数，舌红。经邪入腑，宜导为宜。

上川连（酒炒）　煨木香　炙草　焦山楂　地榆炭　酒子芩　炒枳壳　云苓　大白芍　大杏仁　荷叶

张左

血痢月余，血色鲜，或成块。腹痛里急，脘闷胃呆，曾经寒热。脉沉细两关数，舌苔砂白无津。阴土已伤，肠腑余浊逗留未尽，延防发肿。

茅术炭　焦楂炭　大白芍（吴萸炒）　酒子芩　枳壳　炒白术　炙草　黄柏炭　煨木香　川连（酒炒）　地榆炭　荷叶

刘左

白痢化为赤痢，腹痛少腹胀，里急不爽，兼之脱肛。脉沉数而滑，舌苔黄腻满布。肠腑湿浊甚重，非通化不可。

上川连（酒炒）　焦楂炭　煨木香　酒子芩　白头翁　地榆炭　大白芍　炒枳壳　茅术炭　北秦皮　炙草　荷叶

二诊

痢已止矣，腹痛及少腹胀、脱肛俱退，唯粪前血尚多。舌苔黄腻已化，脉小数无力。阴气已伤，余浊未尽。当从肠风例立法。

当归（土炒）　大生地（炙炭）　炒黄柏　炙草　侧柏叶　煨木香　白头翁　地榆炭　炒白术　阿胶珠　枳壳　大白芍　荷叶

另：赤石脂　地榆炭　干荷叶　柿饼（炙炭）　藕节炭　侧柏叶

上味为末，炙草煎汤法丸。

陈左（金沙）

下痢月余，腹痛里急。刻增寒热，则痢即止。而寒热一去下痢复来，脘闷作恶。脉沉细而滑，舌红根白。经邪入腑，湿浊阻中也。久延非宜。

上川朴　煨葛根　大白芍（吴萸炒）　炒枳壳　泽泻　炒白术　煨木香　云苓　酒子芩　炒苡仁　生姜

另：姜桂丸。

再诊

非痢即疟，互相起伏，纠葛不清。昨从经邪入腑立法，下利大减，脘闷亦渐纾，唯仍胃呆作恶。舌白初化，脉仍沉细而滑。湿邪尤解，脾运未调，须防发肿。

上川朴　煨木香　炙草　大砂仁　酒子芩　炒白术　炒枳壳　煨葛根　云苓　炒谷芽　大白芍　生姜　荷叶

王右

赤白痢已减，里急后重亦折，唯仍呛咳多痰，脘闷少腹胀，项胁痛，入夜小溲热数，胃呆厌食。切脉细数而滑，舌苔薄腻而黄。虚者已虚，实者益实，上下交病，合治不易。姑为宣肺化痰，调胃清热。

南北沙参（各）　川贝母　法半夏　大麦冬　瓜蒌皮　旋覆花　大白芍　云苓　大杏仁　炒苡仁　炙乌梅　焦谷芽　荷叶

二诊

日来呛咳多痰、脘闷少腹胀、项胁痛俱退，赤白痢里急亦折。小溲仍热数，食少胃呆，胸背烧热。脉细数右滑，舌苔灰黄薄腻。上下交病，极难两顾。姑守原义更进一步。

淡苁蓉　煨葛根　南沙参　云苓　炙乌梅　大白芍　酒子芩　当归　炙草　炒白术　炒枳壳　炒谷芽　荷叶

三诊

疟止痢不已，状如休息，里急不爽，虚坐努责，小溲短少，胸背烧热，脘闷少腹胀，呛咳多痰，胃呆神疲。脉细数无力，舌苔黄腻中剥。本元大伤，肠腑余浊留恋不化，极难两顾。当辅正调中，兼通积蕴。

淡苁蓉　大白芍　陈橘皮　南楂炭　南沙参　煨葛根　酒子芩　法半夏　云苓　大杏仁　石莲肉

另：鸦胆子五十粒，如法用之。

四诊

辅正调中兼通积蕴，疟后痢积粪成条者不少，里急后重大减，舌苔黄腻亦化，唯少腹胀溲少，脘闷烧热及呛咳胃呆未退。实者未清，虚者益虚矣。仍难速效。

淡苁蓉　当归　炙乌梅　法半夏　炒苡仁　煨木香　大白芍　云苓　陈橘皮　大杏仁　炒白术　石莲肉

五诊

经治来，痢已大减，里急后重及少腹胀亦退，水道亦通，呛咳失血如故，午后又迭次寒热，夜午则退，汗不多。脉细，舌苔日化。可见腑邪出经，复有转疟之机。亟为辅正达邪，俾入疟途，是一种转机之枢纽。

当归　炙草　炙乌梅　大杏仁　生首乌　炒白术　酒子芩　云苓　法半夏　川贝母　柴胡　生姜　红枣

改方：加大白芍（桂枝炒）。

六诊

改进辅正达邪，汗出颇畅，疟已渐止，寒热两清，下痢亦骤止。唯气尚坠，神疲气怯，呛咳痰红，胃呆脘闷。脉沉细小数，重取无力。舌苔已化。可见表里之复邪初透，而本元大伤，胃气不和。不宜再生虚波枝节

南沙参　大杏仁　炒谷芽　扁豆衣　川贝母　法半夏　炒白术　云神　当归　陈橘白　荷叶　红枣

王右

日来疟止，痢亦转粪，而昨今又复下利血水，少腹痛，里急后重，盗汗多，呛咳带血，脘闷胃呆。脉细数重取无力，舌红根黄。阴伤土薄，肝木久郁化火，肺金受其熏也。枝节纷繁，总以胃气为本，所谓得谷者昌耳。

潞党参　当归（土炒）　炙草　煨木香　煅牡蛎　淡苁蓉　焦楂炭　清阿胶（蛤粉炒）　焦楂炭　煨葛根　陈橘白　炒白术　石莲肉

二诊

经治来，疟邪先止，赤痢继折，腹痛里急亦已，呛咳及痰红亦又少，盗汗亦止。唯脘仄胃呆，尾闾坠胀。脉细数无力，舌根黄苔已化。实者日清，虚者未复，上下俱病。当治其中，仍以得谷为善。

潞党参　当归（土炒）　清阿胶（蛤粉拌炒）　炙乌梅　煨葛根　淡苁蓉　大白芍　炙草　煨木香　炒白术　煨诃子肉　石莲肉

改方：加焦楂炭。

三诊

经治来疟邪先止，赤痢或多或少、尾

间坠胀、里急腹痛俱减，盗汗亦收，呛咳及痰红亦折，舌根黄腻亦化。唯胃纳未复，脘次或气痞，切脉弦数无力。实邪初罢，正虚未复。前方既能安受，仍守原义更进毋懈。

潞党参　当归　阿胶珠　炙乌梅　炒苡仁　炒於术　大白芍　淡苁蓉　煨木香　炙草　炙黄芪　煨诃子肉　赤石脂　粟壳

四诊

昨以原方加黄芪以益气，肛坠虽收，胃纳反少，痢下复多，纯属血水而夹条粪，气从下陷，腿腰酸胀。脉细数无力，舌苔已化，呛咳痰尚多。脾肺肾三经大亏，肠壁日伤，必得胃纳日增，庶有把握。

潞党参　煨诃子肉　淡苁蓉　炙乌梅　焦楂炭　炒於术　当归（土炒）　粟壳　赤石脂　云苓　大白芍　补中益气丸（杵包）

另膏方：潞党参　大熟地（砂仁炒）　炙乌梅　川贝母　炙黄芪　当归　粟壳　新会皮　云苓　炒於术　大白芍　破故纸　石莲肉　煨肉果　红枣

上味煎取浓汁，文火熬糊，入清阿胶烊化，再入砂糖收膏。

回府后服药之加减法：刻下初服黄芪，如能安受不觉饱胀，则连服数剂，病情如有进退之处，再照下列加减。

贵恙疟固全退，痢患亦减，而肛门渐觉弛张不收。具见脾肾之气大虚，下元乏收缩则固摄无权。因以加黄芪、粟壳，将来如复觉坠急，下利不爽，仍再加淡苁蓉。便时若不急坠，则去苁蓉服之。

如便中血色已清，原方去赤石脂、阿胶珠。

如咳甚，原方再加五味子。

如痰中复见血，原方仍加阿胶珠。

如小便不甚通调，原方加云苓。

如夜寐不酣，原方加云神、夜交藤。

如寒热复来，前方有柴胡者，服二帖即止。

如痢已见清而仍须日便数次，或黎明须便者，原方加破故纸（盐水炒）。

膏方待月望后，即可煎成膏服之，约服三四日，再另服煎剂一帖。

食物单

相宜列下：童子鸡　鸡子　火腿　海参　干贝　牛肉　猪肾　猪肚　鲫鱼　鲜鱼　毛燕汤　冬笋　扣麻　荠菜　菠菜　熟藕　慈菇　百合　芋头　山药　莲子　红枣　豆腐　糖食　面食　糖山楂　生果　瓜子　桂圆　荔子　白果　胡桃　葡萄干

宜忌列下：羊肉　猪肉　鸭（最忌发疟下痢）　鸭子　卞蛋　猪肠　鲤鱼　刀鱼　虾　蟹　淡菜　索粉[1]　青菜　芹菜　蒜　梨子　酒　椒　香椿头　香菌　木耳　山芋　栗　老卜　糯米食物　荸荠　香蕉　柿饼　菱　荔枝

张左

赤白痢近年，白多赤少，少腹痛里急，腰腿酸楚，头眩目花。脉沉滑，舌红苔白。脾伤及肾，肠腑余浊未清耳。

当归　炒苍白术（各）　炒枳壳　北秦皮　炒苡仁　淡苁蓉　大白芍　煨木香　地榆炭　山楂炭　酒子芩　干荷叶

① 索粉：粉条。

贺左

少腹胀满有形，下痢不爽。舌苔黄腻满布，脉滑数。湿浊尚重，亟为通化。

上川朴　大白芍（吴萸炒）　广木香　焦山楂　赤苓　上川连　炒枳壳　青陈皮（各）　酒子芩　正滑石　木香槟榔丸（包煎）

戚童（常州）

小儿热退痢减，呃逆口渴亦减。唯肛张不收，不时烦扰，痰鸣神迷。脉小数，舌黄。本元已伤，伏邪未罢，仍在畏途。

上川连（酒炒）　酒子芩　云神　大杏仁　扁豆衣　炙乌梅　大白芍　法半夏　陈橘红　正滑石　荷叶

二诊

小儿壮热虽退，而又转痢患，日夜无度，烦扰痰鸣，神识或不清，口渴或呃逆。脉小数，舌苔砂黄。渐从热化，症属不轻，亟为开导。

上川连（酒炒）　煨木香　大白芍　炒枳壳　大杏仁　酒子芩　正滑石　煨葛根　炒楂炭　赤苓　荷叶

三诊

日来表热已退，呃逆口渴亦减。而痢下秽浊如故，腹痛烦扰，气坠肛张不收，呛咳痰鸣。脉细数，舌苔已化。本元日伤，积蕴未尽，仍在险途。

南沙参　炙乌梅　大白芍　大杏仁　焦谷芽　焦白术　五谷虫　扁豆衣　云苓神（各）　法半夏　炙草　荷叶

另：小儿万病回春丹，小儿万应丸。

四诊

经治以来，热退渴止，痢之遍数亦较少。幸肛张已收，呛咳已减。唯仍秽浊，痰鸣心烦，不时谵语。脉细数无力，舌起白苔。可见本元日伤，而肠胃积蕴仍未尽，仍在险途。

孩儿参（土炒）　煨木香　五谷虫　扁豆衣　大砂仁　焦白术　炙草　炙乌梅　法半夏　云苓神（各）　干荷叶

五诊

日来秽痢亦转粪，肛张亦收，胃纳较复，唯又发热轧牙咂舌。左脉不起，舌白复灰。湿邪初化，本元日伤。不宜再生枝节。

孩儿参　上川连（酒炒）　炙乌梅　煨木香　炒谷芽　炒白术　五谷虫　云苓　酒子芩　炙鸡金　干荷叶

邵左

赤白痢无度，腹痛里急，脘闷作恶，寒热有汗。舌苔腐腻满布，脉沉滑。表里同病，宣导为先。

姜川连　酒子芩　姜半夏　焦山楂　粉葛根　上川朴　大白芍（吴萸炒）　藿香　炒枳壳　地榆炭　赤苓　生姜　青荷叶

另：辟瘟丹。

二诊

赤白痢大减，脘闷作恶亦折。唯仍腹痛气坠，寒热不清。舌苔腐腻未化。表里同病，当再宣导。

姜川连　酒子芩　炒枳壳　煨木香　地榆炭　大白芍（吴萸炒）　煨葛根　焦山楂　上川朴　赤苓　大杏仁　干荷叶

三诊

赤白痢虽减，而仍腹痛气坠，水道不利，加以迭日寒热。脉细数，舌苔黄腻。表里同病，久延非宜。

上川朴　大白芍（吴萸炒）　大杏

仁 酒子芩 云苓 上川连 粉葛根 焦山楂 正滑石 煨木香 炒枳壳 荷叶

胡左

寒热先清，下痢继减，而仍赤色者多，腹痛间或里急。舌苔腐黄满布，脉小数而滑。肠胃余积未清，当再和中化浊。

上川连（酒炒） 炒枳壳 地榆炭 炙草 赤苓 煨木香 大白芍 焦楂肉 炒茅花（炙炭） 炒苡仁 干荷叶

诸葛左

舌苔腐腻已渐化，下利之浊垢未清，肛坠不爽，腹痛脘闷，胃呆不甘。脉虚滑。脾阳初运，余湿未清耳。

炒茅白术（各） 煨木香 焦楂炭 大白芍（吴萸炒） 云苓 大砂仁 炮姜炭 炙草 炒枳壳 上川朴 干荷叶 红枣

二诊

下痢之浊垢未清，里急腹痛作胀，两足肿。舌苔又复白腻，脉虚滑。中阳为湿浊所困，非温不化。姑以附子理中汤加味。

熟附片 炒茅白术（各） 炮姜炭 大白芍（吴萸炒） 煨木香 焦楂炭 炙草 云苓 怀牛膝 上川朴 陈橘皮 生姜 红枣

三诊

进附子理中汤加味，颇能安受。舌苔白腻已薄，唯胸腹右胁又复胀痛。以原方更增疏肝理气可也。

熟附片 炒茅白术（各） 大白芍（桂枝炒） 云苓 煨木香 旋覆花 上川朴 炙草 陈橘皮 当归（土炒） 焦谷芽 生姜 红枣

另：附子理中丸。

四诊

迭进附子理中汤法，胸胁胀满及痛俱减，水道亦通调。唯便中余浊未清，肛坠作痛。舌苔白腻日宣，脉亦起。湿浊渐化，脾气渐运佳征。

熟附片 怀牛膝 连皮苓 大白芍（桂枝炒） 炒苡仁 炒茅白术（各） 上川朴 泽泻 新会皮 炒枳壳 生姜 红枣

五诊

进附子理中汤加平胃散立法，颇合机宜。腑通已畅，胸胁胀满及腹痛亦减，舌苔灰腻亦化。唯少腹尚胀满不适，食后运行尚迟。当仿原义，略增疏肝。

熟附片 炒茅白术（各） 炒枳壳 旋覆花 焦谷芽 淡干姜 大白芍（沉香拌炒） 川郁金 云苓 厚朴花 泽泻 香橼皮

六诊

迭进温理，颇能安受。唯食后尚胀，自利不爽，肛坠不收。脉弦数，舌苔灰腻日化。积湿尤清，气运之升降未和也。守原义更增理气通肠可也。

熟附片 炒枳壳 云苓 上川朴 大白芍（沉香拌炒） 炒茅白术（各） 干薤白 油当归 旋覆花 大砂仁 生姜 皂角子

七诊

用附子理中汤加入理气通肠，下利不爽，腹痛里急，且易脱肛，食后仍腹胀有形，得便则胀减。脉细滑右手小数，舌苔灰腻已化其大半。据此见端，当从清气不升、浊阴不降立法。

炒茅白术（各） 炒枳壳 上川朴 泽泻 炮姜炭 青升麻 炙草 云苓 大白芍

（吴萸炒） 新会皮 干荷叶

改方：腹痛加广木香。

另：燕医生补丸[1]四粒先服，不利再服。三物备急丸七粒。

八诊

改进温通泄化，下利较爽，腹痛里急亦减，而仍脱肛，食后则腹胀有形，左胁下痛。脉细滑小数，舌苔灰腻化为腐白。可见脾气不运，肠腑湿浊未清。当温中建运，分化湿浊。

上川朴 炒茅白术（各） 广木香 炒枳壳 炒建曲 川桂枝 青陈皮（各） 淡干姜 大白芍（吴萸炒） 旋覆花 连皮苓 生姜 香橼皮

九诊

日来未经下利，胸腹胀满矢气亦退，左胁尚或痛，间或呛咳，渐作渴饮。脉亦渐数，舌苔腐黄。积湿渐化，气运未和，脾肾又亏所致。

炒茅白术（各） 上川朴 连皮苓 炒苡仁 旋覆花 大白芍（桂枝拌炒） 焦六曲 香橼皮 广木香 大杏仁 泽泻 生姜

十诊

昨晚下利颇多，胸腹胀满大减。唯食入则胀，左胁下痛。脉滑，舌白。肝脾之气不和，姑为运中和中，再议复下。

炒茅白术（各） 广木香 连皮苓 新会皮 旋覆花 大砂仁 焦谷芽 姜半夏 大杏仁 冬瓜子

十一诊

下夺两次，水沫污浊甚多，唯便时腹中绞痛不已，兼之痔血。胸腹胀满木硬步退，胃纳未减，渐作渴饮，兼有咳意，痰难出，溲少色黑。舌白转灰，脉转数。一派湿从热化之象，姑为化湿运中。

南沙参 怀牛膝 桑白皮 陈橘皮 旋覆花 大腹皮 连皮苓 泽泻 炒苡仁 焦谷芽 冬瓜皮

十二诊

日来咳已减，腹膨日软，唯便时仍腹痛肛痛，两腿肿。舌上灰白苔亦脱，渐作渴饮，脉细数。据此见端，肠腑湿浊已清去大半，而阴土未免暗伤。当为调中化浊。

南沙参 大腹皮 炒枳壳 泽泻 大白芍 怀牛膝 焦白术 连皮苓 焦谷芽 炙鸡金 冬瓜皮

吴左

日来五更自利及紫色如痢俱减，午后潮热亦折，唯舌端之白糜更满布，舌本红赤，口干无津，杳不思食。脉虚数右细。阴土大伤，肝木多郁，肠胃酒湿又乘虚泛滥。仍防胃败之害。

南沙参 炒於术 大白芍 炙草 炒苡仁 怀山药 川石斛 炙乌梅 云苓神（各） 白扁豆 赤石脂 莲子

纪左

始而寒热三作，继之下利赤色，或杂白垢，入夜发热无汗，脘闷作恶。舌苔糙黑满布，脉细数。伏邪伤阴，由表入里也。症非轻之候。

上川连（酒炒） 白头翁 焦楂肉 炙草 赤苓 酒子芩 银花炭 大白芍 正滑石 地榆炭 炒枳壳 青荷叶

[1] 燕医生补丸：民国时期常用的一种成药，用治肝木克脾土之便秘、腹泻等。

二诊

脘闷作恶及入夜发热俱退，舌苔灰黄满布亦减。唯下利赤色之次数未减，或里急不爽，脉细数。阴分邪热初化，守原义出入可也。

白头翁　赤苓　地榆炭　炒枳壳　正滑石　焦楂炭　酒子芩　大白芍　大杏仁　上川连　荷叶

三诊

今日舌苔又复灰黑满布，爆裂无津，口渴喜饮，下利赤色如血，或杂燥粪。肠胃必有积热积瘀。据舌苔论，须防别增波折。

生军（酒炒）　焦楂炭　酒子芩　赤苓　生甘草　地榆炭　炒枳壳　大白芍　正滑石　白头翁　荷叶

杨右

赤白痢止之太早，湿浊逗留肠胃。适值经行，未几即止，积瘀又未清，于是腹痛不已，少腹胀，脘闷作恶。舌苔满腻，脉小数。一派未化见象，亟为宣通。

上川朴　姜川连　焦山楂　细青皮　海南子　大白芍　淡吴萸　煨木香　当归　生姜　佛手

邬左

下利水粪略杂白垢，少腹胀，腹痛里急，脘闷食少。脉虚数，舌心浮黄而腻。肠胃积湿未清，亟为通化。

上川连（酒炒）　紫苏　煨木香　青陈皮（各）　炒建曲　大白芍（吴萸炒）　炒枳壳　赤苓　炒茅术　焦楂炭　生姜　荷叶

贺右

血痢四月，赤多白少，里急后重，间或腹痛，月事后期。脉沉数而滑，舌红无苔。荣土已伤，肠胃余浊未尽。当从休息痢立法。

上川连（酒炒）　当归　大白芍（吴萸炒）　赤苓　北秦皮　地榆炭　煨木香　阿胶珠　焦楂炭　白头翁　炙草　干荷叶　红枣

另：鸦胆子，如法用。

王右

休息痢延久，里急气坠，肛内作痛。兼之久咳，多痰气促而喘，杳不思食。脾肺肾三经大亏，痰湿又留结不化，虚实夹杂，亟难着手。

淡苁蓉　茅术炭　煨诃子肉　云苓　南沙参　法半夏　焦白术　陈橘皮　炒苡仁　大杏仁　黑苏子　焦谷芽

方左（镇江）

休息痢五年，赤色者多，里急不爽，粪少而水多，腹痛肛坠，水道不利。脉沉细滑，舌红苔薄。脾肾之阴气已亏，肠腑酒湿积热未尽，当剿抚兼施。

淡苁蓉　地榆炭　炒枳壳　防风　酒子芩　当归（土炒）　大白芍　炒茅白术（各）　煨木香　泽泻　黄柏炭　荷叶

另：鸦胆子，如法用之。

二诊

进剿抚并施，五年之休息痢一经顿失，唯尚坠。舌苔腐，脉细滑。肠胃湿浊初化，阴气未充。拟补中益气法。

潞党参　炙黄芪　炙草　当归　云苓　泽泻　炒白术　大白芍　青升麻　炒苡仁　荷叶　红枣

另：补中益气丸。

王左

休息痢大减，里急不爽，咳又反甚，

痰多气粗，胃纳因之复减。脉小数细滑，舌根浮黄。肺肾两亏，痰湿留蕴未尽。当肃其上，而固其下。

南沙参　煨诃子肉　炒白术　陈橘皮　补骨脂　潞党参　姜半夏　川贝母　炒苡仁　黑苏子　云苓　胡桃仁（过口）

二诊

休息痢大减，里急亦爽，而呛咳忽又甚，气粗有声，肩耸胸膺，胃纳因之减少。脉细数而滑，舌红根黄。肾亏于下，肺实于上，胃馁于中，最难着手。

南北沙参（各）　煨诃子肉　五味子　贡沉香（人乳摩冲）　陈橘皮（盐水炒）　生牡蛎　姜半夏　大麦冬　大白芍　蛤蚧尾（研末冲）

吴左（盐城）

前进运中通下，腑行颇爽。内胀虽减既又复生，便后带血，腑行又结，内胀复来，肠鸣辘辘。脉沉滑小数。病经十年，得于痢后，肠腑余浊未清，脾肾之运行不力也。虚实同剿，收效不易。

淡苁蓉　大砂仁　泽泻　云苓　大白芍（吴萸炒）　炒茅白术（各）　南木香　陈橘皮　炒枳壳　炙草　海参肠

再诊

进叶香岩润肾燥脾法，便后带血已止，腑行亦通畅。唯内胀未减，由脐上而达少腹，或而作痛，肠鸣辘辘，食与不食胀势并无增减。脉沉滑细数，舌红无苔。脾肾两亏，肠腑积湿未尽之候。

潞党参　泽泻　益智仁（盐水炒）　云苓　炒苡仁　炒白术　南木香　陈橘皮　大白芍　炙草　淡苁蓉　煨姜　大枣

另：归芍六君丸，理中丸。

许右

食入则腹痛、下利清谷已减，脘次未纾，足肿腰痛。脉沉细，舌光。病经数年，荣土大亏，图复不易。

潞党参　煨肉果　炙草　大白芍（吴萸炒）　云神　炒白术　煨木香　益智仁（盐水炒）　炙乌梅　当归　煨姜　红枣

另：香砂六君丸，四神丸。

戴右

拟方：来示种悉[①]，脾气仍未健运，故足肿。所云方颇合法程，目下除培土运中，似无善策。

潞党参　怀牛膝　连皮苓　炙草　煨葛根　炒於术　益智仁　大白芍　炒谷芽　怀山药　煨姜　南枣

另：开胃可用鲜莲子煨粥吃。

又诊

据述又增腹痛，时欲下痢，甚则有不禁之意，脐旁动气筑筑。良由高年久病，脾肾两亏，木来克土。拟培其中气，调其肝脾，方候酌服。

潞党参　云苓　大白芍（吴萸炒）　炙草　宣木瓜　炒於术　陈橘皮　煨木香　益智仁　干荷叶　红枣

邬左

去秋患痢愈而不净，化为休息，每日数次，腹痛幸不里急，赤多白少，胃纳如常。切脉沉弦细数，舌苔浮黄。脾肾已伤，肠胃余积未尽也。拔根不易，当运中固下，兼化积蕴。

① 种悉：各种情况已详尽了解。

当归（土炒） 炒楂炭 黄柏炭 炒苡仁 云苓 地榆炭 炒枳壳 大白芍 淡苁蓉 北秦皮 干荷叶 红枣

又丸方：潞党参 炒白术 淡苁蓉 黄柏炭 地榆炭 大白芍 煨肉果 熟地炭 炙草 云苓 当归 炒枳壳 泽泻

上为末，干荷叶、红枣煎汤，法丸。

欧阳左

休息痢半年，赤多白少，腹鸣气坠，里急不爽。脉弦数，右手小滑，舌苔浮黄满布。阴土已亏，肠腑湿热未尽所致。

淡苁蓉 焦楂炭 酒子芩 大白芍 地榆炭 川黄柏（酒炒） 炒枳壳 煨木香 黄柏炭 赤苓

另：鸦胆子方。

再诊

休息痢里急已爽，赤色亦少。脉弦滑，舌苔浮黄。肠腑湿热初化，阴土尚亏之候。

淡苁蓉 炒楂炭 炒枳壳 地榆炭 赤苓 当归（土炒） 黄柏炭 北秦皮 酒子芩 大白芍 炙草 荷叶

又：丸方。

大生地 地榆炭 炙草 炒楂肉 赤苓 当归 炒白术 黄柏炭 阿胶珠 煨木香 酒子芩 潞党参 侧柏叶 大白芍

上为末，荷叶、红枣煎汤，泛丸。

储左（宜兴）

赤白痢屡发，肠腑必有湿热逗留未清，脾运不健生湿生痰之故。痰多少寐，神疲肢乏，头目眩痛。脉弦细右滑，舌苔白腻。心肾之阴本亏，先当运中化浊。

南沙参 炒苡仁 大白芍 云苓神（各） 泽泻 炒白术 料豆衣 陈橘皮 竹沥半夏 白蒺藜（盐水炒） 秫米

又：丸方。

潞党参 泽泻 大熟地（砂仁炒） 陈橘皮 远志肉 川黄柏 云苓神（各） 女贞子 竹沥半夏 白蒺藜 炒白术 大白芍

上为末，干荷叶、红枣煎汤，法丸。

另：鸦胆子一百粒去壳，用桂圆肉，每个包子七粒，于饭前吞服之。视下污浊多寡，递加递减。

任左

休息痢半载有余，腹痛里急，胃呆足冷。脉沉细左迟，舌苔腐腻。命火式微，余浊逗留肠腑。延防发肿，拟真人养脏汤出入。

潞党参 煨诃子肉 当归（吴萸拌炒） 云苓 炮姜炭 炒茅白术（各） 上肉桂 煨肉果 炙草 煨木香 粟壳 生姜

再诊

进真人养脏汤，休息痢水质转厚，而次数仍多，腹痛并不里急。舌苔腐黄，脉沉迟。脾阳式微，湿浊久羁肠腑所致。

潞党参 益智仁（盐水炒） 炮姜炭 上肉桂 煨肉果 炒茅白术（各） 大白芍（吴萸炒） 酒子芩 云苓 煨木香 煨姜 大枣

三诊

从命火式微、湿浊未尽立法，休息之次数或多或少，少则腹胀作痛。舌苔腐黄而腻，脉沉滑小数。虚中夹湿，仍当温中化浊。

潞党参 淡苁蓉 煨木香 大白芍（吴萸炒） 北秦皮 炒茅白术（各） 煨肉果 炙草 炒枳壳 炮姜 煨姜 大枣

邬右

迭进温中化积，佐以培脾疏肝，久痢

已减，而近来又复腹痛利剧，且食入则脘痛，泛泛欲吐。切脉弦细数，舌苔黄。脾家宿积未清，加以木来侮土，肝胃不和。当疏肝理气，运脾化湿化积。

左金丸　炙乌梅　炒枳壳　白蒺藜　炒白术　煨木香　大白芍（酒炒）　旋覆花　宣木瓜　青陈皮（各）　佛手　干荷叶

二诊

迭进疏肝理气、运脾化湿化积，久痢腹痛复减，食入则脘痛者已退，或泛泛作呕。舌黄转白，脉沉弦细数。肝木渐平，宿积渐化，唯脾土尚未健厚耳。守原义更增培土。

炒白术　益智仁（盐水炒）　大砂仁　宣木瓜　煨肉果　煨木香　炙乌梅　炙草　云苓　怀牛膝　粟壳　干荷叶

王左

休息痢已经数年，发则赤白交杂，里急后重，饮食如常。脉沉弦而滑，舌红中黄。脾肾两亏，湿热余浊久羁肠腑也，当剿抚并施。

淡苁蓉　炒白术　炙草　黄柏炭　地榆炭　大白芍（吴萸炒）　北秦皮　炒枳壳　炒苡仁　云苓　干荷叶

周左

下利三年，黄水夹血，肢痛食少，比增干呛。脉细数，舌白不荣，光亮无津。肺脾肾三经大亏，图复不易。

潞党参　煨木香　大白芍（吴萸炒）　炒楂炭　煨肉果　炒白术　云苓　煨诃子肉　炙乌梅　炙草　粟壳　干荷叶

另：香砂六君丸，四神丸。

虞左（常州）

休息痢已久，赤多白少，腰俞酸楚，鼻仄不通。劳则内热气促，面黄不华。脉虚弦而滑，舌红无苔。脾伤及肾，湿浊久结肠腑而来。当脾肾两培，佐以调荣化浊。

淡苁蓉　地榆炭　黄柏炭　炒楂炭　炙草　白归身　荆芥炭　熟地炭　大白芍　云苓　炒白术　干荷叶　红枣

尚左

休息痢，近来白多赤少，攻于上则少腹筋梗，或至脘至肛，小溲不利，眩晕多汗。脉沉细，舌苔黄腻。阴土两亏，余浊未尽，肝胃不和也。

淡苁蓉　上川连（酒炒）　炙乌梅　白蒺藜　泽泻　大白芍（吴萸炒）　炒枳壳　云苓　煨木香　当归　荷叶

王右

休息痢两年，赤白交杂，腹痛里急，外痔磊磊，内热胃呆，脘闷厌食。舌苔浮黄，脉弦数。阴土两亏，肠腑湿热未尽，再延非宜。

炒茅白术（各）　北秦皮　煨木香　云苓　当归　淡苁蓉　酒子芩　焦楂炭　炒红花　大白芍　椿根皮　炙草

另：鸦胆子，如法用。

于左（金沙）

便血三年，时愈时发，便前色紫黑成块，便后血鲜或如射，腹不痛，便溏不实，面目萎黄，间或心荡，幸眠食尚安。切脉濡滑细数，舌白罩灰。脾肾之阴气两亏，肠腑积湿未尽，阴血不能各收守其乡。拟黑归脾汤法，更宜节劳静养。

潞党参　炙黄芪　炮姜炭　黄柏炭　炒白术　炙草　旱莲草　云神　当归　地榆炭　干荷叶　红枣

又：此方服四五帖后，去炮姜加熟地。

另：黑归脾丸。

姜左

脾泄三年，每晨水泄如注，间或腹痛而鸣。切脉沉滑小数，舌苔腐白。从前屡发风疹，风湿转移肠胃而来。当升清泄浊，调畅中枢。

炒茅白术（各） 煨木香 大白芍（吴萸炒） 炙草 防风根 炒苡仁 陈橘皮 泽泻 炒荆芥 云苓 生姜 荷叶

改方：加益智仁。

丸方：风疹后脾泄三年，当培土运中，疏化风湿无疑。

潞党参（姜水炒） 益智仁（盐水炒） 防风根 泽泻 炙草 炒茅白术（各） 炒苡仁 云苓 煨木香 大白芍 羌独活（各）

上为末，干荷叶、红枣煎汤，法丸。

余左（常州）

休息痢延久，刻从受暑湿而致甚立法，里急已松，腹痛未已，痢下仍如豆汁，或如鱼肠。脉沉滑，右手数，舌苔满腻初化。肠胃余浊未清，而脾肾之气已伤。当通涩兼施为事。

茅术炭 大白芍 煨木香 地榆炭 炒苡仁 炒白术 炒楂炭 炒枳壳 炙草 淡苁蓉 红曲 黄柏炭 荷叶

另：归芍六君丸，四神丸。

二诊

休息痢腹痛已减，里急亦松，而仍赤色如豆汁或如鱼肠或带鲜血，幸胃纳已复。舌苔满腻日化，脉沉滑细数。阴土两伤，肠腑湿浊未尽，当剿抚兼施。

茅术炭 北秦皮 大白芍 煨木香 阿胶珠 炒白术 白头翁 地榆炭 焦楂炭 当归 炙草 炒红曲 荷叶

药后如大便中血色不减，原方加赤石脂。

朱右（金沙）

便血有年，日来益甚，腹鸣辘辘或作痛，食后胀满，大便久溏不实，间或水泄。脉沉细而滑，舌苔满腻。脾阳已衰，肠腑积湿逗留未化，非阴血便血者可比也。

茅术炭 炒白术 炮姜炭 地榆炭 当归（土炒） 大白芍 炒苡仁 炙草 煨木香 黄柏炭 云苓 侧柏叶

丸方：便血大减，再以丸剂培土调荣。

潞党参 当归（土炒） 益智仁（盐水炒） 侧柏炭 茅术炭 大白芍 煨木香 炒白术 地榆炭 炙草 云苓 赤石脂 炮姜炭

上为末，干荷叶、红枣煎汤，法丸。

吴左（宜兴）

久痢减而复剧，里急不爽，腹大有形，腰腿痛，不良于行，两足肿。脉沉滑虚数，舌根腐腻。脾伤及肾，唯酒湿与浊仍留结未尽。虚中夹实，攻补两难。

淡苁蓉 白归身 炒苡仁 连皮苓 煨木香 炒白术 大白芍 炒枳壳 炙鸡金 炒建曲 炙草 干荷叶

另：香砂六君丸，四神丸。

二诊

久痢复减，里急亦爽，而腹大如故，脐平，腰未满，食入则更胀，按之幸不膨硬，两足肿亦渐退。脉沉滑细数，舌苔腐黄。脾土已伤，肠腑湿浊逗留未尽，阻仄运机也。久延非宜，先当运中化浊。

上川朴 炒苡仁 大砂仁 青陈皮（各） 连皮苓 炒茅白术（各） 炒

建曲　南木香　炙鸡金　大腹皮　生姜　香橼皮

三诊

运中化浊，下痢腹胀已减，而外形仍大，按之软，皮也不急。舌苔亦化，脉细数。其为脾虚作胀可知，步以培土运中、淘汰余浊为事。

潞党参（姜水炒）　大砂仁　云苓　大腹皮　炙鸡金　焦白术　南木香　陈橘皮　炒谷芽　炒建曲　冬瓜子皮（各）

丸方：潞党参　益智仁　泽泻　南木香　新会皮　云苓　焦白术　焦谷芽　大砂仁　怀牛膝　炒苡仁　炙鸡金

另：鲜香橼一枚，切去盖，入砂仁一钱五分，将盖盖好，以皮纸封口，麦炆火[①]煨枯，研细末，每服五分，开水下。

乔右

脾泄有年，日来益甚，腹痛而鸣，食少善恶，加以年近五旬，经事延绵不已。脉虚弦，舌红苔白。荣土两亏，肝胃不和之候。延防发肿及爆崩之害。

当归　大白芍　云神　煨木香　陈橘皮　焦白术　炙乌梅　大丹参（炒黑）　益智仁　香附炭　红枣

潘左

休息痢两年，结粪常带赤白垢，腹痛里急，遇劳尤甚，胃纳尚强。脉沉滑，舌苔腐白。脾肾已伤，肠腑湿浊未尽，拟叶天士温润化浊立法。

淡苁蓉　油当归　大白芍（吴萸炒）　炒枳壳　炒楂炭　地榆炭　酒子芩　茅术炭　北秦皮　煨木香　干荷叶　炙甘草

改方：痢之赤白已少，原方去酒子芩、炒楂炭，加煨肉果、赤石脂。

丸方：从叶天士温润化浊立法，休息痢次数较多，而里急较爽。肠腑余浊初化，脾肾之亏未复。拟用丸剂培脾温肾。

潞党参　大熟地（炙炭）　大白芍　炙草　炒苡仁　淡苁蓉　炒白术　当归（土炒）　煨肉果　云苓　炒枳壳　煨木香　北秦皮　地榆炭

上味如法研末，加干荷叶、红枣煎汤法丸。每晨开水送下。

曹左（镇江）

下痢已久，或带白沫，少腹痞硬，手不可近，腹左筋梗粗胀，或有或无，腹右如冷风侵肌。脉沉滑，舌根黄腻。湿浊久积，阳气不运而来。

炒白术　广木香　上肉桂　青陈皮（各）　益智仁　炒苡仁　炮姜　泽泻　炒枳壳　大白芍（吴萸炒）　云苓　生姜　川椒

束左

久痢四月，赤多白少，气坠腹不痛，两肋痛，水道不利，胃纳减少。脉虚数而滑，舌红中黄。渐作渴饮，是湿热伤荣，脾肾之气两亏。未宜温补，先当升清泄浊。

上川连（酒炒）　黄柏炭　地榆炭　炒苡仁　泽泻　赤苓　炒白术　青升麻　当归　炙草　煨木香　干荷叶

吴左

脾泄有年，里急不爽，五更尤甚，腹鸣辘辘，善矢气，偶啖油腻则下利更甚，时嗳腐口渴。舌苔浮腻，脉沉滑小数。脾

---

① 麦炆火：用麦草烧的没有火焰的微火。炆：没有火焰的微火。

肾虽亏，肠腑积湿逗留不化，非老人之五更泄泻可比也。

潞党参　广木香　煨葛根　炙草　云苓　炒於术　大砂仁　炒枳壳　炒苡仁　泽泻　干荷叶　红枣

另：香砂六君丸。

二诊

进培土运中以升脾阳，呕利俱减，五更之泄亦止，口燥亦润，舌之红剥且起白苔。唯面黄足肿，腹痛而鸣。脉之数象渐平，濡滑而细者如故。可见脾阳渐升，肾气尚亏，运行之机未复。

潞党参　煨木香　补骨脂　煨葛根　云苓　陈橘皮　焦於术　益智仁　炙草　炙乌梅　大白芍（吴萸炒）　煨姜

三诊

进培土调中兼以固下，久利之次数虽无多，而赤白黏垢仍不清，里急不爽，少腹胀，两足肿，曾经久咳。日来胃纳虽较增，脉虽略起，而仍神疲形瘦。当知肠腑余浊虽未清，而脾肾已大伤，不宜再旋通导也。

潞党参　东洋参　焦於术　大白芍　焦楂炭　炙甘草　煨木香　云苓　陈橘皮　炒枳壳　焦谷芽　赤石脂

又诊

补脾运中尚能安受。夫久痢必须补肾，此方待胃纳日佳，再进可也。

潞党参　炒於术　炙草　云苓　煨木香　大熟地（山楂炒）　大白芍　煨肉果　焦谷芽　大砂仁　赤石脂　禹余粮

孙左（镇江）

始而食顷即便，间或下利黏腻不清，视之并无浊垢，少腹胀满，食入胸次或不畅。舌根黄，自觉舌本热，口渴喜饮。脉虚数而滑。脾肾虽亏，而肠胃积湿积热未清，不宜温补。

炒白术　大白芍　左金丸　炒枳壳　大砂仁　川石斛　煨木香　云苓　炒苡仁　焦谷芽　干荷叶

尤右（溧阳）

休息痢两年有余，赤白交杂，腹痛里急，腰酸肢困。脉沉滑两尺濡细，舌苔腐白。脾肾两亏，肠腑余浊未尽也。拟叶氏温润法。

淡苁蓉　当归（土炒）　焦楂炭　地榆炭　炒枳壳　大白芍（吴萸炒）　焦白术　煨木香　炒苡仁　炮姜炭　酒子芩　干荷叶

郦左

少腹胀满已久，食后尤甚。下利痰浊如痢，自觉甚热。脉沉细，舌苔灰黄。湿浊久结下焦，法当通导。

炒茅术　大杏仁　泽泻　云苓　焦山楂　炒枳壳　川黄柏　鲜薤白　大白芍　炙鸡金　生姜　皂角子

二诊

下痢痰浊黏垢，或轻或重，自觉甚热，舌苔灰黑，少腹胀满，脉沉数右滑。积蕴未清，非荡涤肠腑，则积蕴终难肃清

上川连（酒炒）　川黄柏　大白芍　茅术炭　炒苡仁　炒枳壳　泽泻　赤苓　正滑石　皂角子　青宁丸

潘右（常州）

便泄已久，不时腹痛，经居数月不行，食少形瘦，间或脘痛。加以逐日寒热，内热自汗亦三月有余。脉沉弦细数，舌质光剥。土衰木旺，肝脾不和，血虚生热，荣

卫不和而来。最防增咳。

南沙参　当归　炙乌梅　宣木瓜　云神　炙草　大丹参　大白芍（吴萸炒）　焦於术　煨木香　橘白　干荷叶　红枣

姜左

休息痢年余，日来益甚。赤色者多，腹痛里急，兼之脱肛，脘闷气逆。脉细数濡滑，舌心腐黄。阴土已亏，肠腑余浊积热未尽。拟叶氏润下化浊一法。

淡苁蓉　焦楂炭　炙草　北秦皮　炒枳壳　赤芍　当归　大白芍　地榆炭　焦白术　煨木香　荷叶

许左

久痢复发，月余不已。赤色多，午后坠急不爽。舌苔久腻不化，脉缓滑。阴土虽伤，肠腑积蕴究未泄化，不宜堵塞。

炒茅白术（各）　煨木香　焦楂炭　炒苡仁　炒枳壳　北秦皮　地榆炭　黄柏炭　干薤白　当归（土炒）　焦红曲　青荷叶

眭右

每晨便泄是为脾泄，业经已久。饮食如常。脉沉滑两关小数，舌红无苔。脾阳已伤，积湿积热未尽。当化湿调中，兼以固下。

潞党参　焦白术　益智仁（盐水炒）　大白芍（吴萸炒）　炙草　煨木香　炒苡仁　云神　扁豆衣　泽泻　干荷叶　红枣

另：香砂养胃丸，四神丸。

黄左（江阴）

休息痢五年，由红而白，腹不痛而里急不爽。曾经肢肿。脉细数而滑，舌红无苔。脾伤及肾，而肠腑湿浊羁留不清。拟叶氏温润化浊法。

淡苁蓉　茅术炭　炒枳壳　大白芍（吴萸炒）　炙草　煨肉果　焦白术　北秦皮　酒子芩　炒苡仁　煨木香　石莲肉

二诊

休息痢五年减而复剧，痛虽平里急未减，脐之左右结瘖，盗汗多，咽痛，胃呆食减。舌红，脉细数。脾肾两伤，肠胃之余浊未清。当益虚而槎[①]其实。

淡苁蓉　补骨脂　大白芍　云苓　炒苡仁　焦白术　五味子　炙草　广木香　北秦皮　石莲肉

杨左

休息痢四年，里急不爽，赤白交杂，兼之脱肛。脉滑，舌红。脾气已伤，余湿未尽，延防发肿。

当归　淡苁蓉　炙黄芪　炙草　北秦皮　炒茅白术（各）　煨木香　青升麻　炒枳壳　石莲肉　红枣

潘左（常州）

赤白痢五年，或轻或重，其腹不痛而里急，胃纳不甘。脉细数，舌红。阴土已伤，肠腑湿浊逗留不尽也。休息痢可虞。

淡苁蓉　地榆皮　焦白术　大白芍　炒苡仁　煨木香　当归　炒枳壳　北秦皮　炙草　酒子芩　石莲肉

李右（常州）

盛夏患赤痢，入冬不已。赤白交杂，里急后重，偶尔操劳则尤甚。比增小溲数急不禁，食少神疲，清晨自汗。脉虚数而滑，舌红中黄。阴土两伤，肠腑余浊未尽。

① 槎（zhà）：斫，斜砍。

斯为休息痢，虚实同巢，拔根不易。

当归　北秦皮　炙乌梅　云苓　焦楂炭　炒枳壳　大白芍　焦白术　左金丸　阿胶珠　地榆炭　干荷叶　红枣

另：归芍六君丸。

又：鸦胆子如法用。

王左

休息痢赤色已少，白垢尚多，仍里急不爽，业经一年。酒湿积热久羁肠腑也，不宜兜涩。

茅术炭　川黄连（酒炒）　炒枳壳　煨木香　炒苡仁　当归　黄柏炭　焦楂炭　大白芍（吴萸炒）　北秦皮　泽泻　炒红曲　干荷叶

另：鸦胆子如法用。

再诊

休息痢近年，刻下赤白虽减，而仍里急不爽。脉沉尚数，舌根尚腻。肠腑湿浊未尽也可知。

淡苁蓉　茅术炭　地榆炭　黄柏炭　北秦皮　焦楂炭　当归（土炒）　炒枳壳　炒苡仁　赤苓　炒红曲　干荷叶

丸方：运脾和中，淘汰积湿。

潞党参　当归（土炒）　炒枳壳　北秦皮　炒苡仁　黄柏炭　炒茅白术（各）　煨木香　大白芍　赤苓　川黄连（酒炒）

上为末，干荷叶、红枣煎汤，法丸。

虞左（无锡）

痢后荣土大亏，积湿未尽，脾阳之运行不力。每食油腻则自利腹痛。脉虚数而滑，舌根腐白。当培土运中，淘汰余湿。

潞党参　益智仁（盐水炒）　炒苡仁　大白芍（吴萸炒）　云苓　焦白术　煨木香　炙草　煨肉果　大砂仁　煨姜　红枣

另：香砂六君丸，理中丸。

张左（上海）

血痢一年，刻下化为血水。入夜尤甚，魄门作痛，食少作恶。脉细数左弦，舌红根黄。此脾肾之阴已伤，而肠胃之酒湿积热未尽也。速效难图。

炒茅白术（各）　大白芍　炙草　当归（土炒）　黄柏炭　赤石脂　地榆炭　北秦皮　酒子芩　阿胶珠　炒苡仁　干荷叶

另：归芍六君丸。

乔右（镇江）

脾泄有年，腹鸣或作痛，食入不畅。经行甚少，时常寒热，胸次懊侬。脉弦细而滑，舌苔腐白。荣土两亏，脾有积湿所致。

当归　煨木香　炙草　焦白术　云苓　补骨脂　大白芍（吴萸炒）　炙乌梅　大丹参　益智仁（盐水炒）　宣木瓜　生姜　干荷叶

另：香砂六君丸，四物丸。

卢右（镇江）

荣土久亏，肝脾不和。月事先期，腹胀脘闷，遍体酸楚或吞酸，比增腹痛自利。脉沉细，舌红苔白。枝节多端，先当和中理气，调畅肝脾。

当归　炙乌梅　宣木瓜　煨木香　左金丸　大白芍　焦白术　云苓　益智仁（盐水炒）　白蒺藜　干荷叶　佛手花

徐右（金沙）

产后又经崩漏，血去甚多。肝脾之藏统失职，月事不调，延绵时日不净。绕脐作痛，久痢不爽，气逆则脘闷，食少面黄。脉沉细右滑，舌苔腐白。脾家兼有积湿余蕴可知。虚实夹杂，速效难求。

潞党参　当归（土炒）　焦白术　大白芍（吴萸炒）　煨木香　云苓　大丹参　炙乌梅　益智仁　大砂仁　炙草　佛手　红枣

另：归芍六君丸，香砂六君丸。

薛右（常州）

赤白痢三年，腹痛里急不爽，少腹胀。经居六月不行，逐日寒热，汗不畅，口渴喜饮。舌绛如朱，脉弦细。阴土两伤，荣卫不和也。最防增咳。

当归　阿胶珠　煨木香　炒枳壳　炙草　炙乌梅　大白芍（吴萸炒）　焦楂炭　焦白术　酒子芩　柴胡（酒炒）　椿根皮　干荷叶

复诊

今日寒热大减，而未得汗。舌之光绛及口渴亦减。而久痢赤白三载于兹，腹痛少腹胀，作恶。经居六月不行。脉弦细。荣土交亏，仍防增咳。

左金丸（开水另下）　炒楂炭　大白芍（桂枝炒）　炙草　北秦皮　煨木香　焦白术　当归　连皮苓　酒子芩　炙乌梅　椿根皮　干荷叶

另：鸦胆子如法用之。

汪左（镇江）

始而便血八月而止，继之自利，食入不化。脉虚细，舌光无苔。脾阳已衰，命火亦薄也。延防发肿。

潞党参　煨木香　煨肉果　炙草　煨葛根　焦白术　补骨脂（盐水炒）　益智仁　云苓　粟壳　煨姜　大枣

改方：去葛根，加当归、地榆炭。

复诊

便血及自利俱大减，再以丸方善其后。

潞党参　炙黄芪　益智仁（盐水炒）　当归　炙草　熟地炭　焦白术　补骨脂（盐水炒）　炮姜　地榆炭　云苓　煨肉果　黄柏炭　椿根皮

上为末，干荷叶、红枣煎汤，法丸。

程右（无锡）

每晨大便溏泄，腹部攻痛，斯为脾泄。胃纳因之减少，脘闷或作恶，头眩耳鸣，腰部骨节酸痛，间或心荡，月事先期，白带多。切脉沉滑，左手弦缓。荣土两亏，脾有宿积，冲带不调而来，先当和中固下。

潞党参　焦白术　煨木香　煨肉果　云苓　炮姜　益智仁　大白芍（吴萸炒）　炙乌梅　炙草　大砂仁　干荷叶　红枣

另：归芍六君丸，香砂六君丸。

张左

始而寒热，继之下痢，腹痛里急，脘闷厌食或作痛。脉小数细滑，舌苔腐白。湿浊阻中，肝胃不和也。宣畅为先。

姜川连　煨木香　炙甘草　炙乌梅　扁豆衣　淡吴萸　炒枳壳　云苓　大白芍（酒炒）　大杏仁　生姜　干荷叶

仲右（镇江）

休息痢已久，赤白交杂，腹痛里急，内热胃呆，或作恶，经居不行。脉滑，舌白。当培土调中，铲除湿浊。

当归　焦楂肉　茅白术（各）　煨木香　酒子芩　大白芍（吴萸炒）　炒枳壳　地榆炭　北秦皮　炙草　生姜　干荷叶

再诊

休息痢大减，而白垢尚多，腹痛里急，食少作恶，入夜内热，经居不行。脉滑，舌白。荣土两亏，肠腑余浊未尽也。守原义出入接近。

左金丸 煨木香 焦白术 炒枳壳 北秦皮 炙草

另：鸦胆子一百粒，如法用之。

陆右

产后下利，红白夹水，腹痛不已，面肿食少神疲。脉虚数，舌质光绛。荣土两亏，积湿下注也，最难着手。

焦白术 煨木香 大白芍（吴萸炒） 连皮苓 焦楂炭 煨葛根 当归（土炒） 炙乌梅 赤石脂 炙甘草 炮姜炭 干荷叶 红枣

周右

休息痢三年有余，脓多血少，里急后重，腹不痛。月事如常。脉弦数，舌红。湿浊久羁肠腑，剔根不易。

大黄炭 炒枳壳 炒苡仁 酒子芩 当归 苍术炭 北秦皮 大白芍 赤苓 黄柏炭 干荷叶

另：鸦胆子，如法用之。

史左（宜兴）

幼年患肿胀既退后，脾土未充，运化之机能不力。偶尔食物欠节，于是下痢，又复肿胀。既消后，便泄带浊，里急不爽或滴血。脉细数，舌红根腻。阴土交伤，湿浊未尽之候，速效难求。

潞党参 炒楂炭 大白芍（吴萸炒） 煨木香 泽泻 焦白术 地榆炭 北秦皮 炙甘草 云苓 干荷叶 红枣

另：归芍六君丸，香砂六君丸。

又：如血少，舌苔化，去炒楂炭，加炒薏仁。

吴左（镇江）

赤白痢止之太早，余浊未清。脘痛，食入不畅。舌苔灰腻，脉细数而滑。调中化浊为先。

炒茅白术（各） 炒苡仁 陈橘皮 炒建曲 川厚朴 炒枳壳 焦谷芽 焦山楂 正滑石 荷叶

另：胃苓丸。

林左

荣土久亏，肠胃宿积不化，休息痢延久。赤白交杂，腹痛作胀，兼之结痞，面黄足肿。脉滑，舌白。运中化浊为先。

炒茅白术（各） 大腹皮 炒苡仁 炙甘草 益智仁（盐水炒） 焦山楂 扁豆皮 炒枳壳 大白芍（吴萸炒） 煨木香 北秦皮 干荷叶

另：香砂六君丸，归芍六君丸。

王左

赤白痢初起，赤多白少，腹痛里急。脉沉数，舌红中黄。暑湿滞互积肠胃，通因通用为先。

上川连（酒炒） 大白芍 正滑石 炙甘草 山楂炭 藿香 地榆炭 酒子芩 炒枳壳 煨木香 生姜 荷叶

沈右

始而口舌破碎作痛，饮咽不利。继之下利赤色，里急不爽。脉沉数，舌苔黄腻满布。肠胃湿热甚重可知。

上川连（酒炒） 正滑石 酒子芩 炒苡仁 焦楂炭 大白芍（吴萸炒） 炒枳壳 新佩兰 云苓 生谷芽 荷叶

史左（宜兴）

久痢已成休息，腹胀及痛虽退，而仍辘辘有声，里急后重，魄门坠痛，呕吐食物水液，或嗳腐。脉虚数细滑，舌红根端薄腻。脾伤及肾，胃阳又式微，饮食不化精微而化水湿也。拟叶氏温润通阳一法。

淡苁蓉　潞党参　炮姜炭　左金丸　煨木香　大白芍　焦白术　炙甘草　姜半夏　云苓　干荷叶

二诊

进叶氏温润通阳，久痢之次数大减，魄门坠痛亦折。唯仍里急不爽，呕吐食物酸水，或嗳腐味。脉虚滑，沉分细数，舌光根腐白。脾肾固亏，胃阳又弱所致。延防发肿。

潞党参（姜水炒）　大白芍（吴萸炒）　云苓　煨木香　淡干姜　焦白术　淡苁蓉　泽泻　陈橘皮　姜半夏　伏龙肝（煎代水）

另：香砂六君丸，四神丸。

又诊

休息痢已久，兼又反胃呕吐，本难速效之候。加以回里途次又感邪，寒热交作，今虽已解，吐利如故且腹鸣辘辘，水道不利。脉小数，舌苔白腻。虚中又复夹实，久延非宜，先当运中化浊。

焦白术　大白芍（吴萸炒）　淡干姜　煨肉果　煨木香　粉葛根　姜川连　姜半夏　泽泻　云苓　生姜　灶土（煎代水）

复诊

日来吐利已减，而便后仍带白痢，腹痛虽退，里急不爽，幸水道已通，胃纳渐复。脉细数重取无力。舌苔白腻化为绛光，且复破碎作痛。久病阴土交伤，余浊未尽，虚阳气火又复暴升也。

南沙参　炙乌梅　甜冬术　煨木香　大白芍　煨葛根　云苓　法半夏　新会皮　荷叶　左金丸（另下）

何童

乳子自利黄垢，黏滑如痢，腹痛作胀，口渴。舌黄，脉数，关文紫。暑湿热留结肠胃，清通为先。

上川连（酒炒）　煨木香　炒枳壳　煨葛根　炙甘草　酒子芩　正滑石　藿香　大白芍　扁豆衣　青荷叶

另：小儿万病回春丹。

吴左（宜兴）

早年下痢，用培脾肾真阳，淘汰湿浊而止。去秋又发生便血，日十余次，色紫带鲜，里急不爽，间或腹痛，且食顷即便，足跗肿。切脉濡滑细数，舌红无苔。阴土交亏，肠腑积滞未尽之候。

淡苁蓉　煨木香　潞党参　煨肉果　当归（土炒）　旱莲草　地榆炭　大白芍　炙甘草　赤石脂　炒白术　干荷叶

余童

风疹退后，风湿热逼入肠腑。始而下利，继转水泄如注。舌苔浮腻，脉沉数。疏泄为先。

荆芥　煨葛根　正滑石　炒苡仁　生甘草　青防风　炒枳壳　大杏仁　京赤芍　赤苓　青荷叶

贺左

久病，刻增下痢，赤多白少，脘痛里急，脘闷作恶。左脉沉数，舌红苔白。虚中夹实，久延非宜。

川黄连　酒子芩　煨木香　地榆炭　大白芍（吴萸炒）　焦楂炭　茅术炭　炒枳壳　炙甘草　赤苓　荷叶

二诊

赤白痢已转水泄，而仍腹痛里急。脘闷胃呆，又复增咳。脉小数，舌白起纹。阴土已伤，肺胃不和。久延非宜。

焦白术　炒苡仁　炙甘草　炒枳壳　大杏仁　扁豆衣　煨木香　大砂仁　大白芍　法半夏　枇杷叶　荷叶

孙左（江阴）

休息痢大减，再以丸方善其后。

炒白术　潞党参　北秦皮　煨木香　当归　云苓　炙甘草　煨肉果　泽泻　炒苡仁　石莲肉　炒枳壳

上为末，干荷叶、红枣煎汤，法丸。

郑左

寒热已解，赤白痢尚多，腹痛里急。脉小数，舌黄。余蕴尚重，法当宣通。

川黄连（酒炒）　酒子芩　地榆炭　大白芍（吴萸炒）　正滑石　大杏仁　煨木香　焦山楂　炒茅术　炒枳壳　生姜　干荷叶

刘左（常州）

左肢麻痹不能自用已久。比增自利，兼带血色，四月不已，幸胃纳尚可支持。切脉弦滑而数，舌苔腻黄。脾肾两亏，肠腑积热酒湿尚重。法当培其脾肾，兼以通化余浊，为剿抚并施计。

潞党参　黄柏炭　地榆炭　炙甘草　煨葛根　焦白术　炒苡仁　北秦皮　赤苓　煨木香　干荷叶

服两剂后如血未止，加炒楂炭、侧柏炭。

拟：据述日来又增呃逆，不能纳谷。属在久痢者，中土大伤，虚逆之气上冲所致。最为棘手之候，姑犹来意拟方，当候贵地诊视者酌定。

潞党参（姜水炒）　刀豆子　炙甘草　大白芍（吴萸炒）　炙乌梅　焦白术　煨肉果　云神　公丁香　柿蒂　伏龙肝（煎代水）

如气从上逆，加镑沉香。

姜左（宜兴）

下痢经旬，赤多白少，腹痛里急，溺管痛，头痛厌食。脉沉滑细数，舌苔腐白。暑湿伤脾，先当通化。

川黄连（酒炒）　地榆炭　炒枳壳　炒茅术　大白芍（吴萸炒）　煨葛根　煨木香　焦楂炭　正滑石　大杏仁　赤苓　青荷叶

陈左

久痢久溏泄或呛咳虽已俱减，而食入即便，腹痛气陷，不时寒热，胃纳因之减少。脉小数，舌苔腐白。肺脾肾三经俱伤，肠胃湿浊仍未尽，最难着手。

南沙参　煨诃子肉　炒苡仁　炒枳壳　益智仁（盐水炒）　煨木香　粟壳　大白芍　陈橘皮　焦白术　石莲肉

岳右（常州）

休息痢年余，赤白交杂，魄门坠胀，里急不爽。脉沉数而滑，舌苔浮黄。荣土两亏，湿浊留结不化也。

当归（土炒）　炒枳壳　南沙参　炒苡仁　大白芍（吴萸炒）　地榆炭　焦白术　大杏仁　炙草　赤苓　石莲肉

另：鸦胆子，如法用之。

张右

白痢止之太早，肠胃余浊未清。便溏间杂白垢，腹痛里急，脘闷作恶，头目眩痛，内热少腹胀。舌红中黄。血虚肝旺是其本，先以宣通。唯在重身者，用药殊掣肘。

当归　焦白术　炒枳壳　酒子芩　大

砂仁　大白芍　紫苏　炙草　煨木香　云苓　干荷叶

另：香连丸。

陈左（宜兴）

始而患疟，劫之太早。下痢赤白，腹痛里急，脘闷作恶，表热不清。脉弦细，舌苔灰黄。余邪尚重，症非轻候。

上川连　煨木香　酒子芩　焦楂炭　炒枳壳　赤苓　粉葛根　大白芍　地榆炭　大杏仁　正滑石　荷叶

另：自制痢疾丹。

李童

小儿疟后转痢，痢减又发牙疳，龈床破腐流血。脉细，舌光。业经已久，殊非所宜。

酒川连　焦白术　五谷虫　白桔梗　扁豆衣　酒子芩　粉葛根　赤苓　生甘草　焦谷芽　荷叶

另：小儿万病回春丹。

虫积门

马童

上则吐蚘，下利便蛔，蛔多蚘少[1]，十有余条，肛为之蚀，满口腐白，状如鹅口疳。土伤，虫积未尽，胃败可虞。

姜川连　使君肉　五谷虫　炙乌梅　焦白术　淡吴萸　臭芜荑　云苓　炒谷芽　白桔梗　炙甘草　花椒

刘童

蚘厥数日，呕吐蚘虫，不时闭厥，肢冷谵语，轧牙腹痛，便闭口渴。舌黄，脉小数。症属险要。

姜川连　淡吴萸　细青皮　大白芍　炙乌梅　淡干姜　姜山栀　酒子芩　云苓　藿香　姜竹茹　花椒

王右

左少腹痞硬如碗大，拒按作痛，足屈不伸，经行其痛不减。呕吐蚘虫八条，大便闭结，表热。舌心黄，脉小数而细。气瘀搏结，暑热夹滞，互结阳明，症非轻候。

姜川连　炙乌梅　大白芍　炒枳实　山楂肉（元明粉拌炒）淡吴萸　五灵脂　川楝子　云苓　藿香　姜竹茹　姜汁

二诊

呕吐蚘虫已止，大便闭结亦通，左少腹痞硬亦减，唯按之尚痛。脉小数。暑湿滞初化，气瘀未调。仍守原方出入。

姜川连　细青皮　大白芍　五灵脂　炙乌梅　淡吴萸　南木香　炒枳壳　川楝子　云苓　炙甘草　炒楂肉

何童

小儿久病土伤，虫积不化，面浮肢肿，食入即吐，下利带蛔。脉小数，舌光。延有入疳之虞。

孩儿参　炙乌梅　大白芍　桂枝木　焦白术　大砂仁　连皮苓　淡吴萸（川连拌炒）青陈皮（各）炙甘草　生姜　灶土

李左

下寸白虫已久，便时盘踞谷道。脉沉细，舌苔腐白。此积湿久羁肠腑也。

炒茅术　炒白术　川黄柏　槐角　当归　炙乌梅　雷丸　胡黄连　臭芜荑　乌梅丸（开水另下）

胡左

从景岳扫虫煎立法，寸白虫下泄甚多，夜热亦退，面色亦华。脉小数，舌质转红。

---

① 上则……蛔多蚘少：蚘，同“蛔”。案中将上吐之蛔称之为“蚘”，将下利之蛔称之为“蛔”。蛔多蚘少：意为下利之蛔多，上吐之蛔少。

阴土已伤，仿原义更进。

孩儿参　川楝子　胡黄连　炙乌梅　炒白术　炙鸡金　川石斛　使君肉　炙甘草　云苓　五谷虫

孙童

始由两目视线不清，继之便下寸白虫甚多。饮食不为肌肤，面黄形瘦。脉细数，舌红。此乃湿热化虫，脾之发育力日形减缩也。

孩儿参　使君肉　炙乌梅　谷精珠　川石斛　炒白术　炙甘草　臭芜荑　云苓　川楝子　川椒

赵童

蚘厥延久，不时腹痛肢冷，痰多作恶，下利蛔虫。舌苔黄腻。拟乌梅丸出入。

姜川连　炙乌梅　川楝子　法半夏　海南子　淡吴萸　细青皮　大白芍　炒枳实　生姜　川椒

贺童

小儿久病，饮食不为肌肤，面黄形瘦，午后烧热，夜半则解。脉细数，舌红。阴土交伤，虫积不化也。入疳可虑。

孩儿参　川石斛　炒白术　使君肉　细青皮　炙乌梅　青蒿子　胡黄连　炒麦芽　炙鸡金

另：小儿万病回春丹。

癥瘕门

王右

脘中结痞八年，大如碗许，按之痛，食入不畅，嗳而不爽，遍体酸楚作痛，经行甚多，血块磊磊。脉细滑，舌苔腐腻。血瘀气滞，肝胃不和也。速效难图。

当归　川断肉　大白芍（吴萸炒）　金香附　炒枳壳　大丹参　白蒺藜　青陈皮（各）　川郁金　旋覆花　佛手　红枣

另：四制香附丸。

徐右（苏州）

腹左气瘕十余年，或有形或无形，发则胀满作痛，呕吐痰水，便结不利，胃纳因之减少。脉沉细少力，两关小弦，舌红苔白。血虚气滞，肝胃不和而来。业经已久，势无速效可图，先当调畅。

当归　白蒺藜　小青皮（醋炒）　焦白术（枳实炒）　沉香曲　大白芍　旋覆花　炙乌梅　云神　黄郁金　冬瓜子　白残花[①]

陈右

石瘕结硬有形，状如怀子，月事不行者三年，腹鸣作胀。脉沉细不畅。寒气结于胞门，血脉衃结也。温化为宜。

当归　桃仁泥　炮姜　大白芍（吴萸炒）　白蒺藜　上川朴　旋覆花　大丹参　上肉桂　五灵脂（醋炒）　细青皮　金香附　马鞭草

另：菩提丸七粒。

黄右

月事先期，腹左结痞有形，脘腹胀满作痛。舌白，脉沉细。气瘀搏结，荣卫不和也。宜导为先。

当归　青陈皮（各）　苏梗　炙甘草　金香附　炮姜　大白芍　川郁金　大丹参　白蒺藜　上肉桂　陈艾绒

徐右（江阴）

年甫四旬有七，月事已八载不行。血虚气滞，肝胃失和，胸腹窜痛，由下而上，按之如瘕，痛自左少腹角而散，或呕吐酸水。业经四年，不时萌发。脉弦细，舌红中剥。极难速效之候，调畅为先。

当归　白蒺藜　炙乌梅　旋覆花　川郁金　大白芍（吴萸炒）　金香附　细青皮（醋炒）　云苓　川楝子（醋炒）　佛手　降香片

丸方：当归　白蒺藜　炙乌梅　青陈皮（各）　金香附　川楝子　大丹参　川郁金　广木香　大白芍（吴萸炒）　延

---

① 白残花：中药名，别名野蔷薇。具有清暑热、化湿浊、顺气和胃之功效。

胡索　炙甘草　大生地（红花炒）　云苓　苏梗

上味为末，旋覆花、红枣，煎汤法丸。

陆右

经居九月不行。始而腹左结痞，继之脘腹胀满有形，按之痛，曾见血呛咳。脉细数，舌质红剥。血瘀气滞，本元又亏，颇难着手。

当归　大白芍　川楝子　大生地、藏红花（合炒）　五灵脂（醋炒）　细青皮　大丹参　川郁金　延胡索　怀牛膝　马鞭草

另：菩提丸九粒。

李右（常州）

去秋产后，恶露无多，唯下赤白带而已，左少腹结瘕，不时攻痛，痛则莫能立直，月事如常。脉沉细左弦，舌红中黄。血虚气滞，肝胃不和。法当调畅。

当归　五灵脂（醋炒）　金香附（醋炒）　广木香　宣木瓜　大白芍　川楝子（醋炒）　白蒺藜　大丹参　乌贼骨　炙甘草　佛手　红枣

徐右（扬州）

腹左气瘕有形，不时腹痛，气坠自利，月事不调，先期作痛。脉弦细，舌苔腐白。气瘀搏结，荣卫不和而来。

当归　青皮　白蒺藜　云苓　川郁金　炙乌梅　大白芍　金香附　焦白术　大丹参　广木香　佛手　生姜

另：四制香附丸、四物丸。

陈右

石瘕三年，月事不通，腹胀有形，状如怀子。寒气客于胞门，血脉衃结也。势无速效，拟丸剂图之。

当归　上肉桂　金香附　大生地（红花炒）　大川芎　大白芍　大丹参　川楝子　五灵脂　炮姜　延胡　青陈皮（各）　白蒺藜　云苓　怀牛膝　荆三棱　蓬莪术

上为末，陈艾绒、红枣煎汤法丸。

二诊

从寒气客于胞门、血脉衃结立法。结硬有形，月事不通者三年，日来腹鸣辘辘，食后则腹胀。荣卫初和，守原义进步。

当归　大川芎　金香附　青陈皮（各）　上肉桂　炮姜　大丹参　大白芍　怀牛膝　旋覆花　马鞭草　陈艾绒　红枣

三诊

腹鸣作胀有形虽退，而石瘕结硬如故。月事不行者三年。寒气客于胞门，血脉衃结所致，势无速效可图。

当归　桃仁泥　青陈皮（各）　白蒺藜　上肉桂　金香附　大丹参　五灵脂（醋炒）　大白芍　大川芎　炮姜　马鞭草　佛手

另：回生丹。

范右

经居八月，腹大有形，状如坚石，两足肿，胃呆食少。脉细数，舌红。湿瘀搏结，着手最难。

当归　上川朴　青陈皮（各）　炒建曲　大砂仁　川郁金　大丹参　怀牛膝　金香附　大腹皮　连皮苓　香橼皮

另：菩提丸。

吴左

少腹急胀作痛，业经五月，按时而来，手不可近，月事如常。切脉沉细而滑，舌光不荣。血虚气滞，肝脾失和而来。

当归　川楝子（醋炒）　青皮（醋

炒） 怀牛膝（盐水炒） 五灵脂（醋炒） 大白芍 炙乌梅 青木香 炙甘草 潼白蒺藜（各） 生姜 佛手

丁右（常州）

脘痛旁及两胁，下及少腹，攻注不已，甚则厥逆无知。赤带如注，经行甚少，胃呆厌食。脉沉细两关弦，舌红苔白。肝气横梗，冲任二脉失司也。

当归 川楝子 白蒺藜 旋覆花 乌贼骨 云神 大白芍（吴萸炒） 炙乌梅 川郁金 乌药 清阿胶（蒲黄拌炒） 佛手花

二诊

药后脘痛已止，少腹攻痛亦折，月事复来，色紫且多。平时赤带如注，胃呆食少。脉沉细而弦，舌红苔白。肝胃初和，冲带二脉未调也。

当归 乌贼骨 潼白蒺藜（各） 台乌药 大丹参 九香虫 香附炭 大白芍（吴萸炒） 大生地（炙炭） 川郁金 炙乌梅 白檀香

丸方：养血柔肝，调其冲带。

大生地 大白芍 大丹参 金香附（醋炒） 炙乌梅 川楝子（醋炒） 当归 潼白蒺藜（各） 云苓神（各） 乌贼骨 川郁金 清阿胶 佛手

上为末，旋覆花、红枣，煎汤法丸。

任右（宜兴）

经来色紫质厚，延绵时日不净，带下淋漓，左少痞硬势大，攻注作痛。二便坠胀，急数不爽，易于寒热。脉弦细，舌红。湿热窜入血分，荣卫不和。久延有少腹痈之害。

当归 大白芍（吴萸炒） 怀牛膝 乌贼骨 青皮 大丹参 大腹皮 白蒺藜 川楝子（醋炒） 大生地 冬瓜子 佛手 藕

另：八味逍遥丸、四物丸。

周右（常州）

腹大有形，状如怀子，月事以时下，名曰肠覃[1]。寒气客于肠腑，汁沫凝聚而成。脉沉细，舌红无苔。最难速效之候。

当归 大白芍（吴萸炒） 怀牛膝 旋覆花 泽泻 大丹参 大腹皮 刺蒺藜 细青皮 云苓 冬瓜子 佛手

二诊

从肠覃立法，腹大渐软，而仍状如怀子，月事以时下，胃纳如常，便溏或腹痛。脉沉细，舌红。寒邪湿滞于肠腑，汁沫凝结而来。最难速效。

当归 上肉桂 旋覆花 煨木香 泽泻 台乌药 大白芍（吴萸炒） 大腹皮 焦白术 青陈皮（各） 云苓 冬瓜子皮（各）

陆右

崩漏后经行不畅已久，刻下经居两月不行。腹大有形，按之痞硬。食与不食如故，白带多，间或内热。脉弦数，舌红边黄。气瘀搏结，荣卫不和而来。法当通化。

当归 川楝子 藏红花 大白芍（吴萸炒） 刺蒺藜 大丹参 延胡 金香附 青陈皮（各） 桃仁泥 马鞭草

另：菩提丸。

万右（宜兴）

经居两月不行，少腹胀满作痛，溲时尤甚。脘痛吞酸，曾经呛咳带血。脉弦细，

[1] 肠覃：古病名。指妇女下腹部有块状物，月经又能按时来潮。

舌红。血瘀气滞，肝胃不和，肺气本燥之候。先当调畅。

当归　大白芍　延胡　白蒺藜　川郁金　炮姜　大丹参　川楝子　金香附　五灵脂　云苓神（各）　佛手　红枣

严右（扬州）

左少腹结瘩日小，而仍跳动，月事如常，五年不育。仍以丸剂图之。

当归　大川芎　青陈皮（各）　炙甘草　大生地（炙）　大白芍（吴萸炒）　大丹参　紫石英　金香附（醋炒）　怀牛膝　乌贼骨　川楝子（醋炒）　云苓

上为末，红枣、佛手煎汤法丸。

王右（金沙）

当脐板硬且大，攻窜作胀，气从上逆，呕吐食物清水，便结不通。脉沉细，舌白。病在肝胃二经，难求速效。

炒茅白术（各）　旋覆花　沉香曲　川郁金　炒枳壳　刺蒺藜　姜半夏　大白芍（吴萸炒）　干薤白　当归　青陈皮（各）　佛手　生姜

丸方：和中通下，以化结瘩。

油当归　青陈皮（各）　刺蒺藜　大白芍（吴萸炒）　五灵脂（醋炒）　姜半夏　焦白术　干薤白　云苓　川郁金　延胡　炒枳实　大丹参　金香附　上桂心

上为末，旋覆花、红枣煎汤法丸。

殷右

经居三月有余，腹胀有形者三月，形如抱瓮，按之幸不瘩硬，唯食后则更胀。日来又增呛咳，痰难出。脉弦细而滑，舌苔腐腻且厚。荣卫失调，肝胃不和，加以痰气相搏，湿浊阻中也。极难着手。

旋覆花　大白芍　大杏仁　瓜蒌皮　炒枳壳　大丹参　大腹皮　新会皮　连皮苓　沉香曲　冬瓜子皮（各）

另：菩提丸二十粒，初服六粒，开水下，以利为度，不利则加一粒。

唐右（句容）

经居两月不行，腹大如抱瓮，食后尤胀满。青筋暴露，气逆善噫。脉弦细，舌红中黄。气凝血滞，湿将化水也。症属非轻，收效不易。

上川朴　大白芍　旋覆花　大丹参　青陈皮（各）　川郁金　大腹皮　煨黑丑　生香附　炒枳壳　香橼皮

另：菩提丸二十粒，先服六粒，不利加一粒。

郭右

经居九月不行，腹右结瘩作胀，脘闷胃呆。脉沉细，舌红。气瘀搏结，温化为先。

当归　大白芍（吴萸炒）　五灵脂（醋炒）　川楝子　延胡　大丹参　炮姜　桃仁泥　细青皮　红花　陈艾绒　红枣

三消门

罗左（宜兴）

始而善饥，继之善渴，小水勤短而数，日形消瘦。切脉虚滑细数，舌红苔白。肺肾之阴已伤，酒湿积热未尽，延有下消之害。

大生地　川黄柏（盐水炒）　云苓　麦冬　泽泻　净萸肉　川石斛　北沙参　五味子　料豆衣　炒苡仁　莲子（连心）

另：知柏地黄丸。

二诊

小溲勤短大减，善渴善饥亦折。唯口黏如故，昔肥今瘦，向日好饮。脉虚滑细数，舌红苔腐。肺肾之阴大伤，肠胃酒湿积热未楚，延有下消之害。

大熟地（砂仁炒）　西茵陈　北沙参　肥知母　川黄柏（盐水炒）　净萸肉　云苓　大麦冬　泽泻　川石斛　五味子　炒苡仁

朱左

始而发生下消，溲后溅浊如盐霜，或起沫。继之渴饮无度，入夜内热。脉虚数，舌红。肺肾两亏，湿火久结肠胃。是上消而兼下消之候，着手不易。

北沙参　肥知母　云苓　川石斛　大麦冬　川黄柏（盐水炒）　大生地　净萸肉（盐水炒）　西茵陈　乌元参　甘蔗

另：知柏地黄丸。

何童

童年患三消已久，渴饮不已，腹胀有形，二便如常，呛咳无痰。脉数，舌红。燥火久结肺胃，清肃为先。

南花粉　杏仁　川石斛　生苡仁　肥知母　淡天冬　正滑石　酒子芩　炙草　炙鸡金　生竹茹　梨皮

殷左

多食善饥为中消，口渴喜饮为上消。入夜尤饥，清晨作渴，日形消瘦，肌肉甲错，或呛咳有痰。脉沉数右滑，舌红无苔。肾水久亏，燥火侵犯肺胃而来，为上中二消初步之现象。

天花粉　炙甘草　肥知母　粉葛根　大生地　川石斛　乌元参　生竹茹　云苓　地骨皮　枇杷叶　甘蔗

孙左（宜兴）

善饥为中消，善饮为上消，小水淋漓如粉碱为下消。三消并见者少，是以甫经半月，即肉削神疲，入夜两足筋搐作痛，痰多白沫。舌苔滑腻，脉细滑小数。肾虚胃热，湿火煎熬津液也。延非所宜。

大生地　大麦冬　元参心　南花粉　云苓　川黄柏（盐水炒）　肥知母　川石斛　北沙参　泽泻　怀牛膝　淡竹叶

二诊

善饥善饮俱见退减，淋漓带浊如碱亦折，两足筋搐亦已。唯神疲形瘦如故，口腻不清，舌苔白腐。高年肺肾之阴久亏，肠胃湿火煎熬，水谷之精华不归正化。此三消并见，而夹湿热之候。最虑再增枝节。

北沙参　川黄柏　泽泻　生熟地（各）　大麦冬　川石斛　白知母　云苓　炒苡仁　川萆薢　淡秋石

三诊

从三消并见、湿化为火立法，善饥善饮及溲后澄浊俱减，舌苔腐白亦化，口腻渐清。唯仍神迷嗜卧，寐中或足筋抽搐。肾亏于下，肺燥于上，湿热又蕴于中也。守原义更进一步。

北沙参　炒白术　泽泻　大熟地　西茵陈　川石斛　川黄柏　云苓　炒苡仁　净萸肉（盐水炒）　川萆薢　淡秋石

四诊

迭从三消并见立法，善饮善饥俱减，溲后澄浊如盐碱者亦少，口腻亦渐清。而舌苔仍腐腻满布，沉迷嗜卧。切脉沉细而滑，左关尺小数。肾水久亏，积湿积痰久结阳明，欲从火化而未果之候。古人之六味滋水，白虎清金，皆非所宜，仿甘露饮立法。

大熟地　西茵陈　炒白术　泽泻　炒苡仁　川黄柏　川萆薢　川石斛　藿香　南沙参　云苓　淡秋石　麻仁丸（开水另下）

五诊

经治来，上消之渴饮大减，中消之善饥亦折，下消之溲浊如盐霜者少而复多，口腻尤减，沉迷嗜卧，大腑八日不通。舌苔尚腐腻，切脉仍沉细带滑，两关小数。阳明湿火初退，肠胃之湿浊未能下趋。姑以通阳化浊为事。

干薤白　瓜蒌子　泽泻　云苓　陈橘皮　郁李仁　炒白术　川石斛　炒苡仁　川萆薢　淡秋石

六诊

昨为通阳化浊，大腑畅通，饥渴俱减，小溲亦渐少，但仍澄浊如盐霜状，神疲嗜卧，口腻未清。舌苔化为腐白，脉沉细缓滑。湿化之火已退，肠胃余湿与痰浊未清，此乃三消中之变象也。刻当化湿调中，以挫陈腐。

南沙参　大砂仁　泽泻　陈橘皮　全瓜蒌　藿香　炒白术　法半夏　干薤白　炒苡仁　云苓　冬瓜子

七诊

大腑畅通之后，渴饮虽减，而又饥嘈多食，小水甚多，澄浊如盐霜，口腻齿黏，沉迷嗜卧。切脉仍缓细滑，舌苔腐白日化。可见火邪已解，余湿及痰浊尚毗薄未清，诚属三消中之变象也。守原义更增辛宣苦导。

炒茅术　藿香　云苓　川黄柏　炒建曲　上川连（酒炒）　新会皮　西茵陈　佩兰叶　法半夏　生熟苡仁（各）

改方：加知母、干荷叶，因腑气畅通之故。

八诊

经治来，三消并见之大势已退，腑阳畅通，小溲澄浊如盐霜者益少。唯饥渴复甚。脉亦较数，舌苔腐白。余湿又将化火之象，以原方更增古人白茯苓丸一法。

上川连（酒炒）　川萆薢　白茯苓　乌元参　北沙参　川石斛　肥知母　陈橘

皮　泽泻　川黄柏（盐水炒）　鸡内金

九诊

三消初退，阳明湿火未清，偶复上升，又复饥渴，小水勤短且多，澄浊仍如盐霜，大腑又数日不通。舌苔糙白如刺，脉浮分较数，久取仍细滑。积湿又从热化，水不上承，液不下达也。古人以此症，非传中胀满，即发脑疽痈疮者是也。

上川连　天花粉　川黄柏　肥知母　云苓　川萆薢　川石斛　炒枳壳　陈橘皮　大麦冬　生竹茹　甘蔗

十诊

日来饥渴复减，而小水仍勤短且多，澄浊仍如盐霜，大便坚结，口齿仍腻，沉迷嗜卧。脉沉小数细滑，舌苔腐白已化，右畔尚浊。阳明积湿积热未清，津液无以升降也。势无速效，以原方更增芳香化浊之品。

上川连　炒茅术　川黄柏　云苓　大生地　佩兰　肥知母　新会皮　藿香　西茵陈　生熟苡仁（各）

十一诊

三消并发经治以来，饥渴俱减，小水仍多，澄浊如盐霜，大便艰结，口齿仍腻，神疲嗜卧。脉细数而滑。积湿积热俱有化机，顾肾胃之阴已为湿热所耗。又当滋肾养胃，兼清湿热。

大熟地　大麦冬　川黄柏（盐水炒）　北沙参　淡秋石　川石斛　肥知母　川萆薢　青蛤粉　莲子

十二诊

改进滋肾养胃，兼清湿热，上消之渴、中消之饥俱复大减，而下消如故，溲多白沫，仍起盐霜，神疲嗜卧，幸口齿之甜腻步退。脉转沉细小滑，舌起白苔。阴中之火亦虚，阳不化湿，水精不布也。立法又当温肾，取水火同居一窟意。

大熟地　净萸肉　川石斛　五味子　泽泻　怀山药　云苓　大麦冬　远志苗　淡苁蓉

另：金匮肾气丸。

十三诊

经治来饥渴大退，而溲后仍澄浊如盐霜，神疲嗜卧，大便又六日不通。切脉沉滑中又见数象，舌苔砂白复化。此三消已久，津液耗灼，加以阳不化气，阴中之火亦虚，与阳结之消又复不同。立法最难。

淡苁蓉　五味子　西洋参　净萸肉（盐水炒）　泽泻　川石斛　大麦冬　大熟地　云苓　远志肉　莲子（连心）　更衣丸（开水另下）

另：西洋参、大麦冬、五味子，兼以代茶。

十四诊

日来腑气迭通，三消之饥渴已减，神疲渐振，脉之数象复平。唯小水勤短，澄浊仍如盐霜。耗灼之津液初复，肾阴尚亏，阳不化气，气不化精也。不宜再增枝节。

西洋参　大麦冬　煅牡蛎　净萸肉（盐水炒）　肥知母　大熟地　五味子　云苓　泽泻　乌元参　淡苁蓉　淡秋石

另：五倍子、煅龙骨、黄占、益智仁。

上四味为末，用童女津调糊为丸，纳入脐中。

十五诊

经治以来三消之饥渴日退，口齿之甜腻步清，神疲亦渐振。左脉数象亦转静，右手尚虚数。下消溲后如盐霜未少。此肺胃之邪火初平，肾阴未复，下元湿火未清，阳不化气，气不化精，分泌失职也。

大熟地　净萸肉（盐水炒）　西洋参　五味子　川黄柏（盐水炒）　淡苁蓉　肥知母　大麦冬　云苓　泽泻　淡秋石　莲子（连心）

后服方：俟上中二消之饥渴全退，再服此方，益肾滋水，汰浊留清，使气能化精，分泌有力，则下消之溲盐霜自止矣。

大熟地　西洋参　淡苁蓉　川黄柏（盐水炒）　枸杞子（盐水炒）　云苓　菟丝子（盐水炒）　煅牡蛎　净萸肉（盐水炒）　潼沙苑（盐水炒）　淡秋石

膏方：大熟地　菟丝子（盐水炒）　怀牛膝　西洋参　川黄柏（盐水炒）　淡苁蓉　怀山药　煅牡蛎　净萸肉（盐水炒）　枸杞子（盐水炒）　莲子　泽泻　潼沙苑（盐水炒）　五味子　云苓　川石斛　肥知母　巴戟肉　川杜仲

上味用白蜜收膏。

十六诊

历治以来，上中二消之饥渴先退，日来下消之沥浊如盐霜者亦日见少。下元之分泌有权，即是气能化精之佳兆。舌苔前畔已化，唯脉尚细滑少力。足见肾之阴气渐复，守原义更增补摄下元可也。

大熟地　大麦冬　北沙参　云苓　净萸肉（盐水炒）　泽泻　淡苁蓉　菟丝子（盐水炒）　川石斛　五味子　淡秋石　莲子（连心）

十七诊

历治以还，上中二消之饥渴次第见退，下消沥浊如盐霜继少。舌苔反形浮白满布，舌心尚干燥，间或作渴喜饮。脉濡滑少力。肺胃之火日清，肾之阴气未复，故便难。当仿地黄饮子用意。

大熟地（盐水炒）　五味子　川石斛　大麦冬　陈橘皮　淡苁蓉　净萸肉（盐水炒）　潼沙苑（盐水炒）　云苓　泽泻　淡秋石　莲子（连心）

丸方：大熟地　净萸肉　泽泻　潼沙苑　怀牛膝（盐水炒）　川黄柏（盐水炒）　煅牡蛎　甘杞子　五味子　菟丝子（盐水炒）　云苓　淡苁蓉　女贞子　怀山药　肥知母　大麦冬

上味如法研取细末，蜜水法丸。

拟方：据述三消犹次俱退，而食物欠节，两足忽肿，口又复腻。盖余湿未清，胃气又为食所伤，再加梅雨时令，遂有此见象。遥拟一方，尚候酌服。

炒白术　藿香　炒苡仁　泽泻　怀牛膝　川石斛　佩兰　香独活　云苓　陈橘皮　地肤子（盐水炒）

十八诊（系返还宜兴后，复来求诊）

三消延久，经治以来，口渴善饥已退，溲后如盐霜溅出者，转为腐浊成条，澄底如糊。口腻，耳听不聪，便结不润。舌心滑白，脉沉细濡滑。种种合参，肺胃之热已退，湿火未清，分泌失职，清浊不分也。先当清阴化浊。

川石斛　北沙参　泽泻　炒苡仁　白知母　天麦冬（各）　黑料豆　云苓　川黄柏（盐水炒）　大生地　知柏地黄丸（包煎）

十九诊

三消历治以来，诸多枝节互有出入。刻下溲后如盐霜溅出及混浊澄底者已清，唯口腻，舌本自觉厚胀，耳听不聪者如故，入夜又增呛咳痰黄。脉沉细濡滑，舌苔腐白。少阴湿浊渐清，肺胃二经之湿火纠葛未楚，清浊不分。盖三消中所仅见者也。

北沙参　川石斛　上川连（酒炒）　云苓　川黄柏（盐水炒）　大麦冬　泽泻　蔓荆子　炒苡仁　白知母　建兰叶　枇杷叶

二十诊

昨今猝然水泄如注，精神更疲惫，由饮食不节而来。胃纳如常，口腻如故，溲后又复溅浊如盐霜。脉沉细濡滑少力。积湿积热未清，真阴久亏未复。刻当清养和畅，不宜再增枝节。

西洋参　泽泻　煨葛根　扁豆衣　黑料豆　炙甘草　炒苡仁　川石斛　炒白术　云苓　青荷叶

二十一诊

今日水泄已止，饥渴如故，小溲溅浊如盐霜，溲后澄浊如涕粉或成条，口腻不清。自觉舌端倍大，脉沉濡滑而细。胃热虽步清，肾阴未见复，水不上承，湿浊下注，混处精宫，分泌失职，清浊混淆也。立法颇难。

大熟地　大麦冬　川黄柏（盐水炒）　云苓　北沙参　净萸肉（盐水炒）　泽泻　五味子　川石斛　川萆薢　菟丝子（盐水炒）　莲须

二十二诊

清心益肾，淘汰湿浊，饥渴已减，溲时溅浊如盐霜者亦少，唯澄之如米泔，口腻。仍觉舌端倍大，脉濡细渐起。心肾之阴气似有渐复之兆，仍守原义。

大熟地　大麦冬　云苓　川黄柏（盐水炒）　巴戟肉　净萸肉（盐水炒）　五味子　泽泻　菟丝子（盐水炒）　别直须　九节蒲　莲须

二十三诊

两进清心益肾、淘汰湿浊，溲时溅浊如盐霜屑、澄之如米泔者均少，口腻渐清，自觉舌端倍大亦减。唯饥渴复甚。舌苔滑白，脉濡细带滑。阴气未复，湿火未清。前方既合，率由旧章。

大熟地　菟丝子　大麦冬　潼沙苑（盐水炒）　川黄柏（盐水炒）　云苓　净萸肉（盐水炒）　五味子　别直须　泽泻　巴戟肉　九节蒲　莲子

二十四诊

上中二消之饥渴先减，下消溲时溅浊如盐霜亦少，而口舌更觉干槁。舌尖绛赤，舌端倍大，脉复数。下焦湿火未清，温摄难进，故再清润温化。

西洋参　大麦冬　五味子　云苓　川黄柏（盐水炒）　北沙参　料豆衣　泽泻　大熟地　净萸肉（盐水炒）　鲜藕

二十五诊

三消并患已久，经治以来，更迭多方，偶进温摄，屡屡不易受。刻下溲时溅浊如盐霜渐少，而饥渴复甚。舌本觉大，舌苔亦化。脉复细数。肾胃之火内炽，销铄真阴，煎熬不已。拟古人玉女煎出入。

大熟地　大麦冬　肥知母　北沙参　五味子　熟石膏　云苓　川黄柏　川石斛　泽泻　藕

二十六诊

改进玉女煎出入，三消之饥渴随减，舌端倍大亦紧。嗣又作复，小溲仍多，唯溅浊已少。脉细数，两尺尤无力。肾胃之火仍内炽，销铄真阴也。守原义更增滋水降火。

北沙参　大麦冬　生石膏　肥知母　粉

丹皮　乌元参　大熟地　川石斛　五味子　泽泻　云苓　淡竹叶

二十七诊

两进玉女煎出入为方，饥渴复退，溲时溅浊如盐霜亦少，白沫尚多，仍有酸涩气。口腻虽减，舌端仍觉倍大。脉数复平。肾胃之火尤见潜降，真水未能上承。当再守原义更进。

北沙参　五味子　大麦冬　生石膏　云苓　乌元参　大熟地　泽泻　肥知母　川石斛　更衣丸（开水另下）

二十八诊

三进玉女煎加更衣丸为法，饥渴日减，溲时溅浊如盐霜亦少，口腻亦步清，舌端倍大亦觉束小，舌苔亦化。唯小溲仍勤急，甚则不禁。阳明湿热虽化，肾气之亏折未复。仍守原义略参清摄之品

西洋参　大麦冬　大熟地　川石斛　肥知母　乌元参　天花粉　五味子　炙甘草　云苓　泽泻（盐水炒）　黑料豆（盐水炒）

二十九诊

用玉女煎更增滋水清金，三消俱获效机。饥渴先减，溲时溅浊如盐屑亦步少，口舌秽腻亦折，舌端倍大亦小，唯仍干槁少津。舌白而糙，脉转沉细小数。上焦积热未清，下元真水未复。以原方日增滋水为事。《内经》所谓“阴平阳秘，精神乃治者”是也。

西洋参　川黄柏　五味子　云苓　川石斛　泽泻　乌元参　大麦冬　大熟地　肥知母　净萸肉

膏方：三消俱退，当再滋水清金，以泽胃土之燥。用膏方期收全功。

西洋参　大熟地　泽泻　天麦冬（各）　甘杞子（盐水炒）　北沙参　肥知母　净萸肉（盐水炒）　南花粉　乌元参　川石斛　云苓　五味子　杭甘菊

上味煎取浓汁，文火熬糊，入白蜜收膏。

常服方：经治多方，三消并发者甫能逐次告退，唯肾阴未复，水不济火，阴不上承。当守原义再进，必得阴平阳秘，精神乃治。

西洋参　川石斛　五味子　肥知母　净萸肉（盐水炒）　大麦冬　大熟地　川黄柏（盐水炒）　云苓　泽泻　元参心　莲子（连心）

拟方：据述三消又复加剧，食多善饮，溲勤溅浊如盐霜，近且增缩阳。肾阴销铄，无根之火上升可知。方候酌服。

大熟地　菟丝子（盐水炒）　巴戟肉　乌元参　五味子　净萸肉（盐水炒）　淡苁蓉　川黄柏（盐水炒）　泽泻　肥知母　云苓　淡秋石

拟方（二月初四日）：顷奉手书，诵悉一是，未知阳事尚缩否？溲时仍溅白点如盐霜，唯不如前之勤，口仍渴。可见水源大亏，无根之火销铄真阴也。前方既受，毋事更张。

大熟地　巴戟肉　淡苁蓉　大麦冬　泽泻（盐水炒）　净萸肉　元参心　云苓　五味子　川黄柏（盐水炒）　川杜仲　淡秋石

王左

上消已久，口渴喜饮，小水甚多，肌肉日瘦，腑气燥结，比增胃呆咽梗。脉弦数，舌白。湿热留胃，肺气不利而来。延非所宜。

川石斛　淡天冬　旋覆花　川通草　西茵陈　南花粉　白知母　白蒺藜　北沙参　乌元参　炒竹茹　枇杷叶

二诊

上消渴饮已减，小水之多亦折，咽梗亦减，唯仍胃呆，腑行燥结。脉弦数略缓，舌白渐化。此胃中湿热初宣，而肺气未利之候。

北沙参　西茵陈　淡天冬　南花粉　云苓　川石斛　生苡仁　肥知母　生谷芽　陈橘白　枇杷叶　甘蔗

另：十九味资生丸。

丁右

消渴五年，虽不饮一溲二，而小水亦不少。偶吐绿水，则不须饮。脘次烦扰，甚则如火燎，善噫，间或呃逆，内热食少。经事后期，腹胀有形，经后则胀退，带多形瘦。脉弦细左数，舌光唇燥。得于时症之后，阴伤胃热，津不上承，肝家气火又旺。久延须防增咳。

北沙参　旋覆花　川石斛　生山栀　炙乌梅　大丹参　白蒺藜　生白芍　粉葛根　粉丹皮　云神　甘蔗

二诊

日来食入渐畅，呃逆及善噫亦减，而消渴如故。业经五载，得于时症之后，热留于胃，阴为火灼，津不上承。加以经后腹胀，带多形瘦，冲带亦伤，肝木独旺也。无速效可图。

西洋参　南花粉　炙乌梅　肥知母　乌元参　川石斛　五味子　大白芍　炙草　云苓　白蒺藜　甘蔗

吴左

多食善饥为中消，饮一溲二为下消。恙由去夏而起，始而嘈杂善饥，继乃口渴溲勤。脉沉弦细数，舌苔浮黄。肝阳犯胃，胃炎成消。亟为滋化。

北沙参　鲜石斛　乌元参　肥知母　粉丹皮　南花粉　中生地　云苓　大麦冬　生白芍　芦根

胡左

湿热聚胃，清阳不升，郁而化热，销铄真阴。多食善饥，渴饮不已，日形消瘦。脉沉细，舌苔白腻。有消渴之虑。

川石斛　白知母　黑山栀　西茵陈　生苡仁　粉葛根　云苓　粉丹皮　中生地　大麦冬　淡竹叶

二诊

渴饮已减，多食善饥亦折，唯仍日形消瘦。舌白转黄，脉小数左部沉细。此湿热尚聚结阳明也。

南沙参　大麦冬　粉葛根　白知母　泽泻　云苓　川石斛　陈橘白　西茵陈　炒竹茹　灯心

何左

多食善饥，渴饮无度，溲后澄浊如糊如胶，面浮足肿，不时自汗，食后尤甚。脉沉滑，舌苔滑白。此湿热蕴结阳明所致，久延即成消渴矣。

大生地　西茵陈　大麦冬　川黄柏　泽泻　连皮苓　正滑石　肥知母　粉丹皮　川石斛　淡竹叶

二诊

多食善饥渴饮如故，面浮足肿，溲后澄浊如糊。脉沉细，舌白不化。肺肾水源大亏，脾家湿热不化，消渴堪虑。

大生地　泽泻　连皮苓　黑料豆　川石斛　北沙参　天花粉　生苡仁　西茵陈　粉

葛根　白知母

张左（江阴）

饮一溲二为之下消，延今半载有余。大肉日削，饮食如常。切脉沉弦细数，两关带滑，左尺濡缓。唇红舌白。心阳木火初平，肾阴未复，兼有湿热混处其间，图施滋补，必多流弊，当仿王太仆壮水之主，以制阳光。其中有知、柏、泽泻，于积湿积热最妙。

生熟地（各）　净萸肉（盐水炒）　肥知母　云神　潼沙苑（盐水炒）　泽泻　川黄柏（盐水炒）　川石斛　煅牡蛎　粉丹皮（盐水炒）　黑料豆（盐水炒）

二诊

从王太仆壮水之主、以制阳光立法，下消尤减。脉之数象亦平，舌苔浮黄。此下元积湿积热未清之故，再拟膏方以善后。

西洋参　生熟地（各）　潼沙苑　黑料豆　大麦冬　北沙参　女贞子　净萸肉（盐水炒）　川石斛　云神　川黄柏（盐水炒）　煅牡蛎　粉丹皮　菟丝子（盐水炒）

上味煎取浓汁，鱼膘胶烊化，再入白蜜收膏。

复诊

下消渐退，渴饮亦减，肌肉尤丰。脉之弦象亦折，唯右关尚小数。初春得此脉，心阳木火已具潜降之机。舌根浮黄。肺胃之积热积湿尚未全肃清，当清其上而滋其下。

北沙参　川石斛　大生地　海蛤粉　川黄柏（盐水炒）　大麦冬　黑料豆　粉丹皮　云苓神（各）　肥知母　柿霜

王左（镇江）

去冬齿痛，今春渴饮无度。小水极多，大便秘结，入夜烧热，及晨甫退，多食善饥。脉沉细重取弦疾，舌红苔浮。此肾阴大亏，热结于胃之据。徒恃清补，其热无由解化。先宜滋水凉胃，用玉女煎法主之。

大熟地　大龟板　生石膏　川石斛　粉丹皮　肥知母　北沙参　云神　大麦冬　元参心　东海夫人①

二诊

迭进玉女煎加味，口渴大减，夜热亦清，小水渐少，大腑渐调，善饥亦折。舌质渐泽，脉数渐平。可见积热大退，唯肾阴未复耳。转以滋水生阴为事。

生熟地（各）　大龟板　云神　川石斛　粉丹皮　北沙参　大麦冬　玉露霜　肥知母　女贞子　元参心　东海夫人

王左

下消近一年，饮一溲二，溲浊如糊，入夜尤甚，口渴喜饮，形瘦骨立，比增呛咳多痰。脉弦疾而劲，舌红中黄。胃热肺燥，肾阴暗伤，津液不藏，痰湿化热之候。拟甘露饮出入主之。

中生地　川黄柏（盐水炒）　大麦冬　云苓神（各）　川石斛　北沙参　肥知母　乌元参　蛤壳　黑料豆　枇杷叶　梨皮

袁左（常州）

下消已久，三月于兹。小溲溅白，频起盐霜，大便坚结，口浊喜饮，不能纳谷，脘仄口黏无味，舌苔厚腻，脉沉细。湿浊下趋肠腑，水不上承也。

焦白术　川萆薢　泽泻　云苓　料

① 东海夫人：淡菜的别名。

豆衣　川石斛　川黄柏（盐水炒）　肥知母　陈橘白　炒苡仁　大麦冬　莲子（连心）

另：知柏地黄丸。

二诊

渴饮已减，小溲溅白如盐霜者亦减，胃纳渐复。口仍黏，便结头眩。舌苔腐腻，脉细滑。积湿未清，肠胃之降化失职，津液未能流行敷布也。

南沙参　川黄柏　陈橘白　泽泻　料豆衣　川石斛　茵陈　生苡仁　川杜仲　焦白术　莲子

三诊

下消小溲溅白如盐霜者日少，渴饮亦折，胃纳亦渐复，便结亦利，而口尚黏腻。舌左尚腐腻，脉沉滑。热去湿未清，法当清养调化。

南沙参　川黄柏（盐水炒）　玉露霜　陈橘白　肥知母　川石斛　炒苡仁　料豆衣　云苓　泽泻　莲子（连心）

四诊

经治来渴饮大减，小水溅白如盐霜者亦少，胃纳亦渐复，唯仍口黏便结。舌苔腐腻，脉细数。下元积湿日化，肾之阴未恢复也。

大生地　大麦冬　云苓神（各）　潼沙苑　净萸肉（盐水炒）　煅龙齿　川黄柏　黑料豆　女贞子　泽泻　莲子

胡童（宝埝）

童子口渴一年，入夜尤甚，小水甚多，胃纳如故。脉虚数，舌红。热积于胃，津液不布也。消渴可虞。

熟石膏　肥知母　云苓　陈橘白　炒苡仁　金石斛　南花粉　炙甘草　甘蔗

孟右（无锡）

咳止，嘈杂不已，多食善饥，口渴舌白，溲混如污，月事不以时下。脉弦细。荣阴久亏，心阳湿火偏旺，延防成消。

大生地　大白芍　女贞子　云神　泽泻（盐水炒）　川石斛　大麦冬　清阿胶（蛤粉炒）　当归　大丹参　莲子（连心）

任左

口渴喜饮，饮一溲二，大肉骤削，幸胃纳尚强。脉弦数而滑，舌苔苍黄满布。水不上承，湿热久羁于胃也。延非所宜。

金石斛　肥知母　川黄柏　南花粉　云苓　乌元参　泽泻　炙甘草　陈橘白　炒苡仁　淡竹叶

二诊

夜来消渴大减，午后尚作渴，饮一溲二，大肉骤削。脉弦数，舌苔苍黄。胃中湿浊初化，水源未能上承也。

北沙参　川黄柏　泽泻　乌元参　粉丹皮　川石斛　肥知母　天花粉　云苓　炒苡仁　白茅根

闻左（仪征）

一人而患三消者仅见也。经治来，善饥多食及溲后溲沥浊未退，而仍口渴喜饮，小水甚多，日形消瘦。脉细数，舌糙转滑。胃中湿火初化，肺肾之阴未复，水不上升，火不下降耳。久延非宜。

北沙参　川黄柏　五味子　大生地　玉露霜　金石斛　黑料豆　大麦冬　炙甘草　肥知母　白茅根

殷左

口渴喜饮为上消，多食善饥为中消。

入夜尤饥，清晨作渴，日形消瘦，肌肉甲错，或呛咳多痰。脉沉细而滑，舌红无苔。肾水久亏，燥火侵犯肺胃而来，为中上二消初步之现象。

天花粉　乌元参　粉葛根　大杏仁　金石斛　肥知母　云苓　地骨皮　炙甘草　生竹茹　枇杷叶　甘蔗

诸痛门

詹左（休宁）

胃痛已久，今适举发。用玉枢丹、黑锡丹、半硫丸及辛温破耗之末药，阴气大伤。肝肾两经之精血又为下夺所损，阳失下达，大便反秘结，时时坠急。溲数不爽，会阴穴痛掣及囊。脉小数细滑，舌苔薄腻。虚多实少，徒恃升提恐增暴喘。拟叶天士温润下元法。

淡苁蓉　怀牛膝　云苓　泽泻　大白芍（吴萸拌炒）上肉桂　冬葵子　郁李仁　油当归　广橘皮　炒白术　海参肠

拟方：药后大便未行，拟方再服。

咸苁蓉（略漂淡）　冬葵子　怀牛膝　牵牛子　云苓　台乌药　郁李仁　皂角子

二诊

进叶天士温润下元法，大腑见通一次，仅得燥结粪块三枚。谷道及会阴穴胀痛略折，而坐则气陷，时欲溲状，溺管痛，掣及后阴。脉较有神，复形弦滑，舌苔反腻。肝肾精血固为下夺所伤，而湿浊随阴气下注，阳不化阴，气不下达，肾不分泄也。非寻常痛闭者可比，以原方更参升清泄浊之品。

淡苁蓉　怀牛膝　大白芍（吴萸拌炒）上肉桂　牵牛子　小茴香　泽泻　川楝子　云苓　青升麻　通幽丸（开水另下）

三诊

两进温润下元，佐以升清泄浊，大腑续通溏污且畅，小水亦较多，会阴胀痛亦减。唯坐则如欲溲状，溲赤而秽。脉虚弦而滑，舌苔满腻。阴气大伤，湿浊随气下陷，阳不化阴，膀胱气化不及州都之候。当守原义再进，毋事更张。

淡苁蓉　潼白蒺藜（各）　青升麻　泽泻　大白芍（吴萸拌炒）　鹿角霜　怀牛膝（盐水炒）　小茴香　云苓　川楝子

另：通幽丸三钱开水另下。

四诊

大腑迭行后，会阴坠胀之痛遂释，小水亦渐通。唯溺出则马口痛，痛已则会阴穴痛，牵及前阴，头部亦时痛，口干，胃已较复。舌苔黄垢犹腐，脉之弦象亦减。种种合参，俱属佳征。当培理肝肾，佐以化痰泄浊之品。

北沙参　淡苁蓉　大白芍（小茴香炒）　怀牛膝（盐水炒）　青升麻　鹿角霜　潼白蒺藜（各）　台乌药　云苓　泽泻　川楝子　上血珀（研粉饭丸过下）

另：滋肾丸二钱，缩泉丸二钱，和匀，淡盐汤下。

五诊

经治后，大腑先通，小水继利，会阴

之胀痛亦减。而昨今两日，大腑又复秘结，小水亦因之复涩，溲时马口痛，溲后似有沥浊意。脉转弦滑而缓，舌苔黄垢。肠腑血液不充，传送失职，加以余浊未尽之故也。

淡苁蓉　川萆薢　泽泻　怀牛膝（盐水炒）　云苓　郁李仁　油当归　生枳壳　冬葵子　瓜蒌皮　白芝麻（略炒杵包煎）

六诊

历治以来，大腑畅通，会阴胀痛遂退，小水亦利，马口之痛势亦十去其八，沥浊亦将净，胃亦渐复，唯头痛口干。舌心尚腻，脉之沉分尚滑数。湿浊初清，肾阴未复，肝阳易于上升耳。

淡苁蓉　甘杞子（盐水炒）　杭菊炭　泽泻　云苓　潼白蒺藜（各）　大白芍　煅牡蛎　黑料豆　怀牛膝　荷鼻

七诊

二便通调，会阴胀痛亦退，溲后沥浊亦清。唯头痛未已，入夜少寐，易于惊惕，且多噩梦。脉沉弦细滑，舌剥根腻。水不涵木，厥阳[①]上升，心肾失交通之妙用也。

北沙参　潼白蒺藜（各）　云神　远志肉　煅龙齿　甘杞子　夜交藤　大白芍　法半夏　杭菊炭　炒竹茹　秫米

毛左

水亏木旺，中虚气滞。时常脘痛，劳顿而甚。头昏气怯，痰极多。切脉弦细小滑。以润养疏泄合法治之。

北沙参　潼白蒺藜（各）　女贞子　陈橘皮　九香虫　黑大豆　大白芍　煅牡蛎　青木香　炙甘草

孙左

始而腰背作痛，继达脘中，波及两胁。饥时空痛，饱时胀痛，口渴喜饮。舌苔腻黄，脉左沉伏，右部细滑。痰热阻胃，降化失常所致。非寒痛可比。

干薤白　瓦楞子　大白芍（桂枝炒）　旋覆花　云苓　刺蒺藜　九香虫　川郁金　新会皮　广木香　新绛　佛手

姚左

胸痹已久，脘痛达背，气逆善噫，便结若弹丸。脉缓滑，舌苔腐白。此痰浊阻中，清阳失旷所致。

干薤白　旋覆花　沉香曲　新会皮　全瓜蒌（姜汁炒）　大白芍　白蒺藜　白蔻　姜半夏　川桂枝　云苓　生姜　佛手

吴右

汪讱菴云，头痛，左属风与血虚，右属痰热与气虚。今右畔头痛已久，入暮则来，及晨即退，头筋跳跃。气虚肝旺，痰热久羁脑府可知。

当归　大白芍　杭菊花　白蒺藜　冬桑叶　大川芎　女贞子　清阿胶　生牡蛎　苦丁茶　荷蒂

章左（芜湖）

水亏木旺，风阳鼓动痰湿。头痛延久，由左而右，筋脉翕翕跳跃。切脉弦滑而数，两关鼓指，舌苔灰黄。无形之风阳夹有形之痰湿为患，最难速效。

生石决　白蒺藜　杭菊炭　料豆衣　大生地　云苓　蔓荆子　炒竹茹　甘杞子（盐水炒）　苦丁茶　灵磁石

① 厥阳：即孤阳。

王左

气运为痰湿所阻，中阳不通，不通则痛。由大腹而达背俞，甚则不得平卧，痛则口舌干槁。二气阻津液之上升，非热渴也。脉弦滑左细，舌苔白腻满布。脉症合参，须防屡发。以温通为先。

炒茅术　大白芍（吴萸拌炒）　青陈皮（各）　上川朴　云苓　姜半夏　南木香　炒建曲　淡干姜　炒枳壳　生姜　川椒（炒开口）

二诊

进温通法，腹痛两日未萌，今午又复发。后达背部，痛甚则额汗涔涔，肢冷不和，口舌干槁。脉之弦滑已减，舌苔之白腻满布已化其半。肠胃间痰湿已具宣化之机，当仿胸痹例立法。

干薤白　全瓜蒌（姜汁炒）　大白芍　旋覆花　姜半夏　新会皮　云苓　炒白术　川桂枝　刺蒺藜

三诊

迭进辛滑通阳，腑气迭通。腰腹痛大减，舌苔白腻亦十去其九。唯神疲气怯，胃纳未香。脉细滑小数。肠腑之积蕴将清，而中阳胃气未和。当为运中化浊，以善其后。

炒白术　上川朴　大砂仁　大白芍（桂枝炒）　新会皮　云苓　当归　南木香　炒谷芽　炒枳壳　生姜　佛手

改方：去川朴，加牛膝。

四诊

经治来，腰腹痛俱退，大腑畅通，胃纳亦渐复，舌苔白腻亦化，脉转沉细小数。肠胃积蕴已清，气运渐和，唯脾肾之亏未复。以原方增入培补之品。

南沙参　大白芍　川杜仲　云苓　陈橘皮　料豆衣　白归身　怀牛膝　炒薏仁　炒谷芽　炒白术　桑寄生　红枣

丸方：培补脾肾，分化痰湿。

潞党参　炒白术　白归身　黑料豆　大熟地（砂仁拌炒）　云苓神（各）　川杜仲　陈橘皮　法半夏　怀牛膝　潼沙苑（盐水炒）　炒薏仁　首乌藤

上为末，桑寄生、红枣，煎汤法丸。

林右

血虚木旺，肝阳夹痰热上升。右畔头痛不时萌发，呕吐食物痰水，口渴舌黄，经事后期，面黄神乏。脉弦细。延防损目。

左金丸　大白芍　川郁金（矾水炒）　大川芎　姜山栀　白蒺藜　杭菊炭　当归　法半夏　云苓　姜竹茹　荷蒂

陈左

头痛屡发，印堂尤甚。面黄神乏，不时发热，遇寒及劳力则气粗如哮。脉细数，舌红中黄。肺脾肾三经不足，痰湿久羁阳明。属在冠年，不宜增咳。

南沙参　法半夏　新会皮　女贞子　泽泻　白蒺藜　黑大豆　海蛤粉　云苓　炒薏仁　荷蒂

刘右（句容）

脘痛已久，午后则甚，状如火燎，必得呕吐酸水食物而后已，少寐易惊。脉沉缓细滑，两关弦，舌苔白腻。血虚肝旺，痰水久阻于胃，降化失常。拔根非易。

姜川连　姜半夏　白蒺藜　青陈皮（各）　炒枳实　淡干姜　大白芍（吴萸拌炒）　旋覆花　云苓　川郁金　生姜　佛手

二诊

日来呕吐食物酸水俱已，脘痛如火燎

亦折。舌白转黄，左脉见弦。痰水初化，气化为火之候。当和胃柔肝，兼以调和荣血。

姜川连　大白芍（吴萸拌炒）　姜半夏　代赭石　新会皮　淡干姜　云苓　旋覆花　白蒺藜　姜竹茹　生姜　佛手花

王右

始而腹痛，继之少腹痞硬有形，手不可近。胀满作痛，心烦呕恶，表热少汗。舌苔后畔黄腻，脉沉滑右部不畅。湿浊瘀滞互结肠腑，延今半月。急以宣通导化为先。

生军　上川朴　大白芍　焦山楂　小青皮　桃仁泥　全瓜蒌　姜半夏　江枳实　正滑石　元明粉

另：三物备急丸。

二诊

昨用桃仁承气汤合三物备急丸，得下数次。少腹胀痛已减，痞硬未消，心烦呕恶，表热少汗。脉之右部已起，舌苔后畔黄腻。湿瘀滞浊甫有化机，当守原义出入。

川根朴　炒茅术　大白芍（吴萸拌炒）　川楝子　正滑石　生军　小青皮　江枳实　炒建曲　焦山楂　姜汁　荸荠

三诊

腑气通畅，杂以白垢，所下不爽，腹痛如故。少腹坚硬如石，小水为之不利。脉沉细，舌苔腻黄。种种实象，非下夺不为功。延久正虚，更难着手。

生军　上肉桂　大白芍　川楝子　正滑石　桃仁泥　上川朴　焦山楂　云苓　炒枳实　元明粉

另：三物备急丸。

四诊

迭进下夺法，大腑畅通数次，少腹痞满遂退，痛势亦安。舌苔腻黄十去其七。肠腑余蕴无多，当从《内经》“大毒治病，十去其六”之旨立法。

上川朴　上川连　大白芍　正滑石　焦山楂　炒枳实　川楝子　云苓　青陈皮（各）　冬瓜子　姜汁　荸荠汁

许左

脘痛偏左，痛止有时，甚于午后，头眩。舌赤，脉弦数，左寸关尤劲。是宗气不足，肝家气火有余之据。拔根非易。

旋覆花　左金丸　川郁金　白蒺藜　川楝子　云神　姜山栀　延胡索　大白芍　炙乌梅　白檀香

王左

胃痛有年，近来益甚，且在夜分，两胁胀满，气窜不舒，得后与气则快然如衰。脉弦细，舌红。中阳已馁，先以温理主之。

当归　姜半夏　川桂枝　白蒺藜　大白芍　新会皮　淡干姜　旋覆花　南木香　九香虫　炙甘草　佛手

周右

脘下久痛，后及腰背，交阴尤甚，食后腹胀。脉沉细右滑，舌苔薄腻。寒湿久阻中宫，脾阳不运也。温理为先。

上川朴　炒茅术　大白芍（吴萸拌炒）　桂枝尖　青陈皮（各）　旋覆花　南木香　当归　台乌药　云苓　生姜　海参肠

於右

泻肝以息风，清胃以化痰。右畔面掣作痛，始由龈根痛起，舌麻筋跳。脉弦滑右数，舌心浮黄。属在高年，着手不易。

生石膏　大生地　乌玄参　明天麻　白

蒺藜　炒僵蚕　京赤芍　双钩钩　云苓　杭菊花　生竹茹　灯心

冷童

呛咳痰红虽退，而头痛仍不已。脉弦数，舌红。风阳痰火上升为患，延防损目。

羚羊角（摩冲）　冬桑叶　薄荷　生石决　乌玄参　白蒺藜　杭菊炭　炒僵蚕　黑山栀　炒竹茹　苦丁茶

任左

始而寒热，继之脘腹胀痛，按之痞硬。虽经下夺，所利不畅，时时攻痛，气逆肢冷，间或呃逆。舌苔黄糙满布，脉小数。寒暑湿滞，交蕴中宫，气运不和。症属险要，非导泄不可。

生军（后入）　上川朴　大白芍（吴萸拌炒）　江枳实　姜川连　细青皮　姜半夏　云苓　淡干姜

另：三物备急丸七粒，开水另下。

余右（张渚）

血不荣肝，气化为火，风阳自动。不时手足拘挛，中心嘈杂如饥，则脘下胀痛高突有形，气鸣则散。头眩耳聋，耳门痛，连及会厌，经事先期。脉弦细，舌红。种种见端，俱从肝病发生。最难速效，法当育阴柔肝，调畅气机。

当归　大白芍　川楝子　生牡蛎　白蒺藜　黄郁金　杭菊炭　炙乌梅　大生地（蛤粉拌）　清阿胶　紫石英　佛手花

盛左（芜湖）

脘痛数年，比来益甚。气攻于下则二阴坠胀如欲便状，气逆于上呕吐不得，甚则肢冷自汗，若欲脱状。脉弦滑，舌苔苍黄。肾虚肝旺，气为痰搏，欲从火化而不果。非胃寒也，拔根不易。

左金丸　大白芍（桂枝拌炒）　川楝子　炙乌梅　刺蒺藜　旋覆花　广木香　台乌药　姜半夏　云苓　陈橘皮　生姜　佛手

严左

中阳已亏，肝胃不和。脘痛得食则缓，面黄足肿。脉缓滑，舌心白腻。法当温中调气。

当归　淡干姜　白蒺藜　广木香　炒白术　大白芍（吴萸拌炒）　川桂枝　炙甘草　连皮苓　荜茇　生姜　佛手

蒋左

素有脾泄宿患，水土两亏可知。近增尾闾背脊窜痛，前及脘胁，一星期不已，大便反结。切脉弦滑鼓指，舌苔腐黄。湿痰阻于气分，木郁不伸，不通则痛也。先当辛滑通阳，以舒气分。

干薤白　全瓜蒌（姜汁炒）　瓦楞子　川郁金　刺蒺藜　归须（酒炒）　旋覆花　新会皮　桂枝尖　大白芍　九香虫　佛手

上方服一二剂，腑通，去瓜蒌，加苏梗。如大便未通，加郁李仁。

唐左（盐城）

脘痛已久，不时萌发，得吐酸水则痛止。脉弦大而数，酒后之脉虽不足凭，其舌红无苔。痛时能食冷物，非胃寒可知。经云：曲直作酸。又云：酸者肝之味也。当疏肝抑木，调畅气机。

左金丸　白蒺藜　大白芍　姜山栀　煅瓦楞　粉丹皮　旋覆花　法半夏　白蔻　陈橘皮　姜竹茹　佛手花

储左

向日好饮，湿胜中虚，胃中渐有蓄瘀。食后脘仄不畅，似痛非痛，头目不清。切脉沉滑，右手细数，舌红苔白。种种见端，久延防成痛格。亟为和中化瘀，作未雨绸缪之计。

归须　煅瓦楞　大丹参　白蒺藜　大砂仁　炒白术　炒枳壳　炒薏仁　冬瓜子　炒谷芽　韭根汁

张左

脘痛有年。两胁达背亦胀痛，溲后则痛甚。脉缓滑两尺濡细，舌苔腻黄。肝肾久亏，胃有痰浊，虚逆之气窜扰不已。仿建中汤用意。

当归　大白芍（桂枝拌炒）　云苓　旋覆花　潼白蒺藜（各）　淡干姜　沉香曲　南木香　炙甘草　生姜　海参肠

复诊

从肝肾两亏、胃有痰浊、虚逆之气窜扰作痛立法。脘痛达背、旁及两胁俱减。痛时仍若火燎，便难气怯。脉缓滑，舌苔仍腻。虚多实少，拔根殊非易之。

当归　桂枝尖　大白芍　炒白术　陈橘皮　川杜仲　干薤白　青木香　旋覆花　云苓　潼白蒺藜（各）　生姜　海参肠

三诊

脘痛达背、气从上逆、脘如火燎、大便燥结俱退。唯痛未已，每日三次，按时而来。脉缓滑，舌腻。肝肾大亏，守原方出入。

淡苁蓉　当归　潼白蒺藜（各）　小茴香（盐水炒）　大白芍　炒白术　川桂枝　川杜仲　云苓　鹿角霜

沈右（江阴）

心悬不寐已安，而腹痛有年者如故，甚则痛厥。肢冷气逆，咽梗腹胀，呕恶便结，经事不调。脉弦细，舌红。肝逆反胃，荣卫不和。拔根不易。

当归　川楝子（醋炒）　金香附　炙乌梅　大白芍（桂枝拌炒）　旋覆花　细青皮　白蒺藜　延胡索　五灵脂　淡吴萸（川连拌炒）　姜　五香丸

杨左（吕城）

胃痛已久，必得呕吐黄水而退。比增腹右近腰处作痛，足屈不伸，大便坚结。切脉沉弦而滑，舌苔糙黄。寒水湿痰由胃而入，肠腑气运不和之候。

当归　川楝子　细青皮　延胡索　大白芍　怀牛膝　刺蒺藜　苏梗　炒枳壳　台乌药　茯苓　海参肠

汤童

始患痎疟，继之便血，今则少腹及溺管作痛，痛则寒热，便溏面黄。脉细数，舌光。肝肾大伤，血瘀肠腑，气化不利使然。

当归　炒白术　泽泻　云苓　炙甘草　怀牛膝　孩儿参　粉丹皮　料豆衣

另：补中益气丸。

李左

肝家气火扰窜于络，每值午后，腰背先痛，继及脘胁痛则胀，得凉物则退。脉弦细，舌白。当泄降肝阳，以平气火。

左金丸　苏梗　大白芍　台乌药　旋覆花　川楝子　黑山栀　刺蒺藜　醋炒青皮　绿萼梅　新绛　青葱管

二诊

肝家气火乘胃窜络立法，右胁胀痛及胸次嘈杂、气逆吞酸已减，二便亦通。左脉数。胃热及肝家气火未全平。

生石决　川楝子　旋覆花　黄郁金　煅瓦楞　大白芍　白蒺藜　左金丸　陈橘

皮　炒竹茹　金橘饼（过口）

毛左

早年本有痰饮，近来脘左痞痛，喜于重按。面色萎黄，左肢痹痛乏力。脉弦细左濡，舌黄中剥。血瘀肝络，气运不和。非饮之复发也。

归须　大白芍（桂枝拌炒）　川郁金　延胡索　煅瓦楞　大丹参　刺蒺藜　生香附　川楝子　青陈皮（各）　怀牛膝　佛手

殷右

脘痛已久，两胁抽掣作痛。食入易吐酸水，白沫甚多，频嗳腐沫。脉沉缓左手弦细，舌红苔白。肝气横梗，胃寒积饮可知，且气分已亏，最难速效。

姜川连　川郁金　白蒺藜　旋覆花　姜半夏　淡吴萸　炙乌梅　云苓　新会皮　大白芍　公丁香　生姜

二诊

今日脘痛、两胁抽痛俱减，呕吐亦折。唯仍嗳腐，黏痰甚多，不时恶寒，并不发热。脉沉缓左弦，舌红苔白。胃寒积饮，肝气横逆，血分又亏之候。

当归　旋覆花　新会皮　白蔻　公丁香　大白芍　姜半夏　云苓　白蒺藜　淡干姜　生姜　佛手

陈右

脉象浮弦沉滑，荣血不足。脾生湿热，虚邪贼风久留经络。肩臂酸痛，胸膺痞闷。当和脾化湿，调荣通络主之。

当归　川桂枝　刺蒺藜　川断肉　大丹参　大川芎　法半夏　陈橘皮　云苓　桑枝

胡左

寒湿结于下焦，股胯经脉挛痛，环跳漫肿。势成缩脚痰，当以温化为先。

当归　川附　炒茅术　川桂枝　川牛膝　巴戟天　炙没药　香独活　赤芍　西秦艽　明天麻　桑枝　陈酒

毛右

头痛如破，遍体筋络不舒，月事不以时下，经前腹胀。脉细而虚。此血不荣肝，虚风上扰之候。宜养血息风，兼调冲任。

大生地　当归　清阿胶　大白芍　明天麻　云苓　杭菊炭　生牡蛎　白蒺藜　茺蔚子　大川芎

王左

头目时痛，右眸尤甚，上及发际，甚则多泪。此水亏木旺，风阳上升所致。肝开窍于目，火旺则肝阴自耗，久延损目之累。

生石决　冬桑叶　白蒺藜　粉丹皮　女贞子　夏枯草　杭菊花　大白芍　乌玄参　黑大豆　苦丁茶　荷蒂

胡左

切脉弦滑鼓指，舌唇红赤。心肾之阴为烦劳所耗，肝阳痰热自旺，着于脉络。左臂痛，不能抬举，与寻常风寒痛大相径庭。先当通络脉，以化痰热。

大生地　西秦艽　别直须　净橘络　块苓　海风藤　片子姜黄　威灵仙　青防风　丝瓜络　炒竹茹　桑枝

许左

水不泽木，肝家气火上升。左胁下梗突有形，攻实作痛，偶遇烦劳则甚。脉弦数，舌红尖绛。火象显然，以清降疏泄合法治之。

生牡蛎　醋炒川楝子　炙乌梅　川郁金　大白芍　白蒺藜　旋覆花　煅瓦楞　宣

木瓜　冬瓜子

张左

经治来，头痛之势虽退，而头骨仍棱突，不时焮掣作痛，游移莫定，或左或右，项为之强，俯仰不利。四末亦走窜作痛，便难溲少。舌苔满腻，脉转小滑。一派痰为风阳鼓荡之象。

桂枝尖　忍冬藤　白芥子　羌独活（各）　海桐皮　刺蒺藜　大川芎　汉防已　云苓　丝瓜络　五积散

拟方：奇效芎辛导痰汤。本方细辛用钱半嫌其太重，今用其半，试复两剂再议。

大川芎　细辛　炒枳实　云苓　制南星　广陈皮　生甘草　法半夏　苦丁茶

水煎，入姜汁三珠，萝卜汁半瓦匙，和匀服。

王右

腹瘕攻痛。

当归　上肉桂　延胡索　台乌药　五灵脂　大丹参　细青皮　焦山楂　怀牛膝　小茴香　桃仁　降香　生姜

丁左

腹痛年余。

当归　广木香　川桂枝　西秦艽　川断肉　延胡索　参三七　大丹参　香独活　怀牛膝　金狗脊　丝瓜络　蒲公英

张左

气血不和，寒邪乘之。胸腹胀痛，连及腰背。势无速效可图。

当归　川桂枝　台乌药　川郁金　上川朴　白蒺藜　法半夏　大砂仁　生姜

蔡左（扬州）

胸次懊侬，时愈时发者两年，甚则作痛，痛甚致成厥逆，逾时甫苏，胃纳因之减少。脉弦细而滑，舌苔腐黄。心肾两亏，肝家气火偏旺，胃中又有宿痰，互相搏结则发。

旋覆花　川郁金　陈橘皮　远志肉　法半夏　大白芍　云神　绿萼梅　白蒺藜　冬瓜子　真獭肝　佛手

谭左

始而左肩下作痛，继及左足肚，步履尤牵痛，胃纳如常。切脉沉滑两尺濡软，舌苔腻垢。肝肾两亏，湿邪夹痰，流阻于络所致。通化为先。

炒茅术　川黄柏　五加皮　香独活　海桐皮　丝瓜络　西秦艽　炒薏仁　怀牛膝　云苓　桑枝

另：三妙丸。

周左（宜兴）

向日好饮，阳明必多湿热，窜入脉络，右腿髀腘或酸痛，或火燎如刺，未几即退，手足筋脉或跳动。切脉弦细小数，舌红无苔。心肾之阴不足，木火有余，非寒湿入络可比。最忌温补，当清肝通络，以化积湿。

大生地　料豆衣　香独活　西秦艽　海桐皮　怀牛膝　五加皮　丝瓜络　当归　千年健　桑枝

另：知柏八味丸二两，三妙丸一两，和匀。

杨右

遍体掣痛复甚，两胁及尾闾气窜作坠，大便不利，气从下陷。脉弦细，舌红。肝胃之气已虚，法当调摄。

当归　大白芍（桂枝拌炒）　广木香　西秦艽　淡苁蓉　金狗脊　怀牛膝　焦

白术　宣木瓜　白蒺藜　佛手　丝瓜络

二诊

遍体掣痛及气坠、大便结俱退，唯黎明则痛处复剧。脉弦细，舌红。荣血久亏，肝肾之气不和耳。

淡苁蓉　怀牛膝　白蒺藜　炙黄芪　鹿角霜　川杜仲　宣木瓜　大白芍　西秦艽　大生地　白归身　桑寄生　红枣

任左

病后未调，太阴积湿未清。四肢酸乏，甚则不能转动，得汗则解，饮食如常。脉沉滑，舌苔腐黄。拟从五积散立法。

当归　川桂枝　金狗脊　五加皮　大豆卷　羌独活（各）　怀牛膝　海桐皮　西秦艽　云苓　焦白术　五积散（包）

史右

水亏木旺，肝脾不和。每逢春夏初，四末酸痛紧掣，头眩少寐，心荡咽梗，或腹痛自利，月事先期。脉弦细沉数，舌红苔黄。枝节多端，最难速效。

生石决　双钩钩　白蒺藜　云神　炙乌梅　大麦冬　大白芍　丝瓜络　阿胶珠　旋覆花　西秦艽　干荷叶

周右（宜兴）

频年产育，八脉暗伤。左腿久痛，下及尾闾，不能久坐。每于经行则痛尤甚，加以平昔久咳痰极多，幸胃纳如常。切脉濡滑而细，舌红苔白。肺气已伤，非寒湿入络者可比。当培补下元。

白归身　肥玉竹　大生地　西秦艽　女贞子　鹿角霜　净橘络　怀牛膝　香独活　旱莲草　川断肉　桑寄生　红枣

欧阳右

肝脉部于两胁。左胁痛已久，牵及乳部，后掣背俞，左乳结核。头痛，月事不调，少腹急胀作痛。日来又增寒热迭作，不汗而解。脉弦细，舌黄。亦属肝失条达而来，非感冒之寒热也。调畅为先。

当归　柴胡（醋炒）　旋覆花　炙甘草　粉丹皮　大白芍（桂枝拌炒）　白蒺藜　川贝母　香白薇　川郁金　炙乌梅　枇杷叶

另：八味逍遥丸、四物丸，和匀。

朱右（镇江）

遍体窜痛已久，甚则浮肿拘急，下及足跟，上及头部。经行时尤痛，血块磊磊，先后不一，少腹痛，心烦不寐。脉弦细，舌红苔白。血虚肝旺，风湿乘虚袭络，荣卫失和也。业经已久，速效难图。

当归　大丹参　大生地（红花拌炒）　金香附（醋炒）　白蒺藜　大白芍（桂枝拌炒）　威灵仙　怀牛膝　天仙藤　云神　宣木瓜　海风藤　桑枝　红枣

另：四物丸二两，八味逍遥丸一两，和匀。

陶左

左耳肿痛退后，两肩及腰部尚拘掣作痛，入夜尤甚。两腿木肿业经一月，据述得于痧后，劳力感风所致。姑从温通立法。

当归　宣木瓜　西秦艽　羌独活（各）　青防风　川桂枝　海桐皮　金狗脊　原蚕砂　甘草节　怀牛膝　桑枝　红枣

二诊

两肩及腰部拘掣作痛已减，两腿木肿亦退，而左耳之肿痛又将复发，口渴。舌黄，脉浮弦。病起痧后，立法殊有抵触之弊。

冬桑叶　青防风　白蒺藜　杭菊

花　丝瓜络　西秦艽　海桐皮　陈橘皮络（各）　大白芍　云苓　炒竹茹　桑枝

李右

始而左臂痛不能抬举，继及右臂，间或寒热。脉小数右滑，舌红中黄。风邪痰湿结于脉络所致。

当归　青防风　威灵仙　片子姜黄　金狗脊　川桂枝　西秦艽　块苓　京赤芍　甘草节　桑枝

俞左（常熟）

腹痛三年，夏令尤甚。上及两胁，痛甚则肢冷多汗，必得呕吐而后已。脉沉细，舌红中黄。脾有宿积，气运不和而来。剔根不易。

姜川连　炙乌梅　苏梗　炒枳实　广木香　淡吴萸　川桂枝　小青皮　云苓　炙甘草　淡干姜　大白芍　生姜　川椒

二诊

进乌梅丸法，腹痛萌发之势已减，呕利亦折。据述每逢夏令则痛甚，肢冷多汗。脉沉细，舌红。脾有宿积，气运不通则发也。剔根不易。

炒枳实　焦白术　炙乌梅　姜川连　大白芍（桂枝拌炒）　炙甘草　细青皮　淡吴萸　淡干姜　半夏曲　广木香　川椒　生姜

丸方：化积调中，以资运行。

孩儿参　焦白术　细青皮　炙乌梅　大白芍（吴萸拌炒）　酒子芩　广木香　海南子　炒枳实　云苓　炙鸡金　炙甘草　川椒

上味研取细末，蜜水法丸，每晨开水送下三钱。

杨右

忧劳抑郁，心脾两亏，兼感风邪。寒热日作，得汗甫解。比增呕恶，腹痛下利。舌苔腻黄满布。虚实夹杂，须防延绵。

当归　大白芍　炙乌梅　左金丸　川郁金　佩兰　云苓　炒枳实　醋炒柴胡　干荷叶　佛手花

二诊

寒热已退，呕恶腹痛及下利亦减，唯头目仍眩痛。舌苔腻黄已化，脉虚滑。新邪已解，半产后血虚未复也。

当归　大丹参　云神　炒枣仁　大川芎　炙乌梅　南沙参　炙甘草　乌贼骨　大白芍　白蒺藜　佛手花　红枣

丁左

两臂酸痛又复萌发，幸未及腿。脉虚滑，舌起黄苔。痰湿久羁脉络，当再调荣通络。

当归　川桂枝　怀牛膝　海桐皮　威灵仙　西秦艽　五加皮　原蚕砂　青防风　金狗脊　炙黄芪　桑枝　红枣

王左

腹痛攻实，下利不爽，寒热。脉沉滑，舌苔腐黄。寒热夹湿滞互结于中未化。宜通为先。

上川连（酒炒）　淡吴萸　广木香　炒枳壳　苏梗　云苓　大白芍　藿香　焦山楂　半夏曲　生姜

林右

肝家气火上犯阳明之络，左项强痛，牙关开合不利，咽痛。舌红。两手走窜作痛，非痛风可比。

当归　大白芍　西秦艽　威灵仙　白桔梗　杭菊炭　白蒺藜　丝瓜络　双钩钩　炒僵蚕　炒竹茹　桑枝

童左（溧阳）

脘痛便浊已退，而两胁及少腹又复作痛。曾经鼻衄，日来又增呛咳，痰难出。脉沉细小数，舌白转红。病情夹杂，势无速效可图。先当理气化浊。

归须　大白芍　旋覆花　白蒺藜　川郁金　苏梗　青陈皮（各）　炒枳壳　焦白术　煅瓦楞　新绛　佛手

高左

右腿委中猝然肿痛，屈而不伸，兼恶寒热。脉弦数，舌红。湿热下注二阳之络所发，亟为消解。

归尾　大豆卷　香独活　忍冬藤　粉丹皮　怀牛膝　京赤芍　甘草节　丝瓜络　川黄柏　桑枝

贺右

根牙已落，而痛不已，上及头部，今又寒热。脉弦数，舌红中黄。木火虚阳上泛胃络也。

大生地　乌玄参　当归　清阿胶　大麦冬　刺蒺藜　大白芍　骨碎补　柴胡（醋炒）　炙甘草　云苓　青盐（后入）

王左（常州）

腹痛愈后，每日午后则两胁胀痛，脘闷腰酸，便结不利。切脉沉弦细涩，舌红苔黄。此伏案工作，血瘀于络，气滞不行，肝肾不调所致。

白归身　大丹参　旋覆花　大白芍　黄郁金　川杜仲　苏梗　白蒺藜　云苓　青木香　新绛　红枣

夏右

水泄数年，腰腹痛。比增右畔头痛，口舌破碎。脉沉细无力。荣土久亏，木火虚阳上扰。速效难求。

大麦冬　大熟地　当归　五味子　白蒺藜　甘杞子　云苓　杭菊炭　大白芍　蜜桑叶　荷蒂

张左

每日午后痛由背起，前至两胁，劳动则痛甚，便中常带黏浊。脉虚弦而滑，舌红无苔。肝肾两亏，虚逆之气横窜于络也。速效难图。

白归身　鹿角霜　潼白蒺藜（各）　焦白术　橘白络（各）　大白芍　川桂枝　广木香　炙甘草　川杜仲　桑寄生　红枣

王左（六合）

腹痛六年，愈而复发。脐上渐有结痞之状态，饮食如常，不时头痛，目珠作胀。脉弦细，舌红。积湿久羁肠腑，肝阳又上升。最难两顾之候。

焦白术　白蒺藜　霞天曲　青陈皮（各）　云苓　炒枳实　炙乌梅　大白芍（吴萸拌炒）　广木香　旋覆花　川椒

另：归芍六君丸二两，理中丸一两，和匀。

张左（金沙）

病后脾阳肾气已伤，肠胃积湿未尽。腹痛便溏，水道不利，脘闷呃逆。脉细滑，舌苔腐黄。业经已久，收效不易。先当温中化浊，以调气运。

焦白术　大白芍（吴萸拌炒）　广木香　泽泻　旋覆花　云苓　公丁香　焦谷芽　姜半夏　新会皮　干荷叶　佛手

姜右（江阴）

产后腹痛四年，食入即须自利，甚则每日六七次。食少作恶，经来色黑，白带多，痰腻于喉，咳之不尽。脉沉细，舌红苔白。荣土两亏，胃复不和，冲带两伤所致。

焦白术　潞党参（姜水炒）　益智仁　姜半夏　煨木香　炙甘草　大白芍（吴萸拌炒）　陈橘白　大丹参　炙乌梅　乌贼骨　煨姜　红枣

另：香砂六君丸五钱，归芍六君丸五钱，和匀。

王右（金沙）

腹右结瘩，攻实作痛，自利不爽，食少内热，经居四月不行。舌红苔黄，脉弦细数。血瘀气滞，肝胃不和，调畅为先。

当归　大丹参　大白芍　苏梗　旋覆花　焦白术　川郁金　大砂仁　青陈皮（各）　白蒺藜　炒枳壳　佛手　红枣

另：四制香附丸、四物丸，和匀。

邓右（溧阳）

产后血亏，无以荣筋。遍体酸楚作痛，月事如常，胃纳不旺。脉沉细，舌红。虚象显然，先当养血和络。

当归　怀牛膝　川断肉　左秦艽　制豨莶　大丹参　金狗脊　云神　大生地　五加皮　大白芍（桂枝拌炒）　桑枝（酒炒）　红枣

王右（金沙）

当脐结瘩，板硬且大，攻实作痛，气从上逆，呕吐食物清水，便结不通。脉沉细，舌白。病在肝胃两经，难求速效。

炒茅白术（各）　姜半夏　大白芍（吴萸拌炒）　沉香曲　炒枳壳　青陈皮（各）　旋覆花　干薤白　川郁金　刺蒺藜　当归　生姜　佛手

陈右（镇江）

上升之气悉由于肝，肝气横逆，血分又暗亏。两乳胀痛，善噫有声，咽梗自汗，遍体痛，或发紫块，两腿或肿，易于自利。木来克土可知。脉弦数，舌苔久腻。血分中更有湿热逗遏也。

生石决　旋覆花　炙乌梅　刺蒺藜　宣木瓜　川郁金　青陈皮（各）　云神　大白芍（桂枝拌炒）　粉丹皮　黑山栀　金橘叶　荷叶筋

另：八味逍遥丸。

薛右（扬州）

两胁及少腹窜痛，左腹结瘩，攻实有形。月事先期，头眩内热，或恶寒，烦扰少寐，自觉痰阻于喉。脉弦细右滑，舌苔腐腻。血虚气滞，肝胃失和使然。

当归　大丹参　大白芍（吴萸拌炒）　白蒺藜　云苓神（各）　旋覆花　青陈皮（各）　川郁金　绿萼梅　金香附　冬瓜子　佛手

另：四制香附丸、沉香顺气丸，和匀。

唐左

始而腰痛，继及右胯。行走则痛甚，业经一年。脉小滑，舌苔白腻满布。痰湿入络也，速效难求。

当归　怀川膝（各）　川断肉　巴戟天　香独活　炒薏仁　川杜仲　炒茅白术（各）　陈橘皮　川桂枝　桑枝

储左（宜兴）

腹痛在脐下，痛时喜重按。便结不利，食欲不兴，业经半载。脉沉滑右寸关不调，舌苔腐白。湿浊久结肠腑，气运不和，不通则痛也。通阳化浊为宜。

油当归　大白芍（吴萸拌炒）　青木香　干薤白　川楝子　青陈皮（各）　炒枳壳　炒茅白术（各）　旋覆花　云苓　皂角子　生姜

另：脾约麻仁丸。

丸方：酒湿成积，不时腹痛，下利黏浊如痢则痛减。脉滑，舌白。当化积调中。

炒茅白术（各） 淡干姜 大白芍 淡吴萸 酒子芩 煨木香 炒枳壳 炙甘草 炒薏仁 北秦皮 川厚朴 泽泻 云苓

上为末，加焦神曲煎汤糊丸，若不成量，增蜜水。

张左

腰为肾府，虚则腰痛，业经三年。过劳即发怒则痛甚，易滑泄，头昏目花。脉弦细，舌红。肝木乏水源以滋植也，速效难求。

大生地 白归身 川杜仲 川续断 肥玉竹 云神 女贞子 潼白蒺藜（各） 远志苗 料豆衣（盐水炒） 桑寄生 红枣

另：知柏地黄丸。

二诊

腰痛三年，善遗泄，头昏目花，耳鸣肢乏，过劳尤甚。脉弦细右数，舌红无苔。肾虚肝旺，业经已久，无速效可图，当乙癸同调。

大生地 川杜仲 远志苗 净萸肉（盐水炒） 潼白蒺藜（各） 骨碎补 白归身 川断肉 大白芍 黑料豆（盐水炒） 煅牡蛎 桑寄生 红枣

卜左（镇江）

头痛咽痛先退，腰右久痛继减，唯仍不耐劳动。脉转沉细而滑，舌黄转白。肾虚未复，湿痰乘虚久着于络也。仿古人肾着汤用意。

焦白术 云苓 炒薏仁 鹿角霜 白归身 川断肉 香独活 淡干姜 怀牛膝 川杜仲 净橘络 桑寄生 红枣

王右（南京）

产后腰俞酸楚或刺痛，业经十余年，每于经行时尤甚。切脉弦滑小数，舌苔黄腻且厚。湿痰乘虚流入肝肾之络而来，延有肾俞痰之弊。

白归身 香独活 厚杜仲 大生地（蛤粉拌炒） 焦白术 怀牛膝 鹿角霜 净橘络 川断肉 炒薏仁 乌贼骨 桑寄生 红枣

谢左（奔牛）

始而左腮肿痛流脓，继之左胁高胀，后达腰部，牵及脘旁，按之痛。脉弦细左滑，舌苔腐白。痰气窜络，通化为先。

归须 大白芍（桂枝拌炒） 刺蒺藜 川郁金 白芥子 净橘络 苏梗 炒枳壳 瓜蒌皮 云苓 甜瓜子 新绛

孙左（宜兴）

脘痛三年，由下而上。脘痛腰酸，日来少腹又复胀痛，水道不利。脉细滑，舌白。肝肾两亏，气不化湿也。

炒茅白术（各） 大白芍（吴萸拌炒） 炙甘草 川杜仲 当归 广木香 炒枳壳 云苓 川楝子 川断肉 小茴香（盐水炒） 桑寄生 红枣

吴左

食顷即腹痛，痛甚则便，便后则痛减，业经已久。切脉沉滑细数，舌苔腐白。中阳不足，脾有宿积，易仄气运之流行所致。非徒虚也，温化为先。

炒茅白术（各） 大砂仁 广木香 大白芍（吴萸拌炒） 炒枳实 炒建曲 青陈皮（各） 炙甘草 云苓 炙鸡金 生姜 川椒

另：枳实消痞丸，每服二钱。

林右

四末走窜作痛，连及腰部，举动无以自如，曾经寒热。脉沉滑，舌苔白腻。风寒湿窜入络脉，宣通为先。

当归　金狗脊　怀牛膝　五加皮　威灵仙　川桂枝　海桐皮　炒薏仁　海风藤　西秦艽　青防风　桑枝　原蚕砂

林左（出诊）

脘左及两胁又复胀痛，后达腰背，酸楚不得安卧，呕吐便结，不能进谷。盗汗，两足肿。舌苔灰白满布，脉弦细右滑。湿痰久阻于胃，肝气横逆，肠腑之通降失司，先当通阳泄浊。

干薤白　大白芍（桂枝拌炒）　陈橘皮　油当归（酒炒）　炒茅白术（各）　白蒺藜　苏梗　台乌药　旋覆花　炒枳壳　海参肠

二诊

进通阳泄浊，大腑未通，业已旬余。胁右及胸背仍攻窜作痛，不得平卧，或呕酸，无以纳谷，两足肿。脉弦细而滑，舌苔腐腻厚布。寒痰湿浊久结肠胃，阳气不通也。非先通腑气不可。

焦茅术　川桂枝　姜半夏　新会皮　炒枳壳　淡干姜　台乌药　旋覆花　大白芍　干薤白　海参肠

另：半硫丸四钱，分两包，开水先下一包。

另注：如大便已通，原方去干薤白，加广木香。

改方：加三物备急丸十粒。

三诊

进半硫丸四钱，大腑未通。继进三物备急丸十粒，大便始通，黏浊成条，积粪不少。胸腹腰背攻痛随减，傍晚又复痛。舌苔腐白厚布较薄，脉仍细滑。肠腑余浊未清，肝肾气逆不和也。

淡苁蓉　上肉桂　炒茅白术（各）　旋覆花　大白芍（吴萸拌炒）　当归　广木香　怀牛膝　云苓　新会皮　海参肠

四诊

进三物备急丸，大腑畅行污浊后，胸腹攻痛已安。腰俞及右背尚胀痛不已，入夜尤甚，莫能立直。舌苔腐腻已薄，脉尚沉细。肠腑湿浊日化，肝肾虚逆之气未调也。当益肾之虚，疏肝之逆。

淡苁蓉　大白芍（吴萸拌炒）　炒茅白术（各）　川桂枝　小茴香　怀牛膝　川杜仲　油当归　云苓　泽泻（盐水炒）　鹿角霜　海参肠。

改方：加青木香。

五诊

从下夺后，胸腹攻痛移于腰背。改进益肾疏肝，其痛遂霍然而释。今晨满腹又复胀痛，手不可近，溲赤且痛。舌苔腐白尽脱，转见红干，脉亦弦细。肠腑久积之湿浊虽化，虚逆之气又肆横扰，阴也尤伤，殊非正轨。

生牡蛎　大白芍　炙乌梅　川楝子　左金丸　旋覆花　台乌药　宣木瓜　云苓　青木香

六诊

今日舌根之灰砂苔复转白腐，且复有津润，唯口舌尚觉干槁。腰腹大痛虽减，而膨胀如故，以手抚之则矢气，矢气则痛止胀折。可见虚逆之气仍散布于皮腠，未能循经以行也。

当归　云苓　旋覆花　潼白蒺藜（各）淡苁蓉　贡沉香　大白芍　怀牛膝　台乌药　金铃子（醋炒）白檀香

七诊

昨为补肾泻肝，通降虚逆之气，腹痛及胀满手不可近者已减。腰部尚胀痛，喜以物抵撑。舌根复起灰砂苔，汗多溲少，大腑未复通行，脉弦细。虚逆之气郁勃化火，阴气日耗之见证。当守昨法，增易接进。

淡苁蓉　旋覆花　生牡蛎　台乌药　川楝子　怀牛膝　青木香　潼白蒺藜（各）大白芍　路路通　云苓

八诊

腰腿酸痛及腹痛膨胀俱退，水道亦通调，唯大腑仍未行，已旬余矣，昨今又增呕吐痰水。舌苔忽形黑腻满布，脉细数。气运初和，肠胃之湿浊未清，通降失职。先当苦辛通降。

姜川连　姜半夏　贡沉香　云苓　陈橘皮　淡干姜　大白芍　炒枳实　旋覆花　姜竹茹　姜汁　五香丸（另服）

九诊

今日大腑迭行五次，溏结杂下甚多。腹痛及腰膂胀满俱退，呕吐亦止。舌之后端尚灰砂，脉弦细左数。积浊初下，肠胃未和，阴气未复之候。不宜再生枝节也。

南沙参　大白芍　左金丸　云苓　炙乌梅　旋覆花　广木香　炒枳壳　法半夏　姜竹茹　佛手

改方：加焦谷芽。

十诊

经治来，腹之胀痛及腰膂酸胀俱退，大腑亦迭通，且带污浊不少，呕吐亦止，胃纳亦略复。脉之弦数亦安，转觉濡滑少力，唯舌苔尚灰腻未清。可见肠角余湿仍未尽，当再和理。

上川连（姜水炒）炒枳壳　大白芍　泽泻　淡吴萸　云苓　法半夏　川楝子　焦谷芽　冬瓜仁　五香丸（另服）

十一诊

日来大腑又复迭通数次，污浊已少，呕吐已止。舌苔灰腻亦十去其七，脉濡缓细滑，重按尚有数意。腹右尚或窜痛，肠胃虚逆之气未和，阴土之伤未复也。步以清调和理为事。

南沙参　陈橘白　焦谷芽　大白芍　炙乌梅　广木香　炙甘草　云苓　法半夏　冬瓜仁　佛手花

十二诊

呕吐止后，舌苔灰腻亦日脱，口槁亦有津润，大腑亦迭通，或带浊物。唯胃纳未复，腰腹尚有酸痛意。脉濡滑少力。种种合参，肠腑湿浊日清，阴亦尤复，而虚逆之气尚未就范，胃气未和也。

淡苁蓉　焦白术　白归身　炙甘草　大砂仁　炙乌梅　怀牛膝　云苓　广木香　川杜仲　佛手　红枣

杨右（镇江）

四末走窜作痛有年，不时举发。发则二便不利，胸膺嘈杂，心烦头痛。舌黄口槁，腰痛白带多，左脉弦滑。血虚肝旺，气火窜络也。势无速效可图。

当归　乌贼骨　大白芍（桂枝拌炒）白蒺藜（盐水炒）川断肉　大生地　川杜仲　左秦艽　金狗脊　云神　丝瓜

络　桑枝尖　红枣

陈左

右腿酸痛，不良于行，业经一月。脉细滑，舌红苔白。寒湿入络，经气不行也。难收速效。

当归　川桂枝　川断肉　香独活　炒薏仁　怀牛膝　五加皮　宣木瓜　左秦艽　焦白术　桑枝尖　红枣

张左（镇江）

腰为肾府，腰痛两年，得于痎疟后，脾肾两亏可知。脉虚数，舌红苔白。下元兼有积湿，速效难图。

白归身　香独活　大生地（炙）川断肉　云苓　川杜仲　左秦艽　焦白术　桑寄生　红枣

另：桑葚膏四两。

吴左（吕城）

丸方：左腿不时窜痛，皮外无色，屡愈屡发。脉沉数而滑，舌苔满腻。湿邪入络可知。

炒茅术　香独活　怀牛膝　炒薏仁　陈橘皮　川黄柏　五加皮　左秦艽　云苓　汉防己　当归　泽泻　甘草节

上为末，桑枝、红枣、丝瓜络，共煎汤法丸。

何童

寒热时作，得汗则解。左腿不时作痛，或走窜，皮外无色，亦不结硬。腹胀有形，或攻痛。脉沉滑，舌白。风湿之邪入于络脉，脾气不运使然。

大豆卷　川桂枝　大白芍（吴萸拌炒）香独活　炒薏仁　大腹皮　大杏仁　炙鸡金　海桐皮　木防已　姜皮

王左（苏州）

胃病愈后，肝肾之气不和。两胁久痛，后及腰背，业经四月有余。脉弦细，舌黄。向日好饮，脾家本有湿浊可知。先当疏肝益肾，调其虚实。

白归身　潼白蒺藜（各）鹿角霜　怀牛膝　大白芍（桂枝拌炒）旋覆花　川楝子（醋炒）细青皮　川杜仲　云神　桑寄生　佛手花

夏右

心火肝阳上亢，痰热因之上扰。左耳刺痛，左畔头痛，齿痛舌强，饮咽不利。脉滑数，舌苔腐腻。拟清苦泄降。

上川连（酒炒）大麦冬　生石决　黑山栀　白蒺藜　细木通　乌玄参　白桔梗　生甘草　云苓　生竹茹　灯心

朱左

右腹痛，后及腰部，越夜乃退，食少神疲。脉小数，舌红。肝肾两亏，湿邪入络也。

白归身　焦白术　怀牛膝　川断肉　炒薏仁　云苓　川杜仲　大白芍（吴萸拌炒）香独活　五加皮　桑寄生　红枣

何左

络中本有痰湿，加感寒邪，血脉凝滞。左臂痛，举动不利。脉沉滑，舌苔腐腻。先以温通为事。

当归　川桂枝　原蚕砂　西秦艽　云苓　炒薏仁　威灵仙　海桐皮　海风藤　青防风　桑枝（酒炒）

二诊

左臂痛虽减，而动则作痛，抬举不利。舌苔腐腻初化，脉沉滑小数。风邪初解，络中痰湿未清所致。

当归　青防风　宣木瓜　片子姜黄　威灵仙　云苓　川桂枝　原蚕砂　海桐皮　西秦艽　丝瓜络　桑枝

宗左（宜兴）

脑后久痛，或来或往。腹痛便黑，遍体痛。呵欠数伸，痰出或灰黑，胸无阻滞。脉弦滑而细，舌红苔黄。水亏木旺，虚阳上升，营卫失和，湿热久羁肠腑。最难速效之候。

大生地　怀牛膝　杭菊炭　云苓　西秦艽　甘杞子（盐水炒）大白芍　料豆衣　青蛤壳　生薏仁　煅灵磁

林左

寒热后，遍体走窜作痛，胸腹胀满，食后尤甚。脉沉滑，舌白。当通络调中。

当归　川桂枝　川断肉　金狗脊　五加皮　西秦艽　香独活　川杜仲　焦白术　大腹皮　桑枝　红枣

汤右

头痛齿痛，腰痛脘痛，两胁胀，或吐酸水。脉弦细，沉分数，舌苔腐黄。胃寒肝热，速效难求。

生石决　杭菊炭　炙乌梅　左金丸　大白芍　刺蒺藜　旋覆花　川郁金　川楝子（醋炒）细青皮　白檀香

何左

和荣通络，以驱痰湿。

当归　川桂枝　威灵仙　青防风　净橘络　原蚕砂　海风藤　片子姜黄　京赤芍　大生地（红花炒）块苓　白芥子　焦白术　油松节

上为末，桑枝、红枣煎汤法丸。

潘右（扬州）

病后血虚未复，脉络空疏，风邪与宿痰乘隙而入。右肩项板滞作痛，顾盼不利，波及半面。脉弦细而滑，舌苔苍黄满布。渐从热化可知，且又引动肝阳之候。用药不宜偏温。

生石决　明天麻　大白芍（桂枝拌炒）双钩钩　炒僵蚕　刺蒺藜　西秦艽　杭菊炭　净橘络　块苓　炒竹茹　桑枝

二诊

右肩项麻痹虽减，而仍板滞作痛，按之其硬着骨。顾盼不利，右畔头面亦作痛，痛甚自汗。脉弦细而滑，舌苔苍黄满布。痰浊入络，风阳鼓荡而来。难收速效。

当归　竹沥半夏　块苓　双钩钩　炒僵蚕　刺蒺藜　净橘络　白芥子　赤白芍（各）威灵仙　西秦艽　炒竹茹　桑枝

三诊

今日右肩项板滞作痛已减，结硬亦化，顾盼渐利，项间㾬核未消。脉弦细右滑，舌苔苍黄。既获效毋再更法也。

当归　白芥子　双钩钩　白桔梗　赤白芍（各）刺蒺藜　块苓　大贝母　炒僵蚕　竹沥半夏　西秦艽　炒竹茹　桑枝

王右（北平）

从和荣通络入手，两臂举动渐利，便约亦爽。胸背仍如负石，项间痰核丛生，四肢骨节不时肿痛。每值经行其痛尤甚，内热神疲。脉仍沉滑细数，两尺濡软，舌红无苔。荣阴久亏，风痰乘袭脉络。业经已久，难收速效。

大生地、藏红花（合炒）竹沥半夏　当归　块苓　大白芍（桂枝拌炒）大丹参　净橘络　西秦艽　威灵仙　丝瓜

络　桑枝（酒炒）

另：四物丸、指迷茯苓丸，和匀。

华左

左臂酸痛两年，两腿酸软，不良于行，胃呆食少。脉沉滑，舌苔腐腻。痰湿入络，荣卫不和也。速效难求。

当归　川桂枝　制豨莶　怀牛膝　五加皮　青防风　威灵仙　西秦艽　炙黄芪　片子姜　桑枝　红枣

林左（出诊）

始而左耳流脓，继之左畔头痛如刺，寒热迭作，得汗则解。今右手足掣痛，按之灼手，无以屈伸。兼之阳缩，溲时马口痛，不时呃逆。脉弦滑细数，舌红苔黄。肝家气火夹湿热壅遏脉络，经气无以流行，此为仅见之候。

龙胆草　旋覆花　黑山栀　海桐皮　云苓神（各）　怀牛膝　忍冬藤　双钩钩　大白芍（桂枝拌炒）　粉丹皮　丝瓜络　地龙

另：以生地龙敷腿部。

二诊

昨为泄肝火清络热，热退呃止，阳缩亦减，右足之掣痛亦折其半，唯尚未能移动。脉之弦象化为小滑，舌黄亦脱，舌根尚黄腻。可见肝家之气火尤平，络中之湿热尚留结未去也。

细生地　汉防己（酒炒）　怀牛膝　宣木瓜　忍冬藤　海桐皮　赤白芍（各）　双钩钩　西秦艽　炙地龙

三诊

进泄肝火清络热一法，寒热及呃逆、阳缩虽退，而右腿痛势复甚于昨，筋脉无以移动。脉复弦数，舌红根黄。肝火及湿热窜入血分而乘脉络，不通则痛也。守原义加进。

细生地　川黄柏　宣木瓜　怀牛膝　白茄根　汉防己　忍冬藤　海桐皮　西秦艽　京赤芍　丝瓜络　炙地龙

另：小金丹一粒，陈酒化开，开水过口。

四诊

今日大腑畅行两次，纯属黑污。阳缩及呃逆俱退，唯右腿仍肿痛，不得移动，时若火燎，筋掣而搐。左脉仍弦数。风阳湿火交乘脉络见端，势难一击即溃也。

龙胆草（酒炒）　川黄柏　怀牛膝　海桐皮　粉丹皮　甘草节　忍冬藤　宣木瓜　汉防己（酒炒）　丝瓜络　京赤芍　桑枝　炙地龙

五诊

今日大腑又畅行两次，仍属黑污。阳缩、呃逆先退，右腿肿痛亦日减，筋掣亦平。而又忽热忽退，多汗，咳不爽，音嘶不亮，气逆如喘。脉虚数而滑，舌苔砂白。络中湿火初解，中宫痰热又来，阻仄肺气之宣行。枝枝节节，殊难着手也。

旋覆花　法半夏　海桐皮　净橘络　瓜蒌皮　丝瓜络　白苏子　象贝母　忍冬藤　炒竹茹　枇杷叶

王右

腹大三月，状如怀子，食入作胀，少腹绞痛，上及两胁，乳房亦胀痛，手不可近。或恶寒，月事如常。脉弦细，舌红。肝脾之气运不和，与血分无关。

旋覆花　白蒺藜　川楝子（醋炒）　大腹皮　苏梗　川郁金　大白芍（桂枝拌

炒） 金香附 金橘叶 炒枳壳 炙乌梅 焦白术 香橼皮

另：沉香顺气丸。

张右

脘中绞痛不已，呕吐蛔虫、食物、酸水，肢冷漫热。脉不起，舌红。寒热搏结于中，虫不安位，厥闭可虞。

姜川连 淡吴萸 姜半夏 淡干姜 炙乌梅 雷丸 川楝子 广木香 大白芍（桂枝拌炒） 细青皮 生姜 川椒

另：乌梅丸。

二诊

腹痛吐蛔虽减，而便结未通，内外又复灼热无汗，胸腹胀满。舌苔腐腻满布，脉小数。势颇未定，宜导为先。

左金丸 大白芍 炙乌梅 海南子 川朴 赤苓 炒枳实 香豆豉 黑山栀 细青皮 生姜 川椒

另：三物备急丸。

余左（宜兴）

腰左胀痛，业经五年，逢雨及劳乏则痛尤甚。脉细滑，舌红。肾虚，湿痰入络所致。

白归身 怀牛膝 川杜仲 黑料豆 大生地 炒薏仁 五加皮 净橘络 川断肉 焦白术 香独活 炙甘草 云苓 桑寄生

上为末，丝瓜络、红枣煎汤法丸。

杨右

久病遍体痛，头项尤甚。日来又增呛咳无痰，脘闷厌食。脉濡数，舌苔腐白而腻。血虚肝旺，肺胃不和而来。

当归 羌独活（各） 大杏仁 西秦艽 块苓 杭菊炭 金狗脊 象贝母 大白芍（桂枝拌炒） 净橘络 丝瓜络 枇杷叶

杨童

童年腹痛旬余，腹之左右结痞硬，饮入作吐。去岁曾下蛔虫甚多。脉沉数，舌苔灰黄。寒热之邪，搏结于中，虫不安也。延非所宜。

胡黄连 淡吴萸 海南子 炙乌梅 南木香 姜半夏 川楝子 炒枳壳 大白芍 细青皮 生姜 川椒

另：菩提丸七粒，开水下。

王右

少腹久痛，按之痞硬。腰俞酸楚，经行时尤甚，月事后期。或吞酸吐食，头目眩痛。脉弦细，舌苔腐黄。气瘀搏结，肝胃不和而来。法当调畅。

当归 大白芍（吴萸拌炒） 川楝子（醋炒） 延胡索 炮姜 细青皮 五灵脂（醋炒） 白蒺藜 金香附（醋炒） 大川芎 大丹参 陈艾绒 生姜

另：四制香附丸、四物丸，和匀。

唐右

腹痛数年，得下蛔虫数条而痛大减，不时攻窜，日来又增呛咳多痰。脉细数，舌红。积瘀不化，肺胃失和也。最难速效。

当归 大白芍（吴萸拌炒） 炙乌梅 大杏仁 川贝母 苏梗 白蒺藜 煅瓦楞 广木香 瓜蒌皮 枇杷叶 川椒

另：乌梅丸。

曹左

腹痛年余，气鸣则退。脘次或畅，或呕酸水，夜分或热。脉沉细两关结，舌红。肝脾气滞不和，兼有宿积所致。剔根不易。

炒白术 大白芍（吴萸拌炒） 炙乌

梅　旋覆花　炒建曲　炒枳壳　广木香　细青皮　台乌药　炙甘草　生姜　川椒

另：乌梅丸。

二诊

腹痛又萌，攻窜无已，气鸣则退，或尔吞酸，便结不爽，水道亦不利，入夜或热。脉沉结，舌红。太阴宿积未清，肝脾之气运未和耳。

炒白术　大白芍（吴萸拌炒）　炙乌梅　益智仁（盐水炒）　海南子　大砂仁　细青皮　广木香　炒建曲　炙甘草　云苓　生姜　川椒

风湿门

赵某

麻风之症得于渐，故难奏效。其发于脾肺者，则皮肤麻木发斑。其发于肝肾者，则筋骨拘挛酸痛肉削。左肢现斑，小掐似觉，肉削微拘。久延将痼疾，当耐心调治为要。

当归　苍耳子　青防风　苦参　秦艽　荆芥　白蒺藜　炒苡仁　炒茅术　枫子肉　大胡麻　川牛膝　桑枝　浮萍草

孙某

梅瓣风已久，由头面窜及全身，白斑磊磊，状如梅瓣，发际尤甚，搔之则白屑交飞，痒而兼痛。间或络脉酸胀，脘痛呕吐黄水甫止。切脉浮弦而滑，舌苔浮白。血虚肝旺，风湿热着于腠理使然。

当归　中生地　大胡麻　净赤芍　荆芥　羌独活（各）　白鲜皮　刺蒺藜　炒茅术　粉丹皮（酒炒）　地肤子　姜皮

丸方：当归　白鲜皮　川黄柏　刺蒺藜　大生地（红花炒）　羌独活（各）　大胡麻　荆芥　大川芎　大白芍（桂枝炒）　炒茅术　青防风

搽药方：大枫子肉　当归　青防风　紫胡　木鳖子肉　小生地　川黄柏　乌元参　白鲜皮　土槿皮　麻黄　苦参

上用麻油十两，去渣，入黄占二两收膏。

张某

落毛风延久，牛山濯濯，一扫而光。脉弦数。此风湿交犯血分所致也。

荆芥　大胡麻　冬桑叶　净蝉衣　白蒺藜　粉丹皮　大生地　赤芍　生甘草　蔓荆子　侧柏叶

李某

落毛风初起，发际作痒，发落成团，搔之频起白屑，头痛。舌黄，脉弦数。风阳湿火，燔灼于上。延防焦土也。

荆芥　刺蒺藜　羌独活（各）　大胡麻　当归　冬桑叶　川黄柏　丹皮　细生地　元参　侧柏叶

刘某

癣之为症，乃风湿热虫，四者而成，其名不一，其状亦多。总之，皆风湿入于脾肺。湿胜者则起厚皮，发于四肢关节之处。宜利湿杀虫，兼清血分热毒。

炒茅术　苦参　川牛膝　鹤虱　百部　防风　白鲜皮　粉丹皮　当归　甘草　胡麻　浮萍草

刘某

风湿侵于血分。

酒竹叶　紫苏　连翘　丹皮　当归　荆芥　赤芍　蝉退　甘草　薄荷

柳某

鹅掌风。

大枫子 浮萍 青果 侧柏叶 川椒 川朴 荷蒂 明矾 葱

用醋下浸七日，每日洗七次。忌下水。

袁某

落毛风半年，发已脱落殆尽，不时作痒。脉弦数，舌苔灰黄。贼风伤营，血分有热，毛发为焦。最难速效。

细生地 荆芥 丹皮 赤芍 刺蒺藜 桑叶 大胡麻 川石斛 酒黄柏 生甘草 侧柏叶

蒋左（常州）

麻风半年，由头面及足，红晕麻痹。脉滑大。疠风湿热，由皮肤入络所致。残废可虑。

中生地 大胡麻 赤芍 川黄柏 羌独活（各） 桑叶 白蒺藜 浮萍草 川牛膝 丹皮 当归

又丸方：细生地 大胡麻 川黄柏 炒茅术 苦参 怀牛膝 浮萍草 荆芥 当归 生甘草 桑叶 大枫子肉

上为末，蜜水法丸。

姜某

风湿热，由肺经而入于胃。始而呃逆，继之脘痛，遍体痛。发出风疹，磊磊成片。呛咳多痰，脘胁窜痛。切脉弦滑，舌红中黄。阴本不足，拔根不易。

桑白皮 大白芍 粉丹皮 豆卷 连翘 旋覆花 荆芥 大杏仁 白蒺藜 上银花 蝉衣 荷叶

王某

绣毬风，肿痛已减，奇痒如故，连及后阴。脉沉滑，舌腻。湿积生虫，拟蛇子汤加味。

蛇床子 归尾 川楝子 川黄柏 生甘草 炒茅术 苦参 川萆薢 白鲜皮 生苡仁 泽泻 地肤子

又洗方：蛇床子 苦参 威灵仙 川椒 石菖蒲 侧柏叶

煎汁洗。

孙某

头额麻痹，时若虫行，渐渐达背入足。脉沉滑，舌白。风湿客于腠理，久延恐有麻风之害。

荆芥 刺蒺藜 酒黄柏 羌独活（各） 粉丹皮 赤芍 大胡麻 蔓荆子 升麻 生甘草 炒苡仁 浮萍草

张左

四爪风，寒热之后，四末胀痛，手不能握管，足不可履地。脉浮弦，舌白。风湿入络，速效难求。

当归 五加皮 金狗脊 秦艽 枳壳 炒茅术 羌独活（各） 川桂枝 威灵仙 防风 五积散

臧某

前阴生八脚虱一年，蠕痒不已，蜒蜿而出。脉弦细，舌红。得于丧子之后，肝郁生湿，而化虫也。

当归 川黄柏 丹皮 中生地 地肤子 炒茅术 龙胆草 鹤虱 川楝子 生甘草 蛇床子

另：龙胆泻肝丸、三妙丸。

葛某

两足十指痛热如火燎，手不停扇，其痛甫减。脉沉数。湿热下注三阳之络。速效难求。

炒茅术　桂枝尖　丹皮　木防已　香独活　川黄柏　川怀牛膝（各）　赤芍　丝瓜络　忍冬藤　桑枝

何左

风阳夹湿热，上升头面及项。红斑片片，日形滋蔓。脉弦细，舌红。当清荣达邪。

荆芥　川黄柏（酒炒）　连翘　大力子（炒）　细生地　青防风　上银花　生甘草　粉丹皮　地肤子　双解散（包）

另：防风通圣丸。

殷右

风湿热上干头面，红晕屡发，火燎作痛。曾经下利赤白。脉细数，舌红。极难拔根之候。

荆芥　净蝉衣　青升麻　上银花　白桔梗　青防风　酒子芩　京赤芍　生甘草　大力子　青荷叶

另：防风通圣丸。

薛右

风湿热化而未尽。项之左右，赤肿作痛。舌苔厚腻，脉弦数。清解疏泄为先。

细生地　上银花　生甘草　粉丹皮　白鲜皮　炒茅术　连翘　京赤芍　青防风　净蝉衣　双解散（包）

另：防风通圣丸。

王右

风湿痰侵入血分，外发腠理。两手起皮作痒，或流脂水，两目易发赤痛。脉弦滑，舌黄。肝阳本旺，清化为先。

当归　荆芥　川黄柏（酒炒）　白蒺藜　冬桑叶　细生地　粉丹皮　京赤芍　生甘草　青防风　地肤子　桑枝

周左

遍体风疹，成片作痒，屡发不已，业经已久。脉浮弦，舌红苔滑白。风湿热久羁血分。速效难求。

小生地　上银花　净蝉衣　粉丹皮　川桂枝　荆芥　青防风　京赤芍　蔓荆子　生甘草　双解散（包）　干荷叶

冯右

风湿热淹留血分，手指节溃烂，起皮作痒，滋蔓不已。脉沉数，舌红。业经两旬，亟为通泄，清荣化湿。

当归　上银花　生甘草　粉丹皮　大力子（炒）　青防风　京赤芍　川黄柏（酒炒）　荆芥　赤苓　桑枝

外用：解毒、石黄、灭疥油调涂。

另：荆芥　黄柏　银花　地肤子　生甘草

煎汤洗。

二诊

两手指节溃烂大减，而舌苔反形黄腻。脾家积湿甫从外达，当再清荣化湿。

当归　青防风　川黄柏（酒炒）　白鲜皮　粉丹皮　京赤芍　忍冬藤　甘草节　荆芥　赤苓　桑枝

另：防风通圣丸。

刘右

风湿热上乘头面，赤肿作痒，耳鸣如蝉。脉浮弦而滑，舌苔满腻。法当疏泄。

冬桑叶　蔓荆子　大力子　白桔梗　生甘草　粉丹皮　京赤芍　蝉衣　青升麻　白蒺藜　双解散（包）

二诊

发际作痒虽减，唯头目尚赤肿，耳内蝉鸣。脉浮弦而滑，舌苔厚腻已化。风湿热渐有化机，当再疏泄。

青升麻　京赤芍　大力子　冬桑叶　蝉衣　双钩钩　连翘　白桔梗　蔓荆子　生甘草　双解散（包）

又诊

面部红磊成片，又复丛发，火燎作痒。脉弦滑，右手浮数，舌红无苔。风湿热外发，清解透化为宜。

南花粉　乌元参　酒子芩　白桔梗　蔓荆子　冬桑叶　净蝉衣　荆芥　大力子　生甘草　粉丹皮　双解散（包）

章右（金沙）

风湿热侵入血分，股腿频起红条作痒，搔之则滋蔓，业经两月，月事如常。脉弦细，舌红。法当疏泄。

荆芥　羌独活（各）　青防风　蔓荆子　赤苓　上银花　川牛膝　细生地　生甘草　粉丹皮　地肤子

另：防风通圣丸。

另：荆芥　苦参　臭梧桐　银花　甘草　枯矾（后入）

煎水洗。

杨左

面浮，肢体作痒，入夜小有寒热。脉小数，舌红。风湿热蕴于太阴未透，宣解为先。

荆芥　净蝉衣　粉丹皮　桂枝木　地肤子　羌独活（各）　连皮苓　京赤芍　桑白皮　苍耳子　姜皮

林右

风湿热侵入血分，风疹遍发作痒，上及耳门发际。经行仍多，延绵时日不净。脉虚细数，舌红中黄。当清荣中佐以泄化为事。

大生地　冬桑叶　乌元参　荆芥　川石斛　当归　粉丹皮　京赤芍　净蝉衣　杭菊炭　地肤子　藕

膏方：养血清肝，以调奇经。

大生地　乌贼骨　云苓神（各）　川杜仲　旱莲草　当归　粉丹皮　川断肉　女贞子　大白芍　川石斛　北沙参　肥玉竹　藕　红枣

上煎浓汁，入鸡血藤胶烊化，再入白蜜收膏。

江童

乳子游风丛发，由头面而及遍体，流脂作痒。脉滑数，舌白。风湿热侵犯腠理而来，法当清解。

荆芥　上银花　京赤芍　净蝉衣　酒子芩　连翘　生甘草　粉丹皮　赤苓　苍耳子　地肤子

另：荆芥　地肤子　苦参　臭梧桐　银花　蝉衣

上味煎汁洗之。

王左

风湿热外发，遍体起皮作痒，表热少汗。脉浮弦，舌根黄腻。当清宣疏解。

荆芥　净蝉衣　冬桑叶　白桔梗　炒枳壳　连翘　大力子（炒）　方通草　京赤芍　地肤子　浮萍草

孙右

风湿热逗留血分，遍体红斑作痒起皮，上及发际，两腿尤多。脉浮弦，舌苔黄腻。清解疏化为先。

细生地　大胡麻　粉丹皮　当归　白鲜皮　冬桑叶　白蒺藜　川黄柏（酒炒）　怀川膝　京赤芍　地肤子　浮萍草

岳右

面部红点粒粒成片，甚则灌脓。发际作痒，业经半年，延绵不已。脉沉数而细，舌红无苔。风湿热久羁肺部。势无速效。

南花粉　白桔梗　乌元参　蔓荆子　肥知母　淡天冬　冬桑叶　生苡仁　川黄柏　中生地　地肤子

赵右（镇江）

风疹七年，不时萌发，磊磊成片，上及发际，下达足趾。发时胸腹胀满，舌本麻肿。经来色紫成块，遍体痛。脉沉细，左涩。舌苔腐白满布，上罩灰色。风湿热已入血分可知。

当归　大丹参　净蝉衣　大生地　生甘草　荆芥　青升麻　羌独活（各）　云苓　赤白芍（各）　大胡麻　苍耳子

周左（金沙）

进五积散宣解风湿热，四肢酸麻已减，而仍恶风。头昏脘闷，胸膺懊恼，心悬少寐。脉弦滑细数，舌红苔浮黄满布。荣阴久亏，风湿热由腠理而入脉络也。法当清养和络，驱逐伏邪。

当归　夜交藤　大丹参　原蚕砂　西秦艽　青防风　白蒺藜　大生地　川桂枝　茯神　地肤子　红枣

二诊

日来四肢酸麻已减，而胸膺仍不时麻痹。形寒意热，得汗则解。头眩心烦，懊侬不寐。脉弦细，舌苔浮黄且厚。荣阴久亏，风湿热由腠理而入脉络。也最难速效。

当归　大白芍　云神　桂枝尖　明天麻　白蒺藜　首乌藤　大丹参　净橘络　丝瓜络　荷叶筋　红枣

三诊

进和荣祛风，四肢酸麻日减。唯麻则发冷，冷则多汗。胸膺频发红磊作痒，或心烦懊侬。舌苔厚黄已脱，脉尚弦细。荣阴之亏折未复，风湿热乘虚入络也。

当归　香独活　炙草　豨莶草　青防风　明天麻　桂枝尖　炙黄芪　白蒺藜　大白芍　桑枝　红枣

酒药方：养血通络，以祛风湿。

大生地　大白芍　怀牛膝　大丹参　制豨莶　当归　桑枝　炙甘草　夜交藤　五加皮　炙黄芪　桂枝尖　明天麻　红枣

上味用陈酒十斤，隔汤煮一炷香时。

何左

始发湿疥未透即退，继之呛咳鼻灰，左耳气闭，闻听不聪。切脉右寸关浮数，左手弦滑。风燥引动风阳，与未透之湿热上乘清窍所致。清开疏泄为先。

冬桑叶　方通草　蔓荆子　川黄柏　大杏仁　白桔梗　枇杷叶　粉丹皮　薄荷　白蒺藜　路路通

另：巴豆一粒，石菖蒲一寸，全蝎一枚，麝香五厘。

上为末，葱汁为丸，如枣核大，用棉裹塞之。

方左（溧阳）

年逾弱冠，未能发育。兼患癞皮风，遍体起皮。俱难速效之候。

淡苁蓉　怀牛膝　云苓　苍耳子　羌独活（各）　炒茅术　泽泻　黑料豆　当归　干荷叶　红枣

丸方：培补先天以资发育，更增和荣卫、祛风湿。以丸剂缓收效果。

大熟地　怀牛膝　粉丹皮　当归　淡茯蓉　黑料豆　炒茅白术（各）　川黄柏　泽泻　羌独活（各）　苍耳子　云苓

上为末，蜜水法丸如梧子大。

俞右

白癜风五年，项部尤甚，干燥起皮。风湿热久结玄府，极难速效。

当归　白蒺藜　龙衣（白花者佳，炙存性）　白鲜皮　冬桑叶　大胡麻　大川芎　羌独活（各）　赤芍　苦参　粉丹皮　净蝉衣　川黄柏　细生地　生甘草

上为末。干荷叶、浮萍草煎汤，加蜜水法丸。

另：月石（研末），用黄瓜头蘸擦。

傅左（安徽）

麻风四月。由四肢而上及面部，红晕成片。两掌鱼际已陷，筋脉抽掣作痛，上及巅顶。脉弦数，舌红。疠风湿热，由皮腠而及血分。残废可虑。

细生地　荆芥　赤芍　酒黄柏　白蒺藜　浮萍草　大胡麻　白鲜皮　当归　丝瓜络　桑叶

另：鲜马齿苋捣烂涂。

陈左（溧阳）

白斑风，发于面部。风湿热由腠理而入于血分。拟丸剂图治，收效不易。

大生地　川黄柏（盐水炒）　乌元参　羌活　蔓荆子　粉丹皮　净蝉衣　京赤芍　荆芥　桑叶　白蒺藜　生甘草　白桔梗　苍耳子　地肤子

上为末，蜜水法丸。

李左（句容）

始而遍体走窜作痛，继之木肿而麻，麻则两颧红肿，或如虫行。舌苔黄厚满布。幸眠食如常。可见风湿之邪，不在肠腑而在肌腠脉络也。麻风可虑。势无速效可图，先当祛风化湿。

荆芥　青防风　羌独活（各）　京赤芍　云苓　川黄柏（酒炒）　大胡麻　炒茅术　冬桑叶　白蒺藜　炒苡仁　桑枝　丝瓜络

另：麻黄　紫草　白鲜皮　细生地　川黄柏　苦参　生甘草　乌元参

上味用麻油同煎，去渣，入黄占收膏。于面部涂之。

张左（兴化）

落毛风已久，眉发脱落，腹痛有声。脉滑，舌白。风邪夹湿见端。以丸剂图治。

荆芥　苍耳子　当归　大枫子肉　川桂枝　大胡麻　桔梗　苦参　浮萍草　白芷片　炒茅术　川黄柏　新会皮　羌活　生甘草　白蒺藜

上味研末，蜜水法丸。每晨毛尖茶汤送下。

周左（金沙）

四肢麻痹已久，足跟破腐，右目吊赤。脉缓滑，舌白。疠风湿毒，由腠理而入脉络，已成麻风之候。速效难求。

当归　大胡麻　生苡仁　白蒺藜　酒黄柏　川牛膝　炒茅术　羌独活（各）　云苓　明天麻　五加皮　浮萍草

又：丸方。

当归　炒茅术　川牛膝　明天麻　川桂枝　赤芍　中生地　云苓　苦参　酒黄柏　浮萍草　大枫子肉　陈橘皮　大胡麻

上为末，桑枝、红枣，煎汤法丸。

陈童（扬州）

白癜风丛发渐定，而仍易轧牙，易便泄。仍以膏方调治。

孩儿参　川石斛　白蒺藜　地肤子　大生地　粉丹皮　焦白术　怀牛膝　炒苡仁　荆芥　大胡麻　肥玉竹　白鲜皮　黄柏　鲜藕　红枣

上味煎取浓汁，文火熬糊，入白文冰收膏。

历节痛风门

殷左

四肢骨节木肿作痛，举动不利，曾经寒热。舌苔黄腻且厚，脉浮滑。风邪痰热，交犯脉络而来。延有历节风之害。

大豆卷　羌独活（各）　炒茅术　海桐皮　五加皮　云苓　原蚕砂　汉防已　川桂枝　川黄柏　怀牛膝　桑枝（酒炒）

周右

右臂久痛，大指屈伸不利。日昨[1]忽因针而厥。脉弦数，舌红。肝家气火入络，荣卫不和而来。

当归　左秦艽　宣木瓜　净橘络　大白芍（桂枝拌炒）　伸筋草　威灵仙　白蒺藜　青防风　丝瓜络　海风藤　桑枝（酒炒）

王左

历节痛风已久，时愈时发，发则骨节肿痛。脉沉滑，舌红苔白。风邪痰湿，窜入脉络而来。最难速效。

当归　原蚕砂　威灵仙　金狗脊　云苓　桑枝（酒炒）　川桂枝　羌独活（各）　净橘络　五加皮　油松节　丝瓜络（炙）

另：五棓子研末，用醋调敷。

吴左（苏州）

历节风屡次萌发，骨节肿突，炎热且强木，举动无以自如。肢体常发红块，心悬，善滑泄。脉沉数，舌苔灰黄。肾虚肝旺，风湿热久羁血分，渐入脉络见端。剔根不易。

大生地　京赤芍　白蒺藜　地肤子　粉丹皮　海桐皮　忍冬藤　川黄柏（酒炒）　西秦艽　赤苓　丝瓜络　桑枝

丸方：滋水抑木，通络化湿。

大生地　地肤子　赤白芍（各）　川黄柏　怀牛膝（酒炒）　料豆衣　楮实子　粉丹皮　当归　忍冬藤　海桐皮　西秦艽　络石藤　云神　伸筋草

上为末，桑枝、丝瓜络，煎汤法丸。若不成丸量，增蜜水。

李右（镇江）

历节风起见，刻下右手指节举动不利，鱼际瘪陷。风痰入络已深，以丸剂调之。

当归　仙鹤草　净橘络　大生地　鸡血藤胶　海桐皮　大丹参　荆芥　白蒺藜　海风藤　竹沥半夏　块茯苓　京赤芍　甘草节

上为末，桑枝、红枣，煎汤法丸。

---

① 日昨：昨天。

洪右

历节风萌发旬余，四末走窜，痛则肿，不得移动，寒热迭作。脉沉滑，右手小滑，舌苔满腻。最难速效之候。

大豆卷　羌独活（各）　川牛膝　西秦艽　当归　海桐皮　原蚕砂　忍冬藤　威灵仙　丝瓜络　桑枝

另：五倍子（炙存性）研末，醋调涂洋布上敷之。

杨右

日来腰腿又酸痛，左腿或麻痹。胸膺嘈杂，而又不能入谷。脉弦细，舌红中剥。荣阴久亏，肝脾不和也。

潞党参　鹿角霜　白归身　川杜仲　焦谷芽　桑寄生　大白芍　焦白术　陈橘白　怀牛膝　白蒺藜　红枣

倪左（溧阳）

历节痛风，业经三月。刻下大势虽减，而两肩时仍酸痛，莫能抬举，腰腿亦走窜，咳则牵引，入夜少寐。脉滑，舌红。风寒痰湿，久羁脉络而来。收效不易。

白归身　川桂枝　净橘络　威灵仙　海风藤　五加皮　怀牛膝　西秦艽　油松节　丝瓜络　云苓神（各）　桑枝

孙左

历节风，四肢关节走窜不已。入夜寒热多汗，呛咳多痰，作呕。脉浮滑，舌苔白腻。风邪湿痰，交犯手足太阴也。

大豆卷　海桐皮　法半夏　大杏仁　炒苡仁　桑白皮　威灵仙　净橘络　云苓　丝瓜络　竹茹　枇杷叶

丸方：和荣祛风，化痰通络。

大生地　威灵仙　片子姜　伸筋草　青防风　当归　川桂枝　块苓　海风藤　宣木瓜　竹沥半夏　橘络　秦艽

上为末。桑枝、丝瓜络、红枣，煎汤法丸。

叶左

两腿木痛，不良于行，上及背胁，转侧不利。脉弦滑，舌红苔白。风邪痰湿交入脉络所致，速效难求。

大豆卷　秦艽　川桂枝　怀牛膝　当归　羌独活（各）　防风　五加皮　甘草节　桑枝　丝瓜络

黄右

四末酸痛而麻，两足不良于行，业经四载。脉虚细而滑，舌苔浮腻。荣阴久亏，湿痰入络，气运不和也。势无速效。

当归　西秦艽　橘络　千年健　怀牛膝　宣木瓜　大胡麻　明天麻　云苓　鹿衔草　大白芍（桂枝拌炒）　桑枝　红枣

膏方：培补肝肾，兼化积湿。

潞党参　泽泻　旱莲草　肥玉竹　白归身　川杜仲　炙黄芪　怀牛膝　女贞子　云苓　大白芍　楮实子　大熟地　炒苡仁　橘白

上煎汁，入白蜜收膏。

酒药方：从化浊通络立法。

当归　肥玉竹　云苓　焦白术　怀牛膝　桑枝　橘皮　炒苡仁　五加皮　红枣

上味用高粱酒七斤，浸七日。每饮二三两。

丁左

两臂酸痛又复萌发，幸未及腿。脉虚滑，舌起黄苔。痰湿久羁脉络，当再调荣通络。

当归　海桐皮　五加皮　金狗脊　威灵仙　青防风　川桂枝　怀牛膝　原蚕砂　炙

黄芪　西秦艽　桑枝　红枣

服数剂即止。可用酒三斤，浸酒药一帖饮之。

柳左

历节痛风，四肢窜痛，不能移动，右手且肿，项强无以转侧。曾经寒热，滑泄。脉沉滑，右数，舌苔滑白。风寒湿三邪交入经脉而来。

上川朴　海风藤　炒苡仁　五加皮　秦艽　川桂枝　金狗脊　原蚕砂　羌独活（各）　防风　五积散（包）

改方：加酒当归、怀牛膝。

二诊

历节风，手足肿痛大减，渐能步履，虚里跳动及惊惕多汗亦见退。唯便溏未实，不时腹痛。脉虚滑，舌白。络中风湿未清，脾阳又不运所致。

炒白术　防风　原蚕砂　橘皮络（各）　金狗脊　云苓　炙黄芪　川桂枝　五加皮　海桐皮　西秦艽　桑枝（酒炒）　红枣

三诊

历节风，四肢肿痛大退。虚里跳动、惊惕自汗、腹痛便溏亦减。而胃纳又复疲。舌红起白苔。可见风湿未清，食物又欠节所致。

炒茅白术（各）　焦谷芽　云苓　川桂枝　五加皮　海桐皮　怀牛膝　炒苡仁　秦艽　大砂仁　生姜　荷叶

程右

左手足痛势虽减，举动不利。脘闷胃呆，兼之月事不调，九年不育。切脉弦细而滑，舌红中剥。荣阴久亏，内风窜络，荣卫失和而来，与寒湿入络者大相径庭矣。

当归　海风藤　宣木瓜　大白芍（桂枝拌炒）　海桐皮　大丹参　西秦艽　原蚕砂　怀牛膝　桑枝（酒炒）　红枣

杨左

左臂猝然木痛，举动不利。脉沉细而滑，舌苔浮黄。贼风入络，引动痰湿之象。宜解和络为先。

当归　防风　海桐皮　伸筋草　威灵仙　川桂枝　西秦艽　橘络　丝瓜络　块苓　炒竹茹　桑枝（酒炒）

李左

始而左臂痛，不能抬举，继及右臂，间或寒热。脉小数，右滑，舌红中黄。风邪痰湿，结于脉络所致。

当归　片子姜　秦艽　威灵仙　甘草节　川桂枝　防风　赤芍　块苓　金狗脊　桑枝

陶左

化痰湿以通脉络，用膏代煎。

大生地　竹沥半夏　橘皮络（各）　黑料豆　炒苡仁　云苓　肥玉竹　焦白术　怀牛膝　川石斛　西秦艽　桑枝（酒炒）　白蒺藜　红枣

煎取浓汁，白文冰收膏。

许左

遍体酸楚，转侧不利，入夜内热。脉沉细，舌苔腐白。荣卫不和，湿邪入络也，速效难求。

当归　焦白术　金狗脊　川断肉　川杜仲　桑寄生　川桂枝　羌独活　炙草　五加皮　怀牛膝　红枣

吴左

历节风萌发一旬，四肢骨节肿痛，游窜莫定。寒热迭作，无汗。脘闷作恶，自利不爽。脉弦滑，右数，舌苔白厚满布。风邪与痰湿相搏于络，势尚未化，延绵可虑。

大豆卷　青防风　焦茅术　原蚕砂　羌独活（各）　海桐皮　金狗脊　川桂枝　威灵仙　块苓　竹沥半夏　炒竹茹　桑枝

孙左

历节风，渐及下部，两腿窜痛，不良于行，胃纳因之减少。脉沉滑，舌白。风邪与痰湿相搏而来，势无速效。

当归　羌独活（各）　原蚕砂　西秦艽　威灵仙　怀牛膝　金狗脊　炒苡仁　五加皮　川桂枝　桑枝　丝瓜络

另：五倍子（炙存性）研末，用醋调敷于洋布上。

孙左

历节风复发，四末窜痛，不良于行。胃纳因之减少。舌白转黄，渐作口渴，脉沉分亦数。湿从热化。又当清通脉络，以祛余邪。

川石斛　香独活　制豨莶　炒苡仁　料豆衣　丝瓜络　金狗脊　怀牛膝　净橘络　桑枝　红枣

脚气门

王左

干脚气症，乃寒湿热邪袭于肝脾之络，发时有如伤寒，乍发寒热，胸痞哕恶，肚腹气攻作痛。脉洪大，苔腻黄。宜疏肝和胃，宣邪通络。

白蒺藜　法半夏　当归　云苓　川牛膝　左金丸　藿香　香独活　西秦艽　陈橘皮　大白芍（桂枝拌炒）　佛手

吴左

干脚气，发热无汗，胸痞作哕，左足赤肿。

左金丸　京赤芍　酒子芩　川牛膝　柴胡　藿香　苏叶　黑山栀　葛根　丝瓜络　桑枝

李左

脚气肿溃两月有余，脾土亏虚，气不胜湿，泛溢于肌肤，致成皮水，由脚及腹，面目浮肿，小水不畅。恙久正虚，气不化湿。防其上攻，有喘急之患。姑从崇土渗湿，兼开太阳立法。俾经邪由水道下行。

当归　泽泻　生苡仁　连皮苓　防己　炒茅白术（各）　陈橘皮　猪苓　川桂枝　怀牛膝　净车前　姜衣

蒋左

脚气发于左腿，红肿作痛，胯间焮核。脉弦数，舌红。湿邪袭入血分，属在初起，仿鸡鸣散用意。

大豆卷　上银花　京赤芍　粉丹皮　香独活　海南子　川黄柏　川牛膝　生苡仁　甘草节　桑枝尖

郑左

脚气十余年，近来愈发愈勤，由左而右，足底肿痛，不良于行，傍晚尤甚。脉沉滑，舌白。脾肾两亏，寒痰湿热互结于络。最难拔根。

炒茅白术（各）　五加皮　香独活　海桐皮　桂枝尖　炒黄柏　怀牛膝　炒苡仁　川萆薢　白茄根　桑枝

胡左

湿脚气复发，足肚红肿作痛，寒热交争。仿古人鸡鸣散出入。

紫苏　川牛膝　京赤芍　香独活　川黄柏　粉丹皮　丝瓜络　大豆卷　生苡仁　泽泻　生甘草　桑枝

胡左（镇江）

疟邪截之太早，宿痰未清，脾阳为之不运。四末或麻痹，幸胸无阻滞，胃纳如常。脉小数，舌红。当化痰和络，流畅气机。

当归　川桂枝　明天麻　西秦艽　炒苡仁　怀牛膝　香独活　块苓　金狗脊　炙甘草　净橘络　桑枝（酒炒）　丝瓜络

孙左（江阴）

向日好饮，湿热结于脉络，右足曾患脱骨疽。刻下左足肚时觉麻痹，或酸楚作痛，波及腰部，不良于行，兼发外痔。脉弦滑，舌苔浮黄。血分亦热，非寒湿可比。最忌温通。

大生地　川黄柏　白茄根　五加皮　当归　怀牛膝　川杜仲　香独活　木防己（酒炒）　桑枝

郑左（镇江）

右腿麻痹及呛咳多痰退后，右半及目眦卧蚕，仍跳动不已，劳则尤甚。切脉弦滑细数，舌苔灰黄已化。水亏木旺，内风不藏，鼓动痰热所致。业经已久，势无速效可图。

生石决　大生地　肥玉竹　清阿胶（蛤粉拌炒珠）　双钩钩（后入）　明天麻　白蒺藜　黑料豆　杭菊炭　大白芍　云神　灵磁石

王右

右腿麻痹已减，渐能步履，而环跳穴尚觉木冷不和。脉弦滑，舌苔腐白。络中痰湿未清，气运不和也。当再和荣通络，以驱痰湿。

当归　五加皮　怀牛膝　络石藤　巴戟肉　香独活　陈橘皮络（各）　桂枝尖　宣木瓜　云苓　桑枝　红枣

二诊

右腿麻痹及环跳作痛俱退，而左手足又复麻痹，胃纳已复。脉弦细而滑，舌根尚腻。痰湿初化，气运未和，血脉尚乏流贯之力也。

当归　威灵仙　丝瓜络　香独活　净橘络　怀牛膝　西秦艽　金狗脊　络石藤　块苓　煨天麻　桑枝　红枣

洪左（陵口）

寒邪痰浊交入脉络，两腿麻痹，不能站立，抚之莫知所之，业经两月有余。脉沉滑，舌苔腐腻。先以温通为事。

当归　炒茅术　五加皮　香独活　原蚕砂　川桂枝　怀牛膝　海桐皮　西秦艽　炒苡仁　云苓　桑枝

另：活络丹两粒，陈酒化服。

二诊

两腿麻痹已久，或筋跳颤振，抚之莫知痛痒。右脉见数，舌苔已化。痰湿寒邪渐从热化，速效难图。

大生地　香独活　巴戟肉　焦白术　宣木瓜　当归　怀牛膝　伸筋草　五加皮　西秦艽　桑枝　红枣

三诊

两腿渐知痛痒，而仍麻痹不能站立，筋脉颤振。右脉转数，舌苔腐腻。湿邪初化，肝肾尚亏之候。

大生地　巴戟肉　宣木瓜　西秦艽　川杜仲　当归　香独活　鹿衔草　焦白术　怀牛膝　伸筋草　桑枝　红枣

四诊

两腿麻痹已减，不能站立，腰俞跳，筋脉颤振。脉沉滑小数，舌苔腐白。湿邪初化，肝肾尚亏也。最难速效。

白归身　宣木瓜　左秦艽　虎胫骨　大生地　川杜仲　巴戟肉　香独活　炒苡仁　鹿衔草　五加皮　桑枝　红枣

葛右（仪征）

两腿麻痹酸楚，抚之莫知痛痒，头眩，少腹胀，肉瞤惊惕，耳内作痒。脉虚弦而滑，舌红苔白。血不荣肝，痰湿入络也。

业经已久，势无速效可图。

当归　大胡麻　络石藤　甘杞子（盐水炒）　杭菊炭　怀牛膝　白蒺藜　大白芍　云神　秦艽　明天麻　桑枝　红枣

另：桑麻丸、四物丸，和匀。

任左

进五积散法，病后四末渐能运动自如，腿部亦较有力。舌黄亦化，脉转细数。积湿尤清，本元暗伤。当清养和络，以善其后。

当归　怀牛膝　西秦艽　千年健　云苓　料豆衣　川断肉　五加皮　焦白术　桑枝　红枣

陆左

丸方：湿脚气十年，发则寒热，右腿赤痛，胯间焮核。脉小数，舌红。湿热流入血分而来，拟丸剂图之。

大生地　炒苡仁　当归　香独活　五加皮　怀牛膝　泽泻　京赤芍　川黄柏　粉丹皮　忍冬藤　甘草节

上为末，桑枝、红枣煎汤法丸。

又：脚气发时，服后方二三剂。

大豆卷　炒桂枝　粉丹皮　木防己（酒炒）　香独活　怀牛膝　忍冬藤　赤苓　甘草节　川黄柏　丝瓜络　桑枝

卞右（扬州）

两腿浮肿退后，转觉麻痹，两膝木重，不良于行。胸膺不畅，口黏苔厚，胃纳不充。两脉沉滑。痰湿结于阳明之络，不能主束骨以利机关也。

当归　云苓　炒枳壳　西秦艽　陈橘皮络（各）　怀牛膝　炒苡仁　海桐皮　焦白术　鹿衔草　川桂枝　桑枝　红枣

孙左

向有胃病，右足比增麻痹，或作痛，不能抬举工作。脉弦细而滑，舌红中黄。痰热阻络，经气不行，非风寒可比。业经已久，速效难图。

当归　竹沥半夏　块茯苓　净橘络　西秦艽　威灵仙　伸筋草　青防风　明天麻　海风藤　桑枝　红枣

黄左（金沙）

始而腹部麻木，不能任重物。继之两腿麻痹，不知痛痒，知觉犹失。胸次痞闷，消化不良，便结不利，咳不爽。脉细缓滑，舌苔浮黄。痰湿入络，气运不和，肠胃之通降失职。通降为先。

当归　鹿衔草　左秦艽　焦白术（枳实拌炒）　块茯苓　怀牛膝　干薤白　旋覆花　竹沥半夏　橘络　冬瓜子

徐左（常州）

肝肾两亏，湿痰乘虚入络。两腿腘酸麻作痛，右足尤甚，久立颤振，间或头摇，引动虚风之据。脉弦大，两关滑，舌红苔白。当清肝益肾，通络化痰。

大生地　杭菊炭　大白芍　香独活　明天麻　怀牛膝　料豆衣　甘杞子（盐水炒）　净橘络　千年健　大胡麻　桑枝

黄右

四肢酸麻作痛，两足木肿，不良于行，业经四载。脉虚细而滑，舌苔腐腻。荣阴久亏，湿痰入络，气运不和也。势无速效可图。

当归　西秦艽　明天麻　净橘络　宣木瓜　大胡麻　怀牛膝　大白芍（桂枝拌炒）　云苓　千年健　鹿衔草　桑枝　红枣

董左

风阳鼓动痰浊，流窜脉络，肢末麻痹已久，比来渐及上部，舌心亦觉或麻。脉弦滑，舌白。当化痰通络，以息风阳。

冬桑叶　炒僵蚕　双钩钩　净橘络　白蒺藜　明天麻　远志肉　竹沥半夏　怀牛膝　云苓　炒竹茹　荷叶筋

朱左（镇江）

初夏患湿温，延绵月余甫退，络中余湿未清。腿胫酸楚作痛，由右而左，不良于行。脉细数，舌红。肝肾已暗亏矣，速效难求。

白归身　仙灵脾　左秦艽　川杜仲　焦白术　怀牛膝　鹿衔草　香独活　五加皮　炒苡仁　桑寄生　红枣

杜左（扬州）

风邪痰湿，交入脉络。四末麻痹，左手肢节强木，不能握固，业经两月。舌苔糙黑。非风寒可比，速效难求。

中生地　竹沥半夏　忍冬藤　左秦艽　川桂枝　威灵仙　块茯苓　原蚕砂　丝瓜络　香独活　桑枝　炒竹茹

另：指迷茯苓丸、三妙丸，和匀。

朱左

始而头巅痛，继之左咽痛，牙关强紧，左半面麻木，胸次火燎。脉弦数，舌质光剥。水亏木旺，气火上升也。速效难求。

生石决　明天麻　杭菊炭　云苓　白蒺藜　大麦冬　大白芍　乌元参　炒竹茹　苦丁茶

黄右

四末酸麻痛楚已减，两足木肿，不良于行，十指无甚知觉。脉虚滑细数，舌苔腐腻。荣阴久亏，湿痰入络，气运失和也。速效难求。

大生地（红花炒）　怀牛膝　宣木瓜　威灵仙　左秦艽　当归　大胡麻　鹿衔草　橘络　云苓　五加皮　桑枝（酒炒）　红枣

任右

夜午便泄已久，比增少寐，右腿酸楚作痛，入夜则甚，步履不爽。脉沉细而滑，舌左厚腻。脾肾两亏，湿热注络，荣卫失和使然。

当归　焦白术　宣木瓜　补骨脂（盐水炒）　炙草　怀牛膝　五加皮　煨木香　香独活　橘络　桑枝（酒炒）　红枣

李左（十二圩）

始而左手麻痹，四肢颤振，继之骨节酸楚，口泛清涎，头目眩痛，食少神疲。脉弦细而滑，舌红无苔。阳明脉衰，内风鼓动痰浊，络脉不和也。

南沙参　云苓神（各）　杭菊炭　煅龙齿　柏子仁　大麦冬　远志肉　夜交藤　大白芍　净橘络　白蒺藜　桑枝（酒炒）

张左（镇江）

去冬左臂麻痹起见，今春又增紧掣不舒，指节作痒，日来面部又发生红晕如游风状，或作痒。脉弦数鼓指，舌红无苔。风湿热久乘阳明之络，为宿痰所困，气运不和而来。

桑白皮　防风　威灵仙　净橘络　明天麻　当归　荆芥　忍冬藤　蔓荆子　丝瓜络（炙）　荷叶

周右

左腿木肿三年，发自红赤起疱，寒热迭作，呕吐食物酸水，月事不调。脉沉细，舌红。极难速效。

当归　川桂枝　京赤芍　大豆卷　炒苡仁　炒茅术　香独活　姜半夏　怀川膝　粉丹皮　桑枝

另：三妙丸。

李左（苏州）

去冬右足发生外疡，既消后，湿热逗留血分未清，于是两足木肿且重，越夜较退，兼之少寐气怯。脉虚弦而数，舌红无苔。阴气本不足，先当清荣通络，以化积湿积热。

大生地　炒茅术　川黄柏　香独活　怀牛膝　粉丹皮　炒苡仁　白茄根　木防己　云苓神（各）　丝瓜络　桑枝

丁左

诸多枝节退后，而又适发寒热，右胯炊核，按之痛。脉小数，舌苔腐白。防发脚气，再以清解和化为先。

大豆卷　京赤芍　香独活　赤苓　怀牛膝　忍冬藤　丝瓜络　炒苡仁　甘草节　大杏仁　炒竹茹　鲜姜皮

钱左（金沙）

痰湿入络，气运不和。两足麻痹，上及少腹，腰背痛。脉浮缓而滑，舌红苔白。病经月余，殊难速效。

当归　香独活　净橘络　秦艽　五加皮　怀牛膝　炒苡仁　丝瓜络　云苓　海桐皮　桑枝（酒炒）　红枣

朱左（镇江）

阴气两亏，痰湿乘虚入络，阻仄营卫之流行。左臂麻痹，食指或胀痛，头额或眩痛。脉沉细而滑，两关小数，舌苔黄腻满布。向日好饮，阳明必多湿多痰。慎防触动风木也。

生石决　明天麻　净橘络　西秦艽　炙黄芪（防风炒）　竹沥半夏　杭菊炭　制豨莶　威灵仙　块苓　丝瓜络　炒竹茹

丁左

进化痰通络，左肢冷木作痛已减，渐能自用。舌苔仍腐腻未脱，脉沉滑小数。痰浊初化，气虚未复也。守原义更增益气之品。

当归　制豨莶　青防风　橘络　威灵仙　炙黄芪　西秦艽　川桂枝　牛膝　炒苡仁　千年健　云苓　桑枝

二诊

仿玉屏风散立法，舌苔复腻，且便结，四日不行，左肢末能自用。脉较数。温补未受，暂以润通为先。

淡苁蓉　大麦冬　云苓　豨莶草　净橘络　当归　左秦艽　炒苡仁　怀牛膝　火麻仁　桑枝

三诊

今日大腑已畅通，舌苔腻黄复化，左手足强木，未能自用。左脉滑数。络中痰浊尚重，未宜温补。

台参须　怀牛膝　当归　制豨莶　千年健　肥玉竹　左秦艽　川桂枝　云苓神（各）　橘络　丝瓜络　桑枝

王左

日来右腿麻痹已减，左手肢节尚或麻，心悬少寐，或滑泄，平昔痰多气促。脉之弦象已平滑如故，舌根浮黄。痰浊初化，络气初和，心肾之阴未复，肝阳尚旺。

台参须　首乌藤　大胡麻　炙黄芪、青防风（合炒）　煅牡蛎　煅龙齿　左秦艽　制豨莶　净橘络　桑枝（酒炒）

周左

淋浊延久，近虽已少，湿毒乘虚入络，两腿酸乏而麻，不能久立，两臂亦牵掣作痛。脉沉数而滑，舌苔腐腻。肾阴虽亏，不宜腻补。以通络化浊为先。

大生地　泽泻　左秦艽　香独活　川黄

柏　怀牛膝　忍冬藤　甘草节　白茄根　丝瓜络　仙遗粮[①]　炒苡仁　桑枝

另：知柏地黄丸、三妙丸，和匀。

卜左

荣阴久亏，湿热乘虚入络。四肢筋脉或走窜作痛，右足胯或赤肿而热，或有硬块举动不利。脉弦细而数，舌苔苍黄。先当和荣通络，分化湿热。

中生地　粉丹皮　宣木瓜　当归　白茄根　怀牛膝　左秦艽　炒苡仁　海桐皮　丝瓜络　桑枝

林左

左胯结硬日消，右胯结硬反大，按之痛。幸咳已止，胃纳渐复。脉小数，舌红。当再和理泄化。

中生地　怀牛膝　大贝母　泽泻　焦谷芽　当归尾　炙甲片　炒苡仁　瓜蒌皮　赤苓　冬瓜子　丝瓜络

改方：去瓜蒌皮，加皂角针。

华左

水亏木旺，风阳不藏，湿痰入络，阻仄气运之流行。两手麻痹，左手臂久痛，左腰酸乏，或颤振，便结。脉虚弦滑数，舌苔腐腻。非单独气虚者可比。

生石决　怀牛膝　左秦艽　竹沥半夏　料豆衣　制豨莶　明天麻　橘络　杭菊炭　块茯苓　丝瓜络　荷叶筋

文左（北平）

湿脚气，左足肚红肿作痛，胯间焮核，曾经寒热，便结不爽。脉沉数而滑，舌苔灰腻。湿热逗留血分而来，最难拔根之候。

小生地　京赤芍　川牛膝　生苡仁　香独活　川黄柏　粉丹皮　忍冬藤　泽泻　木防己　赤苓　桑枝

另：三妙丸。

药后如大便仍闭结，原方加酒炒生军。

又：青敷[②]药三成，黄敷[③]药七成，用青果汁九成，葱汁一成，调涂足部。

王左（泰州）

腰如束带已久，比增两手麻痹，两足木冷，气从上逆，胸膺痞闷。脉弦滑，舌白起纹。肝肾之血液暗亏，痰湿阻于脉络，气化不行而来。最难速效。

当归　旋覆花　西秦艽　明天麻　白蒺藜　怀牛膝　竹沥半夏　块茯苓　净橘络　千年健　荷叶筋

另：人参再造丸一粒，分两次服。

王左

风懿[④]延久三月于兹，动则恶风，四末酸痛，痿乏解㑊[⑤]，饮食不为正化，肌肤日形消瘦。脉虚滑，舌红苔白。风邪伤卫，气不外卫，脾运无权而来。

当归　怀牛膝　青防风　川桂枝　威灵仙　炙黄芪　焦白术　云苓　炙甘草　左秦

---

① 仙遗粮：土茯苓的别名。

② 青敷：即清宝丹。药物组成：大黄、姜黄、黄柏、白芷、白及、天花粉、陈皮、甘草、青黛。

③ 黄敷：即金黄散。药物组成：大黄、姜黄、天花粉、黄柏、苍术、陈皮、白芷、甘草。

④ 风懿：中风证候之一，舌强不能言，喉中右阻塞感和痰鸣音，由痰火闭塞所致。

⑤ “解㑊”通“懈亦”：中医病证名，全身困倦无力，懒于行动，少气不欲食，似热非热，似寒非寒，焦虑不安，恐惧，抑郁不欢，多由肝肾虚损、精血不足而致。

艽　桑枝　红枣

江左

湿痰入络，脾气不运，肢体麻痹，卧左则左，卧右则右，食后或呕恶吞酸。脉细滑关部缓，舌苔腐白。当运脾和中，以化痰湿。

焦白术　明天麻　块茯苓　左秦艽　大白芍（桂枝拌炒）　怀牛膝　姜半夏　净橘络　白蒺藜　炒苡仁　丝瓜络　桑枝（酒炒）

王左（泰州）

胸膺痞仄、腰如束带俱退。唯四肢麻痹不仁，举动不胜。脉之弦象已减，滑如故。舌白起纹。肝肾暗亏，痰湿乘虚积于脾络。高年痱中可虑。

别直须　明天麻　左秦艽　竹沥半夏　制豨莶　块茯苓　川桂枝　橘络　威灵仙　怀牛膝　炙黄芪　桑枝尖（酒炒）　红枣

如合丸，原方打十剂为末，用桑枝、红枣、肥玉竹，共煎汁为丸。

张右

春间跌仆，左肢久痛，举动不利，兼之脘闷厌食。舌苔厚腻，脉沉滑而细。荣卫不调，痰湿凝滞脉络也。

当归　川桂枝　制豨莶　云苓　威灵仙　川断肉　焦白术　怀牛膝　炒苡仁　左秦艽　桑枝　红枣

董左

肝阳上升，痰浊阻于阳明之络，经气不行。肢末时或麻痹，间或波及舌本，头目眩重。脉弦滑，舌白。先当清肝化痰，以通脉络。

生石决　竹沥半夏　白蒺藜　白芥子　明天麻　净橘络　远志肉　块茯苓　丝瓜络　九节蒲　炒竹茹

张右（吕城）

脘闷胃呆已退，左手足久痛亦减，唯肢节仍麻胀无力。舌苔糙黄，脉沉滑细数。痰湿化热，络脉不通所致。

当归　左秦艽　川桂枝　丝瓜络　中生地（红花拌炒）　威灵仙　青防风　川断肉　赤苓　粉丹皮　京赤芍　桑枝　红枣

戚左（常州）

左足湿毒溃烂有年，荣土暗亏，余湿未尽。每值阴雨则肢倦厌食，小水点滴不利。脉沉滑，舌苔腐腻。当培中化湿。

焦白术　泽泻　怀牛膝　陈橘皮　炙甘草　当归　炒苡仁　云苓　姜半夏　楮实子　生姜　红枣

另：三妙丸、二陈丸，和匀。

史左

左膝骨久突，皮无二色，业经两年。屈而不伸，行走作痛。脉小数，舌红。肾虚，寒湿不化。势无速效可图。

当归　巴戟肉　川桂枝　香独活　焦白术　怀牛膝　左秦艽　宣木瓜　五加皮　伸筋草　桑枝　红枣

另：三妙丸。

二诊

胃纳渐复，左膝骨突如故，业经两年，筋屈不伸，行走作痛。脉小数，舌红。寒邪痰湿久结三阴，最难速效。

炒茅白术（各）　怀牛膝　巴戟肉　川桂枝　宣木瓜　五加皮　香独活　炒苡仁　熟附片　川黄柏　当归　桑枝　红枣

眭右

湿脚气屡发，左足肚红肿，胯间焮核，

寒热交争，刻下已渐退。舌苔尚腐黄，脉沉数右滑。湿热已入荣分，剔根不易。

焦茅术　川黄柏　细生地　忍冬藤　香独活　怀牛膝　京赤芍　粉丹皮　木防己　甘草节　桑枝

另：三妙丸。

陈左（镇江）

左腿麻痹及抽搐虽减，而环跳又复酸痛，咳则牵引。脉细数而滑，舌苔厚腻已化。络中痰湿未清，气运不和所致。业经已久，速效难图。

当归　川断肉　西秦艽　巴戟肉　宣木瓜　怀牛膝　海桐皮　炒苡仁　香独活　川杜仲　丝瓜络　桑枝

另：五加皮酒，木瓜酒，均可服。

何左

湿脚气复发，刻下寒热已退，右足肚尚红肿，且游移走窜。湿热由血分而入络可知。亟为清荣通络，疏泄湿热。

细生地　京赤芍　忍冬藤　川黄柏　木防已（酒炒）　川牛膝　粉丹皮　地肤子　炒茅术　香独活　甘草节　泽泻　桑枝

张左

湿热下注三阳之络，左足赤肿而热如火燎，委中筋屈不伸，胯间焮核，寒热迭作。舌苔黄腻，脉滑数。内外夹杂，清解为先。

大豆卷　京赤芍　丝瓜络　香独活　川黄柏　忍冬藤　川牛膝　粉丹皮　宣木瓜　伸筋草　桑枝

另：青黄敷药。

张左

两足久肿或麻痹，不良于行，两胁仄满不纾，胃纳不甘，或呕恶。脉沉滑，舌红。脾肾两亏，痰湿乘虚入络也。速效难求。

焦白术　怀牛膝　白芥子　刺蒺藜　炒苡仁　炒枳壳　杜切茯苓　橘皮络（各）　西秦艽　泽泻　丝瓜络　桑枝

另：三妙丸、二陈丸，和匀。

张右（常州）

湿脚气延久，愈发愈勤，甚则一月数次，寒热交作，两腿红肿作痛，非左即右，加之向有胃寒呕吐宿患。脉弦细，舌红。湿热乘入血分，剔根殊难。

大豆卷　川牛膝　川黄柏　当归　京赤芍　香独活　忍冬藤　丝瓜络　木防己（酒炒）　川桂枝　粉丹皮　桑枝

另：三妙丸。

张左

水不涵木，内风夹痰，窜扰于络，左肢麻痹，无以自用，或神迷谵妄，沉迷嗜卧。脉弦滑，舌苔白腻满布。最防跌仆也。

大麦冬　净橘络　竹沥半夏　制豨莶　大白芍　远志肉　怀牛膝　云神　杭菊炭　西秦艽　炒竹茹　九节蒲

任左

病后胃纳虽复，而两腿仍酸乏，腰部重，足丫流脂。脉沉数而滑。积湿未清，络气不和，非虚之所致。

当归　焦白术　怀牛膝　香独活　泽泻　川杜仲　楮实子　千年健　五加皮　炒苡仁　白茄根　桑枝

毕左

始发湿气，继因误下，湿邪窜络，两腿掣痛，不良于行，渐及两臂，曲而不伸，迭经寒热无汗。脉沉滑，舌苔白腻。余湿尚重，慎防延绵。

大豆卷　羌独活（各）　炒茅术　汉防己（酒炒）　上川朴　川桂枝　川牛膝　云苓　炒苡仁　海桐皮　生姜

韩右

此次脚气发而未透，湿邪化火，逐日火升两次，面赤如妆，口渴喜饮，逾时即大汗如洗，其热即衰。舌苔厚腻，脉沉数而关滑。拟苍术白虎汤加防己一法。

炒茅术　川桂枝　陈橘皮　汉防己　炙甘草　肥知母　云苓　熟石膏　生苡仁　炒竹茹

改方：加制半夏。

二诊

进苍术白虎汤加防己一法，火升多汗已退，面烘耳热亦折。舌苔久腻亦渐化，而仍口渴。湿热遏蕴阳明未楚也，守原法减其制。

炒白术　泽泻　川石斛　制半夏　西茵陈　陈橘皮　藿香　云苓　炒苡仁　焦谷芽　炙鸡金　甘蔗

三诊

脚气未透即退，积湿化热，火升多汗，面红耳热，口渴喜饮。舌根黄腻满布，脉沉数而滑。当从积湿化热例立法。

天花粉　西茵陈　炒茅术　炒苡仁　黑山栀　川石斛　云苓　川黄柏　陈橘皮　泽泻　冬瓜子皮（各）　丝瓜络（炙）

陈左

脚气举发，右足肚赤肿作痛，胯间焮核，寒热交争。脉沉数，舌苔黄白相兼。最难拔根之候。

大豆卷　川桂枝　生苡仁　丝瓜络（炙）　香独活　汉防己（酒炒）　川黄柏　海桐皮　京赤芍　粉丹皮　紫苏　桑枝

另：三妙丸。

周右（宜兴）

湿脚气延久，由足趾而及足底，热如火燎，痛如针刺，一息难忍，不能任地，偶以冷水沃之则痛止，延绵已久。比增呛咳多痰，胸宇仄闷，月事不调。脉弦数，舌红。湿火久结三阴之络，渐窜血分，加感风燥，肺气不清。立法不能一律也。

中生地　忍冬藤　粉丹皮　炒苡仁　大杏仁　怀牛膝　京赤芍　白茄根　丝瓜络　香独活　桑枝　枇杷叶

另：三妙丸。

周右

经治来，右畔头痛已止，唯脚气仍发。右腿痛，赤肿，寒热大作，呕吐痰水。脉弦细，舌红。业经有年，剔根不易。

大豆卷　忍冬藤　怀牛膝　姜半夏　京赤芍　川桂枝　香独活　汉防己（酒炒）　藿香　丝瓜络　桑枝

丸方：大生地　当归　香独活　炒茅白术（各）　姜半夏　川黄柏　京赤芍　汉防己（酒炒）　川桂枝　白蒺藜　云苓　怀牛膝　炒苡仁　五加皮

上为末，桑枝、红枣煎汤法丸。

张左

每值寒热则两胯结核作痛，足底热赤，足肚并不红肿，似与湿脚气不同，且一月四发，更非脚气可比。脉滑，舌白。湿邪阻于脉络，经气不行也。

大豆卷　怀牛膝　香独活　川桂枝　当归　京赤芍　丝瓜络　炒苡仁　生甘草　忍

冬藤　桑枝

另：三妙丸。

吕左

湿脚气复发，左足肚赤肿作痛，筋梗莫直，胯间焮核，寒热交争，呕吐食物。脉小数，舌黄。当此湿土司令，当化湿宣邪。

大豆卷　川牛膝　生苡仁　川桂枝　半夏曲　藿香　香独活　京赤芍　忍冬藤　炒枳壳　炒苡仁　丝瓜络

二诊

湿脚气已退，寒热已清，足肚赤痛亦止，余肿未消，举动不利。脉小数而滑，舌苔浮黄。余湿未清也。

当归　忍冬藤　京赤芍　西秦艽　川黄柏　怀牛膝　丝瓜络　生苡仁　粉丹皮　云苓　桑枝

另：三妙丸。

蔡右

脚气屡发，左足肚赤肿，委中筋曲，胯间焮核，寒热交争。最难拔根之候。

大豆卷　香独活　京赤芍　宣木瓜　汉防己（酒炒）　川牛膝　忍冬藤　生苡仁　川黄柏　粉丹皮　桑枝

二诊

脚气左足赤肿渐移于下，委中筋曲不伸，胯间焮核。脉滑数，舌红。湿热入络，当再疏泄。

当归　香独活　川黄柏　京赤芍　木防己（酒炒）　川牛膝　宣木瓜　丝瓜络　粉丹皮　忍冬藤　桑枝　地肤子

束左

湿脚气左右相窜，刻下右足肚赤肿而热，按之炙手，迭经寒热。脉滑数，舌苔浮黄满布。湿邪之重可知，延有复发之虞。

炒茅术　川牛膝　京赤芍　丝瓜络　香独活　川黄柏　汉防己　忍冬藤　生苡仁　生甘草　桑枝

另：三妙丸。

周右

左腿木肿三年，发时红赤起疱，寒热迭作，呕吐食物酸水，月事不调。脉沉细，舌红。极难速效。

当归　川桂枝　香独活　大豆卷　怀川牛（各）　炒茅术　炒苡仁　京赤芍　姜半夏　粉丹皮　桑枝

另：三妙丸。

丁左

诸多枝节退后，而又适发寒热，右胯焮核，按之痛。脉小数，舌苔腐白。防发脚气，再以清解和化为事。

大豆卷　香独活　丝瓜络　赤苓　大杏仁　忍冬藤　京赤芍　炒苡仁　怀牛膝　甘草节　炒竹茹　鲜姜皮

张左

湿脚气十余年，发则寒热交作，右腿赤痛，胯间焮核。脉小数，舌红。湿热流入血分而来，拟丸剂图治。

大生地　当归　五加皮　川黄柏　香独活　炒苡仁　粉丹皮　京赤芍　忍冬藤　甘草梢　泽泻　怀牛膝

上为末，桑枝、红枣煎汤法丸。

另方：湿脚气发时，服此方两三剂。

大豆卷　香独活　忍冬藤　粉丹皮　甘草节　怀牛膝　川桂枝　川黄柏　木防己（酒炒）　赤苓　丝瓜络　桑枝

赵左（镇江）

脾虚其阳，肾虚其阴，湿痰乘虚下注二经之络。两足底麻痹已久，任地不实，或觉木重。切脉虚弦细滑，舌红根黄。非风寒可比。当益气通络，以化痰湿。

别直须　黄芪皮　香独活　左秦艽　料豆衣　怀牛膝　白茄根　五加皮　竹沥夏　云苓　净橘络　桑枝　丝瓜络

另：三因胜骏丸、三妙丸，和匀服。

二诊

进益气通络以化湿痰立法，两足底麻痹已减，任地渐实，木重亦退。唯足趾尚欠灵活，屈伸无以自如。脉转沉滑，舌苔仍腐黄。湿痰初化，络气未和也。

别直须　当归　大生地　香独活　净橘络　黄芪皮　白茄根　怀牛膝　川萆薢　伸筋草　炒苡仁　桑枝　红枣

丸方：补肾阴之不足，化脾络之痰湿。

别直须　当归　川萆薢　焦白术　左秦艽　大熟地　怀牛膝　炙黄芪　巴戟肉　云苓　宣木瓜　香独活　白茄根　橘络

上为末，桑枝、红枣煎汤法丸。

李左（镇江）

向日好饮，湿热久结肠胃，不时便血，湿热藉以下泄。今血已止，湿热反难排泄，流入脾络，于是两足肿痛，热如火燎。刻下虽已退，步履未能自如。脉弦滑，舌黄。法当清荣化湿，以通络脉。

炒茅术　怀牛膝　连皮苓　木防己（酒炒）　当归　川黄柏　香独活　炒苡仁　白茄根　侧柏叶　丝瓜络

另：三妙丸。

二诊

进清荣化湿以通脉络，两足肿痛大减。唯步履未能自如，任地不实，清晨脾泄，日来胃纳渐香。脉弦细而滑，舌苔浮黄已化。可见脾络久结之湿痰步清，而阴气之亏折未复，络脉不荣。当守原义步增培理。

当归　五加皮　焦白术　西秦艽　巴戟肉　木防己（酒炒）　怀牛膝　香独活　炒苡仁　千年健　桑枝　红枣

另：三因胜骏丸、三妙丸。

吴左（镇江）

脚气有干湿之分。干者，发时如霍乱，上呕下利，既止后，则右足红肿作痛，胯间焮核。每遇湿土司令则发，入秋甫能霍然。脉弦细而滑，舌红根黄。湿热久结肝肾之络而来，剔根不易。

大豆卷　紫苏　藿香　连皮苓　桂枝木　川牛膝　宣木瓜　丝瓜络　木防己（酒炒）　桑枝　三妙丸（包）

又：通络化湿。

炒茅白术（各）　怀牛膝　桂枝木　川黄柏　当归　木防己　香独活　宣木瓜　五加皮　炒苡仁　连苓皮　伸筋草　桑枝　红枣

上味用麦冬，烧酒十斤浸七日，每饮二两。

蒋左

病后营气不从，湿痰乘虚流入脾络。右肢麻痹，腿部作胀，右半面亦渐发麻，内风已鼓动矣。脉弦滑，舌黄。亟为通络息风，驱逐湿痰。

当归　西秦艽　杭菊炭　香独活　怀牛膝　明天麻　海桐皮　净橘络　云苓　五加皮　丝瓜络（炙）　桑枝

韩右

湿脚气年余，愈发愈勤，一月数次，

非左即右，赤肿作痛，胯间焮核，寒热交争，咽痛嗌干，月事后期。脉弦数，舌红苔白。荣阴不足，湿热窜入血分而来。极难剔根之候。

当归　香独活　忍冬藤　中生地　怀牛膝　川黄柏　海桐皮　京赤芍　粉丹皮　木防己　宣木瓜　丝瓜络　红枣

另：八味逍遥丸、三妙丸，和匀。

虚损门

贾右（宜兴）

恙由前年怀麟吐血而起，血止增咳。既产之后，咳止而增寒热，经治渐退。今春又因操劳，阴气渐亏，肝木偏旺，肺乏清肃之权，络伤血溢于外，始而鼻衄，继之痰夹血丝。右胁痛，呼吸控引，五心烦热，心悬，时有冷汗，月事年余不行。切脉弦细沉分数，两关尤甚，舌苔浮黄。一派虚而生热之象，并无积瘀。当从柔肝肃肺，清其内热入手。

南北沙参（各） 旋覆花（包） 川贝母 生牡蛎 云神 大白芍 郁金炭 白蒺藜 粉丹皮 大丹参 猩猩绛

二诊

昨从柔肝肃肺、清其内热入手，五心烦热渐平，时有冷汗亦止。脉之弦数亦平，唯更觉细数少力。舌苔浮黄见化。右胁仍痛，呼吸控引，心悬少寐。种种合参，是虚阳木火渐潜，肺络痰热渐化，加以营阴既不能养心，又不能荣肝之候。守原义增益清养营阴诸品。

南北沙参（各） 白蒺藜 大麦冬 大生地（蛤粉拌炒） 大丹参 生牡蛎 川郁金 大白芍 旋覆花 柏子霜 云神 猩猩绛

又方：南沙参 大白芍 法半夏 云神 夜合花 炒枣仁 大麦冬 柏子仁 北秫米

此方服后，即能安寐。

三诊

昨夜颇能熟寐，心悬亦尤安，右胁痛亦退，呼吸亦利。唯呵欠，转侧尚有痛意，大腑三日未行，夜分咽痛。舌苔更黄，舌根独黄厚。脉之弦数象已平，重取尚濡细少力。可见肝家气火初潜，荣阴为久热所灼者未复，肺气不润，络中痰热未清。当再清养润肃，以滋肠腑。

南北沙参（各） 大麦冬 瓜蒌子 大白芍 川石斛 生熟谷芽（各） 柏子仁 叭杏仁 陈橘白 冬瓜子 北秫米

后服方：养血以柔肝，肃肺兼和胃。

大生地 陈橘白 当归 女贞子 柏子仁 南沙参 大白芍 云茯神（各） 川石斛 炒谷芽 大杏仁 冬瓜子 北秫米

初四日方服一二帖，大腑如畅行，原方去瓜蒌仁，再服二三帖。接服后方，如大腑仍未通，可暂服红色消导丸二三粒，温开水送下。如虚阳复升，或有汗，原方加生牡蛎一两。

四诊

经治来，右胁痛先退，心悬不寐继安，胃亦较复，腑通亦润，且反溏薄。左胁下虚里跳跃，入夜腹胀，及晨即退，间或咽痛，五心烦热，月事未行。切脉弦数之象已平，唯仍濡细少力。舌根厚苔已化，前畔且起新苔。营土渐有来复之机，转当培调肝脾，潜降气火。

潞党梢（米炒） 当归 女贞子 生牡蛎 大白芍 云神 炙乌梅 陈橘白 大丹参 潼白蒺藜（各） 冬瓜子 金橘皮

五诊

历治来，诸多枝节就次见退。唯月事未通，近由感受新邪，肺气素虚，故先受之。呛咳咽痒，痰难出，右胁下似有痰声，曾经寒热。脉转弦细，舌红中黄。寒化为热，其大便不润者，亦由肺气不润使然。暂以宣肃为事。

南沙参 蜜苏子 法半夏 川贝母 大白芍 旋覆花 淡天冬 瓜蒌皮 大杏仁 净橘络 冬瓜子 枇杷叶

六诊

调治以来，咳热已清，经停继行。唯未能按期，其血色虽正，而血量尚少。尻骨尾间酸楚，坐立不安。脉缓滑小数，舌苔黄腻。是营血已亏，督带二脉尚少血涵。法当养血调经，佐入奇经之品。

当归身 大白芍 潼白蒺藜（各） 怀牛膝 女贞子 大丹参 炙龟板 鹿角霜 川续断 川杜仲 紫石英 金橘皮 红枣

膏方：养血柔肝，兼调奇经。

生熟地（各） 大白芍 大龟板 怀牛膝 大丹参 白归身 鹿角霜 潼白蒺藜（各） 云苓神（各） 川续断 南北沙参（各） 川贝母 女贞子 清阿胶 鸡血藤胶 金橘皮 鲜藕 红枣

上味煎取浓汁，入白蜜收膏。

成左

久咳带血，误服河车，肺为热灼，右喉腐痛，音嘶。舌红，脉细数。金水大亏，已入怯门。姑予清养。

南沙参 甜桔梗 诃子肉 蛤壳 桑叶 淡天冬 马勃 乌元参 大杏仁 川贝母 枇杷叶 榧子肉

谢左（芜湖）

咳经数年，痰极多而作恶。气逆不纾，时常寒热，食少形瘦，盗汗甚多，间或滑泄，日来又增咽痛。切脉细数无力，舌红苔白。肺虚于上，肾亏于下，虚阳木火上升，灼液为痰，壮火食气，势有涉怯之虑。

南北沙参（各） 大麦冬 五味子 蜜桑叶 川贝母 生诃子肉 炙紫菀 大白芍 川百合 叭杏仁 橘皮 白石英

另：八仙长寿丸。

二诊

日来咽痛已减，而痰仍多，黏于喉而难出，久咳，黎明尤甚，不时寒热，盗汗。舌白转黄，脉仍细数，左尺不静。夜分疑虑纷扰，寐中易于惊惕。肺肾两亏，心火肝阳偏旺，阴不敛阳，心不藏神，壮火食气。一派损怯见端，着手不易。

南北沙参（各） 大麦冬 生牡蛎 大生地（蛤粉炒松） 五味子 云神 生诃子肉 叭杏仁 川贝母 粉丹皮 白石英 枇杷叶

三诊

两进清金滋水，咽痛呛咳尤减，而清晨及日晡咳仍甚。痰黏于喉，或呕恶，夜寐不酣，易于惊惕，疑虑交萦，胃呆食少。脉细数，舌红。水亏木旺，金为火灼之象。

一派损怯见端，势无速效。

南北沙参（各） 川贝母 大生地（蛤粉炒） 怀山药 大麦冬 生诃子肉 云神 橘白 炙紫苑 叭杏仁 青盐半夏 白石英 榧子肉

四诊

夜分惊惕已减，渐能安枕。咳亦较平，而晨夕仍甚，咽痛红点粒粒。脉虚数，舌红。水亏于下，火浮于上，水火不能既济，于是水愈亏而木愈旺也。亟为滋降。

大熟地（蛤粉炒） 生诃子肉 乌元参 川百合 五味子 大麦冬 南北沙参（各） 蜜桑叶 川贝母 云神 白石英 凤凰衣

五诊

迭为滋降，火虽略降，顷又复升。夜分咽痛嗌干，呛咳多痰。脉虚数而细，舌红。咽底化红点为红丝缕缕，阴火不藏之据。拟王太仆灌根滋苗法。

大熟地（蛤粉拌炒） 白桔梗 大麦冬 马勃 炙甘草 五味子 乌元参 生诃子肉 北沙参 云神 叭杏仁 白石英 凤凰衣

六诊

改进王太仆灌根滋苗法，滋其水源。脉数已减，咽底红点转淡。而夜分仍干槁作痛，黎明盗汗，呛咳多痰。虚阳初潜，真水未充，仍守原义更进。

北沙参 大麦冬 乌元参 生牡蛎 蜜桑叶 大熟地 五味子 生诃子肉 生白芍 米炒桔梗 肥玉竹 白石英 凤凰衣

七诊

进王太仆灌根滋苗法，咽底红丝缕缕俱退，干槁较润，而久咳未減，痰极多，清晨盗汗益甚。脉虚数，舌红中剥。阴液久亏，虚阳上灼，非实火可比，最难速效。仍宜清金滋水，以潜虚阳。

西洋参 乌元参 南北沙参（各） 生诃子肉 旱莲草 大熟地 五味子 川百合 大麦冬 蜜桑叶 海蛤粉 白石英 鸡子清（一个入煎）

八诊

清金滋水以潜虚阳，咽底干槁较润，而黎明尚痛，盗汗多，咳未折，痰尚多，寐尚惊惕，胃纳略增。右脉数象渐平。此虚阳初潜，阴液尚亏。前方既受，接近毋懈。

西洋参 南北沙参（各） 五味子 川百合 大熟地 黄芪皮 大麦冬 怀山药 诃子肉 生牡蛎 云神 白石英 十大功劳

九诊

迭进上病下取，咽底红丝缕缕大退。唯夜分尚干槁作痛，午后咳甚，痰难出而气粗。脉之数象已平，沉取仍无力。可见虚阳尤潜，真阴未充，水不济火，金水不能相生，势非旦夕可恢复也。仍仿原义出入。

大熟地 怀山药 五味子 生诃子肉 川贝母 南北沙参（各） 大麦冬 川百合 参贝陈皮[1] 煅牡蛎 云神 白石英 冬虫夏草

膏方：清金滋水，以潜虚阳。

---

① 参贝陈皮：中药名，止咳化痰，生津消渴。用于肺虚咳嗽，津少口渴。

南北沙参（各） 大熟地 白石英 女贞子 叭杏仁 肥玉竹 怀山药 枇杷叶 旱莲草 川贝母 大麦冬 净萸肉 煅牡蛎 诃子肉 胡桃肉

上味煎取浓汁，入白蜜收膏。

李左

久咳失音，咽关肿痛，饮水作呛，而干物反能容纳，其非实火可知。脉沉细，右手尤无力，舌苔浮白。日来又增便溏。脾肺肾三经大亏，虚阳上灼也。从劳者温之立法，循序渐进。

大熟地（盐水炒） 净萸肉（盐水炒） 破故纸（盐水炒） 炒於术 炙乌梅 煨诃子肉 五味子 川贝母 北沙参 白桔梗 陈橘皮 功劳子 百药煎

二诊

从劳者温之立法，便溏已止。咽关肿痛，饮水作呛如故，音嘶呛咳嗌干。舌起黄苔，脉细数。脾气初固，肾水不升，肺阴不降也。引火归元一法又非所宜，当守原义增损再进。

西洋参 参贝 陈皮 大麦冬 生牡蛎 大生地（蛤粉炒） 北沙参 生诃子肉 五味子 马勃 川贝母 猪肤（入煎） 榧子肉

三诊

便溏已止，呛咳亦减，而痰浊尚多，咽痛音嘶，饮食作呛，蒂丁作痛，日来小有寒热，幸胃纳如常。脉细数，舌苔复化。肾水不升，肺阴不降，虚阳上灼，灼液为痰也。当滋其下，而润其上。

大生地（秋石炒） 乌元参 生诃子肉 白桔梗 参贝 陈皮 北沙参 五味子 女贞子 旱莲草 马勃 猪肤（入煎）

四诊

滋水清金，以抑肝木，木火虽暂退，而天一之水久亏，势非旦夕可恢复者。当仿前意，更增六味地黄法，填补坎水，以谋进步。

大熟地 川贝母 生诃子肉 粉丹皮 大麦冬 怀山药 五味子 云苓 北沙参 乌元参 十大功劳

徐左（常州）

聤耳流脂年久，其肾必亏。去秋始而咳嗽，继之咯红，盈盂盈碗。刻下血虽渐止，呛咳更甚，不得右卧，痰难出，午后潮热，黎明甫退，胃呆食少，便中夹有寸白虫。切脉弦细右数，舌红唇燥。肾阴先亏，肺络复损，肝阳偏旺，木火灼金，土德又薄之候。入怯可虞，先当育阴清热，肃肺和胃。

南北沙参（各） 叭杏仁 川贝母 桑叶 地骨皮 淡天冬 蛤壳 川石斛 怀山药 大白芍 冬瓜仁 枇杷叶

王左

日来天气暴寒，肺之呼吸力不匀，西医所谓只有收缩力而无伸展力者是也。背俞怕冷，呛咳痰且难出。阴阳交伤，须防涉怯。姑仿劳者温之一法。

黄芪皮 肥玉竹 当归 叭杏仁 橘皮 北沙参 炙紫菀 川贝母 功劳子 夜合花 红枣

胡左

入夜发热，掌心尤甚，及晨不退。脉弦细，舌红苔白。血虚木旺，最防增咳。以清骨散主之。

银柴胡 当归 大丹参 粉丹皮 地骨皮 炙鳖甲 青蒿 大白芍 白薇 炙

草　金橘皮　红枣

单左（无锡）

咳嗽已久，曾经失血，痰多气粗，劳则形寒意热，幸胃纳甚强。切脉弦细小数，舌红中黄。肾阴久亏，肝阳偏旺，肺络久伤，阴不敛阳。阳不外卫则寒，阴不内守则热也。先当抑木清金。

北沙参　淡天冬　川贝母　蜜桑叶　瓜蒌霜　叭杏仁　海蛤壳　黑大豆　生白芍　炙紫菀　橘白　冬虫夏草　枇杷叶

王右

咳经三月有余，痰多，曾经带血。左胁痛，呕吐，洒淅恶寒，入夜渐热。食少口干，大便溏薄，经行甚少。脉细数左弦，舌光而绛。肺胃大伤，荣土复损，阴伤及阳，有过中不治之虞。

南沙参　怀山药　大白芍　炙乌梅　生於术　煨诃子肉　川贝母　川百合　炙草　枇杷叶　莲子　佛耳草

王左（金沙）

涉水登山，经营矿务，既劳其心，又劳其形，气阴暗耗，肺乏滋养，虚燥内生。致发呛咳，咳减痰多，气逆有汗，大肉瘦削，便溏食少。舌苔砂黄，肺伤及肾，脾土又馁之候。势将过中。

太子参　五味子　炒於术　法半夏　破故纸　怀山药　橘白　煨诃子肉　云苓　煅牡蛎　生熟谷芽（各）　莲子

戈左

进金水并调立法，咽底红肿已退，饮咽渐利，不时形寒亦罢。唯少腹之气仍从上逆，逆则呛咳，五更盗汗，易于滑泄。脉沉滑细数，舌淡少苔。阴损及阳之渐，步以温纳为先。

大生地（沉香炒）　五味子　诃子肉　怀牛膝　破故纸　净萸肉（盐水炒）　白石英　煅牡蛎　陈橘皮　云苓　胡桃肉

皮左

内热盗汗，形神消瘦，饮食作痞，曲直作酸，恙延已久。乃积虚成劳，阴气两亏，脾失健运，肝木逆乘之也。脉细数，舌光无苔。损怯已着，难许奏功。

南北沙参（各）　生鳖甲　大白芍　五味子　怀山药　粉丹皮　薤白头　云苓　牡蛎　生熟谷芽（各）　圆眼肉　浮小麦

金左

干呛数年，比增日寒夜热，盗汗甚多，两胁痛腹胀，或轻或剧。切脉沉细小数，舌红苔浮。此肺肾久亏，脾运复弱。势有润肺则碍脾，温脾则伤肺之弊。涉怯可虞。

南北沙参（各）　炒谷芽　白扁豆　炒苡仁　橘白　怀山药　川贝母　冬瓜子　川石斛　大杏仁　枇杷叶　佛耳草

虞左

骨小肉脆，口渴神乏，舌苔苍黄，切脉细数，两关弦滑。肾阴不足，肝阳有余，阳明又有痰热，不能束筋骨以利机关，故右腿常痛，非寒湿可比。以膏代煎，滋水抑木为主。

生熟地（各）　川石斛　怀山药　川杜仲　千年健　菟丝子　女贞子　鹿衔草　炒苡仁　怀牛膝　黑料豆　云神　大白芍　南北沙参（各）

上味煎取浓汁，入白蜜收膏。

于左

咯红之后，呛咳不已，痰极难出。夜午烧热，黎明自汗。脉弦细两寸数，舌尖红绛。肺络已伤，肾阴不足，肝阳木火上犯肺金。所谓树欲静而风不宁，风欲清而火不息者也。最防涉怯，先当抑木清金。

淡天冬　瓜蒌皮　仙鹤草　北沙参　川贝母　青蛤壳　粉丹皮　川石斛　生白芍　生谷芽　冬虫夏草　枇杷叶

二诊

抑木清金，木火就潜，夜热亦折，呛咳渐减。而痰尚难出，黎明仍有汗，胃呆食减，便溏不实。脉弦象较平，细数如故。可见肾阴固亏，脾阳又复不健。慎防过中，亟为培土生金，以资化源。

南北沙参（各）川贝母　仙鹤草　煨诃子肉　扁豆衣　怀山药　炒苡仁　川石斛　黑大豆　冬虫夏草　枇杷叶

许左

劳损已久，咽痛音嘶，呛咳带血，呕恶多痰，腹痛自利。脉虚数，舌红。脾肺肾俱损，最难着手。

南沙参　五味子　补骨脂　炙黄芪　陈橘白　煨诃子肉　肥玉竹　焦白术　炙甘草　百药煎　粟壳

钱右

久咳肺损，音嘶咽梗，痰虽多而难出。经居三年，去冬幸见行两次。脉细数，舌红中白。一派劳损见端，势难着手。

北沙参　五味子　马勃　白及片　肥玉竹　生诃子肉　大麦冬　白桔梗　叭杏仁　银蝴蝶　十大功劳

孙左

久咳已减，而左胁尚引痛，寒热又来，肛痈久溃窜头，宗筋又复肿痛，势将又复窜溃成漏。脉细数，舌苔浮黄。肺肾大亏，大有涉怯之虑。

南沙参　陈橘白　料豆衣　京赤芍　大杏仁　炙鳖甲　淡天冬　地骨皮　粉丹皮　肥知母　枇杷叶

二诊

久咳已止，胁痛亦安，宗筋亦破溃流脂，肿硬虽退，唯内外灼热未清。脉虚数，舌红中黄。一派阴虚生热之象，最防复咳。

南沙参　料豆衣　大生地　川石斛　炙甘草　炙鳖甲　青蒿　肥知母　焦谷芽　莲子

另：八仙长寿丸。

三诊

日来呛止，胁痛、内外灼热亦退，肛痈肿痛亦减，唯仍破溃流脂，殊有成漏之害。脉虚数，舌黄。当再清上补下。

大生地　肥知母　北沙参　粉丹皮　炒苡仁　川黄柏　料豆衣　泽泻　海蛤粉　云苓　槐角

陈左（常州）

久咳多痰，曾经咯红，或吐食物，咽痛右畔肿，便结不实，两足肿，间或寒热。脉虚数细滑，舌红根剥。肺肾先伤，脾土复薄，虚阳上灼，入怯可虑。

南沙参　川贝母　大麦冬　炙冬花　法半夏　煨诃子肉　川百合　五味子　叭杏仁　肥玉竹　白桔梗　白石英　凤凰衣

林左（珥陵）

休息痢愈后，阴土之亏未复，肺胃又不和。呛咳多痰，清晨尤甚，脘仄或腹痛，间或寒热，不时眩晕，日形消瘦。脉虚数而滑，舌红根黄。据此见象，久延殊防涉怯。

南沙参　瓜蒌皮　大白芍　川贝母　青

蛤壳　白苏子　大杏仁　冬桑叶　法半夏　陈橘白　大麦冬　枇杷叶

黄右

去春产后，血亏未复，遍体痛，心悬善胆怯，如人将捕状。腹痛结痞，比增干呛无痰，甚则不得平卧。不时寒热盗汗，饮食步少。脉细数，重取无力，舌苔燥白。心营大亏，肝木偏旺，气火上升，肺胃受制。久延防入怯途。

南沙参　大丹参　川贝母　叭杏仁　当归　旋覆花　地骨皮　冬桑叶　陈橘白　云茯神　大白芍　银蝴蝶　枇杷叶

陆左（宜兴）

去秋冒雨而行，水湿侵肺，发生呛咳，误从劳治。水湿化为痰浊，咳而不爽，气从上逆，或呕吐，咽左痛，内热盗汗。脉虚数右滑，舌红苔白。肺胃两伤，伏邪未罢。业经半年，入怯可虑。

南沙参　川贝母　大杏仁　旋覆花　瓜蒌皮　淡天冬　云苓　金苏子　坚白前　法半夏　冬桑叶　枇杷叶

二诊

今日气从上逆已平，咳未已，咽痛，左畔腐白，音嘶不响，内热自汗。脉虚数，舌白转灰。伏邪初透，气火未平，肺肾之亏已久。入怯可虞。

北沙参　淡天冬　云苓　乌元参　川贝母　生诃子肉　大白芍　白桔梗　金苏子　青蛤壳　大杏仁　枇杷叶　凤凰衣

林左

日来胃纳渐复，腹痛亦安，寒热未来。唯仍眩晕，呛咳多痰，清晨尤甚。左胁痛。脉虚数细滑，舌红根黄。胃气初和，肺气未肃。久延仍防涉怯。

南北沙参（各）　炒苡仁　大白芍　大杏仁　料豆衣　金苏子　海浮石　青蛤壳　冬瓜子　川贝母　淡天冬　白石英　枇杷叶

另：琼玉膏、二冬膏。

许左（江阴）

久咳屡见红，右胁痛，音嘶不响，痰多气逆，善梦泄。脉虚数，舌红根黄。肺肾交伤，虚阳上灼。若润其肺，究非根本之图。亟为滋水清金，挽此沉疴。

北沙参　五味子　川贝母　大熟地（蛤粉炒松）　杜苏子　大麦冬　叭杏仁　参贝陈皮　旱莲草　煅牡蛎　女贞子（盐水炒）　白石英

另：八仙长寿丸。

储左（宜兴）

一交秋节，久咳又复骤剧，未见血而痰仍多。左胁引痛，寐爽，咳尤甚，幸胃纳尚可支持。脉虚数而滑，舌根腐腻。肺肾大亏，饮食不归正化而为痰也。久延仍防涉怯。

北沙参　白苏子　叭杏仁　川百合　青盐半夏　大麦冬　川贝母　肥玉竹　云苓　陈橘皮（盐水炒）　海浮石　佛耳草　枇杷叶

二诊

日来咳已渐折，左胁痛亦安。唯痰尚多，或带血迹，或腹痛，自利不爽。脉虚数细滑，舌根尚腻。肺肾久亏，脾气渐馁，饮食悉化为痰。仍防涉怯。

北沙参　海浮石　川贝母　陈橘皮（盐水炒）　粟壳（蜜炙）　大白芍　白石英　生诃子肉　法半夏　肥玉竹　叭杏仁　佛耳草

膏方：北沙参　大麦冬　肥玉竹　大生地　生诃子肉　川百合　叭杏仁　川贝母　炒苡仁　粟壳　云苓　十大功劳　陈橘皮（盐水炒）　炙紫菀

上味煎汁，入清阿胶，再入白蜜收膏。

史左

肾阴不足，肺胃失和。入夜先寒后热，黎明自汗，寒热两清。脘仄胃呆，比增呛咳多痰。脉细数两关滑，舌红口渴。阴伤如绘[①]，久延防涉怯，先当和阴调中，以肃肺胃。

南沙参　地骨皮　川贝母　当归　炙鳖甲　法半夏　大杏仁　粉丹皮　炙甘草　冬桑叶　焦麦芽　枇杷叶

储左（宜兴）

咳经一年，屡次失血，右胁痛，痰多难出，入夜寒热。脉弦数而细，舌红中剥。肺肾两亏，肝阳上灼，金水不能相生。延有入怯之虑。

北沙参　川贝母　蜜橘红　仙鹤草　旱莲草　淡天冬　清阿胶　叭杏仁　粉丹皮　大生地　白石英　佛耳草

另：八仙长寿丸。

杨左（扬州）

久咳年余，痰多难出，曾见血迹。两胁及中脘引痛，不得左卧。比增腹痛便溏，或水泄如注，形寒内热。切脉濡滑细数，舌红苔白。肺肾两亏，脾土复薄。大有损怯之害，先当金土两培。

南沙参　川贝母　怀山药（炒黄）　肥玉竹　陈橘皮（盐水炒）　煨诃子肉　法半夏　炒苡仁　炙紫菀　炙冬花　佛耳草　粟壳

庄左

青年早岁，咯红成块。刻下头眩肢困，汗出如浆，清晨脘仄，食少胃呆。脉细数，舌光。阴虚土薄，生化之源不力也。最防增咳。

南沙参　白蒺藜（盐水炒）　制黄精　云苓　黑料豆　女贞子　川石斛　炒苡仁　陈橘白　炙甘草　莲子

另：六味地黄丸。

沙左（宜兴）

去冬感冒起见，肺胃两伤，余痰积热未尽。呛咳痰黄，曾经带血，寒热自汗，比增咽痛，神疲气怯面㿠，大便不实。脉细数如丝，舌光尖绛。肾阴本亏，虚阳上灼也。已入损途，亟为生阴肃肺，养胃调中。唯恐鞭长莫及。

西洋参　陈橘白　大杏仁　白桔梗　川贝母　大麦冬　乌元参　川石斛　炙甘草　五味子　生谷芽　凤凰衣　枇杷叶

另：用煅牡蛎一两，粟壳五钱，杭粉一两，研细末，以纱布袋盛贮扑之。

又：西洋参一钱，大麦冬二钱，五味子五分，白桔梗七分，泡以代茶。

陈左（溧阳）

向日好饮，胃中酒湿本重，酝酿为痰，假肺道而出。咳曾呕血，成碗成盂，血止咳不已，痰多作恶。比增咽痛，饮咽不利，日形消瘦。脉细数，舌白不渴。非阴虚火旺者可比。

南沙参　金苏子　云苓　法半夏　炒苡仁　生诃子肉　川贝母　旋覆花　薄橘

① 阴伤如绘：阴分已伤的症候已很清晰。

红　五味子（干姜同杵）　白石英

二诊

从温养肺胃，以化湿痰立法。咽痛已减，咳呕亦折，痰亦易出，唯清晨仍黏白如饴，日形消瘦，曾经失血。切脉沉细小数，右寸关似有弦意。舌白转黄，仍不作渴。可见湿痰初化，虚阳又将上升。以原方略增润肃为事。

南沙参　金苏子　法半夏　云苓　五味子（干姜同杵）　生诃子肉　炒苡仁　大麦冬　川贝母　炙紫菀　大杏仁　白石英　冬瓜子

三诊

日来久咳已减，痰出亦易。唯咽痛复甚，饮咽不利，曾经失血。脉沉细小数，重取无力，舌心浮黄。肺肾两亏，酒湿化痰，虚阳上升，延有肺花疮之害。姑为清金滋水，降摄虚阳。

南北沙参（各）　五味子　元参心　大熟地　生诃子肉　白桔梗　云苓　大麦冬　川贝母　白石英　生甘草　凤凰衣

金左（溧阳）

咳嗽两年，屡次失血，痰虽多而难出，便溏不实，两足肿。比增咽痛，喉底色紫，幸未腐碎。切脉弦细小数，两尺濡软，舌红不渴。可见肺络先伤，当清上固下。

南沙参　炒於术　白桔梗　川贝母　旋覆花　生诃子肉　云苓　冬桑叶　大白芍　肥玉竹　冬虫夏草　白石英

二诊

便泄渐止，咽痛未安，喉底红点粒粒。久咳经年，曾经失血，卧则胸胁气痞，不得安枕，两足肿，面浮。脉沉细右手小数，两尺濡软无力，舌红苔白。肺虚于上，肾亏于下，脾土复馁于中，虚阳内灼，更有积饮之象。症情夹杂，着手不易。

南北沙参（各）　桑白皮　炙甘草　五味子　大麦冬　生诃子肉　连皮苓　怀牛膝　旋覆花　白桔梗　炙粟壳

三诊

经治来，咽底红点粒粒渐退，痛亦渐安，卧则胸胁气痹不能安枕者亦减，咳亦折。曾经失血，便溏未实，两足肿，面浮。切脉沉濡细滑，右手仍有数之意，舌苔腐白，复满布不化。据此种种见象，虚阳初平，积饮未化，加以脾肺肾三经巨亏，又与劳损者似有区别也。

南北沙参（各）　炒白术　五味子　姜半夏　旋覆花　生诃子肉　大白芍　川贝母　炒苡仁　陈橘皮　云苓　炙粟壳

吴左

久咳，咽痛音嘶，不时寒热，自汗。脉细数，舌红。肺肾两亏，势有肺花疮之害。极难着手。

北沙参　大熟地　白桔梗　黄芪皮　乌元参　大麦冬　肥玉竹　冬桑叶　五味子　川百合　凤凰衣

吕左

荣阴久亏，虚阳上灼，肝胃失和。心悬自利，火升面绯，头眩懊侬，莫可名状，或吞酸呕恶。脉弦数虚滑，似有雀啄，舌红边紫。种种见端，俱难速效。

北沙参　炙乌梅　当归　白蒺藜　清阿胶　生牡蛎　云神　炙甘草　炒枣仁　大白芍　金橘皮　莲子（连心）

二诊

心悬自利已减，而仍懊侬莫名，头眩作恶。脉弦数略平，舌本仍紫如猪肝。荣阴大亏，虚阳上灼也。暴脱可虞。

潞党参　生牡蛎　云神　阿胶珠　炙乌梅　炙黄芪　大白芍　当归　大麦冬　炒枣仁　龙眼肉

三诊

进归脾法，懊侬大减，心悬、作恶、头眩、自利俱退，舌紫如猪肝亦转红。唯又增呛咳，脉弦数，善饥多汗，面浮足肿。枝节丛生，殊难着手。

北沙参　大麦冬　大白芍　生牡蛎　川贝母　炙黄芪　五味子　阿胶珠　肥玉竹　云神　莲子（连心）

四诊

迭进归脾汤出入，心悬懊侬、头眩作恶及呛咳大减，舌质如猪肝者亦转红。唯仍腹胀善饥，多汗足肿。肝脾两伤，仍守原制。

潞党参　炙乌梅　当归　柏子仁　云神　炙黄芪　炒枣仁　大麦冬　阿胶珠　大白芍　炙甘草　红枣

林右（宜兴）

咳经三年，痰多作恶。比增午后寒热，黎明得汗甫解。脘闷，食入作胀，幸月事尚行。脉弦细小数，舌红中黄。肺胃两伤，肝失调逆也。入怯可虑。

南沙参　当归　大白芍（桂枝拌炒）　醋炒紫胡　大杏仁　川贝母　地骨皮　青蒿　炙紫菀　法半夏　煨姜　红枣

马左（宜兴）

入冬以来，咽痛复甚，音嘶不响，呛咳痰难出，曾经见红，溲勤。脉虚数。肺肾久亏，金水不相生，虚阳上升无制，引动酒湿积热而来。入怯可虑。

北沙参　生诃子肉　乌元参　青蛤壳　五味子　大麦冬　川贝母　肥玉竹　叭杏仁　白桔梗　白石英　凤凰衣

二诊

呛咳音嘶虽减，而咽痛仍甚。右喉红点粒粒，左咽腐白一块。夜分溲勤，痰中仍见血。脉虚数。酒湿积热未清，虚阳上灼，金水不相生，入怯可虞。

大生地　大麦冬　叭杏仁　马勃　北沙参　乌元参　生诃子肉　肥玉竹　海蛤粉　冬桑叶　川贝母　白石英　凤凰衣

另：中白、柳华、秘药[1]，和匀，吹喉。

汤左

向有久咳宿患，痰多觉冷。比增逐日寒热，热则头痛，不汗而解。大肉瘦削，杳不思食。脉沉滑小数，舌红少苔。肺虚痰盛是其本，荣土两伤是其标，非疟也。拟补中益气汤主之。

潞党参　当归　炒白术　陈橘皮　大白芍（桂枝拌炒）　炙黄芪　柴胡　大杏仁　云神　炙甘草　煨姜　红枣

改方：因咽痛，去桂枝一分，煨姜一片，加大麦冬二钱。

吴左（常熟）

咳经年余，屡次失血，巨口而来，其色鲜，间或寒热，曾经盗汗，便溏不实。脉小数左细，舌右黄腻。向日好饮，酒湿伤肺，肺络伤则血外溢也。入怯可虞。

北沙参　叭杏仁　川贝母　仙鹤草　炙紫菀　淡天冬　炒薏仁　清阿胶（蒲黄拌

① 中白、柳华、秘药：均为自制喉科用药。

炒珠） 云苓 冬桑叶 白石英 枇杷叶（炙炭）

见血时，原方去苡仁、桑叶，加大生地（炙炒）、淡秋石、藕节。

虞右

向有咯血宿患，入冬则呛咳多痰。比增嘈杂懊侬，莫可名状，得食则缓。切脉沉细而滑，舌薄黄。茗喜有年①，心阴与肝荣大亏，肺有宿痰，顷加气火上扰所致。

北沙参 清阿胶 白蒺藜（盐水炒） 大麦冬 远志肉 大白芍 当归 冬瓜子 云神 柏子仁 旋覆花 枇杷叶

朱右（宜兴）

便泄已久，五更尤甚。腹痛胃呆，久咳多痰，内热口干，幸胸次无甚阻碍。切脉细数而滑，重取无力，舌红无苔。肺肾久亏，脾土复薄，津结为痰，假肺道而出。颇难两顾，姑为培土生金，调中化痰。

南沙参 川贝母 炒苡仁 益智仁（盐水炒） 怀山药 煨诃子肉 法半夏 白扁豆 陈橘皮 大白芍 云苓神（各） 干荷叶

二诊

便泄已减，久咳亦折。而痰仍多，口泛甜味。经以口甜为脾瘅，脾土久伤可知。脾气不运，土不生金，肺气自燥。脉细数无力，舌质光剥。阴分亦伤，颇难着手。仿原义更进一步。

南北沙参（各） 大白芍 蜜橘皮 米焙麦冬 煨诃子肉 川石斛 炙乌梅 新佩兰 云苓神（各） 怀山药 川贝母 干荷叶

周右

久咳痰极多，入夜尤甚。猝然目不能开，䀮䀮无所见，胃纳久疲。舌苔满腻，脉沉细。肺肾两亏，气不胜痰，肝胃不和，故呕吐吞酸。

南沙参 川贝母 炒苏子 生诃子肉 法半夏 旋覆花 大白芍 云苓 炙紫菀 海浮石 大麦冬 白石英 冬瓜子

程右（宜兴）

向本遇冬则咳，去夏出痧，肺部邪热未尽。于是久咳不已，痰难出而作恶，食少作胀，内热盗汗，月事后期。比增水泄日两三次，口干。舌苔黄燥，脉弦细右数。阴血本亏，肝胃不和，土不植木，木反侮土也。久延殊非所宜。

南北沙参（各） 川贝母 金苏子 炒苡仁 大杏仁 大丹参 法半夏 陈橘皮 旋覆花 大白芍 青蛤壳 枇杷叶

如水泄不止，原方加乌梅两个，煨诃子肉一钱五分；如经行后，原方去丹参，加大麦冬、清阿胶；如痰已易出，原方去金苏子。

朱右

逐日寒热半年有余，呛咳痰极多，或作恶。比增腹痛自利，五鼓时尤甚。经居八月，腹右结瘕。脉细数，舌红边黄。血虚土薄，肺胃两伤，荣土不和也。一派损象，图治不易。

南沙参 当归 炙鳖甲 陈橘皮 煨诃子肉 炙乌梅 大白芍 法半夏 川贝母 银柴胡 十大功劳 红枣

① 茗喜有年：长时间喜好饮酒。茗：古同“酩”，酩酊。

赵右（上海）

春间腰腹肿胀退后，调护失宜，入夜即发生呛咳，痰难出而作恶，不得平卧，午后潮热，得汗则解，火升面绯，便溏溲热，遍体痛，月信不信，一月两至。切脉弦滑细数，舌红边蓝。血热肝旺，肺胃失和，而余湿积热未清之候。久延防涉怯途。

南沙参　银柴胡　炒苏子　淡天冬　炒贝母　地骨皮　大杏仁　青蛤壳　冬桑叶　旋覆花　阿胶珠　枇杷叶

二诊

午后潮热、夜分自汗俱退，便结溲热已调，渐能平卧。唯久咳未折，痰难出而作恶，左畔头痛。脉弦滑细数，舌仍无苔。阴分积热初清，肺胃未和，木火易升也。久延防入怯。

南北沙参（各）　淡天冬　川贝母　冬桑叶　大白芍　旋覆花　炒苏子　炙紫菀　地骨皮　瓜蒌皮　大杏仁　银蝴蝶

三诊

经治来，午后潮热及夜分自汗先退，久咳继减，渐能平卧，二便亦通调。痰多白沫，或作恶。左畔头痛，胃纳久疲，口泛甜味。舌红无苔，脉弦数向平，重取尚少力。病经一年，阴土两亏，肝阳偏旺，肺胃失和。幸月事尚行，否则更易入怯。

南北沙参（各）　法半夏　淡天冬　生诃子肉　大白芍　旋覆花　川贝母　陈橘白　炒怀药　金苏子　川石斛　银蝴蝶

何右

产后血虚肝旺，肺损胃伤，气火虚阳上灼。久咳曾经带血，经居不行，腹胀有形，按之痛而灼手，便溏胃呆，神疲肉削。脉弦细，舌绛中光剥。虚象显然，已入损途，图治不易。

南沙参　大丹参　清阿胶（蛤粉拌炒珠）　粉丹皮　叭杏仁　大白芍　大麦冬　女贞子　川贝母　炙乌梅　冬桑叶　白石英　枇杷叶

许左（常州）

久咳曾失血，时常寒热，日形消瘦。比增自利自汗，胸膺空洞，辘辘有声。脉虚数无力，舌光无苔。肺肾先伤，脾土复薄，土不生金，化源将竭也。暴脱可虞。

潞党参　大麦冬　炒於术　大白芍　煨诃子肉　炙黄芪　五味子　川贝母　煅牡蛎　参贝陈皮　太阴元精石　莲子

二诊

昨从培补肺脾肾三经立法，尚能安受。自汗自利俱减，咳亦折。胸膺仍空洞如无物状，食后辘辘有声。脉之数象较平，重取仍无力，舌心光亮。阴阳并亏，化源将竭。守原义更谋进步。

潞党参　大麦冬　大熟地（盐水炒）　怀山药　炙甘草　炙黄芪　五味子　煅牡蛎　云神　炒於术　煨诃子肉　太阴元精石

另：两仪膏，每服一匙，开水化下。

又：别直须一钱，大麦冬一钱五分，五味子三分，代茶。

周左（镇江）

久咳痰极多，屡次失血，面黄形瘦，食入不化，善噫吞酸，腹鸣辘辘，或作痛，或咽痛头痛。脉弦数，舌根灰黄。肾阴久亏，肺络已损，胃又不和。久延殊防涉怯。

南北沙参（各）　大白芍　炙紫菀　仙鹤草　川贝母　生诃子肉　青蛤壳　叭杏

仁　旋覆花　陈橘白　白石英　枇杷叶

朱右（南京）

从柔肝肃肺、纾气化痰立法，心烦肢颤、自汗呛咳及项外气瘿、浮胀等俱退。唯经事又复四月不行，腹胀或作痛，腰背酸楚，清晨脾泄，胃纳减少。左脉弦滑，右手沉数，沉取无力，舌苔浮黄。肝家气火初平，肺络之宿痰未尽，荣卫不和使然。

当归　川郁金　旋覆花　云神　川楝子（醋炒）　大丹参　金香附　大生地　冬瓜子　白蒺藜　大白芍　金橘皮

蒋左（溧阳）

病后早劳，登山涉水，风邪乘虚而入肺，肺位最高，故先受之。呛咳延久，风从热化，肺金更受熏灼，清晨痰多质浓，比增带血，其色鲜，日形消瘦。切脉沉弦细数，两手濡软，舌红中黄。肺络已伤，肾阴又不足，金水不相生。久延殊非宜也。

北沙参　川贝母　青蛤壳　冬桑叶　叭杏仁　淡天冬　小蓟炭　清阿胶（蒲黄炒）　茜根炭　瓜蒌皮　白石英　藕节

吴左（宜兴）

呕血屡萌，既止后，呛咳未已，五更尤甚，痰多白沫，易于呕恶，食入胃腹不纾，气逆善噫，便溏不实，或内热，日形消瘦。舌心红剥，切脉沉细小数。肺肾之阴亏于前，脾胃之阳亏于后，而肝阳反旺，于是土德不敦，木火无制也。当从甘平温养立法，甫能合拍。

南沙参　大白芍　益智仁（盐水炒）　川贝母　法半夏　怀山药　陈橘皮（盐水炒）　煨诃子肉　旋覆花　炙甘草　白石英　梧桐子

刘左（溧阳）

失血后，痰多呛咳，比增或热或退，腹痛自利。脉弦数，舌根黄腻。肺络已伤，肾阴已亏，肝家气火本旺，而又加感暑也。久延防涉怯途。

南沙参　大杏仁　瓜蒌皮　扁豆衣　冬桑叶　川石斛　川贝母　法半夏　地骨皮　云苓　青荷叶　枇杷叶

丁右（溧阳）

咳经两月有余，曾经见红，脘中痞硬，经居不行，两足肿，入夜烧热，黎明得汗则解。心嘈厌食，比增咽痛自利。脉细数，舌红。病虽未久，已露怯象，势有风劳之害。

南沙参　青蒿子　大白芍　地骨皮　当归　川贝母　炙甘草　炙鳖甲　银柴胡　炙乌梅　云神　干荷叶　枇杷叶

二诊

夜分烧热大减，胃膺嘈杂亦折。咽痛自利，脘中痞硬，经居不行。脉细数，舌红边黄。肝家气火初潜，肺胃未能和肃也。病虽未久，仍有风劳之害。

南沙参　大白芍　地骨皮　炙甘草　当归　炙鳖甲　炙乌梅　青蒿　生诃子肉　川贝母　银柴胡　十大功劳　枇杷叶

三诊

夜热、嘈杂、足肿虽减，咽痛、自利未折，呛咳痰难出，曾经见血，脘下痞硬，经居不行，寐中多汗。脉细数，舌红。病虽未久，尚在入损之象，图治不易。

南北沙参（各）　当归　炙鳖甲　炙乌梅　大麦冬　煨诃子肉　大白芍　青蒿　川贝母　炙黄芪　云苓　白石英　真獭肝

林右

高年久咳多痰，屡次失血，易闭逆。刻增脘硬有形，日以益大，状如多骨，痰多气粗，胃次痛，便溏，两足肿，不时寒热。脉虚滑，舌苔腐腻。枝节多端，不外乎气血两亏，气不胜痰，痰反阻气也。势无速效。

南沙参　大麦冬　大白芍（沉香同炒）　乌贼骨　煅牡蛎　煨诃子肉　法半夏　白蒺藜　川贝母　煅瓦楞　银蝴蝶　枇杷叶

张左

久咳五年，清晨尤甚，屡经失血，痰极多。肛痈溃后未敛，日来又增咽痛。脉细数不劲，舌心灰黄。肺肾两亏，虚阳内灼，木火刑金。最防失音之害。

北沙参　淡天冬　川贝母　叭杏仁　白桔梗　清阿胶　瓜蒌皮　乌玄参　生诃子肉　冬桑叶　榧子肉　枇杷叶

王左（南京）

白浊十余年，肾气暗亏，积湿未清，湿化为痰，上干肺胃，降化失常。呛咳多痰，劳则喘逆，脘闷不畅，食少胃呆，便溏不实，业经月余。脉弦滑而数，舌红苔黄。肾虚肺实，先当肃肺降气，化痰调中。俟胃开脘纾，再议补肾。

南沙参　甜冬术　川贝母　炒苡仁　煅牡蛎　金苏子　法半夏　云神　陈橘白　贡沉香　桑白皮

用胡桃肉过口，先服三四剂，去苡仁，加补骨脂（盐水炒），再服五帖。

二诊

从肾虚肺实立法，尚合病机。脘痞已纾，便溏亦实，喘逆亦减，唯久咳未安，痰尚多，曾经白浊十余年。脉转小数而滑，舌苔已化。肺实初平，肺虚未复之候。当再保肺纳肾。

南沙参　五味子　黑苏子　煅牡蛎　煨诃子肉　炙黄芪　补骨脂（盐水炒）　姜半夏　陈橘皮　云苓　胡桃肉（过口）

服四五剂后。如咳减气平，不嫌腻补时，加大熟地、沉香煎汁，再服数剂。如合丸，用十剂研末，肥玉竹煎汤法丸。

徐童（溧阳）

童女痧后，伏邪留肺致咳，两载于兹，或轻或重，夜热口干，心烦自汗，腹胀，或作痛或自利。脉细数，舌红边黄。脾肺两伤，子病及母，入怯可虞。

南沙参　川石斛　大杏仁　煨诃子肉　大白芍　川贝母　炙桑皮　炒苡仁　陈橘白　地骨皮　怀山药　甜冬术　枇杷叶

二诊

日来夜热自汗已减，痧后之久咳亦折。而左胁上时痛，腹痛作胀，易于自利，日形消瘦。脉细数，舌光。脾肺两伤，子病及母，生化无权。入怯可虞。

南沙参　煨诃子肉　怀山药　甜冬术　炙乌梅　川石斛　冬桑叶　大白芍　炒苡仁　川贝母　炒谷芽　干荷叶　枇杷叶

如腹痛及下利已止，去炙乌梅；如痰多难出，加法半夏；如胃纳不复，加炒白扁豆衣。

赵左

咳经四月，屡次见红，痰难出。入夜呕吐食物痰水，其味酸，内热盗汗。脉细数，舌红。肺胃两伤，久延防涉怯。

南沙参　冬桑叶　旋覆花　陈橘皮　香

白蔻　川贝母　生诃子肉　法半夏　大杏仁　炙款冬　云苓　炒竹茹　枇杷叶

陶右（常州）

去冬呛咳，及今不已，屡次见血，盈碗盈盂。两胁下痛，咳则遗溺，胃呆内热。脉弦细而数，舌质光剥。肺肾两亏，肝阳偏旺，两腑不固也。久延非宜。

南北沙参（各）　川贝母　五味子　清阿胶（蛤粉拌炒珠）　瓜蒌皮　淡天冬　大白芍　冬桑叶　炙紫菀　叭杏仁　白石英　枇杷叶

另：琼玉膏。

朱童（宜兴）

小儿病经一月，阴分暗亏，肺部余热未尽。呛咳无痰，潮热夜甚，汗出齐腰而止。脉细数，舌红中黄。久延防涉怯，先当肃肺调中。

南沙参　大杏仁　炙甘草　粉丹皮　云苓　川石斛　陈橘白　瓜蒌皮　地骨皮　青蒿

二诊

干呛无痰者渐有痰，潮热仍或来或往，汗出齐腰即止。脉细数，舌红中黄。病经一月，阴分虽暗亏，而冒雨之湿邪尚兜留不化。当变法图治。

大豆卷　青蒿　大杏仁　炙桑皮　地骨皮　苏梗　炙甘草　炒苡仁　正滑石　薄橘红　枇杷叶　鲜姜衣

三诊

变法图治，汗出就畅，两足清冷亦和，潮热退时亦楚，干呛亦渐有痰。舌心腻苔未脱，脉细数。童年病经一月，阴分日伤，而冒雨之湿邪解而未尽。未宜滋补，当再化湿祛热。

大豆卷　赤苓　正滑石　薄橘红　怀牛膝　炙甘草　大杏仁　泽泻　方通草　炒苡仁　炒白术　枇杷叶　姜皮

傅左（上海）

呛咳已久，痰多难出，屡次失血，两胁引痛。比增下利赤色，腹痛里急，两足肿，面黄气怯，食少神疲。脉沉细，舌红。脾肺肾三经大亏，损怯可虞。

潞党参　法半夏　炒白术　陈橘白　炒苡仁　怀山药　川贝母　连皮苓　炙甘草　扁豆衣　生诃子肉　十大功劳　炙粟壳

何左

干呛无痰者，三月于兹。两耳边焦黑，鼻流浊涕，由鹊桥而内溢于咽喉。入夜内热，胃纳不充。切脉细数而滑，舌苔砂白。肺肾之阴久亏，湿热久羁脑府，胃失降和。先当润肃，再议滋补。

南沙参　瓜蒌皮　大杏仁　白桔梗　冬桑叶　淡天冬　料豆衣　川贝母　陈橘白　炒苡仁　生熟谷芽（各）　枇杷叶

李左

始患中消，既饥且渴，延绵数月方退，大肉因之瘦削。去冬发生呛咳，痰难出，右胁下痛，不时寒热。切脉虚细小数，舌红无苔。肾胃先伤，水不生金，肺气复损，大有涉怯之虞。

南北沙参（各）　川贝母　蜜桑叶　五味子　炙龟板　大白芍　大杏仁　肥玉竹　黄芪皮　大麦冬　白石英　胡桃肉

另：八仙长寿丸。

杨左（盐城）

下利白垢已止，腹痛亦安。而久咳咽痛，音嘶如故。清涎上泛，或呕酸水，潮热自汗，屡次失血。脉细数，舌红。脾肺肾三经皆亏，着手不易。

南沙参　法半夏　五味子　煨诃子肉　炙乌梅　炒白术　川贝母　百药煎　大熟地（蛤粉炒）　大麦冬　炙粟壳

窦左（金沙）

昨晚又复寒热，历一昼夜不清，汗颇多，渴不喜饮。舌渐起苔，脉细数而滑。阴气久衰，荣卫不和，易感新寒。唯足肿厌食，或呛咳。与老年殊非所宜。

生首乌　柴胡（酒炒）　川贝母　大杏仁　陈橘白　当归　连皮苓　炙甘草　法半夏　黄芪皮　炒白术　姜　红枣

二诊

昨日辅正逐邪，寒热已退，而汗仍多，神疲气怯，胃纳不甘，两足肿。唯咳已减，大腑亦通。舌之中后两端更起腐苔，脉沉小无力。一派虚象，亟为培理。

潞党参　当归（酒炒）　炙甘草　云苓　川贝母　炙黄芪　川桂枝　陈橘白　法半夏　炒谷芽　煨姜　红枣

三诊

日来寒热已止，汗亦收，渴亦折，大腑亦通。唯口舌干槁无津，胃呆神疲，两足肿。脉沉小无力。阴气两衰之据，亟为益气生阴，和中调胃。

潞党参　大麦冬　云苓神（各）　五味子　炒於术　炙黄芪　鲜首乌　炒谷芽　陈橘白　半贝散（包煎）　炙甘草　煨姜　红枣

四诊

进调补法，颇能安受。咳痰亦减，大腑迭通，且渐溏薄，寒热之势虽减，而汗仍多。神疲气怯，两足肿，胃呆食少。舌根浮黄，脉虚数而滑。阴气两衰，一派虚象。亟为培补，先收其汗。

潞党参　炒於术　大白芍（酒炒）　煅牡蛎　云苓神（各）　炙黄芪　五味子　川桂枝　鲜首乌　陈橘白　炙甘草　姜　红枣

五诊

亟投温补，颇合机宜。自汗已收，寒热亦止，腑行之溏薄亦转厚，咳痰亦减，脉之数象亦平，唯重取仍无力。两足肿。舌根浮黄反化。其能受补可知，守原义更进毋懈。

潞党参　炒於术　怀牛膝　五味子　陈橘白　炙黄芪　鲜首乌　云苓神（各）　炙甘草　焦谷芽　煨姜　大枣

如寒时加当归，热甚加炙鳖甲。

六诊

据述胃纳复疲，二便仍齐来，两足肿，咳未已，口干少津。据此种种见症，脾肺二经中气不足也。

东洋参（土炒）　炒於术　五味子　大砂仁　连皮苓　煨诃子肉　炙甘草　炙黄芪　益智仁（盐水炒）　炒谷芽　煨姜　大枣

李左（溧阳）

进保肺纳肾，降摄虚阳，尚能安受。左脉弦大就平，舌绛亦淡，咽痛吞酸渐退。久咳未平，气从上逆，痰多屡带血。虚阳就潜，肺肾之阴气久亏。非旦夕可复者，当守原义更谋进步。

南北沙参（各）　五味子　川贝母　大白芍　真坎炁　生诃子肉　肥玉竹　叭杏仁　参贝陈皮　大麦冬　白石英　胡桃肉（过口）

许右

来示敬悉。足跗肿已退，大腑亦通。

唯骨蒸复来，缠绕胸背尤热，精神疲惫，食欲不增。仍由病久阴气日衰，阳气独发。势无速效可图。

潞党参　炒白术　川石斛　炙甘草　大龟板　炙黄芪　粉丹皮　大白芍　云苓神（各）　炙鳖甲　陈橘白　煨姜　红枣

包左（常州）

久咳屡带血，音嘶不响，便溏不实，痰多白沫。脉细数无力，舌赤如朱，其光如镜。比增口碎。脾肺肾三经大亏，虚阳上灼也。入怯已深，图治不易。

南北沙参（各）　生诃子肉　大麦冬　五味子　仙鹤草　川贝母　冬桑叶　肥玉竹　叭杏仁　陈橘白（盐水炒）　蜜炙粟壳　十大功劳

另：鲜紫河车一具　鲜猪肺一具

上味用银针挑去血筋洗净，用清水七成，童便三成，同煨烂，再入八仙长寿丸原料末杵，令相得为丸，如梧桐子大。每晨盐汤送下（或加酒一成）。

李左（溧阳）

久咳咯红。吞酸咽痛初退，而又增下利，赤白交杂，腹痛里急。脉虚数，舌赤如朱。虚象显然，极难着手。

潞党参　煨诃子肉　五味子　煨肉果　白扁豆　炒於术　煨木香　炙甘草　川贝母　大白芍　炙粟壳　干荷叶

二诊

赤白痢渐能转粪，而仍腹痛里急，加之久咳咯红。脉虚数而细，舌赤如朱。阴土交伤，极难着手。姑为上下两图。

潞党参　煨诃子肉　五味子　煨肉果　焦楂炭　炒於术　炙乌梅　煨木香　大白芍　云苓　炙甘草　灶土（煎代水）

另：别直须，煎以代茶。

三诊

赤白痢大减，亦转粪色。唯仍腹痛，胃纳日减，加以久咳咯红之后。脉虚数而细，舌赤如朱，上起浮苔不实。防生口糜。

潞党参　炙乌梅　煨诃子肉　炒於术　煅牡蛎　怀山药　大白芍　炙甘草　五味子　陈橘白　炙粟壳　莲子

王左（扬州）

咳经三月，痰难出而作恶，寒热不清，汗颇多，善滑泄，胁背引痛。脉弦滑，舌红中黄。肺胃两伤，阴气内损，虚而生热，久延非宜。

南沙参　青蛤壳　大杏仁　白苏子　当归　川贝母　淡天冬　旋覆花　法半夏　大白芍　冬桑叶　枇杷叶

二诊

久咳虽减，而仍寒热不清，一日两作，汗出如洗。胸膺引痛，咳时尤甚，善滑泄。脉弦细而滑，舌红无苔。阴气内夺，荣卫不相维，肺胃不相和也。久延防涉怯途。（据原本注云，此人必由房劳后疾行远路所致，否则何致汗出如洗，善滑泄乎？尝以叩诸病者，其人俯而不答。）

当归　大白芍　法半夏　大杏仁　肥知母　生芪皮　川桂枝　柴胡　炙鳖甲　炙甘草　煨姜　红枣

三诊

寒热一日两作者已退，夜分尚烧热，汗颇多，胸背引痛，久咳胃呆，脘下痛，或嘈杂。脉弦细虚数，舌红咽痛。阴气大伤，入怯可虑。

南沙参　生诃子肉　大白芍　大杏仁　地骨皮　炙鳖甲　炙甘草　云神　川贝

母　银柴胡　焦谷芽　陈橘白　枇杷叶

四诊

久咳寒热已解，胸背引痛亦退。唯久咳未减，胃呆厌食，脘痛嘈杂，善滑泄。左脉尚数，舌红咽痛。肺胃两伤，久延仍防涉怯。

南沙参　旋覆花　大杏仁　生诃子肉　法半夏　大白芍　川贝母　陈橘皮　怀山药　焦谷芽　冬瓜子　枇杷叶

夏左（苏州）

肺无因不致咳，脾无湿不生痰。痰之本，水也，湿也。假肺道而出，久咳不已，受寒尤甚，痰多黏厚，便溏不实。脉沉濡细滑，舌苔腐白。当温肺运脾，从根本立法，不宜见血投凉。

南沙参　法半夏　炒苡仁　肥玉竹　黑苏子　煨诃子肉　川贝母　炒白术　陈橘皮　云苓　粟壳（蜜炙）　佛耳草

另：琼玉膏。

周左（宜兴）

呛咳有年，肺络已伤。屡次失血，咽痛音嘶痰鸣，咳之难出，内热自汗。脉细数。属在一派传尸痨瘵之象，图治不易。

北沙参　大麦冬　川贝母　炙乌梅　白桔梗　生诃子肉　五味子　冬桑叶　肥玉竹　怀山药　枇杷叶　凤凰衣

二诊

咽痛虽减，音嘶如故，呛咳痰鸣，咯之难出。潮热自汗，屡次失血。脉细数，舌红。肺络大伤，肾阴复损，金水不相生，虚阳上灼。入怯已深，图治不易。

北沙参　五味子　马勃　乌元参　肥玉竹　大麦冬　大熟地（蛤粉炒）　白桔梗　川贝母　叭杏仁　榧子肉

三诊

日来咽痛潮热虽减，而音嘶如故，呛咳痰鸣，屡次失血，今又腹痛便溏。脉细数无力，舌赤如朱。肺脾肾三经大亏，虚阳内灼。入怯已深，收效不易耳。

北沙参　五味子　川贝母　大熟地（蛤粉炒）　肥玉竹　生诃子肉　大麦冬　白桔梗　冬桑叶　炙乌梅　榧子肉　凤凰衣

膏方：以上方加紫河车、莲子、川百合、怀山药、大杏仁。

俞左（无锡）

所示来方，久咳失音，并起白腐，渐妨饮食，斯为肺花疮。乃虚阳上升，肺管已裂之见证。其久经滑泄，肾阴早亏，金水不相生。势须入怯，姑为暂拟一方，清金滋水，降摄虚阳。

大生地（蛤粉炒）　北沙参　白桔梗　生诃子肉　马勃　大麦冬　冬桑叶　乌元参　川贝母　肥玉竹　白石英　凤凰衣

吹药方：犀黄尖一分　煅中白一钱　青果核（炙存性）一钱　朱砂三分　煅月石五分　孩儿茶五分　大梅片三分

上味研极细末，入片和匀，吹之。

刘左

久咳失音，今春又增气从上逆，喉际有声如哮。饮咽时必得嗳噎而后能下咽。脉沉细而滑。气管之炎肿可知，当降之开之，以顺其逆。

旋覆花　白苏子　炙桑皮　贡沉香　瓜蒌皮　法半夏　大杏仁　白桔梗　淡天冬　坚白前　冬瓜子

二诊

进开降法，饮咽必得嗳噎甫能下咽虽

减，而久咳失音如故，痰声如哮，蒂丁肿。脉细滑。痰气搏结，肺管不塞，有升无降耳。

北沙参　生诃子肉　旋覆花　法半夏　瓜蒌皮　贡沉香（摩冲）　白桔梗　淡天冬　金苏子　大杏仁　凤凰衣　通音煎

三诊

音暗已久，日来喘逆虽减，而咳仍甚。汤水下咽尤作呛咳，痰多白沫。脉沉细无力，舌红无苔。肺肾并亏，出纳失职。姑从温摄一法。

北沙参　肥玉竹　大熟地　黑苏子　补骨脂（盐水炒）　五味子　生诃子肉　陈橘皮　法半夏　炙紫菀　大麦冬　胡桃肉

另：都气丸。

四诊

改从温摄立法，又复寒热迭作，嗌干咽燥，音嘶不响，痰多白沫，呛咳气粗。脉沉细，重取则数，舌红无苔。肾虚于下，肺燥于上也。

北沙参　生诃子肉　肥玉竹　蜜苏子　青蛤壳　大麦冬　叭杏仁　乌元参　马兜铃　白石英　枇杷叶

娄右（无锡）

咳经四月，痰多呕吐，曾经见血。左胁痛不得左卧，逐日寒热，经居月余不行，便溏不实。脉细数，舌红。肺络固伤，脾胃复损，荣土不和，势有风劳之害。

南沙参　淡天冬　煨诃子肉　大白芍（桂枝拌炒）　地骨皮　大丹参　川贝母　旋覆花　当归　冬桑叶　法半夏　枇杷叶

吴右

久咳多痰，舌本破碎作痒，色紫如朱，酸水上泛，如酢心然。脉弦数。荣阴久亏，肝家气火上升，金水不相生所致。

北沙参　云苓神（各）　陈橘白　旋覆花　川贝母　大麦冬　大白芍　法半夏　肥玉竹　大杏仁　枇杷叶

陈左

久咳肺络已伤，痰多气逆，胃纳渐少。曾经音嘶，大便或溏或结。脉虚数，舌红苔白。虚阳内灼，损怯可虑。

南沙参　大麦冬　川贝母　肥玉竹　川百合　生诃子肉　叭杏仁　旱莲草　陈橘白　乌元参　百药煎　白石英

王左

久咳虽减，而仍寒热不清，甚则一日两作，汗出如洗。胸背引痛，咳时尤甚，善滑泄。脉弦细而滑，舌红无苔。阴气内夺，荣卫不相维，肺胃不和也。延防涉怯。

当归　川桂枝　柴胡　法半夏　炙鳖甲　生黄芪　大白芍　炙甘草　大杏仁　肥知母　煨姜　红枣

许左（宜兴）

干呛已久，内热盗汗，劳则滑泄，音嘶不响。比增咽痛，蒂丁垂赤，脘仄气逆，大便或溏或结。脉虚数而细，舌红苔白。肺阴大伤，虚阳内灼，金水交亏。属在青年，延有涉怯之害。

北沙参　生诃子肉　冬桑叶　川贝母　大杏仁　白桔梗　乌元参　淡天冬　肥玉竹　青蛤壳　白石英　枇杷叶　凤凰衣

李左（盱眙）

去夏咯红起见，巨口而来，继则杂痰而出。今夏又复发生呛咳，痰出不易。右胁或作痛，气怯如喘，动则尤甚，心悬或自汗。脉虚数细滑，舌红唇赤。肝肺之络久伤，木火虚阳内灼，金水不相生。入怯可虑。

北沙参　旱莲草　叭杏仁　清阿胶（秋石化水炒）　大白芍　仙鹤草　肥玉竹　青蛤壳　川贝母　大麦冬　白石英　藕节炭

另：琼玉膏、百花膏。

吴左（镇江）

向日好饮，湿化为痰，积于胃而发于肺。呛咳，右胁上下不纾，痰出黏厚成粒，胃纳如常。脉弦滑右手数，舌苔浮黄且腻。清润肃化为宜。

瓜蒌皮　法半夏　金苏子　青蛤壳　净橘络　淡天冬　旋覆花　象贝母　煅瓦楞　大杏仁　云苓　炒竹茹　枇杷叶

陈左（常州）

年属七旬，天真已衰。向日好饮，积湿酝酿为痰，假肺道而出，呛咳多痰，两足久肿，小溲少而大便约，口渴。舌根糙黄，右脉细数而滑。肺实于上，肾亏于下，湿痰化热又纠结于中。与脾肾真阳虚者不同，温补似嫌太早也。

北沙参　炒苏子　炒苡仁　淡天冬　旋覆花　怀牛膝（盐水炒）　连皮苓　泽泻　陈橘皮　瓜蒌皮　冬瓜子

焦左（扬州）

咳近两年，咽痒如虫行，痰多曾带血。胃纳减少，日形消瘦，比增便后带浊如脓。脉虚数而滑，舌苔腐腻满布。肺络虽伤，顽痰积湿不化，与劳损不同。

南沙参　淡天冬　法半夏　旋覆花　象贝　生诃子肉　金苏子　大杏仁　炒苡仁　海浮石　云苓　冬瓜子　枇杷叶

萧左（奔牛）

咳经八年，入夜尤甚，痰极难出，劳动则气粗。去冬又增音嘶不响，胃纳减少。日来又寒热迭作，今幸已止。脉虚滑细数，舌红无苔。肺肾两亏，痰气搏结，金水不相生也。再延非宜。

南沙参　法半夏　大杏仁　大麦冬　冬桑叶　金苏子　川贝母　生诃子肉　炙紫菀　陈橘皮　佛耳草　枇杷叶

唐左（无锡）

咳经三年，去冬更甚，及今不止。痰虽多而难出，气粗不平，难于安枕，胃纳亦因之减少。脉虚数而滑，两尺濡软，舌红无苔。肺伤及肾，气为痰壅，再延非宜。

南沙参　金苏子　法半夏　青蛤壳　生诃子肉　川贝母　肥玉竹　陈橘皮　炙紫菀　大杏仁　金沸草

钱右（仪征）

久咳咽痛，音嘶不响，痰多难出。经居三年，去冬见行两次。脉细数，舌白。肺络大伤，肺劳见象。

北沙参　生诃子肉　白桔梗　叭杏仁　大白芍　肥玉竹　白及片　川贝母　生甘草　乌元参　功劳叶　银蝴蝶

于左

咳经数年，屡次失血，痰极多。憎寒，内热盗汗。脉细数，舌红。肺肾两亏，金水不相生也。入怯可虑。

北沙参　肥玉竹　川贝母　炙紫菀　五味子　大麦冬　川百合　叭杏仁　青蛤壳　旱莲草　白石英　功劳叶

另：八仙长寿丸。

张左

咳经两年，肺伤及肾。痰多屡带血，胸胁痛，便溏，日来肛边作痛，势将破溃成漏。脉细数，舌红。虚象显然，涉怯可虑。

南沙参　黑料豆　肥玉竹　叭杏仁　陈橘白　大麦冬　川百合　炙紫菀　川贝母　青蛤壳　白石英　枇杷叶

王右（宜兴）

去秋经治后，腰胁肩肘窜痛先退，咯血亦止，独咳未安，痰多难出。入冬因小产而血去甚多，虚而生热。舌心光剥一条，脉虚弦细数，右手关尺细滑。肺肾大亏，久延防涉怯。

北沙参　白苏子　生诃子肉　青蛤壳　大生地（炙）叭杏仁　肥玉竹　大麦冬　川贝母　大白芍　枇杷叶　榧子肉

二诊

经治来，久咳日减，痰亦易出，内热自汗亦清，独凌晨仍呛咳不已。脉之数象向安，舌心尚红剥。小产后，血亏未复，肾脉亦伤，水亏金燥，肝木偏强也。最难速效。

北沙参　白归身　大白芍　清阿胶（蛤粉拌炒）白及片　大麦冬　女贞子　川贝母　叭杏仁　肥玉竹　陈橘白　白石英　榧子肉

三诊

历治以来，久咳日平，内热自汗亦折。唯仍痰多白沫，腰俞酸痛。脉之数象日平，舌心红剥亦淡。可见小产后，下元肾脉已伤，非仅肺虚作咳也。前方既受，率由旧章。

北沙参　乌贼骨（炙）肥玉竹　叭杏仁　清阿胶（蛤粉拌炒）白归身　大麦冬　白及片　川贝母　参贝陈皮　女贞子　白石英　炙粟壳

潘左（宜兴）

呕血屡萌，成盆成碗，其色鲜。今虽已止，呛咳多痰，胸宇气痹不畅，或在脐下攻窜。食少神疲，恶闻人声，入夜不寐，曾经大汗。切脉弦细小数，两尺濡软，舌苔浮黄。阴血大亏，心失所涵，气火上升，肝肺之络已损，胃气不和之候。先当保肺柔肝，兼和胃气。

南北沙参（各）大白芍　云神　叭杏仁　怀山药　大麦冬　川贝母　旋覆花（包）陈橘白　炒谷芽　莲子（连心）枇杷叶

二诊

日来脐下气之攻窜虽平，而胸宇仍气痹不畅。呛咳痰多白沫，食少神疲，鲜寐多汗，恶闻人声。脉弦象就平，濡细小数如故，重取更无力。此呕血后，荣血大亏，气无所附，肺络已伤，肝胃失和，加以调治失宜，虚而不敢补，斯为重虚。当守前方，少增培补。

南北沙参（各）当归　煅龙齿　云神　麦冬（米焙）生诃子肉　大白芍　川贝母　金苏子　肥玉竹　陈橘白络（各）莲子

三诊

经治来，汗敛寐安，精神就复，胃纳亦日增，唯呛咳未折，痰多白沫，黎明时尤甚，胸宇仍气痹不纾。脉濡细而滑，舌苔浮黄转白。呕血后，气火初平，血亏未复，肺胃又伤，加以调治失宜，虚不敢补，遂演此重虚现象，非补不为功。

北沙参　肥玉竹　大麦冬　生诃子肉　大白芍　大生地（秋石化水炒）怀山药　叭杏仁　云苓　川贝母　陈橘白络

（各） 胡桃肉（过口） 冬虫夏草

胡左（镇江）

药后吐出黏痰数口，胸次为之开旷，咽关随觉清利。唯饮食仍作呛，音嘶近年，喉底肿突一块，饮咽不利，便溏已实，两胁痛。脉尚虚滑细数，舌苔转黄。肺管已裂，阴不上承，虚阳反上扰，灼液为痰之候。仍防入怯。

北沙参 青蛤壳 乌元参 旋覆花 马勃 生诃子肉 大麦冬 川贝母 白桔梗 苏子（盐水炒） 猪肤

改方：加五味子。

二诊

日来咽痛已安，咽底肿突亦退，饮食作呛亦去，便溏已实。唯早晚尚咳甚，痰多白沫，左胁下又复作痛，咳则牵引，音嘶如故。脉数已减，舌苔转白。虚阳初潜，肺阴未复，声带久裂，未能发音。仍守猪肤汤用意。

北沙参 生诃子肉 大白芍 旋覆花 大麦冬 五味子 白桔梗 乌元参 川贝母 法半夏 猪肤 新绛

许右

久咳虽减，而仍呕吐食物，腹痛自利，咽痛多汗，或恶寒，经居不行。脉细数，舌质光亮。脾肺大伤，胃又不能容谷。挽回殊难。

南沙参 炙黄芪 当归 大麦冬 五味子 炒白术 粟壳 煨诃子肉 大白芍 肥玉竹 十大功劳 红枣

史左（常州）

始而寒热迭作，继之内热自汗，呛咳，屡次失血，幸胃纳尚强。切脉沉滑细数，舌红左畔苔黄。阴虚肺燥，肺络已伤，虚阳内灼也。久延非宜。

南沙参 叭杏仁 粉丹皮 陈橘白 蜜炙桑叶 淡天冬 青蛤壳 川石斛 川贝母 料豆衣 枇杷叶 藕节炭

柳左（镇江）

幼时曾发龟背痰，先天不足可知。去秋及冬，又迭次呛咳失血，既止后，阴气之亏折未复，不时形寒内热，嗌干或作恶，夜寐不实。脉细数，舌红。虚象显然，最忌复咳。

北沙参 云神 女贞子 旱莲草 炙甘草 川石斛 大白芍 粉丹皮 料豆衣 陈橘白 十大功劳 莲子

朱左

久咳虚阳上扰，肺管已裂，咽痛失音，不能纳谷，便溏。舌黄，脉细数。入怯已深，图治不易。

北沙参 生诃子肉 大麦冬 肥玉竹 生甘草 乌元参 白桔梗 五味子 川百合 青蛤壳 凤凰衣

二诊

咽痛已减，便溏未实，久咳失音。脉细数。肺肾两亏，虚阳上灼，肺管已裂。入怯已深，图治不易。

北沙参 大麦冬 五味子 生诃子肉 川贝母 川百合 肥玉竹 大熟地（蛤粉炒） 白桔梗 乌元参 白石英 凤凰衣

蔡左（无锡）

呛咳失血已久，逐日寒热，不汗而解，不渴。舌苔腐白，脉细滑。阴阳并亏，宜从温之一例立法。

当归 肥玉竹 南沙参 陈橘皮 大杏仁 炙黄芪 炙甘草 法半夏 地骨皮 银柴胡 十大功劳

潘左（溧阳）

咯红后，脘下跳动，心脏血液亏折未复可知。木火虚阳，易于上扰。呛咳脘闷，气逆作喘，内热食减，或恶寒。脉虚弦而数，舌红无苔。肺肾大亏，虚损可虑。

北沙参　旱莲草　叭杏仁　五味子　青蛤壳　大麦冬　云神　大生地（秋石化水炒）川贝母　大白芍　十大功劳　白石英

二诊

日来木火虚阳就潜，心藏之血液与肺肾之水源尚亏，药外必得静养天真，为唯一之助。

大生地（秋石化水炒）　大麦冬　旱莲草　北沙参　清阿胶（蛤粉拌炒）　五味子　女贞子　大白芍　川贝母　叭杏仁　云神　十大功劳　白石英

商童（镇江）

舞旬之年，咳经两载，痰多曾带血丝。比增痎疟迭作，寒热之时甚长，汗尚畅。脉沉数，舌红。肺胃两伤，又感新邪所致。当标本并治。

南沙参　川贝母　柴胡　生首乌　陈橘皮　法半夏　大杏仁　炙甘草　炙鳖甲　淡子芩　肥知母　煨姜　红枣

郑右

前进保肺化痰，以安血络，痰红虽止，而久咳未能大减。日来吸受秋燥，又复见红一次，痰仍多，大便较结，涕多而干。右脉虚数而滑，左手濡细，舌苔浮黄。肺肾久亏，清润肃化为先。

南沙参　瓜蒌皮　青蛤壳　蜜苏子　川贝母　冬桑叶　淡天冬　白桔梗　大杏仁　煅瓦楞　白茅花　枇杷叶

另：二冬膏、枇杷叶膏，和匀。

孟左（南京）

呛咳延绵五年，曾经冲血成盆。傍晚咳甚，两胁引痛，痰多质厚，间或内热。日来胃纳减少，便溏不实。切脉细数，舌红无苔。肺络先伤，肾阴继损，脾土又复不健，渐有过中之象。

南沙参　煨诃子肉　大白芍　甜冬术（米泔水炒）川贝母　怀山药　青蛤壳　大麦冬　肥玉竹　仙鹤草　陈橘白　佛耳草　炙粟壳

二诊

久咳两胁痛俱减，便溏亦实，胃纳渐复。唯四末常冷，间或内热，曾经冲血成盆。脉细数重取濡滑，舌红未起苔。可见土德渐厚，金水尚亏耳。

南沙参　川贝母　怀山药　大麦冬　甜冬术　煨诃子肉　旱莲草　肥玉竹　大白芍　大生地（蛤粉拌炒松）　佛耳草　炙粟壳

董左（镇江）

猝然冲血起见，继之呛咳不已，痰极难出，入夜尤甚，动则气促。食少神疲，日形消瘦。切脉弦细而数，舌红中黄。肺肾两亏，虚阳上灼也。入怯可虑。

南北沙参（各）　肥玉竹　金苏子　旱莲草　青蛤壳　大麦冬　川贝母　仙鹤草　叭杏仁　陈橘白　炙紫菀　白石英　枇杷叶

袁左（扬州）

干呛及左胁痛俱退，午后及夜午尚易自汗，胃纳如常，易滑泄，头目或眩昏。右脉浮数已减，舌质仍光红无苔。阳有余而阴不足也，当为调摄，以冀阴平阳秘。

大生地　炙甘草　蜜桑叶　大白芍　北

沙参　煅牡蛎　黑料豆　云神　女贞子　大麦冬　淮小麦

沈左（常州）

咳经三年，音嘶不响，曾见血。脉细数，舌红中黄。肺肾两亏，金水不相生，复感秋燥，侮其所不胜也。入怯可虞。

南沙参　白桔梗　大杏仁　冬桑叶　马兜铃　淡天冬　瓜蒌皮　川贝母　青蛤壳　生诃子肉　枇杷叶　榧子肉（过口）

许左（宜兴）

保肺和胃，滋肾水以平虚阳，更须静养，毋劳其形，毋损其精。

北沙参　大麦冬　川贝母　旱莲草　白桔梗　生诃子肉　叭杏仁　怀山药　肥玉竹　黑料豆　大熟地　海蛤粉　女贞子　枇杷叶　陈橘白

上味煎取浓汁，入白蜜收膏。

另：鲜紫河车一具，猪肝一具，同煨烂，入八仙长寿丸末为丸。

李左（溧阳）

久咳虽减，而仍痰多作恶。屡次失血，呕吐酸水食物，食后胸次不畅，便溏不实，或水泄。脉虚数，舌红。脾肺两伤，胃复不和。仍有涉怯之害。

南沙参　焦谷芽　肥玉竹　米炒麦冬　川贝母　煨诃子肉　怀山药　五味子　甜冬术　炙冬花　炙粟壳　陈橘白　百药煎　十大功劳

服十剂后，如病渐愈，原方用五剂为末，蜜水法丸。否则仍须复诊。

丁左

久咳不已则胃受之。咳甚则呕，得食则平，面黄食减。脉沉细小滑，舌红无苔。肺胃两伤，入怯可虑。

南沙参　肥玉竹　川百合　叭杏仁　白石英　大麦冬　怀山药　陈橘白　川贝母　十大功劳　枇杷叶

蒋左（江阴）

调治以来，精关渐固，咯红亦久不复发，唯入冬又复咳甚痰多，咯之不易出。左胁痛，后达背部，劳动则气促。间或内热，幸胃纳尚强。脉弦滑，舌红苔白。水亏金燥，肝肾交伤，虚而生热，灼液为痰也。仍有涉怯之害。

北沙参　叭杏仁　肥玉竹　白苏子　大白芍　大麦冬　川贝母　海蛤粉　旋覆花　陈橘皮（盐水炒）　白石英　枇杷叶

傅右

两耳结核磊磊已久，日来渐痛。入夜或发热，脘闷厌食。加以年已过笄，水源未通。须防增咳致损。

南沙参　大贝母　白桔梗　当归　乌元参　川石斛　京赤芍　净橘络　地骨皮　粉丹皮　夏枯草　炒竹茹

朱左

冠年先发肛漏，继之带血下利，咳嗽，不时寒热，得汗则解。脉细数，舌红。脾肺肾三经俱亏，入怯可虑。

南沙参　肥玉竹　怀山药　陈橘白　炙甘草　煨诃子肉　川贝母　焦白术　补骨脂　粟壳　十大功劳

另：河车六味丸。

王右

产后经居，四年不行。呛咳曾带血，痰极多，气粗。懊侬内热，或自汗。脉细数，舌质光剥。血亏肺损，一派蓐劳见端。极难着手。

北沙参　清阿胶（蛤粉拌炒）　肥玉

竹　川百合　叭杏仁　大麦冬　白及片　大白芍　旋覆花　川贝母　陈橘皮　十大功劳

徐左（蚌埠）

久咳，两月来尤甚，咽痛音嘶，喉右肿，嗌干，饮咽不利。舌红中黄，脉小数虚滑。肺阴已伤，气火虚阳上灼。延有涉怯之虞。

北沙参　米炒牛蒡子　乌元参　川贝母　冬桑叶　淡天冬　青蛤壳　白桔梗　大杏仁　瓜蒌皮　生诃子皮　枇杷叶　凤凰衣

二诊

日来音嘶渐响，而咽痛如故，饮咽不利，久咳嗌干。脉仍虚数而滑，舌红中黄。肺阴大伤，虚阳上灼。入怯可虑。

北沙参　白桔梗　生诃子肉　马勃　冬桑叶　淡天冬　川贝母　乌元参　大杏仁　米炒牛蒡子　枇杷叶　凤凰衣

三诊

日来音嘶渐响，咽痛已减。唯右喉尚红赤成片，甚则呕恶。脉虚数，舌红中黄。虚阳初潜，肺阴未复，水不上承。久延仍防涉怯。

北沙参　白桔梗　叭杏仁　马勃　生诃子肉　淡天冬　川贝母　法半夏　乌元参　枇杷叶　凤凰衣

李右（镇江）

日来久咳虽减，寒热虽未来，而痰仍多，屡带血。食少气怯，脘闷或作恶。脉细数无力。肺胃两伤，肝郁不达。已入怯途，口糜可虑。

南沙参　当归　阿胶珠　叭杏仁　大麦冬　怀山药　大白芍　川贝母　陈橘白　焦谷芽　枇杷叶　冬瓜子

虞右（无锡）

日来咳虽减而痰甚多，胸膺懊侬，日寒夜热，或自汗。脉细数，舌剥中槽。产后阴血大亏，肺肾并损，挽回殊非易事也。

南沙参　当归　清阿胶　大丹参　川贝母　大麦冬　大白芍　陈橘白　叭杏仁　肥玉竹　女贞子　十大功劳　红枣

于右

病中又感痧邪，发而未透，肺热未清。呛咳多痰，胃呆脘闷，食少神疲。脉细数无力，舌红苔白。肺阴胃气两伤，延有涉怯之害。

香白薇　象贝　大杏仁　淡天冬　生谷芽　地骨皮　川石斛　冬桑叶　陈橘白　法半夏　云神　枇杷叶

李右（镇江）

久病荣阴暗亏，虚而生热，销铄津液水源，源竭月事久居，强行无多。火升面绯，日形消瘦，心烦作恶，小溲勤数。脉小数，舌赤如朱。一派损怯见端，着手不易。

南沙参　大白芍　粉丹皮　黑山栀　大麦冬　川石斛　云苓神（各）大丹参　女贞子　生谷芽　鲜藕　佛手花

贺右

年已及笄，月事未通。逐日寒热，不汗而解。脉弦数而滑，舌赤如朱。内热甚重，最防增咳。

当归　大白芍　青蒿　炙鳖甲　香白薇　柴胡　黑山栀　大丹参　粉丹皮　炙甘草　姜　红枣

二诊

逐日寒热已退，食少嘈杂，年已及笄，水源未通，白带如注。脉弦数，舌红。虚象显然，入怯可虑。

当归　大白芍　粉丹皮　青蒿　银柴胡　大丹参　大生地　香白薇　炙甘草　地骨皮　乌贼骨　大枣

另：四物丸。

顾左（江阴）

咯血数年，今春尤甚。咽痛，喉右腐碎，饮入作呛，甚则由鼻而出，痰多白沫。脉沉细右滑，舌苔腐白。肺肾两亏，金水不相生，虚阳上灼。已入怯途，图治不易。

北沙参　生诃子肉　旋覆花　五味子　川贝母　大麦冬　白桔梗　参贝陈皮　法半夏　肥玉竹　银柴胡　百药煎

另：生诃子肉三钱　胡桃肉二两　五味子一钱　大麦冬一两　白桔梗一钱五分

上味研取细末，加鸡子清调糊为丸，如桂圆核大，每晚噙化一粒。

李左（金沙）

久咳屡次咯红，右胁窜痛，上至肩井，甚则逐日寒热，其时或长或短，汗亦或多或少。脉弦细，舌红。肺肾之阴气久亏，阴阳不相维，为寒为热也。久延仍防涉怯。

北沙参　鲜首乌　炙黄芪　肥玉竹　大麦冬　大白芍　炙鳖甲　叭杏仁　川贝母　当归　十大功劳　红枣

二诊

进黄芪鳖甲散，用意阴阳并补，逐日之寒热已减，汗亦较少。久咳曾咯红，右胁及肩井时痛。肺络已伤，阴阳不相维也。守原义更谋进步。

北沙参　炙鳖甲　鲜首乌　炙甘草　川贝母　炙黄芪　肥玉竹　粉丹皮　当归　法半夏　大白芍（桂枝拌炒）　十大功劳　红枣

宋右（江阴）

项间疬核丛生，呛咳曾带血，内热盗汗，大便不实，右胁下结痞。年已及笄，月事未通。脉弦细，舌红面皖。阴土两亏，脾肺不和。延有童损之害。

南沙参　大白芍　怀山药　甜冬术（土炒）　地骨皮　川石斛　扁豆衣　粉丹皮　象贝　焦谷芽　炙甘草　枇杷叶　荷叶

二诊

内热盗汗，大便未实，右胁下结痞，项间结核，呛咳曾失血。年已及笄，月事未通。脉细，舌红。一派童损见象。

潞党参　川石斛　大龟板　炙甘草　象贝　焦於术　怀山药　大白芍　女贞子　焦谷芽　枇杷叶　莲子

丸方：潞党参　陈橘白　大丹参　女贞子　象贝　焦於术　炙乌梅　当归　大熟地（砂仁拌炒松）　炙甘草　云苓神（各）　怀山药　大白芍　粉丹皮　莲子

上为末，加肥玉竹、红枣煎汤，加蜜水法丸。

李右（镇江）

咳久曾失血，痰多咳之不易出，或吐食物，脘闷，两胁控引作痛。火升内热，日形消瘦，胃纳递减。切脉弦细沉分数，舌光。肺络大伤，胃复不和，而肝家气火偏旺，灼液为痰也。延有损怯之虑。

南沙参　大白芍　川贝母　参贝陈皮　白苏子　淡天冬　旋覆花　叭杏仁　青盐半夏　仙鹤草　枇杷叶　白石英

冯右（南京）

咳经年余，痰出不爽，屡见血迹。脘仄不畅，左胁痛，咳甚则呕。经居数月不行，日形消瘦。近增腹痛，下利赤白，俨如痢状，间或寒热盗汗。切脉弦细小数，右关尺濡软，舌红无苔。荣土久亏，肺络已损，肝胃复不和，虚而生热也。入怯可虑。

南沙参　大麦冬　阿胶珠　当归　陈橘白　大白芍（吴萸拌炒）　五味子　云苓　焦於术　甜川贝　炙粟壳　干荷叶

二诊

日来下利之次数虽减，而仍赤白交杂，或便溏带水，腹痛，水声辘辘，脘闷或作恶，兼之久咳屡见红，小有寒热。脉弦细濡数，舌红根腻。可见肺络虽伤，而肠胃仍有湿浊留蕴未清。清阳不升，浊阴不降也。

南沙参　左金丸　云苓　焦於术　大砂仁　煨葛根　大白芍　炙甘草　旋覆花　炒枳壳　干荷叶

另：鸦胆子七十粒，如法用之。

杨右（海门）

产后久咳，屡次咯红。两胁痛不得呼吸，寒热汗多，食少形瘦。脉细数，舌起腐白苔。一派虚象，势有涉怯之虞。

南沙参　川贝母　地骨皮　当归　炙甘草　银柴胡　炙鳖甲　冬桑叶　旋覆花　大白芍　十大功劳　红枣

瞿左（蚌埠）

失血后，呛咳已止，阴血之亏折未复。不时寒热，食少面黄。脉沉细无力，舌红中心深槽一条。阴血内夺可知，仍防复咳。亟为育阴益气，以资生化之源。

南沙参　女贞子　当归　生首乌　大生地（秋石化水炒）　炙黄芪　旱莲草　陈橘白　云神　肥玉竹　十大功劳　红枣

另：人参养荣丸。

陆左（常州）

童年痧后，肺热不清。久咳不已，痰极多。脘闷心跳，或潮热。脉细数，舌红。久延有痧痨之害。

南沙参　川贝母　冬桑叶　淡秋石　法半夏　大杏仁　金苏子　炙紫菀　炒苡仁　瓜蒌皮　枇杷叶

张右（常州）

咳经三年，咳则遗溺，食入则腹痛自利，腰酸内热，气逆咽梗，脘痛呕吐，白带多，月事先期。脉细数，舌黄尖绛。肺胃两伤，肝家气火偏旺。入怯可虑。

南沙参　煅牡蛎　大杏仁　川贝母　法半夏　大白芍　旋覆花　煨诃子肉　炙乌梅　大麦冬　粟壳　枇杷叶

孙右（无锡）

咳经数年，屡次失血。左胁痛，痰多气粗，食欲不甘，日形消瘦。水源未竭，月事尚行。切脉虚数而滑，两尺濡软，舌红苔白。肺络大伤，阴血内夺，肝家气火无制。入怯可虑。

南沙参　川贝母　大白芍　白及片　清阿胶（蛤粉拌炒松）　生诃子肉　仙鹤草　肥玉竹　白苏子　叭杏仁　十大功劳　藕节炭

另：琼玉膏、二冬膏。

吕左

咯红屡发，自觉左胁而来，背俞则刺痛。或干呛无痰，内热。舌赤如朱。肺络已伤，肝家气火偏旺。属在青年，入怯可虑。

鲜生地　黑山栀　旱莲草　大麦冬　仙鹤草　生石决　粉丹皮　清阿胶（蒲黄拌炒）　大丹参　藕节炭　白茅花

钟左

去冬呛咳，及今不已。乃致音嘶不响，食少形瘦。脉细数，舌红。肺肾两亏，金水不相生。入怯可虑。

南沙参　冬桑叶　炙紫菀　肥玉竹　淡天冬　生诃子肉　白桔梗　川贝母　大杏仁　青蛤壳　枇杷叶

尹左（宜兴）

久咳冲血、内热盗汗俱退，而自利复剧，且食入则腹左攻痛，气坠肛胀，里急不爽。脉虚数细滑，舌光无苔。脾肺肾三经俱亏，而肠角尚有余积未清，否则必不痛而必爽也。姑从盈虚剂实例立法。

潞党参（姜水炒）　焦白术　炒枳壳　大白芍（吴萸炒）　煨诃子肉　煨葛根　煨木香　益智仁　炙乌梅　大砂仁　炙甘草　粟壳　干荷叶

二诊

食入则腹左作痛已减，而仍自利不爽，气坠肛胀。脉虚数，舌质光剥。属在久咳冲血后，脾肺肾三经已亏，而肠角余蕴化而未尽。未宜偏补也。

南沙参　焦白术　大白芍　煨木香　赤苓　左金丸　炒枳壳　煨葛根　炙甘草　大杏仁　干荷叶

巢右（常州）

去冬呛咳，及今不已。咽痛音嘶，便溏足肿，寒热多汗，日来又增腹痛。加以年华二九，月事不通。脉细，舌红。一派怯象，收效殊难。

南沙参　川贝母　炙甘草　大龟板　冬桑叶　煨诃子肉　大白芍　当归　炙乌梅　肥玉竹　枇杷叶

周左（常州）

咯红虽止，呛咳不已。咽痛嗌干，声带渐喑，兼之腹痛便溏。脉虚弦细数，舌红无苔。肺络先伤，肾阴复损，木火虚阳内灼，金水不相生。久延防涉怯。

南沙参　生诃子肉　大生地（秋石化水炒）　旱莲草　叭杏仁　大白芍　大麦冬　料豆衣　川贝母　冬桑叶　十大功劳　粟壳

另：八仙长寿丸。

秦右

年华二七，癸水即通。可见发育太早，华而不实。猝然咯红，既止后，呛咳不已，内外灼热。脉虚数，舌红无苔。阴虚肺燥，入怯可虑。

南沙参　地骨皮　陈橘白　粉丹皮　大杏仁　淡天冬　香白薇　炙鳖甲　川石斛　川贝母　枇杷叶　藕节炭

林左（常州）

久咳四月，痰多气粗，曾带血，不时寒热。脉虚数，舌红。肺伤及肾，阴阳不相维也。入怯可虑。

南沙参　川贝母　黑苏子　大麦冬　叭杏仁　肥玉竹　青蛤壳　当归　炙紫菀　陈橘白（盐水炒）　十大功劳　枇杷叶　桑枝

任左（宜兴）

久咳及带血已减，痰尚多，劳则喘促。逐日寒热，汗颇多。脉虚数，舌红苔白。肺肾大亏，入怯可虑。

南沙参　生首乌　淡天冬　大杏仁　当归　炙鳖甲　旱莲草　肥玉竹　川贝母　粉丹皮　枇杷叶　十大功劳

膏方：原方去鳖甲，加大生地（蛤粉炒），配十剂煎汁熬糊，再入清阿胶烊化，入白蜜收膏。

沈右

腹痛自利及呛咳俱减，唯汗甚多，动则尤甚。脉细无力，舌红无苔。本元大伤，入怯可虑。

南沙参　五味子　肥玉竹　当归　炙黄芪　煅牡蛎　大麦冬　怀山药　陈橘白　大白芍　炙粟壳　十大功劳　红枣

二诊

久咳大减，胃纳亦渐复，而腹痛自利，汗出津津如故。脉细滑无力，舌红无苔。一派虚象，暴脱可虑。

潞党参　焦白术　炙乌梅　怀山药　煨诃子肉　炙黄芪　五味子　炙甘草　当归　粟壳　大白芍　十大功劳　红枣

向左（宜兴）

改进当归黄芪汤加五味子益气育阴，幸能安受。自汗不已者已止，大便亦自由见通，胃纳亦较复。唯咳未已，气怯，胸胁痛。脉弦数，舌白渐荣。冲血阴气初复，肺气尚虚。当守原义更进毋懈，所谓血脱者须益气也。

南北沙参（各）　炙黄芪　五味子　陈橘白　肥玉竹　生诃子肉　大麦冬　叭杏仁　川贝母　冬瓜子　莲子

钱左（常州）

咳经半年，痰无多而难出。面浮肢肿，动则气促，日来又增自利。脉虚数而细，舌白不荣。脾肺肾三经俱亏，入怯可虑。

南沙参　川贝母　五味子　大杏仁　连皮苓　煨诃子肉　炒苡仁　陈橘白　炙黄芪　法半夏　太阴元精石

金右（太平州）

久咳无痰，汗出如洗。经居四月不行，便溏不实。脉虚细，舌苔碎白如糜。本元大伤，势难着手。

南沙参　大麦冬　陈橘白　叭杏仁　当归　煨诃子肉　五味子　怀山药　炙黄芪　大白芍　太阴元精石　红枣

严右（常州）

年已逾笄，癸水未行。胸腹或作胀，不时寒热，不汗而解，自利不爽。脉细数，舌红边黄。阴土两亏，荣卫失和。最防增咳致损。

南沙参　大丹参　焦白术　怀牛膝　当归　大白芍（桂枝炒）　西秦艽　炙鳖甲　川断肉　大川芎　炙甘草　桑枝（酒炒）　红枣

常左（扬州）

咳经两年，痰多曾见血。比增咽痛音嘶，憎寒内热。脉虚数，舌质红剥。肺肾两亏，虚阳上灼，水源暗竭也。入怯已深，图治不易。

南沙参　五味子　肥玉竹　川贝母　大生地（蛤粉炒）　大麦冬　白及片　白桔梗　大杏仁　冬桑叶　凤凰衣

潘左（无锡）

久咳，或轻或剧，遇冬则甚，痰难出，或作恶。腰背酸楚，胃纳未复，日来痰中又见血迹。右脉细数，左手反关，舌红苔白。肺肾两伤，胃复不和。防涉怯途。

南沙参　北苏子　叭杏仁　茜根炭　炙紫菀　生诃子肉　肥玉竹　川贝母　怀膝炭　法半夏　陈橘白　十大功劳　胡桃肉

印右（金沙）

产后久病，比来感受新邪，表热无汗，脘闷呕吐不已，肢颤。舌红。虚实夹杂，尸疰可虑。

当归　炙乌梅　代赭石　白蒺藜　青蒿　大白芍　旋覆花　姜半夏　柴胡　云苓　姜山栀　姜竹茹　生姜

二诊

今日呕吐已止，脘闷未纾，表热无汗已久，耳听不聪，自利。舌红，脉细数。新陈夹杂，速效难求，仍防尸疰。

当归　炙鳖甲　炙乌梅　青蒿　陈橘皮　柴胡　大白芍（桂枝拌炒）　姜半夏　焦白术　香白薇　姜竹茹　佛手

赵左（明光）

去秋寒热起见，热轻寒重，延今不已。或多汗，或盗汗，口渴舌红，呛咳多痰，曾经失血。气怯，两胁或引痛。脉虚数，重取无力。病起淋浊后，肾虚肺燥，母病及子。属在青年，延有劳损之害。

南北沙参（各）　鲜首乌　地骨皮　十大功劳　大杏仁　炙鳖甲　当归　大麦冬　炙紫菀　炙甘草　肥玉竹　枇杷叶　红枣

二诊

久咳两胁痛及失血俱退，胃纳亦颇强。舌红无苔。肺肾两亏，阴虚气弱，荣卫失和也。仍难免入怯途。

南北沙参（各）　冬桑叶（蜜炙）　大麦冬　炙黄芪　叭杏仁　川百合　肥玉竹　当归　陈橘白　炙紫菀　十大功劳　红枣

另：八仙长寿丸。

朱右

久咳痰难出，或作恶，去秋曾见血。入夜咳甚，不得平卧，两腿酸痛，左膝尤甚。白带甚多，加以五旬外年，月事久停。今春又猝漏红，血块磊磊。切脉弦细滑数，舌红颧绯。荣阴久亏，肺络已损，金不制木，肝家气火窜扰无已也。先当清肝保肺，以平气火。

南沙参　清阿胶（蛤粉拌炒）　川贝母　叭杏仁　怀膝炭　淡天冬　大白芍　金苏子　肥玉竹　乌贼骨　枇杷叶　丝瓜络

恽左（常州）

久咳屡失血，痰难出，咽痛，两胁或引痛。饮食不为肌肤，日形消瘦，腰酸气怯，心悬善饥。比增便溏不实，当脐痛。脉弦细数，舌红根黄。肺阴肺络皆伤，肝家气火内灼，肾水暗亏也。大有入怯之虑。

北沙参　海蛤壳　川贝母　叭杏仁　五味子　煨诃子肉　肥玉竹　云神　大麦冬　旱莲草　白石英　十大功劳

顾左（南京）

肺无因不致咳，脾无湿不生痰，痰者湿之本也。咳经年余，痰极多，清晨色黄质厚。或作恶，或咽痛，音嘶不响，劳则尤甚，二便热。切脉虚数而滑，舌苔腻。肺阴气已伤，痰湿留连不化。久延防涉怯。

南北沙参（各）　叭杏仁　炒苡仁　炙紫菀　川贝母　生诃子肉　淡天冬　法半夏　炙桑叶　白桔梗　白石英　凤凰衣

葛左

诵读劳心、工作劳力则生火。古人造劳字，上火下力，益有深意焉。火从上升，肺受其制，络伤血溢。呛咳多痰，胸膺痛，内热气短，不耐烦劳。舌红。属在青年，久延防涉怯。

南沙参　大生地（秋石化水炒）　旱莲草　青蛤壳　川贝母　淡天冬　仙鹤草　叭杏仁　大白芍　粉丹皮　枇杷叶　干藕节

张左（镇江）

数月未诊，更形消瘦。其咳虽减，而

二便仍有齐来。小水勤数且多，马口不干，或含浊。口渴多汗，外寒内热。左脉弦数，右手濡软，舌苔腐白。阴伤气竭，脾肺肾三经俱亏矣。收效不易。

北沙参　大麦冬　炙黄芪　大熟地（蛤粉拌炒）　云神　陈橘白　五味子　煅龙骨　净萸肉（盐水炒）　怀山药　莲子（连心皮）　元精石

黄童（常州）

保肺兼和胃，化痰兼通络。

南沙参　海蛤粉　净橘络　云苓神（各）　怀山药　川石斛　夏枯草　大贝母　黑料豆　炒苡仁　炒竹茹　京赤芍　肥玉竹　凤尾草

上味煎取浓汁，文火熬糊，入白文冰、白蜜收膏。

汗症门

赵左

每日则头额之汗涔涔而下，且寒暑无间，十余年如一日。刻增握管[1]偶用心亦汗出如雨，自觉热气升腾。舌边破碎，脉弦细而滑。此阴不敛阳，阳越于上，胃中又有湿热故也。拟六黄汤出入。

大熟地　川黄柏　大生地　生牡蛎　粉丹皮　生黄芪　川黄连（酒炒）　大麦冬　怀牛膝　云苓　冬桑叶

王左

当此严寒，盗汗如洗，神疲气怯，食少溲赤。脉沉细带滑，舌根白腻。此阴气不足，积湿未清所致。

南沙参　陈橘白　肥玉竹　炙甘草　大白芍　炒白术　黄芪皮　炒谷芽　炒苡仁　云苓　浮小麦

张左

进六味地黄加参芪填其下而达其中，从根本解决，颇能安受。而日来又忽水泄，咳则作恶，胃纳因之随减，足肿如故。脉细数，舌红。并非感受新邪，以崇土生金为事。

太子参　煨诃子肉　炙乌梅　橘皮　炒於术　怀山药　蜜炙粟壳　连皮苓　煨木香　炒谷芽　灶土

二诊

水泄初减，而汗又多，咳则作恶，神乏胃呆。脉细数左手尤无力，舌红根苔薄。阴伤及阳，肺虚其上，肾虚于下，而脾气又馁于中。据此见象，先当温中固表。

潞党参　煅牡蛎　煨诃子肉　炙甘草　云苓　生黄芪　五味子　粟壳　法半夏　浮小麦　红枣

另：煅牡蛎五钱，煅龙骨五钱，杭粉五钱，研末用纱袋盛贮之，拍汗处。

三诊

水泻已止，夜来盗汗仍多。阴不敛阳，阳越于外，表卫不固，玄府开，腠理不密。脉细数，舌红。虚象显然。拟益气生阴，佐以介类潜阳。必得阴平阳秘，精神乃治。

大熟地（蛤粉炒）　别直须　西洋参　元武板（炙）　左牡蛎　五味子　大麦冬　煨诃子肉　生黄芪　炙甘草　浮小麦　红枣

吴右

刺痧血出太多，气无所补，腠理空疏，日夜出汗。脉细滑，舌心浮黄。亟为清养。

南沙参　怀牛膝　炙甘草　陈橘白　大

---

① 握管：执笔，书写或作文。

麦冬　生黄芪　肥玉竹　云苓　炒苡仁　炒谷芽　浮小麦

钱左

邪滞两解，热清腑通，舌苔亦净，循衣摸床诸枝节亦去。独阴胃大伤，汗出肢冷，两目露白，神迷气怯，而又不能纳谷。脉虚数少力。有虚不受补之害，亟宜辅正调胃。

大麦冬　云神　炒谷芽　南沙参　炙甘草　别直须　五味子　陈橘白　莲子

另：止汗方。

煅牡蛎　煅龙骨　杭粉　粟壳

上为末，以洋纱作袋，于四肢有汗处拍之。

另：西洋参　大麦冬　五味子　陈橘白　粳米

上味煎汁一杯予服。

李左

切脉弦滑鼓指，左部较细。细为心肾两亏，弦为肝阳偏旺，滑者胃中多痰多湿。每食则额汗涔涔，冬时无异溽暑。痰极多，易于吞酸。舌苔黄腻。非胃寒可知，将来防类中也。

北沙参　黄芪皮（防风煎汁炒）　杭菊炭　橘皮（盐水炒）　生牡蛎　生地（蛤粉炒）　竹沥半夏　云苓　黑料豆　白蒺藜（盐水炒）　炒竹茹　淮小麦

丸方：益气潜阳，化痰通络。

别直须　橘皮络　黑料豆　大熟地（蛤粉炒）　炙黄芪（防风炒）　首乌藤　怀牛膝　云苓　制豨莶　潼白蒺藜（各）　大白芍（桂枝炒）　明天麻　炒白术　楮实子　竹沥半夏

上为末，肥玉竹、炒竹茹，煎汤法丸。

王左

猝然眩昏，嗣后则每夜盗汗如洗。脉滑数，舌苔浮腻。属在青年，乃火升阳不藏所致。

生石决　杭菊炭　川黄柏　大麦冬　料豆衣　青蛤壳　云神　炙甘草　陈橘白　大白芍　淮小麦

孙左

阴气两亏，腠理不密。盗汗多，神疲头眩，食少形瘦，口渴。舌黄，脉细数左弦。最防再增呛咳。

大生地　肥玉竹　女贞子　煅牡蛎　炙甘草　当归　怀牛膝　云神　南沙参　黄芪皮　白蒺藜　淮小麦　红枣

杂症门

王右

土衰木旺是其本，气郁化火是其标。肝胃不和，火升灼热，则左畔头痛，呕吐吞酸，腹痛下利。脉虚弦左郁，舌红中黄。幸经事如常，血分无病。先当和胃泄肝。

左金丸　当归　大白芍　云神　炙乌梅　法半夏　广皮　南沙参　白蒺藜　合欢皮　金橘饼（过口）

二诊

药后颇能安寐，头痛、腹痛、下利俱减，唯午后又猝然昏晕多汗，作呕或吐酸水。脉转沉缓，心悬舌红。一派虚象，肝胃失和，阴不敛阳也。久延非宜。

南沙参　炙乌梅　大白芍　合欢皮　白蒺藜　生牡蛎　法半夏　炒枣仁　宣木瓜　云神　莲子（连心皮）

三诊

今午又复眩晕，幸未如昨日之甚。顾已汗出如洗，心悬不寐，懊憹烦扰，气从少腹上逆于咽则呛咳不已，易于呕吐。脉反虚弦，舌红少苔。此血不荣肝，冲气不安于海而上升之候也。转以滋降，镇摄为宜。

大熟地　灵磁石　当归　云神　生牡蛎　生黄芪　潼白蒺藜（各）旋覆花　天门冬（各连心）代赭石　大白芍　紫石英

四诊

昨为滋降镇摄，今午未复眩晕多汗，呕吐亦止，少腹气冲作呛亦退，唯腹部又复烧热如燎。舌根木硬，冷痰阻咽，咳之不得出。脉虚弦，舌光。冲气初平，虚阳初潜，木火伤元也。原方更进为宜。

北沙参　远志肉（甘草水炒）大熟地　生牡蛎　潼白蒺藜（各）大白芍　大麦冬　锁阳　清阿胶（蛤粉炒）云神　紫石英

五诊

迭进滋阴摄阳之剂，眩晕及少腹气冲作呛、少腹热如火燎上及大腹者均退。唯仍嘈杂懊憹，汗出如蒸，衣被均为之湿，阴不敛阳可知。舌硬略软，渐起灰苔。是虚阳灼液成痰之候。

北沙参　云苓神（各）大熟地　大麦冬　川贝母　锁阳　生牡蛎　清阿胶　元参心　大白芍　鸡子清（冲）

孙左

肾督久亏，肝阳夹痰热内扰，尾闾至发际俱跳跃作响，盗汗肢冷，两腿时或紧掣如物裹。脉弦滑，舌黄。极难速效。

淡苁蓉　潼白蒺藜（各）女贞子　大白芍　黑大豆　粉丹皮　怀牛膝　净橘络　煅牡蛎　猪脊筋

胡左

水不涵木，肝阳上升，痰湿横阻于络。于是枝节多端，脘胁痛胀，左畔头痛，不时萌发。比增两臂酸楚。脉弦滑，舌苔苍黄。火象显然，不宜温化。当为柔肝通络，以化湿痰。唯无速效可图。

生石决　刺蒺藜　煅瓦楞　丝瓜络　橘络　杭菊炭　明天麻　块苓　大白芍　川郁金（矾水炒）　荷叶筋　炒竹茹（酒炒先煎代水）

吴左

心肾两亏，痰热久蕴窍络。偶遇感冒寒热，则神糊不清，心悬胆怯。脉细数，舌红。迄今十余年，难求速效。

香白薇　煅龙齿　远志肉　天竺黄　双钩钩　川郁金（矾水炒）　云神　白蒺藜　川贝母　大白芍　九节蒲　灯心

张左

去秋病后，胃纳渐少，迄今未复，且干物难入。脉沉细而滑，舌苔砂白。中土大伤，余湿未尽。法当温理中阳，兼化痰湿。以期鼓舞久困之胃气。

潞党参　益智仁　炒白术　炙甘草　云苓　冬瓜仁　法半夏　橘皮　大砂仁　炒薏仁　煨姜　大枣

胡左

忧劳抑郁伤其中，肝胃不和。脘痛偏左，食后略减，气逆于上则嗳噫，气攻于下则矢气。迄今一月，胃纳因之减少。脉弦滑两关强，舌红无苔。心肾两经之阴血暗亏，水不涵木也。先当平肝理气，和胃运中。

当归（酒炒）　炒白术　白蒺藜　新会皮　云神　炙乌梅　南木香　淡干姜　大白芍（桂枝拌炒）　炙甘草　姜　饴糖

张左

肾之阴亏则精不固，肝之阳强则火易动。头目眩痛，滑泄有年，腰间酸痛，渐及两腿，不良于行，内热呛咳。脉弦数，舌红。火象显然，非寒湿之痛风可比。

大生地（盐水炒）　黑大豆　大龟板　川杜仲　女贞子　菟丝子（盐水炒）　北沙参　川黄柏　怀牛膝　大白芍　粉丹皮　桑寄生　莲子

束左

跌仆之后，脐下动气，翕翕跳动。头为之眩，神疲气怯，胃呆。舌白，脉细滑。速效难求。

当归　云苓　大丹参　炒白术　大白芍（吴萸拌炒）　炙甘草　潼白蒺藜（各）　大砂仁　炙黄芪　怀牛膝　姜　红枣

另：归芍六君丸。

王左

水停心下则心悸，甚则猝然肢震，脘次如熔熔。间或不寐，头眩食减。脉沉缓，舌苔滑白。营气已亏，心肝二经俱失涵养也。

当归　大丹参　大白芍（吴萸拌炒）　上肉桂　煅牡蛎　白蒺藜　云苓神（各）　煨天麻　橘皮　紫石英　灵磁石

张左

肺肾阴伤，胃有积湿，酝酿成痰，假肺道而出则呛咳多痰，结蒸于胃则龈床腐，流于肾络则腰膂痛。脉弦数，舌黄。非徒虚也，不宜偏补。

北沙参　川石斛　青蛤壳　生白术　怀牛膝　泽泻　云苓　生薏仁　淡天冬　丝瓜络　枇杷叶

李左

遍体掣痛，到处疙瘩，头部尤甚。两足不良于行，内外灼热，食少。脉弦数。痰热夹风湿流窜于经络而来，与寒湿入络者不同。

大生地　川石斛　橘络　块苓　炙鳖甲　生竹茹　丝瓜络　粉丹皮　五加皮　怀牛膝　川萆薢　川黄柏　桑枝

赵左

形不足者，补之以气；精不足者，补之以味。肝肾血液衰少，腰股酸痛，行则伛偻。宜填补下焦。

大熟地　陈皮　鹿角霜胶（各）　胡桃肉　炒薏仁　菟丝子　潞党参　淡苁蓉　川杜仲　炒冬术　怀牛膝　宣木瓜

黄左

脉来三至一息是为代脉。代乃气虚中衰，气不相续。而两尺沉细少神，肾脏真元已亏。食物呕吐已将三月，头眩神疲，半月未更衣。胃气大伤，液涸于下。辛香燥热均非所宜，宜甘平养胃之法，橘半六君加味主之。

焦於术　云苓　炙甘草　陈橘白　白归身　佩兰　大砂壳　炒谷芽　煨姜　大枣

钱左

向日好饮，此次猝然闭厥，既醒之后，表热一候甫退。嗣又便血，咳嗽痰腥，气逆难于平卧。间或自汗，口糜忽退忽布，种种轇轕不清。刻下舌绛而光，扪之无津，右脉模糊不应指，左部沉数细滑。此阴伤胃败，湿热仍留肺胃之络。亟为生阴养胃，俟津液略回再议他策。

西洋参　海蛤壳　鲜石斛　瓜蒌皮　肥知母　生熟谷芽（各）　炙甘草　生薏仁　淡天冬

王右

胸痞初舒，胃纳未复。带下如注已久，午后潮热，夜半而解。舌淡不荣，渴不喜饮。脉虚数，右手兼雀啄。荣卫大亏，以脉论须防暴脱。

潞党参　粉丹皮　云神　炙甘草　柏子仁　炒白术　当归　合欢皮　大砂仁　大白芍（桂枝拌炒）　佛手　红枣

李右

呃止气调。脉之上溢鱼际者亦归原位，唯久按转觉少力，两关弦数。大腑未通，频传矢气。舌强言謇，能饮而不能多咽。可见痰浊阻于心脾之络，心脉络舌本，脾脉络舌根也。仿古人解语汤用意。

淡苁蓉　大麦冬　远志苗　云苓神（各）　法半夏　川贝母　薄荷炭　九节蒲　陈皮　白蒺藜　竹沥　姜汁

二诊

昨从心脉络舌本、脾脉络舌根立法，能饮不能咽者随减。唯昨夜食物欠节，痰滞适相搏结，阻仄气运之周流，以致未久即解。今诊两部关脉较数，舌苔腐垢。大腑将有通机，拟顺其意而推荡之。俟实者先退，再议培补其虚。

鲜薤白　全瓜蒌　法半夏　大麦冬　杜苏子　大杏仁　川贝母　炒竹茹　云苓神（各）　海浮石　新会皮　荸荠

孙左

骨小肉脆，早岁多病。可见先天既亏，后天又薄。后天者，脾也。脾之生化无权，食少气怯，遍体痛，腰膂尤甚，腑行不爽。切脉细数带滑，舌苔腐白，舌质绛红。此阴虚而胃乏和降使然，当从清养调中入手。

南沙参　怀山药　女贞子　黑大豆　白蒺藜　云苓神（各）　川石斛　大砂仁　炒於术　炒谷芽　莲子

吴右

脾为阴土，以升为健；胃为阳土，以降为和。恙因痢后肾气衰，未经调复，肝木鸱张，阻隔脾胃交通之气，清浊混淆，以致肚腹攻痛，腑气不通，甚则呕吐。自夏及秋，已发三次。经谓，脾病善胀，肝病善痛。肝脉布于两胁，脾脉络于胸中。脉象双弦，左关似带劲象。荣血大亏，气分又弱。腑以通为补，脏以藏为和。拟调荣柔肝，兼以和脾化浊为事。

孩儿参　郁李仁　当归　怀山药　法半夏　炒枳壳　怀牛膝　橘皮　柏子仁　乔饼（过口）

任左

病经一年。始而两手指节发出蜣螂蛀，湿痰入络可知。继之神志昏瞀，语言错乱。时常呕吐食物，吐时小便自遗，笑时则不禁。大便燥结，从来不能自由更衣。比增两腿拘挛，不得移动。尾闾蓐疮溃烂，腘膝紫肿。切脉左手弦滑，尺部濡细小数，右手虚滑少力，舌白唇红。肾元大亏，无以司其二便，水不涵木，风阳自动也。枝节纷繁，根蒂已深，极难着手之候。姑为润肾清肝，化痰利窍。

淡苁蓉　云神　川贝母　郁李仁　远志肉　净橘络　生白芍　竹沥半夏　连心麦冬　怀牛膝　海参肠

二诊

病之原委已载昨方，可见病由肝而肾而肠而胃。当时未能寻出源绪，以致病延日深。刻下二便无知，肾不司其职，机窍关节处处皆有痰湿蒙蔽，其阳无以清明，浊阴更肆猖獗也。考目下治法，必先润阴化痰，以通肠腑久锢[1]之路为是。

淡苁蓉　火麻仁　郁李仁　云苓神（各）　冬葵子　净橘络　炒枳实　竹沥半夏　怀牛膝　旋覆花　海参肠　更衣丸（另下）

三诊

午后进润肾化痰，以通肠腑，未药之先，即兀兀欲吐，药后果然食物药汁倾囊而出，未能达到肠腑。腑仍未通，夜来火升面绯，烦扰不寐，或猝然叫喊。脉亦更数而滑，舌苔仍较黄。壅仄肠胃之痰浊，时籍气火以升腾。姑从苦辛通降立法。

姜川连　姜半夏　炒枳实　橘皮　旋覆花　云神　全瓜蒌　郁李仁　炒竹茹　更衣丸（另下）

四诊

昨进润肾化痰、以通肠腑，药入适吐，晚间改进苦辛通降，虽未复吐，而舌本未伸即作呕恶。痰不易出，肺气阻仄可知。夫肾虽司二便，而肺与大肠相表里，且能通调水道，下输膀胱。肺与胃以膜相连，所谓肺病久必及于胃，肠与胃又相属，于是治节不行，传送失职。今拟丹溪开提肺气法，兼参润肾之品。

白苏子　瓜蒌皮　大杏仁　淡苁蓉　炙紫菀　竹沥半夏　旋覆花　淡天冬　炒竹茹　枇杷叶　芦根

拟古人珠珀散法，奠安神志，兼化痰

① 锢：古同“痼”，痼疾。

浊，临卧时每服五分，用朱拌灯心十茎煎汤调服。

珍珠一钱　上血珀一钱　川贝母二钱

上味乳取[①]极细末，须至无声为度。

又：用松香置净桶内，以皂角煎汁，冲入净桶，熏肛门。如仍未通，再用田螺夹肛门。

五诊

昨日改用丹溪开提肺气法，参润肾之品，兼进珠珀散奠安神志。夜分颇能安枕，今晨更衣得燥粪如栗者磊磊。舌心黄苔随脱，痰涎上泛亦顿少，舌本能伸，右脉寸关两部尚数滑。肠胃积蕴仍未全清，肺之降输力尚未能称其职也。仍守肃其上而润其下一法。

西洋参　淡苁蓉　怀牛膝　净橘络　白苏子　云神　瓜蒌皮　淡天冬　竹沥半夏　旋覆花　大荸荠　陈海蜇

六诊

月余不更衣，用丹溪开提肺气佐以润肾，计得便四次，始结继溏，而仍黏腻，腹鸣辘辘。足征肠腑余浊未清，气运未和，痰涎上泛，气逆善噫，胃尚未和可知。蓐疮溃烂，两腿拘挛，手指骨节高突，神志或明或昧，此肾虚肝旺痰浊久羁机络也。关脉滑数已减。刻当和胃运中，化痰安神。

南沙参（米炒）旋覆花　远志肉　橘白络（各）　炒於术　云神　潼白蒺藜（各）竹沥半夏　大砂仁　怀牛膝　生谷芽（荷叶包刺孔）

又后服方第一：前方服二三剂后，如胃纳日增，而腑气又不见通，则服此方。

西洋参　远志肉　旋覆花　淡苁蓉　川贝母　怀牛膝　云神　橘皮络（各）竹沥半夏

后服方第二：此后如腑通胃旺，唯神志未清，两腿尚拘挛。则服此方十剂再议。

西洋参　淡苁蓉　云苓神（各）大麦冬　怀牛膝　远志肉　旋覆花　净橘络　煅龙齿　竹沥半夏　冬瓜子　桑枝尖

搽蓐疮方：熟石膏　大梅片　真濂珠[②]　轻粉　上血珀　炙乳没（各）白占[③]　飞滑石　赤石脂

上味如法，乳取极细末后，入片和匀。

镇心安神丸：大生地（酒炒）上川连（酒炒）上濂珠　雄黄　犀牛黄　橘红　炒枣仁　陈胆星　当归　西洋参　上血珀　云苓　天竺黄

上味研取细末，蜜水法丸，朱砂为衣。每服五十粒米饮送下。

王左

热而不寒为瘅疟，寒而不热为牝疟。牝疟半年，既愈之后，脘中痞硬有形，青筋暴露，状如懑心痰。比增食入不畅，呕吐酸水痰涎，大腑通而不爽。切脉沉弦细滑，舌红苔黄。阴土已伤，痰湿毗薄于中，肝胃不和。既非噎膈，又非单腹。当疏肝和胃，运中通下。

姜川连　姜半夏　瓦楞子　大白芍（吴萸拌炒）上川朴　青陈皮（各）炒枳

① 乳取：用乳钵研取。

② 真濂珠：珍珠的别名。

③ 白占：白蜡之别名。

实　鲜薤白　旋覆花　全瓜蒌　刺蒺藜　姜汁　白萝卜汁

另：莱菔子五钱，金香附五钱，陈橘皮三钱，皮硝二两，五积散一两，炒热布包，熨脘中痞满处。

陈左（苏州）

心肾之阴久亏，水不涵木，痰浊阻气机之升降。右胁及肩臂酸楚抽掣，脐上似有物横梗，劳动则喘促。脉沉滑细数，舌苔满腻。虚中夹实之候。

旋覆花　净橘络　瓦楞子　金苏子　大白芍　沉香　白蒺藜　冬瓜子　瓜蒌皮（姜水炒）　云苓炒　竹茹　佛手花

再诊

从疏肝之逆气、化胃之痰浊入手，右胁及肩臂酸楚已退，掣痛未安，脐上似有物梗状。舌苔满腻已化，根端尚厚，脉之数象已平，沉滑如故。此肝气已和，胃络之痰尚未降化也。

旋覆花　法半夏　白蒺藜　陈橘皮络（各）　瓦楞子　瓜蒌皮　金苏子　云苓　大白芍（沉香炒）　冬瓜子（炒黄）　竹茹

叶左（金沙）

始而茎头腐溃，经西医用针药，血分之湿热虽解，而木火虚阳为之扰动。加以肾阴本亏，阴不敛阳，厥少之气不和。少腹左右软胀，便结不爽，不时心悬耳鸣，气逆于上则脘仄作痛，咽梗不舒，口干。舌黄，脉弦细两关滑数。势无速效可图，先当清降虚阳，调其气化。

北沙参　生牡蛎　大白芍　大麦冬　白蒺藜　云神　淡苁蓉　川楝子　旋覆花　瓜蒌皮　冬瓜子　灵磁石

再诊

进清降虚阳，调其气化，便结已通，心悬耳鸣亦减。唯午后则火升面绯而热，遍体筋脉拘掣，少腹软胀，气逆则胸胁胀满，咽梗不舒。舌红中黄，脉弦细两关滑数。水亏木旺，虚阳不藏，气火因之上扰也。守原义进步。

淡苁蓉　大生地（秋石化水炒）　大白芍　潼白蒺藜（各）　旋覆花　川楝子　生牡蛎　怀牛膝（盐水炒）　云神　杭菊炭　甘杞子（盐水炒）　灵磁石　海参肠

王左（宜兴）

去秋发时痧起见，始而四末麻痹，继之骨节酸楚作痛，入冬则觉遍体痛，如冷珠滚盘，则洒洒恶寒，两腿如冷水下注。症态蹊跷，延绵半载有余。脉沉缓而滑，舌白中剥。伏邪由气入荣，阳不外卫所致。速效难求。

当归（酒炒）　川桂枝　怀牛膝　橘皮　云苓　炙黄芪　炒白术　羌独活（各）　青防风　炙甘草　煨姜　红枣

另：补中益气丸。

再诊

从伏邪由气入荣、阳不外卫立法，遍体如冷珠走窜，两腿如冷水下注者俱减，二便通调，胃也渐复，唯昨又复梦泄。舌心红剥作干，脉细数沉分缓滑。肾阴已亏，而伏邪仍陷于荣，荣卫之周流失职也。

酒当归　川桂枝　云神　大生地（酒炒）　炙甘草　炒白术　川杜仲　炙黄芪　左秦艽　青防风　红枣

三诊

经治来，两腿如冷水下注已退，遍体

如一粒冷珠走窜亦减其半，二便亦通，唯四末及头部又不时窜痛。脉转弦细而数，舌红根剥。阴气已伤，伏邪乘陷血分，荣卫不和所致。既已获效，率由旧章。

大生地（酒炒） 忍冬藤 丝瓜络 粉丹皮 川桂枝 原蚕砂 羌独活（各） 赤苓 别直须 炒白术 炙甘草 荷叶筋 红枣

四诊

历治以来，两腿如冷水下注、遍体如一粒冷珠走窜作痛俱减，二便亦利。唯仍头晕耳鸣，腰背痛。脉弦细右数，舌红根黄。所陷血分之邪已达，肾阴尚亏，肝阳偏旺。当再滋水抑木，兼通络脉。

大生地 女贞子 白蒺藜（盐水炒） 川石斛 云苓 川杜仲 料豆衣 甘杞子（盐水炒） 怀牛膝 丝瓜络 杭菊炭 桑寄生

储左（宜兴）

肝肾两亏，水不涵木，风阳腾起，鼓动脾络之宿痰积湿。心悬头眩，自觉体若浮空，逾时甫退。少腹左右痞硬，四末火燎或作痛，不能自用，便结溲混。舌苔滑腻满布，脉弦滑小数。虚实同巢，最难着手。

淡苁蓉 川杜仲 川楝子 净橘络 左金丸 炒白术 云苓神（各） 炒薏仁 怀牛膝 大白芍（桂枝拌炒） 泽泻 海参肠

再诊

从叶氏清肝润肾淘汰痰湿，大腑畅通，舌苔满腻亦化，而少腹左右仍痞硬不净，气从左胁上逆，则胸仄胃呆。不时心悬头眩，精神浮荡。脉弦滑两关小数。水亏木旺，风阳夹痰湿纠葛不清。枝节繁多，历时又久，难图速效。

淡苁蓉 焦白术 怀牛膝 川楝子 竹沥半夏 大白芍（吴萸拌炒） 云苓神（各） 旋覆花 小茴香（盐水炒） 陈橘皮络（各） 冬瓜仁

改方：去吴萸，加生牡蛎。

郭左（常熟）

肾阴不足，肝阳化风，激动血分湿热。遍体走窜抽掣，皮腠发出红点磊磊，蠕痒流脂。或心荡惊惕，便结溲赤。枝节多端，笔难枚举，姑就其大者而言。脉弦细，舌苔浮黄满腻。虚实同巢，立法不易。姑为滋水抑木，佐以通络化湿。然无速效可图。

大生地 粉丹皮 川黄柏（酒炒） 大白芍 云苓神（各） 料豆衣 泽泻（盐水炒） 白蒺藜（盐水炒） 双钩钩 冬桑叶（蜜炙） 丝瓜络 荷叶筋

另：杞菊地黄丸三两，桑麻丸一两，和匀。每晨开水下三钱。

萧左（镇江）

戒烟后猝然阳缩，则头眩心悬，四末乏力。比增寐中惊惕颤振。脉沉弦细滑，舌苔腐黄。水亏木旺，心肾渐欠交通而来。极难速效。

大熟地（蛤粉拌炒） 云神 煅龙骨 远志苗 生牡蛎 大白芍 黑料豆（盐水炒） 潼白蒺藜（各） 大麦冬 灵磁石 莲子（连心）

另：知柏地黄丸二两，磁朱丸一两，和匀。

周左

心肾久亏，水不济火，龙奋于泽。猝然自觉身体暴大，未几即解。心悬多疑善惊惕，少寐脑鸣。脉沉细两关弦，舌红苔白。幸无痰浊乘乎其间，先当滋水潜阳，交通心肾。

大熟地　大麦冬（朱染）　煅龙齿　大白芍　云神　远志肉　杭菊炭　甘杞子（盐水炒）　白蒺藜（鸡子黄拌炒）　首乌藤　莲子（连心）

姜左

延久之风疹虽退，寒热复来，两足痛。前日又忽咯红，或鼻衄。脉弦数，舌红。两天不足，风湿热淹留血分。最防增咳。

中生地　粉丹皮　怀牛膝　料豆衣　川石斛　连皮苓　冬桑叶　地骨皮　西秦艽　炙鳖甲　藕节

徐右

咳不爽，气从上逆，咽梗心悬，如人将捕之状。脉弦滑，舌根白腻。痰气搏结，肺失通降使然。

旋覆花　大杏仁　川郁金　白蒺藜　大白芍　金苏子　象贝母　薄橘红　法半夏　冬瓜仁　佛手花

改方：去象贝母，加炙乌梅。

裴右

内热三年，下部尤甚。脘闷胃呆，清晨呛咳。脉弦细，舌红。血虚，肝胃不和，肺气不润也。久延非宜。

南沙参　川石斛　大白芍　白蒺藜　香白薇　女贞子　炒谷芽　炙甘草　陈橘白　旋覆花　川贝母　枇杷叶　红枣

刘左（无锡）

肝肾两亏，脾有积湿。腰腿尾间酸楚发热，肢麻乏力，小水混浊，口腻。苔厚，脉沉滑。最难速效。

大熟地（砂仁炒）　粉丹皮　泽泻　炒白术　怀牛膝（盐水炒）　川黄柏　云苓　橘白　料豆衣　川杜仲　炒薏仁　褚实子　干荷叶

袁左

经治来，嘈杂心荡俱退。唯火升则妄语，痰多便结，甚则自汗。舌苔腐黄，脉小数左弦。心火肝阳与胃中宿痰相搏所致，久延非宜。

上川连　大麦冬　大丹参　生石决　云神　炒枳实　黑山栀　生白芍　远志肉　煅龙齿　炒竹茹　青果

另：当归龙荟丸。

宋左（常州）

肢振有年，善梦泄，不时烧热，日形消瘦，食入腹胀，口渴不喜饮。舌红面黄，脉细数。肾虚肝旺，阴不敛阳耳。

大熟地（砂仁炒）　云神　大白芍　女贞子　黑料豆　粉丹皮　炒白术　怀牛膝（盐水炒）　远志苗　净萸肉（盐水炒）　莲子（连心）

甘左

清金滋水，以塞漏卮。

大熟地、煅牡蛎（合炒）　大麦冬　黑料豆　川黄柏（盐水炒）　叭杏仁　怀山药　净萸肉（盐水炒）　北沙参　肥知母

上味如法研末，蜜水法丸。

潘右（宜兴）

气从上逆则头昏，风府穴痛；气从下逆则小水不禁，月事不调。胃呆便结。脉沉迟不楚，舌心黄腻。曾经呛咳失血。肺失通调，肝阳下迫也。速效难求。

当归　大白芍（桂枝拌炒）　大生地　川芎　旋覆花　台乌药　炙乌梅　益智仁（盐水炒）　潼白蒺藜（各）　女贞子　云苓　桑寄生　红枣

再诊

小水不禁者已减，头目尚眩痛，遍体痛，胃呆便结，曾经呛咳失血。舌苔黄腻，脉沉迟。虚实夹杂，势难速效。

当归　大白芍（桂枝拌炒）　大生地　川芎　乌贼骨　云苓　宣木瓜　川断肉　金香附　白蒺藜　佛手花　红枣

王右（镇江）

情怀抑郁，肝失条达，气不化湿，胃乏降和。食入不畅，少腹痛，磊磊不舒。间或呛咳，两足肿，口苦少寐。脉细弦两关滑，舌红中剥。荣阴久亏，先当清养调中，疏肝舒气。

南北沙参（各）　白蒺藜　云神　川贝母　绿萼梅　黄郁金　大麦冬　大白芍　旋覆花　冬瓜子　金橘皮

毛左

向有胃寒宿患，比增两腿酸乏作痛，右睾丸坠胀，筋梗不舒。脉小数细滑，舌苔白腻。肝肾两亏，脾络又有痰湿所致。温化为先。

炒茅术　怀牛膝　炒薏仁　五加皮　左秦艽　云苓　川桂枝　防己（酒炒）　香独活　巴戟肉　桑枝（酒炒）

邵左（常州）

肝肾之阴久亏，痰湿乘虚袭于脉络。两腿破䐃脱肉，两手骨节浮肿，不得移动。大便久结不利，面戴阳光。一派阴虚夹痰见端，非风寒入络可比。业经半载有余，势难速效之候。亟为滋肾清肝，化痰通络。

大生地　制豨莶　淡天冬　川石斛　丝瓜络　杜切茯苓　料豆衣　净橘络　左秦艽　怀牛膝　千年健　竹沥（冲）　地龙

改方：去天冬、地龙，加淡苁蓉、肥玉竹、桑枝尖。

章右（常州）

小产后，八脉久伤，风阳暴动，而痰气又抟结不清，虚实夹杂。眉棱痛，心悸多汗，嘈杂而不能进食，口涩便结，唇燥鼻干，入夜懊侬，胸腹起瘖。脉弦细而滑，舌苔满腻。枝节多端，最难速效。

淡苁蓉　白蒺藜　大白芍　郁李仁　远志肉　陈橘皮　佩兰　当归　法半夏　川贝母　云苓神（各）　乌贼骨　紫石英

另：佩兰二钱，玳玳花十四朵，泡汤漱口。

张右

始而嘈杂善饥，继之日形肥胖，腹胀有形，食与不食如故。比增面部作痒，磊磊起块。幸月事尚行，日来寒热迭作。脉弦细，舌红。血虚气滞，肝阳上升所致。枝节纷繁，最难速效。

生石决　白蒺藜　杭菊炭　大白芍　旋覆花　天麦冬（各）　当归　柏子仁　冬桑叶　云神　南沙参　莲子（连心）

陈左（苏州）

猝然受惊恐。惊伤心，恐伤肾。于是始患淋浊，继之心悬头昏，多汗肢冷，如若脱状，必得卧一小时甫退。脉沉细小数，舌红无苔。当宁心益肾，以安神志。

南沙参　云神　白蒺藜　黑料豆　陈橘白　大麦冬　远志肉　大白芍　泽泻　柏子霜　煅龙骨　莲子（连心）

另：天王补心丹一两，每晨开水送下一钱五分。

徐左（镇江）

脾肾之阴气不足，肠腑又有久积之湿浊盘踞不清，心胃两经又多宿痰阻仄气运之流行。下利已久，先结后溏。间或多疑多虑，胸痹咽梗。切脉弦细而滑，舌红无苔。病情复杂，立法颇难一例。

潞党参　炒白术　云苓神（各）　远志肉　法半夏　橘络　川郁金　煅龙齿　益智仁（盐水炒）　大白芍　石莲肉

王右（浙江）

始而发生梅核，咽梗如卡，继之寒热久延，寒则四肢麻木，热则心烦咽干，不汗而解。脘闷气逆。脉沉弦细滑，舌红边黄。痰气搏结于中，肝胃不和，气血凝结于下，荣卫失调也。极难速效。

当归　大丹参　白蒺藜　川郁金　青陈皮（各）　法半夏　左金丸　大白芍（桂枝拌炒）　旋覆花　金香附（醋炒）　炙乌梅　佛手

另：沉香顺气丸二两，八味逍遥丸一两，和匀。

沈左（瓜州）

秋间湿温后，右膝痹痛，误以阳和加淫羊藿，鼓动相火。湿热乘犯二阴，阳事易兴，会阴穴酸痛，筋掣谷道，坐立不安。切脉弦细小数，两关滑。舌苔腐腻。当清肝化湿，导龙入海。

龙胆草（酒炒）　川黄柏（盐水炒）　粉丹皮　云苓　大生地　泽泻　生甘草　生白芍　川楝子　黑山栀　净车前（盐水炒）　灯心

蒋左（宜兴）

向日好饮，肠胃本有积湿，加以劳力疾行，阴气不固。风邪由皮腠而入，肺位最高，故先受之，久而不解，与积湿相搏，于是咳不爽，四末及背心烧热，咽干，小溲混浊，口泛甜味。舌根白腻，脉浮弦。肝木本旺，先当清养润肃，佐以分化。

南沙参　川石斛　大杏仁　川贝母　生熟苡仁（各）　冬桑叶　瓜蒌皮　陈橘白　地骨皮　云苓　枇杷叶　冬瓜子

二诊

从清解肺胃兼化积湿立法，久咳渐爽，口泛甜味及嗌干、四肢烧热俱减。而背心尚觉热，溲混或带精条。脉浮弦化为细数，舌根白腻初腐。此积湿尤清，肺胃之阴未复。金水不相生，木火自旺。守原义更增育阴。

南沙参　淡天冬　川贝母　大杏仁　炙紫菀　金苏子（蜜炙）　瓜蒌皮　地骨皮　青蛤壳　炒薏仁　蜜桑叶　枇杷叶

赵左（奔牛）

运气按摩，气有偏胜。阴不济阳，气火上升，上犯肺络。春初曾经呛咳失红，刻增逐日潮热，入夜不汗而解。头昏心悸少寐，咽干舌燥，食后或腹鸣作胀，畏火羞明，月必梦泄数次。切脉左寸关弦细，右手数，两尺濡软而滑，舌红苔浮。水愈亏而木愈旺，心肾失交通之妙用耳。先当育阴以济阳，抑木以清金。

北沙参　大龟板　粉丹皮　川石斛　煅龙骨　大麦冬　云神　大生地（秋石拌炒）　川黄柏（盐水炒）　生白芍　莲子（连心皮）

汪右（宜兴）

肝肾两亏，水不涵木，肝家气火化为风阳。头昏耳鸣，背部蠕动，腰胁攻窜，胃呆便结。脉弦细小数两关滑，舌苔薄白。肠胃兼有酒湿，酝酿为痰，虚实同巢。

淡苁蓉　大白芍（桂枝拌炒）　旋覆花　甘杞子（盐水炒）　潼白蒺藜（各）　怀

牛膝　云苓　炒白术　川杜仲　净橘络　炒薏仁　桑寄生　佛手

二诊

药后便结已润，精神亦振。而胸胁仍气撑，攻及腰背，蠕蠕如虫行。善噫吞酸，间或吐食，痰极多，头眩耳鸣。脉弦滑细数，舌红无苔。胃寒肝热，肝家气火为肠胃酒湿痰浊所搏结。速效难求。

左金丸（包煎）　旋覆花　制半夏　大白芍　陈橘皮　炒薏仁　炒白术　净橘络　沉香曲　云苓　刺蒺藜　冬瓜子　佛手

三诊

药后吐食吞酸、善噫便结、头眩而鸣者俱退，独气仍由脐下上逆，或胸胁，或攻头部，或窜脊部，虽不作痛，而一日数十次。脉弦细，舌红。肾阴下亏，厥气横扰无制也。极难着手，当滋水抑木，降气化痰。

白归身　大白芍（沉香拌炒）　台乌药　白蒺藜　川桂枝　怀牛膝　炒白术　川楝子（醋炒）　炙乌梅　新会皮　云苓　降香片

丁右（宜兴）

便泄已久，阴土两亏，肝胃又不和，心肾又欠交通。于是中心筑筑，竟夕不寐，头昏气怯，食少胃呆，日形消瘦。从前曾脘痛。脉弦滑细数，舌红苔黄，扪之少津。一派血液暗亏之据，不宜增咳。拟归脾汤出入主之。

潞党参　炒於术　炒枣仁　大白芍　炙甘草　煅龙齿　炙乌梅　白蒺藜（盐水炒）　当归（土炒）　夜交藤　云神　金橘皮　莲子

另：黑归脾丸二两，每晨开水下三钱。

顾左（无锡）

呕吐食物虽止，少腹久痛未减。入夜气由少腹攻撑，冲入溲管，异常难过则津液渗滴。或头部多汗，胃纳尚强。脉弦细，舌光。肝肾两亏，气火下迫也。

大熟地（小茴香拌炒）　云苓神（各）　白蒺藜（盐水炒）　淡苁蓉　青木香　大白芍　甘杞子（盐水炒）　川楝子　柏子仁

韦左（新丰）

少腹先痞痛，则寒热交作，呕吐酸水食物，比增呛咳失血，今幸已止。脉虚数，舌红中黄。善滑泄，大便难。症情夹杂，当分而图之。

当归　大白芍（吴萸拌炒）　柴胡（醋炒）　青木香　延胡索　白蒺藜　川楝子（醋炒）　炙甘草　云苓　荔枝核

薛左（常州）

夜分寒热及呛咳虽减，而痰中血色未清。胸胁气逆，少寐善惊惕，皮外势若火燎，胃纳久疲，精神衰弱。切脉弦细小数，左寸关滑大，舌红根黄。水亏木旺，肝家气火上升，肺络已损。加以坐功不得法，气有偏胜，阳越于外，阴失内守也。

南沙参　大麦冬　大白芍　云苓　远志肉　川贝母　仙鹤草　大生地（秋石化水炒）　生牡蛎　煅龙齿　粉丹皮（盐水炒）　灵磁石

另：羚羊角（镑粉）五分，煅龙齿三钱，川贝母一钱五分，珍珠五分。

上研细末，每以麦冬二钱泡汤，送下三分。

林右（江阴）

崩漏咯红先退，头风萌发继减。去冬

产后，头痛复发，右耳根筋掣，十指酸痛，甚则屈而不伸。兼之脘痛呕吐，面部频发白斑风。脉弦细，舌白。枝节多端，着手不易。

生石决　大白芍（桂枝拌炒）　杭菊炭　刺蒺藜　竹沥半夏　冬桑叶　左金丸　炒僵蚕　乌梅炭　旋覆花　苦丁茶　云苓神（各）

于右（金沙）

产后腹胀有形按之痛，四末关节走窜作痛，发出红斑片片。汗不畅，呛咳多痰，面黄厌食。脉沉细而滑，舌苔腐黄满布。脘闷呕恶，腹鸣自利。荣土已伤，风湿热乘袭血分，肺气不利使然。症情夹杂，非劳损可比。

当归　上川朴　大杏仁　旋覆花　炒薏仁　大白芍（桂枝拌炒）　姜半夏　连皮苓　青陈皮（各）　桑白皮　五积散（包）

再诊

进五积散法，得汗两次，遍体走窜作痛及红斑片片俱减。唯腹胀如故，按之痛，自利不爽，心悬胃呆，面黄气怯。脉沉细而滑，舌苔黄腻满布。产后荣土虽亏，风湿热逗留未罢。虚实夹杂也。

上川朴　炒茅白术（各）　连皮苓　当归　泽泻　炒薏仁　金香附　青陈皮（各）　大白芍（桂枝拌炒）　炒枳壳　香橼皮　干荷叶

另：菩提丸二十四粒，每服五粒加至九粒为度，开水下。

盛左

痰浊入络，气运失司。始而脘胁，继之背肋紧掣不舒。溲管出气，便后带浊。脉弦滑，舌黄。极难速效。

旋覆花　川桂枝　白蒺藜　煅瓦楞　云苓　冬瓜子　归须　竹沥半夏　大白芍　橘皮络（各）　姜竹茹　佛手

顾左（江阴）

肾阴久亏，水不涵木，风阳上升，鼓动痰浊。眩晕头痛，太阳穴及虚里跳动不已。腰腿酸楚，身体或震荡，头重脚轻，如坐舟中。行走则汗出，遍身烘热。语言呐呐，或梦泄，口唇或牵动。右脉弦滑，左手沉细，关部数，舌苔腐黄。业经两年，势难速效。

大生地　生牡蛎　明天麻　大白芍　双钩钩　竹沥半夏　净橘络　大麦冬　杭菊炭　煅龙齿　远志肉　灵磁石

另：珍珠一钱，川贝母二钱，煅龙齿（水飞）二钱，生明矾一钱，共研细末，用大麦冬二钱泡汤，调服五分。

王左

脾肺肾三经大亏，刻下痰气相搏。肢冷神迷，小水自遗无知，便溏足肿。幸两脉尚数。阴气未离，拟古人生脉散加味。

别直须　五味子　炒白术　云神　煅牡蛎　陈橘皮　大麦冬　太阴元精石

顾左（无锡）

清肝益肾，理气通幽。

大熟地　淡苁蓉　怀牛膝　郁李仁　甘杞子（盐水炒）　云苓神（各）　青木香　大白芍　泽泻　潼白蒺藜（各）　女贞子　杭菊炭　川楝子　细青皮

上为末，蜜水法丸。每晚开水下四钱。

恽左（常州）

寒热往来者已止，汗亦收。唯左腿寐中尚盗汗，步履不调，或麻痹酸乏。幸胃纳已复，头痛及两臑之痛俱日退。比来便泄腹痛，盖又加感新凉。脉沉滑弦细，舌红。肝肾两亏，荣卫之周流未复也。

大生地　白归身　左秦艽　褚实子　大白芍（桂枝拌炒）　净橘络　甘杞子（盐水炒）　潼白蒺藜（各）　怀牛膝　炒白术　荷叶筋

张左（宜兴）

水不涵木，外风引动内风，两手指节屈而不伸，两目红丝屡屡，两腿任地无知，不良于行。脉细数，舌红。势有残废之害。

生石决　杭菊花　左秦艽　宣木瓜　大生地　川石斛　明天麻　料豆衣　丝瓜络　大白芍　炒竹茹　荷叶筋

陈左（上海）

先天得气之偏，左肢小于右，左耳亦小，腰部细，右畔偏高，善怒不言。脉沉数，右部小。晨起面有油光，舌质光剥。而胃纳如常，且善饥，唯便结耳。

大生地　怀牛膝　黑料豆　远志肉　云神　女贞子　褚实子　淡苁蓉　制黄精　川石斛　净橘络　炒竹茹　莲子（连心）

再诊

药后便中杂痰甚多，神志稍灵，渐能言语，左肢小于右已久，可见先天得起之偏。右脉已起，面有浮光，舌质光剥。阴不足而阳有余之象。

大生地　大麦冬　云神　远志肉　煅龙齿　黑料豆　褚实子　大白芍　净橘络　白蒺藜　炒竹茹　九节蒲　莲子

三诊

经治来，神志日清，言语灵活，胃纳亦充，面部浮光亦敛。脉亦起，唯左脉小于右者已久。由先天得气之偏，当再补阴潜阳，兼化宿痰。

南沙参　大麦冬　黑料豆　远志肉　煅龙齿　大白芍　褚实子　净橘络　女贞子　大生地　云神　九节蒲　白蒺藜　莲子（连心）

四诊

神志日清，言语灵活。唯左肢久小于右，右胁高于左。仍为先天得气之偏，拟膏方调治。

大生地　黑料豆　女贞子　云神　肥玉竹　怀牛膝　远志肉　净橘络　别直须　川石斛　南烛子　褚实子　桑枝尖　红枣

上味取浓汁，文火熬糊，入白文冰收膏。

张右

久病枝节多端，呛咳作恶，气坠肚胀，玉门木硬，心烦不寐。舌红，脉弦细。一派虚象，速效难求。

南沙参　大麦冬　大白芍　当归　怀牛膝　肥玉竹　叭杏仁　云神　炒枣仁　柏子仁　旋覆花　枇杷叶

陈左（扬州）

始而左耳跳动肿痛，继之虚里跳动，筑筑不安，入夜少寐，两耳蝉鸣，火升于上，冬不加冠，痰厚如冻。舌苔满腻，脉弦滑。肾虚肝旺，水不涵木，虚阳上升，扰动阳明酒湿痰浊。速效难求。

大生地（蛤粉拌炒）　生牡蛎　竹沥半夏　炒枳实　净橘络　煅龙齿　白蒺藜（盐水炒）　云苓神（各）　远志肉　生白芍　旋覆花　炒竹茹　灵磁石

另：杞菊地黄丸二两，磁朱丸一两，和匀。

韩左（宜兴）

肝家气火有余，心肾之阴不足，胃中

又有痰浊。阳浮于上，阴不下递，肠腑之降化失职。于是头目昏眩，或觉空痛，恶见阳光，胸膺气痹，仄仄不舒。脉弦细而滑，舌苔腐黄而腻。病经已久，虚实同巢，最难速效。

南沙参　生石决　大白芍　旋覆花　杭菊炭　云苓　白蒺藜　竹沥半夏　远志肉　陈橘白　灵磁石　冬瓜子

改方：去生石决，加鲜薤白、瓜蒌皮。

再诊

昨为降摄虚阳、调化痰气，胸膺气痹较展。头目尚昏眩空痛，恶见阳光，便结，善惊惕。舌苔腐黄不清，脉仍弦细而滑。胃中久结痰浊未化，肝家气火上升，阴不敛阳，故难速效。

南沙参　杭菊炭　生牡蛎　云苓神（各）川贝母　陈橘白　川郁金　旋覆花　竹沥半夏　瓜蒌皮（姜汁炒）白蒺藜（盐水炒）冬瓜子　灵磁石

张右

久病枝节多端，虚实夹杂。且所现病态奇异蹊跷，非笔墨可以形容者。着手殊难。

大生地　当归　粉丹皮　羌独活（各）赤芍　左秦艽　大麦冬　炒薏仁　白鲜皮　肥玉竹　地肤子　红枣

另：蛇床子一两，川黄柏三钱，当归四钱，苦参三钱，甘草一钱五分，煎汁熏洗。

汤左

淋浊后，左睾丸红肿及痛俱退，少腹筋梗亦退，唯肛内尚筋掣作痛，既不能久坐，又不能转侧，而便尚反不痛，善噫。脉细滑，舌白。肾虚，余湿下注，肝气上逆而来。

旋覆花　大白芍　怀牛膝　川楝子　黑料豆　川郁金　生枳壳　潼白蒺藜（各）沉香曲　油当归　丝瓜络　佛手

另：槐角五钱，生枳壳三钱，黄柏三钱，韭菜根一两，煎汁洗。

改方：加槐角子。

二诊

淋浊后，睾丸肿痛、少腹筋梗虽退，而肛内尚掣痛，不得久坐。舌苔白腻，脉小数。湿毒结于肠腑，姑为通泄。

生军　炒枳壳　槐角　泽泻　川黄柏　赤苓　生甘草　川楝子　怀牛膝　归尾　石耳

改方：去石耳，加胡黄连、椿根皮。

另：九龙丹。

林左

右环跳穴痛起见，由右而左。易于滑泄，便结不润，肛漏延久，面黄形瘦。舌苔腐白，脉细数。肝肾两亏，湿邪入络所致。最防增咳。

大生地　怀牛膝　左秦艽　黑料豆　千年健　川杜仲　香独活　白归身　炒薏仁　炒白术　桑寄生　红枣

再诊

右环跳穴久痛，由右而左，便结不通，睾丸或结硬，加以肛漏延久。脉细数，舌红苔白。肝肾两亏，肾气又燥，仍防增咳。

淡苁蓉　大生地　白归身　川杜仲　大白芍　黑料豆　云苓神（各）川楝子　怀牛膝　桑寄生　猪脊筋

三诊

进培补肝肾，便结已通，右环跳穴久痛亦减，唯仍不良于行，加以漏肛延久。

脉细数，舌苔已化。当守原义更谋进步。

大熟地　川杜仲　白归身　巴戟天　络石藤　香独活　五加皮　炒白术　怀牛膝　左秦艽　黑料豆　桑枝　红枣

和尚

始而脘痛屡萌，继之不时恶寒，寒则如欲二便状，虚坠不已。饮食如常，从前曾失血。切脉浮弦而滑，舌苔腐黄满布。阴气不和，肝阳下迫肠腑所致。

当归　黑山栀　川楝子　怀牛膝　料豆衣　大白芍　炙甘草　云苓　泽泻　大杏仁　煨姜　红枣

尤左（常州）

久病枝节多端，今幸俱退。唯心肾两亏，龙火不藏于泽，不时滑泄，或梦或不梦，溲后沥精，混浊成条。少腹动气筑筑，后及尾闾。切脉弦滑细数，舌红无苔。阴虚阳旺，当填补下元。

大熟地（盐水炒）　净萸肉　菟丝子（盐水炒）　鹿角霜　泽泻　潼沙苑（盐水炒）　云苓　煅牡蛎　川黄柏（盐水炒）　川杜仲　坎炁

陈右（无锡）

肩背久痛，两腿酸楚，卧则抽搐，得于产后。印堂颊车酸楚作胀，开阖不利，作痛或有声。白带多，月事少。日来又增呛咳多痰。脉弦细，舌苔腐黄。血虚肝旺，冲带两亏。加感风燥，肺气不利之候。久延非宜，先当调肃。

南沙参　大丹参　旋覆花　大白芍（桂枝拌炒）　乌贼骨　川贝母　白归身　川断肉　桑枝　白蒺藜　桑寄生　枇杷叶

陈左（镇江）

切脉弦细而滑，细为水亏，弦为木旺。水不涵木，心肾之交纽不力。少寐多梦，右手或颤振，内风翕翕之机。拟膏方缓缓调治。

大熟地　大白芍　夜交藤　女贞子　黑料豆　肥玉竹　云神　别直须　炙乌梅　甘杞子（盐水炒）　南烛子　杭菊花　炙甘草　陈橘络

上味煎汁熬糊，白文冰收膏。

王左（苏州）

秋间频发湿疮，既退后又发风疹。可见湿热内蕴，又感外风，今幸亦退。唯两耳蝉鸣，头昏肢倦，易矢气，胃纳渐少。切脉弦细而滑，舌红无苔。水亏木旺，虚阳上升，虚气下迫。虽有积湿，不宜宣散。拟杞菊地黄固其本，寓以和胃调中。

大熟地（砂仁拌炒）　甘杞子（盐水炒）　白蒺藜　旋覆花　料豆衣　云苓神（各）　泽泻　炒白术　杭菊花　大白芍　陈橘白（盐水炒）　灵磁石

丸方：滋水清肝，运脾化湿。

大熟地（砂仁拌炒）　潼白蒺藜（各）　泽泻　大白芍　云苓神（各）　甘杞子（盐水炒）　灵磁石　新会皮　粉丹皮　炒白术　杭菊花　潞党参　川黄柏（酒炒）

上为末，肥玉竹煎汤法丸。

刘左（镇江）

咽喉两旁梗阻虽减，而左胁及脘中仍跳动不已，抚之有筋梗。咳不爽，头眩。舌苔黄腻满布。痰气搏结，肝胃失和也，与虚里跳动不同。

生石决　炙乌梅　旋覆花　白蒺藜　大白芍　黄郁金　杭菊炭　法半夏　枇杷叶　净橘络　金果榄　炒竹茹

许左（常州）

向日好饮，湿热流入下焦。足丫发生疔毒完口后，余湿积热又流入肠腑，于是发生夹粪痢，止之太早，腑邪入经，又发历节风。四末走窜作痛，既退后，阴阳并亏，土德复薄，破䐃脱肉，入夜骨蒸，舌红不渴，日来又增失眠，足跗肿。切脉虚滑小数。际此秋令，防再增呛咳。拟甘平润中为入手计。

潞党参　甜冬术　炒薏仁　云苓神（各）　大龟板　橘白　炒谷芽　首乌藤　川石斛　炙甘草　干荷叶　红枣

方左（宁波）

肝肾两亏，水亏木旺，肺气不足，荣卫失调。易于感冒，必得汗而衰。头目眩痛，视线不清，胸胁皮肤或厚硬，四肢或解㑊酸软，或呛咳多痰，鼻仄多涕。切脉弦滑两关数，舌苔糙白。枝节虽多，不宜见病治病。当柔肝益肾，保肺和荣。久服自入佳境。

大生地（炙）　女贞子　黑料豆　甘杞子（盐水炒）　云神　当归　大白芍（桂枝拌炒）　潼白蒺藜（各）　大麦冬　陈橘皮　桑葚子　十大功劳

再诊

药后头目眩痛已减，夜寐渐酣。唯仍易于感冒，背寒肢倦，或呛咳多痰，鼻仄多涕，胸胁皮肤厚硬。脉弦细，舌光。枝节多端，不外乎肝肾两亏，肺气不足，荣卫失调而来。势难速效之候。

潞党参　炙黄芪　甘杞子（盐水炒）　杭菊花　潼白蒺藜（各）　柏子仁　云神　炒枣仁　当归　大白芍（桂枝拌炒）　十大功劳　红枣

颜左

小腹及腰俞胀痛，入夜则甚，卧则较平，痛时水声辘辘，饮食二便如常。其病不在肠胃，而在肝肾可知。脉缓滑两关细数，舌红中黄。寒湿化水，久羁肝肾之络。速效难图，法当温里。

白归身　川楝子（醋炒）　青木香　川杜仲　泽泻　云苓　鹿角霜　炒白术　小茴香　怀牛膝（酒炒）　大白芍（吴萸拌炒）　海参肠

二诊

进疏肝益肾、理气化浊，少腹及腰俞胀痛俱退，水声辘辘亦减。唯立则气坠，腰腹作胀，差幸饮食二便如常。可见其病不在肠胃，而在肝肾之络也。前方既能安受，当率旧章更谋进步。

淡苁蓉　鹿角霜　白归身　大白芍　川杜仲　小茴香（盐水炒）　川楝子（醋炒）　炒白术　炙黄芪　怀牛膝（酒炒）　陈橘白络（各）　海参肠

蒋左（常州）

经治后，头昏耳蔽渐清，胃纳日复。入春以来，肝阳上升，扰动阳明宿痰。口腻舌黄，兀兀欲吐，右目视线未清，大声疾呼则右头角似有应声。脉弦细两关数。清肝和胃，潜阳化痰。

北沙参　川石斛　竹沥半夏　大白芍　白蒺藜　明天麻　生牡蛎　料豆衣　杭菊炭　甘杞子（盐水炒）　炒竹茹　灵磁石

卞右（扬州）

去秋产后患疟，愈后失调。今秋又复小产，血分更亏，肝木无制，带脉已伤。入夜寒热，不汗而解，头目眩痛，脑后尤甚，不能着枕。白带多，腰俞酸楚。切脉弦细小数，舌红口不渴。热在荣分可知，最防增咳。亟为养血清肝，兼顾奇带。

当归　大白芍（桂枝拌炒）　炙鳖甲　大生地　潼白蒺藜（各）　银柴胡　青蒿子　乌贼骨　香白薇　地骨皮　炙甘草　云苓神（各）　佛手花　红枣

项左

心肾两亏，胃中又有痰浊。头眩心荡，立则如欲倾跌，或呛咳多痰，清晨脾泄，或肢麻多汗。脉虚数，舌苔黄腻。虚实夹杂，速效难求。

南沙参　肥玉竹　怀牛膝　橘络　云神　甘杞子（盐水炒）　远志肉　杭菊炭　炙黄芪　黑料豆　女贞子　桑寄生　莲子

赵右

荣土两亏，积湿不化，肝脾失和。脘腹胀痛，肠鸣便结，内热心悬，白带多，头眩心荡。脉细滑，舌红。枝节多端，势无速效。

当归　大白芍　白蒺藜　云神　煨木香　川断肉　焦谷芽　南沙参　炙甘草　炙乌梅　焦白术　干荷叶　红枣

苏左（江阴）

恙由左畔头痛起见，继之脘仄懊侬，莫可名状。足跟痛，步履则左右摇摆，如不胜载其重量者。胃纳久疲，神乏懒言。切脉弦数而滑，舌红中灰。心脾两亏，水不涵木，痰火久积于中，清阳不能发展也。最难速效。

南沙参　大麦冬　远志肉　大白芍　料豆衣　陈橘白络（各）　灵磁石　旋覆花　竹沥半夏　怀牛膝　川贝母　莲子

张左（常州）

湿热沉于下，风阳浮于上。两足踝久肿，或酸痛，不良于行。牙关肿痛，开阖不利。项强，顾盼无以自如。胃纳久疲，腹鸣或作胀。脉沉数细滑，舌苔腐白。极难合治，收效不易也。

当归　怀牛膝　羌独活（各）　左秦艽　白芷片　云苓　炒薏仁　木防己（酒炒）　白茄根　白蒺藜　地肤子　桑枝

另：炒僵蚕三钱，白芷片三钱，莱菔子三钱。

上研细末，白蜜调糊，入葱液三滴调成饼，贴于颊车穴。

谢右（镇江）

脘痛掣背及腹胀俱退，呕吐酸苦水亦止。唯胸膺未舒，右少腹结瘕已久，或作胀，两足肿，经行甚多，腰俞酸楚。脉沉滑，舌苔仍腐白满布。肝胃初和，脾家积湿未化，血分又亏耳。

当归　大白芍（桂枝拌炒）　白蒺藜　旋覆花　青陈皮（各）　香附炭　川郁金　沉香曲　炒茅白术（各）　云苓神（各）　佛手　红枣

顾右（宜兴）

湿热久浸荣分，血不守乡。始而经行则便血，继之平日亦然，魄门痒痛。脉弦数，舌红中黄。血愈亏而木愈旺也，今秋最防增咳。

大生地（炙炭）　地榆炭　大白芍　当归（土炒）　云神　清阿胶（蒲黄炒）　粉丹皮（炒）　旱莲草　荆芥炭　大丹参（炒）　侧柏炭　藕节炭

陈左（常州）

新增之咽痛虽减，而蒂丁尚坠胀，加

腹痛数年，呕吐酸水，胸次仄闷，右腿久痛。脉弦细，舌红。症情夹杂，收效殊难。

当归　大白芍（吴萸拌炒）　川楝子　炙乌梅　细青皮（醋炒）　白蒺藜　怀牛膝　云苓　台乌药　炙甘草　旋覆花　川椒

徐右（金沙）

病情夹杂，枝节多端者已久。刻下又增风阳暴升，耳鸣头眩，肉瞤惊惕，咽梗多汗，遍体痛，右胁下痛，或自利脱肛。脉弦细右滑，舌根黄腻。血不荣肝，八脉暗伤所致。势无速效可图。

大生地　生牡蛎　大白芍　杭菊炭　云苓神（各）　明天麻　煅龙齿　甘杞子（盐水炒）　双钩钩　大麦冬　炙乌梅　灵磁石

二诊

频年产育，八脉俱亏，虚态百出，枝节多端。不时眩昏肢冷，咽梗多汗，肉瞤脱肛，腰胁痛，两足酸楚。脉虚弦，舌根黄腻。虚风不藏，阳明又有宿痰。最难速效之候。

潞党参　炙黄芪　肥玉竹　生牡蛎　川杜仲　清阿胶　怀牛膝　甘杞子（盐水炒）　大生地（炙）　杭菊炭　大白芍　灵磁石

膏方：大生熟地（各）　大麦冬　肥玉竹　甘杞子　女贞子　杭菊花　川杜仲　炙黄芪　潼白蒺藜（各）　大白芍　炙乌梅　云苓神（各）　白归身　潞党参　旋覆花　生牡蛎

取浓汁熬糊，入清阿胶，再入白蜜收膏。

另：珍珠五分，川贝母一钱，共研细末，每服一分五厘或二分。

郭左（上海）

未成年发育即夺其精，其肾之真阴必难恢复。肾虚水不涵木，肝阳心火妄动。善烦虑，或悲观，易惊惕。头昏或胀痛，左胁痛，食入不畅，少寐多梦，精关不固，间或干呕。脉弦细，舌红。业经数十年，势无速效。先当滋水抑木，奠安神志。

大生地（盐水炒松）　大麦冬　煅龙骨　云神　大白芍　潼白蒺藜（各）　甘杞子（盐水炒）　杭菊炭　远志苗　首乌藤　莲子（连心）

陶右（上海）

崩漏后，月事先期已久，少腹常痛，白带多。左胁痛，右臂痛，莫能高举。不时头痛，高突如雷头风。然食少形瘦，间或寒热，便虽结而溏薄，足胫或肿。脉细滑，舌红。荣土两亏，脾有积湿，肝胃不和之候。枝节多端，着手不易。

潞党参（姜水炒）　焦白术　当归（酒炒）　金香附（醋炒）　潼白蒺藜（各）　炙甘草　云苓神（各）　砂仁　大白芍（吴萸拌炒）　炙乌梅　佛手　红枣

李左（镇江）

运动伤络，血瘀气滞。便中曾带血块，加以脾有积湿，气运不调，腹中久胀，而外无形。食与不食如故，便结不利，气逆噫而不爽。切脉弦细而滑，舌苔黄腻。肾水本亏，肝木本旺。先当运脾化湿，调畅中宫。

焦白术　炒枳壳　白蒺藜　砂仁　大白芍　旋覆花　青陈皮（各）云苓　沉香曲　广木香　冬瓜子

周右

经行未畅即止，化为白带如注，少腹急痛，腰腹筋紧，二便牵引作痛。寒热头痛，口渴作恶。脉沉数而细，舌红无苔。症情夹杂，着手殊难。

当归　黑山栀　大白芍（吴萸拌炒）　川楝子　宣木瓜　炙甘草　炙乌梅　旋覆花　柴胡（醋炒）　金香附　香白薇　姜竹茹　佛手花

二诊

寒热作恶及头痛俱退，而少腹仍急痛，二便牵引筋掣腰腹痛，噫而不爽，白带多。脉沉细，舌略起苔。症情仍夹杂，着手殊难。

旋覆花　苏梗　大白芍（吴萸拌炒）　云苓　金香附　黑山栀　台乌药　金橘皮　黄郁金　白蒺藜

三诊

头痛脘闷、寒热、少腹急痛及二便牵引作痛俱退。唯脘次不畅，或作恶。舌白不渴，脉沉细而滑。枝节多端，着手不易。

左金丸　大白芍　旋覆花　白蔻　姜半夏　白蒺藜　黄郁金　青陈皮（各）　云苓　姜山栀　姜竹茹　佛手

另：香附二两，研粗末熨腹次。

束右

肝家气火暴升，头目眩痛，耳听不聪，心烦少寐，肉瞤便结，或呕吐咽梗。脉弦细而滑，舌红根黄。荣阴暗亏，先以清降为事。

生石决　大白芍　乌玄参　明天麻　骨碎补　旋覆花　清阿胶　云神　刺蒺藜　蔓荆子　九节蒲　灵磁石

另：细辛二钱　九节蒲二钱　麝香五厘

上味研细末，以黄占一块烊化和匀，搓成鼠矢样，用白丝棉包裹，塞耳内。

冯左（宜兴）

劳力速行，肾之阴气暗伤，心阳积湿因之下注肠腑。小水频数带浊已久，大便后其浊尤多。腰背酸痛，胃呆肢乏，少寐多痰，口渴。舌红根腻，脉虚数右滑。虚实夹杂，故难速效。

大生地　川黄柏（盐水炒）　黑料豆　川杜仲　大麦冬　菟丝子（盐水炒）　陈橘白　川萆薢　云苓神（各）　煅牡蛎　莲子（连心）

调经门

赵右

经事后期，或三月一行，或半载一至，腹中并不胀痛，间或内热，生子多不育。脉弦细，舌红。肝肾两亏，冲带已损。当缓调之。

大生地（红化拌炒） 清阿胶 女贞子 大白芍 潼白蒺藜（各） 当归 大丹参 茺蔚子 金香附 郁金 炙草 红枣

李右

居经五年，不时腹痛，心悬内热，脘仄头眩，不时恶寒。脉弦细，舌光。血虚气滞，荣卫不和。先以调畅为事，非血瘀经闭者比也。

当归 大生地（红化拌炒） 大白芍 大川芎 女贞子 大丹参 金香附 白蒺藜 云神 粉丹皮 金橘皮 红枣

陈右

荣卫不调，经事先后不一，或多或少，发热头眩，胸痞口浊，结缡八载不育，近增体痛，或起硬块。脉弦数，舌苔厚黄。肝胃不和，血分中兼有湿热。速效难求。

当归 大白芍 金香附 云苓神（各） 女贞子 丹参 白蒺藜 川续断 大生地（红花炒） 粉丹皮 金橘皮 红枣

杨右（金沙）

每遇经前则寒热头痛，胁腹胀，腰痛，带下如注，经后则嘈杂不寐，呕恶吞酸，遍体痛，迄今一年，日无宁处。脉弦细，舌红苔黄。血瘀气滞，肝胃不和，湿浊久羁血分，冲带不调。枝节纷繁，极难速效。

左金丸 金香附 延胡索 川郁金 乌贼骨 白芍 白蒺藜 川楝子（醋炒） 云苓神（各） 细青皮 大丹参 玫瑰花 佛手

朱右

倒经数年，每月由左鼻而出，腹中先痛，间吐食物酸水。脉弦细，舌红。当从肝胃两治。

当归 郁金炭 川楝子 大白芍（吴萸拌炒） 生香附 大丹参 延胡索 白蒺藜 大生地 新红花

邓右（镇江）

阴土久亏，不时脾泄口碎，近增经居[1]四月有余，腹胀作痛，并不内热，呛咳。切脉弦细小数，舌质光剥。血瘀气滞，肝脾不和，非血枯经闭者比。和畅为先。

当归 大丹参 生香附 大生地（红化拌炒） 延胡索 白蒺藜 茺蔚子 川楝

① 经居：月经停止不行，即闭经之意。

子　青皮　炙草　大白芍（吴萸拌炒）　月季花　红枣

二诊

腹胀作痛，经居四月，加以脾泄，口碎有年，气逆善噫。脉弦细小数，左部尤不静，舌剥无苔。阴土两亏，血瘀气滞，荣卫不和。尚防增咳。

潞党参　当归　大白芍（吴萸拌炒）　大生地（红化拌炒）　云神　炒白术　大丹参　炙乌梅　白蒺藜　炙草　醋青皮　月季花　红枣

丸方：和荣理气，养血调经。

大生地（红化拌炒）　鸡血藤胶　炙乌梅　云神　潞党参　炒白术　当归　大丹参　炙草　女贞子　潼白蒺藜（各）　金香附　川楝子（醋炒）　延胡索　粉丹皮

上为末，鲜藕、红枣煎汤，法丸。

虞右

经事不调已久，或三月一来，或五月一至，腹胀作痛，少腹尤甚，不时头痛，易于呛咳。脉弦细，舌红无苔。此血虚生热，荣卫不和，加以肝失调达，气火易于升腾，故其十年不育者，即坐斯弊也。

当归　乌贼骨　南沙参　云神　佩泽兰（各）　大丹参　大白芍（吴萸拌炒）　粉丹皮　白蒺藜　冬瓜子　金橘皮　藕

王右

经期落后已久，甚则二三月一行。出阁之后，更八阅月①不行。腹中既不胀痛，又无痞硬。饮食如恒，形体日丰。脉弦滑，舌苔白腻。一派痰阻气运，冲脉失衡之象，于生育最有关系。亟为化痰理气，和血调经。

当归　生香附　乌贼骨　大白芍　怀牛膝　大丹参　法半夏　块苓　延胡索　橘皮络（各）　川郁金　降香片

陈右

湿热混入血分，经来血块磊磊，左少腹坠痛，肛坠腰酸。脉弦细，舌苔腻黄。五旬外年，最难速效。

当归　大白芍（吴萸拌炒）　大生地（炙炭）　乌贼骨　川楝子　丹参　五灵脂　杜仲　苁蓉　怀牛膝（炙炭）　紫石英　红枣

加味芪元膏附后：龙眼肉　炙黄芪　大生地　肥玉竹　当归　桑枝尖　怀牛膝　首乌藤　金橘饼　红枣

上味煎取浓汁，熬糊，入白文水收膏。

束右

怀珠两月有余，猝然跌仆漏红，腰腹痛，心悬内热。右脉滑，左脉沉小，舌红苔白。姑为和荣理气，以安胎元。

当归　白芍　炒白术　大砂仁　大丹参　苏梗　川断肉　淡子芩　上陈皮　炙草　红枣　生姜

王右

去腊月事见通，入春又复瘀结不行，腹痛后掣背部，呕吐酸水痰涎。脉弦细，舌红。气瘀搏结，肝胃失和耳。

当归　旋覆花　炙乌梅　丹参　金香附　白芍　郁金　川楝子　姜半夏　白蒺藜　延胡索　佛手　生姜

再诊

脘痛掣背已退，月事未调。再拟丸剂

① 八阅月：历经八个月。

图之。

当归　川桂枝　金香附　延胡索　川芎　大丹参　大白芍（吴萸拌炒）　川楝子（醋炒）　炮姜　大生地（红化拌炒）　白蒺藜　五灵脂（盐水炒）　细青皮

上为末，法丸。

舒右（宜兴）

屡惯半产，奇带两伤，血不荣肝，气火交迫，经事愆期，少腹筋梗作痛，牵及乳部，不时内热，食少脘仄，带下淋漓，头眩腰酸。脉弦细小数，舌红苔黄。虚而生热。当养血和肝，以调冲带。

当归　乌贼骨　白蒺藜　大生地　粉丹皮　大丹参　大白芍　川芎　云神　茺蔚子　川楝子　金橘皮　红枣

又膏方：大生地　大白芍　女贞子　川石斛　大丹参　当归　金香附　茺蔚子　川楝子　潼白蒺藜（各）　紫石英　乌贼骨　粉丹皮　云神　红枣

费右（常州）

屡惯小产，每值三月而坠。腹痛，经行时尤甚。寒热干呕，头目眩痛，两足酸楚。脉弦细，舌苔白滑。冲带二脉已伤，荣卫失和，肝气横梗而来。势无速效。

当归　大白芍（吴萸拌炒）　川芎　炮姜　白蒺藜　大丹参　金香附　佩兰　炙草　川楝子（醋炒）　延胡索　佛手　生姜

经行时腹痛甚，原方加五灵脂，若有寒热加柴胡。

另：八味逍遥丸，四制香附丸。

何右

怀珠五月，不时寒热，得汗甫解，头痛口渴。舌心糙黄，左脉弦滑而数。血热肝旺失条达所致。

当归　醋柴胡　云苓　苏梗　酒子芩　大白芍　炙草　黑山栀　大生地　炒白术　生姜　红枣

汪右（宜兴）

经居七月，刻下行而不多。腹膨已退，少腹尚有瘕意，嘈杂胃呆，音嘶咽梗，右耳下结核磊磊，间或脘痛。脉弦滑鼓指，右手数，舌红中剥。血虚肝旺，痰气入络。势无速效可图。

当归　云神　贝母　延胡索　大白芍（吴萸炒）　大丹参　大生地（红花炒）　川楝子　白蒺藜　炙乌梅　炙甘草　金橘皮　红枣

杨右

屡惯小产，入夜内热，两腿尤甚，必得汗而解。月事后期，色紫带黑。脉弦细沉分数，舌红口渴。热积冲任二经，最难速效。

当归　大生地　大丹参　龟板　香白薇　粉丹皮　赤苓　川石斛　女贞子　白芍　藕

杨右

经行饮冷，月事不行，或少而不畅，少腹急胀，不时恶寒。脉沉迟，右细，舌红。气血凝滞，荣卫失和耳。

当归　川楝子　茺蔚子　炙草　大白芍　大丹参　延胡索　金香附　川芎　五灵脂　生姜　红枣

另：四制香附丸。

何右

怀珠六月，胎元猝然不动。腰腹引痛，或便结带血。左脉弦滑鼓指，舌苔浮黄。

血热气滞，胎系暗伤，势有半产之害。

当归　大生地（炙）　杜仲　南木香　川芎　大白芍　淡子芩　川断肉　黑山栀　炙草　藕　红枣

另：川芎三钱研为末，分三包陈酒调，开水送下。

再诊

药后胎元仍木然不动，唯腰酸引痛已减。脉弦数较平，舌苔仍黄。胸次气痹，血热肝旺，胎元暗伤，半产可虞。

当归　川芎　炙甘草　大丹参　酒子芩　大白芍　川断肉　清阿胶　大生地　厚杜仲　苏梗　藕　红枣

徐右

荣阴不足，肝家气火偏升，条达失职。日寒夜热，头目眩昏，带下如注，幸胸无阻滞，胃纳当强。脉弦细，两寸沉，舌红中剥。火象显然，最忌增咳。

南沙参　白蒺藜　云苓神（各）　香白薇　丹皮　大白芍　川石斛　佩兰　当归　乌贼骨　藕　红枣

魏右

子痫连厥数次，牙关强紧，痰涎上泛，肢末瘛疭不已，不省人事，既苏后两目昏瞀，干呕，胎元甚动，腿部丹毒起疱。脉不应指，舌红少苔。风邪夹痰，上乘机络，胎元已损。久延非宜。

生石决　大麦冬　双钩藤　云神　苏梗　明天麻　大白芍　白蒺藜　杭菊炭　当归　炒竹茹　纹银（煎代水）

刘右（镇江）

血热气滞，肝失调达，月信不调，少腹胀痛，腰腿酸楚，两乳牵掣作痛，甚则会咽梗仄，内热口干。切脉弦滑细数，舌红苔黄。火象显然，虽结褵十载，未兆梦兰，不宜当虚寒不孕立法。

当归　柴胡（醋炒）　旋覆花　云苓　大白芍（吴萸炒）　大丹参　川楝子　炙乌梅　白蒺藜　细青皮（醋炒）　金橘皮　藕

另：八味逍遥丸。

从养血平肝立法，经行后此方：

大生地　炙乌梅　大丹参　川楝子（醋炒）　川芎　当归　阿胶珠　川断肉　粉丹皮（酒炒）　云苓　金橘皮　红枣

张右

经来腹痛，少腹胀，血块磊磊，寒热呕吐。脉沉涩，舌苔浮黄。血瘀气滞，肝胃失和，最难速效之候。

当归　五灵脂（醋炒）　金香附　白蒺藜　大白芍（吴萸炒）　大丹参　延胡索　柴胡（醋炒）　川郁金　川楝子（醋炒）　炮姜　陈艾绒　红枣

另：四制香附丸、八味逍遥丸和匀。

陈右

经事淋漓不尽者两月有余，少腹或痛或胀，腰痛如折，不良于行。脉弦数右滑，舌红中白。兼之呛咳多痰，荣卫不调，肺燥肝旺所致。

南沙参　白芍　白蒺藜　香附炭　苏梗　大丹参　五灵脂　乌贼骨　炙草　阿胶珠　当归　藕　红枣

陈右（宜兴）

血热肝旺，肺胃不和。呛咳作恶，痰难出，午后寒热，头晕目珠痛，月事后期，脘闷胃呆，气逆口干。脉弦数，舌根黄腻。虚实夹杂，久延非宜。

旋覆花　川郁金　当归　左金丸　大白芍　香白薇　大杏仁　大丹参　白蒺藜　佩兰　云神　姜竹茹　金橘皮

另：八味逍遥丸。

再诊

午后寒热，头眩目珠痛俱退。唯脘闷气逆未减，呛咳作恶，痰难出，月事不调。脉小数细滑，舌苔腐黄。实者初清，虚者未复也。枝节繁多，着手不易。

当归　贝母　南沙参　川郁金　法半夏　大白芍（桂枝炒）　佩兰　云神　白蒺藜　旋覆花　金橘皮　红枣

另：八味逍遥丸、益母八珍丸。

何右

肝有积热，藏守无权。经事先期而来，延绵时日，或杂白带。脉弦数不安，舌红中黄。血分中兼有湿热之据。

生石决　乌贼骨　黄柏炭　白芍　黑山栀　生牡蛎　大生地　阿胶珠　当归（土炒）　丹皮炭　乌梅炭　藕节

陈右

肝郁不达，寒热得大汗而解。头巅及两太阳穴痛，脘闷呕吐，遍体痛，月事适来。舌红不渴，脉弦细。阴血本亏，拟赵养葵逍遥丸和左金丸立法。

柴胡（醋炒）　当归　川郁金　左金丸　云神　山栀　丹皮　省头草　白蒺藜　炙乌梅　白芍（桂枝炒）　佛手　生姜

任右

结褵六载，未兆梦兰。经前腹痛，腹右及腰部酸楚抽掣，月事先期，淡而且少，脘仄胃呆，内热如蒸，心烦口渴。脉弦数，右关尺兼涩，舌红中黄。气瘀凝滞，荣卫失和，冲任不调所致，速效难求。

当归　五灵脂（醋炒）　大生地（红花拌炒）　金香附（醋炒）　丹参　炮姜　大白芍（吴萸炒）　川楝子（醋炒）　牛膝（酒炒）　延胡索　云苓　陈艾绒　红枣

焦右（无锡）

经居六年，每值春秋两季，前阴必肿痛，不得移动，必自溃流血及黑污而后退，内热脘痞。舌质光绛，脉弦滑。肝阳夹湿热，下注冲海而来。此症仅少见之候，拟龙胆泻肝法。

龙胆草　牛膝　柴胡梢　川楝子　丹皮　细木通　当归　泽泻　生甘草　中生地　赤苓　藕

二诊

进龙胆泻肝汤，前阴肿痛及流脓血虽减，而发时反勤，二便不利。据述经居六年，每年必发数次。积湿久结下焦，冲脉不通，假此而泻也，症属仅见。

生军（后入）　当归　桃仁　延胡索　川楝子　中生地　怀牛膝　黑山栀　赤芍　赤苓　粉丹皮

王右

少腹痞硬作痛，不能站立。经居两月有余，入夜寒热，面黄厌食。脉弦细。气瘀搏结而来。

当归　五灵脂（醋炒）　生牛膝　官桂　白芍（吴萸炒）　大丹参　川楝子　桃仁泥　炮姜　延胡索　川芎　生姜　佛手

再诊

少腹痞硬及痛大减，夜分寒热亦折。经居未行，面黄食少。脉弦细。气瘀初化，荣卫未和耳。

当归　白芍　柴胡　怀牛膝　川芎　丹参　炮姜　炙草　五灵脂（醋炒）　金香

附　生姜　红枣

另：益母八珍丸。

丁右

每值经期则先起少腹急胀，半月月事甫行。脉沉涩，舌红。气瘀搏结，荣卫失和所致。温理为先。

当归　大丹参　川楝子（醋炒）　炮姜　生香附　五灵脂（醋炒）　大白芍（吴萸炒）　延胡索　川芎　上肉桂　炙草　生姜　红枣

徐右

荣卫不和，月事后期，腹痛少腹胀，面黄肢困，入夜盗汗，食少胃呆。脉沉滑，舌红苔腐。脾有积湿，调畅为先。

当归　川断肉　佩兰　炙甘草　牛膝　大丹参　焦白术　延胡索　云苓　川芎　生姜　红枣

姚右（奔牛）

血热肝旺，脾弱肺燥，月事先期，少腹痛，头眩脑后痛，如欲跌仆状，足肿，易便泄，易呛咳，心悬少寐。脉细弦左数，舌红根黄。枝节多端，立法殊多掣肘。

南沙参　乌贼骨　白芍　白蒺藜　金橘皮　乌梅炭　清阿胶（蛤粉炒）　女贞子　炒枣仁　云神　川石斛　粉丹皮　藕

姚右

月事先期，甚则一月两至，且延绵时日，赤白带淋漓，腰痛少腹胀，加以久咳，痰难出，入夜内热。脉弦滑而数，舌苔苍黄。血虚肝旺，湿热乘入血分，冲带不调。先当清肝保肺，凉血化湿。

大生地　乌贼骨　白归身　清阿胶（蒲黄炒珠）　丹皮炭　煅牡蛎　大白芍　北沙参　白蒺藜　冬桑叶　炒苡仁　莲房

郦右

月事后期，两乳胀痛，寒热口渴，少腹胀，呕吐黏痰，溲赤便结。脉沉细，舌白不荣。荣卫两亏，肝胃不和所致。

当归　乌贼骨　姜半夏　金香附　黑山栀　大白芍　白蒺藜　青陈皮（各）　川芎　川断肉　柴胡　佛手　红枣

再诊

此次经行未复后期，两乳胀痛及寒热、少腹胀痛、呕恶便结俱退。唯项中气瘿高胀，咽为之梗。脉细，舌白转红。肝胃初和，荣卫未调之候。

当归　大丹参　川断肉　白蒺藜　云神　大白芍（吴萸炒）　川芎　川郁金　大生地（红化拌炒）　炙乌梅　金香附（醋炒）　金橘皮　红枣

虞右

结褵十余年未兆梦兰，经行时两乳胀痛。脉弦涩，舌白。肝木不达可知。拟逍遥加味。

当归　大白芍　白蒺藜　炙草　柴胡（醋炒）　大丹参　川郁金　细青皮　云苓　黑山栀　金橘皮　红枣

金右（常州）

素惯小产，每值三月而坠，冲带二脉已伤。刻下经居两月，呕吐脘闷，食物酸水杂出，头眩。脉弦细，舌红。姑为调荣舒气，疏肝和胃。

左金丸　旋覆花　陈橘白　川芎　法半夏　大白芍　佩兰　当归　炒竹茹　大砂仁　云神　佛手

袁右

女性以肝为先天，肝藏血，肝旺则气火内灼，藏守无权，血不安乡。于是月事先期，延绵时日不净，少腹或胀痛，血色不正，或内热，或肢冷口渴，舌红，胃呆便结。一派热像，最忌增咳。先当柔肝调经，而安血络。

当归　川郁金　云苓　大白芍（桂枝炒）　金香附（醋炒）　紫丹参　佩兰　炙草　大生地　炒谷芽　金橘皮　红枣

另：八味逍遥丸、四物丸，和匀。

陈右

湿热久浸血分，血不归经，经来如崩，少腹或胀，内热胃呆。脉弦细，舌红苔黄腻。非徒虚也，摄化为先。

当归　大生地（炙）　云苓　川杜仲　大白芍　大丹参　川芎　乌贼骨　炒白术　白蒺藜　桑寄生　红枣

另：四物丸，每晨开水送下。

朱右

日来二阴抽掣，腰胁胀痛俱退，左少腹当胀，便结不通，经来色黑成块，带极多。脉缓滑，舌苔满腻初化。痧后余浊未尽，肝胃不和所致。

当归　大白芍（吴萸拌炒）　川楝子　青陈皮（各）　炒枳壳　乌贼骨　云苓　干薤白　大杏仁　佩兰　生姜　五香丸（开水另下）

王右（扬州）

经居年半，腹大有形，状如怀子，不时攻痛，溲后沥浊，咽梗呕吐，头昏眩晕。脉滑，舌苔腐腻。湿痰气瘀互结不化之候，速效难求。

当归　金香附　青陈皮（各）　延胡索　大白芍（吴萸炒）　大丹参　乌贼骨　云苓　郁金　炮姜　陈艾绒　佛手

改方：加白蒺藜。

另：菩提丸七粒，每服五粒开水下。

二诊

药后下利痰浊颇多，经居年半遂通，腹大如怀子已十去其八，溲后沥浊亦少。唯腹痛不已，咽梗或呕吐。脉弦滑，舌苔腐腻。气瘀初化，肝胃未和之候。

当归　青陈皮（各）　白蒺藜　姜半夏　大白芍（吴萸炒）　大丹参　金香附　黑山栀　乌贼骨　云神　冬瓜子　佛手

另：二陈丸、四物丸各二两，和匀，每服三钱，开水下。

姜右

月事先期，色黑且少，腹痛作胀，状如怀子，入夜痛甚，两足为之屈曲不伸。胃呆作恶，便结不通。脉弦细而数，舌红中黄。热结血分，肝胃失和也。

当归　宣木瓜　五灵脂（醋炒）　川楝子　金香附（醋炒）　刺蒺藜　大丹参　大白芍（吴萸炒）　延胡索　细青皮　五香丸（开水另服）

二诊

药后便结已通，少腹痛亦减。唯痛时两足当屈曲不伸，胃呆作恶，月事先期，色黑且少。脉弦细，舌红中黄。热结血分，肝气横逆而来。当守原义更进。

当归　炙乌梅　延胡索　金香附（醋炒）　怀牛膝　大白芍（吴萸炒）　川楝子（醋炒）　白蒺藜　五灵脂（醋炒）　宣木瓜　细青皮（醋炒）　五香丸（开水另下）

赵右

经事延绵如崩，月余不尽。少腹或胀痛，心悬不寐，胃呆头眩，冷涎上泛。脉沉细而滑，舌苔腐白。肝脾两虚，气不摄血也，须防暴崩。拟归脾汤出入。

当归　清阿胶（蒲黄炒）　炙黄芪　大生地（炙炭）　炒枣仁　大丹参　云神　潞党参　炮姜炭　炙草　金香附　血余炭　红枣

另：黑归脾丸。

二诊

进归脾汤出入，漏红之血块已少，唯仍延绵不净，少腹或胀或痛，心悬少寐初安，胃纳未复，冷涎上泛，或尔吞酸。舌根腐腻，脉沉细。肝脾两伤，藏统失职也。

潞党参　当归　大生地（炙炭）　香附炭　大白芍（吴萸炒）　炙黄芪　大丹参　炒白术　炮姜炭　云神　紫石英　血余炭　红枣

三诊

进归脾汤，心悬不寐、冷涎上泛虽退，而漏红少而复多。少腹若胀痛，则血块磊磊杂白带而下。脉沉细右滑，舌根仍腐腻。盖湿浊乘入血分，冲带二脉失司，肝胃不和。当再守原义，更曾调荣化浊。

大生地（炙炭）　当归　炒白术　肉桂炭　香附炭　炮姜炭　炙黄芪　云神　大白芍（吴萸炒）　大丹参　炙草　五灵脂（醋炒）　莲房（炙炭）

赵右

月事后期，少腹胀痛。平昔逐日腹痛，遍体痛，食少作恶，头眩便结。脉沉迟，舌苔黄腻。肝胃不和，气瘀搏结也。调畅为先。

当归　川楝子（醋炒）　五灵脂（醋炒）　炙没药　香附（醋炒）　大丹参　延胡索　炮姜　白芍（吴萸炒）　青陈皮（各）　陈艾绒　红枣

林右

月事适行，饮冷而止，气瘀相搏，脘腹作痛，气攻于后，肛胀不舒。脉沉涩，舌苔腐白。法当理气调荣。

当归　金香附　五灵脂　苏梗　大丹参　川楝子　炮姜　旋覆花　新红花　大白芍（吴萸炒）　陈艾绒　降香

二诊

进温化法，经又畅行，血块磊磊，脘腹部攻痛亦折，尾闾坠胀亦退，唯气逆善噫。脉沉涩。积瘀虽化，肝胃未和也。

旋覆花　川楝子（醋炒）　细青皮（醋炒）　大丹参　白蒺藜　大白芍　延胡索　当归　香附炭　川郁金　云神　佛手　红枣

林右

胃之大络，名曰虚里，动则应衣，头昏自汗，食入脘痞，入夜不寐，月事先期。脉弦数，舌苔糙白。血虚宗气不足，肝胃不和也，速效难求。

当归　生牡蛎　炙乌梅　旋覆花　白蒺藜　大丹参　云神　炒枣仁　女贞子　白芍　煅龙骨　紫石英　莲子

另：黑归脾丸。

王右（奔牛）

经居七月，腹大有形，状如怀子，胃呆自汗。脉细涩，左手着骨乃见，舌苔腐白。痰湿阻仄荣卫之流行，法当温理。

当归　炒白术　刺蒺藜　怀牛膝　五灵脂　大丹参　川朴花　大生地（红花炒）　上肉桂　生香附　大白芍（吴萸炒）　马鞭草　生姜

另：四物丸一两，四制香附丸一两，和匀。

刘右（金沙）

经居三月，腹痛作胀，不时脘痛烦扰，食后尤甚，久经便血或鼻衄。脉弦细，舌红。血热气滞，肝胃不和。业经已久，枝节多端，最难着手。

当归　白蒺藜　金香附　佩兰　贝母　大白芍　炙乌梅　川郁金　丹参　旋覆花　金橘皮　银蝴蝶

周右（常州）

年已三十有二，水源一经未通，而每月必腹痛，腹左痞硬，食少作恶，或吐痰水。脉弦细，舌白。荣卫不调，斯为得天地之偏者。收效不易。

当归　炮姜　大白芍（吴萸炒）　醋炒青皮　旋覆花　大丹参　上肉桂　金香附　姜半夏　刺蒺藜　佛手　红枣

另：四制香附丸。

再诊

年已三十有二，地道一经未通，而每月必腹痛者数年，少腹痞硬，脘闷作恶，口碎。舌白转黄，脉弦数。冲带不通，斯得天地之偏者。刻下当疏肝和胃，以调荣卫。

左金丸　当归　白蒺藜　五灵脂（醋炒）　云苓　大白芍　大丹参　细青皮　川楝子（醋炒）　延胡索　月季花

张右（南京）

荣卫不调，肝胃不和，湿热久羁血分。经来色黑或淡，少腹痛，肢酸，脘腹气瘕有形，不时攻痛，五年不育。脉弦细而滑，舌苔浮白满布。法当调畅肝胃，以和荣卫。

当归　金香附（醋炒）　大白芍（吴萸炒）　大生地（红花炒）　茺蔚子　大丹参　川断肉　云苓　川芎　紫石英　佛手　红枣

王右（广德）

经居年余，少腹不时胀痛，入夜烧热口渴，日行消瘦，胃纳减少，幸不呛咳。舌红，脉细数，左弦。血热肝旺，冲海无裕，入怯可虑。

南沙参　当归　银柴胡　川石斛　粉丹皮　大丹参　大白芍（吴萸炒）　青蒿子　炙草　秦艽　藕　红枣

再诊

内外烧热，无汗口渴，少腹痞硬磊磊，按之则散。经居年余，幸不呛咳。脉细数，舌红。阴虚血热，肝胃不和而来。入怯可虑。

南沙参　炙鳖甲　粉丹皮　大白芍（吴萸炒）　香白薇　大丹参　青蒿　当归　炙草　秦艽　金橘皮　红枣

吴右（镇江）

阴土两亏，化源日乏，经事四月不行，并无腹痛结痞等患，其无蓄瘀可知。食少形瘦，内热频仍，易于便泄。脉弦数不安，两尺细，舌质光剥。虚象显然，最防增咳。姑为育阴清热，培土调中。

南沙参　怀山药　粉丹皮　大白芍（吴萸炒）　青蒿子　川石斛　大丹参　女贞子　扁豆衣　野於术　炙鳖甲　荷叶　红枣

李右（扬州）

始而停经六月，即猝然崩血甚多，既止后，又年余不行，腹大有形，状如怀子，按之痞硬。脉沉数，舌苔黄腻满布。湿热窜入血分可知，非血枯经闭可比。

当归　川郁金　炒茅术　赤苓　桃仁泥　大丹参　中生地（红花炒）　细青皮　大白芍　马鞭草

另：菩提丸二十四粒，每服六粒，开水下。

许右（金沙）

热伏血分已久，肝燥胃寒，脘闷头痛，呕吐清水，内热口渴，心烦少寐，月事后期，色黑且少，左少腹结瘕，两乳胀痛，白带多。脉弦细沉分数，舌红无苔。荣阴暗亏，冲带二脉失职。速效难求。

当归　白芍（吴萸炒）　川郁金　黑山栀　乌贼骨　大丹参　白蒺藜　云神　粉丹皮　细青皮　金橘皮　红枣

吴右（常州）

去夏患疟两作，即服人参鳖甲煎丸而止。当时风疹亦即停发，伏邪未清，由气分而入血分，肝脾疏运失司。胸腹胀满无形，食后尤甚，左胁下及脘次按之辘辘有声，腹之左右或磊磊。经居三月不行，头痛。两足常起红块，风疹未透可知。脉弦细右涩，舌红无苔。病情枝节多端，虚实夹杂，势无速效。

当归　怀牛膝　延胡索　炒白术　大白芍（桂枝炒）　大丹参　青陈皮（各）　旋覆花　炒枳壳　云苓　炙鸡金　姜皮

另：菩提丸二十四粒，每服五粒，开水下。

再诊

服菩提丸得水泄三次，疟后之胸腹胀满已减，胃纳亦复，两足红块亦未发。唯左胁左脘次按之仍辘辘有声，腹之左右仍磊磊结痞，经居三月有余，头痛不寐。舌略起苔，脉仍弦细，左手沉涩。疟邪由气分而入血分，肝脾疏运失司。业经已久，着手不易。

当归　旋覆花　青陈皮（各）　金香附　白芍（桂枝炒）　大丹参　云神　白蒺藜　炙鳖甲　首乌藤　冬瓜子　玫瑰花

三诊

服菩提丸水泄数次，疟后之胸腹胀满虽减，而腹之左右仍或磊磊，按之仍呱呱有声，食后则胀满而外无形。经居三月有余，头痛或不寐。脉沉细，左寸关沉涩。肝脾两虚，疏运失职，荣卫不调之候。病近年余，虚实夹杂，殊无速效可图。

当归　旋覆花　台乌药　大白芍　金香附（醋炒）　大丹参　青陈皮（各）　刺蒺藜　炒白术（枳实炒）　炙乌梅　郁李仁　佛手

服数剂后，如大便畅行，原方暂去郁李仁加云神。

张右（溧阳）

经居两月有余，刻下行而不畅，未几即止，少腹胀。小溲热数，腰髀酸楚，平时便结。脉沉，舌苔灰黄。血热肝旺，延防暴崩。

当归　大生地（炙）　川楝子　川断肉　云苓　大丹参　大白芍　黑山栀　女贞子　香附炭　阿胶珠　桑寄生　红枣

金右（常州）

经居两载有余，头额筋脉跳跃，胸脘胀满，食后作恶，大便或溏或结，腰俞痛，带多肢冷。舌红嗌干，脉沉细，两关弦。木来克土，肝脾不和，荣卫之流行失度。最防增咳。

南沙参　炙乌梅　大丹参　女贞子　云苓　旋覆花　当归　橘白　潼白蒺藜（各）　甜冬术（枳实炒）　大白芍（吴萸炒）　煨姜　红枣

李右

月事延绵月余未尽，且略带血块。腰腿酸楚作痛，胃纳未充。脉弦细，舌红苔白。据述得于恼怒后，肝不藏血可知。仿黑归脾用意。

当归（土炒） 川杜仲 潞党参 炮姜炭 炙黄芪 大生地（炙） 白术 云神 清阿胶 五灵脂（醋炒） 炙草 大白芍 香附炭 紫石英 红枣

再诊

日来腰腿酸楚作痛虽减，而月事仍延绵不尽，且有血块或杂白腻如痰，少腹或痛，胃呆或惊惕。脉弦细，舌红苔白。得于恼怒后，肝失藏守，血不归经之象。拟柔肝调荣。

大生地（炙炭） 炮姜炭 香附炭 阿胶（蒲黄炒） 大白芍 当归 川杜仲 煅牡蛎 旱莲草 怀膝炭 乌贼骨 血余炭 红枣

顾右（常州）

血热肝旺，藏守无权。月事先期且多，血块磊磊，带下淋漓，头痛腰痛，竟夕不寐。脉弦数，右细，舌红无苔。法当清营安神，以调荣卫为先。

大生地（炙炭） 云神 夜交藤 阿胶珠 白芍 白归身 紫丹参 潼白蒺藜（各） 夜合花 炒枣仁 乌贼骨 玫瑰花 红枣

另：宁坤丸。

刘右（常州）

素惯小产，不及三月而坠。白带多，月事后期。比增两目赤痛，干涩羞明，头巅痛。脉弦细，两关数，舌红无苔。血热肝旺，冲带不调，平时便结腹胀，亦小产之一因。刻当清降风阳，再议调补冲带二脉。

生石决 黑山栀 决明子 川芎 赤白芍（各） 白蒺藜 冬桑叶 粉丹皮 当归 杭菊花 中生地 夏枯草

丸方：养血平肝，调其冲带。

大生地（红花炒） 煅牡蛎 女贞子 白归身 川楝子（醋炒） 乌贼骨 阿胶珠 川芎 潼白蒺藜（各） 金香附（醋炒） 紫石英 大白芍 云苓神（各） 粉丹皮 大丹参

上为末，鲜藕、红枣煎汤，法丸。

经行时服方：和荣调经，兼舒气分。

当归 大白芍 延胡索 白蒺藜 川芎 大丹参 川楝子（醋炒） 大生地（红花炒） 金香附（醋炒） 乌贼骨 五灵脂（醋炒） 佛手 红枣

李右

顷得手书，种悉一切。是以漏红屡不得止，今又色变紫黑，可见怒气伤肝，木火内灼，藏守无权。仿前意立法，当服二三剂，以观血色如何。

生石决 云苓神（各） 大白芍 紫丹参 阿胶珠 黑山栀 大生地 煅牡蛎 当归 炙黑草[①] 藕 血余炭

徐右（宜兴）

血热肝旺，藏守无权，冲带二脉不司约束。月事先期且多，血块磊磊，腹痛右乳胀，白带多，小溲急数作痛，心烦少寐，善嗳噫，头痛脘痛。脉弦细，舌白中剥。

① 炙黑草：中药名。别名：鬼羽箭、黑骨草、克草。

枝节多端，殊难速效。

大生地　乌贼骨　白蒺藜　炙乌梅　大白芍（吴萸炒）　当归　云苓神（各）　阿胶珠　川楝子（醋炒）　香附炭　粉丹皮　金橘皮　藕

另：调荣疏肝，留于经行时服之。

当归　香附炭　茺蔚子　五灵脂（醋炒）　大白芍（吴萸炒）　大丹参　云苓神（各）　炙草　川芎　白蒺藜　鲜藕　红枣

周右（湖南）

室女经行甚少，少腹胀或作痛，带下如注，面黄食少，内热头眩。脉弦细，舌红。荣卫不调，肝胃失和也。速效难求。

当归　粉丹皮　白蒺藜　川郁金　女贞子　大丹参　大白芍（吴萸炒）　金香附　佩兰　乌贼骨　佛手　红枣

谈右（宜兴）

室女经来必寒热交作，少腹胀痛，平昔易于吐食或带血丝，头眩胃呆。脉弦细左数，舌红无苔。血热气滞，肝胃不和而来。法当调畅。

当归　柴胡（醋炒）　金香附　大生地（炙）　乌梅炭　大丹参　川楝子（醋炒）　粉丹皮　炙草　大白芍　白蒺藜　藕　红枣

朱右（金沙）

热结血分已久，冲任不调，月事先期，色黑成块，前阴气坠有形，肿突如瘤。脉弦细，舌红。极难速效之候。

当归　大白芍（吴萸炒）　炙黄芪　大生地（红花炒）　杜仲　大丹参　青升麻　女贞子　炙草　粉丹皮　紫石英　红枣

又丸方：潞党参　柴胡（醋炒）　当归　大白芍（吴萸炒）　茺蔚子　炙黄芪　大生地（炙）　大丹参　紫石英　五倍子（炙）　青升麻　炙草　女贞子　云苓　香附　煅牡蛎　乌贼骨

上为末，月季花、红枣煎汤，法丸。

敖右（镇江）

年甫三旬有五，产育已十四胎。八脉暗亏，水不涵木，血不荣肝，肝阳化风，上扰清空。头巅久痛，喜于重按，项头强倾，月事先期，肢冷内热，食少心烦。脉弦细，舌苔浮。根蒂已伤，难许速效。

大生地　云神　甘杞子（盐水炒）　女贞子　潼白蒺藜（各）　白归身　煅牡蛎　杭菊花　大白芍（桂枝炒）　川芎　桑寄生　紫石英

巳右（上海）

经居年余，始而当怀孕，刻下因受惊恐，月事忽行。唯所行无多，而腹大状如怀子者，已逐次渐消。气从下坠，势欲便状，颈项左右俱掣痛，日来又增呛咳，痰中带血。脉沉弦，两关滑，舌红中黄。湿痰阻荣卫之流行，更感风暑，肺位最高，故先受之。当先从标治，再固其本。

当归　大白芍　大杏仁　刺蒺藜　大丹参　苏子梗（各）　瓜蒌皮　法半夏　旋覆花　煅瓦楞　冬瓜子　枇杷叶

二诊

日来新增之呛咳及痰中带血俱退，项之左右掣痛亦减，唯气仍从下坠，时欲便状，经居年余，嗣因猝受惊恐，月事忽行，行而不畅，腹大虽减，而未复原状。脉沉弦细滑，舌苔浮腻。风暑初退，痰浊尚留于络脉，荣卫之周流不利耳。

当归　橘皮络（各）　香附　川郁金　苏梗　大丹参　大白芍　刺蒺藜　旋覆

花　瓦楞子　云苓　冬瓜子　佛手花

三诊

经治来，呛咳痰红先退，项之左右掣痛及气从下坠，似欲便状者亦减，且便中夹痰不少。暑痱亦畅发。可见气运已能流行。当再化痰通络，为善后记。

当归　瓦楞子　净橘络　竹沥半夏　旋覆花　大白芍　白蒺藜　云苓　炒枳壳　大丹参　冬瓜子　佛手

改方：去枳壳加乌贼骨。

四诊

丸方：化痰和荣，调其冲带。

当归　女贞子　净橘络　炒白术　云苓　白芍　乌贼骨　大丹参　竹沥半夏　大生地（红花炒）　紫石英　阿胶（蛤粉炒）　冬瓜子

上为末。旋覆花、炒竹茹煎汤，加蜜水法丸。

欧阳右

疟后经居未通已近三月，左胁下结痞，抚之有形，推之不移，按之并不痛。间或懊憹，咳不爽。脉细数，舌红转白。积湿未清，气凝血滞，荣卫不和耳。

当归　金香附　白蒺藜　炮姜　大白芍（吴萸炒）　大丹参　苏梗　川郁金　上肉桂　青陈皮（各）　炙草　佛手　红枣

复诊

疟后懊憹已止。经居未行，业经三月。咳不爽，痰多，胃呆食少，便结溲红，入夜口干。脉细数，舌白初化。积湿未清，荣卫不和所致。

当归　南沙参　茺蔚子　法半夏　川石斛　大丹参　大杏仁　大白芍　怀牛膝　陈橘白　云苓　枇杷叶　红枣

另：益母八珍丸。

冯右

经治来咽喉赤痛已退，寒热亦清，唯月事延绵不已，两乳胀痛。脉沉细，舌苔灰黄。上焦风燥已退，血分积热未清，肝家气火又旺所致。清养柔肝为先。

中生地　大白芍　当归　柴胡（醋炒）　炙草　黑山栀　川楝子（醋炒）　粉丹皮　川郁金　延胡索（醋炒）　赤苓　藕

另：八味逍遥丸。

蒋右

经行时因恼怒而止，气瘀不化，两胁下痛，不得呼吸，呛咳痰难出。舌红中黄。肝肺之气郁结不和所致。

苏梗　旋覆花　象贝　川郁金　归须　大白芍　刺蒺藜　陈橘皮　大杏仁　枳壳　枇杷叶　新绛

任右（宜兴）

夏日中暍，汗多而厥，得地浆水而退，血分积热未清。月事先期，甚则一月三至，头眩心荡，脘闷善噫，或吐食。气从上逆，间或寒热。脉弦细，舌红中黄。荣阴已亏，久延有暴崩之害。

大生地（炙炭）　大丹参　左金丸　大白芍（桂枝炒）　乌贼骨　当归　白蒺藜（醋炒）　云神　川郁金　乌梅炭　紫石英　红枣

吴右（南京）

结褵三年，未见熊梦。月事无信，或数月一行，或年余一至，腹右结痞磊磊，不时攻痛。胃呆食少，便溏不实。脉弦细小数，舌光无苔。血虚气滞，木旺土衰，肝脾失和也，最防增咳。和理为先。

当归　炮姜　炒白术　益智仁（盐水

炒） 大白芍 大丹参 青皮 煨木香 五灵脂 炙乌梅 炙草 佛手 红枣

二诊

腹右结瘕磊磊，不时攻痛俱减，而月事仍后期未行。胃呆形瘦，大便久溏。日来稍有感冒，寒热呛咳，今幸已退，夜分尚或热。脉沉细濡数，舌质光苔剥。血虚土薄，阴阳并亏。立法殊多抵触处。

南沙参 大白芍（吴萸炒） 煨诃子肉 当归 茺蔚子 大丹参 炙乌梅 炙草 甜冬术 川贝母 云神 荷叶 红枣

另：益母八珍丸。

芮右（溧阳）

月事先期且少，经后少腹胀，经前两乳胀，动劳则小溲勤短而数。脉弦细，舌红。血虚生热，肝失调达使然。

当归 川楝子（醋炒） 大生地（炙） 柴胡（醋炒） 大丹参 云苓 大白芍（吴萸炒） 粉丹皮 炙草 黄郁金 大川芎 藕 红枣

另：八味逍遥丸、四物丸和匀。

张右（宜兴）

气血凝滞，肝胃不和。气逆善噫，月事不调，或先或后，少腹痛，或作胀，白带多，头眩肢困。脉弦细，舌红。得于小产后，冲带二脉已伤。先当和理。

当归 大白芍（吴萸炒） 白蒺藜 云神 大生地（红花炒） 大丹参 金香附（醋炒） 大川芎 茺蔚子 乌贼骨 佛手花 红枣

另：四制香附丸、四物丸和匀，经前服；八珍丸经后服。

刘右（扬州）

湿热窜入血分，血不归经，屡次便血，间或脱肛。月事先期且多，胸胁气痛，或咽痒呛咳多痰，两足若痿软则不能安卧，中心似筑筑，午后腹胀。舌苔不时黄腻满布。左脉浮弦，右手沉数。血热肝旺，藏守无权，暴崩可虞。先当清肝肃肺，以安血络。

大生地（炙炭） 阿胶（蒲黄炒） 云苓神（各） 川贝母 大白芍 南沙参 当归（土炒） 怀牛膝 炒苡仁 地榆炭 橘红（盐水炒） 冬瓜子 藕

刘右

经行适止，左少腹瘕或攻痛，辘辘有声。或吐食物酸水，胸膺懊侬。脉沉涩不扬，舌红苔白。气瘀搏结，肝胃失和，先当温理。

当归 川楝子 五灵脂（醋炒） 金香附 炙乌梅 大白芍（吴萸炒） 上肉桂 青陈皮（各） 炮姜 云苓 大丹参 生姜 佛手

钱右

经行不适，血凝气滞，腹胀作痛，手不可近，肢冷多汗，便结不通。脉沉细，舌白。大有厥闭之虞。

当归 大白芍（吴萸炒） 川楝子（醋炒） 枳壳 炮姜 上肉桂 金香附 延胡索 桃仁泥 青陈皮（各） 五灵脂（醋炒） 生姜 佛手

另：香附研末，炒热，布包熨。

再诊

今日便结已通，腹胀作痛及手不可近者俱退，肢冷亦和，汗亦收。脉仍沉细，舌白转红。腰俞痛，当再和理可也。

当归 金香附（醋炒） 炙草 川楝子 大丹参 大白芍（吴萸炒） 川

断肉 白蒺藜 延胡 炮姜 青陈皮（各） 生姜 佛手

三诊

经治来，腹胀作痛手不可近先退，月事继通而不畅。脉沉细，舌红。气瘀初化，肝胃未和。当再调畅。

当归 金香附（醋炒） 川楝子（醋炒） 川断肉 大白芍（吴萸炒） 大丹参 白蒺藜 五灵脂（醋炒） 青陈皮（各） 炙草 佛手 红枣

另：四物丸三两，候月事净后每服三钱。

王右（扬州）

血虚生热，冲带不调，木来乘土。月事先期，色紫带黑，腹痛少腹胀，食少便溏，带多色黄，头眩心悬，腰俞酸楚。脉弦细而滑，舌红根端黄腻。诸多枝节，势无速效可图，先当调畅。

当归 白蒺藜（醋炒） 大丹参 香附炭 乌贼骨 大白芍（吴萸炒） 大生地（炙） 炒白术 女贞子 云苓神（各） 泽泻 佛手花 红枣

林右

年近五旬，月事先期且多。少寐头眩，心悸而荡。食入则腹痛，逾时方解，间或闭逆，脘仄善悲，杳不思食。脉缓滑无力，舌苔糙白。血热肝旺，气滞不和，土为木克也。拟归脾汤出入主之。

潞党参（姜汁炒松） 焦白术 炒枣仁 大白芍 广木香 炙乌梅 白蒺藜 云神 旋覆花 焦谷芽 金橘皮 红枣

改方：加当归。

李右

冲为血海，任主胞胎，二脉隶乎肝肾。阴亏血少，虚而生热。肝火易升，土受木制。阳明不和以致胸膺不舒，巅顶掣痛。肝热则血无归，冲任之气亦复不摄，经事先期，色紫。平素谷食不旺。夫胃为五脏六腑之海。经脉大源，一身气血皆赖乎此。血为心之主，心荣大亏，少寐易惊。经所谓病发心脾二经者是也，拟从心脾二经立法调治。

白归身 怀山药 柏子仁 煅龙齿 佩兰 生白术（芝麻拌炒） 川断肉 合欢皮 大白芍 陈橘皮 红枣

常服方：培养心脾，以调冲任。

潞党参 潼沙苑（盐水炒） 炒枣仁 川断肉 川杜仲 云神 炒於术 白归身 柏子仁 紫石英 红枣

孙右（镇江）

荣卫不调，积湿化水，水与气搏，腹部膨胀，不时水声辘辘，搅扰不安，月事或先或后。切脉沉弦而滑，舌苔腐而黄。业经一年，难收速效，调畅为先。

当归 旋覆花 大白芍 泽泻 台乌药 大丹参 白蒺藜 沉香曲 云苓 大腹皮 降香片 香橼皮

另：沉香顺气丸。

吴右（江阴）

调治以来，胃纳已复，大腑畅通，胸腹胀满亦继减，每食尚胀。左胁下仍呱呱有声，右胁下气瘕数枚，或多或少，经居近年。脉弦细，舌红。肝脾初和，气瘀未化，荣卫失调之据。速效难求。

当归 大白芍（吴萸炒） 五灵脂（醋炒） 白蒺藜 金香附（醋炒） 川郁金 延胡（酒炒） 大丹参 川楝子 旋覆花 陈艾绒 红枣

吴右（镇江）

呛咳愈后，食欲未振，入夜烧热，及晨不汗而解。癸水色紫，九年未占熊梦。脉弦细，舌红苔黄。血热肝旺，肺卫失和。当清养荣阴，以和肝胃。

大生地　大白芍　大丹参　粉丹皮　香白薇　南沙参　川石斛　白蒺藜　地骨皮　乌贼骨　藕

杨右

湿瘀相搏，经居不行，或下黑水，或带血块，不时腹痛，并不腹满，内热胃呆。脉弦细，舌苔腐腻。肝胃不和，最防增咳。

当归　云苓神（各）　大丹参　大白芍（吴萸炒）　白蒺藜　南沙参　金香附（醋炒）　粉丹皮　大川芎　焦谷芽　大生地（炙）　藕　红枣

季右（常州）

年已四旬有九，每值经行必寒热，脘闷，呕吐苦水，便结不通。刻下经不行而亦发右畔头痛。脉弦细，舌黄。肝胃两经同病。

左金丸　新会皮　大白芍（桂枝炒）　旋覆花　姜半夏　代赭石　炙乌梅　白蒺藜　川郁金　白蔻　姜竹茹　生姜　佛手

另：八味逍遥丸、二陈丸和匀。

邓右（镇江）

咳经两年，夜分尤甚，痰多气粗，两胁引痛，头痛遍体痛。月事无信，一月两至，白带多，腰腹作胀，或寒热便结。舌苔黄腻，脉弦细右滑。肺伤肝旺，痰气搏结于中，冲带二脉大亏所致。

南沙参　川贝母　乌贼骨　阿胶珠　淡天冬　大白芍　旋覆花　青蛤壳　白归身　白蒺藜　大杏仁　白石英　银蝴蝶

王右

月事或先或后，初行不畅，甚则延绵时日不净，脘腹攻痛。项下气瘿结核，胃呆厌食。脉沉细两关滑，舌红苔白。气凝血滞，冲任不调，肝胃失和耳。调畅为先。

当归　大白芍（吴萸炒）　炮姜　大川芎　旋覆花　大丹参　川楝子　金香附（醋炒）　五灵脂（醋炒）　白蒺藜　延胡索（酒炒）　陈艾绒　红枣

林右

断乳五月，癸水未行，腹左攻痛，食少胃呆。脉弦细而数，舌苔浮黄。气瘀搏结，肝胃未和而来。法当调畅。

当归　大白芍　苏梗　金香附　益母子　大丹参　川郁金　白蒺藜　大川芎　新红花　藕　红枣

蒋右（常州）

结褵十年，未兆梦兰。月事先期，少腹胀，白带多。切脉弦细而滑，舌红苔黄。血热肝旺，冲带二脉不调。先当和荣清热，调其冲带。

当归　乌贼骨　金香附（醋炒）　女贞子　炙草　大丹参　川楝子（醋炒）　大生地（炙）　大川芎　云苓　益母子　大白芍（吴萸炒）　佛手　红枣

另：益母八珍丸，胎产金丹。

张右（镇江）

血虚肝旺，藏守无权，冲带二脉失职。屡经漏红，白带多，腰痛肢麻，或发肿，头目眩痛，乳房胀痛，子宫坠痛，大便久结，七年不育。切脉弦细小数，舌红苔黄。下元肾脉亦伤，当缓缓调治。

白归身　大生地（炙）　女贞子　潼白

蒺藜（各） 炙乌梅 川杜仲 大川芎 川郁金 乌贼骨 川断肉 云苓神（各） 紫石英 红枣

药后如脘次不畅，去生地、女贞子，加旋覆花、橘叶。

另：八味逍遥丸、四物丸和匀，又胎产金丹。

杨右

经行黑色或带血块已止，而日来又忽气坠腹痛，势如分娩状。口渴。舌黄，脉弦数。湿火淹留血分，肝胃不和。当再调畅。

中生地（炙） 大川芎 大白芍 粉丹皮 川楝子（醋炒） 当归 大丹参 黑山栀 赤苓 炙草 炙乌梅 藕

苏右（扬州）

月事后期，或两月一至，色紫带黑，少腹胀痛。脉弦数，舌苔浮黄。血热肝旺，冲任不调。法当清肝凉血，以调荣卫。

大生地（红花炒） 大丹参 延胡索 粉丹皮 五灵脂（醋炒） 当归 川楝子（醋炒） 白蒺藜 茺蔚子 大川芎 大白芍（吴萸炒） 藕 红枣

另：四物丸、八味逍遥丸和匀。

陈右

漏红已久，腹胀有形，状如怀子，腹左痞硬，面黄形瘦。脉细数，舌苔灰黄。血虚气滞，肝胃不和。业经已久，最难速效。

当归 川郁金 金香附（醋炒） 沉香曲 旋覆花 大白芍 大腹皮 细青皮（醋炒） 苏梗 云苓神（各） 冬瓜皮 香橼皮

另：沉香顺气丸，菩提丸。

陈右（江阴）

前年小产，血去甚多，冲带二脉受伤。月事先期，淋漓不净，腹左气瘕攻痛，白带多腰酸，心嘈头昏，自利不爽。脉弦细，舌红。土伤木旺是其本。先当调荣养血，和畅肝脾。

当归 大白芍（吴萸炒） 乌贼骨 大生地（炙炭） 炒白术 大丹参 炙乌梅 云苓神（各） 川断肉 女贞子 紫石英 红枣

另：益母八珍丸。

胡右

每逢经行则两乳刺痛，遍体痛，色赤如朱。脉弦细，血虚肝旺。拟逍遥法主之。

当归 大白芍 川郁金 白蒺藜 炙乌梅 柴胡（醋炒） 川断肉 大生地（红花炒） 旋覆花 金香附 红枣 佛手

另：八味逍遥丸。

童右（镇江）

小产六年未复怀麟。经行甚少，白带颇多，或亦腹痛，手足心烧热。脉弦细，舌红。血虚肝旺，冲带失调之候。

当归 大生地（红花炒） 益母子 大白芍 大川芎 大丹参 金香附 乌贼骨 白蒺藜 粉丹皮 云苓 紫石英 红枣

另：益母八珍丸，另胎产金丹。

葛右（溧阳）

胎而崩漏，延久不愈，继之月事后期，两乳胀痛，少腹胀痛，带下如注，遍体掣痛，面黄爪甲白。脉虚弦，舌光。血虚肝旺，冲带两亏也。势无速效。

当归 川郁金 川断肉 川楝子 金香附 大生地（红花炒） 白蒺藜 炙乌梅 细青皮（醋炒） 大川芎 大丹参 紫

石英　红枣

另：八味逍遥丸、四物丸。

朱右

少腹胀满起见，渐及胸腹，食后尤甚。月事行之甚少，曾经下痢。脉弦细，舌红中剥。湿瘀交结于中，荣卫不和。势无速效可图。

炒白术　当归　金香附　川楝子　旋覆花　炒枳壳　大白芍　五灵脂（醋炒）　延胡索　刺蒺藜　怀牛膝　马鞭草　香橼皮

二诊

脘次胀满虽减，而腹大如故，按之痛，月事行之甚少，且后期，得于痢后。脉弦细，舌红中黄。湿瘀搏结，势无速效可图。

当归　焦白术　刺蒺藜　大腹皮　川郁金　大白芍（吴萸炒）　旋覆花　青陈皮（各）　台乌药　大丹参　马鞭草　香橼皮

三诊

日来脘闷渐舒，渐能纳谷，而腹大如故，按之痛，经居两月不行。脉弦细，舌红中黄。肝胃初和，气瘀未化。势无速效可图，姑为温理。

当归　桃仁泥　新会皮　新红花　大腹皮　上桂心　五灵脂　青皮　川郁金　旋覆花　大白芍（吴萸炒）　大丹参　马鞭草

吴右（镇江）

月事后期而来，未行之前必内外烧热，水道热数。比增脘闷气逆，或作恶吐食。脉弦细，舌红。血热肝旺，胃失降化也。调畅为先。

当归　大丹参　白蒺藜　粉丹皮　川楝子　大白芍　川郁金　黑山栀　云苓神（各）　延胡索　佛手　红枣

另：八味逍遥丸、四物丸。

吴右（镇江）

月事后期已久，刻下已年余不行。腹胀作痛，腰俞酸楚，五年不育。脉滑，舌白。痰浊久羁下焦，冲任不调也。非血虚经闭可比。

当归　金香附（醋炒）　青陈皮（各）　云苓　藏红花　大白芍（吴萸炒）　五灵脂（醋炒）　川断肉　法半夏　延胡索（酒炒）　川楝子（醋炒）　佛手花

另：四制香附丸、二陈丸。

姜右（镇江）

月事先期且多，肝失藏守之职。胁左结瘕有形，按之痛，大腹及少腹俱有胀满意，兼之脾泄有年。脉弦细，舌红。血虚气滞，肝脾不调。延有暴崩之虑，调畅为先。

当归　炙乌梅　白蒺藜　焦白术　郁金炭　大白芍　炒枣仁　香附炭　云神　小青皮（醋炒）　阿胶珠　佛手花　红枣

另：归芍六君丸。

李右（镇江）

腹胀一年，状如怀子，少腹尤甚，脘闷内热，月事先期且少。脉沉细，舌苔腐白。气瘀相搏，荣卫失和而来。最难速效。

当归　大白芍（吴萸炒）　大腹皮　金香附（醋炒）　大生地（红花炒）　大丹参　川郁金　川楝子（醋炒）　延胡索　乌贼骨　细青皮　香橼皮　玫瑰花

另：四制香附丸、四物丸。

钟右（南京）

咳止胃纳复，月事仍先期，色黑且少，少腹痛，脘胁胀，两乳胀痛，白带多，十年不育。脉弦细，舌红。血热肝旺，冲带不调而来。势无速效可图。

当归　大白芍（吴萸炒）　川郁金　大丹参　大生地（红花炒）　白蒺藜　柴胡（醋炒）　细青皮　粉丹皮　乌贼骨　炙草　紫石英　红枣

另：胎产金丹。

丸方：大生地、藏红花（合杵）　当归　大白芍（吴萸炒）　大川芎　川郁金　大丹参　乌贼骨　潼白蒺藜（各）　细青皮　紫石英　粉丹皮　柴胡　炙草

上为末，藕二斤，红枣煎汤，法丸。

季右（常州）

月事先期且多，少腹胀痛，两乳胀痛，头眩内热，呕吐食物酸水。脉弦细，舌红。肝胃不和，荣卫失调耳。

当归　金香附　川郁金　醋青皮　白蒺藜（醋炒）　大白芍（吴萸炒）　川楝子（醋炒）　炙乌梅　醋柴胡　左金丸　金橘叶

另：八味逍遥丸。

丁右（常州）

脘胁痛，赤带多俱退，唯月事行而甚少，色淡不荣，少腹瘩痛。脉沉细，舌苔滑白。气瘀搏结，荣卫不和，当调畅通经。

当归　金香附　上肉桂　炮姜　川郁金　大丹参　大白芍（吴萸炒）　延胡索　川楝子（醋炒）　青陈皮（各）　藏红花　炙甘草　佛手

陈右（常州）

经行甚少，腹胀有形，按之痛，九月不退，两足肿。脉沉细，舌红根腻。湿瘀交搏，荣卫不和而来。不宜久延。

当归　大白芍（吴萸炒）　大腹皮　金香附　延胡索　大丹参　青陈皮（各）　白蒺藜　苏梗　新红花　生姜　佛手

另：四制香附丸。

任右

经事适行，未几及止。腹胀或作痛，食少脘闷，头眩，遍体痛。脉弦数，舌苔腐黄满布。肝旺积热不化，先以调畅为事。

当归　大丹参　延胡索　金香附（醋炒）　白蒺藜　大白芍（吴萸炒）　川楝子　云神　川郁金　焦谷芽　藕

张右

荣阴久亏，肝失调达，痰气纠葛不清，脘闷胁胀，气鸣辘辘，不得右卧。月事不调，腰酸腹痛。脉弦细右滑，舌苔腐白。虚实夹杂，不宜增咳。

南沙参　当归　旋覆花　云神　绿萼梅　川郁金　大白芍（桂枝炒）　白蒺藜（醋炒）　橘白络（各）　合欢皮　大丹参　女贞子　佛手花　红枣

杨右（镇江）

湿热窜入血分，营卫不和。经居五月，少腹或胀满有形，按之磊磊，未几即散。遍体红点，郁发作痒。呛咳，间有秽气外溢。脉弦滑右数，舌苔黄腻。肺胃二经亦间接受病。

旋覆花　延胡索　当归　粉丹皮　大杏仁　大丹参　川楝子　炒苡仁　刺蒺藜　细青皮　醋香附　藕

另：四物丸。

高右（扬州）

呛咳多痰及呕吐脘痛俱退，胃纳之亦复，月事如常。唯面黄爪甲白，两足肿未退。舌质红剥，脉转数。湿浊初化，荣卫未和也。当再调畅。

当归　大白芍　连皮苓　女贞子　陈橘白　大丹参　怀牛膝　焦白术　白蒺藜　金香附　佛手花　红枣

另：四物丸。

徐右（宜兴）

结褵八年，未兆梦兰。刻下经居月余，少腹或胀痛，内热口渴，头眩恶风，或作恶。脉弦细，舌红苔浮黄。血热气滞，肝胃不和。不宜破血通经，当柔肝清热，以和荣卫为事。

当归　大白芍　益母子　川石斛　炙草　大丹参　云神　佩兰　黄郁金　橘白　佛手花　红枣

另：益母八珍丸。

刘右

室女经行数月不止。面黄内热，脘闷作恶，食少神疲，入夜不寐，口渴。舌黄，脉弦细。阴血已伤，肝胃不和。最防增咳。

南沙参　川郁金　白蒺藜　云神　炒枣仁　大丹参　大白芍（吴萸炒）　佩兰　香白薇　当归　藕　红枣

朱右

腹大如鼓，按之痛。泻之不退，得于痢后。经居两月不行，脘闷胃呆，前日猝然呕吐半盂。脉弦细，舌红中黄。湿瘀搏结，荣卫不和。

当归　青陈皮（各）　桃仁泥　大白芍　白蒺藜　大丹参　川郁金　新红花　大腹皮　左金丸　马鞭草　月季花

周右（镇江）

血热气滞，肝失条达。经来腹痛，左少腹尤甚。血块磊磊，其色紫。水道不利，两乳痛。脉弦细，右数，舌红苔黄。一派火象，故不孕。当疏肝调荣，以舒气滞。

当归　大丹参　川楝子（醋炒）　延胡索　大白芍（吴萸炒）　五灵脂（醋炒）　金香附　云苓　黑山栀　炙草　炮姜　陈艾绒　红枣

另：八味逍遥丸二两，四物丸二两，和匀。

又：胎产金丹两粒，每于经后，陈酒化开过口。

李右

肝郁气滞，胃失降和，脘闷作痛，食入不畅，经居年余不行。脉弦细，左涩，舌苔腐腻。极难剔根之候。

当归　大白芍　左金丸　川楝子　五灵脂（醋炒）　大丹参　金香附（醋炒）　延胡索　旋覆花　上桂心　炙没药　佛手　生姜

张右

血热气滞，荣卫不和，肝胃乖违。经居三月有余，腹胀而外无形，脘仄食减，内热心烦。脉沉细不畅，左寸关小弦，舌红无苔。最忌增咳，以调畅为先。

当归　川郁金　川石斛　旋覆花　大白芍　大丹参　白蒺藜　粉丹皮　金橘皮　金香附（醋炒）　新佩兰　红枣

另：四物丸。

张右

年届花信，水源一经未通，而又无病状，将来于生育上大有关系。当和荣理气，调其冲脉。用丸药以代煎剂。

当归　大白芍（吴萸炒）　怀牛膝　大生地（红花炒）　茺蔚子　大丹参　五灵脂（醋炒）　生香附　潼白蒺藜（各）　紫石英　炙甘草　大川芎　乌贼骨　陈艾绒　红枣

上味煎汤，法丸。

黄右

荣卫久亏，肝郁不达，营卫周流失度，

冲带二脉不调。月信后期，血少色淡。带脉不固，于是数孕不育。切脉沉缓细滑，两关久取则有弦意，舌红无苔。一派血不荣肝之据。所谓肝体已弱，肝用尚强也。法当养血荣肝，调摄冲带。

当归　大白芍　云神　大生地　女贞子　大丹参　金香附　茺蔚子　潼白蒺藜（各）　大川芎　炙草　紫石英　红枣

马右（宜兴）

血热、肝失调达，痰气又搏结于中。每值经行，必先鼻衄，遍体痛，两乳痛，少腹结胀，脐突或音嘶，或胁下痛。脉弦滑，舌苔浮黄。业经数年，难图速效。

当归　川郁金　大白芍　旋覆花　白蒺藜　大丹参　青陈皮（各）　川楝子（醋炒）　川断肉　醋柴胡　云苓　金橘叶　红枣

孔右（安徽）

经居五月不行，腹左结瘕窜痛，交午则甚。食少形瘦，便结不通。切脉弦细，重取无力，舌红苔糙。血瘀气滞，荣卫失和，加以土衰木旺。最防增咳致损。

当归　大白芍（吴萸炒）　上桂心　炙甘草　青皮（醋炒）　大丹参　金香附（醋炒）　炮姜　炙没药　焦白术　乌贼骨　川椒　红枣

复诊

拟方：据述便结已通，腹左结瘕窜痛亦减，经居五月不行，口舌干燥。阴血日亏，势无速效。

当归　川楝子（醋炒）　金香附（醋炒）　细青皮（醋炒）　炙乌梅　大白芍（吴萸炒）　延胡索　炙甘草　大丹参　炙没药　佛手　红枣

徐右（常州）

腹痛已久，面黄食少，或呕吐苦水。年已十九，月事未通。脉细数舌白。荣土不调，脾有宿积。不宜增咳。

当归　川楝子（醋炒）　青陈皮（各）　焦白术　炙乌梅　大白芍（吴萸炒）　延胡索　广木香　炙甘草　炮姜　生姜　川椒

王右（常州）

血亏气滞，肝脾失和，兼有积湿。经行色紫，多年不育。食入腹胀而外无形，入夜内热，头眩嘈杂。脉弦细，舌红苔白。先当调畅肝脾，理气化湿。

当归　白蒺藜　大生地（红花炒）　炒苡仁　旋覆花　大白芍　云苓神（各）　粉丹皮　金香附　大丹参　佛手　红枣

程右（镇江）

血虚气滞，肝胃失和。头眩心荡，气怯下坠，二便不爽，脘闷吞酸，月事两载不行。脉弦细，舌红。一派虚象，延防增咳致损。

当归　大丹参　白蒺藜　怀牛膝　焦白术　大白芍（吴萸炒）　金香附　川楝子（醋炒）　南沙参　炮姜　佛手　红枣

眭右

经居四月不行，时常寒热，气从下坠，水道不利，如物下垂。昨又鼻衄甚多，色紫成块。脉弦数而细，舌红无苔。血虚气滞，肝阳下迫也。

当归　黑山栀　白蒺藜　大白芍（吴萸炒）　川楝子　大丹参　粉丹皮　云苓　怀牛膝　延胡索　炙乌梅　藕

另：八味逍遥丸。

金右（常州）

经居七月不行，腹痛，少腹胀，不良于行，间或呛咳内热，右目起外障。脉细数，舌红面浮。血虚肝家气火上升，荣卫不和。久延防涉怯。

当归　白蒺藜　川楝子　大白芍（吴萸炒）　大生地（红花炒）　大丹参　连皮苓　延胡索　粉丹皮　金香附　炙乌梅　月季花　红枣

另：归芍六君丸、四物丸，各一两。

颜右（常州）

经居四月不行。胸腹胀满，食后尤甚。内热善惊惕，或呛咳，两乳胀。脉弦细，左手沉迟，舌红苔白。气血凝滞，荣卫不和，肝胃失调也。通畅为先。

当归　大白芍（吴萸炒）　刺蒺藜　云神　川郁金　大丹参　金香附（醋炒）　延胡索　旋覆花　苏梗　炙甘草　玫瑰花　佛手

另：四制香附丸、四物丸，各一两和匀。

程右（无锡）

结褵十年，未占熊梦。月信不调，或先或后，少腹胀，会阴酸楚作痛，赤白带较多，肢冷头晕，善惊惕，易伤风，瘀多成块，其色灰。脉弦细，两关滑。舌苔腐黄。血热肝旺，冲带不调，湿痰留结奇经也。速效难图，当分别施治。

大生地、藏红花（合炒）　乌贼骨　当归　大丹参　煅龙齿　云神　大白芍　金香附　白蒺藜　甜川贝　藕　红枣

另：二陈丸、四物丸，和匀。

姚右（常州）

每值经行则两肚胀痛，便结小溲数痛，右胁下窜痛，忽而腹胀有形。脉弦细，舌红。血热肝旺，木失条达，气火不藏所致。清肝舒气为先。

当归　黑山栀　白蒺藜　川郁金　瓜蒌子　大白芍　旋覆花　粉丹皮　川楝子　云苓　藕　金橘皮

另：八味逍遥丸。

蒋右（江阴）

痛经有年，未行前少腹胀痛，既行后腰俞酸楚。呕吐酸水食物，内热带多。脉弦细左涩，舌红苔白。气瘀搏结，肝胃失和而来。

当归　大白芍　五灵脂（醋炒）　旋覆花　川楝子（醋炒）　大丹参　炮姜　炙甘草　延胡索　金香附（醋炒）　陈艾绒　佛手

黄右

月事先期，甚则一星期即至，且延绵时日不净，少腹极胀或作痛，兼有白带。切脉弦滑细数，舌红无苔。湿热侵入血分，冲带二脉之约束失司也，延防暴崩。

大生地（炙炭）　乌贼骨　旱莲草　大丹参　当归　炙甘草　大白芍　香附炭　大川芎　阿胶珠　莲房　红枣

另：四物丸。

周右（汉口）

新病退后，胃纳亦复。唯月事许久不调，先后不一，血质不厚，且觉其冷，腰俞或胀，延绵七八日甫净。脉弦，舌红。荣卫凝结不调，冲海之流行不裕也。

当归　大生地　金香附（醋炒）　炙甘草　大白芍（吴萸炒）　大丹参　藏红花　川断肉　紫石英　怀牛膝　炮姜　红枣　鸡血藤胶（后入炖化）

另：胎产金丹四粒。

汪右

结褵七载，未获梦兰。月事后期，血色不正而带黑，少腹急胀作痛，或抽掣。小水短数，白带多，左畔头痛。脉弦数，舌红根黄。血热肝旺，冲带失调也。

当归　大白芍（吴萸炒）　黑山栀　五灵脂（醋炒）　川楝子　大丹参　白蒺藜　金香附　云苓　炙甘草　延胡索　佛手　红枣

另：八味逍遥丸二两，四物丸二两，和匀。

赵右（常州）

月事先期，血块磊磊，腹痛作胀下及少腹，白带多。头目眩痛，乳头风作痒流脂。脉弦，舌红。血瘀气滞，荣卫不调，冲带二脉失司也。

当归　五灵脂　香附炭　大生地（炙）　细青皮（醋炒）　大白芍　炮姜炭　白蒺藜　藏红花　炙甘草　大丹参　藕　红枣

黄右

经居三月不行，比增寒热迭作，无汗头痛，脘闷便结。脉弦细，舌苔腐腻。伏邪不化，肝胃不和，荣卫凝滞不行。调畅为先。

当归　川桂枝　佩兰　姜半夏　大白芍　柴胡　青蒿　云苓　大丹参　酒子芩　炙甘草　生姜　佛手

袁右（通州）

血热肝旺，藏守无权。月事先期且多，延绵时日不净，间或血块，白带多。腰痛头痛，五心烦热，兼有脘痛宿患。脉弦细，舌中红剥。久延防暴崩。

当归　乌贼骨　大白芍　香附炭　白蒺藜　阿胶珠　女贞子　大生地（炙炭）　大丹参　川杜仲　大川芎　藕　红枣

另：益母八珍丸。

巫右

结褵三年，未占梦兰。月事先期无多，少腹急胀，胃纳不充。脉弦细小数，舌红无苔。血虚气滞，荣卫失和而来。法当和理。

当归　大白芍（吴萸炒）　金香附（醋炒）　五灵脂　大生地（红花炒）　大丹参　川楝子（醋炒）　延胡索　细青皮（醋炒）　白蒺藜（醋炒）　炮姜　陈艾绒　红枣

另：四制香附丸、四物丸，和匀。

李右（镇江）

室女病后，经居三月不行。腹胀有形，食后尤甚，白带多，腰酸，入夜内热，食少形瘦。脉弦细沉分数，舌红右剥。血液为内热所耗，入怯可虑。

大生地（红花炒）　川石斛　川郁金　南沙参　焦谷芽　大丹参　大白芍　女贞子　茺蔚子　粉丹皮　藕　红枣

另：四物丸。

黄右（常州）

经后月事如崩者已止，腹胀自利亦减。唯口舌碎破作痛，经年不愈，饮咽不利，两腿酸楚，白带多。脉沉细，舌白中薄。荣阴久亏，虚阳木火上升，冲带不调所致。势无速效可图。

大生地　云苓神（各）　女贞子　白归身　川石斛　大麦冬　白芍　乌贼骨　旱莲草　炙甘草　怀牛膝　紫石英　莲子

另：黄柏片（蜜水浸炒）二钱，每以一片含于口内。

黄右（常州）

经居年余，并无腹痛结瘩等患。唯食少或作胀，右腿麻痹，足底火燎，痰多难出，或眩晕，夜分多梦。脉沉滑，舌苔腐腻。此痰热阻络，荣卫无以流行。际此秋令，不宜增咳。

当归　大白芍　云神　怀牛膝　藏红花　大丹参　粉丹皮　橘络　茺蔚子　刺蒺藜　月季花　红枣

李右（镇江）

日来夜热渐清，胃纳渐复。唯经居未行，此以三月有余，带多腰酸。脉细数，舌右红剥略起苔。血热渐清，胃气渐和，冲带二脉失调耳。

南沙参　茺蔚子　川石斛　白蒺藜　当归　大丹参　粉丹皮　大白芍　川郁金　女贞子　大生地（红花炒）　焦谷芽　鲜藕　红枣

孔右

经居三月不行，比增寒热迭作，半月不已，或呛咳。脉细数，舌光。胸无阻滞。和荣肃肺为先。

当归　大杏仁　肥知母　青蒿　大白芍（桂枝炒）　柴胡　炙甘草　香白薇　大丹参　粉丹皮　姜皮　红枣

汤右（金沙）

和胃疏肝，调冲摄带。

大生地、藏红花（合炒）　当归　大白芍（吴萸炒）　紫石英　金香附（醋炒）　大丹参　潼白蒺藜（各）　乌贼骨　焦白术　法半夏　新会皮　云苓神（各）　鸡血藤胶

上为末，旋覆花、红枣煎汤，法丸。

又：经行时服此方，调其荣卫，以冀毓麟。

当归　金香附（醋炒）　延胡索　五灵脂（醋炒）　大白芍（吴萸炒）　紫石英　藏红花　乌贼骨　大丹参　川楝子　大生地　云苓　红枣

另：胎产金丹四粒，每于经后，以一粒陈酒化服。

张右（镇江）

血虚气滞，肝阳易升。头眩心悬，夜分右胁下胀痛，咽痛痰极多，月事不调，或先或后，腹痛筋掣。脉弦细，舌红。一派木火见端，用药不宜偏温。

当归　金香附　延胡索（醋炒）　旋覆花　五灵脂（醋炒）　大丹参　白蒺藜（醋炒）　川郁金　陈艾绒　大白芍（吴萸炒）　川楝子（醋炒）　佛手

任右

日来左乳结硬作痛及寒热初退，腹胀如鼓，少腹尤甚。月事不调，或先或后，白带多。脉弦细，舌红。荣卫不调，肝脾失和所致。速效难求。

当归　川郁金　粉丹皮　旋覆花　云神　大丹参　乌贼骨　白蒺藜　金橘皮　细青皮　大白芍（吴萸炒）　红枣

另：八味逍遥丸，四物丸。

葛右（宜兴）

经居两月不行，少腹胀满作痛，溲时尤甚。脘痛吞酸，呛咳带血。脉弦细，舌红。血瘀气滞，肝胃不和，肺气本燥之候。和畅为先。

当归　川楝子（醋炒）　白蒺藜　金香附　云苓神（各）　大丹参　延胡索　川郁金　五灵脂　炮姜　大白芍（吴萸炒）　佛手　红枣

张右

室女经居三月不行，秋间曾患疟，肛边又浓溃未敛。脉弦数，舌红。血虚生热见端，最忌增咳。

当归　藏红花　大生地　茺蔚子　大川芎　大丹参　大白芍　粉丹皮　炙草　赤苓　红枣

另：八味逍遥丸，四物丸。

卞右（镇江）

结褵六年，未兆梦兰。月事后期且少，白带多，间或头痛内热。脉弦数滑而细，舌红无苔。血虚气滞，冲带不调，肝阳偏旺也。速效难图。

当归　大白芍（吴萸炒）　乌贼骨　茺蔚子　金香附　大丹参　藏红花　白蒺藜　川断肉　大生地　月季花　红枣

另：四物丸。

陶右（镇江）

膏方：从柔肝以调冲任立法。

大生地　大丹参　女贞子　大麦冬　当归　肥玉竹　炙乌梅　杭菊炭　大白芍　云神　川石斛　金橘饼　藕　红枣

上味煎取浓汁，文火熬糊，入清阿胶融化，再入白蜜收膏。

张右（宝埝）

腹胀已久而外无形，下及少腹按之痛。月事后期，行而不畅。脉沉细右滑，舌红无苔。血虚气滞，肝胃不和而来。

当归　川楝子　金香附（醋炒）　炒枳壳　炙乌梅　大丹参　延胡索　川郁金　细青皮　大白芍（吴萸炒）　白蒺藜　生姜　佛手

二诊

腹胀已久，少腹按之痛。月事后期，行而不畅，内热口干。脉沉细。血虚气滞，肝胃失调，势无速效。

当归　大丹参　川楝子（醋炒）　旋覆花　白蒺藜　五灵脂（醋炒）　细青皮　延胡索　大白芍（吴萸炒）　川郁金　金香附　生姜　佛手

另：四制香附丸、四物丸，和匀。

程右（宜兴）

月事后期，未行之前必口渴，少腹痛，食少肢困。遇冬呛咳多痰。右脉滑数鼓指，左手小数，关部弦，舌红无苔。血虚生热，肺有宿痰，渐阻冲脉之流行也。最难速效。

当归　法半夏　大白芍　大生地（红花炒）　白蒺藜　大丹参　川贝母　青陈皮（各）　金香附　延胡索　茺蔚子　月季花　红枣

赵右（仪征）

月事后期，甚则越数月一至。脘痛头晕，腹胀食少，或便血心悸，白带多。寐时手足蠕动，食后颊车紧。脉弦细，舌红。血热肝旺，冲带二脉不调也。

当归　大白芍（吴萸炒）　云神　阿胶珠　大生地　大丹参　乌贼骨　炙乌梅　白蒺藜　藏红花　茺蔚子　月季花　红枣

冯右

癸水行时误经冷水洗涤，经行适止。少腹胀满作痛，头晕呕恶，胃呆食减。脉沉细，舌红苔白。积瘀不化，肝胃失和而来。

藿香　大白芍（吴萸炒）　枳壳　延胡索　大川芎　半夏曲　焦山楂　大丹参　川楝子（醋炒）　金香附　生姜　佛手

二诊

经行因用冷水而骤止，少腹胀满作痛，

头昏作呕，食少胃呆。舌苔厚腻满布。气瘀搏结未化，当再温理。

当归　大白芍（吴萸炒）　五灵脂（醋炒）　金香附　佩泽兰（各）　大丹参　上肉桂　细青皮　焦楂肉　炮姜　生姜　佛手

候右（南京）

血虚气滞，荣卫失调，肝胃不和。脘闷作呕，清涎上泛，气逆咽梗，腹右结痞，攻窜作痛，二便不利，月事不调，白带多。脉沉细而滑，舌红苔白。冲带二脉亦失司矣。调畅为先。

当归　川郁金　白蒺藜　旋覆花　乌贼骨　大白芍　绿萼梅　大丹参　金香附　云神　青陈皮（各）　生姜　佛手

另：四制香附丸、四物丸，和匀。

俞右（镇江）

血虚气滞，冲任带脉不固，经行甚少，腹左胀满，带下淋漓，间或溲痛，骨节酸楚，头目眩昏。脉细，重取则数，舌红无苔。虚象显然，法当养血和气，调冲摄带。

当归　金香附　女贞子　川续断　紫石英　大生地、藏红花（合炒）　大丹参　大白芍（吴萸炒）　云苓　乌贼骨　桑寄生　红枣

另：益母八珍丸。

曾右

冲带二脉不调，十年不育。月事后期，腰腹痛，少腹胀满，两足或麻痹，白带多。脉弦细右滑，舌红无苔。阴血暗亏。法当养荣调经，以益冲带。

当归　大白芍（吴萸炒）　乌贼骨　金香附　川断肉　大丹参　紫石英　怀牛膝　炙草　炮姜　大生地（红花炒）　红枣

另：益母八珍丸三两，每服三钱。

又：胎产金丹四粒，每于经后陈酒化开，开水过口或分两次。

陈右

小产后血亏未复，经行虽按时，而血质甚少，腹中不胀不痛，其无积瘀可知。脉小数右细，舌红无苔。一派虚象，当养血调经。与胎产无关也。

当归　大白芍　大川芎　茺蔚子　金香附（醋炒）　大丹参　大生地　炙草　云苓　佛手　红枣

另：四物丸。

许右

经居八月不行，腹中不胀不痛，亦无结痞。唯胸次不舒，食后尤甚，面黄形瘦，爪甲白。脉细数，舌红根黄。湿困于中，荣卫不和也。最忌增咳。

当归　焦白术　金香附　连皮苓　炙草　大丹参　怀牛膝　大砂仁　佩兰　焦谷芽　生姜　红枣

另：四制香附丸。

钱右（宜兴）

血虚气滞，冲任二脉不调。经来或先或后，少腹胀，腰脊酸楚，头眩内热。脉弦细沉分数，舌红唇赤。火象显然，当和荣疏肝，兼调气滞。

当归　大生地（红花炒）　川楝子（醋炒）　五灵脂（醋炒）　白蒺藜　大丹参　金香附（醋炒）　延胡索　川断肉　炙草　大川芎　紫石英　红枣

经后去五灵脂、延胡索，加鸡血藤。

丁右（镇江）

年届花信，水源仅通一次。少腹或胀满，头眩或作恶，内热嗌干。舌黄口苦。脉弦细，左手沉分数。肝胃不和，荣卫之

流行乖违也。速效难求。

当归　大川芎　大白芍（吴萸炒）　大生地　五灵脂（醋炒）　大丹参　藏红花　白蒺藜　生甘草　茺蔚子　上肉桂　月季花　红枣

另：四制香附丸、四物丸，和匀。

刘右

月事先期无多，或带血块，少腹痛，腰腰酸楚，两乳胀痛，小有寒热，白带多。脉弦细，舌红苔白。肝失条达，荣卫不和，冲带二脉不调，故不孕。

当归　五灵脂（醋炒）　柴胡（醋炒）　金香附（醋炒）　大白芍（吴萸炒）　大丹参　炮姜炭　炙甘草　川断肉　大川芎　陈艾绒　云神　红枣

刘右（汉口）

结褵九载，未弄瓦璋。月信虽调，少腹易胀满，两乳撑痛，劳则呛咳无痰。脉细数，舌红苔黄。肝郁不达，冲任失调也。当和荣疏肝。

当归　川楝子（醋炒）　细青皮（醋炒）　大白芍（吴萸炒）　川郁金　大丹参　延胡索　金香附　川贝母　柴胡（醋炒）　旋覆花　佛手

刘右（汉口）

月事不调，或先或后，少腹或作胀，抚之常冷，十余年不育。脉弦滑，舌红苔白。血瘀气滞，冲任不和使然。

当归　大白芍（吴萸炒）　茺蔚子　川郁金　藏红花　大丹参　大川芎　白蒺藜　金香附　炙甘草　佛手　红枣

右束

月事近年不行，间或腹痛，饮食如常。脉沉缓，舌苔腐白。气瘀搏结，荣卫不和所致。和理为先。

当归　金香附　上桂心　延胡索　炙草　大丹参　大川芎　茺蔚子　炮姜　泽兰　陈艾绒　红枣

另：四制香附丸。

丁右（溧阳）

小产后崩漏，愈而患疟，脘下结痞有形，或攻注，业经七年。刻增脘仄善噫，会厌梗仄如卡，月事先期且多，延绵时日不净，白带多，腰酸肢倦。脉细滑，重取无力，舌红苔白。血亏气滞，肝胃不和，冲带二脉渐失约束也。调畅为先。

当归　大丹参　乌贼骨　云神　白蒺藜　大白芍（吴萸炒）　旋覆花　金香附（醋炒）　川郁金　川断肉　佛手　红枣

再诊

日来脘仄善噫咽梗如卡已退，夜分寒热未清，汗颇多。赤白带如注，月事先期且多，腰酸肢困。脉细，舌红苔白。气运初和，血亏未复之候。

当归　乌贼骨　银柴胡　炙乌梅　香白薇　大白芍（桂枝炒）　旋覆花　云神　川郁金　青蒿　白蒺藜　佛手　红枣

另：八味逍遥丸、四物丸，和匀。

黄右（镇江）

产后三年，月事先期，血块磊磊，延绵时日不净，少腹或胀痛，白带多。不时懊侬，脘痛心悬，少寐食少，肢酸。脉弦细，舌苔腐黄。血虚生热，冲带失调，肝胃不和所致。业经已久，速效难图。

当归　大丹参　大白芍（吴萸炒）　云神　白蒺藜　乌贼骨　粉丹皮　大生地（红花炒）　炙草　香附炭　女贞子　佛手花　红枣

另：益母八珍丸。

陈右（上海）

产后腹胀有形者数年，食与不食如故。今来两足渐肿，白带多，月事后期无多，加有黑块。切脉弦细，舌红无苔。此血虚气滞，肝脾失和而来，非单腹也。势无速效可图。

当归　旋覆花　延胡索（酒炒）　川楝子（醋炒）　乌贼骨　大丹参　大腹皮　川断肉　金香附　大白芍（吴萸炒）　香橼皮　红枣

王右（金沙）

去冬崩漏甚多，既止后月事不调，经行甚少。腹胀有形，脘不痛，大渴引饮，内热心烦，头眩食少，便结腰酸。脉弦数而细，舌红根黄。血瘀气滞，荣卫不和，肝木犯胃。势无速效可图。

大生地、藏红花（合炒）　大白芍　大丹参　延胡索　粉丹皮　川郁金　川楝子　黑山栀　云神　金香附　金橘皮　藕

刘右（常州）

经行色紫无多，或先或后，腹痛少腹胀，气鸣辘辘，胸胁攻窜作痛，呼吸牵引，溲时筋掣作痛，食少阻中，日寒夜热。脉弦细，舌红。肝家气火窜扰，胃失和降，荣卫失调所致。

当归　炙乌梅　旋覆花　川楝子（醋炒）　川郁金　大丹参　大白芍（吴萸炒）　金香附（醋炒）　延胡索　炙乌药　白蒺藜　佛手花

另：八味逍遥丸、四物丸，和匀。

丁右（宜兴）

月事先期，血块磊磊，少腹胀痛，白带多或杂赤色。头痛脘闷，食入不畅，呕吐酸水食物，心烦懊侬，便溏不实，腰腰酸乏。脉弦细，舌黄。血虚气滞，冲带不调，肝胃失和也。调畅为先。

当归　五灵脂（醋炒）　川楝子　炙乌梅　川断肉　大丹参　左金丸　旋覆花　青陈皮（各）　金香附（醋炒）　佛手花　红枣

另：四物丸。

闵右（镇江）

月事先期无多，腹痛少腹胀，经前尤甚，头痛内热。脉弦细，舌红苔白。血瘀气滞，荣卫失调而来。

当归　大白芍（吴萸炒）　五灵脂　金香附　大川芎　大丹参　炮姜　白蒺藜　川郁金　炙草　云神　陈艾绒　红枣

另：四制香附丸，四物丸。

严右（扬州）

月事先期，腹痛作胀，白带多，结缡十三载未兆梦兰。切脉弦细小数，舌红无苔。血虚气滞，荣卫不调也。和理为先。

当归　大丹参　炮姜　大川芎　川楝子（醋炒）　大白芍（吴萸炒）　金香附　乌贼骨　炙草　大生地（红花炒）　上桂心　佛手　红枣

另：四物丸，四制香附丸。

王右

月事后期已久，或三月一至，或五月一行，腹痛肢倦，内热脘闷。脉沉细，舌白。湿热乘入血分，荣卫不和。

当归　大丹参　焦白术　青陈皮（各）　大川芎　大白芍（吴萸炒）　川厚朴　金香附　上桂心　川断肉　云苓　佛手　红枣

另：四制香附丸、四物丸，和匀。

周右

月事先期且多，而大腹并无痛楚。脉弦细，舌白。肾虚血热，冲任二脉不调。拟四味济生汤加味。

白归身　大川芎　大生地（炙）　川断肉　川杜仲　大丹参　大白芍　女贞子　怀牛膝　桑寄生　炙甘草　紫石英　红枣

另：益母八珍丸。

杨右（常州）

去春始而腹痛，继之小产，血块磊磊，而腹痛仍不已，少腹尤甚。月事先期，头昏腰酸，少寐善惊惕。脉弦细，久取则无力，舌红无苔。血虚气滞，冲带二脉已伤，肝木偏旺，藏守无权之候。

当归　炮姜炭　大白芍　云神　金香附（醋炒）　大丹参　川楝子（醋炒）　炙乌梅　五灵脂（醋炒）　佛手　红枣　炙草

另：经行时去五灵脂，加大生地。

复诊

调治以来，月事已如期而行。少腹尚胀，血色紫而带黑。脉弦数。冲海积热未清，肝木亦旺。拟调荣清热，兼平肝木。

大生地　当归　鸡血藤胶　粉丹皮（酒炒）　川楝子（醋炒）　藏红花　大丹参　金香附（醋炒）　黑山栀　茺蔚子　炙草　月季花　红枣

束右

月事五月不行，刻下行之甚多。血块磊磊，月余不已，少腹胀痛或寒热头痛。左脉涩，舌苔黄腻。先当和荣化积。

当归　大白芍（吴萸炒）　香附炭　五灵脂（醋炒）　川楝子　大丹参　炮姜　细青皮　大川芎　炙草　佛手　红枣

方右（无锡）

月事先期，其色紫。少腹冷胀作痛，两乳掣痛，白带多，腰俞酸楚，便结不利。脉弦细，舌红中黄。血虚气滞，肝之调达无权。业经数年，不易收效。

当归　大白芍（吴萸炒）　金香附（醋炒）　白蒺藜　大生地（藏红花炒）　大丹参　云神　乌贼骨　川郁金　大川芎　川楝子（醋炒）　金橘叶　红枣

另：四物丸，八味逍遥丸。

刘右

月事初行不多，延绵旬余不净，则血块磊磊更多。右鼻或衄，入夜内热，食少或脘痛。脉弦数，舌红。肝不藏血，胃失降和也。延非所宜。

当归　大白芍　黑山栀　五灵脂（醋炒）　香附炭　大丹参　郁金炭　云神　粉丹皮　血余炭　旱莲草　干荷叶

何右

热结血分，肝藏不力，冲海之约束无权。经来黑色，血块磊磊，少腹或胀痛，延绵旬余不净。切脉弦细小数，舌苔腐黄。当凉血清肝，以调冲任。

当归　大生地（炙）　香附炭　川楝子（醋炒）　丹皮炭　大丹参　五灵脂（醋炒）　茺蔚子　大白芍　乌贼骨　炙草　藕　红枣

另：经后去五灵脂，加阿胶珠。

另：四物丸。

郭右（常州）

月事先期不多，延绵时日不净，赤白带交杂。头眩心荡，火升面绯，右目发现黑圈或若虫飞。脉沉弦，舌苔黄腻。热乘血分，冲任不调，肝阳暴生无制也。柔降为先。

当归　白蒺藜（盐水炒）　大白芍　杭菊炭　大生地（蛤粉炒松）　大丹参　生石决　乌贼骨　粉丹皮　茺蔚子　藕　夏枯草

另：益母八珍丸。

张右（宁波）

肝胃不和，热入血分已久。月事后期，色黑成块，少腹胀痛，嗌干喜呕，大便溏泄，木来克土可知。切脉弦细小数，舌红唇焦。冲海亦热，法当清荣疏肝，以调荣卫。

当归　大白芍（吴萸炒）　延胡索（醋炒）　五灵脂（醋炒）　云神　大丹参　川楝子（醋炒）　白蒺藜　细青皮　金香附（醋炒）　宣木瓜　佛手　红枣

顾右（江阴）

去冬丧夫所夭，悲哀郁结，气血瘀滞不行。经居半载有余，右少腹结痞，日以益大，按之痛，甚则攻实。呕吐，寒热头痛。脉弦细，舌黄。气郁化火，柔调为先。

当归　左金丸　金香附　川楝子（醋炒）　细青皮（醋炒）　大白芍　川郁金　大丹参　延胡索　旋覆花　刺蒺藜　佛手花

另：八味逍遥丸、四制香附丸，和匀。

于右（泰州）

右目失明后，月事后期且少，血色淡而不正，少腹胀痛，两乳胀，十余年不育。食少作恶。脉弦细，舌红。血虚肝旺，气火内灼，冲海不裕也。

当归　大生地、藏红花（合炒）　大白芍（吴萸炒）　茺蔚子　炙甘草　大丹参　金香附　白蒺藜　女贞子　紫石英　红枣

另：四物丸、八味逍遥丸，和匀。

又：胎产金丹四粒，每以半粒，用陈酒化开，开水过口。

吕右

月事逾期未行，腹胀作痛，虚里跳动，入夜寒热，不时鼻衄。脉弦细，舌红中黄。肝失调达，气火上升，胃之大络不安也。

当归　大白芍（吴萸炒）　金香附　粉丹皮　细青皮　大丹参　川楝子　黑山栀　旋覆花　云神　鲜藕　佛手花

谈右（镇江）

经居年余，每值一月必烦扰，舌黑。寐中惊惕，头目眩昏，间或干呕，便结不利。右脉弦滑，左手沉弦。舌苔黄腻。血热肝旺，胃有宿痰，肠腑失通降之职也。

当归　云苓神（各）　煅龙齿　炒枳实　大白芍　大丹参　法半夏　远志肉　郁李仁　粉丹皮　炒竹茹　秫米

刘右

经居十八月，腹大有形，状如怀孕。腹左痞硬，或跳动攻痛。便溏不实，食少形丰。脉沉不起，舌苔腐黄。湿热阻荣卫之流行所致，速效难求。

当归　瓦楞子　怀牛膝　刺蒺藜　大白芍　大丹参　旋覆花　金香附　块苓　青陈皮（各）　冬瓜子

复诊

腹左痞块及跳动攻痛已减，腑通渐爽而仍腹大有形，状如怀子，经居十八月不行。脉沉渐起，舌苔腐黄。湿痰初化，气运荣卫未能流行也。

当归　大白芍　旋覆花　青陈皮（各）　苏梗　大丹参　煅瓦楞　金香附　怀牛膝　川郁金　月季花　佛手

另：四物丸，四制香附丸。

三诊

腹左痞硬及跳动攻痛虽减，而少腹尚痛，齿血耳下痛，经居十八月不行。脉沉小转数。病情夹杂，速效难求。

当归　黑山栀　粉丹皮　怀牛膝　大白芍（吴萸炒）　大丹参　川楝子　延胡索　刺蒺藜　生香附　藏红花　藕

束右

天喜由传染而来，发而未透即退，余蕴未清。胸膺冷痹，左胁上痛，经行无多，少腹胀痛。脉弦滑，舌苔浮黄。荣卫不和，调畅为先。

当归　川楝子　川郁金　白蒺藜　大白芍（吴萸炒）　延胡索　大丹参　细青皮　旋覆花　佩兰　生姜　佛手

刘右（高邮）

月事后期，数月一至。血质甚多，少腹不胀不痛，唯易吐食吞酸。脉弦细，舌红。荣卫失调，肝胃不和也。

当归　左金丸　大白芍　川郁金　白蔻　大丹参　白蒺藜　金香附（醋炒）　旋覆花　大川芎　生姜　佛手

另：四物丸。

沈右

冒雨远行，寒湿阻血分之流行。癸水数月不通，面黄足肿。脉小数，舌红苔白。当化湿和荣。

当归　连皮苓　焦白术　大白芍（桂枝炒）　川厚朴　大丹参　怀牛膝　生香附　大川芎　川断肉　生姜　红枣

贾右（扬州）

血虚气滞，湿热乘虚久袭血分，冲任二脉不调，肝脾失和。每晨腹痛，腑通则痛止。月事延绵时日不净，或杂赤白带。间或痰阻于咽，咳之不得出。脉沉弦右滑，舌苔腻黄。虚实同巢，故难速效。

当归　大白芍（吴萸炒）　乌贼骨　大生地（炙炭）　川杜仲　大丹参　鸡血藤胶　香附炭　川断肉　云苓　陈橘皮　紫石英　莲房

另：八珍丸。

朱右（金沙）

产前腹胀，产后两乳下期门穴掣痛，不得呼吸，食后或作胀。脉沉细左弦，舌红苔白。血虚气滞，肝胃不和。先以调畅为事。

当归　大白芍　旋覆花　苏梗　黄郁金　煅瓦楞　刺蒺藜　炒枳壳　大丹参　新绛　佛手　红枣

另：四物丸。

戴右（镇江）

肝脾不和，腹胀已久，食后及经行时尤甚，旁及腰部，血块磊磊。脉弦细，舌红唇赤。血分本虚。当调畅肝脾，以和荣卫。

当归　大丹参　粉丹皮　大白芍（吴萸炒）　大腹皮　刺蒺藜　旋覆花　金铃子（醋炒）　延胡索　金香附　冬瓜子　佛手

另：四制香附丸，四物丸。

蒋右

月事淋漓不已，头眩心动，清涎上泛，或而嘈杂，齿痛少寐。脉弦细，舌红苔白。肝脾不和，藏统失职也。速效难求。

当归　白蒺藜　黄郁金　香附炭　肥玉竹　大白芍　大川芎　炮姜炭　云神　阿胶珠　佛手　红枣

缪右（无锡）

经居三年不行，腹中不痛不胀，唯头眩脘痛。脉弦细，舌白。血瘀气滞，荣卫不和。最难速效之候。

当归　上肉桂　金香附（醋炒）　大川芎　白蒺藜　大丹参　炮姜　大生地（红花炒）　大白芍（吴萸炒）　川郁金　炙甘草　马鞭草　红枣

另：四物丸、四制香附丸，和匀。

华右（常州）

倒经由鼻口而出，按月以行，血块磊磊。少腹胀满，脘闷厌食，左耳流脂。脉弦细，舌红中黄。肝家气火上升，冲脉不通所致。当清肝泄热，循血下行。

鲜生地　藏红花　粉丹皮　怀牛膝　京赤芍　桃仁泥　大丹参　郁金炭　黑山栀　当归　藕　佛手

另：八味逍遥丸、四物丸，和匀。

冯右（北平）

从养血调经，清肝宁心立法，为常服之方。于经行时尤为需要。

大生地（藏红花炒）　柏子仁　大白芍　粉丹皮　女贞子　大丹参　云神　煅龙齿　白蒺藜　杭菊炭　藕　红枣

膏方：养血柔肝，化痰舒气。

南沙参　大白芍　旋覆花　海蛤粉　白蒺藜　女贞子　大丹参　金石斛　大生地（藏红花炒）　金橘饼　杭菊花　云神　当归　川贝母

上味煎浓汁入鸡血藤胶烊化，再入白蜜收膏。

方右（常州）

月事先期无多，或带血块，腰腿酸楚，头眩少寐，两耳善鸣。脉弦细而数，舌红根黄。湿热久积冲海，心阳肝火下迫肠腑。

大生地　大白芍　粉丹皮　鹿角霜　赤苓　怀牛膝（盐水炒）　黑山栀　乌贼骨　当归　桑寄生　红枣

另：八味逍遥丸、四物丸，和匀，每晨开水送下。

王右

少腹结瘕有形，日以益大。始而经居两月，继又迭行三次。脘闷作恶，食少神疲。脉弦细，舌红苔白。气瘀搏结，肝胃不和。难收速效。

当归　炮姜　川楝子　五灵脂（醋炒）　上桂心　大丹参　怀牛膝　延胡索　金香附　细青皮　佛手　红枣

另：四制香附丸。

卜右（常州）

漏红三月，或带黄水。脘闷作恶，面黄厌食，日晡潮热，口渴。舌苔糙黄满布，脉沉细无力。血虚湿热乘之，血不安位，肝脾失调，冲任无以约束也。

大生地（炙炭）　炮姜炭　旱莲草　香附炭（醋炒）　当归　乌贼骨　乌梅炭　大白芍　煅牡蛎　阿胶珠（蒲黄炒）　莲房

另：乌贼骨丸。

二诊

今日潮热未来，脘次尚不畅，腻痰上泛则作呕，加之漏红三月，或带黄水，今又化为赤白带，淋漓且多。脉仍沉细无力，重取小数。舌苔仍糙黄满布。阴血久亏，湿热乘虚袭入血分所致。未宜滋补，清养分渗为先。

当归　地骨皮　银柴胡　粉丹皮　炙

甘草　香白薇　大白芍（桂枝炒）　炙鳖甲　青蒿　云苓　青荷叶　炒竹茹

三诊

日来潮热已清，赤白带淋漓亦少。唯又复漏红，或带黄水。脘仄不畅，黏痰上泛则作恶，胃纳不甘。切脉沉细少力，舌苔满布已宣。血分之湿热初清，肝胃未和，阴土日伤之候。刻当和胃清肝，以涤余热。

南沙参　地骨皮　乌贼骨　当归　焦谷芽　川石斛　粉丹皮　香白薇　大白芍　陈橘白　云苓　金橘皮

四诊

经治来，潮热大清，赤白带及漏红亦已，唯黄水当多，脘仄胃呆，黏痰上泛则作恶。脉沉细而滑，舌苔已化，舌心尚腻。阴分之热虽清，冲带湿浊未尽，肝胃未和也。

潞党参　乌贼骨　焦白术　川石斛　云苓　当归　大白芍　粉丹皮　陈橘白　焦谷芽　干荷叶　红枣

陈右（上海）

月事先期，色黑且多，延绵时日不净，少腹胀腰酸。脉弦细，舌红。血热肝旺，冲任二脉不调也。速效难图。

当归　川杜仲　乌贼骨　香附炭　大生地（炙炭）　大丹参　粉丹皮　旱莲草　川楝子（醋炒）　炙甘草　大白芍　月季花　红枣

杨右

经居四十日，刻下所行无多。少腹胀满，按之作痛，便结脘闷，或作恶。脉沉细不畅，舌苔厚腻。气瘀搏结未化，肝胃未和也。病情未定，通化为先。

当归　大白芍（吴萸炒）　炮姜　川楝子（醋炒）　五灵脂　大丹参　焦山楂　金香附　延胡索　大川芎　苏梗　佛手

二诊

昨为通化，经行渐畅，少腹胀满及痛俱退，脘闷亦减，胃纳渐复。唯少腹之左右尚有余硬未消。脉沉细，舌白。积瘀初化，荣卫未和，当再调畅。

当归　大白芍（吴萸炒）　炙甘草　川楝子（醋炒）　细青皮　大丹参　金香附　焦楂炭　炮姜　延胡索　红枣　佛手

三诊

经治来，月事通行日畅，少腹胀满及痛已减。唯午后及傍晚尚攻痛，左少腹当有余硬未消，便泄溲热数。脉沉细转数，舌白且厚。积瘀为湿热所困，荣卫不和也。仍当温化。

当归　炮姜　川楝子（醋炒）　大白芍（吴萸炒）　延胡索（酒炒）　大丹参　细青皮　金香附（醋炒）　五灵脂（醋炒）　山楂肉　生姜　佛手

李右（镇江）

经居年余不行，腹中不胀不痛。心悬内热，手足心尤甚，曾经呛咳见血。脉弦细，舌红。血为热所耗，与积瘀不同。

大生地　川楝子　当归　赤苓　粉丹皮　藏红花　延胡索　大丹参　刺蒺藜　佛手　红枣

另：四物丸。

黄右

始而经居两月，继之行而不净。少腹瘔痛，手不可近，两足莫能伸屈，屡经肝厥。脉沉细，重取濡软，舌红苔白。血瘀气滞，肝胃不和而来。

当归　五灵脂（醋炒）　川楝子（醋炒）　细青皮　香附炭　大丹参　炮姜炭　延胡索　白蒺藜　大白芍（吴萸炒）　炙没药　佛手　红枣

潘右（镇江）

年甫十三，月事初行，血块磊磊，入夜尤甚，月余不已。脉弦数鼓指，舌苔腐白。冲海积热不清，不宜久延。

当归　大生地（炙炭）　蒲黄炭　阿胶珠　荆芥炭　大丹参　京赤芍　香附炭　粉丹皮　炙甘草　旱莲草　血余炭　红枣

二诊

月事淋漓已止，腹中尚或作痛。舌白口干。年甫十三患此症者亦仅见。当再和荣调经，以善其后。

大生地（炙炭）　川郁金　金香附（炙炭）　炒丹皮　荆芥炭　当归　大丹参　白蒺藜　炙甘草　大白芍　莲房　红枣

另：四物丸。

朱右

肝家气火，下迫肠腑。二便不利，气从下注，二阴掣痛，经行不畅即止，少腹胀痛。脉沉弦，舌苔白腻满布。积湿本重，调畅为先。

当归　大白芍（吴萸炒）　川楝子（醋炒）　延胡索　细青皮（醋炒）　大丹参　金香附　白蒺藜　赤苓　五灵脂（醋炒）　怀膝梢

另：八味逍遥丸。

李右

室女经闭已将半载。少腹痞硬或作痛，呕恶酸水。脉细数，舌质光剥。血热气滞，荣卫不和也。防增咳。

当归　大白芍（吴萸炒）　川楝子　大生地、新红花（合炒）　五灵脂（醋炒）　大丹参　细青皮　延胡索　金香附　月季花　红枣

另：四物丸。

刘右

血虚气滞，荣卫之周流失调。月事后期，少腹胀或作痛，胃纳不甘。脉弦细，右手小数，舌红苔白。冲带二脉暗失司矣，调畅为先。

当归　白蒺藜　大白芍（吴萸炒）　金香附（醋炒）　大生地、藏红花（合炒）　大丹参　大川芎　茺蔚子　炙草　炮姜　陈艾绒　红枣

吴右（镇江）

血凝气滞，肝胃失调，荣卫之流行失职。月事先期已久，刻下四月不行。腹胀有形，入夜更甚，食后则胀满作痛，心悬头眩，清晨脾泄。左脉弦数，右手弦涩不调，舌红无苔。荣阴本虚，先以调畅为先事。

当归　川楝子　白蒺藜　大生地（藏红花炒）　大白芍（吴萸炒）　大丹参　延胡索　炮姜　炙草　五灵脂（醋炒）　藕　佛手

另：四物丸。

顾右（镇江）

迭经小产五次，冲带二脉暗伤，任脉复损。少腹筋梗作痛，月事后期，色淡如水，内热轧牙。脉弦细而数，舌红无苔。血愈少而肝木愈旺矣。先当养荣清肝，再调八脉。

白归身　川杜仲　大生地、藏红花（合炒）　旱莲草　细青皮（醋炒）　大丹参　女贞子　大白芍（吴萸炒）　川楝子（醋炒）　炙甘草　桑寄生　红枣

另：益母八珍丸。

崩漏门

魏右

经行不已，甚则崩漏如注，少腹痛腰痛，内热。舌红，脉细数。血虚冲脉不固，奇脉失调也。

大生地（炙炭） 白归身 川杜仲 炙甘草 肥玉竹 墨旱莲 五灵脂 川断肉 大白芍 阿胶珠 煅牡蛎 血余炭 红枣

程右

崩漏已久，八脉皆伤。气从下陷，肛坠尾闾胀，便结不寐，少腹急胀。脉沉滑细数，舌红苔白。业经已久，势无速效可图。

淡苁蓉 当归 大生地（炙炭） 旱莲草 鹿角霜 大白芍（吴萸拌炒） 炙黄芪 炮姜炭 大丹参 炙甘草 香附炭 紫石英

另：补中益气丸二两，黑归脾丸二两，和匀。

杨右（常州）

产育十胎，崩漏五次。血分固亏，冲带二脉复损，心火肝阳妄动。舌碎作痛，头眩心荡，入夜不寐，虚里跳动，面黄足肿。脉虚弦，舌苔腐白。拟黑归脾汤出入。

大生地（炙炭） 炙黄芪 云神 大白芍（吴萸拌炒） 当归 潞党参 炒枣仁 夜交藤 焦白术 炙甘草 潼白蒺藜（各） 紫石英 红枣

王右

屡次崩漏，血块磊磊，腹胀因之已减，而两足复肿，不良于行。脉沉细，舌红无苔。荣阴已亏，肝脾不和也。久延非宜。

当归 大生地（炙炭） 大丹参 白蒺藜 大白芍 五灵脂（醋炒） 香附炭 炙甘草 阿胶珠 云神 怀牛膝 莲房 红枣

又：久经崩漏已止，再以膏方善其后。

大生地 大熟地 大白芍 炙甘草 肥玉竹 云神 煅牡蛎 旱莲草 女贞子 炙黄芪 龙眼肉 香附炭 当归 大丹参 红枣

上味煎取浓汁，文火熬糊，入清阿胶烊化，再入白蜜收膏。

徐右（金沙）

产后又经崩漏，血去甚多，肝脾之统藏失职。月事不调，延绵时日不净，绕脐作痛，久利不爽，气逆则脘闷，食少面黄。脉沉细右滑，舌苔腐白。脾家兼有积湿可知，虚实夹杂，速效难求。

潞党参 大丹参 焦白术 益智仁（盐水炒） 大白芍（吴萸拌炒） 煨木香 炙甘草 云苓神（各） 当归 大砂仁 炙乌梅 佛手红枣

陶右（镇江）

右乳结核已久，不时刺痛。月事不调，或一月不行，或两月不行。左胁下或作痛，或窜痛。脉弦细，舌红。荣阴久亏，肝家气火偏旺，冲带不调也。延有暴崩之害。

大生地（炙） 大白芍 煅牡蛎 香附炭 阿胶珠 云神 郁金炭 白蒺藜（醋炒） 细青皮（醋炒） 白归身 紫石英 金橘叶

二诊

冲任不调，肝不藏血。经行甚多，延绵时日不净。左胁下窜痛，善作恶。亦肝家之气火为患，仍防暴崩。

大生地（炙） 大白芍 旱莲草 当归 炙甘草 藕节炭 阿胶珠 乌梅炭 云神 大丹参（炒黑） 金橘皮 红枣

陈右

荣阴久亏，肝乏藏守之职，血不归经。不时崩漏，或杂血块，少腹痛，心悬头昏。脉弦细而数，舌质光绛。当清荣柔肝，调其冲任。

大生地（炙炭） 当归 大白芍 阿胶珠 血余炭 云神 炙甘草 五灵脂（醋炒） 旱莲草 煅牡蛎 香附炭 炙莲房

高右（常州）

始而经居年余，刻下连行两次，血块磊磊甚多，腹胀。夜不安寐，自觉体胖，喉间时觉寒气上泛。左脉弦数，右滑。血热肝旺，冲任二脉不调。延有暴崩之害。

大生地（炙） 大丹参 云神 当归 煅龙齿 夜交藤 大白芍 旋覆花 大麦冬（连心） 女贞子 旱莲草 莲子（连心）

另：天王补心丸二两，四物丸一两，和匀，每晚临卧时开水下三钱。

胡右

年已四旬有七，月事一月两至，或带黄水，腹痛，少腹胀。脉弦滑，舌苔黄腻。湿热侵荣，肝藏不职也。延有暴崩之害。

当归（土炒） 大生地（炙） 旱莲草 清阿胶（蒲黄拌炒） 炙甘草 大丹参（醋炒） 香附炭（醋炒） 五灵脂 大白芍 川断肉 紫石英 莲房

周右

经事淋漓两旬不已，少腹胀痛。入夜寒热少寐，二便不利，脉弦细而数，舌红苔黄。血热肝旺，冲任失调，荣卫不和也。延有暴崩之害。

当归 大丹参 大白芍 白蒺藜（醋炒） 粉丹皮 五灵脂（醋炒） 香白薇 黑山栀 金铃子（醋炒） 云神 佛手花

李右

年已五旬有余，月事延绵不净。腰酸带多，脘腹痛，呕吐食物酸水，头目眩痛。脉沉细，舌苔腐腻。血虚气滞，肝胃失调，冲带二脉失职也。延防暴崩。

白归身 大丹参 大白芍（吴萸拌炒） 川断肉 金香附 旋覆花 白蒺藜 乌贼骨 紫石英 大川芎 炮姜炭 炙甘草 佛手

另：益母八珍丸。

杨右

湿热久羁血分，血不安位，月事先期且多者十余年。少腹胀腰酸，心悬少寐，咽梗，项下气瘿高胀，肢面常肿，食少或作恶。脉弦细，舌心黄腻。虚中夹实，延防暴崩。

当归 大白芍 云苓神（各） 旋覆

花　阿胶珠　焦白术　大丹参（炒黑）　香附炭　大生地（炙）　乌贼骨　紫石英　莲房

董右

崩漏如注，血块磊磊，腰酸腹痛，兼之呛咳痰无多。脉弦细，舌红苔白。冲带二脉已伤，肝藏不职，久延非宜。

当归　大丹参　大生地（炙炭）　川断肉　香附炭　阿胶珠　大白芍　炙甘草　五灵脂（醋炒）　云神　血余炭　炮姜炭　红枣

曹右

崩漏半年，血块磊磊，夹以黄水白带，腰胯酸楚，肢面肿，脘闷食少。脉细滑左弦，舌红无苔。血亏气滞，肝失藏守，冲任二脉不调，湿热乘入血分所致。

当归（土炒）　大丹参　大生地（炙炭）　香附炭　旱莲草　炮姜炭　川断肉　怀膝炭　阿胶珠　乌贼骨　大白芍　炙甘草　桑寄生　红枣

张右

崩漏屡萌，甚则如注，其色鲜，头目眩痛。舌苔黄腻，脉小数而细。血虚湿热乘之，冲带不调也。

当归　大丹参　阿胶珠　香附炭　大白芍　旱莲草　大生地（炙炭）　乌贼骨　五灵脂（醋炒）　炮姜炭　炙甘草　血余炭　红枣

刘右（常州）

年已五旬，月事先期且多。脐旁痞硬，筑筑跳动则气从上逆，嗳噫不易，咽为之梗，头眩背俞寒。脉弦细，舌红苔黄。血热肝旺，藏守无权也。暴崩可虑。

当归　大白芍　白蒺藜（醋炒）　云神　代赭石　阿胶珠　炙乌梅　旋覆花　生牡蛎　杭菊炭　紫石英　红枣

又诊

诸多枝节退后，新咳亦平，而漏红复发，少腹或急胀作痛。脉弦细，舌红苔已化。气不摄血可知，法当培补。

大生地（炙炭）　当归（土炒）　炙黄芪　丹参炭　天麦冬（各）　阿胶珠　煅牡蛎　大白芍　炙甘草　紫石英　莲房（炙炭）　红枣

汤右（镇江）

经行甚多，色黑成块，旬余不已，不时腹痛，间或寒热。脉弦细而数，舌红中黄。热结血分，肝胃不和也，暴崩可虑。

当归　大丹参　大白芍（吴萸拌炒）　川楝子（醋炒）　延胡索　青陈皮（各）　炙甘草　香白薇　五灵脂（醋炒）　香附炭　粉丹皮（酒炒）　佛手红枣

张右

年已五旬，月水甚多，阴血暗伤，肝阳无制。不时头晕耳鸣，心荡少寐，善惊惕。脉弦数右细，舌红。虚象显然，延有暴崩之害。

大生地（炙）　生牡蛎　煨天麻　当归　白蒺藜（盐水炒）　旱莲草　大白芍　云神　女贞子　夜交藤　粉丹皮　煅灵磁

另：杞菊地黄丸二两，二至丸一两，和匀。

周右

产后月事行时腹痛，少腹胀，肢面肿，入夜内热，心烦少寐，头目眩痛。脉弦细，舌红苔白。肝脾两伤，暴崩可虑。

当归　大白芍（吴萸拌炒）　焦白

术　炙甘草　炮姜炭　怀膝炭　香附炭　云神　旱莲草　阿胶珠　大丹参　佛手　红枣

陈右（镇江）

月事先期且多，血块磊磊，腰酸少腹胀，心悬善惊惕。脉弦细，舌红无苔。心阴久亏，肝藏不职，冲任二脉不调。延有暴崩之害。

当归　大丹参（炒）　大生地（炙）　女贞子　大白芍　云神　香附炭　阿胶珠　煅牡蛎　炙甘草　紫石英　红枣

韩右

年已五旬有三，癸水仍多。延绵时日不已，腹痛少腹坠胀，两足肿，心悬少寐，易于脾泄，呛咳音嘶，嘈杂，枝节繁多。脉沉细濡滑，舌红无苔。血虚气弱，冲任二脉暗伤，肝脾不和也。延防暴崩。

当归　大白芍（吴萸拌炒）　香附炭　生地炭　潞党参　阿胶珠　焦白术　旱莲草　煨木香　炙甘草　炙黄芪　云神　血余炭　红枣

李右

年近五旬，经行甚多，血块磊磊，延绵时日不已。腰痛少腹胀，经后赤白带淋漓，腰俞痛。脉小数，舌黄。冲带两亏，湿热乘入血分。延防暴崩。

当归　大丹参　旱莲草　大生地　金香附（醋炒）　乌贼骨　川楝子　川断肉　大白芍　云苓　炙甘草　紫石英　红枣

谢右（常州）

漏红已久，右少腹攻痛，二便不利，牵掣作痛，脘闷作恶，遍体痛腿酸。脉弦细右滑，舌苔腐白。湿热侵入血分，荣卫失调，肝胃不和所致。

当归　大白芍（吴萸拌炒）　大丹参　五灵脂（醋炒）　炮姜炭　香附炭　大生地（炙炭）　川楝子（醋炒）　细青皮（醋炒）　血余炭　焦白术　炙甘草

彭右

漏红数年，或多或少，血块磊磊，或带下，少腹坠痛，脘闷，冷涎上泛。脉沉细，舌红根白。冲带两伤，年已四旬有六，暴崩可虑。

当归　炮姜炭　大丹参　五灵脂（醋炒）　旱莲草　大白芍（吴萸拌炒）　香附炭　大生地炭　炙甘草　云神　血余炭　红枣

朱右

荣阴久亏，肝胃不和。月事先期，一月两至，少腹胀，白带多，胃呆食少，面黄不寐。脉弦细，舌苔灰。虚而生热，延防暴崩。

大生地（炙炭）　当归　大白芍　大丹参　云神　金香附　川石斛　焦谷芽　炒枣仁　佛手　红枣

项右（常州）

年已四旬有七，经行更多，且延绵时日不净。少腹痛，心悸内热，少寐肢酸，饥则嘈杂，饱则满闷，大便久溏，五更尤甚。脉弦细，重取无力，舌红无苔。血虚土薄，冲带二脉已伤，肝脾之统藏失职也。仿归脾汤用意。

大生地　潞党参　当归　焦白术　大白芍　煨木香　炙乌梅　炒枣仁　阿胶珠　云神　炙甘草　炙莲房　红枣

朱右

始而经居五月，刻下猝然崩漏如注，血块磊磊，腹大虽减，右畔尚结痞有形，按之痛。外痔肿突作痛，两足肿。日来又增左畔头痛，发际磊磊。脉虚弦右芤，舌苔腐白满布。积瘀未清，肝阳暴升，风湿乘袭也。症殊夹杂。

荆芥炭　大生地（炙炭）　大川芎　大白芍　当归　大丹参　白蒺藜　川楝子（醋炒）　清阿胶（蒲黄拌炒珠）　香附炭　荷蒂

改方：加炮姜。

二诊

经治来漏红虽少，秽水如鱼肠者尚多，前阴坠胀已退，逐日寒热亦将清，头痛亦十之去七。舌苔亦化，脉转虚滑小数。湿瘀日化，营卫未和。腰前痛，下元暗亏矣。不宜生枝。

当归　大白芍　川断肉　大川芎　白蒺藜　云苓神（各）　乌贼骨　大丹参　厚杜仲　焦白术　佛手　红枣

刘右

崩漏两旬，或多或少，腹右痞硬有形，按之痛。日来又增寒热，一日两作，汗极多，神迷，脘仄便结。脉沉郁不甚了了，舌苔腻白。虚实夹杂，症情尚未稳定。

当归　香白薇　半夏曲　炮姜炭　大白芍（桂枝拌炒）　炙甘草　焦山楂（赤砂糖炒）　云神　细青皮　红枣

二诊

寒热三日未来，虚态亦就复，自汗亦少。大腑未通，心嘈头痛。舌白转黄，脉已起。新邪已解，肠腑积蕴未清，血亏未复也。当润养调畅。

油当归　大白芍　炒枳壳　火麻仁　黑山栀　白蒺藜　瓜蒌皮　云神　焦楂炭　焦谷芽　佛手　红枣

冯右

血虚气滞，肝失藏守，冲带二脉不调。不时崩漏，血块磊磊，白带多，夹有黄水，头痛脘闷，内热咽梗。脉虚弦，舌红苔白。延有暴崩之害。

当归　大丹参　乌贼骨　炙乌梅　大白芍（吴萸拌炒）　香附炭　云神　白蒺藜　阿胶珠　炒枣仁　大川芎　炙莲房　红枣

毛右

年近五旬，屡次崩漏，血块磊磊，少腹不时刺痛，水道不利，胃呆脘闷，头眩面皖。脉沉细，舌苔糙白满布。血虚气滞，肝胃不和也。延非所宜。

当归　大丹参　焦白术　大白芍（吴萸拌炒）　炮姜炭　炙甘草　云神　香附炭　焦谷芽　大砂仁　佛手　红枣

带下门

赵右

产前淋漓已止，产后带下甚多。头目掣痛，心烦便结，食少神疲。脉沉细两关略弦，舌红少苔。此肝肾两亏，冲带不固，是以经行甚多。法当培养肝脾，以调冲带。

潞党参（米炒） 炒白术 白归身 怀山药 潼白蒺藜（各） 女贞子 云苓神（各） 大川芎 炒谷芽 炙甘草 荷蒂 红枣

王右

去冬产难，恶露未行，变为白带，淋漓不已。肝肾血液大伤，腰腹气坠，便难水道不利。脉弦细，舌白。冲带亦伤，收效不易。

淡苁蓉 白归身 潞党参 炙黄芪 大白芍（吴萸拌炒） 云苓 青升麻 潼沙苑 怀牛膝（盐水炒） 鹿角霜 紫石英

张右

小水已通调，带下仍淋漓，间或眩晕呛咳，日来胃纳不充。脉弦细，舌心腐黄。此高年阴气大伤，湿热下注带脉也。

大生地 煅牡蛎 大白芍 川萆薢 泽泻 乌贼骨 炒白术 净车前 菟丝子（盐水炒） 云苓神（各） 桑螵蛸

另：乌鸡白凤丸。

杨右（江阴）

经事先期，带下淋漓者十余年。去夏遍体掣痛，两腿尤甚，入夜内热，及晨不汗而解。头眩耳鸣，比增左臂痛不能抬举。切脉沉缓细滑，舌心白腻。血虚肝旺，冲带不调，痰湿入络之候，非劳损也。不宜偏补，当和荣通络，以化痰湿。

当归 大白芍 竹沥半夏 刺蒺藜 桂枝尖 怀牛膝 威灵仙 块苓 橘红 乌贼骨 丝瓜络 桑枝

另：指迷茯苓丸。

钱右

赤白带淋漓已久。经事后期，腹痛内热，头眩心悬，少寐胃呆，不时寒热。脉细，舌红。血虚肝旺，冲带不调，荣卫失度也。速效难求，先以调畅为事。

当归 大丹参 大白芍（桂枝拌炒） 川断肉 乌贼骨 女贞子 醋柴胡 云苓神（各） 潼白蒺藜（各） 炙甘草 金橘皮 红枣

另：宁坤丸。

二诊

夜来已能安寐，心悬头眩亦减，夜分尚烧热体痛，午前恶寒，赤白带多，胃呆腹痛，经事后期。脉弦细，舌红中黄。血虚生热，肝胃不和，冲带二脉失调也。

当归　大丹参　银柴胡　大白芍　云苓神（各）　乌贼骨　香白薇　粉丹皮　大生地（蛤粉炒）　女贞子　炙甘草　金橘皮　红枣

三诊

心悬不寐、午前恶寒、赤白带淋漓见退。而内热如焚，遍体痛，两臂及腰俞尤甚，胃呆。脉弦细，舌红中黄。血虚生热，冲带不调，肝胃不和之候。

当归　大丹参　西秦艽　川断肉　大白芍　乌贼骨　炙乌梅　粉丹皮　云苓神（各）　潼白蒺藜（各）　银柴胡

四诊

经治来，赤白带已少，午前恶寒及心悬不寐亦减。而仍内热如焚，遍体痛腰酸，脘次胀满，清涎上泛。舌起黄苔渐渐满布，脉弦细。血分既亏，湿热又久羁肠胃而来。姑易温理一法。

当归　上川朴　大丹参　金香附　大白芍（桂枝拌炒）　白蒺藜　省头草　云苓神（各）　乌贼骨　青陈皮（各）　生姜　佛手

五诊

改投温理，内热如焚者大减。遍体痛、腹痛、腰酸亦退，胃纳渐复。唯脘次尚胀，白带未清。脉弦细，舌左尚黄。以原方略参调摄之品。

当归　大丹参　乌贼骨　大白芍　白蒺藜　川郁金　青陈皮（各）　金香附　云苓神（各）　佩兰　炒白术　佛手　红枣

李右

望六之年，经事复来，带下淋漓，少腹急胀。脉沉细两关虚弦，舌苔白腻。湿热入于血分，冲带二脉失司矣。

当归　潼白蒺藜（各）　川萆薢　云苓　乌贼骨　川楝子　煅牡蛎　菟丝子（盐水炒）　大白芍　冬瓜子　阿胶珠

谢右

血崩后，经居年余，今幸按月而来。少腹胀，白带多，劳则形寒内热，间或呛咳多痰，心悬耳鸣，腰俞酸楚。切脉弦细而滑，舌红苔白。血虚肝旺，气火不藏，带脉不固也。

大生地　白归身　乌贼骨　女贞子　云神　粉丹皮　川断肉　川杜仲　潼白蒺藜（各）　大白芍　紫石英　桑寄生　红枣

另：益母八珍丸。

唐右（镇江）

荣卫不调，湿热流入血分，冲带二脉失司。月事先期且多，延绵时日不净，黄水白带交多，心悬气怯。脉弦细，舌红。久延有暴崩之害。

当归　大丹参　大白芍　云苓神（各）　大生地（炙炭）　川杜仲　炙甘草　墨旱莲　乌贼骨　焦白术　潼白蒺藜（各）　莲房　红枣

另：益母八珍丸、四物丸，和匀。

杨右（镇江）

肾虚肝旺，湿热下注，奇经带脉不固。带下黄色而秽，腹胀有形，食与不食如故，头眩或作痛，心烦喜食甜物，月事如常。脉细数，舌红。先当清肝，分泄湿热。

当归　泽泻　大白芍　女贞子　川楝子　乌贼骨　云苓神（各）　炒薏仁　煅牡蛎　旋覆花　冬瓜子　莲须

任右（宜兴）

年已六旬，赤白带杂出，少腹急痛，

筋掣魄门，气从下坠，脘闷食少，口渴。舌黄，脉弦细。奇带二脉已伤，酒湿积热乘虚陷入肝肾之络也。速效难求。

大生地（炙炭） 乌贼骨 阿胶珠 川楝子 香附炭 云苓神（各） 煅牡蛎 焦白术 大白芍 陈橘白 旱莲草 莲房

另：乌鸡白凤丸。

二诊

日来筋掣魄门、气从下坠俱退，而赤白带仍多。少腹急痛，脘闷气逆，食不甘味。脉弦细小数，舌苔更满腻。奇带二脉虽伤，酒湿积热尚重。未宜补下，当再和荣化湿，间调肝胃。

大生地（炙） 焦白术 云苓神（各） 清阿胶（蒲黄拌炒珠） 大白芍 旱莲草 乌贼骨 黄柏炭 陈橘白 白归身 香附炭 莲房 红枣

三诊

六旬之年，白带虽少而赤带复多，且有血块，势如崩漏。少腹胀痛，筋掣后阴，脘闷厌食，口渴内热。舌之后端仍黄腻，脉弦细尺弱。冲带二脉久伤，酒湿积热逗留下焦，肝胃不和也。

当归 黄柏炭 香附炭 大白芍 大生地（炙炭） 炮姜炭 焦白术 阿胶珠 乌贼骨 炙甘草 旱莲草 紫石英 红枣

四诊

日来赤白带俱少，血块亦减。而少腹尚或胀痛，筋掣后阴，二便急数不爽，脘闷内热，口渴厌食。舌苔黄腻初化，脉弦数无力。酒湿积热初化，冲带二脉久亏未复也。未宜蛮补。

大生地（炙炭） 阿胶珠 川杜仲 旱莲草 乌贼骨 白归身 云苓 香附炭（童便炒最佳） 川楝子 怀膝炭 焦白术 椿根皮 紫石英

张右

白带如注，色黄或有秽气，或内热。脉细数，舌红中黄。湿热下注，带脉不调所致。调化为先。

大生地 乌贼骨 大白芍 泽泻 云苓 粉丹皮 当归 白蒺藜 料豆衣 女贞子 莲子

夏右（扬州）

带下多年。近增月事延绵不净，或血块，或黑块，或黄水，少腹胀，便结带血，发际风湿作痒。脉弦数，舌红。湿热陷入血分，血不安位，冲带二脉失调也。

当归 大白芍 大生地（炙） 地榆炭 荆芥炭 乌贼骨 炙甘草 粉丹皮 清阿胶（蒲黄拌炒珠） 五灵脂（醋炒） 云苓神（各） 莲房（炙）

林右（扬州）

不时干呕者十余年。遍体酸楚作痛，赤白带甚多且有秽味，经来腹痛，口黏痰腻。脉小数而滑。血虚肝旺，湿热侵入血分，冲带不调而来。

当归 大白芍 大生地（炙炭） 乌贼骨 焦白术 泽泻 阿胶珠 大丹参 女贞子 云苓 炙莲房 红枣

何右（扬州）

每值经之前后则头目眩痛，遍体抽掣酸楚，腰俞痛。刻增白带多，气逆咽梗，胸背痛或仄满。右脉弦数，舌红苔白。荣卫两亏，冲带二脉失职，肝胃不和而来。难收速效。

当归　大丹参　川断肉　白蒺藜　大生地（红花拌炒）　大白芍（桂枝拌炒）　大川芎　鸡血藤胶（酒化冲）　旋覆花　乌贼骨　川杜仲　桑寄生　红枣

另：八味逍遥丸一两，四物丸三两，和匀。

张右（仪征）

白带淋漓已久，色黄如脓或带赤色，腰俞痛。脉滑，舌黄。湿浊久结下焦，冲带二脉失司所致。

焦白术　乌贼骨　川萆薢　泽泻　川杜仲　云苓　川断肉　煅牡蛎　白归身　桑螵蛸　桑寄生　红枣

李右

经居三年，刻增溲痛。气坠而不爽，或带血块，或多白沫，两足肿渐及少腹。脉沉细小数，舌红根黄。湿热伤荣，冲带二脉失职。斯为白淫。

大生地　黑山栀　川萆薢　乌贼骨　大白芍（小茴香拌炒）　大麦冬　甘草梢　怀牛膝　赤苓　泽泻　当归　荠菜花　清宁丸（包煎）

赵右（金沙）

赤白带如注，少腹攻实或作痛，腰俞酸楚，头痛心悬，内热少寐。脉沉细而弦，舌苔腐黄。冲带两亏，湿热下注也。

大生地（炙炭）　当归　川楝子　川萆薢　乌贼骨　清阿胶（蒲黄拌炒）　大白芍　云苓神（各）　川杜仲　粉丹皮　香附炭　石莲肉

王右（宜兴）

产后带下如注，腰俞酸楚，月事后期且少，内热多汗。脉弦数，舌苔腐黄满腻。血虚积湿下注，冲带不调而来。法当摄化并施。

大生地（炙）　焦白术　白归身　云苓　车前子（盐水炒）　女贞子　川杜仲　泽泻　煅牡蛎　乌贼骨　大丹参　桑寄生　红枣

唐右（扬州）

年已六旬有六，猝然带下淋漓，间杂赤色，头眩少寐。脉弦细右手沉数，舌红无苔。冲带二脉久亏，津液不藏，湿浊乘虚下注也。

白归身　大白芍　女贞子　煅牡蛎　乌贼骨　泽泻　川萆薢　云苓　大生地　焦白术　莲子（连心）

虞右（金沙）

六旬外年，始患赤白带交杂，继沥黄浊甚多，溲勤数而作痛，气从下坠，少腹胀，尾闾酸楚。脉虚数，舌红中黄。肝肾之阴气久亏，湿浊乘虚下注，冲带二脉不调也。久延非宜。

大生地　白归身　川杜仲　煅牡蛎　大白芍　泽泻　川萆薢　云苓　乌贼骨　焦白术　川楝子　莲子

二诊

高年赤白带化为黄水，淋漓不已，小溲勤数，点滴作痛，少腹胀，气坠，下及尾闾。脉虚细小数，舌心腐黄。肝肾久亏，湿热乘虚下注，冲带不调。最难速效之候。

大生地（炙炭）　鹿角霜　大白芍　青升麻　炙黄芪　大麦冬　白归身　川楝子　云苓　泽泻　莲子（连心）

另：补中益气丸二两，滋肾丸一两，和匀。

孔右（扬州）

五旬外年，湿热流入下焦，精液不藏变化为浊。带下有年，或色红如油，少腹左畔时痛，饮食为之减少。脉沉弦细滑，舌根厚腻满布。湿象显然，非徒虚也。不宜偏补，当通摄兼施，留其清而汰其浊。

焦白术　乌贼骨　云苓　泽泻　川楝子　香附炭　川萆薢　大白芍（吴萸拌炒）当归　煅牡蛎　炒薏仁　莲须

胎前门

张右

怀妊八月，猝然跌仆，胎元三日不动。脉沉小，至数不清。胎已呆矣。

当归　大白芍（酒炒）　大丹参　大川芎　川厚朴　川续断　怀牛膝　炙甘草　白蒺藜　炒白术　生姜　红枣

王右

怀甲八月，脘次猝然攻撑作痛，连及大腹，气逆肢冷，呕吐酸水食物，表热少汗。脉弦滑，舌苔黄厚。寒热夹杂于中，气急膹郁，遂致胎元不安也。慎防厥闭。

姜川连　苏梗　大川芎　省头草[①]　云苓　旋覆花　姜山栀　酒子芩　大白芍（桂枝拌炒）　姜竹茹　姜汁

李右

怀妊五月，刻缘劳动，胎元跳跃不安，少腹坠痛，寒热头痛。脉弦数，舌红中黄。外邪未透，慎防半产。

香豆豉　苏梗　佩兰　大白芍　藿香　青蒿　云苓　酒子芩　当归　大川芎　炒竹茹　姜皮

孙右

怀麟八月，大肠司胎，营阴向亏，气从下陷，不时作坠，内热头痛，比增食后脘腹绞痛。脉弦右手小数而滑，舌红少苔。肝木亦旺，先以调畅为事。

当归　苏梗　大白芍　南沙参　焦白术　酒子芩　白蒺藜　云苓　陈橘皮　大砂仁　炙乌梅　荷蒂

姜右

怀孕八月，面黄如金，足肿呛咳。比增水泄，脘闷胃呆。脉虚数而滑，舌苔白腻。荣土两亏，积湿尚重，有喘满之虑。

当归　炒白术　上川朴　大砂仁　酒子芩　云苓　大杏仁　陈皮　川贝母　炒谷芽　苏梗　姜皮　荷叶

贺右

每值怀孕至七八月，则胎元缩小。产后不育，内热少寐，呛咳多痰。脉小数，舌苔腻黄。湿毒久羁冲带，血不荫胎也。

当归　苏梗　炒白术　大丹参　酒子芩　川断肉　象贝母　大白芍　大杏仁　炙桑皮　大生地　桑寄生

张右

怀孕七月，子淋月余，白多赤少，溲后热痛，点滴不爽，气从下陷，前阴坠掣。

---

① 省头草：中药名，据《本草纲目》记载："夏月置发中，令头不殖，故名省头草。"过去一般以省头草作为佩兰的别名。

脉弦细。心阳木火，下趋肠腑，湿热随之下注使然。

细生地　粉丹皮　当归　青升麻　怀膝炭　黑山栀　大白芍　清阿胶　大川芎　川萆薢　灯心

二诊

子淋痛时已减，气坠略折。唯浊仍未清，午后内热如焚，腑行燥结。脉弦数带滑，舌红无苔。阴虚肺燥，心阳木火夹湿热下迫膀胱。延今已久，速效难求。

北沙参　大麦冬　大白芍　川石斛　黑山栀　酒子芩　海蛤粉　菟丝子　细生地　甘草梢　莲子心

万右

怀麟八月。咽痛呛咳，肢面肿，气粗不得平卧。舌红，脉浮弦小数。风邪客肺，慎防暴喘，勿泛视之。

前胡　紫苏　旋覆花　大杏仁　象贝母　桑白皮　薄橘红　法半夏　大白芍（桂枝拌炒）　连皮苓　枇杷叶　姜衣

赵右

恶阻未三月，呕吐已久，食物痰水交出，其味甚酸，脘闷烦扰，口渴少寐，溲赤心悬。舌苔黄腻，脉沉缓不畅。寒痰为热所搏于胃，而肝家之气又加横梗也。

姜川连　姜山栀　云苓神（各）　新会皮　白蒺藜　淡干姜　姜半夏　大白芍（吴萸拌炒）　炙乌梅　旋覆花　姜竹茹　姜汁

孙右

每孕届八月而坠，且糜烂不成形。切脉弦细，舌红。病在肠胃，胞系不固而来。

大生地　酒子芩　大白芍　潼沙苑　大川芎　女贞子　当归　菟丝子　炒白术　云苓　炙甘草　桑寄生　红枣

钱右

怀孕三月，少腹坠胀，小水不利，坐卧不安。脉沉滑，舌白。不宜通下，当升举之。最防增喘。

当归　青升麻　炒白术　广木香　大白芍　炙甘草　酒子芩　苏梗　冬葵子　台乌药　荷蒂

孙右

子淋起见，迄今年余。溲时点滴沥浊，前阴筋梗，内连庭孔。比增左腹膨胀作痛，兼之久咳有痰。脉弦细，舌白。经事先期，此血虚肝旺，湿热久羁肠腑也。速效难求。

大麦冬　云苓　怀牛膝　泽泻　黑山栀　川萆薢　川楝子　甘草梢　大白芍（吴萸拌炒）　童木通　通天草

周右

先是小产，不及八月而坠。今孕已七月有余，腰痛。舌光，脉细数。法当培养肝肾，以清胞热。

大生地　当归　大川芎　云苓　炒白术　粉丹皮　清阿胶　酒子芩　肥知母　炙甘草　大白芍　桑寄生

张右

怀孕三月。水道不利者半月有余，少腹急胀，便结脘闷。脉细数，舌红无苔。秋燥伤肺，肺气仄塞，通调失职也。最防增喘。

瓜蒌皮　方通草　旋覆花　泽泻　猪茯苓（各）　净车前　桂枝木　冬葵子　大杏仁　紫苏　麦穗（先煎代水）

改方：加川楝子。

毛右

经居月余，头昏肢困，胸膺嘈杂，口

内生水，善噫作恶，胃纳减少。左脉弦滑。似有恶阻见象，不宜乱投药饵，先当和胃平肝。

当归　大白芍　大砂仁　旋覆花　苏梗　佩兰　酒子芩　焦白术　陈橘皮　云苓　生姜　佛手

江右

结褵未满三月，右脉弦滑已具怀麟之兆。脘闷食减作恶，头昏肢倦。当和胃平肝。

藿香　大白芍　苏梗　酒子芩　焦白术　大砂仁　川石斛　佩兰　焦谷芽　炙甘草　炒竹茹　荷叶

李右

怀孕六月，感受新邪。肺胃失和。呛咳多痰，脘痛吞酸，呕恶便结。脉不起，舌红。有伤胎之险。

旋覆花　苏梗　白蔻　大杏仁　白蒺藜　酒子芩　川贝母　法半夏　大白芍　川郁金　枇杷叶　佛手花

金右（镇江）

怀孕两月有余，腹痛或吐食。左脉弦滑，舌苔腐白。当和荣理气，以安胎元。

当归　大白芍　酒子芩　苏梗　炙甘草　大砂仁　云苓　炒枳壳　焦白术　广木香　姜半夏　生姜　佛手

孙右

怀麟十月有余，腹大且动。右脉弦滑，左部不起，舌红无苔。饮食如故，可见无甚他病。姑为和理气血。

当归　大丹参　大白芍　金香附（醋炒）　大川芎　川郁金　旋覆花　炒枳壳　苏梗　佛手　红枣

另：四物丸。

陈右（盱眙）

拟方：来示种悉，乃产妇气血并亏，不能荫胎所致。现又怀麟两月，当培补气血，以养胎元。

潞党参　炙黄芪　焦白术　大白芍　当归　炙乌梅　大川芎　大熟地（砂仁拌炒）　云神　炙甘草　桑寄生　红枣

乔右（南京）

怀麟五月。太阴司胎，湿热乘入血分，上体丛发湿痍作痒。舌苔不时灰黑，则胃纳不甘。脉弦滑。当清荣化湿热为先。

当归　中生地　粉丹皮　泽泻　焦白术　云苓　酒子芩　川黄柏（盐水炒）　生甘草　大砂壳　地肤子

孙右

重身，下利不爽，里急腹痛，后及腰部，水道不利，溺涩作痛。脉沉数，舌苔腐黄满布。寒热之邪交犯中宫，法当通化。

上川朴　粉葛根　藿香　大白芍　赤苓　泽泻　酒子芩　炒枳壳　煨木香　苏梗　炒竹茹　荷叶

周右（扬州）

胎元不长，半产七次，产时无血。刻下癸水不行者两月，兼患雷头风，内热心悸，食少头眩。脉细数，舌红。奇经已损，肝肾两亏，风热久羁血分也。最难着手之候。

当归　大丹参　大川芎　大白芍　川杜仲　乌贼骨　大生地（炙）　焦白术　潼沙苑　女贞子　云苓　桑寄生　红枣

朱右（溧阳）

经居两月不行，脘闷频作恶，头目眩

昏，形寒意冷。脉沉滑。一派恶阻现象，和畅为先。

藿香　大白芍　姜半夏　焦白术　当归　大砂仁　佩兰　陈橘皮　云苓　焦谷芽　生姜　佛手

林右

孕怀七月，不时作坠气怯，善嘈杂。脉虚滑而细，舌苔薄白。荣卫两亏，气火不藏所致。

当归　焦白术　酒子芩　云神　大白芍　炙黄芪　炙甘草　大川芎　苏梗（连叶）陈橘白　佛手　红枣

汪右（镇江）

久咳已安，小水尚急数作痛，烦劳则发。经居三月不行，呕吐食物。左脉弦滑。势有恶阻见端，不宜乱投药饵。清肝和胃可也。

当归　大砂壳　大白芍　酒子芩　黑山栀　陈橘白　焦白术　藿香　赤苓　焦谷芽　炒竹茹　荷叶

二诊

久咳小水急数作痛者甫退，呕吐食物甫止。而又感新邪，寒热交作，得汗则解，腹痛里急如痢。脉沉数而滑，舌红中灰。属在重身，先当清化暑湿，佐以理气调中。

上川连（酒炒）煨葛根　藿香　酒子芩　大白芍　炒枳壳　煨木香　炙甘草　焦白术　紫苏　青荷叶

杨右（扬州）

怀孕五月，善饥嘈杂，而又莫能多食，左乳结硬。脉弦滑右数，舌苔黄腻。肝家气火与胃中宿痰相搏所致。

大麦冬　大白芍　大川贝　旋覆花　白蒺藜　云苓　黑山栀　当归　陈橘核　夏枯草　炒竹茹

孙右

感受寒暑，阳明降化失职。上呕下利，脘闷漫热，胎元跳跃。脉弦细右数，舌红中黄。先当宣通解化。

藿香　半夏曲　酒子芩　大白芍　云苓　左金丸　大杏仁　白蔻　苏梗　炒枳壳　姜竹茹　生姜

夏右

胎珠三月，频下黄水，或杂赤白带，腹痛自利。脉沉细不起，舌苔滑白。冲任积热不清，积湿因之下注也。

白归身　大白芍　焦白术　酒子芩　大川芎　炙甘草　川断肉　云苓　大丹参　佩兰　青荷叶

吴右

怀孕五月，面黄爪甲白，呕吐清水食物，肢面肿。右脉弦滑鼓指，左手不起，舌苔白腻。湿浊阻中，脾阳不运也。症情夹杂，收效不易。

川厚朴　姜半夏　炒茅白术（各）陈橘皮　当归　连皮苓　大砂仁　焦谷芽　炒枳壳　新佩兰　白蒺藜　姜竹茹　生姜

王右

怀孕三月，心烦吞酸。左脉弦滑，舌红无苔。当从恶阻例立法。

藿香　大白芍　酒子芩　大砂仁　当归　焦白术　佩兰　黑山栀　云苓　炒竹茹　佛手

贺右

努力抬磨，有损胎元。半月不动，腹痛未下恶露，而下秽浊。脘闷作恶，头目眩痛。舌苔腻黄，脉沉滑。湿瘀搏结不化，症非轻候。

上川朴　焦茅术　京赤芍　正滑石　大川芎　藿香　泽泻　生薏仁　炒枳壳　元明粉（后入）

改方：因二便通利，去元明粉，加当归。

另：回生丹两粒，每以一粒陈酒化服，如血污多，可服童便。

王右

怀孕八月，两足肿，腹痛自利不爽，肢末发出红晕作痒，小溲混糊不清。右脉缓滑，舌苔腐腻。当疏泄风湿热。

荆芥　酒子芩　大白芍　炒枳壳　苏梗　赤苓　泽泻　净蝉衣　当归　正滑石　青荷叶

吕右

怀孕八月，腹痛月余，下利黄沫，或带血色，间或寒热。脉沉数而滑，舌根白腻。暑湿内蕴，防损胎元。

当归　大白芍（吴萸拌炒）　焦白术　酒子芩　炒枳壳　煨木香　苏梗　云苓　大砂仁　炙甘草　生姜　干荷叶

陈右（安徽）

拟方：素惯半产，刻又怀麟五月，且不时呕吐。据述舌光口碎，食时作痛。盖血不荫胎，心肝之火上升无制也。

西洋参　大麦冬　云苓神（各）　炙乌梅　大白芍　夜交藤　炒枣仁　甜冬术（土炒）　当归　煅龙齿　莲子（连心）

膏方：蜜炙黄芪　清阿胶（蛤粉炒成珠）　血余炭　杭白芍　潞党参　云苓　厚杜仲（盐水炒）　川断肉　怀牛膝　大川芎　甘杞子　桂圆肉　当归　炙甘草　净萸肉　大熟地　怀山药　炒於术　大龟板　生姜　大枣

上味共二十一味，用长流水煎汁熬膏，入白蜜收膏。临产时开水频频化开送下，愈多愈妙。唯至小儿下地时当即止服，牢记牢记。

黄右（无锡）

痎疟后，夜分仍小有寒热，脘闷作恶。胎元已六月，日来跳动不力。脉沉细，舌根板腻。余邪未楚，肝胃不和。延有损胎之害，勿泛视之。

上川朴　酒子芩　黑山栀　大川芎　大白芍　炒枳壳　柴胡（酒炒）　焦白术　当归　半夏曲　姜竹茹　佛手

二诊

胎元已渐动有力，腹右尚痛。痎疟之寒热亦就清。舌苔尚白腻，脉沉细。伏邪初化，仍防小产。

当归　大白芍　柴胡　酒子芩　焦白术　川桂枝　上川朴　炒枳壳　炙甘草　姜半夏　生姜　佛手

陈右（安徽）

产儿不育已多次。刻下已怀麟六月，胎元动跃如常。唯舌本时常光滑，状如脱皮，或起粒作痛，或腹痛自利，兼带白垢，脉弦细而数。荣土两亏，心阳气火偏旺，暗灼胎元胞带之脉，又无以荫胎也。

大生地（炙）　大白芍　炙乌梅　当归　川杜仲　焦白术　炙甘草　云苓神（各）　大丹参　大砂仁　桑寄生　红枣

常服方：日来腹痛自利兼带白垢已退，舌本脱皮及起粒作痛亦未复发，胎元动跃如常。左脉弦数亦折。心火肝阳已具潜降之机，荣阴之久亏未复，无以荫胎也。

大生地　炙乌梅　大白芍　川杜仲　白

归身　炙甘草　炙黄芪　焦白术　云苓　首乌藤　桑寄生　红枣

膏方：养荣益气，以荫胎元。

潞党参　炙黄芪　炒白术　白归身　大熟地（砂仁拌炒）　大白芍　川断肉　川杜仲　炙乌梅　大麦冬　云苓神（各）　陈橘白　肥玉竹　龙眼肉

上味煎取浓汁，熬糊，入白蜜收膏。

顾右（镇江）

怀孕两月有余，心烦呕吐，头眩内热。左脉小数而滑，舌红无苔。当从恶阻例立法。

藿香　佩兰　大砂仁　苏梗　大白芍　陈橘皮　法半夏　云苓　焦谷芽　佛手　姜竹茹　生姜

卜右

屡产不育，头目眩昏，目眶青黑，月事不调，后期且多。脉濡滑细数，舌苔腐黄。血热肝旺，冲海不调，兼有宿痰久结子宫也。速效难求。

当归　大丹参　大生地（蛤粉拌炒）　女贞子　白蒺藜　大白芍　法半夏　大川芎　陈橘络　云苓　紫石英　红枣

丁右

日来呛咳已减，渐能平卧。而痎疟仍来，汗渐畅，呕吐食物。舌质光剥，脉弦数。加之怀孕七月，本元已伤，伏邪未罢。延防损胎。

生首乌　当归　大白芍　川贝母　酒子芩　青蒿　柴胡　焦白术　炙甘草　大杏仁　法半夏　生姜　红枣

丁右（上海）

怀麟四月，子宫外突，水道因之不利，勤数不禁，少腹急胀，心悬头昏，胃纳久疲。脉弦细而滑，舌红无苔。肾虚肝旺，阴气不固也。速效难求。

潞党参　当归　青升麻（醋炒）　川断肉　川杜仲　炙黄芪　大白芍　云苓神（各）　焦白术　炙甘草　桑寄生　红枣

另：补中益气丸。

半产门

赵右

小产六日，恶露甚多，夹有血块，日夜不已，少腹㽲痛有形，按之则来如注。面㿠神疲，逐日寒热，汗多作恶。舌苔白垢，脉小数。营卫大伤，积瘀未尽，阴阳渐失相维之用。症属险要，勿泛视之。

当归　大川芎　炮姜炭　大丹参　潞党参（姜水炒）　炙黄芪　炒楂肉　大白芍（桂枝拌炒）　陈皮　生姜　红枣

孙右

屡惯小产，未及四月便坠，既坠之后必腹痛血晕。未产之先，腰腹酸痛。切脉弦滑鼓指。可见肝肾两亏，冲任二经有热，营气不荫于胎元，极难速效。当培养肝肾，兼清冲任之积热。

大生地　旱莲草　酒子芩　当归　大白芍　川断肉　川杜仲　炒白术　粉丹皮　桑寄生　女贞子　红枣

王右

夏初小产，血去太多，冲任无裕。于是经闭不行，腹中或痛，脘次不畅，或而内热，食少形瘦。脉细弦，舌红。木火亦旺，最防加咳。当从调荣和胃入手。

当归　大丹参　大白芍　南沙参　川石斛　白蒺藜　佩兰　炒谷芽　云神　粉丹皮　金橘皮　红枣

吴右

小产旬余，恶露甚少，气瘀相搏，于是或寒或热，少腹㽲痛。脉弦细，舌苔白腻。法当温化。

当归　大白芍（吴萸拌炒）　炮姜炭　大丹参　大川芎　五灵脂（醋炒）　炙甘草　金香附　柴胡（醋炒）　小青皮　生姜　红枣

二诊

小产后寒热已减，而少腹仍㽲痛，不时攻实。脉沉弦，舌白。肝胃渐和，气瘀未化。当以温理为先。

当归　大丹参　大白芍（吴萸拌炒）　炮姜炭　大川芎　金香附　上桂心　炙甘草　炙没药　五灵脂（醋炒）　生姜　红枣

三诊

小产后少腹㽲痛已退，而又寒热，热则攻痛。脉沉迟左弦细，舌苔滑白。荣卫未和，以原方出入可也。

当归　大丹参　炮姜炭　柴胡（醋炒）　五灵脂（醋炒）　大川芎　大白芍（桂枝拌炒）　佩兰　炙甘草　粉丹皮　生姜　红枣

另：宁坤丸。

董右

始而寒热，继之小产。恶露虽行，寒热仍不已，头痛，脘闷呕恶，不甚渴，汗出如洗。舌苔糙白，脉浮弦鼓指。荣卫已伤，余邪留恋二阳之候。拟芎归逍遥法。

当归　大川芎　炙甘草　薄荷　佩泽兰（各）大白芍（桂枝拌炒）姜半夏　黑山栀　柴胡　云苓　青蒿　生姜　红枣

二诊

小产后头汗已止，表热退而未清，恶寒已去，头尚痛，脘仄呕恶，口泛清水，渴不多饮，恶露色黑无多。脉浮弦。余邪未罢，仍仿产后郁冒例立法。

炒黑芥　香白薇　大川芎　柴胡　佩泽兰（各）青蒿　炙甘草　粉丹皮　当归　大白芍　云神　生姜　红枣

三诊

小产后迭经寒热，汗颇多，晨间热退颇清，午后微寒壮热。头痛呕恶。舌复白腻，脉浮弦。此伏邪未楚，营卫不和也。

当归　大川芎　炒白术　柴胡　云苓神（各）酒子芩　炙甘草　青蒿　大白芍（桂枝拌炒）佩兰　生姜　红枣

四诊

今日大腑已通，寒热来势已短，汗亦少，热亦退清，唯一日尚数作。脘次未舒。舌苔渐宣，但仍色白。余邪未罢，营卫尚交争未和也。

当归　炙甘草　大川芎　大白芍（桂枝拌炒）炒白术　青蒿　潞党参（姜水炒）云苓神（各）柴胡　酒子芩　陈橘皮　生姜　红枣

五诊

小产后大腑两通，昨杂蛔虫一条。寒热亦短，但一日仍两作，汗亦颇多。恶露仍来。舌上黄苔仍满布，脉虚数。伏邪仍未尽解，营卫步伤之候。

当归　焦白术　炙乌梅　青蒿　醋炙鳖甲　潞党参　云苓神（各）陈橘皮　柴胡　炙甘草　大白芍（桂枝拌炒）生姜　红枣

六诊

昨仿补中益气汤立法，寒热大减，热退亦颇清，汗亦减少。舌苔转黄，脉弦数渐平。虚多实少，仍仿原方立法。

潞党参　醋炙鳖甲　炮姜　当归　大白芍（桂枝拌炒）云苓神（各）青蒿　炙甘草　焦白术　大川芎　煨姜　红枣

七诊

产后迭进补中益气出入，寒热已大减，汗亦少，头痛脘仄亦解，渐喜凉物。舌白转黄且砂浮欲化，脉尚弦数。伏邪化热之机，转当清调和解。

当归　银柴胡　大白芍　香白薇　炙鳖甲　青蒿　云苓神（各）粉丹皮　大杏仁　炙甘草　煨姜　红枣

八诊

今日未复寒热，入夜又先寒后热，未几即从汗解。脘次不畅，食入善噫。舌复起苔，脉之弦数倍减。伏邪日透，营卫未和，肝胃乖违所致。

香白薇　大白芍（桂枝拌炒）粉丹皮　炒谷芽　当归　黑山栀　银柴胡　青蒿　法半夏　云苓　生姜　红枣

九诊

今日寒热未来，大腑又复见通，舌苔黄浊亦化，脘次亦尤舒。唯内热未清，口干唇焦，胃纳未启。脉尚数，右手已安。

当再清余热和肝胃。

南沙参　云神　粉丹皮　佩兰　川石斛　陈橘白　炙甘草　大白芍　生谷芽　大砂壳　荷叶

十诊

今日寒热又来，复由大汗而解，下体仍无汗。口虽渴而不喜饮，腑气屡通，脘次仍不畅，不思谷食。右少腹及脐下拒按，殆恶露未清。营卫不和，为寒为热也。

当归　炮姜　大丹参　焦白术　大白芍　云苓　大川芎　青陈皮（各）　炒楂肉（赤砂糖炒）　炙甘草　生姜　红枣

改方：加炒谷芽。

十一诊

小产后经治多方，寒热一日数作者甫能净尽，脘痞头痛诸多枝节亦折，腑气亦通。唯少腹之痞硬尚未全去，动则如欲自汗状。舌心尚腻，脉浮分尚数。气瘀未化，胃气未和。守原义出入。

当归　大丹参　炙甘草　山楂肉（赤砂糖炒）　大白芍（吴萸拌炒）　炮姜　广陈皮　金香附　炒白术　云苓神（各）　炒谷芽　生姜　红枣

十二诊

经治来，寒热已清，脘痞头痛及少腹拒按亦退，腑气迭通。独胃纳未开，杳不思食。舌苔已化，脉沉细小数。营卫初调，肝胃未和也。

潞党参　大白芍　炒白术　云苓神（各）　当归　炒枣仁　大砂仁　新会皮　大丹参　夜交藤　焦谷芽　生姜　红枣

十三诊

日来寒热固清，恶露复行，腑亦复通，脘腹亦畅。舌上久腻之苔亦脱，脉转细滑小数。纯属虚象，胃虽未开，不宜宣导。当以养荣和胃，兼安神志为先。

潞党参　当归　合欢皮　炒谷芽　炒白术　云神　大丹参　大砂仁　大白芍　炒枣仁　炙甘草　秫米　红枣

十四诊

寒热退后，恶露行而又止，而胃纳仍不见增，且食后则脘次梗痛，神倦气怯。脉弦细小数，舌复起白苔。血虚未复，肝气又适横梗，胃乏降和。转宜和营舒气，以调肝胃。

当归　大白芍　白蒺藜　旋覆花　川郁金　大丹参　云神　炒谷芽　炒白术　陈橘皮　秫米　佛手

十五诊

今日食入则脘膺梗痛已减，胃亦较复。而腹右复又结痞，按之则痛。足筋不能屈伸，转侧复不自由。脉转沉涩少力，舌苔复化。气瘀搏结，肝胃未和之象。以昨方复增和血调气之品可也。

当归　金香附　大丹参　云神　川郁金　白蒺藜　延胡索（酒炒）　大白芍（吴萸拌炒）　川楝子（醋炒）　旋覆花　青陈皮（各）　秫米　佛手

十六诊

日来食入则脘中梗痛已大减，腹右拒按亦折。但结痞仍有形，胃纳仍不香，头部多汗，神乏懒言，寐中尚或呓语。脉少力，舌白。小产后本元大伤，气瘀未化，肝胃未和之候。

当归　云神　大砂仁　大丹参　白蒺藜　炙甘草　炒白术　金香附　大白芍（吴萸拌炒）　青陈皮（各）　佛手　红枣

十七诊

日来自汗已收，食入则脘膺梗痛已止。唯胃纳仍不见增，脐旁结痞攻痛，痰较多。脉沉缓细滑，舌苔或退或起。可见下焦之瘀、中焦之痰俱未尽化，胃不得和，气乏运布也。

当归　炒白术　金香附　焦谷芽　炙甘草　炮姜　大砂仁　云苓神（各）　大白芍（吴萸拌炒）　青陈皮（各）　佛手　红枣

十八诊

诸恙虽退，脐右结痞仍攻痛，甚则达背，痛则胃纳更少，痛甚仍有汗，腑气迭行，与痛无涉。其为气瘀搏结可知，姑宜温通一法。

当归　白蒺藜　五灵脂　上肉桂　青陈皮（各）　大白芍（吴萸拌炒）　炮姜　炙甘草　炒白术　金香附　云苓　佛手　红枣

十九诊

昨为温通，脐右痞痛未减，攻实于上则脘痛，或及背部，胃呆厌食。舌苔又复见腻，脉步少力。荣土日伤，积瘀阻仄气运之流行，肝胃不得和洽。颇形棘手。

当归　金香附　炙没药　云苓　炮姜　南木香　煅牡蛎　大白芍（吴萸拌炒）　炙甘草　上肉桂　海参肠

二十诊

日来脐右痞痛已安，痞硬亦化，自汗亦收。舌上腻苔亦复退去，脉尚少力。胃尚未复，气瘀初化，肝胃未和。步以调中理气，和其肝胃为事。

当归　白蒺藜　金香附　陈橘皮　大白芍（吴萸拌炒）　炒白术　炒谷芽　云神　大砂仁　南沙参　荷叶　红枣

陆右

小产后，血去太多，风邪乘袭。遍体痛，不时寒热，上呕下利。舌苔黄腻，脉细数。虚实相杂，慎之。

当归　大白芍　柴胡（酒炒）　藿香　左金丸　姜半夏　云苓　炙甘草　大川芎　煨木香　生姜　灶心土

陈右

小产未及两月，而产者为之血去颇多。曾经血晕，继之脘闷，作恶胃呆。舌苔腻，脉小数。血虚肝胃不和，又受暑湿所致。

藿香　佩泽兰（各）　白蔻　青陈皮（各）　云苓　川郁金　炒谷芽　苏梗　炒枳壳　炒竹茹

程右

恶露已畅行，少腹急胀亦退，脘闷未舒，内热未折，间或表热谵语，头痛呕恶，痰多口渴。舌根尚黄，脉弦数。似有郁冒杂于其间也。口腹须慎，勿以为虚。

香白薇　大白芍　佩泽兰（各）　黑山栀　川郁金　云神　苏梗　青蒿　当归　瓜蒌皮　炒竹茹

二诊

小产后表热已清，而仍间有谵语，脘闷痰多，或呛咳。大腑不通，胃呆烦躁，恶露尚行。脉弦细，舌苔中心尚黄浊。郁冒虽退，痰热未清，肝胃不和。不宜再生枝节。

香白薇　紫丹参　川贝母　云神　大白芍　川郁金　白蒺藜　法半夏　瓜蒌皮　炒竹茹　生熟谷芽（各）

三诊

小产后表热已去，谵语亦少。唯大腑未通，心烦脘仄，呛咳痰多。脉弦滑，舌心黄腻。里热及痰热未楚，尚宜慎重。

香白薇　大杏仁　瓜蒌皮　象贝母　黑山栀　大白芍　川郁金　法半夏　炒枳实　云神　炒竹茹　枇杷叶

四诊

小产后热退谵语止，脘痞亦渐舒，胃纳亦渐复。唯痰多咳嗽未折。舌根尚黄，右脉数。肺胃痰热仍未肃清，以原方更增润通之品可也。

瓜蒌皮　香白薇　大杏仁　云神　法半夏　冬瓜子　川贝母　大白芍　炒谷芽　橘白　炒竹茹　枇杷叶

五诊

小产后诸多枝节甫退，而又新感邪滞。内外烧热，复又谵语，咳逆多痰，呕恶便结，面部时现红点。脉滑数，舌苔腻白。新有感冒，延非所宜。

香豆豉　黑山栀　大杏仁　法半夏　川郁金　炒枳实　香白薇　云神　川贝母　瓜蒌皮　炒竹茹　鲜姜衣

六诊

昨从新感立法，表热已从汗解，烦躁及谵语复蠲。唯咳未已，痰尚多，呕恶。舌苔腻白转黄，脉之沉分尚数。痰滞尚留结未化，属在小产之后，不宜再生枝节。

香白薇　瓜蒌皮　苏梗　大杏仁　法半夏　川贝母　云神　川郁金　炒枳实　川通草　炒竹茹　枇杷叶

产后门

赵右

产后恶露无多，小腹攻痛，夜热口干，及晨甫减。肢末蠕动，神识不清，间有谵语。脉沉弦左伏，舌苔腐白而干。是营血陡亏，肝木失养，余瘀未尽，气从上逆为喘也。势颇未定，当化瘀清神，兼柔肝木。

当归　香白薇　大白芍　泽泻　大丹参　云神　大川芎　炙甘草　红枣　血珀粉

何右

新产之后，血分骤亏，无以养肝，加感邪滞，于是寒热或退或作，汗出甚多，热则心悬谵妄，甚则悲泣肢震。胸膺痞仄，痰多作恶。脉虚弦滑大，舌苔白腻。可见宿痰本重，最防热甚生风及痉厥之害。拟方产后郁冒例立法，能入疟途为顺。

香白薇　大白芍　炒枳壳　青蒿　当归　云神　炒楂肉　法半夏　醋炒郁金　蜜炙苏梗　川贝母　鲜姜皮　炒竹茹

二诊

从产后郁冒例立法，寒势先清，热势继减，刻则热已将清，汗亦颇畅，其谵语烦扰亦因热清而减，胸次似闷，得吐痰及矢气下传而展，大腑亦通唯未畅适，痰多作恶。舌白转黄，脉之弦大已折。足见客邪将罢，唯里热未清，肝胃未和，恶露未尽，是以少腹尚痞痛有形也。

香白薇　粉丹皮　法半夏　佩泽兰（各）　云神　炒楂肉　大白芍　青陈皮（各）　当归　川郁金　姜竹茹

三诊

昨日热清之后，夜寐颇安。而今晨复先寒后热，热则烦扰如欲发肝病之状，近晚甫退清。唯心悬未安，间或肢麻，痰多作恶。舌苔仍腻，脉转小数，左部尚弦。一派转疟见象。属在新产之后，当为宣达余邪，以和肝胃。仿逍遥用意。

当归　柴胡（酒炒）　香白薇　法半夏　黑山栀　大白芍　炒楂肉　云神　川贝母　新会皮　粉丹皮　炒竹茹　金橘皮

四诊

仿逍遥立法，产后寒热已清，诸多肝病之枝节亦折。唯脘次尚未豁然开朗，间或作恶。脉转小数，两寸仍滑，舌心尚薄腻未净。是新邪已楚，阳明痰滞未除，下焦恶露留结未化，肝胃尚乏调畅之机也。当疏肝和胃，化痰调荣为治。

当归　大丹参　法半夏　新会皮　大白芍　云神　白蒺藜　山楂肉（赤砂糖拌炒）　黄郁金　炒谷芽　姜竹茹　金橘皮

改方：加瓜蒌皮、大杏仁，去法半夏。

李右

产后小水点滴，大便燥结。脉沉滑带

数，舌苔滑白。肝肾之阴络已伤，脬膜已损，而肠腑实热又重。兼顾两难。

当归　大白芍　云苓淡　苁蓉　桑螵蛸　火麻仁　桃仁　菟丝子　女贞子　怀牛膝　木耳

另：丸方。

桑螵蛸　黄丝绢（炒存性）　鸡肫皮（须用雄鸡炙）　大白芍　黄占　煅龙骨　炙黄芪　归尾　炙甘草

上味研取细末，用白及一两煎汁，加蜜水法丸。每晨开水送下二钱，服后勿开口。

胡右

产后郁冒，壮热有汗，或寒热，四日不解，烦扰懊侬，胸闷，少腹痞硬拒按，恶露颇多。切脉弦数不受按，左部不甚了了。舌腻中心灰黑。此瘀结于下，气逆于中，客邪乘入血分，渐从热化，有动风痉厥之虑。勿泛视之。

香白薇　当归　大白芍　小青皮　黑山栀　佩泽兰（各）　川郁金　焦山楂（赤砂糖炒）　五灵脂　粉丹皮　云神　藕

二诊

昨从产后郁冒例立法，表分壮热已清，少腹痞硬亦减，水道畅通。舌边白苔亦已退，舌心灰黄而腻。烦扰如故，懊侬叫嚣，神志或明或昧，手舞有力。午后先进牛黄清心丸一粒，烦躁略折。可见寒从热化，引动风阳。左脉仍欠了了，右脉仍弦大。属在新产之后，仍防痉厥。仿清心丸用意，改作煎剂，祈其一击即退。

羚羊尖（先煎）　香白薇　川郁金　粉丹皮　佩泽兰（各）　黑山栀　大丹参　大白芍　杭菊炭　云神　炒竹茹　藕汁

三诊

午前进牛黄清心丸，午后进羚羊饮子，夜半大腑畅通，神识遂清，叫嚣狂悖之状遂退，少腹急胀亦去，懊侬亦减。脉之弦大亦平，左脉数象亦折，但不甚了了。舌苔反黑燥满布。可见里热尚重。属在新产之后，营血久亏，尚恐再起虚波枝节。急由昨方增入清滋营阴之品。

鲜生地　羚羊尖（先煎）　大麦冬　大白芍　川郁金　元参心　香白薇　粉丹皮　黑山栀　云神　焦山楂（赤砂糖炒）　藕汁

四诊

今日神识渐清，语言明了。脉弦大亦折，唯仍细数未安，舌苔燥黑十去其三而仍燥裂不润。懊侬叫嚣未能尽解，大腑复通，溏垢带黑，少腹复形痞硬，拒按作痛。可见恶露积瘀未清，阴液未复，肝火风阳尚翕翕思动之候也。当守原方参入化瘀之品。

鲜生地　上川连（酒炒）　黑山栀　大麦冬　大丹参　羚羊片　大白芍　川郁金　香白薇　连翘心　朱茯神　山楂肉（赤砂糖炒）　藕汁

五诊

迭进养阴清肝、奠安神志之剂。腑气迭通，表热已退。舌苔燥黑亦日见化，左脉亦较平。独狂悖叫嚣如故，神识乍明乍昧，烦躁懊侬，右少腹痞硬拒按。据此种种见端，火象已折，其烦瞀不减者，由产后营血骤亏，血不荣肝，肝阳内灼之故也。但屡进大剂甘寒未获奏效，势在畏途。今姑变法从虚烦例立法，以观能否受纳。

大生地　大白芍　当归　大丹参　煅

龙齿　朱茯神　大麦冬　清阿胶　生熟枣仁（各）炙甘草　生牡蛎　上血珀（研冲）

六诊

产后郁冒，内外发热，引动肝风。进羚羊饮子一法，热退腑通，神识亦爽。独烦躁狂悖如故。舌黑日退而仍少津。昨易从产后虚劳烦躁例立法，颇能安受。夜来安寐，迨至午后又复烦躁，叫嚣不休。差幸神志尚清。两脉之弦大已减，唯左手尚欠了了。据此现象，的属虚烦。昨方既受，当再参以黄芪补血汤一法挽此沉舟。

生黄芪　大生地　大丹参　煅龙齿　大白芍　炙甘草　生牡蛎　清阿胶　生熟枣仁（各）朱茯神　当归　莲子　上血珀（研冲）

王右

临盆难产。既产之后，呛咳多痰，气促而喘，不能安枕，二便坠胀，咳则遗溺。口舌绛红而碎，脉虚细小数。此肾阴营血大伤，虚阳上扰也。延非所宜，亟为柔降。

北沙参　生诃子肉　云苓神（各）大麦冬　炙桑皮　炙紫菀　叭杏仁　海蛤粉　清阿胶　川贝母　大白芍　胡桃肉

吴右

产后七日，始由乳汁不通，乳痛而致发寒热。继之感受新凉，停积食滞，于是寒热更甚，头痛，恶露不行，少腹胀痛，小水不利，大便一经未通。脉弦数，舌苔腻白。积湿与新凉相搏，症属未定。慎之。

当归　柴胡梢　大白芍（吴萸拌炒）赤苓　五灵脂　冬葵子　炒楂肉（赤砂糖炒）怀膝梢　佩泽兰（各）炒枳壳　生姜

二诊

寒热先从汗解，大腑继通数次，小水亦渐畅行，少腹之胀随解。午后小水又复不利，恶露亦未行，胃纳未开，寐则牙紧。舌苔尚白腻，脉小数。此新凉已解，积滞已行，余滞未楚，气运未和之象。最忌再增枝节。

当归　大川芎　炒楂肉　炒谷芽　佩泽兰（各）炙甘草　怀膝梢　云苓神（各）大白芍（吴萸拌炒）车前子　生姜

史右

产后血亏，冲带不调，气不固摄，阴乏灌溉。致少腹急胀，时欲溲状，大便溏泄，会厌梗仄，带多内热。脉沉弦细，舌红尖绛。虚而生燥见端。

大生地　川楝子　生牡蛎　台乌药　粉丹皮（盐水炒）大白芍（茴香炒）云苓神（各）潼白蒺藜（各）怀膝炭　冬青子　荷鼻[①]

胡右

产后血虚，肝气上逆，肺气不降，胃中痰浊因之上泛，会厌梗仄，似有痰凝，咳之不上，咽之不下，脘膺时痛，食后尤甚，便闭肢冷，心悬少寐。脉弦滑，舌红。气将化火，延有噎膈之虑。当化痰降气，兼以养营立法。

北沙参　旋覆花　大白芍（沉香拌炒）白蒺藜　法半夏　新会皮　金苏子（蜜炙）白蔻　川郁金　云神　枇杷叶　金果榄

① 荷鼻：荷叶的蒂。

林右

产后血虚，内风夹湿，窜扰于络。四末麻痹颤动如虫行，皮膝兼发红累[①]，头眩目痛。脉弦细，舌光少苔。最难速效之候。

冬桑叶　杭菊炭　明天麻　大胡麻　女贞子　当归　大白芍　大生地　云神　白蒺藜　乌芝麻

李右

产前发肿，产后略退，继又复肿，入夜更甚，带下淋漓。脉沉细带滑，舌白不荣。此荣土久亏，脾阳不运。积湿外发为肿，下渗为浊也。速效难求。

当归　炒茅白术（各）　桂枝木　炒薏仁　新会皮　大砂仁　连皮苓　大腹皮　乌贼骨　姜皮　红枣

何右

去春产后营血大亏，肝阳上扰，湿热乘虚下溜冲任。于是带下如注，腰痛如折，头痛目眩，印堂尤甚，心烦懊侬，自汗吞酸。脉弦细小数，舌红少苔。极难速效，当清肝益肾，兼化湿热。

生石决　乌贼骨　潼白蒺藜（各）　川杜仲　清阿胶（蛤粉拌炒）　大白芍　女贞子　杭菊炭　云苓神（各）　紫石英　炒於术　桑寄生　红枣

林右

产后猝然寒热，既退之后，心悬厌食，气怯神疲，无乳，今又因咽痒作恶。舌光，脉虚数而细。营阴大伤，又感新凉。久延非所宜也。

当归　大白芍　南沙参　大丹参　云神　炒白术　女贞子　炒谷芽　柏子霜　生姜　红枣

胡右

产后恶露不多，积瘀与宿食相搏。以致溲痛带浊，虚坐气陷。脉来沉弦小数，舌苔滑白。荣土本亏，刻以通调为先务。

当归　怀膝梢　瞿麦　猪茯苓（各）　大白芍（吴萸拌炒）　泽泻　黑山栀　川萆薢　净车前（盐水炒）　海蛤粉　南沙参

何右

产后子宫突出，势大如瓜，延今七载。比增渗流血水，逐日寒热，食少神疲。脉沉滑，舌白。阴气大伤，湿热随之下注所致。

当归　炒白术　青升麻　柴胡　粉丹皮　云苓　煅牡蛎　乌贼骨　泽泻　炙甘草　炙黄芪　椿根皮　红枣

赵右

产妇无乳，饮食如常，遍投诸药不应。姑为培补气血，以通窍络。

大生地　当归　炙黄芪　童木通　炙甲片　丝瓜络　白蒺藜　粉丹皮　大川芎　炙甘草　王不留行

戴右（无锡）

前年产后，神经衰弱，虚风夹痰交迫机络，其状类癫。既愈之后，又复坐蓐。宿患将发，幸未如前之甚。头眩心烦，两足空乏，腰膂酸痛，转侧维艰，齿浮则痛。脉弦细，舌红。营血大亏，心失所养，肝失所涵，气火悉浮于上。当养血柔肝，清降气火。

白归身　怀牛膝　潼白蒺藜（各）　大

① 红累：重迭、堆积的红色皮疹。

川芎　川断肉　大丹参　女贞子　阿胶珠　大生地　云神　金橘皮　巨胜子

改方：去大川芎，加大白芍。

另：益母八珍丸一两，天王补心丹五钱，和匀。

膏方：养血柔肝，清气火以安神志。

大生地　女贞子　大白芍　云神　旱莲草　肥玉竹　白归身　川杜仲　甘杞子（盐水炒）　大丹参　杭菊花　北沙参　潼白蒺藜（各）　怀牛膝　黑芝麻　桑葚子

上味煎取浓汁，文火熬糊，入清阿胶烊化，再入白蜜收膏。

周右

产难，膀胱及肠腑俱损，延今月余。子门不闭，小水自遗，日夜不已，且不自知，便难气坠。脉沉细左涩，舌苔浮黄。血虚生燥，肾之分泌失司。极难速效。

淡苁蓉　当归　冬葵子　云苓　菟丝子（盐水炒）　怀牛膝　大白芍　青升麻　潞党参　生黄芪　炙甘草　黑芝麻

另：洗药方。

蛇床子　菟丝子　枯矾（另包）　甘草

上味煎汁熏洗。

林右

产经半月，猝然左手足不能自用，汗出津津，语无伦次，少寐，恶露行，小水无知。脉弦细左数，舌红。曾经间日寒热者三次。可见营卫两亏，外风引动内风，势尚未定。

当归　大白芍　生牡蛎　紫丹参　炒枣仁　炙甘草　云神　远志肉　夜交藤　炒竹茹

另：宁坤丸一粒，陈酒化下。

二诊

今日汗收神清，语言爽利，亦能安寐。唯左手足未能自用，小水仍无知，间日寒热，呛咳有痰。舌红边黄，左脉不甚流利，右手弦滑。此产后营血交亏，外风引动内风，宿痰乘络所致。

南沙参　川贝母　净橘络　夜交藤　当归　大白芍　怀牛膝　云苓　豨莶草　白蒺藜（盐水炒）　炒竹茹　荷叶筋

三诊

产后中风，左手足略能活动，汗亦渐收。而间日寒热更长，热时遍体痛，呻吟不已。舌红中黄，脉虚弦右数。伏邪未罢，营卫不和。转以宣邪和络为事。

当归　大白芍（桂枝拌炒）　夜交藤　大川芎　大生地（酒炒）　柴胡（酒炒）　炙甘草　云神　橘络　香白薇

四诊

今日热势颇短，左手足渐能活动，而遍体仍痛，项筋强掣作痛，食入或吐，间或神志不甚清了。脉虚转为小数，舌略起苔。此风阳尤平，宿痰未化，络脉不荣之候。

当归　大白芍（桂枝拌炒）　白蒺藜　云神　首乌藤　炙甘草　橘皮络（各）　大川芎　法半夏　炒竹茹　生姜　红枣

五诊

夜分寒热未来，左手足渐能自用，呕吐、神志不清亦退。唯项筋尚强痛，夜分少寐。脉虚弦。风阳日潜，宿痰未清，络脉不荣之候。当柔调之。

当归　法半夏　云神　夜交藤　大白芍（桂枝拌炒）　炒枣仁　大川芎　橘络　白蒺

藜　炙甘草　荷叶筋　红枣

六诊

寒热退后，左手足渐能自用，神志亦清，项筋强掣亦减。唯大腑未通，小水不利。舌心起黄苔，脉转小数而滑。痰浊已久结肠腑，以润通导之。

当归　怀牛膝　云苓神（各）　净车前　大杏仁　黑山栀　大白芍　法半夏　火麻仁　橘络　白蜜

七诊

今日二便已通，左手足亦能高举。唯尚未易伸屈，胃纳未复。舌心尚腻，脉转小数。产后余痰未清，血虚未能荣贯络脉也。

当归　大丹参　怀牛膝　云苓神（各）　左秦艽　白蒺藜　法半夏　橘络　夜交藤　香独活　大白芍（桂枝拌炒）　桑枝　红枣

胡右

去冬产后，荣卫两亏，及今未复。劳则寒热，头眩自汗，少腹常痛。脉虚滑，舌苔腐白。虚象显然，延防加候。

当归　大丹参　潞党参　大川芎　炒枣仁　金香附　炙甘草　云苓　炒白术　大白芍（桂枝拌炒）　生姜　红枣

张右

产后脐下筑筑不已，头额多汗，心悬不寐，头眩脘痛，间或吐食，胸闷气逆，会厌梗仄，午后寒热。脉沉郁，舌白。此肝肾两亏，冲气上逆，木来克土也。颇难着手。

旋覆花　潼白蒺藜（各）　沉香曲　川郁金　生牡蛎　大白芍（桂枝拌炒）　炙乌梅　川楝子　代赭石

马右（常州）

产时胞衣难下，感受风寒，兼之恼怒。于是腹大有形，状如怀子。月事如期而行。脉弦细，舌红。当疏风理气。

当归　大川芎　大白芍　旋覆花　苏梗　川郁金　金香附　台乌药　炒枳壳　连皮苓　大腹皮　香橼皮

另：沉香顺气丸、四物丸，和匀。

林右

重身便血起见，产后两年不已，或愈或发，甚则如注，腹痛作胀，月事如常。脉弦细，舌苔腐黄。肝血两伤，湿热侵荣，血不安位所致。

荆芥炭　大白芍　当归（土炒）　大生地　清阿胶（蒲黄拌炒）　地榆炭　炙甘草　黄柏炭　焦白术　金香附　赤苓　侧柏叶　干荷叶

另：四物丸。

陈右

产后血亏未复，心烦少寐，两足肿，或内外灼热，左胁痛。脉弦细小数，舌红无苔。肝木本旺，速效难求。

当归　大白芍　白蒺藜　怀牛膝　女贞子　连皮苓　大丹参　焦白术　炒枣仁　焦谷芽　炙乌梅　桑枝　红枣

孙右（镇江）

小产后，血亏未复，冲海无裕。经行甚少，右胁下间或作痛，胃纳如常。脉弦细，舌红。毫无积瘀见象，养血调荣可也。

当归　大白芍　大川芎　女贞子　白蒺藜（醋炒）　大丹参　大生地　炙甘草　茺蔚子　云神　鸡血藤胶（后入）　红枣

另：益母八珍丸。

李右（镇江）

产后不时梦魇，头目眩昏作痛，内热，胸宇不舒。脉沉弦右数，舌红无苔。血虚无以荣肝，肝藏不职也。

当归　大丹参　煅龙齿　云神　川郁金　合欢皮　生石决　白蒺藜（盐水炒）　大白芍　远志肉　夜交藤　炒竹茹

另：宁坤丸。

祝右（镇江）

小产后，血不荣肝，风阳腾起，口歪于左，头眩，脑后痛，中心火燎。脉弦细，舌红。业经已久，势无速效可图。

生石决　大白芍　白蒺藜（盐水炒）　黑山栀　明天麻　杭菊炭　炙僵蚕　大生地　清阿胶　双钩钩　大麦冬　蝎尾

卞右（扬州）

屡次小产，荣阴大亏，肝家气火无制。头巅久痛，傍晚寒热，甚则脊筋吊痛。脉弦细，舌红。奇脉已暗伤矣。

大生地　女贞子　杭菊炭　潼白蒺藜（各）　云神　生石决　清阿胶　大白芍　炙乌梅　煨天麻　旱莲草　荷蒂

另：龙胆泻肝丸。

叶右（苏州）

产后寒热三年，似疟非疟，得汗则解，面目晦黄，胸腹胀满，食入不畅，两足肿，月事后期不行。脉弦滑细数，舌苔腐黄满布。湿邪久结二阳，荣卫不调，脾运不力，肝木偏强也。非劳损可比。

当归　大丹参　西茵陈　大白芍（桂枝拌炒）　泽泻　陈橘皮　炒茅白术（各）　连皮苓　新佩兰　炒薏仁　红枣　生姜

另：四物丸二两，胃苓丸二两，和匀。

有寒热时，原方加大豆卷、青蒿、

徐右（常州）

产后血虚，肝郁已久。心悬少寐，左体内热如燎，经行黑色如水，脘下结痞，多噩梦。脉弦细，舌红。业经已久，最难速效。

当归　大丹参　煅龙齿　夜交藤　大白芍　云神　合欢皮　大麦冬　旋覆花　炙乌梅　清阿胶　佛手

另：天王补心丹、四物丸，和匀。

胡右（苏州）

产后经居十二年不行，逢节则发寒热，不汗而解。头痛齿痛，脘闷食少，易作恶。脉沉细无力，舌红苔白。荣卫两亏，肝胃不和所致。速效难求。

潞党参　当归　白蒺藜　大砂仁　陈橘白　焦白术　大丹参　炒谷芽　法半夏　云神　大白芍　煨姜　红枣

另：两仪膏。

米右

产后两月，恶露一经未清。日来呛咳，右胁痛，日寒夜热，及晨由汗而解，脘闷，项右痛。脉浮弦，舌苔腐黄。血虚生热，又感风燥也。久延非宜，先当清润肃化。

冬桑叶　旋覆花　瓜蒌皮　大杏仁　大白芍　川贝母　苏梗　淡天冬　净橘红　香白薇　新绛　枇杷叶

二诊

日来又复潮热，汗极多，遍体尚痛，呛咳，右胁作痛，胃呆便结。脉细数，舌赤如朱。属在产后，阴血之亏折未复，虚而生热也。以清养润肃为事。

南沙参　银柴胡　川石斛　炙甘草　地骨皮　当归　淡天冬　大白芍　桑叶（蜜

炙）十大功劳　枇杷叶

林右

难产胞胎受损，膀胱不藏，遗溺无知，业经两月。脉虚数，舌红口渴。阴血已亏，拟古人益下以补膜法。

大生地　当归　菟丝子　川杜仲　女贞子　桑螵蛸　大白芍　潼沙苑　鹿角霜　桑寄生　炙甘草　红枣

另：益母八珍丸。

王右

产后失乳，恶露又未清，不时腹痛，波及腰部，或呛咳，痰多白沫，或作恶。脉沉细，舌红无苔。荣阴暗伤，风寒乘袭也。温理调肃为宜。

当归　大白芍（吴萸拌炒）　大丹参　旋覆花　炮姜炭　陈皮　苏梗　金香附（醋炒）法半夏　川贝母　十大功劳　红枣

汤右

腹胀仍有形，食与不食与胀势无增减。日来夜分又增寒热，渐有咳意。舌红口苦，脉细数。属在产后，血虚气滞，荣卫失和，肝脾不调所致。

当归　大白芍（桂枝拌炒）　炒枳壳　粉丹皮　柴胡（醋炒）　炙甘草　焦白术　炙鳖甲　大杏仁　苏梗　青陈皮（各）　生姜　红枣

金右（镇江）

小产后，呛咳音哑俱退，胃纳亦复。独腰部及少腹尚酸楚作痛，不能直立。脉弦细右滑，舌红。肺气初肃，血亏未复，肝气尚横梗未和也。

白归身　大白芍　白蒺藜　川断肉　川杜仲　焦白术　苏梗　青木香　南沙参　炙乌梅　佛手　红枣

另：四物丸。

束右（出诊）

产后恶露不行，水道不利，少腹或作痛，表热夜甚，口渴。舌心黄，脉虚弦而数。血瘀未清，外邪乘袭直入。当仿产后郁冒例立法，以期热退神安。

香白薇　紫丹参　青龙齿　大白芍　当归　云苓神（各）　炙甘草　川贝母　焦山楂（赤砂糖炒）　黑山栀　琥珀

二诊

新产后内外灼热已清，妄言亦退，间或尚哭笑或呓语，二便初行，未能自如，少腹急胀，右半尤甚，呕恶口干。舌心灰黄，脉虚数左细。余热及恶露未清，内脏已伤，仍防再生枝节。

当归　紫丹参　旋覆花　大白芍　大麦冬　云神　香白薇　焦山楂　川郁金　姜竹茹　宁坤丸（一粒去壳和入）

改方：加粉丹皮。

宣右（金沙）

产后早劳，感受新寒，血凝气滞，肠胃之通降失司。是以恶露虽多，而仍腹痛作胀且拒按，不得转侧，便结，水道不利，脘闷作恶，食少神疲。脉濡软虚滑，舌苔糙白满布。本元日伤，延防肿满呃逆，亟以温理为事。

当归　上肉桂　青陈皮（各）　大白芍　五灵脂（醋炒）　怀牛膝　山楂肉（赤砂糖炒）　云苓神（各）　炮姜炙　甘草　正滑石　生姜　红枣

二诊

进温理法，大腑畅通，腹痛作胀及拒按俱退，脘闷呕恶亦减。唯左胁下尚痛，呼吸牵引，不得转侧。舌苔糙白转黄，脉仍濡滑，沉分渐有数意。产后积蕴初化，血凝气滞未调，荣卫不和也。不宜再生枝节。

当归　大白芍（吴萸拌炒）　炮姜炭　上肉桂　炙甘草　五灵脂（醋炒）　旋覆花　焦白术　焦楂肉（赤砂糖炒）　云神　老苏梗　红枣

三诊

今日左胁下痛势已安，呼吸渐利，渐能转侧，脘闷呕恶亦减。唯大腑未通，胸腹尚觉胀满不舒。舌苔复转腐白，脉略起。产后血凝气滞，肝胃失调，荣卫不和也。当再温理宣畅。

当归　上川朴　炮姜　金香附（醋炒）　青陈皮（各）　大砂仁　大白芍　焦山楂（赤砂糖炒）　上肉桂　赤苓　佛手　红枣

宗右（高邮）

久咳遇寒尤甚，痰多白沫。刻值产后，少腹胀，呕吐清水。脉沉迟，舌红根白。肺有积饮，气血又凝滞也。温化为先。

当归　炮姜　青陈皮（各）　上桂心　大丹参　大白芍（吴萸拌炒）　姜半夏　五灵脂（醋炒）　炙甘草　金香附　佛手　红枣

邓右（溧阳）

产后酸楚作痛未减，或如针刺，头痛咽痛。口渴舌红，脉弦细。血不荣肝，气火无制也。

大生地　当归　大白芍　双钩钩　大丹参　生石决　川石斛　白蒺藜　大麦冬　杭菊炭　桑枝　丝瓜络

金右（常州）

小产血去甚多，本元骤亏，肺胃不和。呛咳夜甚，痰极多，自汗，脘闷作恶，小溲痛，米粒不入。脉虚数细滑，舌红无苔。虚象显然，延有涉怯之虑。

南沙参　大白芍　当归　陈橘白　川贝母　大丹参　大麦冬　怀山药　焦谷芽　云苓神（各）　大砂仁　莲子（连心）

另：宁坤丸，每服半锭。

二诊

日来腑通，胃纳渐复，小溲仍痛，呛咳夜甚痰多，作恶脘闷，自汗。脉虚数细滑，舌略起苔。肺胃初和，血虚未复。属在小产后，久延防涉怯。

南沙参　法半夏　焦谷芽　当归　云苓神（各）　怀山药　大麦冬　清阿胶　川贝母　大丹参　叭杏仁　莲子

汤右

产后二年，血虚肠燥，便结不利，面浮足肿，食少神疲。脉小数，舌光。虚象显然，收效不易。

油当归　焦白术　陈橘白　炙黄芪　大丹参　怀牛膝　连皮苓　炒枳壳　焦谷芽　大白芍　佛手　红枣

另：四物丸。

李右

产难，用手术致损胞膜，小水无知，不能自禁。溲后沥浊，内热食少。脉沉细，舌红。当养血化浊，兼补下元。

南沙参　大丹参　桑螵蛸　煅牡蛎　当归　女贞子　潼沙苑　炙甘草　怀山药　粉丹皮　大白芍　莲子（连心）

膏方：产难致损胞膜，小水无知，腹痛便溏。荣土已薄，拟膏方补下调中。

潞党参　炙黄芪　桑螵蛸　煅牡蛎　大熟地　焦白术　肥玉竹　潼沙苑　当归　大

白芍　女贞子　炙甘草　川杜仲

上味煎取浓汁，熬糊，入白文冰一斤收膏。

张右

去冬产后，本元未复。腰痛，白带多，盗汗津津，食少神疲。脉沉细，舌光。一派虚象，拟归脾汤出入。

潞党参　炙黄芪　煅牡蛎　炒枣仁　女贞子　焦白术　云神　当归　大白芍　炙甘草　浮小麦　红枣

另：黑归脾丸。

林右

产后腰腹攻痛已久，屡愈屡发，气从下坠，便结不利。脉小数而细，舌红。肝肾已亏，剔根不易。

当归　大白芍（吴萸拌炒）　鹿角霜　金香附　炙乌梅　川楝子（醋炒）　广木香　炙甘草　宣木瓜　旋覆花　生姜　红枣

沙右

产后结痞有年，下注则少腹气坠欲便，肢冷多汗。上乘则脘闷气粗，不得平卧。月事先期，白带多。脉沉细，舌苔厚腻。血虚气滞，肝脾不和，冲带失调所致。

当归　大白芍　乌贼骨　香附炭　旋覆花　川楝子（醋炒）　沉香曲　炙乌梅　潼白蒺藜（各）　云苓神（各）　佛手　红枣

另：四物丸、沉香顺气丸，和匀。

狄右

产后三月，恶露延绵不清，或多或少。两腿烧热，不时咽痛，脘腹攻痛，胃纳不甘，便结。脉细数，舌苔腐腻。血虚生热，冲海之约束无权，肝藏不职也。

大生地（炙炭）　大白芍　当归　云神　香附炭　阿胶珠　大丹参　怀牛膝（炒）　粉丹皮　炮姜炭　煅牡蛎　炙甘草　红枣　藕

另：宁坤丸。

二诊

产后恶露延绵三月不净者已止，脘腹攻痛亦减。唯胃纳未复，便结，或咽痛，两腿烧热。脉细数，舌苔腐黄未清。血亏，冲海积热未清，肝胃不和所致。

当归　大白芍　女贞子　旱莲草　大生地（炙炭）　南沙参　川石斛　大丹参　云神　陈橘白　佛手花　红枣

另：益母八珍丸。

蒋右

小产后，冲任二脉大伤。每值经行血块磊磊，延绵时日不净，白带多，腰俞酸楚，食少心悬。脉沉细无力，舌苔滑白。肝脾不和，藏统并失其职也。

大生地（炙炭）　旱莲草　川断肉　炮姜炭　当归（土炒）　香附炭　炙甘草　川杜仲　焦白术　血余炭　潞党参（姜水炒）　云苓神（各）　红枣

另：黑归脾丸二两，每服三钱。

张右（扬州）

产后头痛两月有余，心悬嘈杂，多食善饥。脉弦细右滑，舌苔腐白。荣阴骤亏，木火虚阳上扰清宫也。当养血柔肝，以平气火。

当归　大生地　甘杞子（盐水炒）　生石决　白蒺藜　大白芍　大川芎　杭菊炭　阿胶珠　肥玉竹　女贞子　灵磁石

另：杞菊地黄丸、四物丸，和匀。

周右

去秋因病而半产，阴土暗亏。腹鸣自

利，食少内热，面黄。舌红，脉虚数。虚象显然，延防发肿。

潞党参　焦白术　大白芍（吴萸拌炒）　炙乌梅　煨木香　炙甘草　当归　川断肉　益智仁（盐水炒）　焦谷芽　干荷叶　红枣

殷右（高邮）

新产受惊，神志昏愦不楚。既退后，心营未复，木火风阳不藏。心悬少寐，头眩而鸣，肉瞤惊惕，善疑虑。幸胃纳尚强，月事通调。切脉弦细，重取少力。舌红无苔。虚象显然。

当归　大丹参　煅龙齿　大麦冬　云神　白蒺藜（盐水炒）　远志肉　合欢皮　大白芍　柏子仁　莲子（连心）

另：黑归脾丸三两。又：宁坤丸一粒。

王右

迭次小产，内热腰痛，嘈杂眩晕。脉弦细，舌红。肝肾两亏，冲海积热不清也。

大生地　大白芍　肥玉竹　大川芎　白归身　川断肉　炙甘草　旱莲草　川杜仲　女贞子　云神　大丹参　藕　红枣

上味如法，入鸡血藤胶烊化，再入白文冰收膏。

卢右

骈胎产后，血亏未复，荣土不和。内热口渴，面黄食少，腹痛自利，辘辘水声。脉虚滑小数，舌红苔白。当培土调荣。

潞党参（姜水炒）　当归　益智仁（盐水炒）　煨木香　炙乌梅　焦白术　大白芍（吴萸拌炒）　大砂仁　炙甘草　云苓　焦谷芽　佛手　红枣

另：香砂六君丸、归芍六君丸，和匀。

江右

产后甫弥月，阴血之亏折未复。心悬少寐，头眩内热，食少神疲，白带多，玉门破肿。脉沉数，舌红中剥。养荣清热为先。

大生地（炙）　当归　云神　粉丹皮　乌贼骨　大白芍　女贞子　川石斛　南沙参　大砂壳　藕　红枣

另：当归三钱，甘草一钱五分，黄柏二钱，蛇床子五钱，煎汁洗之。

许右（金沙）

产后血亏未复，加以前年小产，肾脉暗伤。腰为肾府，久痛不已，不良于行，少寐，善惊惕，内热多汗。舌红，脉弦细无力。水不涵木，最防增咳。

白归身　川杜仲　炒枣仁　大丹参　大白芍　川断肉　女贞子　云神　炙甘草　炙黄芪　桑寄生　红枣

另：黑归脾丸。

二诊

腰痛已减，少寐善惊惕亦安，而汗仍多，寐中尤甚，内热。舌质光剥，脉弦细沉分数。产后荣阴久亏，阳不外卫，腠理不密也。守原义更增育阴摄阳之品。

大生地　大麦冬　五味子　煅牡蛎　大白芍　云神　炒枣仁　川杜仲　炙黄芪　煅龙骨　南沙参　桑寄生　莲子（连心）

三诊

原方更增育阴摄阳，盗汗如洗者渐少，惊惕少寐及腰痛亦减，左腿尚痛。舌绛亦淡，唯仍光剥无苔，脉细数左弦。产后血分久亏，阴不敛阳。拟仿归脾汤用意。

潞党参　炙黄芪　五味子　炒枣仁　煅牡蛎　云神　炙甘草　大生地（蛤

粉炒松）大麦冬　大白芍　淮小麦　陈橘白　红枣

赵右（溧阳）

半产四年，血亏未复，心失所养，肝失所涵。头痛，脑后尤甚，心悬少寐，遍体酸楚，食少内热，经行甚少，小腹痛。脉弦细，舌质光剥。虚象显然，亟为培理。

当归　大白芍　炒枣仁　云神　甘杞子（盐水炒）大丹参　白蒺藜　杭菊炭　夜交藤　乌梅炭　紫石英　红枣

另：归脾丸。

郑右

疥疮愈后，适值分娩。产难，恶露多，加以向有肝厥，头昏心悬，多汗不已，四肢清冷，目不能合，亦不成寐，脘腹胀痛，胸次懊侬。右脉至数不清，左手弦细沉分数，舌苔白腻满布。积湿积瘀未清，气不外卫，阴失内守也。虚实夹杂，着手殊难。

当归　大白芍（吴萸拌炒）大丹参　香附炭　川桂枝　大川芎　炮姜炭　炙黄芪　煅牡蛎　云神　元精石　红枣

另：宁坤丸。

二诊

进辛甘通补法，药后即晏然酣卧，汗收肢冷已和，脘腹胀痛亦减。唯恶露未复行，头昏懊侬。右脉渐清了，舌苔尚厚腻满布。产后气血不调，积湿又重。当守原法接进，冀其站定为吉。

当归　大川芎　炒枣仁　炙黄芪　云神　炙甘草　香附炭　炮姜炭　川桂枝　大丹参　元精石　红枣

吕右（扬州）

产后腹大如故，状如未产，食与不食如故。腰酸腿痛，头目眩昏。切脉弦细小数，舌红无苔。血虚气滞，荣卫失和，肝脾失调所致势。势无速效可图。

当归　大白芍　苏梗　旋覆花　大腹皮　川断肉　刺蒺藜　金香附　黄郁金　怀牛膝　云神　香橼皮　红枣

另：沉香顺气丸、四物丸，和匀。

林右

始而子宫肿，继之吐血甚多。今已分娩月余，食少则烧热，口渴舌红，遍体红丹丛发，作痒起皮。左脉弦数。血分已亏，风湿乘袭也。

当归　荆芥　粉丹皮　大生地　大川芎　香白薇　云神　炙甘草　黑山栀　京赤芍　地肤子　荷叶

王右

产时水脬破溃，小溲无知，点滴不已，子宫下突，日形腐溃。脉细数，舌苔腐腻。引动积湿所致，收效不易。

当归　焦白术　泽泻　京赤芍　川萆薢　青升麻　云苓　炙甘草　怀牛膝　炙黄芪　椿根皮　红枣

另：当归二钱，甘草一钱五分，蛇床子五钱，五倍子一两。

上味煎汁洗之。

另：补中益气丸。

喉症门

赵左

喉癣半年，咽底红丝缕缕，夜分寒热。脉小数，舌红中黄。阴分不足，龙雷之火夹湿与痰热上升为患，速效难求。

北沙参　大生地　马勃　生甘草　生牡蛎　大麦冬　乌元参　白桔梗　粉丹皮　川黄柏（盐水炒）　肥知母　鸡子清（冲）

王左

咽底高突，左畔尤甚，饮咽不利，寒热交争，便闭。脉滑数，舌赤。肺胃痰热甚重，势乃未定。

酒炒大黄　上川连（酒炒）　连翘　大贝母　炒僵蚕　乌元参　山豆根　净赤芍　天花粉　酒子芩　白桔梗　竹叶

马童

喉痧，痧发未透。肢冷脉伏，两目上视，咽喉赤肿。势已危笃，挽回不易。

荆芥　射干　白桔梗　黑山栀　薄荷　连翘　山豆根　赤芍　酒子芩　大力子（炒）　白茅根　炒竹茹

孙童

喉痧腐烂，饮水由鼻而出。壮热烦扰，神识不清。脉小数。伏邪甚重，系极险之候。

生石膏　大力子（炒）　京赤芍　山豆根　射干　薄荷　白桔梗　酒子芩　连翘　生甘草　青升麻　双解散（包）

王童

乳子，舌尖及喉际腐白起点，音嘶无声，呛咳有痰。脉细数。风痰结于肺胃，势颇未定，闭逆可虑。

麻黄　白桔梗　薄荷　川通草　炒麦芽　射干　大杏仁　薄橘红　炙草　枇杷叶　生竹茹　灯心

钱左

喉疳延久，寐爽痛甚。近增腐白成片起晕，饮咽不利。脉弦细小数。淋浊亦延久。可见肾阴已亏，余毒未清。适值初春，万物发育之际。亟以清润泄化为先。

南花粉　生甘草　马勃　白桔梗　连翘　上川连（酒炒）　大力子（炒）　乌元参　上银花　肥知母　灯心　仙遗粮

李左

喉痹肿痛，脉细如丝，咳嗽声嘶。

麻黄　薄橘红　大杏仁　白桔梗　升麻　法半夏　皂角灰

何左

头额及项间筋跃胀痛，不能着枕者已减。唯右耳后入夜复痛，筋脉坟起。咽喉又复焮痛，饮咽不利，右畔破裂一条。大腑五日不行。右脉弦虚，左沉细。此营血久亏，迭经久泻，湿毒尚未全清，而木火虚阳，又复乘虚上扰也。

羚羊尖　元参心　大生地　清阿胶　生甘草　生石决　大麦冬　杭菊炭　北沙参　白桔梗　马勃　灯心

二诊

进滋水抑木、兼化余毒一法，咽喉痛复减，入夜未复痛，太阳穴亦能着枕，耳后紧掣。腑亦略行，而痰尚多。咽底破裂未敛。脘痛懊侬。右脉虚弦而数，舌苔白浊。虚阳木火夹湿毒为患，当守原法接进。

大生地　生石决　生甘草　马勃　肥知母　大麦冬　北沙参　粉丹皮　白桔梗　元参心　羚羊片　生竹茹　金汁

三诊

咽关破裂之痛已退，咽底又复辣痛，饮咽时痛尤甚，连及耳后、耳下、太阳穴与脑后，筋梗作痛，喜于手按，不能起坐。舌苔已化，脉来左部沉细且息止，右关虚弦，寸部小数。可见肝阳虚火熏灼于上，非徒湿毒上窜故也。宜大剂滋阴潜阳为要。

西洋参　大麦冬　大白芍　粉丹皮　元参心　大生地　白蒺藜　清阿胶　川抚芎　杭菊炭　方诸水[①]（冲）　鸡子清（冲）

四诊

迭经大剂滋水生阴，抑降虚阳一法，头痛连及耳后不能着枕者已平，咽喉赤肿及咽底裂痛亦轻，饮咽渐调。而交阴则咽燥作痛，额角高突一块未消。右脉尚数，关部尤大。可见肝家气火虚阳已潜，肺胃两经湿火未楚，阴液尚亏，无以上承也。以原方出入主之。

西洋参　杭菊花　北沙参　白蒺藜　大白芍　大麦冬　清阿胶　大生地　乌元参　川抚芎　密蒙花　方诸水（冲）

孙童

缠喉风，痰鸣如锯，鼻扇气粗，咽喉两旁高突。舌苔白腻，壮热脉伏。势已危笃，挽回殊难。

麻黄　射干　橘红　象贝　川通草　前胡　法半夏　白桔梗　炙桑皮　生竹茹　枇杷叶

胡童

喉痧，壮热自利，咽喉赤痛。舌苔腻黄，脉滑数。势属未定，症殊险要。

香豆豉　大力子（炒）　净赤芍　大贝母　粉丹皮　青升麻　连翘　黑山栀　酒子芩　薄荷　生甘草　白茅根

何童

喉痧，痧虽已透，表热未清。四末厥冷，咽喉腐烂，痰鸣气粗。两脉沉伏，项右高突。症属险要，挽回殊难。

生石膏　青升麻　白桔梗　薄荷　方通草　射干　连翘　大杏仁　象贝　淡竹叶

吴童

喉痧由传染而来，右畔腐烂，左畔赤肿，饮咽不利，寒热交争。脉滑数，舌心浮黄。势颇未定。

香豆豉　连翘　大力子（炒）　乌元参　白桔梗　鲜生地　射干　薄荷　山豆根　僵蚕　生竹茹　灯心

张左

喉痧，烂痛俱退。寒热交争，自利作恶，红点罗列。舌苔灰黑。渐从热化之象，正在险途。

① 方诸水：方诸，一种大蚌。月明之夜，捕得方诸，取其壳中贮水，清明纯洁，即方诸水。

鲜生地　连翘　白桔梗　净赤芍　乌元参　薄荷　上银花　淡子芩　黑山栀　青升麻　白茅花

曹右

喉痧，咽喉腐痛已退，痧亦透布，而唇角及手背起疱流脂，可见时毒之重。神识仍未清，谵语不已。经行已止。右脉不楚。余邪尚重，仍防内陷。

鲜生地　黑山栀　升麻　连翘　薄荷　元参心　人中黄　上银花　粉丹皮　京赤芍　益元散（包）

林童

喉痧，咽之腐赤大退，寒热亦清，而肢末渐现痧点。仍以疏达伏邪为事。

鲜生地　连翘　净赤芍　粉丹皮　上银花　青升麻　黑山栀　炒僵蚕　乌元参　大贝母　荷叶

李童

喉痧，腐痛大退，表热亦清，痧热未大透。脉滑数。余热未清，原以疏泄为事。

鲜生地　连翘　大贝母　生甘草　云苓神（各）　上银花　炒僵蚕　元参心　山豆根　白桔梗　炒竹茹　灯心

牛左

咽喉两旁高突腐烂已减，而咽底尚腐黄成片，波及蒂丁。脉弦数。风燥初透，余热及痰火尚重。势仍未定，拟凉透之。

鲜生地　冬桑叶　山豆根　净赤芍　瓜蒌皮　鲜石斛　生甘草　天花粉　桔梗　连翘　酒子芩　淡竹叶

马童

日来咽喉腐势已退，而咽底之腐白更甚。音嘶痰多，肌表不热，亦不见痧点。脉反沉小，右手似有似无，舌光呛咳。肺胃燥火甚旺，险象已露。着手颇难，姑仿白喉立法。

鲜石斛　天花粉　淡天冬　人中黄　炒竹茹　象贝　元参心　瓜蒌皮　川通草　枇杷叶　梨片

杨童

喉痧，咽喉腐烂虽减，壮热亦清。鼻流秽涕，两耳下浮肿，痰鸣气粗。脉数大。余邪尚重，症在险途。

鲜生地　生甘草　薄荷　天花粉　净赤芍　青升麻　上银花　生石膏　白桔梗　净连翘　淡竹叶

柳童

喉痧，神识略振，壮热渐清，而咽底又复腐白，饮入由鼻孔而出，肢冷脉伏。渐从内陷，仍在险途。

鲜生地　青生麻　柴胡　山豆根　连翘　大力子（炒）　生甘草　大贝母　天花粉　酒子芩　生竹茹　板蓝根

另：神犀丹。

柏童

喉痧三日，痧点初布，面部红晕成片，背部色紫，气粗鼻仄，肢冷嗜卧，自利呛咳，咽之左右赤肿。脉小数，左手不扬，舌红唇赤。时邪尚郁遏肺胃，势殊未定。

生石膏　白桔梗　连翘　射干　大力子　青升麻　上银花　前胡　薄荷　冬桑叶　白茅根

钱左

咽喉高突虽平，而呛咳痰鸣如故，声如拽锯，声嘶多汗，黎明又复烧热。脉不起。肺窍仄塞，慎防痰壅致闭。姑以麻杏石膏汤挽之。

麻黄　大杏仁　白桔梗　马兜铃　炒竹

茹　生石膏　法半夏　桑白皮　炙草　瓜蒌皮　芦根

孙童

喉痧，痧子虽透，热邪尚重。咽腐腮肿，舌黑而干，神烦谵语，两脉不起。有内隐之虞，症属极险。

鲜生地　大力子　净赤芍　黑山栀　天花粉　鲜石斛　上银花　乌元参　肥知母　白桔梗　淡竹叶

李左

咽痛一旬，咽底腐白成片，兼之呛咳失音，右胁痛。脉沉细，舌白。势属白喉，极险。

冬桑叶　瓜蒌皮　大贝母　炙甘草　净京芍　白桔梗　大杏仁　乌元参　淡天冬　马勃　炒竹茹　灯心

庞右

咽底红点粒粒已减，而痛势更甚，项外亦为之强。脉小数，舌苔转灰。风燥渐清，虚火肝阳上扰之象。非时病可比。

细生地　大麦冬　乌元参　肥知母　白桔梗　炒僵蚕　粉丹皮　净赤芍　马勃　甘草　灯心

管左

喉风红肿，渐及腮上，不能饮咽，寒热交争。脉滑数。风燥痰热，交蕴三焦。势颇未定，清解为先。

上川连（酒炒）　射干　乌元参　京赤芍　白桔梗　薄荷　僵蚕　连翘　大贝母　生甘草　生竹茹　淡竹叶

钱左

喉瘤已久，右喉高突，坚硬作痛。日来左咽又渐高突。脉沉数而滑，尺细。肾阴不足，君相二火鼓动肺胃之痰热蕴结而成。势无速效。

大麦冬　细生地　大贝母　海蛤粉　川黄柏（酒炒）　京赤芍　乌元参　白桔梗　云苓　竹茹　肥知母　灯心

二诊

从肾阴不足，君相二火鼓荡肺胃之痰热立法，喉瘤坚硬渐软，而右脉更滑数，间或鼻衄。肺胃之积热尚重可知。

北沙参　粉丹皮　肥知母　白桔梗　川黄柏（酒炒）　天麦冬（各）　天花粉　乌元参　炙赤芍　海蛤粉　灯心

吴童

喉痧由传染而来，痧点未透，壮热谵语。脉弦数，咽底腐白成片。险象环生，挽回非易。

鲜生地　酒子芩　乌元参　生甘草　炙赤芍　香豆豉　升麻　连翘　山豆根　白茅根

二诊

痧已透矣，热仍未清。无汗作恶，脘闷下利，咽底紫肿，右喉渐腐，且有黑色，痰不得出。脉滑数。伏邪化热之候，势属未定，急为清凉泄化。

鲜生地　射干　连翘　赤芍　上川连　川郁金　葛根　薄荷　酒子芩　炒僵蚕　淡竹叶

倪童

喉痧腐势较减，痛未安。寒热已解，痧点未透。脉滑数，舌心灰黄。余邪尚重，势颇不轻。

鲜生地　升麻　白桔梗　射干　山豆根　乌元参　赤芍　净连翘　炒僵蚕　薄荷　炒竹茹

周童

喉痧初起，右喉腐烂势大，左咽赤肿，寒热交争。脉小数。势颇未定，清解为先。

薄荷　天花粉　乌元参　炒僵蚕　生甘草　白桔梗　大力子　射干　荆芥　白茅花

黄童

喉痧，痧点已透，右喉腐势未脱，寒热交争。脉滑数。余邪尚重，势颇未定。

鲜生地　山豆根　升麻　连翘　乌元参　天花粉　炒僵蚕　大贝母　射干　白桔梗　京赤芍　白茅花

赵左

喉痈退后，言语不利，饮水由鼻而出，鹊桥腐溃，天地仄塞可知。

冬桑叶　白桔梗　方通草　淡天冬　枇杷叶　瓜蒌皮　法半夏　大杏仁　乌元参　炒竹茹　木笔花

江右

喉烂势大，饮咽不利，声嘶痰鸣。经事适来，殊难着手。

鲜生地　山豆根　炒僵蚕　薄荷　桑叶　净连翘　射干　天花粉　炙赤芍　白桔梗　乌元参　淡竹叶

陆左

喉痧腐烂大退，肿痛亦减。唯痰鸣声嘶，不能平卧。两脉且不起。痰热尚重，慎防闭厥。

上川连　全瓜蒌　射干　大贝母　薄荷　炒枳实　大力子　僵蚕　炒竹茹　九节蒲　元明粉

二诊

右喉高突，势大如故。痰涎上壅，牙关仍紧，项间焮核磊磊。脉滑数，风燥痰热尚重，势仍未定。

生军（酒炒）　大贝母　连翘　射干　酒子芩　上川连（酒炒）　净赤芍　白桔梗　山豆根　花粉　元明粉

顾童

喉痧，痧点已退，喉腐白如棉，呛咳声嘶，痰鸣如拽锯，米饮不入。两脉模糊。此阴胃[1]大伤，邪热留肺之候。症属险要。

鲜石斛　冬桑叶　大麦冬　瓜蒌皮　生甘草　天花粉　白桔梗　马勃　大贝母　枇杷叶　青果

王左

喉疳肿痛两月，腐秽成坑，痛彻耳门，入夜呼号，屡次寒热。脉沉细，舌白。湿毒蕴结清窍，速效难求。

生军　乌元参　京赤芍　桔梗　僵蚕　青升麻　上银花　人中黄

金童

乳子痘后，感受风邪，痰鸣如拽锯。脉不应指，舌苔滑白。势成喉风，症属极险。

麻黄　苏梗　大杏仁　炙桑皮　射干　前胡　象贝　法半夏　薄橘红　白桔梗　皂角（研细冲）

庄左

气火喉痹，延今已久，不时萌发。咽底红点磊磊，饮咽不利。脉弦数。水亏木旺，心阳夹痰热上升所致。拔根不易，润化为先。

冬桑叶　京赤芍　云苓　白桔梗　川石斛　淡天冬　乌元参　肥知母　瓜蒌皮　炒

① 阴胃：即“胃阴”。

僵蚕　炒竹茹　灯心

汤左（金沙）

缠喉风，两旁腐肿，音嘶痰鸣，喘逆多汗。脉小数，左手至数不清，舌苔灰白。风邪痰热壅遏太阴，肺气仄塞也。拟麻杏石甘汤，挽此沉疴。

麻黄　大杏仁　白桔梗　炒僵蚕　前胡　生石膏　生甘草　射干　瓜蒌皮　象贝　金沸草

二诊

缠喉风，午后进麻杏石甘汤法，开肺化痰，舌苔转见灰黄，咽间腐白已退，肿突如故，痰鸣自汗，呛咳鼻仄。风邪痰热尚毗薄于肺之象。犹在险途，守原方更进为事。

麻黄　生石膏　白桔梗　竹沥夏　僵蚕　射干　生甘草　前胡　瓜蒌皮　生竹茹　枇杷叶

三诊

昨日两进麻杏石甘汤，缠喉风喉间白腐渐脱，痰鸣自汗俱减，唯气仍粗。脉小数，舌苔转黄。风邪渐解，痰热尚留于肺络。仍在畏途。

生石膏　大杏仁　麻黄（蜜炙）　射干　生甘草　象贝　白桔梗　瓜蒌皮　前胡　生竹茹　枇杷叶

四诊

迭投麻杏石甘汤，缠喉风喘平汗止，咽喉两旁腐白亦脱，唯舌心尚黄。风邪初解，痰热尚未清。虽已转机，尚宜慎重。

瓜蒌皮　大杏仁　生甘草　马兜铃　炒僵蚕　乌元参　白桔梗　射干　象贝　生竹茹　枇杷叶

刘左

双蛾肿痛，右喉已腐，寒热交争。脉滑数，舌红苔黄。风燥上干肺胃。势颇未定，清解为先。

薄荷　冬桑叶　大力子　天花粉　酒子芩　乌元参　白桔梗　京赤芍　山豆根　净连翘　生竹茹　灯心

林右

风燥上干咽喉，两旁腐白，曾经寒热。脉滑数，舌红中黄。火象显然，势颇未定，清解为先。

冬桑叶　薄荷　大力子　酒子芩　生甘草　白桔梗　净连翘　乌元参　京赤芍　南花粉　生竹茹　灯心

贺右

喉痈既溃后，痛去肿未消，兼之右畔头痛，目珠痛，视物昏糊。脉弦细，右数。属在重身，胎热上壅，引动肝家气火而来。法当降化。

中生地　大白芍　杭菊花　冬桑叶　决明子　生石决　白蒺藜　云苓　黑山栀　炙僵蚕　夏枯穗

另：万应锭以卧时噙化。

金右

双蛾高突，左大于右。左耳焮痛，寒热迭作。脉浮弦，舌白。风燥上干肺胃而来。势尚未定，清解为先。

薄荷　射干　香豆豉　冬桑叶　炒僵蚕　白桔梗　川郁金　京赤芍　藿香　大力子　生竹茹　灯心

二诊

双蛾高突大减，寒热亦从汗解，左耳焮痛亦平。唯胃纳未复，脘次不畅。脉弦滑细，舌白。风燥之邪初退，肝胃未和使然。

瓜蒌皮　川郁金　京赤芍　大力子　乌元参　白桔梗　白蒺藜　冬桑叶　炙僵蚕　生竹茹　灯心

吴左（扬州）

滋水抑木，清气降火，为气火喉痹者之不二法门。

大生地　白桔梗　旋覆花　刺蒺藜　大白芍　肥玉竹　枇杷叶　乌元参　淡天冬　炙乌梅　粉丹皮　丝瓜络　金果榄　青果

上味煎取浓汁，文火熬糊，入白蜜十两收膏。

丁右

喉痈脓出肿消，寒热亦退，脘次未畅。脉数，舌黄。当再清其余热可也。

天花粉　京赤芍　射干　炒僵蚕　生甘草　白桔梗　大力子　大贝母　川郁金　乌元参　薄荷

王童

缠喉风，咽之腐赤，气粗鼻扇，投以麻黄石膏汤，症情较定。表分渐热，时若闭状。脉滑数鼓指。风燥与痰热相搏于太阴，肺气仄塞也。仍在险途。

麻黄　生石膏　射干　大杏仁　薄荷　白桔梗　瓜蒌皮　薄橘红　皂角灰（冲）

另：神犀丹一锭，开水摩服，分三次。

二诊

进麻黄石膏汤及神犀丹，咽喉腐白渐退，气粗鼻扇已平，呛咳痰亦活，表热已解。脉滑数。肺胃风邪痰热初化，守原法减剂主之。

麻黄　大杏仁　瓜蒌皮　川通草　射干　生石膏　象贝　薄橘红　白桔梗　生竹茹

王童

左咽腐白作痛，痰涎上泛，寒热交争，汗不畅达。脉弦滑，舌红中黄。风燥夹痰上干而来，势颇未定。

薄荷　大力子　大贝母　山豆根　京赤芍　白桔梗　乌元参　净连翘　酒子芩　射干　生甘草　淡竹叶

二诊

左咽腐白已减，热亦清。脉尚数。风燥初退，积热未清。当再润化。

南花粉　大力子　大贝母　乌元参　酒子芩　白桔梗　净连翘　山豆根　生甘草　炒僵蚕　生竹茹　梨皮

邱左

气火喉痹已久，会厌梗痛，或介介不舒。脘下或胀痛，气从上逆。脉弦细，舌红。血虚木旺，气火上升，肝胃不和。难求速效。

旋覆花　川郁金　大麦冬　炙乌梅　射干　大白芍　白桔梗　苏梗　白蒺藜　马勃　金果榄

杨右（宜兴）

气火喉痹已久，喉底红点粒粒，发则作痛。舌裂出血，舌红嗌干。月事不调，或先或后，少腹或胀痛。比增呛咳，痰色黑。脉弦滑细数。血热肝旺，气火上升，肺受熏灼也。润化为先。

北沙参　白桔梗　瓜蒌皮　大杏仁　云苓　大麦冬　乌元参　赤白芍（各）　青蛤壳　川贝母　枇杷叶　生竹茹

另：元参　麦冬　桔梗　西洋参　大梅　煅中白

上味研末，炼蜜糊丸，以一粒含之。

裴童

烂喉蛾，咽喉两旁高突腐痛，饮咽不利，寒热交争。脉滑数。时燥痰火，交结肺胃所致。势当未定。

薄荷　白桔梗　山豆根　大贝母　炒僵蚕　南花粉　京赤芍　大力子　净连翘　射干　乌元参　酒子芩　生竹茹　灯心

孙左

左咽赤肿作痛，牙关强紧，势属喉痈，已具化脓之象，寒热迭作。脉滑数。风燥痰热，上干肺胃所致。

南花粉　京赤芍　大贝母　大力子　炒僵蚕　山豆根　净连翘　酒子芩　薄荷　乌元参　射干　淡竹叶

二诊

喉痈脓出痛止，唯赤肿未消，牙关强紧，寒热已退。脉滑数。里热未清，当再清化。

南花粉　炒僵蚕　射干　京赤芍　净连翘　牛蒡子　白桔梗　大贝母　乌元参　薄荷　生甘草　淡竹叶

陈右

气从上逆，则咽痛妨食。两胁及背部窜痛，气逆善噫。月事不调。脉弦细，舌红。延有喉痹之害。

旋覆花　白蒺藜　大白芍　苏梗　炙乌梅　当归　川郁金　金香附　白桔梗　大丹参　金果榄　佛手

蒋右

喉痈肿痛，牙关紧，饮咽不利。痰涎上泛，寒热交争，肢体曾发红点。脉沉数，舌黄。势须化脓，疏泄为先。

南花粉　白桔梗　连翘　山豆根　大力子　乌元参　炒僵蚕　酒子芩　射干　薄荷　青升麻　淡竹叶

王右

咽左赤肿作痛，饮咽不利，寒热交争。脉滑数，舌苔腐。延有喉痈之害，亟清解凉化。

南花粉　薄荷　山豆根　乌元参　白桔梗　大力子　酒子芩　京赤芍　炒僵蚕　连翘　生竹茹　灯心

荆左

喉痈屡发，必出脓而后止。兼之间日疟亦屡发，发则或波及喉痈。平昔痰多。脉沉数，舌根黄腻。当再清润肺胃，以化痰热。

冬桑叶　法半夏　白桔梗　酒子芩　炒柴胡　肥知母　炒苡仁　云苓　生甘草　生竹茹　鲜姜皮

吴左

喉风，牙关强紧，咽底两旁浮肿色白，清涎上泛，舌底仍破烂。脉沉细。此向日好饮，风邪激动湿热上干肺胃而来。势颇未定。

南花粉　炒僵蚕　薄荷　白桔梗　连翘　射干　京赤芍　白芷片　酒子芩　云苓　淡竹叶

另吹：西黄　金锁匙　清涎

储左

气火喉痹已久，咽底红点粒粒，嗌干咽燥。曾经咯红，两胁或痛。切脉弦细小数，舌红苔黄。肾阴久亏，水不涵木，气火上扰，肺失清肃使然。

大生地　北沙参　淡天冬　青蛤壳　料豆衣　肥知母　白桔梗　冬桑叶　乌元参　云神　藏青果　枇杷叶

另：知柏八味丸。

谭右

喉痹又复萌发，咽底红点粒粒，饮咽作痛，波及齿颊。脉弦细，舌红。肝家气火上升，最难拔根之候。

大麦冬　白桔梗　射干　川郁金　马勃　旋覆花　炙乌梅　白蒺藜　黑山栀　大白芍　枇杷叶　金果榄

另：万应锭。

赵右

结喉半月有余，喉外结硬如核，日以益大，按之痛。气窜于络，风府吊痛，小有寒热。脉弦细而滑，舌光无苔。荣血本亏，肝胃不和，气火与宿痰相搏而来。极难速效，疏化为先。

生石决　旋覆花　白桔梗　京赤芍　净橘络　制半夏　炒竹茹　大贝母　白蒺藜　块茯苓　炒僵蚕　金果榄

另：天南星一个，木鳖子一个，醋摩调涂。

二诊

喉外颈项结硬之根脚虽束，而高突更甚，不时掣痛。风府吊痛，顾盼不利，间或小有寒热。脉弦细而滑，舌光无苔。血虚肝旺，气火与痰热搏结阳明之络而来。延有化脓之累。

当归　大贝母　白桔梗　炒僵蚕　白芷片　京赤芍　刺蒺藜　炒竹茹　生石决　旋覆花　块茯苓　净橘络　夏枯穗

另：文武八将推车平安膏药[①]。

董右

双蛾高突，复发作痛，小有寒热，呛咳多痰，右胁下痛，月事先期。脉沉数，舌红中黄。时燥痰热交结肺胃而来，先当清肃润化。

冬桑叶　大杏仁　白桔梗　黄郁金　京赤芍　瓜蒌皮　象贝　乌元参　射干　炒僵蚕　薄荷　生竹茹　枇杷叶

王童

烂喉痹，咽喉两旁腐白，蒂丁垂肿，痰多，语音不响，并无寒热，项之左右结核。脉不起，舌红中黄。风燥之邪与痰热相搏肺胃。势颇险要，亟为开化。

生石膏　牛蒡子　连翘　生甘草　酒子芩　青升麻　山豆根　白桔梗　蜜桑叶　京赤芍　炒僵蚕　鲜竹叶

二诊

昨进升麻石膏汤加味，烂喉痹咽左腐白已退，蒂丁垂肿亦减，喉右尚腐白，项间焮核已退。脉略起。午间闭逆，痰鸣。伏邪为痰热所困，肺气仄塞。仍在险途，拟麻杏石甘法。

麻黄　大杏仁　射干　京赤芍　生石膏　生甘草　白桔梗　橘红　山豆根　炒竹茹　枇杷叶　大力子

三诊

烂喉痹，右喉及咽底腐白成片，呛咳音嘶，痰鸣气粗。脉小数。风邪痰热壅结于肺，肺气仄塞。小儿闭逆可虑，殊为险要。

---

① 文武八将推车平安膏药：文八将散、武八将散、推车散、平安散，都是自制的外科用药，有的是马培之先生的处方，有的是贺钧的自配处方，临床根据不同的症状进行组合。这里就是用文武八将散、推车散、平安散摊成膏药外贴。

生石膏　大杏仁　方通草　马兜铃　法半夏　麻黄　射干　象贝　白桔梗　旋覆花　生甘草　活水芦根

四诊

烂喉痧，腐白日退，音嘶渐响，项间烌核亦日退，痰鸣声亦减。唯气尚粗，间或腹胀。脉小数，舌起白苔。据此见象，不宜再用重剂，开肺化痰可也。

前胡　白桔梗　瓜蒌皮　炒僵蚕　旋覆花　射干　象贝　方通草　法半夏　云苓　枇杷叶　灯心

潘右

项外痰疬，破溃已久。比增左咽高突结硬，日以益大，饮咽不利，不时寒热。脉弦细，舌红中黄。血虚肝郁，夹热痰上升而来。极难速效。

旋覆花　川郁金　赤白芍（各）　白蒺藜　炙乌梅　射干　白桔梗　炒僵蚕　大力子（炒）　大贝母　炒竹茹　金果榄

唐右

咽左高突作痛，饮咽不利，寒热交作。脉小数，舌红中黄。风燥痰热上干所致。清解为先。

薄荷　生甘草　射干　京赤芍　炒僵蚕　白桔梗　乌元参　大贝母　生竹茹　连翘　酒子芩　灯心

另：六神丸。

叶右

咽左作痛赤肿，牙关强紧，寒热迭作。脉弦滑，舌红。风燥夹痰热上干。延防化脓，亟为清解。

薄荷　乌元参　京赤芍　酒子芩　大力子（炒）　白桔梗　射干　炒僵蚕　天花粉　山豆根　淡竹叶　山慈菇

华童

小儿蒂丁腐白，饮咽不利，鼻仄不通，幸表热已退。脉尚数。时燥之邪，直犯肺胃而发。势成烂喉痧。症非轻候。

天花粉　山豆根　酒子芩　生甘草　射干　白桔梗　乌元参　京赤芍　薄荷　炒僵蚕　净连翘　淡竹叶

另：六神丸七粒，开水化服。

另：淡吴萸三钱，川黄柏一钱五分。

上为末，鸡子清调作饼，贴于左足心。

叶左

风燥上干肺胃，咽关左右红碎作痛，饮咽不利，曾经小有寒热。火象显然，势尚未定。

冬桑叶　乌元参　净连翘　生甘草　马勃　白桔梗　京赤芍　象贝　瓜蒌皮　薄荷　生竹茹　梨皮

马右

咽之左右作痛，右畔渐腐。迭经寒热，遍体痛，无汗，呕恶。脉浮弦，舌红中黄。风燥痰火交侵肺胃而来。势颇未定，清解为先。

薄荷　大力子　乌元参　冬桑叶　京赤芍　白桔梗　净连翘　酒子芩　香豆豉　大杏仁　生竹茹　灯心

吴左

风燥上干肺胃而来，咽喉红肿作痛，饮咽不利，曾经寒热。脉滑数，舌红。势在初起，清解为先。

冬桑叶　乌元参　大力子　净连翘　薄荷　白桔梗　酒子芩　京赤芍　生甘草　天花粉　生竹茹　灯心

丁右

风燥上干咽喉，两旁红肿，饮咽不利，

寒热交争。脉小数，舌白。势尚未定，清解为先。

薄荷　乌元参　炒僵蚕　大力子　香豆豉　白桔梗　山豆根　射干　京赤芍　酒子芩　净连翘　生竹茹　灯心

二诊

右喉高突渐腐，肿痛已减，寒热已清。头痛如故，脘闷痰多。脉小数，舌苔腐白。风燥痰热尚重，当清解为先。

天花粉　山豆根　乌元参　净连翘　大贝母　白桔梗　京赤芍　炒僵蚕　酒子芩　薄荷　生竹茹　灯心

另：清阳、西黄、中白[1]，吹喉。

周左

喉痛，左龈肿，舌莫能伸。头痛遍体痛，小有寒热。脉小数不畅，舌苔浮腻满布。时邪郁遏肺胃未透，清宣透达为先。

香豆豉　桔梗　连翘　大杏仁　冬桑叶　薄荷　射干　赤芍　炒僵蚕　酒子芩　生竹茹　葱白

周童

咽底腐白成片，饮咽作痛，痰多，表分热。脉沉数而滑，舌红中黄。风燥痰热尚重，症殊险要。

天花粉　生甘草　乌元参　大贝母　酒子芩　白桔梗　京赤芍　炒僵蚕　射干　山豆根　生竹茹　山慈菇

二诊

咽底腐白大退，表热亦清，唯又咳嗽多痰。脉沉数，舌红中黄。风燥初解，痰热未清，当再疏化。

南花粉　山豆根　乌元参　净连翘　生甘草　白桔梗　京赤芍　大贝母　炒僵蚕　瓜蒌皮　枇杷叶

陈左

咽喉两旁腐白作痛，饮咽不利，寒热交争。脉滑数。风燥痰热，交犯肺胃而来，势颇未定。

香豆豉　白桔梗　京赤芍　生甘草　山豆根　南花粉　射干　连翘　酒子芩　乌元参　淡竹叶　葱白

二诊

咽右肿痛已退，咽左尚腐痛，饮咽不利。脉滑数。幸寒热已退，积热未清。当再疏化。

南花粉　山豆根　连翘　酒子芩　生甘草　乌元参　京赤芍　炒僵蚕　大贝母　大力子　薄荷　淡竹叶

夏右

左耳刺痛，左畔头痛初退。而咽痛更甚，蒂丁肿。痰多，饮咽不利，便结。脉沉数，舌苔厚腻满布。肝阳心火初平，痰热尚留结。势颇未定。

上川连（酒炒）　射干　大麦冬　白桔梗　净连翘　京赤芍　大贝母　炒僵蚕　乌元参　云苓　生竹茹　灯心

另：生慈菇噙含，吹西黄、清涎秘药。

林右

喉右腐白已脱，而仍赤痛。咳未已，痰尚多。心悬头痛，月事先期。脉弦数，舌黄。秋燥初退，肝家气火未平也。

鲜生地　白桔梗　乌元参　大杏仁　云苓神（各）　大麦冬　赤白芍（各）　南花粉　肥知母　金石斛　藕　生竹茹

[1] 清阳、西黄、中白：清阳散、西黄散、中白散，均为自制喉科用药。

另：柳华[1]、西黄、清涎散[2]，吹喉。

另：万应锭。

又诊

日来操劳，气火又复上升，引动痰热。咽左复腐白作痛，饮咽不利，曾经寒热。脉弦数，舌苔浮黄。复当清解凉化。

薄荷　白桔梗　生甘草　京赤芍　大贝母　冬桑叶　乌元参　射干　南花粉　炒僵蚕　淡竹叶

李左

戒除嗜好，而以酒代。胃中痰热壅结，肺气不利，咽底肿，难于饮咽，痰多而黏。脉虚数而滑，舌苔灰腻。一派痰火见象。亟为清苦泄化。

上川连（酒炒）　乌元参　白桔梗　京赤芍　射干　山豆根　薄荷　炒僵蚕　连翘　生甘草　南花粉　生竹茹　灯心

另：西黄、清涎、金锁匙[3]，吹喉。

二诊

咽底肿痛更甚，痰涎上壅，不得饮咽，便结不通。脉虚数而滑，舌黄满腻。肠胃虚阳痰热上升，症非轻候。

上川连（酒炒）　白桔梗　竹沥半夏　山豆根　薄荷　乌元参　射干　云苓　京赤芍　炒僵蚕　炒竹茹　皂角灰（冲）

薛童

始发双蛾，既退后，痰鸣有声，呛咳音哑。两脉不起，舌白不浊。风痰阻肺，闭逆可虞。症属险要，勿泛视之。

麻黄　旋覆花　法半夏　薄橘红　瓜蒌皮　射干　白桔梗　大杏仁　方通草　象贝　皂角灰（冲）

周童

缠喉风四日，痰鸣如拽锯，咽喉两旁腐白不化。一派险象，亟为开豁。

旋覆花　法半夏　象贝　川郁金（矾水炒）　白桔梗　射干　薄橘红　瓜蒌皮　前胡　大杏仁　皂角灰

另：玉枢丹。

金左

烂喉蛾，两旁高突，腐而不化，不能饮咽，痰多便结，曾经寒热。脉沉数，舌苔灰黄。风燥与痰热相搏。亟为疏泄。

南花粉　乌元参　射干　京赤芍　大力子（炒）　白桔梗　山豆根　炒僵蚕　连翘　酒子芩　生甘草　生竹茹　灯心

二诊

烂喉蛾，右畔肿痛已减，左畔未退。寒热已清，大腑迭通。脉尚数，舌心灰黄。风燥及痰热未清，当清降凉化。

上川连（酒炒）　山豆根　京赤芍　炒僵蚕　白桔梗　乌元参　射干　大力子　酒子芩　大贝母　生甘草　淡竹叶

刘右

夹喉肿痛，点水难入，牙关紧，腮颊肿硬，口舌破腐。脉沉迟不起，舌红中黄。时燥之邪夹痰热上壅而来，症属险要，勿泛视之。

薄荷　白桔梗　乌元参　炒僵蚕　京赤

---

① 柳华：即柳花散，自制喉科用药。

② 清涎散：自制喉科用药。

③ 金锁匙：自制喉科用药。

芍　南花粉　山豆根　牛蒡子　连翘　青升麻　射干　淡竹叶

另：西黄、清涎，吹喉。

另：六神丸十五粒，纱包含口内。

卜右

左喉腐白作痛，饮咽不利，迭经寒热。脉滑数，舌光。时燥痰火上干清道所致，势颇未定。

薄荷　山豆根　酒子芩　生甘草　大力子　乌元参　京赤芍　南花粉　炒僵蚕　白桔梗　大贝母　淡竹叶

何右

肛痛已久。比增感受风燥，咽痛左畔肿，寒热不清，呕吐。脉滑数，舌红。虫积内蕴，先当清解。

冬桑叶　京赤芍　射干　酒子芩　薄荷　白桔梗　连翘　藿香　大力子　生竹茹　枇杷叶

另：精猪肉一块，略炙切片，贴肛门能引虫。

二诊

咽喉肿痛已退，而仍烦扰不已，呕吐痰水，其味酸。脉沉细，舌红。伏邪内蕴之象。势颇未定，须防闭逆。

左金丸　炒枳实　大白芍　黑山栀　姜半夏　藿香　川郁金　细青皮　粉葛根　姜竹茹　生姜

三诊

咽底肿痛退后，又复烦扰。呕吐吞酸，喜饮凉物，肢冷便结。舌红，脉沉细。伏邪未透，势仍未定。

香豆豉　云神　炒枳实　大杏仁　益元散　黑苏子　川郁金　全瓜蒌　左金丸　藿香　炒竹茹　灯心

另：西黄、秘药、清涎、中白，吹喉。

许右

咽喉腐烂退后，又复肿痛，饮咽不利，牙关略紧。脉滑数。风燥夹痰热留结肺胃，化脓可虑。

薄荷　射干　连翘　酒子芩　白桔梗　山豆根　炒僵蚕　生甘草　南花粉　京赤芍　白芷片　淡竹叶

另：六神丸。

黄左（宜兴）

酒毒喉痹，业经六年，时愈时发。刻下久发不退，咽喉两旁及咽底红肿一片，饮咽热物则痛，干裂无津。两目易于赤肿，小水混赤，胸膺或梗痛。脉沉细小数，舌红苔白。肾阴不足，肝胆二经之湿热久结不清。非虚火喉痹可比。

大生地　上川连（酒炒）　白桔梗　京赤芍　马勃　川黄柏（酒炒）　乌元参　山豆根　人中黄　云苓　灯心

另：含万应锭。

刘左（无锡）

去岁发生下疳，经西医用针药而退，余毒未清。今春湿火上升，咽肿作痛，红点粒粒，蒂丁坠长，业经两月。头目胀痛。脉细数，舌红。慎防腐溃成疳，亟为清润泄化。

南花粉　乌元参　上银花　上川连（酒炒）　白桔梗　人中黄　京赤芍　大力子　炒僵蚕　细生地　生竹茹　灯心

另：万应锭。

马右（江阴）

初秋下痢伤胎，以致小产，血去甚多。虚阳上灼，咽痛延久，食干物尤甚，心悬面黄，间或内热。脉弦细，右手小数，舌光无苔。一派虚象，非寻常虚症可比。润养为先。

西洋参　当归　白桔梗　大生地　乌元参　大麦冬　大白芍　马勃　炙乌梅　生甘草　云苓神（各）　金果榄　红枣

另：梅子一枚含服。

又：膏方。

西洋参（另煎汁冲入收膏）　台参须　大白芍　白桔梗　大麦冬　大生地　当归　女贞子　云神　肥玉竹　大丹参　炙甘草　陈橘白　莲子　红枣

上煎浓汁，熬糊，入阿胶烊化，再入白蜜收膏。

林左

咽底干槁作痛，入夜痛及两耳，不能安枕。腹背红斑片片。脉细数，舌苔黄腻。阴虚湿火上升，势殊未定。

冬桑叶　大力子　京赤芍　南花粉　粉丹皮　乌元参　上银花　川木通　杭菊花　生甘草　藏青果

二诊

咽底仍干槁作痛，入夜尤甚，并不作浊。两耳或痛或闭气，胸背红斑片片。脉细数，舌红中黄。阴虚湿火上升，与风燥者不同。

中生地　乌元参　童木通　粉丹皮　肥知母　白桔梗　大麦冬　杭菊花　京赤芍　川黄柏（酒炒）　生竹茹

马左

腑通胃复，咽底腐白亦退，喉关尚赤肿，复起白点，干槁无津。脉小数。肾阴久亏，虚阳夹余毒纠葛不清也。

大生地　白桔梗　云苓　肥知母　京赤芍　乌元参　生甘草　川黄柏　上银花　南花粉　马勃　仙遗粮（杵）

二诊

经治后，腑通胃未复，咽底腐白亦退，喉关紫肿，唯破未敛。脉细数，舌红。肾阴久亏，余毒未尽。延有喉疳鼻塌之虑。

大麦冬　肥知母　云苓　马勃　乌元参　大生地　川黄柏　京赤芍　上银花　人中黄　白桔梗　仙遗粮

三诊

喉疳，咽关赤色虽退，腐白如故，饮咽或由鼻出。夜来盗汗甚多。脉小数。肾阴久亏，余毒尚重。

大生地　海蛤粉　川黄柏（酒炒）　京赤芍　人中黄　乌元参　大麦冬　上银花　白桔梗　白蔹　肥知母　仙遗粮

严右

喉痹半月，右喉根胀，饮咽不利，项外亦结肿，胸宇不纾。脉沉涩，舌红根黄。肝家气火与肺胃之宿痰相搏。最难速效。

旋覆花　薄荷　刺蒺藜　大白芍　白桔梗　炙乌梅　川郁金　射干　法半夏　大杏仁　炒竹茹　金果榄

二诊

喉痹，右喉根胀作痛，饮咽不利，项外结硬，兼之下利。脉小数，舌红。肝家气火上灼也。

旋覆花　川郁金　大白芍　射干　藿香　炙乌梅　白桔梗　刺蒺藜　佩兰

三诊

喉痹梗痛已减，项外结肿亦退，而食后尚胀。脉细数，舌红边黄。气火初平，肝胃未和。原法出入。

旋覆花　白蒺藜　射干　煨木香　白桔梗　川郁金　炙乌梅　左金丸（包）　炒枳

壳　大白芍　金橘皮　金果榄

另：沉香顺气丸。

朱左

喉痈肿胀，牙关紧，咽喉肿痛，不能下咽，曾经寒热。脉小数，舌白。风邪痰热甚重之候，痰壅可虑。

薄荷　大力子　连翘　炒僵蚕　大贝母　白桔梗　射干　京赤芍　山豆根　酒子芩　生甘草　生竹茹　灯心

另：西黄、金锁匙，吹喉。

二诊

喉痈，右喉肿痛已退，牙紧亦开，左咽尚肿痛。风燥痰热未清，当再疏化。

南花粉　炒僵蚕　大贝母　乌元参　射干　白桔梗　连翘　京赤芍　山豆根　酒子芩　白芷片　淡竹叶

满右

虚火喉痹延久，时发时重，饮咽不利，右目赤肿。脉小数，舌红。荣亏气火上扰，润化为先。

北沙参　白桔梗　马勃　乌元参　白蒺藜　大麦冬　生甘草　云苓　冬桑叶　京赤芍　夏枯草

解右

咽喉两旁肿痛，刺去恶血而痛不解，且有腐意，不能纳谷。脉沉细，舌红苔白。一派气火喉痹之象。清降为先。

大麦冬　白桔梗　酒子芩　黑山栀　云苓　乌元参　京赤芍　生甘草　山豆根　南花粉　生竹茹　灯心

二诊

今日咽喉肿痛之势虽减，饮水仍由鼻出，咽左腐白一条。脉细数。气火喉痹未平，阴本不足。久延非宜。

大麦冬　白桔梗　京赤芍　南花粉　大贝母　乌元参　生甘草　马勃　射干　炒僵蚕　淡竹叶

周右

春间由白喉传染，咽喉两旁腐痛成坑，及今未能完敛。痰多或呛咳，脘仄善噫，或呃逆。切脉弦滑细数，舌苔黄腻。肺阴已伤，痰热未清，肝气又郁逆之候。枝节复杂，殊难速效。

南沙参　瓜蒌皮　川郁金　白蒺藜（盐水炒）　法半夏　旋覆花　大白芍　川贝母　淡天冬　云苓神（各）　金橘皮　枇杷叶

二诊

药后呃逆及呛咳俱减，胃纳渐复，舌苔亦渐化。唯脘仄未纾，咽底高突磊磊，右畔腐痛成坑，嗌干善噫，痰多或胃痛。脉沉细小数，左部弦滑。此白喉后，肺部痰热未清，肝家又旺之候。立法颇有抵触处。

北沙参　瓜蒌皮　川郁金　乌元参　白桔梗　淡天冬　川贝母　旋覆花　炙乌梅　大白芍　枇杷叶　藏青果

另：秘药散、锡类散，和匀吹喉。

张左

右喉高突，左咽腐烂，牙关强紧，寒热交争。脉弦滑，舌苔黄腻。来势颇恶，症非轻候。

天花粉　山豆根　乌元参　京赤芍　大贝母　白桔梗　酒子芩　连翘　炒僵蚕　射干　大力子　淡竹叶

另：钩痰丸两粒含之。

又：西黄、柳华、秘药，吹喉。

注：用土牛膝根，杵，含口内吐出痰

涎，牙关即开。

孙左

右喉赤肿作痛，牙关强紧，势发喉痈，大有化脓之害。寒热迭作，痰极多。姑为清解泄化。

薄荷　牛蒡子（炒）　射干　乌元参　京赤芍　白桔梗　酒子芩　山豆根　连翘　炒僵蚕　淡竹叶

林右

经后适发宿蛾，咽喉两旁红肿作痛，右畔尤甚，饮咽不利，不时寒热。脉弦数。操劳气火上升更盛，风燥所致。

薄荷　射干　炒僵蚕　连翘　大力子　白桔梗　乌元参　京赤芍　大贝母　酒子芩　淡竹叶

另：西黄、梅片，加入清涎、秘药，吹喉。

二诊

今日咽喉肿痛已减，右畔渐有腐意，头痛抽掣亦偏右。脉弦细。风燥引动肝阳痰火。守原义再增泄降。

冬桑叶　杭菊花　白桔梗　黑山栀　生甘草　生石决（先煎）　乌元参　京赤芍　大贝母　云苓　生竹茹　青果

另：西黄、清阳、秘喉，吹喉。

张童

感受风燥，致发宿蛾，咽左高突腐白，音嘶痰多。脉细数，舌红苔白。清化为先。

冬桑叶　大力子　大贝母　薄荷　川通草　白桔梗　大杏仁　射干　炒僵蚕　瓜蒌皮　生竹茹　枇杷叶

毛右

风燥上干，喉右赤痛，渐有腐意，呛咳痰多。脉细数，舌红苔白。荣阴本亏，先以清解为事。

薄荷　云苓　酒子芩　射干　连翘　冬桑叶　京赤芍　白桔梗　乌元参　生甘草　生竹茹　灯心

刘童

壮热气粗，咳不爽。痧发不透，咽喉赤肿。脉滑数，舌苔黄腻。大有烂喉痧之害。

薄荷　大力子　京赤芍　黑山栀　大杏仁　净连翘　山豆根　白桔梗　象贝　炒竹茹　白茅花

神犀丹一锭，先以开水摩服半锭。

丁左

喉痧腐白成片，渐及蒂丁，音嘶牙轧不已，咳不爽，自利。左脉不起。时邪留恋肺胃，症属险要。

生石膏　鲜石斛　山豆根　连翘　人中黄　青升麻　酒子芩　大杏仁　白桔梗　大力子　炒竹茹　芦根

另：神犀丹。

李某

喉痧传染而出，咽喉腐白成片，项右肿，痰鸣音嘶，肢冷。脉伏。痧点内隐，一派险象。挽回不易。

麻黄　白桔梗　大杏仁　山豆根　京赤芍　生石膏　生甘草　大力子　酒子芩　连翘　白茅花

陈童

喉痧腐白，音嘶不响，呛咳多痰，或热或退，龈腐或流血。脉滑数。营卫日伤，肺热未尽。久延非宜。

鲜石斛　冬桑叶　地骨皮　肥知母　南花粉　大杏仁　象贝　川通草　白桔梗　生谷芽　生竹茹　枇杷叶

二诊

喉痧腐脱，音嘶未响，呛咳多痰，或热或退，齿腐口秽。舌苔腐腻，脉滑数。肺胃余热未尽，不宜再生枝节。

南花粉　连翘　白桔梗　芦荟　淡子芩　地骨皮　炒枳实　肥知母　大杏仁　淡竹叶

黄左

时邪传染而来，左咽高突，业已白腐，兼之壮热。脉滑数，舌红唇赤。伏邪尚重，势殊未定。

薄荷　连翘　淡黄芩　大力子　生甘草　白桔梗　山豆根　大杏仁　京赤芍　南花粉　生竹茹　藏青果

二诊

今日表热已退，咽底高突亦减，饮咽亦利。脉数亦安。伏邪渐透，尚宜慎重，毋再传染。

天花粉　山豆根　大力子　连翘　上银花　白桔梗　京赤芍　生甘草　酒子芩　生竹茹　藏青果

张右

喉右赤痛，饮咽不利，头痛内热。脉沉数，舌红唇燥。阴虚之质，吸受风燥而来，法当清解。

冬桑叶　大力子　京赤芍　乌元参　大杏仁　白桔梗　薄荷　生甘草　象贝　云苓　生竹茹　灯心

董左

阴气虚火上升，肺管不利。咽底红赤起纹，顾盼牵引作痛，语言不清，齿痛牙紧。脉细数弦滑，舌苔薄黄。先当清肺，以平气火。

瓜蒌皮　淡天冬　蜜桑叶　刺蒺藜　方通草　白桔梗　乌元参　旋覆花　大白芍　炒竹茹　枇杷叶　金果榄

孙左（金沙）

双蛾又复举发，赤肿作痛，表热得汗不解，头痛脘闷。舌苔黄腻，脉沉数。肾阴本亏，肝阳本旺，风燥引动痰热而来。先当清解。

冬桑叶　白桔梗　生甘草　酒子芩　京赤芍　瓜蒌皮　大杏仁　肥知母　云苓　大力子　炒竹茹

二诊

双蛾肿痛初退，表热已清，而汗尚多。舌苔尚黄。胃热未清，肾阴又亏。当再清润肃化。

瓜蒌皮　白桔梗　云苓　京赤芍　大杏仁　川石斛　肥知母　大贝母　乌元参　生甘草　炒竹茹　灯心

吉童

右喉腐白作痛，右畔红肿，饮咽不利，曾经寒热。脉沉数，舌红。风燥上干肺胃而来，势颇未定。

薄荷　大力子　京赤芍　酒子芩　乌元参　白桔梗　连翘　生甘草　大贝母　炒僵蚕　生竹茹　灯心

另：柳华、西黄、清阳，吹喉。

程左（常州）

右喉赤肿，左舌根强硬，饮咽作痛，痰涎上泛。舌苔腐腻满布，脉弦滑。风阳痰火，交犯上焦。势殊未定，延有喉痹之害。

薄荷　炒僵蚕　乌元参　连翘　黑山栀　白桔梗　射干　京赤芍　大贝母　淡竹叶

另：清涎、清阳、西黄、秘喉，吹喉。

另：六神丸、钩痰丸。

林左

烂喉蛾，腐势虽退，高突未消，肿及腭上，牙关紧，痰极多。舌苔灰腻。一派痰火之象，降化为先。

上川连（酒炒） 射干 大贝母 酒子芩 乌元参 白桔梗 大力子 炒僵蚕 京赤芍 生甘草 生竹茹

张左

喉疳，腐烂势大，渐及蒂丁，饮咽不利，迭经寒热。项间疬核延久。脉数，舌黄。亟为清解泄化。

南花粉 人中黄 炒僵蚕 山豆根 上银花 大贝母 白桔梗 大力子 乌元参 京赤芍 连翘 灯心

二诊

喉疳腐烂如故，赤肿已减。项间疬核磊磊。脉数，舌黄。余毒尚重，势无速效可图。

细生地 白桔梗 乌元参 人中黄 马勃 天花粉 山豆根 上银花 京赤芍 炒僵蚕 藏青果

三诊

喉疳腐烂势大，饮咽不利，项间结核。脉滑，舌苔黄。余毒尚重，清化为宜。

南花粉 大贝母 上银花 京赤芍 乌元参 白桔梗 生甘草 射干 旋覆花 炒僵蚕 炒竹茹 枇杷叶

另：五福化毒丹。

四诊

喉疳腐烂虽减，而饮咽未利，食入作呛，或由鼻孔而出。喉关已损可知，奏功不易。

南花粉 乌元参 京赤芍 生甘草 肥知母 白桔梗 上银花 炒僵蚕 马勃 大力子 枇杷叶 生竹茹

五诊

喉疳腐烂日退，饮入作呛亦减，而痰尚多。脉沉数而细，舌红无苔。阴伤余毒未尽，仍难求速效也。

大麦冬 细生地 马勃 生甘草 上银花 乌元参 肥知母 白桔梗 南花粉 大贝母 枇杷叶 生竹茹

岳右

咽喉腐白作痛，左畔尤甚，饮咽不利，兼之干呛无痰，或发热。脉虚数右滑，舌苔浮黄。一派喉疳见症。速效难求。

南花粉 京赤芍 生甘草 马勃 象贝 乌元参 山豆根 酒子芩 肥知母 冬桑叶 白桔梗 枇杷叶

另：五福消毒丹。

甘右

喉疳已延月余，左咽腐烂，势大成坑，饮咽作痛，曾经寒热。脉细数，舌苔浮黄。营阴不足，心阳肝火夹痰壅结上焦而来。极难速效。

大麦冬 炒僵蚕 生甘草 赤白芍（各） 黑山栀 乌元参 白桔梗 天花粉 马勃 淡竹叶

陆右

双蛾痛势虽减，而肿尚未消，寒热迭作。脉弦细，舌红苔白。正虚夹邪见端，当再清润疏化。

冬桑叶 乌元参 射干 炒僵蚕 酒子芩 白桔梗 天花粉 京赤芍 连翘 大贝母 生甘草 生竹茹 山慈菇

叶右

咽左赤肿作痛，牙关强紧，寒热迭作。

脉弦滑，舌红。风燥夹痰热上干，延防化脓，亟为清解。

薄荷　大力子　射干　京赤芍　酒子芩　白桔梗　乌元参　山豆根　炒僵蚕　天花粉　淡竹叶　山慈菇

吕右

秋燥引动痰热，上干肺胃，咽底红点粒粒腐溃，饮咽不利，痰极多。脉滑数，舌苔黄腻。势尚未定，清化为先。

南花粉　射干　炒僵蚕　薄荷　山慈菇　白桔梗　乌元参　大贝母　山豆根　京赤芍　生竹茹　枇杷叶

丁右

咽喉两旁腐白，左畔尤甚，饮咽不利，曾经寒热。脉浮弦，舌苔黄腻。风燥痰热交结而来，势有喉痹之害。

南花粉　白桔梗　山豆根　炒僵蚕　生甘草　酒子芩　乌元参　京赤芍　大贝母　云苓　淡竹叶

二诊

烂喉腐白大脱，左咽高突亦尤平，唯反作痛。舌苔满腻且厚，脉弦滑细数。风燥虽解，痰浊积热未清。法当再降。

上川连（酒炒）　白桔梗　京赤芍　大力子　连翘　乌元参　山豆根　天花粉　大贝母　炒僵蚕　生竹茹　灯心

另：西黄、柳华、清阳，吹喉。

孔左

喉痹延久，咽梗，蒂丁肿。头眩心荡，胸次不纾。脉小数而滑，舌苔薄黄而腻。痰火上升，气化不利所致。

大麦冬　白桔梗　云神　炙乌梅　瓜蒌皮　乌元参　射干　旋覆花　炒僵蚕　白蒺藜　炒竹茹　金果榄

万右

白喉退后，肺部痰热未清，肺支管炎肿未消，饮咽不利，甚则由鼻而出。会厌如卡，痰涎上泛。脉弦滑，舌红。肺阴已伤，当再清润开化。

北沙参　瓜蒌皮　乌元参　旋覆花　炒僵蚕　白桔梗　法半夏　射干　京赤芍　象贝　枇杷叶　凤凰衣

又：噙化丸方。

西洋参　煅中白　白桔梗　梅片　射干　乌元参　青果核（炙存性）　煅月石　生甘草　大麦冬

上研细末，鸡子清一个加炼蜜少许和丸，如龙眼核大，临卧噙化一丸。

痧疹痘门

赵童

麻痧由传染而来，发而不透，气粗，哭不出声，咳亦不畅，脉伏肢冷，兼之下利干呕。伏邪甚重，闭逆可虞。

麻黄　净连翘　川通草　大杏仁　射干　白桔梗　薄荷　炒枳壳　炒麦芽　姜皮　白茅根

二诊

麻痧复透，哭声能出，唯遍体色紫，粒点不分，肢冷自利，干呕呛咳。是乃余邪未楚也，大有舟小载重之虑。

前胡　大杏仁　连翘　射干　川通草　葛根　炙桑皮　酒子芩　薄荷　炒枳壳　白茅根

三诊

麻痧幸复透出，肢冷亦和，干呕及咳亦减。舌起砂黄苔。伏邪已渐达之象，以原方进步可也。

前胡　桑白皮　川通草　橘红　白桔梗　射干　马兜铃　连翘　炒麦芽　炒竹茹　枇杷叶

四诊

麻痧复形透布，哭声亦畅，唯仍呛咳神疲。舌心尚黄。肺胃痰热未清，以开化为治。

前胡　白桔梗　桑白皮　金苏子　射干　薄橘红　川通草　炒麦芽　炒竹茹　鲜姜皮　枇杷叶

钱童

麻痧退后，神识已清，咳亦渐折，唯仍气粗口干，舌心黄腻。伏邪初化，肺胃痰热未清。当清肃之。

薄荷　炒谷芽　前胡（蜜炙）　白桔梗　马兜铃　射干　南花粉　大杏仁　川通草　枇杷叶　梨皮

李童

麻痧已透，罗列成片，红晕如霞，壮热无汗，咳嗽气喘，自利，渴不甚饮。舌苔猝退，脉虚数。久病阴气不充，余邪留结肺胃，慎防骤变。

前胡　炙草　南沙参　桑白皮　象贝　连翘　川通草　上银花　炒谷芽　大杏仁　白茅根

钱童

麻痧畅发，红晕成片，两足清冷，咳喘闷逆，会厌梗仄。脉滑数，舌黄口渴。症由时邪入肺而来。

麻黄　大杏仁　大力子　川通草　连翘　桑皮　生石膏　橘红　桔梗　射干　芦根

李童

时痘未透，复出麻痧，红晕成片，壮

热咳嗽。舌苔黄腻满布，脉滑数。里蕴尚重，势颇未定。

薄荷　前胡　连翘　薄橘红　上银花　荆芥　炒枳实　炒麦芽　大杏仁　炒竹茹　白茅根

王童

痧后，内外灼热，无汗，呛咳音嘶，轧牙，口渴作恶，神疲形瘦。脉细数，舌绛。肺胃之阴大伤，邪热内蕴。危象毕呈，挽回不易。

冬桑叶　马兜铃　酒子芩　象贝　蜜炙橘红　鲜石斛　白桔梗　川通草　南花粉　生竹茹　芦根

顾童

麻痧三日，红晕成片，头痛咳嗽，寒热无汗，肢面渐肿。脉浮弦，舌白不渴。风邪与积湿相搏，将来防发肿成胀也。

香豆豉　大杏仁　冬桑叶　生薏仁　酒子芩　粉葛根　薄橘红　连皮苓　川通草　荆芥　薄荷　姜皮

何童

痧子四日，热从内陷，痰鸣壮热，无汗神迷，轧牙，龈腐流血。脉弦数，舌苔砂黄无津。已从燥化，症属极险。

鲜石斛　青蒿　大杏仁　南花粉　酒子芩　连翘　薄荷　黑山栀　川通草　赤苓　炒竹茹　梨皮

孙童

麻痧内陷，遍体起皮，肢冷呛咳，烦扰，口干自利。脉伏，舌红无津。势将化燥，症属极险。

鲜生地　连翘　黑山栀　南花粉　酒子芩　青升麻　上银花　大杏仁　肥知母　瓜蒌皮　梨皮

丁童

痧后大势渐退，而表热仍未全清，得汗亦不解，呛咳痰鸣，呻吟烦扰。舌心灰黄，舌尖破碎，脉滑数。邪热留结肺胃，内陷可虑。

熟石膏　南花粉　黑山栀　川通草　酒子芩　青升麻　连翘　大杏仁　炒枳实　薄荷　炒竹茹　芦根

谷童

痧后呛咳痰多，咳之不易出，入夜内热。脉小数，舌红无苔。肺气亦燥，延非所宜。

冬桑叶　瓜蒌皮　大杏仁　马兜铃（炙）　蜜苏子　炙紫菀　炙冬花　象贝　淡天冬　炒竹茹　枇杷叶

车童

时痧初透，壮热未清，呛咳鼻仄，烦扰气粗，神志狂悖。舌苔苍黄，左脉不起。仍在险途，勿泛视之。

南花粉　上银花　薄荷　大力子　京赤芍　青升麻　连翘　黑山栀　大杏仁　酒子芩　白茅根

司马童

痧毒腐烂已减，结硬亦折，而仍呛咳呕吐，两目上视。舌光。症属极险，挽回殊难。

西洋参　生黄芪　炒麦芽　炙草　橘络　炒白术　上银花　连皮苓　粉丹皮　荷叶

董童

小儿痧发渐透，热仍不清，呛咳气粗，痰鸣口渴。舌红少津。伏邪尚重，化燥可虑。

前胡　大杏仁　桑白皮　黑山栀　白桔

梗　连翘　酒子芩　生石膏　青升麻　瓜蒌皮　芦根

王童

痧子未透即隐，初伏肺胃，于是呛咳气粗，痰不得出。脉浮弦而滑，舌根腻黄。风邪为痰浊所搏之象，以开化为宜。

麻黄　前胡　桔梗　川通草　炙桑皮　瓜蒌皮　马兜铃　大杏仁　橘红　枇杷叶　姜皮

罗童

痧后壮热不退，无汗烦扰，呛咳痰鸣。舌苔腻黄满布，脉滑大。风邪为痰滞所困，症属极险。

前胡　射干　川通草　瓜蒌皮　橘红　莱菔子　炒枳实　连翘　薄荷　炒竹茹　姜皮

孙童

麻痧由传染而来，遍体罗列，壮热足冷，呛咳烦扰，龈床肿痛。脉滑数。邪热郁遏肺胃，势颇未定。以辛凉透达为先。

生石膏　薄荷　大杏仁　冬桑叶　桔梗　青升麻　连翘　大力子　川通草　荷叶　白茅根

二诊

昨进麻黄石膏汤加味，肢冷已和，气粗略减，痧亦畅发。唯神志不清，谵妄口渴。舌红少苔，脉滑数。时邪已涉血分，肺胃痰热又重，仍在险途。

鲜生地　青升麻　连翘　大杏仁　黑山栀　生石膏　南花粉　酒子芩　白桔梗　薄荷　生竹茹　芦根

王童

痧已渐退，热仍未清，沉迷嗜卧，痰鸣气粗，两目露白。舌绛如朱。伏邪甚重，险候也。

南花粉　酒子芩　瓜蒌皮　川通草　黑山栀　青升麻　大杏仁　鲜石斛　连翘　薄荷　活水芦根

另：神犀丹。

邱童

乳孩痧子内隐，肺气壅塞，痰鸣肢冷，两目上视。两脉伏，舌苔板黄。一派内陷之象。

前胡　橘红　连翘　莱菔子　白桔梗　川通草　射干　大杏仁　瓜蒌皮　炒竹茹　姜皮

米童

麻痧内隐，遍体起皮，肢冷呛咳，烦扰口干。脉伏，舌红无津。势将化燥。

鲜生地　黑山栀　淡黄芩　上银花　肥知母　连翘　南花粉　青升麻　大杏仁　瓜蒌皮　梨皮

李童

痧邪未透，热为痰搏，交蕴肺胃。表热汗不畅，烦扰气粗，哭不扬，唇焦舌白，两目露白，脉不起。一派闭塞之象，症属不轻，亟为开化。

前胡　香豆豉、鲜石斛（同杵）　橘红　连翘　薄荷　射干　炒麦芽　大杏仁　炒竹茹　姜皮　梨皮

苏童

痧发未透，余邪留结肺胃，肺气不清。咳嗽音哑，入夜发热，及晨不汗而解，渴不多饮。舌白唇焦，脉弦数。渐从热化，喘逆可虑。

麻黄　川通草　炙桑皮　大杏仁　瓜蒌皮　连翘　象贝　射干　白桔梗　枇杷叶　姜皮　梨皮

伍童

痧已透矣，热仍未清，无汗作恶，脘闷下利，左咽紫肿，右喉渐腐，且有黑色。脉滑数。痰不得出，伏邪化热之候。势属未定，亟为疏化清凉。

鲜生地　薄荷　川郁金　上川连　赤芍　连翘　射干　炒僵蚕　酒子芩　葛根　竹叶

卢童

痧子未透即隐，壮热少汗，呛咳气粗。右脉滑数，左部不畅，舌红苔黄。时邪郁遏肺胃，渐从热化之候。

香豆豉　黑山栀　酒子芩　薄荷　白桔梗　大力子　瓜蒌皮　连翘　川通草　大杏仁　炒竹茹　白茅根

吴童

痧发未透，时邪内陷，将迫心包。壮热不为汗解，谵妄烦扰。舌尖干绛，舌根干黄而厚，脉不应指。表里俱病，症属极险，勿忽视之。

鲜生地　大杏仁　南花粉　香豆豉　连翘　酒子芩　正滑石　黑山栀　薄荷　炒枳实　炒竹茹　梨皮

另：牛黄清心丸。

白童

游丹三日，头面红晕，热如火燎，游走甚速，壮热烦扰，两足肿，肢冷。舌红中黄。热毒甚重，症属极险。

生军　青升麻　大力子　人中黄　元参　上银花　净连翘　南花粉　赤芍　薄荷　地丁草

二诊

昨进升麻大黄汤，下利无多，游丹仍滋蔓未定，且肢冷足肿。舌红中黄。余蕴尚重，仍在险途。

升麻　银花　连翘　人中黄　花粉　生军　赤芍　丹皮　元参　双解散

三诊

两进升麻大黄汤，游丹大势已退，肢冷足肿亦渐和，唯右半面尚红肿。余毒未清，尚宜慎重。

生军　人中黄　大力子　丹皮　元参　升麻　赤芍　连翘　花粉　薄荷　双解散

马童

乳子游丹发于腿部，红晕成片，游移莫定，治不得法，未经砭刺，以致腐烂，成坑见骨，而寒热未清。舌苔满腻。本元日伤，伏邪未透。久延殊非宜也。

天花粉　连翘　人中黄　赤芍　独活　青升麻　大力子　大杏仁　银花　炒竹茹　金汁

二诊

乳子寒热渐清，而游丹游移不定，兼之破溃之处腐烂，成坑见骨，四周空豁。舌苔灰黑满布。余邪仍重，症属不轻，着手不易。

鲜石斛　银花　大力子　连翘　正滑石　青升麻　丹皮　炒谷芽　赤芍　炒竹茹　荷叶

万童

游丹由上而下，囊股红晕成片，项间红肿更甚，夜热善惊，项向后吊。舌赤起点。火象显然，仍在险途也。

薄荷　金银花　青升麻　生军（酒炒）　人中黄　连翘　酒子芩　桔梗　大力子　双解散　金汁

陈童

麻痧后，邪热未清，口舌破碎，咽喉红点粒粒，咳不爽，漫热。脉细数。肺胃积热未清，亟为清解。

鲜石斛　青升麻　酒子芩　大杏仁　南花粉　瓜蒌皮　连翘　云苓　白桔梗　生甘草　枇杷叶　梨皮

二诊

今日表热已清，口舌破碎亦减，唯咳不爽，音嘶，四末清冷不和。脉细数。麻痧后，邪热留结肺胃，肺气不利，仍防内陷。

瓜蒌皮　白桔梗　象贝　蜜炙桑叶　薄橘红　大杏仁　鲜石斛　方通草　生甘草　炒竹茹

三诊

今日肢冷已和，表热亦清，唯咳未爽，音嘶不响。舌边腐烂。痧后邪热留结肺胃，肺气不利。不宜再生枝节。

鲜石斛　冬桑叶　瓜蒌皮　炒竹茹　白桔梗　云苓　生甘草　川通草　大杏仁　象贝　枇杷叶　灯心

四诊

麻痧肢冷已和，音嘶渐响，舌边腐烂亦退，而咽喉两旁又起白腐，饮咽不利，且复发热。足见余邪未楚，久延须防阴伤胃弱，正不胜任耳。

鲜石斛　山豆根　象贝　白桔梗　青升麻　天花粉　连翘　酒子芩　乌元参　生甘草　淡竹叶

五诊

今日咽喉腐白大退，音嘶渐响，肢冷亦和，唯表分或清或热。脉细数。肺胃之阴已伤，而余邪尚未清肃。不宜再增枝节。

鲜石斛　大杏仁　白桔梗　生甘草　乌元参　天花粉　象贝　山豆根　大力子　生谷芽　炒竹茹　枇杷叶

六诊

经治来，咽底腐白已脱，饮咽渐利，声嘶亦响，肢冷亦和，唯午前尚潮热，傍晚方退。阴气已伤可知，不宜再生虚波。

南沙参　地骨皮　瓜蒌皮　生谷芽　云苓　川石斛　白桔梗　生甘草　大杏仁　生竹茹　枇杷叶　甘蔗

郑童

麻痧虽透，四末尚少，时邪内陷肺胃。呛咳音嘶，便结口渴，牙轧龈痒。脉弦细。阴已渐伤，症属险要。

生石膏　白桔梗　冬桑叶　薄橘红　川通草　青升麻　大杏仁　薄荷　象贝　连翘心　梨皮

另：神犀丹。

胡右

麻痧后，肺部余邪未清，咳不爽，声重不清，气粗，两颧绯赤如妆，便中带蛔一条。脉沉数右滑，舌苔腐黄。肠胃亦热，亟为开化上焦。

冬桑叶　薄橘红　白桔梗　射干　马兜铃　大杏仁　前胡　象贝　瓜蒌皮　金沸草　活水芦根

二诊

今日面绯及咳痰俱退，气粗，牙轧有声，表分且烧热。可见痧邪尚留伏肺胃，欲化为火，而为痰压也。当再开达伏邪，以清肺胃痰火。

鲜石斛　瓜蒌皮　象贝　冬桑叶　蜜橘红　青升麻　大杏仁　白桔梗　马兜铃　酒子芩　活水芦根

三诊

昨以升麻达伏邪，石斛清胃热，轧牙尤退，表热尤清。脉之数象亦折，舌苔更黄。肺胃伏邪已有外达之机，唯余痰积热未楚耳。

鲜石斛　薄橘红　白桔梗　大杏仁　酒子芩　象贝　瓜蒌皮　炒竹茹　南花粉　枇杷叶　活水芦根

四诊

痧后伏邪尤清，表热亦楚，脉数亦折。唯腑未复通，舌苔尚黄腐未脱。肺胃余热未清，当清化可也。

南花粉　白桔梗　冬桑叶　大杏仁　薄橘红　象贝　瓜蒌皮　鲜石斛　马兜铃　生谷芽　云神　枇杷叶　生竹茹　灯心　芦根

丁童

麻痧虽退，伏邪未清，咳不爽，痰鸣气粗，烦扰谵语。舌苔灰黄，脉不应指。症属险要，亟为开化。

前胡　瓜蒌皮　冬桑叶　川通草　薄橘红　大杏仁　象贝　薄荷　白桔梗　马兜铃　枇杷叶　梨皮

二诊

麻痧，烦扰谵妄虽减，而仍痰鸣气粗。脉不应指，舌苔灰黄。邪热内蕴，仍在险途。

南花粉　白桔梗　冬桑叶　前胡　薄橘红　射干　大杏仁　旋覆花　马兜铃　枇杷叶　芦根

田童

麻痧虽透，其色不鲜，壮热呛咳，烦扰谵语。脉不应指，舌苔黄腻。伏邪尚重，来势不轻。

香豆豉　大杏仁　荆芥　炒枳壳　酒子芩　前胡　连翘　象贝　桔梗　大力子　白茅根

改方：加瓜蒌皮。

牟童

乳子痧后，呛咳烦扰，痰鸣气粗。舌苔黄腻，脉弦数。伏邪未透，肺气未利也。闭逆可虑。

前胡　薄橘红　大杏仁　象贝　莱菔子　射干　法半夏　瓜蒌皮　炒谷芽　白桔梗　马兜铃　枇杷叶

田童

麻痧邪伏未透，肢冷脉伏，自利呛咳，舌红中黄。一派险象，以升麻石膏汤图挽万一。

熟石膏　川桂枝　生甘草　上银花　大力子　青升麻　连翘　葛根　鲜姜皮

另：神犀丹一锭，温开水摩服半锭。

林童

麻痧初透，面部红晕成片，壮热神迷，呛咳痰鸣，轧牙自利。脉不应指，舌绛边黄。时邪深袭肺胃，渐从热化。症属非轻，拟升麻石膏汤加味。

生石膏　连翘　白桔梗　川通草　瓜蒌皮　青升麻　大杏仁　冬桑叶　生竹茹　云苓　活水芦根

二诊

昨进升麻石膏汤加味，麻痧甫透，红晕成片。壮热神迷，呛咳自利，气逆痰鸣，幸轧牙已止。脉已起，舌本尚绛。伏邪积热未清，转当清宣肃化。

瓜蒌皮　上银花　酒子芩　大杏仁　薄橘红　连翘　荆芥　粉葛根　象贝　赤苓　方通草　鲜芦根

三诊

麻瘀已透，轧牙气粗及自利俱退。舌绛转红，苔黄转白。唯表热仍未清，汗不畅，脉尚数。肺部伏邪尚未全透，当再疏化。

薄荷　粉葛根　连翘　前胡　酒子芩　青升麻　大杏仁　银花　川通草　橘红　炒竹茹　芦根

四诊

始进升麻石膏汤，继进升麻葛根汤，麻瘀甫透，气粗轧牙及诸险象俱退，表热亦清，唯咳未折。肺部余氛未楚，当再肃化。

天花粉　上银花　大杏仁　川通草　白桔梗　瓜蒌皮　连翘　象贝　生甘草　炒谷芽　枇杷叶　芦根

改方：加马兜铃。

五诊

麻瘀诸恙俱退，咳未已。舌心尚黄腻。肺部痰热未清，当肃化以善其后。

瓜蒌皮　薄橘红　大贝母　云苓　冬桑叶　白桔梗　大杏仁　炒麦芽　川通草　地骨皮　炒竹茹　枇杷叶

刘童

昨进升麻石膏汤，麻瘀大势已退，表热亦减。咳不爽，音嘶不响。舌苔浮黄，脉数亦减。肺部邪热未清，仍在畏途，不宜再增枝节。

薄荷　大杏仁　射干　川通草　净橘络　白桔梗　瓜蒌皮　象贝　云苓　炒竹茹　枇杷叶　梨皮

二诊

麻瘀，瘀退热清，音嘶未响，咳不爽，神迷不清。舌尖腐白，脉不起。肺部余邪未尽，甚虑再生枝节。

瓜蒌皮　川通草　马兜铃　蜜炙橘红　天花粉　白桔梗　云苓　连翘　大杏仁　活水芦根

另：吴萸二钱，黄柏一钱，如法贴足心底。

三诊

麻瘀退后，肺胃未和。音嘶呛咳，呕吐食物。脉数关紫。燥火未清，当再肃化。

前胡　法半夏　瓜蒌皮　大杏仁　川通草　白桔梗　炙桑皮　旋覆花　象贝　枇杷叶　芦根

四诊

瘀后音嘶未响，咳尚甚。当再清肺化痰。

瓜蒌皮　冬桑叶　净蝉衣　马兜铃　大杏仁　象贝　川通草　射干　枇杷叶　梨皮

王童

牛痘后，复感新邪。麻瘀成片，壮热烦扰，咽痛鼻仄，气粗不平。脉弦数。时邪甚重，亟为宣和。

前胡　大杏仁　连翘　瓜蒌皮　冬桑叶　青升麻　白桔梗　薄荷　川通草　炒谷芽　炒竹茹　白茅花

另：神犀丹一锭，先用开水摩服半锭。

二诊

今日咽痛虽减，色赤如故。痰鸣气粗，鼻仄壮热，汗不透。脉滑数。伏邪尚甚，仍在畏途。姑以升麻石膏汤挽之。

生石膏　白桔梗　瓜蒌皮　川通草　连翘　青升麻　大杏仁　射干　薄荷　酒子芩　炒竹茹　枇杷叶

三诊

昨进升麻石膏汤加味，壮热大减，气

粗渐平。而鼻仄未通，痰尚多。脉尚数。伏邪初透，不宜再生枝节。

生石膏　大杏仁　白桔梗　薄橘红　连翘　青升麻　瓜蒌皮　川通草　薄荷　前胡　炒竹茹　枇杷叶

四诊

迭进升麻石膏汤加味，壮热已平，唯鼻仄不通。舌边腐白。伏邪积热未清，仍在畏途也。

上川连（酒炒）　白桔梗　连翘　薄荷　射干　升麻　川通草　云苓　生甘草　酒子芩　炒竹茹　灯心

另：上川连五分，西黄尖一分，梅片一钱五分，研细末，加入吹药内。

五诊

迭进升麻石膏汤加味，热退气平，舌本腐烂亦减，唯鼻仄未通，沉迷嗜卧。痰又复聚于中，闭逆可虑。

旋覆花　白桔梗　云苓　瓜蒌皮　前胡　射干　法半夏　橘红　炒枳实　炒麦芽　炒竹茹　灯心

另：飞龙夺命丹，吹鼻取嚏。

陈童

痧虽透布，而色转紫黑，四末不和，呛咳痰鸣，气粗烦扰。脉不起，舌红中黄。一派内陷见象，殊非正轨，亟为开化。

前胡（蜜炙）　白桔梗　旋覆花　马兜铃　象贝　射干　蜜炙橘红　连翘　瓜蒌皮　法半夏　炒竹茹　鲜姜皮

二诊

面部及两臂痧点，由紫黑转红色，四末渐和，脉亦起，痰鸣气粗亦折。唯又音嘶不响，舌红唇干。燥火灼肺，肺气受损故无声，非邪热痰浊壅肺可比。

瓜蒌皮　白桔梗　川通草　冬桑叶　象贝　淡天冬　马兜铃　橘红　净蝉衣　天花粉　炒竹茹　枇杷叶

三诊

麻痧紫黑转红，四末亦和，痰鸣亦退。唯音嘶不响，舌红唇燥。肺热未清，当再润肃。不宜再生枝节。

前胡（蜜炙）　白桔梗　象贝　橘红　川通草　淡天冬　大杏仁　马兜铃　瓜蒌皮　炒竹茹　淡竹叶　活水芦根

周左（溧阳）

痧子屡发，发则必先腹痛，继则自利，寒热交争，必得痧子透发而后已，业经十余年。脉沉滑，舌苔白腻满布。伏邪为寒湿所困，拔根不易。

上川朴　川桂枝　荆芥　大白芍（吴萸拌炒）　炒枳壳　藿香　炒茅术　酒子芩　广木香　赤苓　生姜　五积散（包）

丸方：炒茅白术（各）　云苓　大白芍（吴萸拌炒）　当归　广木香　泽泻　羌独活（各）　荆芥　酒子芩　青防风　川桂枝　炙甘草　炒枳壳

上为末，生姜、红枣，煎汤法丸。

束童

麻痧虽退，表热不清，心烦口渴，脘闷。舌苔浮黄，脉沉数。渐从热化，症属不轻。

香豆豉　连翘　益元散（包）　酒子芩　大杏仁　黑山栀　青蒿　川通草　炒枳实　瓜蒌皮　炒竹茹　荷叶

二诊

麻痧表热已退，心烦脘闷亦减，唯咳痰尚未清。舌苔尚黄。肺部余热未清，不宜再生枝节。

前胡　大杏仁　正滑石　黑山栀　酒

子芩　青蒿　瓜蒌皮　川通草　薄橘红　象贝　炒竹茹　枇杷叶

焦童

痧后表热不清，呛咳痰鸣，口渴。舌红中黄，脉细数。肺胃伏邪未透，阴分暗伤，久延殊非宜也。

南花粉　青蒿　酒子芩　川通草　粉丹皮　地骨皮　大杏仁　象贝　连翘　枇杷叶　生竹茹　梨皮

贺童

乳子痧后，呛咳痰鸣，哭不出声，漫热，口糜满布。舌苔腐腻，脉弦数右滑。痰热留结肺部，肺气仄塞也。久延非宜。

瓜蒌皮　马兜铃　大杏仁　法半夏　前胡　白桔梗　射干　薄橘红　川通草　炒麦芽　芦根　枇杷叶

金童

时痧传染而来，壮热气粗，呛咳声嘶，痧子骤隐，面色紫晦，腑通黏浊。舌红中黄。伏邪留结肺胃，症属险要，亟为开化。

麻黄　黑山栀　白桔梗　生甘草　前胡（蜜炙）　大杏仁　连翘　川通草　薄荷　炒竹茹　枇杷叶　青荷叶

二诊

昨进麻杏石甘汤出入，汗畅热清，痧子未能外现，呛咳声嘶，咽底腐点成片。伏邪留结肺胃所致，仍在畏途。

前胡　大力子　南花粉　生甘草　酒子芩　射干　青升麻　连翘　川通草　象贝　炒竹茹　枇杷叶

另：六神丸。

三诊

经治后，表热已清，呛咳亦减，唯痰多，声嘶未响，咽底尚腐白。伏邪留结未清，肺气不利耳。仍未可许坦途。

前胡　青升麻　马勃　象贝　南花粉　白桔梗　生甘草　橘红　法半夏　大力子　炒竹茹　枇杷叶

四诊

日来热清咳折，声嘶渐响，唯痰尚多，蒂丁复腐较大。肺胃积热未清，深虑再生枝节。

瓜蒌皮　象贝　连翘　前胡　炒僵蚕　白桔梗　橘红　大杏仁　生甘草　射干　炒竹茹　枇杷叶

五诊

蒂丁腐白已退，声嘶不响，而又复发热，咳嗽不爽，痰多。脉小数。病后食物欠节而来，亟为疏泄。

前胡　大杏仁　薄橘红　炒枳壳　青蒿　白桔梗　法半夏　炒六曲　象贝　香豆豉　川通草　鲜姜皮

六诊

蒂丁腐白已退，声嘶亦响，唯仍烦扰，入夜尤甚，咳不爽，痰多。脉小数。肺胃余热积痰尚重，犹虑再生枝节。

瓜蒌皮　炒谷芽　正滑石　橘红　海南子　白桔梗　大杏仁　炒枳实　炙鸡金　炒竹茹　灯心

裴童

痧邪内隐，复发白瘖，呛咳气粗，角弓反张，项向后吊，自利不渴。脉小数不扬，舌红苔白。一派内陷见端，症属险要。

麻黄　大杏仁　薄橘红　姜半夏　白桔梗　川桂枝　淡子芩　炙甘草　象贝　连翘　鲜姜皮

二诊

今日角弓反张、项向后吊俱退，自利

亦止，而呛咳气粗。脉不畅，舌红中黄。渐渐出险之象，当疏解透化。

前胡　象贝　双钩钩　白桔梗　川通草　薄橘红　法半夏　瓜蒌皮　炙桑皮　大杏仁　姜皮

何童

麻痧一候，四肢虽透，而表热不清，汗不畅达，呛咳痰鸣，腹胀便结。脉浮弦，舌红。伏邪未透，肺气未利而来。最防内陷，亟为透化。

前胡（蜜炙）　淡黄芩　大力子　薄橘红　象贝　大杏仁　白桔梗　苏梗（蜜炙）　连翘　川通草　瓜蒌皮　枇杷叶　姜皮

王左

天喜初退，余热未清，胃纳未复。脉沉数而滑，舌苔灰黑。当为清热排毒，和胃调中。

川石斛　人中黄　赤苓　京赤芍　焦谷芽　上银花　粉丹皮　泽泻　炒枳壳　炒苡仁　干荷叶

丁童（明光）

童年痧后，余邪未透，陷于胃络。左腮下结核，牙关久紧，右腿或作痛，则牙关见开。脉滑，舌白。当宣邪通络，搜剔余氛。

南花粉　净橘络　连翘　白芷片　京赤芍　白桔梗　炒僵蚕　忍冬藤　大力子　大贝母　炒竹茹

改方：加丝瓜络。

丸方：宣邪通络，上下并治。

南沙参　炒僵蚕　京赤芍　大贝母　白桔梗　南花粉　白芷片　忍冬藤　净橘络　羌独活（各）　连翘　大力子　怀牛膝

上为末，丝瓜络、炒竹茹煎汤，加蜜水法丸。

江童

痧子由传染而来，发热尚未透，邪热内蕴，咳不爽，气粗烦扰，鼻衄。舌心破碎，脉不起。慎防闭逆。

前胡　薄荷　白桔梗　川通草　云苓　瓜蒌皮　连翘　黑山栀　大杏仁　乌元参　白茅花　炒竹茹

二诊

日来肢冷已和，汗已收，痧子亦透发，沉迷亦减。唯咳未已，痰尚多。脉尚数，舌心黄。余邪未清，当再清化。

前胡　白桔梗　正滑石　薄橘红　大杏仁　瓜蒌皮　连翘　象贝　白茅花　川通草　姜竹茹　枇杷叶

萧左

饮酒中风，与积湿相搏，风疹磊磊，粒粒红晕作痒，下部尤甚，间或淋浊。舌苔白腻满布，脉浮弦。当分宣疏泄。

荆芥　净蝉衣　白鲜皮　炒苡仁　炒茅术　青防风　京赤芍　蔓荆子　地肤子　正滑石　羌独活（各）　姜皮

二诊

风疹磊磊已退，胃纳未复，胸次或嘈杂，便结不通。舌苔白腻初腐，脉转小数。风邪已解，积湿未清也。当再分化。

炒茅白术（各）　炒苡仁　陈橘皮　鲜薤白　炒枳壳　大砂仁　云苓　焦谷芽　泽泻　法半夏　冬瓜子　荷叶

吴右

头巅及耳门掣痛已退，脘闷内热亦减，遍体又发红点，上及发际，蠕痒不已。脉小数，舌黄。肝阳初潜，风湿久羁血分未清。暂当透泄。

荆芥　净蝉衣　冬桑叶　蔓荆子　生甘草　粉丹皮　大力子　上银花　白蒺藜　泽泻　地肤子

黄左

丹痧畅发，色赤成片，今已脱皮。而胸腹或作痛，甚则如刺，后达背部，呼吸亦牵引。脉弦涩，舌苔腐白。气滞血凝，荣卫之流行失职也。

归须　苏梗　旋覆花　白蒺藜　广木香　大白芍　川郁金　桂枝尖　煅瓦楞　炒枳壳　新绛　降香片

蒋童

乳子壮热三日，汗不畅，肢末或不和，口渴轧牙，咳不爽，哭不出声。两手风气关纹紫，舌白带灰。渐从热化，势颇险要，亟为双解。

香豆豉、鲜石斛（同杵）　黑山栀　前胡　射干　薄荷　大杏仁　连翘　橘红　焦谷芽　鲜姜皮　梨皮

另：沆瀣丹。

李童

痧后余邪未清，陷入肺部。咳不爽，叫不出声，痰鸣气粗，或热或退，无汗，面部浮肿。右脉不起，舌苔腐白。一派肺气仄塞之象，症殊险要。

青升麻　射干　白桔梗　橘红　炒僵蚕　前胡（蜜炙）　薄荷　川通草　冬桑叶　大杏仁　板蓝根

二诊

昨为开肺达邪，痧后之表热得从汗解，渐能出声，大腑亦通，面部浮肿渐退。呛咳痰鸣，气或粗。右脉仍不起，舌苔仍腐白。伏邪初透，肺气未利也。不宜再增枝节。

桑白皮　白桔梗　橘红　连皮苓　法半夏　青升麻　前胡　杏仁　象贝　薄荷　生甘草　姜皮

改方：因垂危，服神犀丹一小锭。

姜童

始而呕吐下利，继之闭逆，渐苏后又发时痘，未透即止。遍体不能移动，不时头痛，神迷谵妄，二便不利，小溲或痛，呃逆，无以纳食。脉细滑久取则不清了，舌红唇燥。种种合参，阴伤血耗，痘毒未清，肝逆胃残也。最难为力。

大麦冬　紫丹参　生白芍　云苓神（各）　旋覆花　清阿胶　杭菊炭　薄荷　白蒺藜　刀豆子　炒竹茹　灯心

改方：去薄荷、灯心，加枇杷叶、柿蒂。

眭童

痧后，肺胃余热未清。口舌破碎，饮咽不利，呛咳声嘶。火象显然，及为清泄。

南花粉　白桔梗　人中黄　细木通　薄荷　净连翘　黑山栀　云苓　乌元参　生竹茹

另：人中白、清阳[1]，涂于患处。

王童

天喜后，余毒未消。两臂及左腿俱发花毒，肿而作痛。舌盘赤肿。里热尚重，防他处再发。有正不胜任之害。

川石斛　甘草节　大贝母　薄荷　生竹

① 清阳：清阳散，自制外科用药。

茹　上银花　京赤芍　云苓　南花粉　灯心

印童

耳根痰，结硬势大，皮外无色，按之痛。须防化脓，属在痧后。当从痧毒例立法。

薄荷　人中黄　炒僵蚕　净橘络　京赤芍　上银花　白桔梗　大贝母　大力子　净连翘　绿豆　炒竹茹

黄童

时痧遍发，面部尤多，咳不爽，表热肢冷。舌红苔白，三关无纹。伏邪尚重，亟以疏泄。不致内陷为要。

前胡　连翘　荆芥　青升麻　炒麦芽　大杏仁　双钩钩　方通草　橘红　炒枳壳　枇杷叶

林童（出诊）

壮热三日，得汗不解，手指及两足清冷不和，烦扰谵妄，渴喜热饮，大腑畅通三次。脉小数右手不扬，舌苔糙白。余邪未透，防发痧疹。

藿香　香豆豉　云神　半夏曲　炒枳实　酒子芩　粉葛根　连翘　大杏仁　炒竹茹　生姜

另：神犀丹。

二诊

神志尤清，间有谵妄，面部天喜渐渐外布，胸背无多。脉小数，舌苔浮黄。势在初透之候，亟以清解透达。

荆芥　京赤芍　藿香　云神　连翘　白桔梗　净蝉衣　炒天虫　大杏仁　炒枳壳　姜皮

三诊

天喜面部粒粒渐分，额上颇少，最为佳兆。唯喉底亦布红粒，咽痛色赤。脉滑数，舌红中黄。渐有灌浆之势，当再清解透化。

薄荷　京赤芍　生甘草　大力子　白桔梗　炒天虫　连翘　云神　上银花　荆芥　白茅根（去心）

另：当归三钱，桂枝二钱，银花四钱，甘草一钱五分，姜皮一钱，煎汁濯足。

韦右

麻痧后，又感新邪。寒热无汗，两腿痛，不得移动，腹痛。脉小数，舌苔厚腻。延绵可虑。

大豆卷　大杏仁　香独活　苏梗　青蒿　川牛膝　粉丹皮　忍冬藤　炒枳壳　大白芍　藿香　丝瓜络

裴童

乳子痧后，余热未清。肺胃不和，咳逆痰鸣，自利不爽，或作恶。舌苔灰黄。须防转痢。

藿香　酒子芩　半夏曲　薄橘红　苏梗　大杏仁　煨葛根　正滑石　炒枳壳　方通草　荷叶

另：小儿万病回春丹。

蒋左

痧疹遍体丛发成片，而未及两足，且麻痹不仁，表热并不壮，两目露白，自汗，谵妄烦扰，协热下利，小溲混赤。舌本强，舌苔黄垢满布，脉小数，重取少力。胃阴日伤，伏邪为痰热所困，慎防内陷。

大麦冬　云神　益元散　黑山栀　远志肉　香白薇　瓜蒌皮　大杏仁　连翘　炒竹茹　灯心

二诊

今日舌之前端灰黄已腐化，后端尚灰腻而厚。脉较数，左脉久按似不了了。痧疹或隐或现，两足仍麻痹无知，不时自汗。伏邪为痰热束缚，渐从热化，熏灼于胃，则善饥自汗也。仍防内陷，极为清源达化为要。

南花粉　大麦冬　黑山栀　大杏仁　益元散（包）　鲜石斛　连翘　云神　炒枳实　炒竹茹　鲜梨皮

另：神犀丹，石菖蒲泡汤化服。

三诊

昨用清源达化法，尚合病机。神烦谵妄俱减，自汗亦少，瘀疹亦红晕。舌苔前半已化，后端转形灰砂，脉亦起，右手亦清了。独两足仍麻痹少知觉。可见俱由热化，理宜桂枝白虎法。唯自汗已收，可取其意，不用其方。

鲜石斛　南花粉　炒枳实　大麦冬　益元散（包）　云神　黑山栀　肥知母　大杏仁　瓜蒌皮　生竹茹　活水芦根

四诊

迭进清凉达化，阳明积热日见排泄，谵妄日平，自汗亦少。唯寐尚汗出津津，瘀疹颇见红晕，如蚊迹成片。舌心灰黑日化，左脉沉分尚数。阳明积热及余蕴化而未清，故两腿尚木也。

鲜石斛　南花粉　元参心　忍冬藤　炒枳实　肥知母　大杏仁　云苓　正滑石　连翘　生竹茹　活水芦根

五诊

迭进甘寒凉化以来，症情已渐站定。脉亦明了，唯仍滑数。舌苔反形灰腻。间或谵妄。邪热日化，阳明腑浊尚留蕴之候。守原义接进为是。

鲜石斛　黑山栀　元参心　南花粉　云神　大麦冬　炒枳实　鲜生地　正滑石　肥知母　大杏仁　炒竹茹　活水芦根

六诊

昨因脉又暴数，原方更增鲜生地。谵妄已休，自汗亦止。脉亦转为小数，右脉且见软。舌苔前半已化，后端仍灰。腑未复通，两足仍麻痹不仁。可见阳明邪热渐罢，而络热及腑浊未清也。

大麦冬　大杏仁　正滑石　炒枳实　朱连翘　鲜石斛　川通草　瓜蒌子　云神　生竹茹　活水芦根

七诊

风涛已定，化险为夷。谵妄自汗俱止，脉数亦安，舌根黑色日化，舌尖较昨略赤。肌表微热，两足仍麻痹未知，腑未复通。据此见象，当再清涤余热，佐以润腑。

香白薇　鲜石斛　瓜蒌子　正滑石　炒麦芽　肥知母　炒枳实　大杏仁　云苓　炒竹茹　梨皮

八诊

燎原之势虽减，唯余焰未减。舌苔黑燥已脱，绛红未去。两腿麻痹未除。其络热未楚，经气未能流行之象。清润其阴，兼通脉络。

鲜石斛　肥知母　大杏仁　云神　忍冬藤　丝瓜络　陈橘络　生谷芽　瓜蒌仁　炙甘草　炒竹茹　荷叶筋

九诊

瘀疹之化燥及诸多枝节均次第剪除殆尽。舌心灰黑尽褪，且起腐白苔。脉之数象已安。大腑未复通，两足仍麻痹不仁。法当通腑通络。

川石斛　火麻仁　瓜蒌仁　净橘络　炒苡仁　大杏仁　云神　怀牛膝　炒谷芽　泽泻　大荸荠　陈海蜇

药后腑尚未通，另服麻仁丸。

十诊

病后大腑两旬未通，少腹之左右稍有拒按，鼓之有膨声。舌苔转黄，黏腻不清，脉小数。肠胃积蕴尚多，屡进麻仁丸无效，当为化浊通幽。

生军　大杏仁　炒枳实　泽泻　正滑石　火麻仁　上川连　云苓　瓜蒌仁

十一诊

昨进小承气，大腑畅通三次，污秽颇多，腹痛不已，按之尚满，肠腑积蕴未尽可知。幸舌苔已腐化，舌心一条已转黄。右关尚数。病久本元日伤，姑再调中化浊，兼之通导。

姜川连　全瓜蒌　炒谷芽　正滑石　大白芍（酒炒）　焦楂肉　炒枳实　炒六曲　大杏仁　云苓　脾约麻仁丸（另下）

十二诊

今日大腑未见复通，唯矢气而已，少腹按之磊磊。寐中多汗，两足仍无汗。舌苔复转黄，脉已软数。据此见象，肠角余蕴未清，本元因久病而伤矣。当再通化，以观是否腑通。

全瓜蒌　炒枳实　火麻仁　焦山楂　上川连　海南子　大杏仁　炒谷芽　正滑石　脾约麻仁丸（另下）

十三诊

昨晚及今晨大腑又续通两次，且尽积粪，成块者数枚，而少腹仍觉胀满。寐中多汗，及腰即止。舌之后端仍板黄，脉沉滑无力。久病本元已伤，而余蕴仍未尽。不必再攻，姑仿隔三例[①]立法。

上川连（土炒）　细青皮　炒枳壳　云神　大杏仁　全瓜蒌　怀牛膝　焦山楂　焦谷芽　保和丸（入煎）　大荸荠　陈海蜇

束左

时邪疹发未透，日来又增食物欠节，遍体痛。伏邪为痰滞所搏，交蕴于中，机窍仄塞，神糊不语。舌苔滑白满布，左脉小数不畅。势防内陷，亟为开导。

香豆豉　大杏仁　川郁金　净连翘　黑山栀　炒枳实　炒建曲　上川朴　姜半夏　焦山楂　石菖蒲　姜汁

二诊

今日大腑已通，而仍不能言语，右手足且不能自用。舌苔腐白满布。病中强食，又加中风之象。亟为开窍化痰，以启神明。

香白薇　陈橘皮络（各）　远志肉　旋覆花　陈胆星　姜半夏　川郁金　云神　煨天麻　姜竹茹　九节蒲　姜汁

改方：加大白芍。

三诊

脉虽已起，滑数鼓指如故。神志仍不清，兼之言语不利。舌苔转黑，满布无津。右手仍不能自动，午后又增呃逆。一派痰阻窍络见端，症殊险要。

上川连　旋覆花　法半夏　生军（酒炒）　刀豆子　大麦冬　川郁金　云苓　炒枳壳　九节蒲　竹沥　姜汁

四诊

昨晚先进至宝丹，再进承气汤法，大腑畅通，黑污甚多，神志尤灵，舌苔黑燥尤润。唯手足仍未能自动，少腹尚拒按，呃未全止。脉转数。阳明积热未清，机窍

① 隔三例：即“隔二隔三之治”中的隔三例治法，隔三之治是治胜我之脏。这是根据五行乘侮规律来确定的。

之痰热未化，仍在险途。

姜川连　旋覆花　陈橘皮　制半夏　九节蒲　炒枳实　云苓神（各）　姜竹茹　大杏仁　生军（酒炒）　竹沥　姜汁

五诊

今日大腑又畅通，污垢甚多。少腹痞满拒按已退，呃逆亦减，舌苔黑燥亦化。唯仍未能开口语言，右手足未能自用。左脉沉小而滑，右脉弦滑而数。肠胃积热虽去，机窍之痰未行。仍在畏途也。

旋覆花　竹沥半夏　陈橘皮络（各）　远志肉　九节蒲　云苓神（各）　川郁金（矾水炒）　炒枳实　左秦艽　姜竹茹　竹沥　姜汁

六诊

日来神志已尤清，唯仍不能言语，右肢不用，渐渐知痛，口糜呃逆尚未全去，少腹尚痞硬拒按。脉弦滑。阳明痰浊仍重，尚在畏途。

大麦冬　川桂枝　远志肉　旋覆花　云苓神（各）　炒枳实　川郁金（矾水炒）　竹沥半夏　九节蒲　陈橘皮络（各）　竹沥　姜汁

张左（常州）

肺虚其阴，肾虚其阳。水不涵木，血分又有风湿热蕴于其间。小溲勤短，夜分尤甚，呛咳无痰，阳痿三年。目前或现金星，风疹丛发，磊磊作痒，两足肿。脉弦细，舌红。当从清养疏泄入手。

南沙参　冬桑叶　云神　怀牛膝　粉丹皮（酒炒）　料豆衣　净蝉衣　大杏仁　炒苡仁　荆芥穗　干荷叶　地肤子

另：荆芥三钱，苍耳子三钱，蝉衣三钱，荷叶五钱，地肤子五钱，浮萍草五钱，煎汤洗之。

林左

风疹丛发，月余不已，磊磊成片，胃纳如常。脉浮弦，舌苔黄。风湿热入血分所致，疏泄为先。

荆芥　京赤芍　川黄柏（酒炒）　川桂枝　生甘草　蔓荆子　净蝉衣　羌独活（各）　赤苓　地肤子　荷叶

陈右

产后遍体频发红斑，大如钱许，痛痒交作。痛则便难肛痛，脘闷胃呆。脉小数，舌红。血虚风湿乘袭也，速效难求。

当归　怀牛膝　大川芎　川桂枝　羌独活（各）　荆芥　大生地　粉丹皮　净蝉衣　京赤芍　黑芝麻　地肤子

另：四物丸、三妙丸，和匀。

林右（江阴）

始而崩漏咯红并见，右耳根筋掣，十指屈而不伸，脘痛呕吐，枝节多端。刻下又增时发风疹，两目赤痛。脉弦细。风阳湿热乘入血分可知。

冬桑叶　大白芍　云神　刺蒺藜　粉丹皮　荆芥穗　旋覆花　杭菊花　中生地　当归　干荷叶　红枣

丸方：养血柔肝，兼祛风湿。

大生地　川石斛　杭菊花　大川芎　粉丹皮　当归　女贞子　冬桑叶　云神　巨胜子　大白芍　肥玉竹　白蒺藜　煅牡蛎　红枣

上味煎取浓汁，文火熬糊，入阿胶、白蜜收膏。

姚童

时疹发而不透，色紫带黑。表热无汗，烦扰谵妄，气粗轧牙，咳不爽，口渴自利。

舌苔反黄。时邪郁遏甚重，内陷可虑。

香豆豉　益元散　双钩钩　净连翘　云神　粉葛根　黑山栀　藿香　炒枳壳　薄荷　炒竹茹　白茅花

另：神犀丹一锭，分两次服。

二诊

今日表热初退而未出汗，烦扰谵妄，咳不爽，轧牙有声，自利口渴，两腿莫能伸缩，疹发未透。伏邪尚重可知，仍防内陷。

大豆卷　黑山栀　大杏仁　炒枳壳　青蒿　羌独活（各）　连翘　益元散　淡黄芩　双钩钩　炒竹茹　白茅花

何左

饮酒中风，引动湿热，发为风块，大者如拳，磊磊成块，奇痒不已，幸寒热已从汗退。脉尚数，舌苔尚黄。当再疏泄余氛。

冬桑叶　大力子　京赤芍　粉丹皮　荆芥　羌独活（各）　蔓荆子　蝉衣　地肤子　青防风　双解散

陈童

小儿风疹初发，龈床常腐，或发热自利。风湿热久留血分可知。

前胡　赤芍　川石斛　南花粉　净蝉衣　上银花　生甘草　粉丹皮　酒子芩　地肤子

上蒸汽为露，每饮二三两，或炖温服，加白糖少许。

另：荆芥、臭梧桐、地肤子、苍耳子、蝉衣，分数次煎汁洗。

吴右（宜兴）

风湿热乘虚侵入血分，遍体风疹磊磊成片作痛，月事不调，喉痹腐白已久，心悬不寐。脉弦数，舌红中黄。气火上升见象，收效不易。

当归　粉丹皮　京赤芍　大丹参　蝉衣　荆芥　上银花　大力子　白蒺藜　云神　地肤子　荷叶

二诊

和荣调中，疏泄血分中之风湿热。

当归　白蒺藜　生甘草　上银花　粉丹皮　羌独活（各）　蔓荆子　荆芥　京赤芍　大川芎　赤苓

丸方：青防风　当归　大丹参　粉丹皮　白鲜皮　川黄柏　川桂枝　羌独活（各）　大川芎　上银花　地肤子　白蒺藜　荆芥　生甘草　怀牛膝　中生地

上为末，蜜水法丸。

米左

疹发未透，食物太早，于是表热不为汗解，脘闷呛咳，间或谵妄，便结。舌苔腐腻，脉不起，右手模糊。一派险要见象，势颇逆手。

藿香　香豆豉　苏梗　黑山栀　益元散　半夏曲　大杏仁　上川朴　炒枳实　前胡　炒竹茹　姜皮

改方：加酒子芩。

另：解瘟丹，分三次服。

疳积门

颜童（甓桥）

始而红疹白痦并发，继之呛咳多痰，肚膨或作痛，下利带蛔数条，日形消瘦，头额多汗。脉细数，舌红。肺胃两伤，虫积不化也。延有涉疳之害。

南沙参　使君肉　炙乌梅　炒苡仁　川贝母　大杏仁　大腹皮　法半夏　炙甘草　枇杷叶　焦谷芽

另：小儿万病回春丹。

二诊

疟后又复下利，蛔虫甚多，肚膨及作痛已减，而咳仍不已，头额多汗。脉细数，舌红中黄。虫积初化，肺胃之伤未复。久延仍防入疳。

南沙参　炙乌梅　川贝母　炙紫菀　金苏子　使君肉（炒香）　大杏仁　大腹皮　炙冬花　陈橘白　枇杷叶

吴童

日来食物欠节，又复作胀，食入即便。脉虚数，舌红中黄。土伤余积未尽，久延防涉疳。

孩儿参　大腹皮　炙鸡金　使君肉　焦建曲　大砂壳　焦白术　粉丹皮　青陈皮（各）　海南子　云苓　五谷虫

束童

小儿下利已久，脾土大伤，虫积不化，多食善瘦，腹胀有形，不时寒热，退时少汗。脉沉细，舌红。延有入疳之害。

焦白术　柴胡　炙鸡金　海南子　酒子芩　姜半夏　川桂枝　炙草　大腹皮　炙乌梅　云苓　生姜　红枣

二诊

寒热已退，腹胀未减，多食善瘦，虫积未化可知。舌红口渴。久经下利，营土交伤，入疳可虑。

孩儿参　大腹皮　海南子　炙草　桂枝木　炙乌梅　炙鸡金　使君子　连皮苓　姜皮　红枣

钟童

小儿潮热已久，午后则甚，火升面绯，呛咳无痰，自利不爽。脉沉数，舌红无苔。阴土已伤，肺胃不和也。延防涉疳。

川石斛　青蒿　炙草　大杏仁　炒苡仁　地骨皮　玉露霜　象贝　五谷虫　赤苓　炒竹茹　枇杷叶

司童

小儿痧后，脾肺两伤。呛咳多痰，下利足肿，火升面绯。舌心浮黄。延有涉疳之害。

南沙参　炒苡仁　焦谷芽　炙草　焦白术　川贝母　扁豆衣　法半夏　云苓　炙冬花　枇杷叶　干荷叶

另：小儿万病回春丹。

江童

咽痛退后，阴胃两伤，运行失职。日夜灼热无汗者两月，少腹胀拒按，面黄足肿。脉虚数，舌红不渴。肺气日伤，势有入疳之害。

南沙参　青蒿　大腹皮　炒建曲　粉丹皮　大杏仁　川石斛　炙鸡金　地骨皮　炙鳖甲　云苓　冬瓜子皮（各）　甘蔗皮

另：万病回春丹。

二诊

日来内外灼热已减其半，亦略得汗，而少腹尚胀满，呛咳无痰，面黄轧牙。脉之数象已折。肺胃日伤，运行失职。仍有入疳之害。

南沙参　炙鳖甲　川贝母　地骨皮　焦白术　青蒿　川石斛　大腹皮　炙鸡金　大杏仁　炙草　干荷叶　冬瓜子皮（各）

三诊

经治来，内外灼热大减，呛咳亦折，而少腹尚胀满，面黄形瘦。脉虚数，舌红苔白。肺胃两伤，积蕴未尽也。仍防涉疳。

南沙参　大腹皮　青蒿　陈橘皮　焦白术　川石斛　炙鳖甲　炙草　川贝母　连皮苓　冬瓜子　荷叶

李童

腹痛已久，攻窜不已，自利，面黄形瘦，或呛咳，龈床常流血。脉弦数而细，舌红无苔。阴土两伤，宿积不化也。入疳可虑。

焦白术　大白芍（吴萸拌炒）　炙乌梅　炙草　海南子　川椒（炒开口）　川石斛　川楝子　五谷虫　广木香　南沙参

另：乌梅丸。

黄童

乳子先疟后痢，既愈后，土伤未复，脾阳不运。食少面黄，不时发热，胸腹或胀。脉小数，舌根白腻。延有入疳之害，当培土调中，以资运化。

孩儿参　炙鸡金　大腹皮　云苓　炒苡仁　干蟾皮（炙香）　焦白术　大砂仁　焦谷芽　炙草　川石斛　干荷叶

另：小儿万病回春丹。

二诊

进培土和中，胸腹胀满及内热俱退，胃纳渐复，间或呛咳。舌根白腻退而未尽，左手关纹紫晦。疟后痢，脾土久伤，运化失职。前方既受，当率旧章，更谋进步。

孩儿参　大腹皮　五谷虫　云苓　川贝母　炙蟾皮　焦白术　炙鸡金　焦谷芽　炙草　大砂壳　莲子

急惊门

王童

始而吐利，继之惊搐，目直，角弓反张，呛咳痰鸣。舌苔黄腻，脉不起。症属险要，姑从急惊为治。

薄荷　炒枳实　川郁金　射干　云苓　瓜蒌皮　炒僵蚕　连翘　双钩钩　天竺黄　炒竹茹　荸荠汁

二诊

惊风手搐目直，角弓反张，呛咳痰鸣。舌苔黄腻。风痰尚重，犹在险途。

羚羊角　双钩钩　天竺黄　炒枳实　连翘　明天麻　川郁金　炒僵蚕　云苓　薄荷　炒竹茹　金戒指（先煎代水）

三诊

惊风虽定，两目仍上视，痰鸣有声。舌苔腐黄。风痰留结不化，闭逆可虑。

莱菔子　双钩钩　前胡　炒枳实　薄荷　射干　瓜蒌皮　大杏仁　连翘　炒竹茹　芦根

孙童

小儿热又复甚，烦扰口渴，口舌妄动。脉伏关紫。伏邪甚重，急惊可虑。

羚羊片　双钩钩　连翘　青蒿　益元散（包煎）　黑山栀　薄荷　大杏仁　炒麦芽　炒枳实　炒竹茹　青荷叶

吴童

孩提不时惊搐，角弓反张，口角流涎，逾时甫退，历一昼夜必数十次。舌白，关紫。当从定惊息风入手。

薄荷炭　炒僵蚕　杭菊花　明天麻　白蒺藜　天竺黄　煅龙齿　炙蝎尾　炒竹茹

二诊

孩提惊搐不已，左肢尤甚，口角流涎，日夜数十次。最难着手，原以息风定惊为事。

羚羊片　双钩钩　明天麻　炒僵蚕　云神　天竺黄　煅龙齿　炒麦芽　炙甘草　炒竹茹　金戒指（先煎代水）

钱童

小儿水泄如注，既止之后，肢冷目陷，角弓反张，自汗溲少，口干舌灰，扪之无津，烦扰不能畅哭。热蕴于中，阳不分布，延有慢脾风之害。

姜川连　川桂枝　淡干姜　大白芍　炒白术　正滑石　赤苓　炙甘草　炒麦芽　灶心土（荷叶包扎刺孔）

二诊

昨进泻心汤加桂枝，肢冷随和，口渴及自汗亦减，舌苔灰黑亦略有津。唯仍角弓反张，两目深陷，入夜又或肢冷。阳气郁遏，里热未清。仍属险途。

姜川连　正滑石　川桂枝　淡干姜　炒麦芽　炙甘草　酒子芩　姜半夏　新会皮　生姜

三诊

迭进泻心汤出入，肢冷已和，舌心黑色已退。唯烦扰未除，脉小数。此阳明寒热虽解，而宿痰未尽，阳气未和所致。

姜川连　藿香　姜半夏　薄橘红　炒枳实　正滑石　姜竹茹　炒谷芽　云苓　姜汁　荸荠汁

慢惊门

丁童

乳子麻瘀退后，水泄不已，口渴舌白，呛咳作恶，两目露白。脉沉小。脾阳已衰，延有慢惊之害。

炒白术　粉葛根　正滑石　藿香　大杏仁　炒麦芽　姜半夏　炒枳壳　橘红　云苓　生姜　灶心土

王童

小儿久病，曾经下利，脾土大伤，神疲肉削，腹胀口糜。脉细数，有慢惊之害。

孩儿参　炒白术　益智仁（盐水炒）炙甘草　正滑石　云苓　炒谷芽　陈橘皮　白扁豆　生姜　灶心土

张童

乳子痰鸣气粗，面青唇急。右手风气两关纹紫，舌心灰黄。属在瘀后，肺脾大伤，与风痰湿症不同。症属极险，拟方以尽人力可耳。

南沙参　大麦冬　杏仁泥　川贝母　川通草　炙甘草　蜜橘红　炒麦芽　枇杷叶　粳米

郭童

乳子久病，枝节多端。刻增叫喊内吊，角弓反张，乳汁不入，便闭溲少。舌苔又复腻黄。本元日伤，痰热阻胃，慢惊可虑。

南沙参　炒枳实　双钩钩　明天麻　射干　炒麦芽　橘络　法半夏　薄荷　瓜蒌皮　枇杷叶

陆童

乳子瘀出未透，邪热久陷肺胃，降化失常，呛咳痰鸣，乳入即吐，入夜发热，两足清冷。右风关纹紫，舌苔腐黄。本元日伤，一派慢脾风之象。

南沙参　川贝母　桑白皮　旋覆花　金苏子　白蔻衣　地骨皮　姜竹茹　炒麦芽　橘红　枇杷叶

胡童

热退之后，两目上视如故，呛咳有痰，烦扰吐蛔而利蛔。脉细，舌红。胃土日伤，虫不安位。防入慢惊。

南沙参　陈橘皮　炙乌梅　炙甘草　大白芍（吴萸拌炒）炒白术　大砂仁　川贝母　炒谷芽　川椒

二诊

壮热已解，呛咳痰鸣亦减。唯又呕吐蛔虫，气粗鼻扇，两目深陷。舌苔白腻。本元日伤，一派慢脾风之象。

炒白术　姜川连　淡干姜　炙乌梅　炙甘草　陈橘皮　云苓　大白芍（桂枝拌炒）大砂仁　炒麦芽　灶心土

三诊

乳子壮热呛咳、吐蛔虽退，而仍气粗

鼻扇，目陷神迷。脉细无力，舌苔白腻猝转光紫。脾元大伤，挽回不易。

太子参　炒白术　淡干姜　炙乌梅　新会皮　炙甘草　大白芍（桂枝拌炒）　炒谷芽　灶心土　红枣

王童

乳子解颅，筋胀骨分，得于惊风之后。肺肾两亏，最难奏效。

孩儿参　生首乌　炒冬术　怀山药　粉丹皮　陈橘皮　黑大豆　云苓　炙甘草　生谷芽　莲子

乳　门

韩右

左乳肿痛，势大如瓜，按之炙手，寒热头痛，脘闷作恶。脉浮弦，舌红中黄。肝家气火上犯胃络也，化脓可虞。

当归　全瓜蒌　炙甘草　黑山栀　粉丹皮　川郁金　柴胡　大贝母　连翘　细木通　白蒺藜　蒲公英

另：青敷六成，黄敷二成，冲和[①]二成，醋调外敷。

二诊

寒热头痛虽减退，而左乳仍肿痛，势大如瓜，已将化脓。舌红根黄，脉弦数。肝家气火上犯胃络所致。

当归　大贝母　全瓜蒌　王不留行　焦麦芽　柴胡　大杏仁　方通草　白蒺藜　蒲公英　枇杷叶

三诊

左乳已溃，脓甚多，肿痛大减，寒热亦清。脉小数，舌红根黄。肝家气火初平，当再清调和化。

当归　京赤芍　大贝母　金香附　粉丹皮　全瓜蒌　炙甘草　云苓　白蒺藜　炒麦芽　佛手　红枣

四诊

左乳溃脓后，肿痛日平，寒热亦退，胃纳亦渐复。唯疮口或流乳汁，内膜已穿。久延与完口不利也。

当归　全瓜蒌　大贝母　炙远志　大生地　京赤芍　炙甘草　白蒺藜　焦白术　焦谷芽　蒲公英　红枣

五诊

左乳溃脓颇多，右乳又复肿痛，迭经寒热。脉弦数，舌红中黄。肝家气郁化火，荣阴暗亏之候。

当归　京赤芍　川郁金　黑山栀　白蒺藜　柴胡　大贝母　全瓜蒌　细青皮　炙甘草　蒲公英　金橘叶

任右

左乳结硬作痛，皮外无色，按之甚热，不时焮痛。脉弦细，舌红中黄。木郁生火，化脓可虑，亟为疏泄。

当归　全瓜蒌　大贝母　川郁金　细青皮　柴胡　京赤芍　金香附　白蒺藜　蒲公英　炙甘草

二诊

左乳结硬更大，按之热，逐日寒热不清。脉弦数，舌红中黄。肝家气火尚旺，

---

① 冲和：即冲和膏，药有紫荆皮、独活、赤芍、白芷、石菖蒲。治阴阳不和之证。

势有化脓之虑。

全瓜蒌　黑山栀　归须　大贝母　细青皮　柴胡　粉丹皮　甘草节　京赤芍　蒲公英　炒麦芽

另：青龙丸。

黄右

右乳仄塞不通，乳房胀满如瓜，按之热，势将化脓，迭经寒热，汗颇多。脉弦数，舌红。拟瓜蒌散加味。

当归　大贝母　全瓜蒌　白蒺藜　净连翘　京赤芍　醋炒柴胡　炙草　黑山栀　蒲公英　金橘叶　焦谷芽

青敷、黄敷、冲和膏，用葱蜜调涂。

改方：加王不留行。

二诊

右乳溃脓甚多，余肿未消，色赤而热，胸次嘈杂。脉数，舌红。血分日伤，余热未尽之候。

当归　白蒺藜　大贝母　黑山栀　粉丹皮　大白芍　炙草　大麦冬　云神　全瓜蒌　蒲公英　红枣

潘右

左乳窜溃三头，久不完口，四围余硬未消。脉弦细，舌红。当清肝化坚为事。

中生地　白蒺藜　炙草　赤白芍（各）生黄芪　当归　陈橘核　粉丹皮　细青皮　云苓　蒲公英　红枣

眭右

乳岩数年，今已破溃，兼之脘痛作呕，胃纳减少。脉弦细，舌红。血亏肝旺，胃失降和也。延有翻花流血之害。

南沙参　白蒺藜　旋覆花　川郁金　川石斛　大白芍　云神　大砂壳　大麦冬　金橘皮　红枣

二诊

脘痛虽减，而仍作恶，杳不思食。加以乳岩数年，今已破溃。脉弦细，舌红。血虚气滞，肝胃不和，仍防翻花流血。

南沙参　炙乌梅　大白芍　金橘皮　陈橘白　天仙藤　旋覆花　白蒺藜　川郁金　焦谷芽　大麦冬　莲子

上[①]：凉血[②]、解毒[③]、海浮[④]。

另：用生地膏[⑤]调涂。

杨右（镇江）

荣卫不调，肝家气火郁迫。每于经前则两乳胀痛，历经有年。日来右乳又增结核，推之可移，胸骨胀满，间或内热头眩。脉弦细右滑，舌心腻黄。木火与阳明宿痰相搏所致，疏化为先。

柴胡　当归　川郁金　黑山栀　大贝母　炙甘草　大白芍　刺蒺藜　小青皮　金香附（醋炒）粉丹皮　夏枯草　金橘叶

顾右

乳痈肿痛已将成脓，赤肿而热，迭经

① 上：是指在破溃之创面上敷药。

② 凉血：即凉血散，用煅石膏加黄丹以配其红色，治湿毒、收口。

③ 解毒：即解毒丹，用熟石膏加青黛同乳以配为青色，治一切热毒腐烂者。

④ 海浮：即海浮散，由炙乳香、炙没药各等份研细末，散瘀拔毒，生肌止血定痛。

⑤ 生地膏：细生地、麻油、白占熬膏，治一切阳证，腐烂者用之。

寒热。经行不畅，少腹胀。脉弦数，舌苔苍黄。肝家气火甚旺，当清泄之。

全瓜蒌　京赤芍　大贝母　柴胡　川郁金　黑山栀　粉丹皮　炙甘草　天花粉　连翘　蒲公英　金橘叶

青敷、冲和、海浮，调涂。

刘右

左乳赤肿作痛，已将化脓，且脚根散漫，寒热迭作。脉沉数，舌红。肝阳及花毒俱重，宜泄为宜。

全瓜蒌　京赤芍　细木通　黑山栀　生甘草　大贝母　连翘　柴胡　粉丹皮　当归　蒲公英

二诊

乳疮自溃，脓出颇多，疮口腐肉尚未吐出，幸寒热已清。当再清肝化坚，以消余硬。

当归　大贝母　粉丹皮　炙甲片　甘草节　全瓜蒌　京赤芍　黑山栀　白蒺藜　金香附　蒲公英　红枣

三诊

乳痈已将完口，余硬亦无多，腐肉亦将尽。脉细数，舌红。荣阴暗亏，养血清肝可也。

南沙参　大白芍　大贝母　炙甘草　云神　大麦冬　白蒺藜　粉丹皮　金香附　全瓜蒌　蒲公英　红枣

许右

右乳下赤肿已久，刻将成脓，脘闷胃呆。脉弦数，舌红中黄。肝家气火与宿痰相搏使然。

全瓜蒌　白芥子　京赤芍　大贝母　法半夏　白蒺藜　黄郁金　炒枳实　云苓　冬瓜子　炒竹茹

二诊

右乳底赤肿日高，按之渐软，已具化脓之征，胃呆。脉弦数，舌红苔白。肝家气火与宿痰相搏而来。

当归　金香附　法半夏　川郁金　旋覆花　京赤芍　大贝母　白蒺藜　陈橘皮　云苓　夏枯草　炒竹茹

陈右（兴化）

乳岩已久，坚硬如石，日以益大，缺盆及腋下亦结硬，入夜则火燎不能成寐，饮食为之递减，经居两月有余。切脉弦细而滑，舌苔厚腻。此肝家气火与痰相搏而来，难图速效。

当归　刺蒺藜　大贝母　细青皮　全瓜蒌　大丹参　醋香附　川郁金　云苓神（各）　旋覆花　金橘叶　夏枯草

另：八味逍遥丸。

二诊

进疏肝理气、通络化痰一法，夜分火燎不能成寐已减，胃纳渐复。而右臂仍木肿作胀，莫能抬举，缺盆及腋肋下俱结硬，乳岩坚硬如石，经居两月有余。脉细滑，舌苔厚腻。痰气结络，荣卫失和，仍难速效。

当归　西秦艽　醋炒香附　川郁金　大白芍（桂枝炒）　净橘络　大丹参　威灵仙　刺蒺藜　云苓神（各）　丝瓜络　金橘叶　炒竹茹

另：五倍子四两，炒香附二两，研末醋调糊，涂于白布上，缚乳部。

另：指迷茯苓丸。

三诊

常服方：日来右乳木硬就平，右臂结

硬亦渐软，肿势如故，夜分火燎不能成寐者亦折，经居亦通。舌苔厚腻亦化，脉沉滑。荣卫初和，肝气渐利，唯络中宿痰尚留结未化也。守原义出入，更谋进步。

当归　川郁金　云苓神（各）　大白芍（桂枝炒）　大生地（红花拌炒）　刺蒺藜　青陈皮（各）　威灵仙　金香附（醋炒）　丝瓜络（连子炙）　金橘叶　桑枝尖（酒炒）

丸方：养血柔肝，化痰通络。

大生地（红化拌炒）　大白芍（桂枝炒）　金香附（醋炒）　刺蒺藜　青陈皮（各）　大丹参　当归　柴胡（醋炒）　大贝母　威灵仙　云苓神（各）　宣木瓜　金橘叶

上为末，丝瓜络、红枣、桑枝，共煎汤法丸。

末药方：从古人磨刀散立法，以消坚硬。

龙泉粉一两五钱　荆三菱一两　蓬莪术一两　生香附一两　大贝母一两

上味研细末，每末一两加麝香一分和匀，酽醋调敷。

张右

乳痈自溃数头，脓出不畅，结硬不化。属在重身，极难完口之候。且舌苔满腻，脘闷胃呆。内外夹杂。

当归　全瓜蒌　细青皮　陈橘白　炒枳壳　柴胡　大贝母　金香附　苏梗　大杏仁　蒲公英

林右

左乳破腐两月，余硬不消，间或寒热。脉弦数，舌苔黄。当清热和胃，以消结硬。

当归　全瓜蒌　生香附　白蒺藜　黑山栀　柴胡（醋炒）　京赤芍　大贝母　炙草　金橘叶　蒲公英

郭右

右乳结磊，磊日以益大，胸次筋络麻痛，曾经寒热。脉弦数，舌黄。肝家气火与痰相搏而来，最难速效。

当归　大贝母　川郁金　白蒺藜　黑山栀　柴胡（醋炒）　细青皮　全瓜蒌　粉丹皮　金香附　金橘叶

另：八味逍遥丸。

姜右

乳岩自溃，不时流血刺痛，其坚硬仍磊磊如石。脉弦细，舌红中黄。高年心肾两亏，肝家气火与痰浊相搏于阳明之络，气血凝结不通。极难着手。

生石决　黑山栀　大白芍　细青皮（醋炒）　海蛤粉　大麦冬　川郁金　大贝母　白蒺藜　云苓　夏枯草　金橘皮

江右（常州）

乳疬三年，日以益大。比增色紫作痛，已将化脓，四围余硬之根脚尚大。脉细左弦，舌红中剥。阴血暗亏，肝家气火内蕴，与宿痰相搏而成。溃后最防流血翻花，亟为清肝化坚。

当归　大贝母　川郁金　细青皮　柴胡（醋炒）　粉丹皮　大白芍　白蒺藜　煅牡蛎　黑山栀　炙草　夏枯草

另：龙泉粉二两，大贝母一两，荆三棱五钱，蓬莪术五钱，麝香一分，研末醋调敷。

朱左

两乳结核已久，比增入夜发热，不汗而解，热时则乳核酸痛，幸饮食如常。脉细数，舌红。水亏木旺，肝家气火上升。

先当滋阴清热。

南沙参　炙甘草　大贝母　炙鳖甲　粉丹皮　地骨皮　青蒿　川石斛　大白芍　云苓　炒竹茹　青荷叶

杨右

左乳结核两旬，皮无二色，按之痛。脉沉滑左弦。痰气搏结，延防化脓。

当归　全瓜蒌　大贝母　白芥子　炙甘草　京赤芍　细青皮　柴胡（醋炒）　金香附　刺蒺藜　蒲公英

另：梅花点舌丹三粒，每用一粒，陈酒化服。

二诊

左乳自溃，脓已畅出，结硬未消。舌苔腐腻满布。痰气搏结未清，当再疏化。

当归　大贝母　全瓜蒌　云苓　柴胡（醋炒）　京赤芍　金香附　小青皮　刺蒺藜　法半夏　蒲公英

邹右

乳岩于左，结硬磊磊如石，抽掣作痛已久。比增右乳亦赤肿，右目亦赤痛。脉弦滑，舌黄。肝家气火与宿痰相搏而来，延有翻花流血之害。

生石决　京赤芍　陈橘皮　川郁金　当归　大贝母　黑山栀　全瓜蒌　白蒺藜　粉丹皮　夏枯草　蒲公英

江右

乳痨日以益大，拟丸剂图之。

当归　金香附　川楝子（醋炒）　大丹参　鹿角霜　白蒺藜　细青皮　云苓　全瓜蒌（姜汁炒）　黑山栀　大贝母　川郁金　煅牡蛎　大生地

上为末，夏枯草、金橘叶，煎汤法丸。

荆左

始而右乳作痛，波及背俞。继之呛咳，痰中带血，呼吸则痛处牵引，且右乳骨高突有形。脉沉细右滑，舌苔腐腻。痰瘀交结肝肺二经之络，防发内痈，亟为通化。

南沙参　煅瓦楞　刘寄奴　象贝　全瓜蒌　淡天冬　大杏仁　桃仁泥　净橘络　旋覆花　冬瓜子　新绛

外用胃灵消瘤膏药。

二诊

右乳下骨突已平，呼吸及牵引作痛亦止，咳未已，曾经带血。舌苔腐腻满布，脉细滑转数。痰瘀初化，肝肺之气未调。守原义出入可也。

南沙参　淡天冬　象贝　法半夏　炒苡仁　云苓　煅瓦楞　大杏仁　全瓜蒌　净橘络　大白芍　甜瓜子　枇杷叶

裴右

右乳肿痛，脓出不畅，四围赤肿结硬，不时寒热。脉弦数，舌红。肝阳湿热尚重，以瓜蒌散加味主之。

全瓜蒌　大贝母　当归　连翘　粉丹皮　京赤芍　黑山栀　生甘草　金香附　乌元参　蒲公英

二诊

右乳自溃，脓虽未多，四围赤肿结硬大退，寒热亦清。脉弦数。肝阳初潜，湿热未清。仍以瓜蒌散加味。

全瓜蒌　粉丹皮　细木通　柴胡（醋炒）　当归　大贝母　京赤芍　生甘草　白蒺藜　赤苓　蒲公英　红枣

周左（宜兴）

乳岩发于左，坚硬如石，日以益大，间或作痛，乳头流脂，皮外无色。脉弦细，舌白。肝家气火与宿痰相搏于胃络，气脉不通所致。最防破溃翻花。

生石决　大贝母　白蒺藜　大白芍　当归　全瓜蒌　川郁金　细青皮　生牡蛎　黑山栀　蒲公英　夏枯草

改方：加金橘叶。

二诊

清肝家之气火，化络中之痰浊，合为丸剂。以消乳岩之坚硬，防其破溃翻花。

大生地　煅牡蛎　当归　全瓜蒌　赤白芍（各）淡昆布　淡海藻　黑山栀　大贝母　细青皮　白蒺藜　川郁金　蒲公英　金橘皮　云苓

上为末，夏枯草、旋覆花煎汤，加蜜水法丸。

另：龙泉粉二两　荆三棱五钱　蓬莪术一两五钱　大贝母五钱

上研末，加麝香一成和匀，醋敷或加蜜少许，涂于白洋布上贴之。

另：赤石脂一钱　川黄柏五分　熟石膏一钱　广黄尖二分　轻粉三分　梅片一分　飞滑石一钱　寒水石一钱

上研极细末，后入梅片和匀，涂乳头外，以鸡蛋皮贴之。

宋右

产后乳痈完口太早，又复赤肿作痛，热如火燎，势将复行溃脓。寒热不清，头痛便血。脉弦数，舌红苔黄。火象显然，拟瓜蒌散加味。

柴胡（醋炒）黑山栀　苏梗　大贝母　炙甘草　旋覆花　京赤芍　当归　全瓜蒌　川郁金　细木通　蒲公英

二诊

产后乳痈自溃，脓出颇多，寒热亦退，唯余硬未清。脉弦细，舌红。肝家气火未平，仍以瓜蒌散主之。

当归　大贝母　黑山栀　云苓　全瓜蒌　京赤芍　金香附　炙甘草　细青皮　白蒺藜　蒲公英　红枣

三诊

产后乳痈先溃者将敛，乳房又复结硬作痛，势将窜头，呛咳食少，内外夹杂之候。

南沙参　大贝母　细青皮　云苓　穿山甲　全瓜蒌　京赤芍　大杏仁　白蒺藜　蒲公英

潘左

乳岩赤肿，已将化脓，焮痛无已。脉弦数，舌苔白腻。湿热结于肝络，拟龙胆泻肝汤出入。

龙胆草　京赤芍　黑山栀　大贝母　柴胡　全瓜蒌　细木通　连翘　生甘草　归须　蒲公英

林左

乳痈肿痛屡发，此次必须溃脓，因以赤肿色亮，脓已将成，四围尚硬。脉弦细，舌黄。当清肝排脓。

当归　大贝母　生甘草　黑山栀　云苓　京赤芍　连翘　全瓜蒌　细青皮　夏枯草　蒲公英

陈右

右乳肿痛势大，皮外渐赤，寒热迭作，势将化脓。姑以瓜蒌散主之。

当归　全瓜蒌　京赤芍　细木通　生甘草　王不留行　柴胡（醋炒）大贝母　金香附　蒲公英

眭右

右乳结硬十余年，日来抽掣作痛，夜

热口渴，头目眩痛。脉弦数，舌苔浮黄。肝家火气内灼，慎防腐溃翻花。拟逍遥散加味。

当归　白蒺藜　川郁金　细青皮（醋炒）　柴胡（醋炒）　大白芍　黑山栀　大贝母　生石决　杭菊炭　夏枯草　金橘叶

吴右

乳岩两年，误以丸剂下夺，下利腹痛，而反上呕带血，胃呆神疲，水浆不得下咽。脉沉细，舌红。胃土受伤，肝木更旺。延非所宜。

南沙参　大砂仁　大白芍　白蒺藜　炙乌梅　姜半夏　旋覆花　左金丸（另下）　川郁金　云苓　姜竹茹　金橘皮

江右

左乳结核年余，或大或小，或作痛。幸推之可移，非乳岩也。脉弦数而滑，舌红无苔。肝家气火郁结，与阳明宿痰相搏而来。势无速效，先当清肝化坚。

当归　全瓜蒌　大贝母　生牡蛎　细青皮　赤白芍（各）　白蒺藜　川郁金　生香附　夏枯草　金橘叶

丸方：清肝化痰，以消结核。

大生地　当归　陈橘核　大贝母　蒲公英　煅牡蛎　柴胡　赤白芍（各）　白蒺藜　全瓜蒌　黑山栀　炙甘草　金香附　金橘叶

上为末，夏枯草煎汤法丸。

另：龙泉粉二两　金香附五钱　大贝母一两　山慈菇一两

上味研取细末，加麝香五分和匀，用醋加蜜水调敷。

胡右

右乳猝然起疱，旋即腐烂，一乳已无完肤，乳头上端且腐白深大，不甚知痛。脉弦数，舌红。风阳湿毒久结肝胃之络而来，极难速效。

当归　细生地　京赤芍　童木通　净连翘　全瓜蒌　粉丹皮　黑山栀　川楝子　生甘草　蒲公英

林左（镇江）

乳疬近年，坚硬如石，中间高突鼓指，延有腐溃之虞。不时眩晕。舌红中干，脉弦细，左数。营阴久亏，肝家气火与痰浊搏结所致。速效难求。

生石决　大白芍　清阿胶　大生地　川贝母　生牡蛎　川郁金　刺蒺藜　细青皮　全瓜蒌　炒竹茹　夏枯草

黄右（常州）

乳岩已久，磊磊高突，四围结硬，中间软而鼓指，势将外溃。兼之干呛作恶，小水为之不禁。脉弦细而数，舌红左畔薄腻。荣阴久亏，肝家气火与痰浊交结所发。肝阳犯肺则呛咳。亟为抑木清金，化痰纾气。

北沙参　生牡蛎　云神　大白芍　旋覆花　川贝母　白蒺藜　川郁金　全瓜蒌　陈橘核　夏枯穗　枇杷叶

丸方：乳岩结硬如石，延今已久，不时刺痛。肝家气火郁结使然。拟丸代煎，缓图效果。

当归　金香附　大贝母　淡海藻　青陈皮（各）　刺蒺藜　京赤芍　川楝子　昆布　全瓜蒌　炒僵蚕　川郁金　夏枯草

鲜金橘叶煎汤法丸。

另：外敷末药方。

龙泉粉　蓬莪术　金香附　荆三棱　大贝母

上研细末，每两加麝香一分，和匀醋调敷。

王右

乳岩愈而复发，坚硬如石，破腐流脂，抽掣作痛，胸胁皮色焮红起磊，兼之胃呆食减。切脉沉弦细滑，舌苔腻黄。阴虚肝郁，气火夹痰凝结肝胃之络而来。延有流血翻花之虑，当从清降气火入手。

羚羊尖（摩冲） 大白芍 川贝母 金香附 刺蒺藜 川郁金 全瓜蒌 生牡蛎 远志肉 云神 夏枯草

二诊

从清降气火入手，乳岩流脂步少，痛彻心胸者亦减，但溃处仍不时刺痛，入夜尤甚，胃呆多汗。脉沉细右滑，舌苔灰黄满布。荣阴固亏，肝家气火偏旺，而湿热又蕴结于中不化。仍防流血翻花。

西洋参 生牡蛎 上川连（酒炒） 远志肉 云苓神（各） 大麦冬 大白芍 白蒺藜 川贝母 黑山栀 炙乳没（各） 夏枯草

丸方：当归 龙胆草 生牡蛎 黑山栀 制军 炙乳没（各） 上川连 川黄柏 金香附 酒子芩 大白芍 麝香 芦荟 川贝母 川楝子

上为末，蜜丸，青黛为衣。开水下。

杨右

乳岩腐烂三月有余，入夜作痛，脘胁胀，便闭作恶。舌苔满腻，脉弦细。肝气夹痰火湿热为患，症非轻候。

姜川连 大白芍 白蒺藜 青陈皮（各） 酒子芩 淡吴萸 川郁金 法半夏 云苓 炒枳实 陈橘核

疝门

戴左

筋疝已久，右畔尤甚，筋梗有形，上及脘次，比增呛咳。脉弦细，舌红。肝肾已亏，拔根不易。

潞党参　焦白术　青木香　陈橘核　象贝　青升麻　大白芍（吴萸炒）　宣木瓜　川楝子　炙甘草　荔枝核

另：补中益气丸、橘核丸，和匀。

王左

偏疝于右者数年，睾丸肿大如瓜数月，猝然举发作痛，继窜股腰，右胯结核累累。脉弦细，舌黄。寒邪痰湿交窜于络，气运不和所致。速效难求。

当归　川楝子　怀牛膝　香独活　桂枝木　大白芍（吴萸炒）　宣木瓜　五加皮　丝瓜络　潼白蒺藜（各）　小茴香　荔枝核

张左

疝发于右，睾丸肿突，筋梗少腹，曾经寒热。脉弦细，舌红。阴土两亏，湿热乘虚下注，寒邪复侵于外使然。

紫苏　当归　大白芍　白蒺藜　炒苡仁　陈橘核　川楝子　小茴香　泽泻　炙甘草　荔枝核

管左

水疝即湿疝，延今已久。痛从囊起，后及腰俞，数日一发，寒热交争，既退之后，囊外起皮。间或滑泄，阳事易兴。切脉沉数细滑。此肾虚木旺，湿热留结下焦也。

当归　大白芍（吴萸炒）　香独活　生苡仁　柴胡　川楝子　青木香　胡芦巴　怀牛膝　川黄柏（酒炒）　炙甘草　宣木瓜　枸橘梨

二诊

水疝肿痛俱减，唯仍五日一发，寒热交争。滑泄已减，阳事易兴。脉沉数，舌黄。非寒疝可比。

当归　川黄柏（盐水炒）　陈橘核　大贝母　煅牡蛎　大白芍（吴萸炒）　生苡仁　泽泻　川楝子　川萆薢　胡芦巴　荔枝核

三诊

水疝复发，甚则囊肿而痛，后及腰俞，逾五日必寒热交作。经云，三阳为病，发寒热，其传为㿗疝是也。当从肾虚肝旺，湿热久结于络立法。

当归　柴胡（醋炒）　怀牛膝　淡吴萸　云苓　大白芍（桂枝炒）　香独活　生苡仁　泽泻　炙甘草　炙甲片　川楝子

万左

偏疝于右，少腹筋梗，睾丸肿痛，小

有寒热。脉小数，舌苔浮黄。湿热内蕴，又感新凉，因之肝气横梗也。

当归　川楝子　云苓　南木香　宣木瓜　青升麻　陈橘核　炙甘草　大白芍（吴萸炒）　小茴香　荔枝核

李左

肝肾两亏、阴不敛阳是其本，少阴夹有湿热是其标。于是患疝已久，睾丸坠大，右少腹筋梗。傍晚小有寒热，入夜盗汗，强抑之不令出则心慌烦扰。此湿热由下而上，熏蒸于胃使然。非独阴虚也。切脉弦细小滑，舌黄中剥。虚中夹有湿热，未宜偏补。

南沙参　海蛤粉　云苓　炒苡仁　川石斛　泽泻　大白芍　潼沙苑　黑大豆　粉丹皮　荔枝核　荷叶筋

二诊

从阴气不足、湿热熏蒸立法，夜来盗汗已收，傍晚之寒热亦减，便中污秽甚多，此湿热下趋肠腑之据。唯便时气怯神疲，乃阴气久亏故也。脉细数带滑，舌黄初化。余湿未清，姑守原方更参扶正之品。

别直须　潼沙苑　炙甘草　川石斛　泽泻　炒於术　大白芍　海蛤粉　粉丹皮　炒谷芽　云苓　干荷叶

赵左

肝肾两亏，湿随气陷，痰随气凝，升降之机失其常度，冲脉内急，致发狐疝。少腹高突，立则外出，卧则上收，易于盗汗。脉弦滑。阴气本亏，极难拔根之候。

潞党参梢　女贞子　怀牛膝（盐水炒）　潼白蒺藜（各）　当归　小茴香　黑大豆　海蛤粉　大白芍（吴萸炒）　云苓　荔枝核

另：补中益气丸。

钱左

七疝之中，唯狐疝最难速效。发则右少腹高胀有形，卧之则上逆。是肝肾两亏，清气下陷，痰湿下注厥少之络而然。脉沉滑，舌腻。不宜偏补，久延防喘。

别直须　大白芍　怀牛膝　青木香　焦白术　川楝子　香独活　陈橘核　胡芦巴　白归身　丝瓜络　荔枝核

孙左

始而右足烧热，继发狐疝，偏于左少腹之部分。是肝肾两亏，阴气不足，湿热随之下陷厥少所致。极难拔根。刻因啖蟹复胀，先当化积和中。

炒白术　煨木香　泽泻　炒苡仁　炒六曲　大砂仁　大白芍（吴萸炒）　陈橘核　怀牛膝　炒谷芽　紫苏　生姜

丸方：潞党参　白归身（小茴香炒）　大白芍（吴萸炒）　怀牛膝（盐水炒）　云苓　炒白术　炙黄芪　炙甘草　醋炒升麻　陈橘皮　法半夏　胡芦巴

上为末，丝瓜络煎汤法丸。

邵左

狐疝十余年，愈发愈勤。左少腹毛际高胀作痛，形如鸡卵，筋梗，捻之响。肢冷多汗，呕吐痰水，寒热交争。脉弦滑细数，舌苔浮黄。肝肾两亏，厥气夹湿热，乘虚下注肝肾之络所致。拔根不易，将来以丸剂进之。

当归　川楝子　广木香　潼白蒺藜（各）　云苓　大白芍（吴萸炒）　胡芦巴　怀牛膝　台乌药　宣木瓜　荔枝核

朱左

木疝已久，左睾丸结硬，近增作痛，

胃呆食少。脉细数右滑，舌红无苔。肝肾两亏，寒湿阻于气分也。

当归　川楝子　陈橘核　上官桂　炒白术　大白芍（吴萸炒）　台乌药　小茴香（盐水炒）　青木香　怀牛膝　荔枝核　橘核丸

张左

偏疝举发之后，右睾丸肿突，少腹筋梗，行走不利，兼之胃呆食少。脉弦细而滑，舌苔滑白。肝肾两亏，湿痰久羁于络，气运不和所致。速效难求。

当归　怀牛膝　香独活　青木香　川楝子（醋炒）　大白芍（吴萸炒）　宣木瓜　醋炒柴胡　炙甘草　云苓　荔枝核

余左

水疝延久，用丸以代煎剂。

炒茅白术（各）　泽泻　小茴香　胡芦巴　南木香　上肉桂　川楝子　大白芍　陈橘皮核（各）　姜半夏　淡干姜　云苓

上为末，丝瓜络煎汤法丸。

佘左

寒入厥阴，当以温解。

当归　炙甘草　青木香　细青皮　小茴香　大白芍　炒白术　台乌药　川楝子　煨姜　红枣

魏左

向有偏疝宿患，刻因策蹇[①]跌仆，于是左睾丸肿胀不收，筋梗，少腹痛。脉沉滑，舌白。寒湿为积瘀所困，温化为先。

当归　青升麻（醋炒）　陈橘核　桃仁泥　川楝子　怀牛膝　胡芦巴　大白芍（吴萸炒）　青木香　炙草　上桂心　枸橘梨

束左

偏疝肿痛，两腿肿，曾经寒热呛咳。脉细数滑，舌红。肝肾两亏，气虚夹湿，肺气不利之候。

当归　大杏仁　川桂枝　川楝子　木防己　怀牛膝　大白芍（吴萸炒）　陈橘核　连皮苓　炒苡仁　枸橘叶

再诊

偏疝肿痛俱退，足肿亦消，唯咳不已，痰多气粗。脉细滑，舌红。肺肾两亏，先当摄降。

南沙参　法半夏　炙紫菀　海蛤粉　川贝母　大麦冬　大杏仁　薄橘红　炒苡仁　金苏子　枇杷叶

纪左（南京）

肾阴下亏，肝阳上僭，耳烘不聪，两足乏力，兼患狐疝。脉弦数，舌白。当从下虚上实例立法，以丸代煎，缓收效果。

大熟地　大白芍　潼白蒺藜（各）　粉丹皮　川楝子　净萸肉　灵磁石　杭菊花　云苓　煅牡蛎　骨碎补　怀牛膝　甘杞子　泽泻

上为末，蜜水法丸。

杨左

偏疝十数年，愈发愈勤，月必数次，先寒后热，头痛偏体痛，左睾丸肿突，筋掣作痛，腿旁焮核肿痛。脉弦细而滑，舌根黄腻。肝肾两亏，寒邪湿热交结厥少两络而来，拔根不易。

当归　川楝子　怀牛膝　炙草　柴胡　川桂枝　大白芍　云苓　丝瓜络　宣木瓜　陈橘核　生姜

---

① 策蹇：策马行走艰难不顺利。

二诊

丸方：用补中益气化裁为法。

潞党参　柴胡（醋炒）　陈橘核　怀牛膝　当归　炒白术　香独活　青升麻（酒炒）　云苓　宣木瓜　炙黄芪　大白芍（吴萸炒）　炙草　川桂枝　青木香

上为末，炙丝瓜络、红枣煎汤，法丸。

李左

劳力伤络，肝肾暗亏，致发偏疝。左睾丸筋梗，少腹痛，间或吞酸。脉弦细滑，舌红中剥。阴本不足，调摄为先。

当归　怀牛膝　炙草　炒白术　川楝子　大白芍（吴萸炒）　陈橘核　云苓　丝瓜络　青木香　荔枝核　红枣

另：补中益气丸。

周左（扬州）

久咳虽减，而咳则狐疝暴胀，以手按之，气鸣则散。间或脘痛，腰为之俯。切脉濡滑，沉分小数，舌红无苔。肾虚于下，摄纳无权。肺实于上，痰鸣易结。加以肝木梗中，风阳易外耳。先当收摄其下，则上中不治而治矣。

北沙参　川杜仲　煅牡蛎　潼沙苑（盐水炒）　陈皮　大白芍　肥玉竹　怀牛膝（盐水炒）　法半夏　丝瓜络　胡桃肉

丸方：久咳及狐疝俱退，再以丸剂善其后。

北沙参　台参须　云苓　大白芍　法半夏　大熟地（蛤粉炒）　川杜仲　泽泻　怀牛膝　潼白蒺藜（各）　煅牡蛎　陈皮　胡桃肉（盐水炒）

上为末，肥玉竹、丝瓜络煎汤，法丸。

张左（江阴）

肝肾两亏，湿热为寒邪束缚，久结厥阴之络，致发疝气。或左或右，睾丸坠痛。脉细数，舌苔腐白。途次劳顿，兼感寒邪又触发。当用辛香和理，先治其标。

当归　青木香　香独活　炙草　苏梗（连茎）　大白芍（吴萸炒）　川楝子　云苓　宣木瓜　陈橘核　荔枝核（炙存性）

另：姜桂丸十二粒，分两次开水下。

邹左

冲疝屡发，左少腹筋梗，睾丸痛，筋踡。呕吐黄水食物，寒热交争，继得大汗而解。脉弦滑，舌黄腻。极难拔根之候。

姜川连　淡干姜　宣木瓜　橘核　大白芍　淡吴萸　云苓　姜半夏　牛膝　荔枝核

二诊

冲疝复发。呕吐寒热之势俱减，唯右少腹睾丸仍筋梗作痛，汗出颇多。脉弦滑右数，舌苔腻黄初化。冲气上逆，先犯阳明，复贼厥少之络所致。速效难求。

姜川连　川楝子　大白芍　香独活　白蒺藜　淡吴萸　宣木瓜　青木香　云苓　台乌药　陈橘核　荔枝核　生姜

张左

每值便后则善噫，左睾丸久坠，行走作痛。脉细，舌红。肝肾两亏，积湿下注也。速效难求。

当归　川楝子　小茴香　炙草　橘核　大白芍（吴萸炒）　炒苡仁　怀牛膝　云苓　枳壳　荔枝核

另：补中益气丸。

改方：加泽泻。

印童

乳子偏疝延久，赤坠作痛，腹膨内热，呛咳多痰。左关纹紫，舌苔浮黄。痘后肺胃两伤，痰浊下注也。

南沙参　炒苡仁　香独活　丝瓜络　青木香　川楝子　橘核　云苓　大杏仁　冬瓜子　枸橘核

再诊

乳子偏疝坠痛大减，腹膨亦减，唯又水泄如注，呛咳多痰。舌红中黄。极难速效。

炒白术　扁豆衣　炙草　大腹皮　正滑石　炒苡仁　大白芍　煨木香　云苓　炙鸡金　荷叶

潘左（镇江）

始而背俞恶寒，继之胀痛，窜及胸部，呕吐痰水，酸苦异常，倾囊而出则退，业经两年。右少腹角猝然胀痛，气鸣则散，名为狐疝。脉弦细，舌红中黄。积饮于脾，脾虚其阳，肾虚其阴，肝气横逆所致。拔根不易，立法颇难，当分而图之。

当归　胡芦巴　杜切茯苓　小茴香　川楝子　大白芍（吴萸炒）　炒白术　新会皮　白蒺藜　姜半夏　生姜　川椒

另：补中益气丸、二陈丸，和匀。

二诊

进疏肝益肾，气机渐畅，胃纳见增，唯延久之狐疝仍立则外出，卧则上收，气鸣则散。兼之胸背曾经窜痛，呕吐痰水甚多，既酸且苦。切脉弦细而滑，舌红中黄。溢饮久羁肠胃，脾肾阴气两亏，肝木独旺，水湿乘虚下注而来。拔根不易，以原方更增补气化浊之品。

潞党参　青升麻（醋炒）　炙草　橘核　大白芍（吴萸炒）　炙黄芪　炒白术　云苓　当归　胡芦巴　小茴香　生姜　川椒

陈左

血止咳平，右少腹毛际不时攻胀，按之气鸣则散，名为狐疝。加以梦泄有年。脉细数，舌黄。肾虚肺燥，肝阳偏旺，君相不安于位也。速效难求。

大生地　大白芍　黑料豆　潼白蒺藜（各）　川黄柏（盐水炒）　煅牡蛎　远志苗　青木香　云神　菟丝子（盐水炒）　净萸肉（盐水炒）　莲子（连心）

牟左

疝发于右，睾丸木硬，少腹不时胀痛，脘闷胃呆。脉沉弦细，舌苔腐腻。水湿久积肠腑，中阳不运而来。

炒茅白术（各）　青陈皮（各）　当归　炙草　大白芍　胡芦巴　云苓　青木香　小茴香　炒苡仁　荔枝核

另：橘核丸、补中益气丸。

蔡左（安徽）

寒疝已久，不时寒热呕吐，肾子胀痛，或左或右。比增吸受飞毒，始发下疳，继之唇皮腐白，延久不愈。脉弦数，舌白。肝肾虽亏，未宜滋补，和荣化毒为先。

当归　白桔梗　生甘草　大川芎　忍冬藤　赤芍　羌独活（各）　泽泻　炒苡仁　云苓　仙遗粮

丸方：培补肝肾，分化湿浊。

大生地（小茴香炒）　怀牛膝　炒苡仁　青陈皮（各）　青木香　当归　姜半夏　香独活　泽泻　云苓　大白芍（吴萸炒）　川楝子　白蒺藜　上桂心

上为末，丝瓜络煎汤，加蜜水法丸。

王左（常州）

冲疝延久，由右少腹上冲心而痛。辘辘有声，痰涎上泛，食入曾作噎，便结，小溲勤数。脉虚弦两尺濡细，舌红而光。心肾两亏，肝气横梗，冲气因之上逆也。拔根不易。

当归（小茴香炒）　胡芦巴　川杜仲　潼白蒺藜（各）　上肉桂　怀牛膝　大白芍（吴萸炒）　青木香　台乌药　川楝子（醋炒）　云苓　荔枝核

二诊

冲疝痛势虽减，痛时由少腹上冲心而痛，坐卧不安，食少胃呆，气鸣则散，或作噎，痰涎上泛，或便结溲勤。切脉虚数而细，重取少力，舌红无苔。病起忧劳抑郁，心肾随亏，肝木多郁，冲气因之上逆也。

潞党参　潼白蒺藜（各）　小茴香（盐水炒）　荔枝核（炙打）　炒白术　大白芍（沉香拌炒）　川楝子　上肉桂　云苓　台乌药　旋覆花

另：补中益气丸。

眭左

左胯高突，清晨尤甚，气鸣则散，业经三年，名曰狐疝。脉细，舌红。肝肾两亏，极难速效。

潞党参　当归　炙草　怀牛膝　炙黄芪　小茴香（盐水炒）　青木香　大白芍（吴萸炒）　泽泻　胡芦巴　荔枝核

另：补中益气丸。

路左（宜兴）

偏疝虽不常发，而日以益大，肾子吊上，不归原位。湿热久结肝肾之络，防成㿗疝。最难速效。

当归　上肉桂　泽泻　大白芍（吴萸炒）　胡芦巴　陈橘核　怀山药　小茴香（盐水炒）　炙草　川楝子　炒苡仁　云苓　炒茅白术（各）　荔枝核

上为末，丝瓜络煎汤法丸。

尹左

狐疝有年，愈发愈勤，右少腹毛际突胀作痛，气鸣则散，食少形瘦，盗汗。脉沉滑，舌苔腻。最难速效。

当归　炒白术　炒苡仁　陈橘白　小茴香（盐水炒）　大白芍（吴萸炒）　胡芦巴　青木香　炙黄芪　怀牛膝　荔枝核

另：补中益气丸。

韦左

偏疝有年，日来坠胀作痛，日以益大，曾经寒热。脉小滑，舌光。肝肾两亏，寒湿下注厥少之络。拔根不易。

当归　胡芦巴　青木香　陈橘核　小茴香（炒）　大白芍（吴萸炒）　川楝子（醋炒）　青升麻　炙黄芪　炙草　上桂心　荔枝核

另：补中益气丸。

章左（常州）

筋疝年余，发则少腹筋梗，痛掣睾丸，小水点滴不爽，寒热迭作。脉沉滑，舌白。向日好饮，寒湿下注，郁而化热，交结厥少之络。拔根不易。

当归　大白芍（吴萸炒）　云苓　泽泻　怀牛膝　柴胡　川楝子　青木香　宣木瓜　甘草梢　丝瓜络　生姜

另：补中益气丸。

沙左（镇江）

右少腹筋梗作痛，后及尾闾，斯为筋疝。日来口苦头痛。舌苔满腻，脉沉滑。积湿甚重，厥气不和而来。

当归　羌独活（各）　泽泻　青陈皮（各）　炒白术　大白芍（吴萸炒）　川楝

子　上川朴　宣木瓜　炒苡仁　云苓　丝瓜络（连子炙）

另：橘核丸、平胃丸，和匀。

傅左（常州）

左少腹高突如鹅卵状，如狐疝，然无上收之候，业经已久。兼之溲浊如膏淋，溲后微痛。脉弦细而滑，舌苔腐腻。肝肾之气不和，湿浊乘虚下注所致。速效难求。

大生地（盐水炒）　川萆薢　川楝子　泽泻　当归　炒苡仁　怀牛膝　巴戟肉　川杜仲　小茴香（盐水炒）　鹿角霜　淡秋石

张左

狐疝已久，立则外突，卧则上收。兼之气从上逆，脘痛而痞，少腹筋梗，痰涎上泛。脉沉细，舌红。肝肾两亏，气机膹郁也。速效难求。

当归　炙乌梅　云苓　小茴香（盐水炒）　沉香　大白芍　胡芦巴　川楝子（醋炒）　南木香　炒白术　川杜仲　佛手

另：补中益气丸、沉香顺气丸，和匀。

邵左（常州）

寒疝年余，愈发愈勤，偶尔蔬食则随发。腹左痞硬，气逆攻窜，甚则阴茎吊痛，呕吐酸水黏涎，四末厥冷，矢气则散。脉沉细而滑，舌根腐白。肾虚肝旺，寒气久客厥少之络，肠胃不和而来。剔根不易。

当归　川楝子（醋炒）　青陈皮（各）　炒茅术　小茴香　青木香　大白芍（吴萸炒）　台乌药　上桂心　姜半夏　云苓　川椒　生姜

另：理中丸、橘核丸，和匀。

又：胡庆余堂红布膏药一张，贴于腹左痞硬处。

二诊

寒疝发时之势大减，唯仍不能蔬食。脾肾真阳已衰，寒气久客不祛，肠胃不和。拟丸方图治。

潞党参（姜水炒）　上桂心　炮姜　大白芍（吴萸炒）　胡芦巴　炒茅白术（各）　姜半夏　鹿角霜　云苓　青陈皮（各）　川楝子（醋炒）　炙草　青木香　川椒

上为末，煨姜、红枣煎汤法丸。

朱左

㿗疝延久，睾丸日以益大，阳具紧缩，水道不利。脉沉滑，舌苔浮黄。肝肾两亏，湿热下注之候。速效难求。

当归　胡芦巴　川桂枝　云苓　怀牛膝　川楝子　川黄柏　炒苡仁　炒茅白术（各）　泽泻　枸橘梨

二诊

丸方：通阳化浊，以治㿗疝。

当归　上肉桂　炒茅白术（各）　青木香　川楝子　怀牛膝　胡芦巴　淡从蓉　炙草　青陈皮（各）　熟附片　川椒　云苓　泽泻

上为末，蜜水泛丸。

蒋左

胯核不时肿痛，则寒热交作，囊为之湿，右睾丸久大。从前曾患休息痢及咯红等症。脉弦细而滑，两关数，舌苔腐白满布。两目入暮干涩，其湿热久羁肝肾，而不在脾胃可知。拔根不易。

当归　怀牛膝　川黄柏　云苓　泽泻　大白芍（吴萸炒）　炒苡仁　白蒺藜　川楝子　香独活　枸橘梨　丝瓜络

吴左（宜兴）

少腹结胀已久，气从上逆则胸胁胀满，得嗳始松。气从下注，两睾丸筋梗作痛，食少形瘦。脉沉细而滑，舌根白腻。肝肾厥气横逆为患，速效难图。

当归　白芍（吴萸炒）　川杜仲　川楝子（醋炒）　宣木瓜　潼白蒺藜（各）　青木香　旋覆花　台乌药　香独活　荔枝核

潘左（扬州）

调治以来，积饮之呕吐亦止，背俞仍恶寒，狐疝仍屡发。初秋又增呛咳，连声不已。冲气上逆，胃失调肃而来，久延防其涉肾为喘。枝节多端，立法不易。

北沙参　肥玉竹　黑苏子　橘皮络（各）　白归身　大白芍（桂枝炒）　制半夏　云苓　旋覆花　大杏仁　川贝母　炒苡仁　梧桐子

二诊

新咳大减，唯旧患狐疝仍如故。背俞尚恶寒，或酸楚作痛，间或呕吐。切脉沉弦细滑，两关小数，舌苔腐白。肝肾尚亏，冲气易于上逆也。

白归身　炙黄芪　炒白术　鹿角霜　云苓　桂枝尖　橘皮络（各）　大白芍　川杜仲　肥玉竹　桑寄生　红枣

另：补中益气丸、橘核丸。

朱左

木肾已久，日以益大，左睾丸木肿硬，不痛，阳缩。脉细数，舌红。肝肾两亏，湿热乘虚下注。收效不易。

炒茅白术（各）　陈橘核　宣木瓜　丝瓜络（连子炙）　怀牛膝　川楝子（醋炒）　香独活　云苓　当归　川杜仲　炒苡仁

另：补中益气丸、橘核丸，和匀。

尹左（金沙）

始而淋浊，继之偏疝。左睾丸肿坠作痛，兼之呛咳吞酸，迭次寒热。脉缓滑，舌苔腐白。枝节多端，先当疏化。

前柴胡（各）　川楝子（醋炒）　青木香　大白芍（吴萸炒）　炒苡仁　苏梗　大杏仁　象贝　姜半夏　炙草　枸橘梨　荔枝核

潘左

偏疝五年，日以益大，日来作痛。脉沉数，舌红中黄。感受新邪，触动积湿所致。温化为先。

柴胡　大白芍（吴萸炒）　橘核　青木香　小茴香　川楝子　独活　上桂心　炙草　当归　荔枝核　川椒

张左

少腹筋梗作痛，上及中脘，卧则少腹胀满，脘胁下痛。脉沉数，舌红。一派气疝见象。

当归　川楝子（醋炒）　台乌药　白蒺藜　胡芦巴　大白芍（吴萸炒）　细青皮（醋炒）　川桂枝　宣木瓜　青木香　荔枝核　川椒

马左

狐疝延久，少腹不时坠痛，卧则略减。脉弦细而滑，舌苔浮黄。肝肾两亏，湿随气陷，调肃为先。

当归　大白芍（吴萸炒）　川楝子（醋炒）　怀牛膝　青木香　云苓　炙草　炙黄芪　炒白术　橘核　荔枝核

另：补中益气丸。

李左

偏疝举发，右睾丸坠胀作痛，寒热交

争。脉沉数，舌苔腐白。寒邪扰动湿热，温解为先。

柴胡　青木香　当归　大白芍（吴萸炒）　云苓　川楝子　炙草　紫苏　陈橘核　炒苡仁　生姜　荔枝核

二诊

偏疝已退，睾丸坠胀已收，寒热亦折，唯腰俞尚痛。脉滑，舌白。当再疏肝补肾，以善其后。

当归　川楝子　炒苡仁　川杜仲　焦白术　大白芍（吴萸炒）　陈橘核　青木香　胡芦巴　云苓　荔枝核

另：补中益气丸。

江左

两睾丸三日不收，筋梗作痛。脉沉滑，舌红苔白。血虚湿热下注而来，先当疏肝化湿。

当归　升麻（醋炒）　宣木瓜　川楝子（醋炒）　陈橘核　羌独活（各）　大白芍（吴萸炒）　炙草　炒苡仁　怀牛膝　荔枝核

另：橘核丸。

又：丝瓜络三钱，紫苏三钱，木瓜三钱，独活一钱五分，青葱十茎，煎水洗。

叶左

偏疝发于左畔，睾丸肿突作痛，寒热交争，呕吐食物。脉小数，舌苔腐腻。肝阳夹湿为患，宣解为先。

紫苏　大白芍（吴萸炒）　青陈皮（各）　泽泻　香独活　川楝子　青木香　橘核　云苓　姜半夏　枸橘梨

另：橘核丸。

赵左

狐疝初起，右胯猝然突出，状如鸡卵，卧则上收，立则突出，如狐之出入甚易，故以狐疝名。剔根不易。

当归　青升麻　炙草　云苓　胡芦巴　炙黄芪　小茴香　川楝子（醋炒）　炒苡仁　大白芍　荔枝核

另：补中益气丸。

张左（扬州）

偏坠于右已久，间或脘痛。脉细数，舌红中剥。当脾肾同调，以丸代煎。

潞党参　当归　怀牛膝　小茴香　荔枝核　炙黄芪　大白芍（吴萸炒）　青木香　炙草　潼白蒺藜（各）　焦白术　云苓　陈橘核

王左

切脉左关弦滑，左寸小数，余部濡滑而细。阴气久亏，水不涵木，木郁土壅，壅则生痰生湿，郁则气逆化火，先逼肠腑而为痔，后注厥少之络而为疝。痔便后突大，脂水甚多，或带血，或白条如脓，延今已久，未藉手术不为功。疝属狐疝，毛际高胀如鸡卵，筋则梗于睾丸，立则坠痛，得肠鸣辘辘及矢气则随退，此系狐疝兼筋疝之候。病名虽二，病原则一。升提温补，添化湿热，固属正治，但与肝木无关。管见当以泄木之有余，疏肝逆以纾气，益水源之不足，滋肾阴而化湿为方。非以眩奇，因此症得此脉者，固当舍症从脉耳。

煅石决　粉丹皮　云苓　大白芍（吴萸炒）　宣木瓜　川楝子　潼白蒺藜（各）　煅牡蛎　大生地（沉香拌炒）　黑山栀　丝瓜络　荷叶筋

贺左

狐疝延久，由右而左，立则突，卧则上收，如狐之出入不常，故名狐疝，乃七疝之一种。脉细滑，舌白。高年肝肾两亏，阴气下陷，积湿随之下注于络，速效难求。先当益肾疏肝，理气化湿。

潞党参　炒白术　大白芍　川楝子　当归　炙黄芪　煅牡蛎　怀牛膝　云苓　川杜仲　青升麻　荔枝核

江左

癞疝囊肿如瓜，刺之流水如注，小溲不通。脉沉滑，舌白。酒湿下注而来。

炒茅术　怀牛膝　炒苡仁　川楝子　大杏仁　川黄柏　泽泻　小茴香　川桂枝　京赤芍　当归　胡芦巴　荔枝核

郭左

四末麻痹已久，或筋搐，无以举动自如，左睾丸肿胀，日以益大。脉弦细而滑，舌红无苔。高年气虚，酒湿乘络所致。势无速效可图。

当归　香独活　大白芍（桂枝拌炒）　左秦艽　陈橘核　炙黄芪　怀牛膝　炒苡仁　五加皮　青防风　焦白术　桑枝　红枣

王左（镇江）

气疝又复举发两月有余，睾丸或大或小，气逆于上，则胸腹胀满，矢气则退，二便不利，饭食减少。脉沉细而滑，舌苔黄腻。湿随气陷，调化为先。

当归　川楝子　胡芦巴　橘皮络（各）　泽泻　大白芍（吴萸炒）　青木香　小茴香（盐水炒）　云苓　炒苡仁　台乌药　荔枝核

二诊

气疝睾丸或大或小及气逆则胸腹胀满俱减，两胁尚胀，不耐久坐，二便已利，胃纳未复。脉弦滑，舌苔尚黄腻。余湿未清，而随气陷也。

当归　焦白术　台乌药　炙黄芪　杜仲　大白芍（沉香炒）　青木香　小茴香（盐水炒）　白蒺藜　牛膝　桑寄生　红枣

另：补中益气丸。

徐左（清江）

水疝已久，兼之淋浊，劳则尤甚。脉弦滑，舌苔白腻。余湿尚重，不宜偏补。拟丸剂调治。

大生地　焦白术　川杜仲　大白芍（吴萸炒）　潼沙苑（盐水炒）　泽泻　川黄柏（盐水炒）　炒苡仁　菟丝子（盐水炒）　白归身　川楝子　云苓　煅牡蛎　剪芡实　青木香

上为末，蜜水法丸。

蒋左

病后胃纳已复，二便亦通调，夜寐已实。唯延久之狐疝尚不时坠胀，劳则尤甚。脉沉滑，舌苔已化。拟补中益气汤出入主之。

潞党参　青升麻　炙甘草　青木香　焦白术　炙黄芪　怀牛膝　云苓　胡芦巴　陈橘皮　当归　荔枝核

二诊

丸方：病后狐疝仍不时坠胀，拟补中益气汤化为丸剂调之。

潞党参　青升麻　陈橘皮　别直须　泽泻　炙黄芪　炙甘草　胡芦巴　大白芍　云苓　焦白术　白归身　川杜仲　小茴香（盐水炒）　怀牛膝

上为末，丝瓜络煎汤，加蜜水法丸。

蒋左（无锡）

尾闾酸楚波及腰部者已久，比增睾丸坠胀有形。切脉弦细滑数，两尺濡软，舌红无苔。肾虚，湿热下注也。势无速效可图。

白归身　大白芍（吴萸炒）　女贞子　胡芦巴　炒苡仁　怀牛膝　陈橘核　云苓　川杜仲　黑料豆　焦白术　荔枝核

另：三妙丸、二至丸，和匀。

许左

狐疝来势尤减，气从上逆及胸次烦扰俱折。唯左少腹尚不时坠胀，卧则上收。气分偏虚，守原义更进一步。

白归身　胡芦巴　炙黄芪　青木香　焦白术　大白芍　小茴香（盐水炒）　怀牛膝　炙甘草　泽泻　补中益气丸（入煎）

蒋左

劳淋已久，肾气已伤，余湿未尽，下陷厥少之络。右睾丸坠胀作痛，少腹筋梗，迭经寒热。脉沉数，舌苔腻黄。当先从实治。

柴胡　川楝子　陈橘核　京赤芍　川黄柏　炙甘草　青木香　泽泻　怀牛膝　云苓　荔枝核　丝瓜络

二诊

右睾丸坠胀、少腹筋梗俱退，寒热亦清。唯水道仍不利，溺管痛，劳淋已久。脉小数，舌苔已化。当再清养化浊。

大生地　川楝子　泽泻　川萆薢　甘草梢　龙须草　炒苡仁　赤苓　黑料豆　青木香　净车前　灯心

张左（镇江）

右睾丸结硬两月，气从下注，腰俞酸楚。脉沉细，舌红苔黄。肝肾两亏，湿随气陷。延有木肾之虑。

白归身　怀牛膝　香独活　炙甘草　陈橘核　大白芍　川杜仲　炒苡仁　云苓　青木香　荔枝核

另：补中益气丸、橘核丸，和匀。

二诊

丸方：右睾丸结硬已久，气从下注。当益气化湿，以丸代煎，缓收效果。

潞党参　大白芍（吴萸拌炒）　青升麻（醋炒）　小茴香（盐水炒）　川楝子　炙黄芪　白归身　炙甘草　胡芦巴　云苓　荔枝核　陈橘核　青木香

上为末，蜜水法丸。

史左

狐疝已久，左少腹毛际高突作痛，气鸣则散，口渴呕吐。脉弦细，舌心黄腻。气虚夹湿，肝胃不和也。剔根不易。

左金丸（入煎）　川楝子　青木香　细青皮（醋炒）　胡芦巴　怀牛膝　大白芍（桂心拌炒）　小茴香（盐水炒）　白蒺藜　宣木瓜　生姜　川椒

江左

偏疝发后，气分已虚，余湿未尽。少腹急胀，气从下陷，脘下不畅，痰多食少，日形消瘦。脉虚数而细，舌苔糙白。肾虚肝逆，调中化浊为先。

潞党参　怀牛膝　大白芍（吴萸炒）　小茴香（盐水炒）　泽泻　焦白术　大砂仁　炙甘草　云苓　青木香

另：补中益气丸。

二诊

两进调中化浊，少腹胀、气逆下陷已退，腑通未爽，脘次不畅，胃纳未复，间或口泛甜味。脉弦细。肠胃湿浊初清，肝气横逆未和也。

旋覆花　大白芍　姜半夏　沉香曲　白蒺藜　焦白术　黄郁金　新会皮　炒枳壳　焦谷芽　冬瓜子　佛手

三诊

少腹急胀及气从下陷先退，口泛甜味继消。腑通未爽，胃纳初增，胸次尚仄满，得噫则松。脉细滑，舌白。当再通阳化浊，以运中枢。

厚朴花　焦白术　姜半夏　贡沉香　焦谷芽　干薤白　大砂仁　云苓　新会皮　炒枳壳　生姜　佛手

四诊

日来大腑复通，少腹胀、口泛甜味俱退。胃纳渐复，胸宇尚有不适状。脉弦滑无力，舌红苔白。当培土调中。

潞党参　大砂仁　沉香曲　炒苡仁　炒枳壳　焦白术　陈橘皮　焦谷芽　姜半夏　旋覆花　生姜　佛手

周左（安徽）

双疝，两睾丸坠大已久，不时作痛，减则腹胀作痛，气喘不已。脉小数，舌白。寒湿结于肝肾之络，阳气不通而来。最难速效。

当归　上肉桂　炒茅白术（各）　台乌药　炒苡仁　大白芍（吴萸炒）　广木香　青陈皮（各）　云苓　旋覆花　荔枝核　生姜

二诊

双疝，两睾丸坠虽减，而仍不时作痛，连及少腹腰部。脉沉细而滑，舌苔腐白。寒湿久积肝肾之络，气运不和。最难速效。

白归身　大白芍（吴萸拌炒）　小茴香（盐水炒）　炒茅白术（各）　陈橘核　川杜仲　上肉桂　台乌药　炙甘草　川椒　怀牛膝　胡芦巴　红枣

丸方：疏肝益肾，理气化浊。

炒茅白术（各）　白归身　川杜仲　怀牛膝　炙草　小茴香　上肉桂　大白芍（吴萸拌炒）　胡芦巴　川楝子　川椒　泽泻　潼白蒺藜（各）　陈橘核

上为末，桑寄生、红枣煎汤法丸。

蒋左

疏肝补肾，佐以理气化湿，为治狐疝根本计。

炙黄芪　白归身　小茴香　泽泻　炙甘草　大白芍　胡芦巴　川杜仲　焦白术　陈橘皮　怀牛膝　川楝子　青木香　炒苡仁

上味用陈酒二十斤，隔汤和煮一炷香。

江左

两睾丸，非左即右，劳动则坠胀者已久。头目不时眩痛，腰腰或筋掣，不利转侧。脉弦细，舌红中灰。肾虚肝旺，气火上升，湿热下注也。

大生地　黑料豆　怀牛膝　陈橘核　云苓　川楝子　大白芍　青木香　白归身　白蒺藜　丝瓜络

殷左

病后本元初复，又发宿疝。偏左作痛，寒热交作。脉沉数，舌苔白腻。风邪引动积湿，宜解为先。

柴胡　大白芍（吴萸拌炒）　紫苏　炙草　泽泻　川楝子　青木香　炒苡仁　赤苓　陈橘核　荔枝核

包左

偏疝于右下坠则纾，睾丸上升则反作痛。脉弦细而滑，舌苔腐腻。肾之阴气已衰，湿浊乘虚下注，厥气逆而不和。剔根不易。

当归　独活　胡芦巴　川楝子　云苓　炙黄芪　怀牛膝　大白芍（吴萸拌炒）　小茴香（盐水炒）　泽泻　荔枝核

张左

淋浊后，湿热流结下焦未清，致发睾丸炎，由右而左，结硬作痛，皮色渐红，按之热。筋梗，少腹痛及腰部，午后寒热。脉沉滑细数，舌苔腐白。肝肾已伤，先当疏泄。

柴胡（醋炒） 川楝子 陈橘核 赤白芍（各） 香独活 紫苏 小茴香 泽泻 归尾 宣木瓜 炙草 荔枝核

二诊

日来寒热已解，睾丸赤痛及按之热者俱退，唯结硬未消。得于淋浊后，下部积湿未清可知。当再化湿理气，以消结硬。

当归尾（各） 川黄柏 泽泻 陈橘核 川萆薢 赤白芍（各） 川楝子 大贝母 小茴香 生甘草 云苓神（各） 荔枝核

三诊

寒热复来则睾丸掣痛，左胯焮核，得于淋浊后。脉沉数右滑，舌根久腻。湿毒乘虚久结肝肾之络，当再疏泄。

中生地 泽泻 川楝子 甘草梢 京赤芍 柴胡（醋炒） 怀牛膝 陈橘核 当归 川黄柏 青木香 枸橘梨

潘左（扬州）

狐疝延久，日来萌发益甚。腰俞酸楚，咳则尤甚，痰无多，头目或眩痛，幸胃纳尚充。切脉左手弦滑鼓指，舌苔黄腻。水亏木旺，痰湿乘虚下注，气运不和之候。调肃和理为先。

南沙参 川杜仲 怀牛膝 青木香 白归身 白苏子 炒苡仁 旋覆花 净橘络核（各） 云苓 丝瓜络（连子炙） 桑寄生

二诊

今日舌苔满腻已化，左脉弦数亦减，而滑如故。狐疝不时坠胀，则腰脊酸楚，不能久坐。肝肾之阴气久亏，痰湿乘虚下注也。姑为培补肝肾，理气通络。

白归身 川杜仲 怀牛膝 桑寄生 净橘络 鹿角霜 炙黄芪 金狗脊 左秦艽 云苓 猪脊筋 红枣

丁左

久立伤肾，致发狐疝。少腹筋梗作痛，下注囊中，卧则痛止。脉缓滑，舌白。脾络本有积湿，温理为先。

当归 小茴香 上桂心 川楝子 细青皮 大白芍（吴萸拌炒） 青木香 炙草 焦白术 怀牛膝（酒炒） 荔枝核

另：橘核丸。

蒋左（宜兴）

肾虚肝逆，厥气不纾。少腹不时胀满，入夜则甚，不得平卧，两足烧热。脉弦细，舌光。延有奔豚之害。

白归身 川楝子（醋炒） 小茴香 川杜仲 炒苡仁 大白芍 怀牛膝 青木香 旋覆花 巴戟肉 荔枝核

另：二至丸。

戴左（无锡）

左睾丸木肿，日以益大，按之不痛，胯间时有焮核。切脉滑数鼓指，舌红无苔。阴气两亏，积湿不化，遂致下注也。疏化为先。

当归 净橘络 青木香 炒苡仁 京赤芍 川楝子 怀牛膝 香独活 川黄柏（盐水炒） 泽泻 炙草 荔枝核

张左（高邮）

狐疝已久，右少腹角肿突，气坠不纾，

气鸣则散，平昔痰多。脉弦滑，舌黄。肝肾两亏，厥气下注也。

当归　川楝子（醋炒）　橘皮络（各）　胡芦巴　宣木瓜　大白芍　小茴香（盐水炒）　潼白蒺藜（各）　炙黄芪　炙草　荔枝核

陆左（高邮）

狐疝屡发，左少腹角高突有形，气鸣则散，上逆则呕黄水蛔虫，寒热交作，得汗则解。脉缓滑，舌苔腐白。寒邪湿浊久结厥少之络而来，剔根不易。

炒茅术　上桂心　柴胡（醋炒）　姜半夏　大白芍（吴萸拌炒）　淡干姜　川楝子　泽泻　青陈皮（各）　小茴香　生姜　川椒

倪左（陵口）

右少腹结硬高突已久，痛掣腰部，牵及睾丸，日以益大。善噫便结，食少神疲。脉弦细，舌红。肝肾已亏，寒气窜入厥少之络。速效难求。

当归　川楝子　小茴香　上桂心　焦白术　大白芍（吴萸拌炒）　川杜仲　怀牛膝　胡芦巴　青木香　陈橘核　荔枝核

王左（常州）

宿疝举发，右睾丸肿痛，筋梗少腹，表热少汗。脉沉数，舌苔腐白。劳力感邪，引动偏疝之候。疏解为先。

前胡　青木香　当归　炒苡仁　大白芍（吴萸拌炒）　青升麻　炙甘草　川楝子　陈橘核　云苓　荔枝核

另：橘核丸。

王左（吕城）

左睾丸肿突已久，日来又忽肿突而热，且起皮。曾经寒热，右臂痛。脉沉数，舌白。寒湿化热，延防成痈。

茅白术（各）　川楝子　川黄柏　京赤芍　怀牛膝　紫苏　生苡仁　赤苓　泽泻　独活　枸橘梨

韩左

狐疝复发，左少腹筋梗，攻注作痛，呕吐黄水，脘闷气逆，逾四五小时甫退。脉虚弦，舌红。肝肾两亏，虚逆之气不和。高年，剔根不易。

白归身　焦白术　小茴香（盐水炒）　大白芍（吴萸拌炒）　姜半夏　炙黄芪　炙甘草　胡芦巴　川杜仲　荔枝核　川椒

蒋左

狐疝又复萌发，少腹毛际胀硬作痛，甚则呕酸下利，肢冷多汗，坐卧不安。脉沉细而滑，舌苔腐白。肝肾两亏，厥气横逆，湿浊乘之而来。剔根不易。

白归身　川楝子　大白芍　细青皮　焦白术　炙乌梅　姜半夏　小茴香（盐水炒）　胡芦巴　炒苡仁　丝瓜络　荔枝核

许左

狐疝延久，发时左少腹高突，气鸣则散。肾虚肝逆，拟丸剂图之。

潞党参　小茴香（盐水炒）　大熟地（沉香拌炒）　川杜仲　焦白术　大白芍（吴萸拌炒）　青木香　炙黄芪　云苓　怀牛膝　潼白蒺藜（各）　白归身　荔枝核　川椒

上为末，红枣、煨姜，煎汤法丸。

桂左

劳力过度，致发偏疝，毛际右畔浮突三月于兹。筋梗或腹痛，便结不利。脉细数，舌红。气虚湿陷，最难速效之候。

当归　炙甘草　焦白术　云苓　青木香　大白芍（吴萸拌炒）　陈橘核　小茴香（盐水炒）　泽泻　宣木瓜　荔枝核　红枣

另：补中益气丸。

丁左

疝发于右，睾丸肿痛，毛际高突，曾经寒热。当宣邪通络，以驱湿浊。

当归　大白芍　紫苏　陈橘核　独活　炒苡仁　青木香　川楝子　小茴香　炙草　荔枝核

史左

狐疝已久，发时少腹左畔毛际高突胀痛，呕吐酸水食物，不时萌发。脉沉滑左弦，舌苔腐白。寒邪痰湿久结下焦，厥气不和所致。剔根不易。

当归　川楝子（醋炒）　炒茅术　上桂心　小茴香（盐水炒）　青木香　大白芍（吴萸拌炒）　云苓　青陈皮（各）　胡芦巴　姜半夏　荔枝核　川椒

黄左

狐疝五年，右少腹高突，卧则上收，如狐之出入无形也。近增少腹胀满，甚则坠痛，食后尤甚，大便五六日甫行一次，并不结燥。此属气虚肾燥而来。脉虚弦右滑，舌红。水愈亏而木愈旺矣。

当归　青木香　炙黄芪　小茴香（盐水炒）　焦白术（枳壳拌炒）　淡从蓉　大白芍（吴萸拌炒）　胡芦巴　潼白蒺藜（各）　炙草　云苓　荔枝核

另：补中益气丸。

吴左（镇江）

肾虚肝旺，气火不藏。不时眩晕，如欲跌仆。左睾丸坠痛，或腹痛自利，食欲不甘。脉弦滑细数，舌红无苔。非寒湿之疝气可比，当乙癸同调。

大生地　炙乌梅　大白芍（吴萸拌炒）　川楝子（醋炒）　小茴香（盐水炒）　杭菊炭　炙甘草　甘杞子（盐水炒）　黑料豆　潼白蒺藜（各）　丝瓜络　荔枝核

另：杞菊地黄丸。

吴左

木肾有年，日以益大，硬如木石。脉沉滑，舌白。痰湿久羁肺肾之络，宜丸剂缓图之。

大白芍（吴萸拌炒）　炒茅白术（各）　陈橘核　当归　川楝子　炒苡仁　胡芦巴　香独活　川黄柏　小茴香（盐水炒）　上肉桂　青木香　泽泻　川椒

上为末，丝瓜络煎汤，加蜜水法丸。

梅核门

梅左

项间痰核磊磊者已久，比增作痛，顾盼不利。脉弦细右滑，舌苔黄腻已脱。痰湿流入脉络未化，速效难求。

南沙参　白桔梗　炒僵蚕　竹沥半夏　乌元参　大力子　川石斛　川贝母　块茯苓　海蛤粉　净橘络　夏枯草　炒竹茹

另：木鳖子、生南星，每晚醋磨，调涂。

瞿左（金沙）

向日好饮，肠胃湿热必重，加以劳倦多言，于是猝然失音，继之右喉关窄小，饮咽不利，项左结核，胸宇仄闷不纾，腹痛下利白垢。脉沉弦细滑，舌红无苔。症情夹杂，着手不易。

旋覆花　瓜蒌皮　白桔梗　象贝　法半夏　射干　大白芍　川郁金　刺蒺藜　金果榄　炙乌梅　枇杷叶

另：丸方。

青果核（炙存性）　白桔梗　炙乌梅　凤凰衣　炙僵蚕　煅月石　射干　煅中白　大贝片　川贝母

上如法研细末，加鸡子清调糊为丸，如桂圆核大。若不成丸量，增蜜水。每以一丸噙化。

二诊

右喉关窄小饮咽不利者已久，项左结核，胸宇仄仄不纾，痰多难出，兼之腹痛，下利白垢，里急不爽。脉弦细而滑，舌红无苔。向日好饮，肠胃湿热本重，加以肝郁肺实，故难着手。

南沙参　炙乌梅　法半夏　白桔梗　川贝母　旋覆花　川郁金　陈橘皮　刺蒺藜　射干　金果榄　枇杷叶

姜右（奔牛）

摽梅之年，迭经生育，荣阴大亏，肝阳内灼，液变为痰，阻于脉络。项间痰核丛生，右喉肿痛，心烦内热。脉弦细，舌红。最虑再增呛咳也。

南沙参　净橘络　白桔梗　女贞子　大白芍　大麦冬　川石斛　粉丹皮　大贝母　云神　生竹茹　夏枯草

徐左

痰气搏结于中，肝肺之气不利，会厌为之梗仄，介介不纾，右胁上或作痛，胸胁或掣痛。舌红口渴，脉弦细而滑。延有梅核之害。

旋覆花　射干　竹沥半夏　大白芍（沉香拌炒）　白桔梗　炙乌梅　川郁金　刺蒺藜　陈橘皮　丝瓜络　炒竹茹　金果榄

汪右（仪征）

梅核初起，咽喉梗仄，介介不纾，胸次或不畅，月事如常。脉弦细右手数，舌红无苔。痰气相搏，肝胃失和而来。剔根不易。

旋覆花　台乌药　射干　川郁金　大杏仁　炙乌梅　白桔梗　法半夏　刺蒺藜　枇杷叶　金果榄　佛手花

另：沉香顺气丸。

朱右

梅核已久，咽梗如卡，或吐食物痰涎。脉沉细滑，舌苔腐白。痰气搏结于中，肝胃失和。速效难求。

旋覆花　川郁金　姜半夏　炙乌梅　白蔻衣　大白芍　白桔梗　白蒺藜　金香附　陈橘皮　金果榄　佛手

另：沉香顺气丸。

王右（无锡）

咽梗痰凝，咳之难出，音腻不响，业经已久，月事如常。脉细滑，舌红嗌干。痰气搏结，延有梅核之害。

旋覆花　法半夏　炙乌梅　川郁金　刺蒺藜　白桔梗　瓜蒌皮　白苏子　射干　象贝　金果榄　枇杷叶

另：丸方。

薄荷　射干　金果榄兰　炙乌梅　白桔梗　海蛤壳

上为末，白蜜为丸，如龙眼核大，每以一粒噙化。

陈左（如皋）

项之左右痰核丛生，磊磊如贯珠，渐及腋下，胁间痰热，已流入脉络。拟丸剂缓图之。

大生地、海蛤粉（合炒）　大贝母　白桔梗　京赤芍　净橘络　炒僵蚕　白芥子　竹沥夏　云苓　刺蒺藜　远志肉　生甘草

上为末，夏枯草、炒竹茹，煎浓汤法丸。

痈门（附：疔毒、口舌）

赵左

骨槽痈，始而内溃，继之外溃，秽脓如注，肿痛大消，而项下又肿。脉细数无力，胃呆食少，内热便闭。此胃阴大伤，而余毒仍结于络也。大有正不胜邪之虑，毋以脓少肿消为无事。

西洋参　赤芍　南北沙参（各）　南花粉　大贝母　大麦冬　桔梗　生竹茹　炙草　乌元参　莲子

二诊

骨槽痈，内外俱溃，秽脓如注。胸膺突肿之处亦为刺溃，脓亦甚秽。腑气已通，又增咳嗽，胃呆厌食。脉濡细。胃阴大伤，余毒内窜。势难恢复，拟方候高明酌定。

潞党参　桔梗　元参心　生谷芽　生黄芪　炙草　五味子　川石斛　大麦冬　大杏仁　象贝　莲子

王右

腮颊为手足阳明所过之地，骨槽风缘阳明湿热与外风迫结而成，其来必骤，盖火性急速故也。今外溃已久，而牙关仍紧，颊车中坚硬未消。古之用中和汤者，因溃处阳明脉虚，故用补托散结。但阳明多气多血之经，温补过施，恐有偏弊之害。拟照古方之中和汤，不增不减事也。

当归　大川芎　大生地　肉桂　黄芪　大白芍　南花粉　炙草　大贝母　桔梗　上银花　红枣

江右（常州）

产后小肠痈内溃已久，刻下脓血渐少，而少腹尚痛，按之尤甚。经事不行，日来又增发热。脉细数，舌红根黄。阴血大亏，余浊未楚。法当养荣化浊。

大生地　大丹参　粉丹皮　女贞子　云苓　当归　怀牛膝　生牡蛎　炙草　大白芍　炙黄芪　党参　红枣　藕

孙左

委中毒肿硬十日，筋曲不伸，皮外无色，寒热交争。舌赤如朱。湿火凝结下焦，势将成脓。以银花消毒汤出入。

蜜银花　香独活　当归　甘草节　川怀膝（各）　京赤芍　角针　柴胡　粉丹皮　桑枝

郑左

委中毒初起，肿硬作痛，皮外无色，且患寒热。脉弦数，舌黄。湿火下注膀胱之络，慎防酿脓。

大豆卷　川牛膝　京赤芍　粉丹皮　川黄柏　香独活　大贝母　甘草节　忍冬藤　万灵丹（开水另下）

王某

劳力疾行，右少腹作痛，小溲点滴不

爽，腑通不畅。脉沉滑，舌苔滑腻。湿瘀交结于下，延有肠痈之害。

归尾　川楝子　焦山楂　云苓　正滑石　青木香　大白芍　怀牛膝　泽泻　炒苡仁　麦草穗

汪右

肺痈将近两月，呛咳痰秽，两胁痛，不得平卧，内外灼热，自汗下利，咽痛舌碎。脉弦数。肺胃之阴已伤，里热尚重。有胃败及口糜之虑，症属不轻。

西洋参　川石斛　生苡仁　酒子芩　大杏仁　淡天冬　蛤黛散（包煎）　瓜蒌皮　马兜铃　大白芍　象贝　枇杷叶　梨皮

二诊

昨为清肺涤热，呛咳烦扰及痰腥俱减，渐能安枕。唯口舌破碎更甚，不能进谷。灼热下利，自汗气怯。脉弦数。肺胃阴伤，积热化火。且在重身，着手殊难。

西洋参　乌元参　瓜蒌皮　蛤黛散（包煎）　象贝　淡天冬　酒子芩　大杏仁　川石斛　云苓神（各）　枇杷叶　灯心

三诊

今日口舌破碎俱减，舌底尚破烂，呛咳痰腥。烦扰自汗尤退，而仍气怯自利，不能纳谷。脉数渐平，舌心尚黄。口舌之火势初退，肺胃之阴未复。属在重身，仍为险候。

西洋参　乌元参　酒子芩　黑山栀　蛤黛散（包煎）　淡天冬　川石斛　肥知母　瓜蒌皮　大杏仁　象贝　白桔梗　枇杷叶　梨皮

四诊

日来口舌破烂及咽底赤痛俱退，渐能饮咽。而呛咳更甚，痰腥自汗，气怯自利。脉虚数，舌心浮黄。燥火初退，肺胃之阴大伤。重身者仍为险候。

西洋参　蛤黛散（包煎）　旋覆花　瓜蒌皮　大白芍　南北沙参（各）　天麦冬（各）　川贝母　冬桑叶　酒子芩　枇杷叶　冬瓜子

吴左

肺痈，呛咳痰腥，两胁痛，壮热，得汗不解。舌苔腻黄，脉弦大。向日好饮，症属不轻。

前胡　象贝　大杏仁　酒子芩　瓜蒌皮　苏梗　旋覆花　炒竹茹　生苡仁　炙桑皮　川通草　枇杷叶

张右

腹右结痞有形，势大如钵。曾经下夺，足曲难伸，而结硬如故，按之痛。甚则入夜自汗，食少形瘦。脉细数，舌红。荣土已亏，湿瘀凝结。延有肚痈之害。

归尾　五灵脂　怀牛膝　细青皮　延胡索　京赤芍　刘寄奴　桃仁泥　煅瓦楞　焦白术　炙草　新绛

江左

肺痈秽痰复退，鲜血复来。午后更衣，猝然汗出如雨，逾二时甫止。右脉沉伏，舌苔复形滑白无神。肺气大伤，胃又告败，殊防暴脱。姑用生脉散加味挽之。

西洋参　陈橘皮　川百合　生牡蛎　云神　生黄芪　太子参　清阿胶　五味子　大麦冬　炙草　太阴元精石

孙左

肺痈用元参糯米姜枣汤温养肺气，寒热止，大汗收，咯红亦已，胃亦渐复，便溏亦实。舌白亦化，边紫兼蓝。右脉未起。痰难出，呛咳气秽。可见肺气虽略固，而湿浊仍未清。其小水欠禁者，则以肺虚及子也。犹在畏途。

南北沙参（各） 太子参 怀山药 清阿胶 橘皮 炒苡仁 肥玉竹 生黄芪 大麦冬 青蛤壳 生诃子肉 冬瓜子

林右

日来左少腹痞痛更甚，手不可近，足筋屈曲不伸。小溲急胀不利，痛则有汗。舌赤少苔，脉数而促。产后营阴虽亏，积瘀化热成脓之候。姑从小肠痈例立法，而下夺之。

生军（后入） 归尾 赤芍 大生地 五灵脂 怀牛膝 桃仁泥 川楝子 延胡索 炙草 焦山楂（元明粉化水炒）

二诊

迭投桃仁承气汤法，少腹痛止。足屈虽能伸，而少腹左畔余硬未全化，尚时时攻痛。足见积瘀未清，气运未利也，加以产后营血又久亏之候。

大黄（醋炒） 当归 五灵脂 大生地 细青皮 桃仁泥 大白芍 怀牛膝 川楝子 延胡索 炙草

程左

肛痈一候，肿硬渐渐作痛。脉弦，舌红苔黄。肾阴不足，湿热下注而来。慎防溃后延成漏卮，亟为泄化。

大生地 粉丹皮 炙甘草 肥知母 大贝母 桃仁泥 京赤芍 泽泻 川黄柏 槐角 两头尖

刘左

肛痈延久，溃而不敛，便后带血。脉沉滑，舌白。肾虚，湿热下注而发。速效难求。

大生地 北沙参 泽泻 粉丹皮 地榆炭 川黄柏 炒苡仁 大白芍 生牡蛎 黑料豆 两头尖

束左

悬痈已久，宗筋结硬，大如鸡卵，皮外无色。脉滑，舌红。酒湿与败精积于下焦所致，溃则防成海底漏。

当归尾 怀牛膝 泽泻 大贝母 云茯苓 京赤芍 川黄柏 牵牛子 桃仁泥 两头尖

二诊

悬痈自溃，脓出颇多，结硬未消，间或寒热。将来防成漏卮。

当归尾 京赤芍 大贝母 甘草梢 赤苓 怀牛膝 炙甲片 桃仁泥 角针 香独活 牵牛子

三诊

悬痈脓水日少，余硬未消。脉沉滑右数，舌苔滑白。湿热未清，当再通化。

当归尾 京赤芍 生苡仁 泽泻 炒白术 怀牛膝 大贝母 黑料豆 川黄柏 炙甘草 净车前 灯心

和尚

子痈赤肿及痛俱减，赤色亦消。属在淋浊之后，下元湿热未清，仍以清利分化。

当归尾 京赤芍 川黄柏 甘草梢 大贝母 川楝子 怀牛膝 童木通 泽泻 陈橘核 枸橘梨

胡左

牙槽痈，内外窜溃，脓出颇多。将来防内外相通，结成多骨之害。且又感暑邪，寒热水泄，面黄食少。阴土本亏，先以和中化暑湿为事。

藿香 佩兰 炙甘草 酒子芩 炒白术 大白芍 当归 粉葛根 炒谷芽 煨木

香　云苓　青荷叶

陈左

牙槽痈延久，齿落龈腐，已见牙床骨，脓水渗流不已。脉沉细小数，舌苔灰黄。肾虚胃热，完口殊难。

北沙参　大麦冬　大生地　白桔梗　炙甘草　川石斛　乌元参　肥知母　京赤芍　云苓　生竹茹　灯心

吴左

牙槽痈，龈床浮肿，腮外结硬，波及颏下，牙关强紧。脉滑数。风燥痰热交结阳明，化脓可虑，凉解为宜。

生石膏　炒僵蚕　净连翘　大贝母　乌元参　白桔梗　香白芷　京赤芍　大力子　生甘草　淡竹叶

周童

耳门痈，肿痛无脓，延今半月。兼之呛咳发热。清解为先。

薄荷　白桔梗　象贝　大杏仁　净连翘　冬桑叶　京赤芍　炒僵蚕　牛蒡子　方通草　生竹茹　灯心

胡左

牙槽痈，肿痛已减，寒热未清。脉弦数，舌苔黄腻。风邪痰热未清，仍当肃化。

薄荷　大力子　大贝母　京赤芍　炒僵蚕　白桔梗　粉丹皮　净连翘　天花粉　乌元参　生竹茹　灯心

任左

子痈肿痛，已将成脓，寒热交争。脉弦数，舌苔浮黄。湿热甚重，泄化为宜。

紫苏　京赤芍　净连翘　细木通　炙甘草　川楝子　陈橘核　粉丹皮　大贝母　蒲公英　枸橘梨

李左

肺痈，呛咳痰红渐退，秽痰未去，左胁痛。脉沉滑，舌白左腻。属在痢后，湿热未清。与寻常火旺者不同。

南沙参　淡天冬　大杏仁　云苓　陈橘皮络（各）　蛤黛散　大白芍　白扁豆　炙桑皮　生苡仁　冬瓜子　鱼腥草

吕左

磐舌痈，舌下高凸，颏下肿痛。脉弦数，舌黄。痰热结胃，化脓可虑。势颇不浅。

薄荷　炒僵蚕　大力子　云苓　连翘心　白桔梗　大贝母　京赤芍　酒川连　生甘草　生竹茹　灯心

二诊

舌下肿硬及颏项焮痛大减，寒热亦清。脉弦数。阳明余热未清，原法出入。

酒川连　白桔梗　炒僵蚕　大力子　细木通　乌元参　大贝母　京赤芍　净连翘　云苓　生甘草　生竹茹　灯心

三诊

磐石痈肿痛已消，而腮外又结肿。阳明余热未楚可知，法当清解。

南花粉　牛蒡子　炒僵蚕　净连翘　乌元参　白桔梗　香白芷　大贝母　京赤芍　生甘草　生竹茹　灯心

四诊

磐石痈内肿已消，而腮外又复结硬，兼之寒热食少。舌苔腻黄。风邪积湿尚重，溃脓可虑。

薄荷　大力子　大贝母　净连翘　炒枳实　白桔梗　炒僵蚕　京赤芍　酒子芩　炒六曲　淡竹茹　鲜葱白

王左

穿腮痈初起，右腮结硬无色，得于脑漏之后。风邪湿热由肺入胃而来，久延须化脓。

天花粉　蔓荆子　白芷片　大力子　净橘络　白桔梗　炒僵蚕　京赤芍　大贝母　乌元参　淡竹叶

张左

足肚痈肿痛，已将成脓。兼之风疹丛发，寒热交争。脉滑数，舌心浮黄。风湿热已入血分，清解为先。

荆芥　京赤芍　生甘草　大贝母　净蝉衣　羌独活（各）　酒炒黄柏　川牛膝　粉丹皮　地肤子　桑枝

史左

胃脘痈，脘中结硬作痛，日以益大，皮外无色，寒少热多。脉细数右滑，舌苔腻黄满布。阳明痰瘀酒湿互结不化所发，消化不易，宣导为宜。

归须　瓦楞子　京赤芍　炒枳实　全瓜蒌　白芥子　南花粉　净连翘　青陈皮（各）　生苡仁　刘寄奴

另：六神丸廿粒，分两次开水下。

二诊

胃脘痈痛势已减，结硬亦较束。舌苔腻黄亦化，脉细数带滑。胃中痰瘀酒湿尚在初化之候，守原义进步毋懈。

归须　刘寄奴　瓦楞子　青陈皮（各）　法半夏　白芥子　京赤芍　延胡索　刺蒺藜　炒枳实　生苡仁　甜瓜子

另：小金丹两粒，开水下。

三诊

胃脘痈痛势虽定，结硬虽束，而按之仍鼓指，势有酿脓之现象。仍为化痰瘀，消坚结。

上川朴　刘寄奴　京赤芍　川郁金　荆三稜　白芥子　归须　大贝母　炒枳实　穿山甲　甜瓜子

庄左

足跟疔，脓出不畅，四匝结硬，逐日寒热。脉沉数，舌心腻黄。湿火尚重，当清泄之。

归须　大贝母　香独活　上银花　京赤芍　川牛膝　净连翘　紫花地丁　大豆卷　甘草节　半枝莲　桑枝

孙右

穿腮毒旬余，右腮结硬，龈床肿痛，已将成脓。脉滑数，舌黄。当清宣疏化。

薄荷　乌元参　京赤芍　净连翘　酒子芩　白桔梗　大力子　大贝母　炒僵蚕　香白芷　天花粉　生竹茹　灯心

丁左

足跟疔赤肿，已将成脓。曾经寒热。脉数，舌红。法当清解。

归尾　上银花　川黄柏　川牛膝　京赤芍　香独活　生苡仁　泽泻　地丁草　甘草节　桑枝

胡左

唇疔，红肿结硬，寒热交争。脉滑数。结毒甚重，势颇未定。

地丁草　净连翘　大贝母　天花粉　香白芷　上银花　京赤芍　生甘草　炒僵蚕　云苓　半枝莲

二诊

唇疔虽已得脓，结硬未消，痛掣耳内，夜分且寒热。脉弦数。余毒未清，原以疏化为事。

南花粉　香白芷　京赤芍　大贝母　炒

僵蚕　白桔梗　酒川连　净连翘　乌元参　生甘草　紫花地丁

姚左

右腮浮肿，唇皮结硬。脉滑数。势在初起，防发疔毒。

南花粉　生甘草　炒僵蚕　净连翘　香白芷　半枝莲　白桔梗　酒子芩　京赤芍　上银花　大力子

另：六神丸十四粒。

又：青黄敷各半。

改方：加乌元参。

马左（出诊）

唇疔九日，唇上结硬，唇角已溃脓，左口角尚结硬，腮左亦红肿木硬，牙关开合不利。幸无寒热头重之患。脉滑数。热毒结于肺胃而来，亟为清解泄化。祈其脓畅肿消。

紫花地丁　人中黄　上银花　连翘　炒僵蚕　半枝莲　大力子　白桔梗　京赤芍　薄荷　南花粉

二诊

唇疔脓出肿消，鼻左余硬尚未化尽，幸胃纳渐复。当再清胃热，以消余坚。

南花粉　连翘　京赤芍　大力子　大贝母　白芷片　白桔梗　生甘草　乌元参　生竹茹　灯心

外敷：姜芷、青敷。

又涂：黄连膏。

王右

右手疔毒肿痛，势将成脓，寒热迭作。脉弦滑，舌红。属在重身，姑为清降疏化。

当归　地丁草　京赤芍　川黄莲（酒炒）　南花粉　上银花　甘草节　粉丹皮　酒子芩　云苓　半枝莲

朱左

托盘疔已溃，肿痛未减。脘闷作恶。脉数，舌红。当化毒挑脓。

南花粉　上银花　连翘　半夏曲　左金丸　桑枝　地丁草　京赤芍　藿香　生甘草

王左

右颧疔毒，溃而少脓，迭经寒热。脉滑数，舌黄。风邪湿热交结未透，疏化为先。

紫花地丁　净连翘　炒僵蚕　大贝母　京赤芍　上银花　乌元参　白桔梗　薄荷　生甘草　半枝莲

陈左

唇疔溃而少脓，四匝结硬，迭经寒热。脉数，舌黄。势颇未定。

南花粉　白桔梗　大力子　京赤芍　地丁草　上银花　人中黄　乌元参　炒僵蚕　白芷片　半枝莲

张左

大指疔，溃而少脓，余硬未消，入夜痛甚。舌苔腻黄。湿火尚重，疏化为先。

上川连　京赤芍　生甘草　大贝母　童木通　净连翘　生蒡子　天花粉　地丁草　蒲公英　半枝莲

贺右

齿衄已久，屡发屡止。内热如蒸，脘闷胃呆，月事如常。脉弦数右滑，舌红无苔。肝火犯胃，清降为先。

中生地　黑山栀　连翘　天花粉　白蒺藜　藕节炭　粉丹皮　赤芍　云苓　川石斛　白茅花

二诊

寒热虽退，而根牙仍阵痛不已。脉滑数，舌红。一派虚火上升之象，非滋降不可。

大生地　大白芍　骨碎补　白蒺藜　清阿胶　黑山栀　乌元参　大麦冬　熟石膏　肥玉竹　云苓　灯心

吴左

始而屡屡齿痛，继之左牙根肿痛，左腮结硬红肿，势须化脓。脉沉数。当清解风燥，以清阳明积热。

生石膏　京赤芍　桔梗　炒僵蚕　大贝母　乌元参　净连翘　大力子　生甘草　花粉　淡竹叶

田童

水泄已止，痧发亦透，口舌尚腐破流血，饮咽不利。脉数，舌红。肺胃余热未清，当再泄化。

南花粉　乌元参　大杏仁　大力子　人中黄　白桔梗　净连翘　炒僵蚕　京赤芍　云苓　淡竹叶

束左

龈右浮肿作痛，兼之流脓。间或龈肉脱落，势成牙宣。迭经寒热。脉滑数，舌红中黄。得于久痢之后，肠胃湿热熏蒸于上而来。先当清化。

上川连（酒炒）　酒子芩　京赤芍　乌元参　肥知母　白桔梗　生甘草　南花粉　大力子　云神　淡竹叶

二诊

龈床腐痛虽减，脓尚多。业经已久，势成牙宣。脉滑数。得于久痢后，肠胃湿热熏蒸于上可知。

川石斛　白桔梗　肥知母　南花粉　炒僵蚕　乌元参　京赤芍　云苓　冬桑叶　粉丹皮　淡竹叶

另：西黄、中白、清阳，掺涂。

三诊

龈床腐痛已退，屡出多骨，脓尚多。日来又感新邪，寒热头痛，胃呆。舌黄。当先从标治。

薄荷　酒子芩　冬桑叶　大贝母　乌元参　白桔梗　南花粉　炒僵蚕　京赤芍　大力子　生竹茹

吹：中白、清阳。

周右

左牙根肿痛半月有余，势将化脓。当清胃热为事。

南花粉　京赤芍　乌元参　生石膏　生甘草　白桔梗　酒子芩　净连翘　炒僵蚕　大力子　淡竹叶

疽门

王右

井口疽[1]，延今两月。胸膺骨高突，渐及左乳，木硬无色，亦不甚痛。脉弦滑。痰湿积于肺胃之络而发也。速效难求。

全瓜蒌　京赤芍　旋覆花　川郁金　橘络　白芥子　煅瓦楞　刺蒺藜　甜瓜子　象贝　炒竹茹　枇杷叶

赵左

井口疽延久，穿溃数头，幸已完口。唯留一孔，外小内深，时流脓水。切脉弦滑带数，舌苔浮黄。阴本不足，肺络又有痰热。不宜偏补，当清肺生阴，以化痰热。

北沙参　女贞子　象贝　大生地　黑料豆　煅牡蛎　净橘络　怀山药　块苓　白蒺藜　炒竹茹　莲子

孙右

井口疽自溃，疮口深大，时常寒热，胃呆食少。脉弦数，舌红。血热肝旺，兼胃有积热使然。完口不易。

当归　粉丹皮　连翘　中生地　蒲公英　大贝母　生黄芪　京赤芍　炒苡仁　天花粉　生甘草　红枣

李右

井口疽初起，左乳上高突有形，痛掣肩肘。脉弦细，舌红。风邪痰湿入络之候，溃后极难完口。

当归　块苓　刺蒺藜　橘络　海桐皮　白芥子　京赤芍　青防风　秦艽　丝瓜络　炒竹茹　荷叶筋

王左

井口疽久溃，腐肉已干，四围仍空，最难完口。加以胃呆食少，内热神疲。舌根黄腻，脉小数。阴气已伤，络痰未尽也。

南沙参　大贝母　云苓　白蒺藜　净橘络　京赤芍　炙甘草　炒苡仁　肥玉竹　法半夏　炒竹茹　红枣

周右

石榴疽，未成先溃，粒粒高突，形如榴实，四围木硬。颊车强紧，寒热交争。脉弦数。症非轻候，勿泛视之。

当归　炒僵蚕　白桔梗　大贝母　赤芍　香白芷　穿山甲　西秦艽　连翘　炒竹茹　蒲公英

何右

疵疽又名石疽。坚硬如石，溃而无脓，不时刺痛。带下甚多，差幸胃纳尚强。不宜砭针，致有翻花流血之害。

生石决　大贝母　白蒺藜　天花粉　杭

① 井口疽：又名“井疽”，是指生于心窝部的无头疽。

菊花　炒僵蚕　赤白芍（各）　连翘　生甘草　乌元参　生竹茹　夏枯草

钱左

石疽，古人谓之疵疽。发于右腿足肚，坚硬如石。脉沉滑，舌白。湿痰瘀血交结经络而来。最难速效。

归尾　川牛膝　刘寄奴　泽兰　桃仁泥　京赤芍　大贝母　生苡仁　海桐皮　五加皮　桑枝　红枣

王左

疵疽，右少腹坚硬如石，未成先溃，溃而少脓，四围仍木硬，疮口不大，入夜作痛，及晨甫减，食少。脉细数，舌光。阴土交伤，气不化湿也。极难奏效。

潞党参　炙甘草　白蔹　生黄芪　大熟地　炒白术　大龟板　大贝母　净赤芍　怀牛膝　当归　红枣

二诊

进补托温理一法，颇能安受。疵疽僵硬日减，夜分之痛亦折，脉弦亦较平，唯胃纳尚少。中土已失自立之权，急以保元大成汤出入挽之。

潞党参　云苓神（各）　大熟地（砂仁炒）　当归　上肉桂　怀牛膝　生黄芪　炒谷芽　京赤芍　炒白术　炙甘草　煨姜　红枣

殷左

两足十趾火燎作痛，时来时往。切脉弦细沉数，舌心浮黄。湿热阻络，风寒束缚。延有脱骨疽之害。

炒茅术　川怀膝（盐水炒）　当归　白茄根　桂枝尖　川黄柏　香独活　宣木瓜　炒苡仁　赤芍　桑枝

陆左

脑疽两候，虽已得脓，而疮顶平塌，界限不清，四围漫肿，两旁俱及耳根，迭经寒热。脉小数而滑，舌苔浮白。气虚痰盛，湿火瘀结督阳之络而来。势属阴多阳少，亟为温补本元，以化湿毒。

潞党参　新会皮　香白芷　炒白术　姜半夏　生黄芪　当归　京赤芍　炙甘草　生姜　红枣

二诊

脑疽虽已得脓，而疮顶仍平塌，四围漫肿，并不甚痛。兼之寒热作恶，食少神疲。脉虚数，舌红苔白。气虚痰盛，不能化阴为阳。仍当温补化毒，兼运中阳。

潞党参　上肉桂　当归　大砂仁　白芷片　炒白术　新会皮　生黄芪　姜半夏　京赤芍　生姜　红枣

张左

偏脑疽初起，未成先溃，溃而少脓，已起白头，形如粟米，四围结硬，头眩胃呆。脉弦滑，舌苔砂白。高年督阳已伤，痰火湿热互结巨阳之络所致。势颇未定。

当归　甘草节　白桔梗　净橘络　净赤芍　生黄芪　大力子　炒僵蚕　大贝母　炒竹茹　蒲公英

程右

偏对口高突，频流黄水而无脓，四围木硬，界限不清，寒热迭作。脉滑大，舌白。湿火蕴结正盛，腐烂可虑。

天花粉　净赤芍　白桔梗　角针　甘草节　大力子　香白芷　炒僵蚕　半枝莲　上银花　川黄柏（酒炒）

刘右

穿拐疽，肿痛热如火燎，势将成脓。

脉滑，舌白。湿热尚重可知。

炒茅术　川牛膝　粉丹皮　归尾　木防己（酒炒）　川黄柏　香独活　忍冬藤　大豆卷　京赤芍　桑枝

邹童

走马疳，两腮腐黑已为剪去，而下面又复滋蔓，腐及颏下，望之已不若人类，且秽气四溢，令人作恶。诚走马疳中之创见也。再拟一法以尽吾心。

南沙参　川石斛　青升麻　粉丹皮　芦荟　乌元参　白桔梗　天花粉　净连翘　京赤芍　人中黄　竹叶

董童

热结阳明，壮热呛咳起见，继之牙床腐烂流血，齿已摇动，势成牙疳。尚未站定，拟升麻石膏汤出入。

生石膏　净连翘　大杏仁　净赤芍　元参心　青升麻　南花粉　生甘草　酒子芩　薄荷　竹叶

二诊

昨进升麻石膏汤，下龈床腐势已减，而上龈床腐肿更甚，腮外结肿，齿缝流血，呛咳发热。燥热久结阳明所致。势仍未定，以昨方加犀角主之。

乌犀尖（摩冲）　青升麻　酒子芩　黑山栀　乌元参心　生石膏　京赤芍　白桔梗　生甘草　粉丹皮　竹叶

吴童

喉痧大致退后，痧毒肿硬作痛，而仍不能杀其毒，于是又发牙疳，龈腐流血。有内外窜溃之虑，亟为泄化。

生军（酒炒）　青升麻　芦荟　白桔梗　牛蒡子　上川连（酒炒）　生石膏　乌元参　连翘　京赤芍　人中黄　淡竹叶

二诊

迭投清胃败毒，喉痧诸多危象已过。又发牙疳，今幸从齿衄而退。唯项外痧毒，赤肿势大，胃纳不充。尚防止不胜邪，拟普济消毒饮出入。

酒川连　乌元参　青升麻　连翘　白桔梗　鲜石斛　上银花　京赤芍　生甘草　大力子　炒僵蚕　板蓝根　金汁

王童

走马疳，腐处渐红，颧上余硬略软，胃亦较复。唯沉迷嗜卧，腹膨有形。脉细数，舌红。阴胃两伤，脾土不运，余毒结于阳明不化之候。

孩儿参　胡黄连　芦荟　大贝母　升麻　川石斛　怀山药　京赤芍　炙草　僵蚕　炙鸡金　荷叶

丁童

呕吐虽减，而仍痉厥，日十余次，腹胀肢肿，走马疳腐溃，右颧结硬更甚，皮毛渐亮。脉细数，舌光。胃伤阴损，邪热夹痰，湿壅之候，殊难为力也。

南沙参　川石斛　双钩钩　白桔梗　象贝　青升麻　南花粉　炒僵蚕　人中黄　云苓　炒竹茹　枇杷叶

江童

走马牙疳，腐烂势大，流血甚多，成块成条，肢冷不和。脉弦细。热积阳明已久，刻感时邪暴发所致。势原未定，亟以犀角地黄加石膏挽之。

乌犀尖（摩冲）　鲜生地　青升麻　连翘　天花粉　乌元参心　生石膏　京赤芍　大贝母　粉丹皮　淡竹叶

唐童

痧后余热未清，留于肺胃，致发舌疳。

舌本破烂，舌尖尤甚，渐及舌根，喉腭上唇亦肿。昨经闭逆，乃热甚生风，痰热暴涌所致。

生石膏　连翘　酒川连　人中黄　白桔梗　青升麻　云苓　京赤芍　酒子芩　淡竹叶

吴右

骨槽风，延今三月有余，左腮木硬，皮无二色，牙关强紧。脉浮滑。风寒痰湿交蕴阳明之络。速效难求，且在重身，更难着手。

当归　炒僵蚕　陈橘皮　白芥子　川桂枝　白桔梗　云苓　青防风　生甘草　姜半夏　陈酒（入煎）

二诊

骨槽风脓出渐畅，牙紧渐开，腮外木硬亦减。唯在重身，用药殊多掣肘，姑守原义。

当归　白桔梗　炒僵蚕　姜半夏　青防风　黄芪　香白芷　酒子芩　川桂枝　京赤芍　西羌活　生甘草

张左

骨槽风肿硬渐退，牙关渐开，喉右结肿亦减。当清化余蕴。

南花粉　京赤芍　香白芷　炒僵蚕　甘草节　乌元参　大贝母　净连翘　酒子芩　净橘络　淡竹叶

桂右

高年骨槽风，破溃已久，窜数孔相通。牙关强紧，胃呆气怯。脉弦细，舌红。最难速效之候。

南沙参　白蒺藜　云神　炒僵蚕　炒谷芽　白桔梗　大白芍　川石斛　净橘络　炒竹茹　灯心

董童

骨槽风，多骨出后，腮颊又复赤肿作痛，牙关强紧，入夜内热。脉弦数，舌红。阳明风邪积热及痰浊未清，完口不易。

南花粉　大贝母　乌元参　炙甘草　白桔梗　川石斛　炒僵蚕　香白芷　连翘　京赤芍　淡竹叶

何左

下搭延已一月，跟脚散漫，疮顶不高，频起蜂窠，脓出不畅。脉濡细而滑，舌左滑白。气血暗亏，内陷可虑。亟为温托，冀得厚脓乃吉。

生黄芪　角针　川桂枝　炒白术　甘草节　当归　京赤芍　怀牛膝　大贝母　川黄柏　生姜　红枣

李左

下搭初起，未成先溃，形如粟米，四围赤肿，寒热迭作。势有腐溃之虞。

当归　京赤芍　大贝母　粉丹皮　生苡仁　上银花　天花粉　甘草节　净连翘　川黄柏　万灵丹（过口）

钱左

鹤膝风，渐渐化脓。夜热胃呆，溲痛沥浊。脉细滑，舌红。肝肾两亏，湿热入络也。

潞党参　炒苡仁　大龟板　炒白术　怀牛膝　泽泻　炙黄芪　大熟地　云苓　川黄柏　桑枝　红枣

孙童

鹤膝风，肿痛半年，已将成脓，夜分寒热。脉细数，极难着手之候。

孩儿参　香独活　宣木瓜　丝瓜络　五加皮　生黄芪　怀牛膝　秦艽　甘草节　炒白术　桑枝

另：小金丹。

林左

鹤膝风经治以来，寒热清，胃纳复，膝上肿痛大减。唯交阴尚痛，痛甚则肌肉日削。脉细数。肝肾精血内夺，寒湿久羁经髓使然。最难速效。

潞党参　炒苡仁　熟附片　当归　川桂枝　炒茅白术（各）　炙黄芪　怀川膝（各）　泽泻　宣木瓜　桑枝　红枣

丸方：大熟地　当归　宣木瓜　香独活　巴戟肉　熟附片　怀牛膝　潞党参　炙乳没（各）　川萆薢　炒茅白术（各）　桂枝尖　淡茯蓉　豨莶草　炙黄芪

上为末，桑枝、红枣煎汤，熟地捣糊为丸。如不成丸量，加白蜜。

马右

瀍心痰[1]三月，脘中痞硬势大，皮无二色，按之则痛，入夜寒热。舌苔满腻，脉滑数。属在七旬以外之年，着手不易，当先从实治。

上川朴　青陈皮（各）　白芥子　炒枳实　瓦楞子　刘寄奴　京赤芍　姜半夏　瓜蒌霜　川郁金　云苓　冬瓜子

马左

腰俞痰肿硬，跟脚散漫，并不甚痛，皮色渐赤，疮顶软，已具化脓之象。唯寒热缠绵，退而不楚，谵妄痰鸣，便闭近一旬。舌苔板腻满布，脉沉滑，右部不楚。且阳缩三日。此痰在络，而湿邪在中也。内外夹杂，症殊险要。

川根朴　炒茅术　大杏仁　半夏曲　炒苡仁　青蒿　大豆卷　炒枳实　新会皮　大贝母　正滑石　炒竹茹　桑枝

周左

伏兔痰，漫肿色白，腿肉日削，足屈不伸，胃呆面黄。脉细数。脾肾两亏，寒邪痰湿乘虚入络所致。化脓可虑，亟为温化。

潞党参　生黄芪　块苓　白芥子　橘皮络（各）　怀牛膝　炒茅白术（各）　炙甘草　当归　桂枝尖　香独活　红枣　生姜

二诊

取裁阳和汤法，伏兔痰漫肿及硬俱减，足屈渐伸。胃呆未复，间或鼻衄。两天本亏，不宜辛温破散。以原方略删温热，少参滋阴之品可也。

潞党参　香独活　当归　生黄芪　怀牛膝　大熟地　白芥子　桂皮尖　橘皮络（各）　炒白术　炙草　桑枝　红枣

束左

马刀疬，坚硬如石，日以益大，由右项而及左项，渐渐刺痛。脉滑，舌红。气火夹痰凝结胃络，极难着手。

朱左

龟背痰已久，脊骨高突，腰俞窜溃两头，项核破溃。呛咳多痰，午后内热。脉数，舌黄。先天不足，痰热入于肺胃两经。极难着手。

南沙参　炒苡仁　黑料豆　元武板　地骨皮　大杏仁　川石斛　炒谷芽　川贝母　净橘络　枇杷叶　炒竹茹

秦左

龟背痰已溃，脓出颇多，而高突如故，将来颇难完口。不时寒热。脉细数。两天

① 瀍心痰：发于胸脘部位的流痰。

俱亏，极难着手。

太子参 大贝母 炒於术 炙甘草 生黄芪 怀山药 净橘络 黑大豆 生谷芽 云苓 枇杷叶 莲子

陈左（蚌埠）

龟背痰年余，脊背高突，左腰俞久溃，脓出颇多，腰酸足乏。脉细数，舌红。两天不足，湿痰乘虚入于肺肾之络。已成残废，完口不易。

北沙参 炙黄芪 怀牛膝 川杜仲 怀山药 黑料豆 云神 旱莲草 女贞子 陈橘白 枇杷叶

膏方：龟背痰已溃，宜膏方图之。

潞党参 制首乌 厚杜仲 陈橘白 肥玉竹 枇杷叶 焦於术 炙黄芪 怀山药 白归身 云苓 莲子 桑寄生 红枣

上味煎取浓汁，入白文冰收膏。

复诊

龟背痰，服膏以来，脓少食强。但完口终非易事，仍以膏方调之。

孩儿参 炙黄芪 肥玉竹 枇杷叶 焦於术 怀山药 潞党参 制首乌 川杜仲 川贝母 桑寄生 白归身 炒苡仁 陈橘白 莲子

上味煎取浓汁，入文冰一斤收膏。

汪左（镇江）

背脊下椎骨高突，虽施手术就平，而腰部呆滞，不甚灵活，左环跳穴酸楚。脉弦而细数，舌红无苔。肝肾久亏，气运为痰热所阻也。速效难图。

大生地 净橘络 大龟板 络石藤 川杜仲 桑寄生 怀牛膝 黑料豆 白归身 左秦艽 鹿衔草 荷叶筋

马童

去夏出痧后，复发湿温，辛热过投，邪热久留肺部，肺气不清，胸骨高突，状如鸡胸，呛咳痰色绿，或带腥味，或带血丝，痰鸣有声，两颧绯赤。唇红舌光，脉弦滑，右手数。一派痰火郁结肺部见端。当清润肃化。

南沙参 瓜蒌皮 淡黄芩（酒炒） 净橘络 淡天冬 枇杷叶 川贝母 旋覆花 蛤黛散 大杏仁 冬瓜子

再诊

从清润肃化入手，呛咳已减，痰之腥味及血丝俱退，两颧绯赤亦清。唯仍痰鸣有声，午后或潮热，胸骨仍高突如鸡胸。切脉弦数已减，滑如故，舌质仍红。肺部积热积湿初化，肺部之伤未复。守原义更增清养肺气。

北沙参 地骨皮 大杏仁 蛤黛散 净橘络 枇杷叶 淡天冬 瓜蒌皮 川贝母 旋覆花 冬瓜子 白茅花

另：二冬膏、枇杷叶膏。

三诊

两进清润肃化，呛咳痰鸣俱减，痰之腥味及血丝亦退，脉之弦数亦平。午后尚潮热得汗则解，胸骨如鸡胸，左半尤甚，或吞酸下利，或稀水或溏污。舌红日淡。肺部积湿积热已具下趋肠腑之机。当守原义更谋进步。

南沙参 瓜蒌皮 地骨皮 淡天冬 净橘络 枇杷叶 川石斛 川贝母 大杏仁 炒苡仁 法半夏 白茅花

四诊

经治来，呛咳及痰腥日减，午后潮热未清，胸骨仍高突，咳时复带血，且兼有血块，其气仍复带腥味，便溏不实。右脉较数，舌起白苔。可见肺部积瘀积湿未清，酝酿化热也。暂当清润肃化，以安血络。

鲜生地　小蓟炭　大杏仁　炒苡仁　清阿胶（蒲黄拌炒珠）　白茅花　淡天冬　川贝母　粉丹皮　蜜桑叶　蛤黛散　枇杷叶

另：白茅花、藕节，如法炖服。

五诊

今日痰中血块已止，痰之腥味亦退。唯仍呛咳痰鸣，午后潮热，便溏不实。脉数象复平，舌上白苔亦化。肺部积湿积瘀欲从热化者，势有退机。守原义更谋进步。

鲜生地　淡天冬　蛤黛散　大杏仁　云神　地骨皮　金石斛　川贝母　粉丹皮　大丹参（炒黑）　生熟苡仁（各）　枇杷叶　白茅花

魏左

两天不足，痰热入于肺络，背部及下椎骨突有形，日以益大，不时刺痛。极难速效之候。

南沙参　怀牛膝　大龟板　丝瓜络　川杜仲　净橘络　块苓　炒苡仁　桑寄生　红枣

费童

小儿龟背痰已久，背脊高突，两足不能站立，呛咳多痰，气粗多汗，足肿面浮。脉虚数。肺气大伤，痰热入络，固已残废。防胃败不起。

南沙参　炒苡仁　大杏仁　川百合　料豆衣　海蛤壳　川贝母　净橘络　肥玉竹　炒竹茹　枇杷叶

另：琼玉膏、枇杷叶膏。

胡左

痰湿流阻太阴之络，右手小指骨肿突，皮无二色，屈伸不利，手背漫肿。一派蜣螂蛀之见象。加以向本脾虚其阳，肾虚其阴。立法最难两顾。

别直须　甘草节　块苓　橘络　大贝母　白芥子　威灵仙　伸筋草　京赤芍　炒白术　炒竹茹　荷叶筋

朱右

血瘤发于左肩井，高突有形，大如龙眼，不时流血。食后善噫。脉弦数，舌红。血热肝旺可知，延有翻花之累。

当归　粉丹皮　云神　大白芍　中生地　大丹参　白蒺藜　川郁金　桑枝　藕节

王右

夫瘿瘤者，非阴阳正气所生，乃五脏瘀血浊气痰滞而成。瘿者，阳也；瘤者，阴也。此症不外乎营卫失度，忧怒郁结思虑伤脾，肝脾两伤，血不濡润，逆于肉里，致生肉瘤。软如棉，肿似馒，不痛不痒，皮色如故。迄今一载有余，手足发热，经事三月不行。所虑者，经闭血枯，将入损门耳。速宜调养。

潞党参　制香附　广木香　全当归　煅牡蛎　远志肉　大川芎　大白芍　川贝母　陈橘皮　夏枯草

赵左

舌根左半结硬高突，延今已久，势成舌岩，将来防流血翻花。脉弦数而细。入夜内热，不时自汗。此荣阴久亏，肝家气火偏旺，与宿痰相搏而成。

大麦冬　上川连（酒炒）　粉丹皮　白蒺藜　海蛤粉　京赤芍　元参　云苓　大贝母　夏枯草

马右

舌岩已久，渐渐流血翻花，舌本木硬，

火燎作痛，上及头部耳门，言语不利，痰多黏厚，便结。脉沉细少力，舌红。心肾之阴大亏，心火肝阳夹痰热搏结也。势难着手。

北沙参　生甘草　大生地　川黄柏　元参心　云苓神（各）川黄连（酒炒）大麦冬　童木通　青蛤壳　生竹茹　灯心

改方：去木通，加生熟枣仁（各）、清阿胶。

李右

兰唇[①]红肿结硬，溃而无脓，曾经寒热。舌苔腻黄。湿热夹肝阳上冲脾络。最防腐溃。

川黄连（酒炒）炒僵蚕　大贝母　净连翘　生甘草　白桔梗　川黄柏　大力子　京赤芍　净橘络　蒲公英

吴右

藕节毒[②]，右臂曲池溃而流水，四围结硬，红肿势大，迭经寒热。脉滑数，舌黄。慎防溃烂。

当归　忍冬藤　粉丹皮　青防风　大豆卷　威灵仙　京赤芍　丝瓜络　块苓　甘草节　桑枝

王右

裙边疮[③]，破腐作痛已久，间或寒热，胃呆。舌黄，脉数。湿热尚重，分化为先。

当归　怀牛膝　川黄柏　粉丹皮　生苡仁　大豆卷　香独活　京赤芍　地肤子　生甘草

另：小金丹。

庞右

簸肛毒，肛之四围破腐作痛，不良于行。脉滑数，舌红根黄。湿毒尚重，泄化为宜。

细生地　槐角　粉丹皮　泽泻　上银花　生军（酒炒）京赤芍　川黄柏（盐水炒）胡黄连　生甘草　仙遗粮

① 兰唇：美唇。

② 藕节毒：中医病名。指痈疮生于臂部者，即臂痈。多生于臂之外侧，症见焮热，疼痛。

③ 裙边疮：中医病名。即下肢溃疡，因溃疡发于裙子下沿之小腿部位故名，即臁疮。

目疾门

颜左

右目红赤白障，蔽睛视线不楚，目珠痛，上及头巅。脉弦细，舌红苔黄。水亏木旺，肝阳夹湿热上升而来，延防损目。

青宁丸（另下） 京赤芍 杭菊花 生石决 龙胆草（酒炒） 乌元参 黑山栀 正川贝 生甘草 决明子 石蟹

二诊

头巅痛已减，右目白障亦渐化，而目珠尚痛，视线不清，或腹痛自利。脉弦细，舌红根黄。湿热初化，肝阳未平，胃又不和。姑为清降。

生石决 木贼草 京赤芍 谷精草 白蒺藜 正川贝 决明子 杭菊花 归须 密蒙花 石蟹

三诊

右目赤肿虽减，而白障未消，视而不见，头巅及目珠痛。舌苔腐白满布，湿火之重可知，极难速效。

龙胆草 木贼草 京赤芍 决明子 泽泻 生石决 川贝母 密蒙花 白蒺藜 云苓 归须 石蟹

孙右

两目雾障蔽睛，始而不见，黄黏甚多。脉弦滑鼓指，舌红无苔。适在分娩之候，图复不易。

当归 酒子芩 木贼草 密蒙花 白蒺藜 大川芎 正川贝 决明子 大白芍 谷精珠 石蟹

黄右

八旬外年，右目皮久溃流脓，目珠已损，左目亦渐起外障，幸胃纳尚强。脉弦长，舌红。水不涵木，湿浊上升也。势难奏效。

生石决 白蒺藜 大麦冬 云苓 黑料豆 大白芍 决明子 粉丹皮 炙甘草 谷精珠 石蟹

另：石斛夜光丸，每服一钱五分。

贡左

始而淋沥作痛，继之两目赤肿，不能睁视，胬肉磊磊。脉沉数，舌苔腐白。湿热化毒而来，失明可虑。

生石决 细木通 云苓 生军（酒炒） 川黄柏 龙胆草（酒炒） 决明子 细生地 甘草梢 青葙子 石蟹

孙左

病后左目赤痛，且起外障，泪多羞明。脉弦数，舌苔黄。肝阳扰动湿热所致，疏泄降化为先。

生石决 杭菊花 川贝母 白蒺藜 乌元参 木贼草 决明子 冬桑叶 酒子芩 京赤芍 夏枯草 石蟹

另：冬桑叶三钱　白菊花三钱　北秦皮一钱五分　胆矾（后入）五分

上味煎汁洗之。

眭右

风湿热袭于上焦，口角不时流脓已久，视物昏糊，内热。脉细数左弦，舌红无苔。水亏木旺是其本，清疏柔化为先。

生石决　杭菊花　白蒺藜　冬桑叶　粉丹皮　乌元参　归尾　云苓　京赤芍　川石斛　夏枯草

王左

向日好饮，湿热必重，假肝阳而上升。两目雾赤，左眦尤甚，畏火羞明。脉弦细而滑，舌红苔白。非风火可比，故延绵时日不退。疏泄为宜。

龙胆草　泽泻　正川贝　冬桑叶　木贼草　决明子　白蒺藜　密蒙花　蕤仁霜　京赤芍　夏枯草　石蟹

另：龙胆泻肝丸。

习左（镇江）

心肾之阴不足，肝阳木火有余，水不上升火无由降。两目视物不清，或星光灼灼，泪多或羞明，或少寐，易滑泄。切脉沉细而滑，舌红无苔。业经数年，收效殊非易事也。

大生地　杭菊花　生白芍　大麦冬　生石决　甘杞子（盐水炒）　正川贝　谷精珠　朱云神　白蒺藜　夏枯草　金针

另：杞菊地黄丸。

马左（宝应）

两目赤肿作痛，左眦雾障蔽睛，视而不见，内热。舌红，脉细数。水亏木旺，风燥湿热交犯清空而来。

龙胆草　冬桑叶　细生地　决明子　净蝉衣　生甘草　京赤芍　蕤仁霜　乌元参　木贼草　夏枯草　石蟹

另：日月水①。

欧阳左

初秋感冒既退后，两目光线更欠清了，头目眩痛，善梦泄。切脉沉细小数，重取无力，舌红无苔。肾阴久亏，水不上承，木火虚阳无由下降耳。

大生地　黑料豆　甘杞子（盐水炒）　生石决　川石斛　女贞子　潼沙苑（盐水炒）　杭菊花　谷精珠　正川贝　夜明砂　海蛤粉

另：杞菊地黄丸。

周左

始而左鼻频流秽涕，继之两目红丝缠绕，黑白不甚分明，左足或麻痹。右脉弦滑鼓指，舌红中黄。肝阳夹湿上干，肾水暗亏所致。

生石决　蕤仁霜　白蒺藜　川黄柏　赤苓　怀牛膝　京赤芍　粉丹皮　冬桑叶　料豆衣　杭菊花　夏枯草　金针

另：石斛夜光丸。

江右

两目珠及右眦头痛俱减，视线亦渐清，唯口舌又复破碎作痛。脉弦数。心火肝阳初潜，胎元积热未清也。当再清润降化。

生石决　正川贝　白蒺藜　大白芍　杭菊花　乌元参　中生地　酒子芩　云苓　谷精珠　夏枯草

---

① 日月水：即阴阳水，乃一半凉水加一半沸水。古方中需取天上未沾地的雨水和从未见天日的井水或地下水。

王左

风燥夹湿热上干清道，两目不时红赤作痛，右剧于左，泪多不羞明。脉滑数，舌红中黄。当清宣降化。

生石决　京赤芍　细生地　生甘草　决明子　龙胆草　白蒺藜　杭菊花　酒子芩　冬桑叶　夏枯草

另：龙胆泻肝丸。

卜左

风燥引动湿热暴升，于是左目赤痛，渐起雾障，不能睁视，泪多羞明。脉沉数左弦，舌红中黄。肝阳本旺，疏泄为先。

冬桑叶　净蝉衣　生石决　京赤芍　决明子　杭菊花　乌玄参　酒子芩　正川贝　白蒺藜　夏枯草

洗药方：桑叶三钱，白菊花三钱，秦皮二钱，胆矾（后入）五分，蝉衣二钱，煎水洗眼。

另：日月水一瓶。

二诊

左目赤痛及雾障俱减，渐能睁视，唯左目尚红丝缕缕。右脉尚数，舌红根黄。风燥初退，湿热未清，肝阳尚蠢蠢思动也。当再柔肝疏泄。

生石决　冬桑叶　乌元参　决明子　淡黄芩　杭菊花　京赤芍　细木通　蕤仁霜　白蒺藜　夏枯草

丁右

水不上乘，火不下降。左目昏糊不清，太阳穴筋脉跳动。宜膏方调治。

大生地　女贞子　大白芍　当归　夏枯草　谷精珠　甘杞子（盐水炒）　杭菊花　川石斛　白蒺藜　海蛤粉　肥玉竹　生石决（先多煎）　蕤仁霜

上味煎取浓汁，熬糊，入清阿胶一两，再入白文冰一斤收膏。

王左

左目少光已久，右目又复瞳神散大，视而不见，并无赤脉，饮食如常。脉弦数鼓指，舌苔浮黄。水不涵木，肝阳暴升，酒湿积热上乘清窍也。势无速效可图。

大生地　正川贝　白蒺藜（盐水炒）　生白芍　决明子　生石决　谷精珠　黑料豆　杭菊花　泽泻　夜明砂

另：石斛夜光丸。

二诊

进滋水柔肝，脉之弦大鼓指已减。瞳神散大如故，视线仍不清了。舌苔浮黄白腻。肝阳初潜，酒湿积热未清，水又不能上注于目也。

大生地　生白芍　密蒙花　谷精珠　生石决　正川贝　女贞子　川黄柏（酒炒）　泽泻　潼白蒺藜（各）　夜明砂

从外障立法：芦甘石一钱　海螵蛸一钱　大梅二分　野荸荠粉五分　朱砂三分　煅月石三分　珍珠一分

上味研取极细末，用人乳挑点，或荸荠水亦可。

吕左

水亏木旺，肝阳上升。右目红赤，左目外障蔽睛，头痛。脉沉数，舌红。极难速效之候。

中生地　乌元参　青蛤壳　木贼草　白蒺藜　生石决　决明子　谷精珠　正川贝　冬桑叶　石蟹

张右

肝阳引动湿热，两目遂起外障，蔽睛无见，头痛泪多，齿痛呛咳，月事先期且多。脉弦细，舌苔黄腻。虚中夹实，速效难求。

生石决　决明子　木贼草　谷精珠　海蛤粉　正川贝　白蒺藜　杭菊花　赤白芍（各）　夏枯草　乌元参　石蟹

周右

左目珠久痛，视线不清，火升颧绯，眉棱痛。脉滑数，舌红。水亏木旺，肝阳上升也。法当柔降。

生石决　大白芍　杭菊花　白蒺藜　谷精珠　乌元参　大生地　茺蔚子　女贞子　清阿胶　夏枯草

陆左

左目猝起白星，视线遂失明，右目瞳神散大，光线亦减，自觉稃痰黏于喉间，胃纳甚少。脉弦滑，舌红。肝阳暴升，湿热熏蒸所致。

生石决　决明子　谷精珠　大白芍　黑料豆　木贼草　正川贝　蕤仁霜　白蒺藜　川石斛　石蟹

另：石斛夜光丸。

郑左

遍体湿毒外发，两目视线不清。脉沉数，舌红。水亏木旺，湿热上乘清空也。速效难求。

生石决　白蒺藜　蕤仁霜　决明子　青蛤壳　冬桑叶　谷精珠　杭菊花　木贼草　石蟹

另：龙胆泻肝丸。

张右

左目幼时失明，今春右目又复赤痛，上及半头，干涩或多眵，不能睁视，幸神光未损。月事先期，心烦少寐。脉弦细，舌苔糙白。肝肾两亏，水不涵木，木火上升，扰动湿热所致。滋降疏泄并施。

中生地　大白芍　金石斛　泽泻（盐水炒）　密蒙花　生石决　杭菊花　白蒺藜（盐水炒）　当归　云苓神（各）　金针　夏枯草

另：龙胆泻肝丸（先服），石斛夜光丸（后服）。

二诊

进滋水抑木兼以分化湿热，右目掣痛波及半头者已减，而目力未充，干涩或多眵，脑后筋脉不时抽搐，月事先期，心烦少寐。脉弦细右数，舌白转黄。湿热化而未清，肝阳未潜，肾水不升之候。不宜偏补，守原义更进。

大生地　龙胆草　大白芍　粉丹皮　女贞子　生石决　白蒺藜　杭菊花　金石斛　海蛤粉　夏枯穗

三诊

右目掣痛波及半头虽减，而脑后筋脉仍不时抽掣作痛，目涩多眵，视线不清，月事先期，心烦少寐。脉弦数转细，舌苔浮腻初退。湿热初化，肝阳未潜，水不上承也。当柔降之。

大生地　乌元参　云神　甘杞子（盐水炒）　清阿胶　生石决　大白芍　白蒺藜（盐水炒）　杭菊花　生牡蛎　大麦冬　夏枯穗

四诊

改进柔降，右目珠掣痛后及半头脑部俱减，心烦少寐已安。唯目涩多眵，视线不清，月事先期。脉弦细，舌苔浮黄。湿火初平，肝肾之阴未复，虚阳莫藏也。

大生地　大白芍　谷精珠　生石决　大麦冬　乌元参　甘杞子　杭菊花　云神　金

石斛　白蒺藜　夏枯穗

王右（扬州）

湿热久羁血分，屡发外疡，刻又右目视线不清，黑球旋扰于眼前，心烦不寐，舌红口碎，遍体湿痍丛发作痒。脉弦数而细。心肾之精血暗亏，虚实夹杂也。

大生地（蛤粉炒）　白蒺藜　甘杞子（盐水炒）　谷精珠　赤白芍（各）　生石决　杭菊花　大麦冬　粉丹皮　云神　夏枯草　食盐

另：杞菊地黄丸。

刘左（江西）

迭遭丧明之痛，悲哀抑郁，肝阴暗伤，肝阳无制，直升于上。两目视线不清，目珠痛，红丝缕缕，泪多，不羞明。曾经脾泄，得桂附而止。切脉左大于右，弦滑而数，舌光无苔。肾水亦亏，当滋水泽木，生阴潜阳。

大生地（蛤粉炒）　生石决　大白芍　川贝母　潼白蒺藜（各）　甘杞子　杭菊花　谷精珠　粉丹皮　黑料豆　女贞子　夏枯草　石燕

另：夏枯穗三两，大淡菜三钱，用清水三大碗，加鸡蛋四枚同煮。每晨食蛋两只，以汁过口。

另：杞菊地黄丸。

于左（金沙）

右目不时掣痛，渐起外障，泪眵交多，恶火羞明。脉细，舌左黄腻。肝阳夹湿热上升所致。

生石决　木贼草　乌元参　决明子　白蒺藜　龙胆草（酒炒）　京赤芍　海蛤粉　蕤仁霜　中生地　石蟹　夏枯草

另：龙胆泻肝丸。

王右

年已五旬，猝然崩漏，既止后血亏无以荣肝。两目干涩，视线不清，眵泪交多。脉弦细，舌红。先当养血清肝。

生石决　谷精珠　密蒙花　茺蔚子　大生地（炙）　白蒺藜　大白芍　决明子　杭菊花　清阿胶（蛤粉拌炒珠）　夏枯草

另：明目地黄丸。

江右

左目珠久起内障，视线昏糊不清，干涩难睁，右目神光亦欠清了。脉弦滑而细，舌苔腐腻。水不上承，木火反上扰也。属在高年，难期速效。

生石决　正川贝　大生地　密蒙花　木贼草　杭菊花　大白芍　白蒺藜　海蛤粉　泽泻　石蟹　夜明砂

另：谷精珠一两，木贼草五钱，加鸡蛋五枚同煨，每晨食一枚，以盐蘸之。

高左（盱眙）

大便时则小便沥浊，且有赤白夹杂者已久。近增右目赤痛，泪多羞明，视线不甚清了。脉弦细，舌红。水亏木旺，肝阳夹湿热窜扰而来。

生石决　谷精珠　泽泻　京赤芍　白蒺藜　正川贝　杭菊花　川黄柏（盐水炒）　粉丹皮　蕤仁霜　夏枯草　石蟹

另：龙胆泻肝丸。

成左

右足脚气屡发，比增两目黑珠散大，入夜则作痛，光线渐损。切脉沉弦而细，舌红无苔。荣阴久亏，血分之湿热藉肝阳而上升所致。柔降为先。

大生地（蛤粉炒松）　大白芍　谷精珠　杭菊花　决明子　白蒺藜　生石决　甘

杞子（盐水炒） 正川贝 蕤仁霜 夏枯穗 茺蔚子

李左

右目赤痛，且起蟹珠，月余不退，善梦。脉弦数，舌红中黄。肾虚肝旺，湿火上升也。久延非宜。

龙胆草（酒炒） 决明子 正川贝 冬桑叶 木贼草 生石决 京赤芍 白蒺藜 杭菊花 中生地 夏枯草 石蟹

另：军末三钱，黄柏一钱五分，黄丹一钱，研末，用蛋清调成饼，贴太阳穴。

二诊

右目赤痛已退，蟹珠高突未平。脉沉数右细，舌红中黄。肝阳初平，湿火上迫未退，水不上承之候。

中生地 木贼草 乌元参 正川贝 谷精珠 生石决 决明子 海蛤粉 白蒺藜 川黄柏 夏枯草 石蟹

另：芦甘石五分 煅月石三分 海螵蛸（漂净）五分 犀黄五厘 大梅二分 珍珠一分 野荸荠粉五分

上味研取细末无声，以人乳蘸点。

三诊

右目赤痛先退，蟹珠高突亦渐平。唯红丝缠绕未楚，视线因之不清。舌苔已化，脉尚数。肝阳湿火未清，肾阴又不足所致。

龙胆草 大生地 正川贝 海蛤粉 京赤芍 生石决 木贼草 乌元参 谷精珠 密蒙花 夏枯草 石蟹

另：自制眼药。

钱右（江阴）

产后两目猝然不明，右目白障蔽睛，头眩内热。切脉弦细左数，舌红苔白。风阳上升，水不涵木，速效难求。

当归 白蒺藜 甘杞子（盐水炒） 茺蔚子 杭菊花 大白芍 大川芎 夜明砂 生石决 女贞子 金针

另：石斛夜光丸。

陈左（兴化）

始患淋浊，继患睛明毒。既敛后，左目雾障蔽睛，泪多羞明，泪水洋流无已，视线不清，中心荡漾。脉弦细沉分数。肾阴久亏，肝阳无制，湿火久结清空之地也。清滋降化为先。

大生地（蛤粉炒） 生石决 正川贝 木贼草 金石斛 杭菊花 密蒙花 京赤芍 白蒺藜 云神 石蟹

另：龙胆泻肝丸。

二诊

清滋降化，左目泪水仍多，雾障蔽睛，视线亦不清了，中心荡漾。脉弦细沉分数，舌苔浮黄。肾阴久亏，水不涵木，肝阳湿火交升于上而来。势无速效。

龙胆草（酒炒） 杭菊花 木贼草 谷精珠 大生地（蛤粉炒） 生石决 密蒙花 大麦冬 云神 大白芍 石蟹

另：木贼草一两，谷精珠一两，用鸡蛋四枚同煎熟，每晨以盐蘸一枚，药汁过口。

三诊

进龙胆泻肝法，左目泪水洋流已少，缕缕赤丝亦退。唯雾障蔽睛如故，业经有年，中心荡漾。脉弦细，舌红。肝阳湿火初平，肾阴之水源未能上潮也。

大生地（蛤粉拌炒） 生石决 谷精珠 泽泻 杭菊花 正川贝 大麦冬 木贼草 密蒙花 川石斛 黑料豆 石蟹

眼药方：芦甘石（煅透）一钱 煅月石

五分　熊胆三分　西黄五厘　辰砂四分　珍珠二分　珊瑚三分　琥珀二分　大梅一分　青鱼胆（如无则去之）一个

上味如法研取极细末，用荸荠汁或人乳调点。

许右

右目雾障蔽睛，赤丝缕缕，头眩痛，脘闷胃呆。舌苔满腻，脉弦数。肝阳夹湿热上升，法当泄降。

龙胆草　杭菊花　决明子　归须　赤芍　生石决　白蒺藜　木贼草　泽泻　夏枯草　石蟹

二诊

右目痛势已退，雾障蔽睛未消，间或寒热。舌苔仍满腻，脉弦数。肝阳初潜，湿热未清。仍守原义进步。

生石决　杭菊花　京赤芍　决明子　青葙子　龙胆草　木贼草　谷精珠　密蒙花　云苓　石蟹

另：龙胆泻肝丸。

三诊

右目痛势大减，雾障未清，热泪尚多。舌苔仍满腻，间或寒热。可见肝阳初潜，湿火未清也。

生石决　京赤芍　木贼草　杭菊花　泽泻　龙胆草　决明子　青葙子　正川贝　密蒙花　石蟹　清宁丸

颜右

右目赤痛，且起外障，视线不清，太阳穴痛，胃呆厌食。舌苔腐黄，脉小数。肝阳夹湿热上扰清空所致。

生石决　大白芍　木贼草　正川贝　泽泻　决明子　密蒙花　海蛤粉　白蒺藜　杭菊花　夏枯草　石蟹

承左（常州）

左目失明已久，右目多泪多眵，胃纳久疲，右肩背间或气攻作痛，甚则多汗。脉弦细，舌苔浮黄。水亏木旺，气火挟痰浊窜扰而来。先以柔降通化为事。

生石决　大白芍　白蒺藜　杭菊花　煅瓦楞　旋覆花　净橘络　料豆衣　云苓　正川贝　冬瓜子

杨右

日来左目又复赤痛，泪多羞明，头痛，白带多，胸次嘈杂。脉细数，舌红。血不荣肝，肝阳上扰故也。

大生地　大麦冬　乌元参　白蒺藜　龙胆草（酒炒）　生石决　正川贝　蛤粉　杭菊花　京赤芍　石蟹　夏枯草

另：明目地黄丸。

颜左

两目赤痛，月余不退，干涩难睁，据述得于幼年发痧后。脉弦细，舌白。水亏木旺，湿热上升所致。

中生地　决明子　木贼草　密蒙花　海蛤粉　生石决　正川贝　冬桑叶　酒子芩　白蒺藜　夏枯草　石蟹

另：龙胆泻肝丸。

张童

乳子久痛，两目发生外障，右目已将蔽睛。脉数，舌红。水亏木旺，湿热上干清道也。速效难求。

生石决　密蒙花　木贼草　冬桑叶　白蒺藜　正川贝　决明子　杭菊花　谷精珠　煅食盐　石蟹

盛右（盱眙）

两目珠斗视已久，头目眩昏，左耳流秽水，经来腹痛。脉弦细，舌红根黄。肝热不清，湿火因之上扰，荣卫失调而来。先当清润降化。

冬桑叶　大白芍　料豆衣　白蒺藜　茺蔚子　粉丹皮　生石决　决明子　大丹参　正川贝　夏枯草

刘右（苏州）

年甫四旬有二，天水已四年不行，并无腹痛结瘕等患可见。阴血暗亏，肝阳遂无所制，暴升于上，触动湿热。于是左目外障蔽睛，视而不见，左畔头痛，下及齿颊，比来右目瞳神不敛，视线不清了。脉弦细，舌黄。最难速效之候。

大生地　正川贝　大白芍　白蒺藜（盐水炒）　海蛤粉　川石斛　木贼草　谷精珠　云苓　生石决　石蟹

另：珍珠一钱　煅石燕三钱　川贝母三钱　生石决一两　海螵蛸（漂净炙）三钱

上为极细末，每晨用木贼草泡汤，调服。

姜右

高年阴不上潮，两目昏雾，不能睁视，兼之心烦懊恼，夜不寐。脉弦滑，舌红。虚中夹实，最难速效。

当归　女贞子　川贝母　谷精珠　白蒺藜　大白芍　云神　泽泻　蕤仁霜　海蛤粉　金针

另：明目地黄丸。

程左

水亏木旺，风阳引动湿热上升肝窍。两目红丝缕缕，畏火羞明，黄眵甚多。脉弦细，舌红中黄。业经已久，当滋水抑木，降化湿热。

中生地　白蒺藜　泽泻　乌元参　川黄柏（酒炒）　密蒙花　蕤仁霜　青葙子　夏枯草　正川贝　京赤芍　石蟹

另：龙胆泻肝丸。

张左（天津）

肝阳夹湿热上下窜扰，左目胬肉高突，目眦赤肿，视线不清，或发外痔便血，或牙根肿痛。脉弦滑左数，舌苔浮黄。火象显然，宜用苦寒疏泄。

龙胆草（酒炒）　京赤芍　白蒺藜　青葙子　川黄柏（酒炒）　生甘草　正川贝　泽泻　杭菊花　决明子　夏枯草　石蟹

另：龙胆泻肝丸。

何左

左目雾障复起，视线不清。左脉关尺弦数。心阳木火夹湿热上升，先当疏泄。

生石决　蕤仁霜　生白芍　泽泻　决明子　正川贝　白蒺藜　海蛤粉　夏枯草　大麦冬　上川连（酒炒）　石蟹

二诊

脉之弦大已平，而左目胬肉又复高突，视而不见。湿热上干清道，水不上承也。

大生地　蕤仁霜　川贝母　谷精珠　川黄柏　木贼草　海蛤粉　京赤芍　乌元参　白蒺藜　煅石燕

三诊

左目胬肉更形高突，视而不见。脉复弦大鼓指，舌红无苔。水亏木旺，湿火上干之候。姑为泄降。

上川连（酒炒）　川贝母　蕤仁霜　密蒙花　木贼草　乌元参　杭菊花　大生地　生石决　海蛤粉　石蟹

四诊

脉之弦大尤平，右目外障渐退。当清肝化湿，兼之滋水。

大生地　白蒺藜　密蒙花　乌元参　川

黄柏　川贝母　木贼草　海蛤粉　黑料豆　谷精珠　杭菊花　石蟹

又膏方：滋水抑木，去翳生光。

大生地　木贼草　海蛤粉　川贝母　青葙子　女贞子　潼白蒺藜（各）　黑料豆　谷精珠　北沙参　肥玉竹　大白芍　云苓　煅石决

上味煎取浓汁，文火熬糊，入白蜜收膏。

丁左

右目失明已久，左目又复赤痛，劳则尤甚，恶火羞明，眵泪交多。脉细数，舌红。水亏木旺，湿热不清所致。

大生地　蕤仁霜　白蒺藜　京赤芍　谷精珠　青葙子　生石决　川黄柏（酒炒）　粉丹皮　夏枯草　决明子　石蟹

另：龙胆泻肝丸。

张左

左目猝然丧失光明，视物不楚，瞳神渐大，势属内障。脉弦细，舌光。水亏木旺，最难速效之候。

大生地　甘杞子（盐水炒）　女贞子　川黄柏（酒炒）　谷精珠　大白芍　煅石决　杭菊花　白蒺藜　决明子　夜明砂

另：石斛夜光丸。

陈左

两目赤痛退后，反起白障，左眦又复发蟹珠，高突不痛。舌苔已化，脉尚数。湿热初化，肝胆之火未清。势无速效。

大生地　蕤仁霜　正川贝　决明子　生石决　乌元参　木贼草　海蛤壳　京赤芍　刺蒺藜　石蟹

邓左

湿热蒙蔽清阳，两目猝然不见，眵泪交多，头目眩痛。舌苔腐白满腻。一派湿火见象，久延非宜。

龙胆草　杭菊花　生甘草　决明子　泽泻　柴胡　京赤芍　白蒺藜　密蒙花　云苓　正川贝　石燕

二诊

两目视线渐清，眵泪尚多，头痛作恶，善噫。舌苔满布已化。湿热尤清，肝胃未和也。守原义更增调降。

生石决　白蒺藜　决明子　密蒙花　杭菊花　旋覆花　川郁金　正川贝　大白芍　云苓　石燕　佛手

张右

两目赤痛红肿，不能睁视，眵泪交多，鼻血，曾经寒热。脉弦滑，舌心黄腻。风毒外侵，延防损目。

生军　京赤芍　生石决　冬桑叶　决明子　酒子芩　黑山栀　杭菊花　乌元参　净蝉衣　夏枯草

另：军末一钱，薄荷一钱，月石一钱，研末，用鸡子清调作成饼，贴于太阳穴。

二诊

药后得下数次，两目眵泪亦少，痛未安，不能睁视，不时寒热。脉小数，舌红中黄。风燥湿热尚重可知。

川黄连（酒炒）　京赤芍　杭菊花　冬桑叶　净蝉衣　乌元参　决明子　酒子芩　薄荷　连翘　白蒺藜　石燕

赵右（河南）

两目赤痛，并起外障，满口腐烂作痛，非齿即口，互相萌发。脉滑数，舌白。湿热上干，法当泄化。

龙胆草（酒炒）　杭菊花　决明子　乌元参　上川连（酒炒）　生石决　白蒺

藜　京赤芍　云苓　生甘草　净蝉衣

另：龙胆泻肝丸。

何右

产后受惊，两目上视，筋吊作痛，心悬少寐，头目眩痛，屡愈屡发，业经五月。脉弦细，舌苔腐腻。风阳上升无制，速效难求。

生石决　大白芍　煅龙齿　双钩钩　天竺黄　明天麻　白蒺藜　杭菊炭　川郁金　香白薇　云神　夏枯草

二诊

两目上视、筋吊作痛俱退，而四末仍颤振，头眩心悬，入夜不寐。脉弦细，舌苔腐腻。病起产后，已历五月，剔根不易。

生石决　杭菊花　川郁金　大白芍　大麦冬　煅龙齿　双钩钩　白蒺藜　云神　远志肉　炒竹茹　夏枯草

另：天王补心丸、二陈丸。

黄左（常州）

肾虚肝旺，水不涵木，肝阳上升，扰动宿痰。左目昏花，时起黑影，耳鸣多梦。切脉弦滑鼓指，两尺濡软，舌苔黄腻满布。可见必有有形之痰浊存乎其间，不宜偏补。法当滋水潜阳，抑木化痰。

大生地　海蛤粉　生石决　云苓神（各）　煅龙齿　正川贝　杭菊花　白蒺藜（盐水炒）　生白芍　谷精珠　生竹茹　灵磁石

另：珍珠一钱，正川贝二钱，研取极细末，麦冬泡汤服。

二诊

进滋水抑木兼化宿痰一法，耳鸣多梦及心悸俱减，舌苔黄腻满布亦化其半。唯左目尚昏花，时有黑影垂于眼帘，间有白光一瞥。切脉弦象渐平，濡软而滑者如故。可见宿痰初化，水未上承，肝阳易扰于上。守原义出入。

大生地　大白芍　白蒺藜（盐水炒）　黑料豆（盐水炒）　正川贝　生石决　云苓神（各）　煅龙齿　杭菊花　海蛤粉　灵磁石（煅）　煅石燕

三诊

迭进滋水抑木兼化宿痰，耳鸣心悸尤平，舌苔黄腻满布亦化其大半，左目黑影垂于眼帘亦减，间或尚有绿白光线一瞥，夜分多梦。脉弦象已平，余部仍濡滑而软。此宿痰将尽，肾水未能上承，肝阳尚乏眷恋也。步以滋水泽木为事。

大生地　生石决　川石斛　正川贝　白蒺藜（盐水炒）　女贞子　大白芍　杭菊花　谷精珠　云神　乌元参　煅石燕　金针

四诊

日来舌心又复厚腻，左目又垂于眼帘，或如蛛丝缠绕，头额紧掣，眼皮木重，心悬少寐。脉弦细而滑。心肾已亏，水不济火，宿痰又复，藉肝阳而上升所致。当再清化滋降、

北沙参　川石斛　大白芍　谷精珠　潼白蒺藜（各）　乌元参　正川贝　海蛤粉　云神　大麦冬　杭菊花　夏枯草　煅石燕

卜左

肝阳夹湿热上升，两目昏糊，目眦腐白。脉弦滑，舌红中黄。火象显然，法当清解疏泄。

生石决　蕤仁霜　杭菊花　川黄柏（酒炒）　中生地　冬桑叶　白蒺藜　大白芍　泽泻　决明子　夏枯草

二诊

两目昏糊及目眦腐白俱减。脉弦滑，舌红中黄。肝阳湿火初清，水亏未复。当再疏泄。

大生地　杭菊花　生石决　料豆衣　乌元参　川黄柏　冬桑叶　粉丹皮　川石斛　净蝉衣　夏枯草

周右

肝阳夹湿上升，左目赤痛，渐起外障，头巅痛。脉沉弦，舌苔黄。亟为泄降。

生石决　乌元参　京赤芍　白蒺藜　川黄柏（酒炒）　龙胆草（酒炒）　决明子　杭菊花　密蒙花　石蟹　清宁丸

二诊

溲血带浊愈后，湿热未清，肝阳上扰。两目赤痛，波及头部，便结。舌苔腻，非徒虚也。

中生地　杭菊花　泽泻　京赤芍　谷精珠　白蒺藜　决明子　密蒙花　川黄柏（酒炒）　石决明　石蟹

另：龙胆泻肝丸。

夏右

入夏以后，神志即了然清爽。日来又忽头痛目糊，视线不清，睡时尚抽痛。脉弦细少力，舌红无苔。水亏木旺，肝家气火不藏。先当柔降。

生石决　乌梅炭　大白芍　云神　小青皮（醋炒）　杭菊炭　川楝子　白蒺藜　旋覆花　大生地　夏枯草　藕

史童

初秋咳嗽，继之下利，脾肺两伤，水不上承，肝肾亦伤。两目无光，目珠腐白。脉细数而滑，舌红。最难着手之候。

孩儿参　正川贝　黑料豆　蕤仁霜　焦白术　谷精珠　女贞子　决明子　炒苡仁　煅石燕

另：谷精珠三两，木贼草一两五钱，用鸡蛋十枚同煮熟，蘸以盐食一枚。

张左

右目红赤于先，外障蒙蔽于后。视线不清，头目或眩痛。脉弦细，舌苔黄。水亏木旺，湿热上升。拟王晋三消障法。

羚羊角（摩冲）　汉防己（酒炒）　杭菊花　茺蔚子　龙胆草　上川连　草决明　木贼草　连翘　白蒺藜　石蟹

二诊

日来右目红赤更甚，目珠空痛，泪多羞明，火升头痛，心烦不寐。舌苔满腻，脉小数。肾阴不足，风阳夹湿热上升。当滋其水而降其火。

上川连（酒炒）　汉防己　京赤芍　细木通　决明子　川黄柏（酒炒）　生石决　大贝母　细生地　云苓　木贼草　石蟹

复诊

改从壮水之主以制阳光立法，颇能安受。头部空洞及目珠痛俱减，舌苔久腻亦化，胃纳亦复。可见此症纯属虚阳，既能受补，当守原义更进毋懈。

大生熟地（各）　川石斛　川贝母　甘杞子（盐水炒）　杭菊花　大麦冬　海蛤粉　黑料豆　潼白蒺藜（各）　北沙参　夜明砂

张童

两目羞明，恶见阳光，兼之两耳旁湿疮丛发。

末药方：生军（酒炒）　川黄柏（酒炒）　青升麻　青防风　羌活　荆芥　净蝉衣　白蒺藜　杭菊花　人中黄　决明子　龙

胆草　桑叶

上味如法，研取极细末，加白糖，少许开水调服。

二诊

露方：化湿热，消外障。

冬桑叶　木贼草　决明子　龙胆草　谷精珠　杭菊花　煅石燕　密蒙花　泽泻　生甘草

上味蒸汽为露，每饮或加白糖少许开水和服。

郭左

左目外障蔽瞳，睛神已损，左眸头痛，右目亦糊赤，不能睁视。脉弦数，舌黄。酒湿化热，藉风阳而上升。泄降为先。

中生地　生石决　正川贝　京赤芍　谷精珠　密蒙花　决明子　白蒺藜　生甘草　夜明砂　乌元参　石蟹

另：龙胆泻肝丸。

谢右

风阳夹湿热。两目外障已久，目眦破碎作痒，泪流于面则腐溃。脉滑，舌白。势无速效可图。

龙胆草（酒炒）　木贼草　冬桑叶　京赤芍　生甘草　净蝉衣　生石决　决明子　青葙子　密蒙花　石蟹　原蚕砂

另：龙胆泻肝丸。

二诊

进龙胆泻肝汤，两目眦破碎作痒及泪多羞明俱减。唯日来又增寒热，咽痛。久伏之风阳湿热欲从外达可知，以原方更增透泄之品。

龙胆草（酒炒）　净蝉衣　白桔梗　冬桑叶　酒子芩　柴胡（酒炒）　生甘草　京赤芍　乌元参　决明子　夏枯草

韦左

心肝郁火上升，扰动积湿积热。两目不时赤痛，月必一两发，泪多羞明，已起外障白星。脉弦细右数，舌红无苔。肾水本亏，先当泄化。

大生地　木贼草　京赤芍　乌元参　谷精珠　龙胆草（酒炒）　正川贝　生石决　云苓　大麦冬　白蒺藜（盐水炒）　石蟹

另：龙胆泻肝丸。

另：木贼草一两，谷精珠一两，鸡蛋四个同煮熟。去壳再煮食之。

葛左

湿热藉木火升腾。左目肿痛，雾障蔽睛，视线不甚清了，目珠痛，恶火羞明，右眸头痛。脉弦细，舌红中黄。业经月余，亟为清苦泄化。

细生地　酒子芩　上川连（酒炒）　正川贝　杭菊花　木贼草　密蒙花　生石决　京赤芍　青葙子　乌元参　石蟹

另：军末（研）二钱　川黄柏一钱　鲜生地二两

上味同杵成饼，蘸梅片少许，贴于太阳穴。

附录：函稿

复聂云台函稿

贵恙经日人按摩，行动睡眠均胜曩日，闻之不胜欣慰。惟稍忧思说话则仍不瘥，可见肾水尚亏，未能上升眷恋其心火也。溽暑多汗乃阴气虚，玄府不能致密，并无愈久亏之作用。如湿痹痛风诸实证，则汗多毛孔开，久伏之风湿或可出也。所云根本在肾，最属中肯。思服简单之补肾品黑芝麻，虽因黑色能入北方补肾，其力究不专，其专长在养血祛风，不若黑料豆之专入肾也。略用盐水炒，清晨用四钱泡汤，连豆细细呷呷，最能补肾，无丝毫之流弊。惟以野者形小为良。盖最滋肾阴者，莫若熟地。补肾阳者，鹿茸、鹿鞭。最益肾精者，莫如鱼肚。若《内经》云，精不足者，补之以味。味者，指血肉有情之品而言，即鱼肚类也。惟此际不可服，冬至后不妨用以补精。弟年来服此，大有功效。敝业师马培之先生，曾制服此。古人服法巧妙简易，法用鱼肚刨成片，用炒米拌炒，黄脆勿焦，连米研末，每用一两许，加盐少许，开水调服之罐即啜粥。如此为早点，大补肾精。

复奥国驻沪总领事公署陈伯陶函稿

伯陶先生惠鉴：顷奉大章，敬悉令弟疟后发肿，由四肢腹背而及囊面，小便不利。可见其脾肾真阳已为所伤，中阳不能化湿，湿化为水，泛滥于中，而外溢于皮腠也。其水道不利者，膀胱无气化之权，州都之官失其效用，是以小便不通者，则肿必不退，因水无由泄也。西医谓腰子肾脏病者，即是此义。中医谓脚气冲心者，非也；谓流行病者，更无此理。如果属阳衰，湿化为水之一种，最防加喘。因水气上升则肺胀，胀则必喘。理宜通阳化湿，沟通水道。然服药必须近一星期方有功效，最忌朝更暮改耳。衡甫由沪上归来，今年计划到沪五次，此次系财政部赋税司司长贾君果伯所延。康新惠中二楼贾府之病尚未了手，不日尚恐去复诊。顾衡年近七旬，不常出诊，并不按期到沪，必有熟人之介绍，甫勉力一行耳。

复上海聂云台函（论霍乱症）

云台居士惠鉴：顷奉手教，敬悉贵体日见康复，快慰良深。所询霍乱一节，可见乐善不倦。夫霍乱者，霍然而乱。中枢陡失其主，阴阳错乱，清浊混淆，于是上呕下利，险象环生。惟施药颇难，因普通药效力甚鲜，而有效之猛剂，非目睹诊察不可。且须富有经验者，否则临事仓惶，性命判于顷刻，可不畏哉。王孟英立论颇为精透，立法则偏寒者多。大约彼在兵燹后，气候不同之关系。现在十余年来，所见此症皆寒多热少。所示各方，虽皆可用无弊，然于此症之险要及重者，尚觉少力量，难挽危机。故将目下之患霍乱者，二人之寒热不同处姑录之，以备参考。本邑公安局，局中患此者，日死三人。局长刘某，湖南籍，亦患此症。吐利既止，肢冷不和，烦扰大渴，饮以新汲水加白兰地少许，两日服三大甕，诸恙遂退。他又发生恶热，床之四角，须用四巡士以扇扇之，手不停挥。入夜，则以床置于空旷之地，方可略安片刻。饮以仲景栀子豆豉汤，一剂而退。镇江桐油号杨东竺秋，江西人。上吐下利，肢冷多汗，神迷声嘶，两脉全伏，而舌苔黑糙满布。病家已将犀角磨好，嘱余一决。弟验其舌苔虽黑，扪之尚有津，且不渴饮，遂以大剂附子理中汤一剂，无效再剂，吐利止。三剂神志清，而音嘶未响。原方略删温热，加以五味、麦冬生其津液，两剂后便出声能言。此二人者，寒热之表现相反如此，若以呆方治活病，未免有误人之处。西医言此症，脉沉肢冷是其常者，的确不错。夫此症既退后，必以小便自通方能饮以米汤，否则必反复。此为余之五十年经验也。又此症，气吼如牛者必不治。所示各方，已遵命加批，尚候卓裁。弟上月中旬亦患此，数日即退，继又便血足肿。今托庇俱愈，惟精力未复，未能开诊。顺以附阅。

附方

一、白矾吞服一二分，是否确治霍乱吐泻？有人言此方治吐泻之剧者。但干霍乱宜烧散。然白矾亦系吐剂。

答：可用。

二、盐汤是否亦治吐泻？弟意盐汤浓则可取吐，淡则徐咽则定吐，未知然否？古方用附子四钱，盐五分煎服，可用否？又法木瓜、吴萸、盐同煎，可用否？又有盐梅汤、盐醋汤如何？

答：附子及盐煎服不妥。至木瓜吴萸方，转筋者之主方，寻常霍乱仅吐利者不必用。

三、古人言，饮阴阳水数口即定。且各家多主用冷水、冰水。故惟脉沉身冷不宜投热物及热怯药，然否？

答：阴阳水最妥当。冷水、冰水不如地浆。脉沉身冷，乃霍乱之常态。用冷药热药不在此四字。

四、吐泻已定之后，余势不尽者，脉沉身寒，可否以附子干姜炭煎汤投之？或附子盐汤温服？

答：须观有无他症夹杂，不能一概说定。

五、刮背及取嚏是否最妙？

答：无妨。

六、灸腹是否可用（盐填脐中）？鄙意，伤液太多者，宜先进多量之水，然后可用灸。

答：可用。

七、鄙意，此症因剧热而引起，故宜温凉之水以定之；气机全闭，故宜取嚏、刮背、盐及酒擦腿转筋处，及香散以开之；吐、汗、下之后，气血一空，变为虚寒，宜微温兼补土，异功散加附子及盐。此三者是否适当之步骤？

答：取嚏、刮背，开发气机，无甚妨碍。

又霍乱后，须观阳衰及阴竭为标准。

阳衰者，理中汤合异功散为方；阴竭者，宜生脉散等。惟阳衰者多，阴竭者少也。

复上海聂云台函稿

云台先生大鉴。去冬冬至后二日，由江阴回丹。寄书一函，备陈各节，谅邀青览。新春正拟握管贺年，并候起居。适蒙华翰，下颁敬稔。贵体近来肌肉较丰，惟不耐劳。劳则心惊肉跳，不得安卧。目昏不能看书，说话毫无气力，面上带有红光等等。可见入春以来，肝阳木火已而上升。虚阳无以眷恋其阴。阴阳有偏胜，水火即乏交通之妙用。至颈内自觉有筋上通于脑，必须上下点头方适一节。盖肺胃之络，时为肝家气火冲阻，或肺胃间有痰浊，与气火相搏，清阳失职。其午后或胃呆，舌苔稍有白腻者，俱属痰象。幸下元渐固，梦泄大减。据此种种见端，似宜滋水抑木，佐以降火安神，更添一二化痰之品。惟须不壅气动阳，方可合拍。即循此意，遵嘱遥拟一方，即祈酌服，当无甚流弊。至服龙胆草，《本经》俱云苦寒伤胃，于痰亦不甚相宜，不如羚羊、石决之清镇多多矣。黑豆磨浆服，颇能补肾，不过无急功耳。盐汤宜饮于清晨。童便却能滋阴降火。宜用童男，八岁至十二岁为佳，年小者力不足，年大者即有情感，或动水土关系，故多不取。纪振兄未来丹。至倩散原老人作序事，拟待其来唔谈后，再求鼎力相助为感。今阅新闻报快林，有诗翁陈三立怪病一则。云小便癃闭，须用铜管通入尺余。得证道居士以按导术治疗。我公何不亦用此术为导引之助，亦有益无损之举耳。统乞察夺施行。

西洋参　生牡蛎　大白芍　川贝母　大麦冬　龙齿　茯神　远志肉　瓜蒌皮　大生地　白蒺藜（盐水炒）　竹茹　青果　珠粉　血珀

复财政部贾司长果伯函稿

果伯司长先生大鉴。久违芝宇，正深葭思，忽奉朵云，遥降敬稔，侍祺安燕，凡百咸宜，为颂为慰。尊夫人现患子宫外坠，大约频年产育，气血交亏，加以前次多病，不无更受亏损。夫古人治子宫外坠，必须补中益气汤久服，甫有效验。如胃次无甚饱满，可毋庸来丹，即将今日寄上之方，服十余帖，早餐加服补中益气丸三四钱可也。如能安受，进一步立法。可服独参汤，每晚以别直参二钱五分或二钱煨汤，夜服。或服黄芪四钱，红枣十个，汤亦可。至于补品，最好是食海参，每以一枚加淡菜（大者）二个同煨，清晨食之，直补下元子宫之品也。

复殷墨卿问渠夫人病稿

细揣恙缘，前后枝节虽多，不外乎心荣肝阴久亏，气火化为风阳为祟。盖凌胃则吐，乘脾则泻，气液内夺则肠枯便结，风阳上腾则眩晕耳鸣。其腹左常见有物阻仄作痛者，亦属肝气郁结。其气如上逆，则须复作噫也。总之，此症平时当甘润滋养，植木柔肝，如归、芍、苁蓉、甘杞、女贞、阿胶等。若风阳暴动时，当清降镇摄，抑木泻肝。如羚、菊、龙牡、乌梅、珍珠等。为叶天士独开生面之法。且木克土之泻，此老常用乌梅、木瓜，亦前人所不及者。古人所谓肝体易弱、肝用常强者，即此等症也。夫治肝体之弱者，即植木以柔肝也；治肝用之强者，即抑木先泻肝也。必分而图之。惟植木以柔肝，必无速效，须耐心久服。俾肝阴略复，其风阳气火甫有牵制，不能暴动，斯为根本之要图。忝为爱末，特破半夜功夫，贡此数行于左右，是否以备采择可耳。

复上海聂云台函稿

（上略）贵体尚未康复，大约阴气未充，下虚上实为患。夫得黄连二三分即能成寐，所谓火降则水自升，心肾便有交通之妙。可追七月所服之方，既有薄荷，不必再加苍耳。因苍耳性温，上行脑顶，外达皮肤，大有升阳之害。至于痿症，与贵恙似不相符。经云，肺热叶焦，发为痿躄。又云，骨痿不能起于床。骨痿当补肾，痿躄当清肺，为千古不磨之成法。若云中消则须多食善饥，上消则渴饮无量，下消则饮一溲二。可见与贵恙毫无关系，似不必乱投药饵，第以清心补肾之剂，缓缓调治可也。曾忆阁下去秋舌苔久腻，谓下焦必有湿火纠缠。刻下如舌质已清，值此病后，不妨大补。如仍厚腻，必须于调理中仍佐化湿之品，如黄柏、泽泻等最合。若加升阳之品，似不妥恰。

复芮大荪函稿

前日来信，适余病霍乱，诸子未将信交阅。然病中惘惘似闻桐孙云，尔家中多故，运气真不佳云云。当时亦未深追即过去。今日诸子见余病退，方将前函交出，并嘱拟方。顾尔妇怀孕，既屡屡下血，其胎元尚动否？及怀孕有几月份？二点何不言明？（要领即在此二点）如已有七八月矣，厥名漏胎（共有两种漏，且有按月者），血尽则胎下。如在三四之间者，余信到时，其胎元势已不保。爰举数端及治法如下，俾可任择相合者出入为方，惟远渡之往返间，似已无及矣。

如漏红甚多，胎元已损而又不下者，当用回生丹一粒，去壳带灰酒调下。此丹有两种，内有陈京墨、百草霜及醋军者最佳。如胎元尚或动者，可用犀角地黄加阿胶、丹参、童便、血余炭等。如本元大虚者（气怯、多汗、心烦、肢冷），则宜大剂参芪、生熟地、五味、阿胶、归芍、牡蛎、丹参、炙草、童便等。若无火象（面㿠脉细），状如脱血，不妨暂加姜桂炭止血温经。如白垢多下且有秽气，非胎已腐即胞浆渗漏，不可误认为湿浊。如胎元不能保，即不可强保。保则不上不下，其胎将自腐，将来必块之零之而下耳。

略示端倪，不觉东方已白矣。余老矣，亲书不多，当留之以作纪念品亦可。

二十一年七月十八号，时年六十有六

复聂云台第二函

（上略）按此疡大约是鹳口疽。从肾经所发，溃后本难收口，加之误或脓熟未开，脓由后而流前。在前胯取脓，其脓由后而前，绕肠而出可知。幸肠未损，损则须流粪水矣。若在右胯，势必早流粪污。至以腿上锯骨，补于骨烂处，手术上必不可能之事，如在手足间尚可或用此法。现在惟有内补一法，用十全大补汤去桂、附，加苁蓉、牛膝。如若能受，必须服至数十帖后，再服十全大补丸。晚间再服蜡矾丸二钱，收其脓水，月余当再效果。其夜午则痛甚者，其阴亦必伤。煎方从十全大补丸略为加减，当无流弊。至阳和汤，本为阴疽之妙方，然溃疡则不可服，因溃后最忌麻黄之表散也。鼻血即生，此弊非桂之害也。阴虚者，服麻黄每宜升阳动血耳。附呈补血定痛丸十粒，每于痛时开水送下两粒，或于痛前服之，亦无不可。

复贾叔伟函稿

（上略）尊夫人大腑复通两次，均感不畅，且或带红色，或系灰黄色。盖肺虚于上，肾燥于下，降化与传送俱无权。其咳又复甚者，肺气一时难敛，强以丸剂拉合，未几肺叶复张，非补不克。丸剂内无鸦片，惟有五味、粟花两味，既敛肺叶之开张，便有涩肠之性，顾所服无多，半日其性即消失。本借用而已，非根本之要图。究竟通大便容易，止虚咳实难。黑丸多诃子汁一味，亦属无妨。今尊示，将三方熔化于一炉，服数剂再议。至外疡复见白腐，系下面疬子根外吐故，否则已完口矣。所用之药及仍贴阳和膏，俱合法。

复聂云台函稿

（上略）太夫人颈下近肩及胸前各溃一处，其脓须向上推挤，由肩际出。斯为倒脓，最难完口。若皮中只不贴肉，两孔已通，必须剪开。俾两孔化为一孔，其脓既不倒出，且不留蓄，自可收功。或用布束，使脓不下流。今距离二三寸之远，尚愁孔深肉厚，则难剪开，完口殊非易事。如系薄皮相通，西医尚可施用手术也。前方（忍冬藤、丝瓜络、绿豆衣专清络热而化毒）本有通络药，毋用再加。惟高年之人，久病须兼养血，宜未雨绸缪，不可见虚象而再用之也。方内可加西洋参、川石斛及生地之类，以舌苔灰色已净，脉不甚数为标准。

复聂云台函稿

抄示王孟英集灵膏方，此方是从三才汤脱胎，天地人最能培补肝肾之阴气。弟不时变化用之。如咳者，则以人参换南、北沙参。如便溏者，则改用东西洋参。若阁下可改西洋参、潞党参各半合用。至牛膝，于滑精者不宜。加黄柏以坚肾，又能泄化下焦之湿热，诚为合法之方，且具有大力量之品，但须耐心服之。初服无甚效验，旬日外便步步见功。如用此方，当照方先煎四分之一，白蜜不可照四分之一用，至少当用四两收膏。黄柏当用一两五钱，或用盐水炒。

复聂云台函稿

（上略）先以集灵膏化为煎剂试复两帖，即觉腹内间有冷气窜痛，大便即不坚实。可见脾肾之阳已衰，而守中丸有杞、麦之甘润，加以生地之分量又如此之巨，未免与集灵膏有同等之流弊。矧久患便结者有此现象，脾肾之真阳命门火似已暗亏，将来反防肠滑。至舌苔甚好，中间裂缝已满，未识舌根久积之黄浊苔已退否？如亦退化，则下焦肠腑之积湿积热必已肃清，故大便反易不实也。果尔，则不如先服黑归脾丸，每晚开水送下三四钱，似较妥当，而无偏患。

复奔牛站站长潘玉书函稿

（上略）今有最妥当之方两个：一为膏方，宜于在家服者（此方乃印光和尚为善心而普济者）；一为丸方，名八二，便于行旅服者。一并抄书。不问寒热之体，俱可照服。而此丸更有特则妙处者，或感冒发热，此丸仍可照常服之。非此热药补药，一有他病，则不宜服，即仍须吃烟者。因此方中之药品，可与其他百病一无抵触也。

膏方：

川贝母四两　川杜仲四两　生甘草八分

上三味药，煎取浓汁滤清，文火熬糊，入赤砂糖一斤收膏。每膏一两加生烟一钱，每瘾一钱服膏一钱，服于食后。

八二丸方：

锅焦八两　食盐（炒红）八钱　烟灰八钱

上三味研末，加生甘草十二两煎汤，和前味捣糊为丸。每瘾一钱服此丸亦一钱，惟须服于食前。

复聂云台函稿

（上略）汤君服温补药三剂，大烧数日方退。未知其表分热，抑或里热？继因未服药而亦发烧，足见此烧非因药而烧。惟须研究此烧如何态度。若外不烧而但觉内烧，则渴与不渴，舌赤与舌白，俱可代表其阴虚烧及阳虚烧耳。若舌质光绛，必阴虚多火者。如舌白不渴，必为外瘍。年久气血俱亏，虚阳外越。则前方略改，仍可照服。若舌光口渴，或果有阴虚多火之状，则此方即不必再服，待来示再行酌夺可也。再者，此公之年龄与夜午之痛及服补血定痛丸之有效，均未提及，更难悬揣。今日有三新公司来人，始弟到沪为其主赵鼎彬之夫人诊视。适值弟两股发湿痍，不便乘车，如能俟少愈，即可到沪。届时当趋谒崇阶，一磬积悃。阁下近来所见病端，舌尖麻项筋强板胀，脑内不适，言动无力及梦泄种种，俱肾水久亏，肝阳化风上扰之象。俱在春令应有之现象，并非清浅之风痹。按《内经》云，风、寒、湿三气杂至，合而为痹。风胜者为行痹，寒胜者为痛痹，湿胜者为着痹。痹在骨则体重，在脉则血涩，在筋则拘挛，在肉则不仁，在皮则痛肿，俱属实证。与贵恙毫无关系。至玫瑰、桂圆虽不能至剧烈之肝阳，即使服之亦无甚大害，非若川芎之升阳动火耳。以鄙意，际此春令，仍以壮水柔木，先平风阳。至下部之积湿，再议合治之方可也。代拟一方，存备择采。汤君方略增育阴退热之属。统呈鉴核。

大生地　白蒺藜　川石斛　天麻　杭菊炭　双钩藤　大白芍　云神　净萸肉（盐水炒）　生牡蛎　灵磁石　麦冬

复牯岭聂云台函稿（第一函）

（上略）刻下时感之风温已退（非湿温也。因湿温无咳者，风温为咳），惟肺部余热未清，肝火偏旺，灼液为痰。于是水亏金燥，阴虚不能济其阳矣。温补之党参等，故不相宜，而来方清调润化，似嫌虽能润肝和胃，不能滋水。且舌苔既不厚腻，胸无阻滞，饮食如常，则不妨渐进滋腻之品，如生地、阿胶、龟板等类，从根本立法。谨遵嘱，代拟一方，并附加减进退之标准，尚祈质之杨恭甫先生，以备采择（七月十四日方已用生地，渐从根本着想）。珍珠能清肝化痰，单服无甚意味。当遵古法，加入川贝、龙齿研末吃。卧时以麦冬汤送下五分。以连久服，非惟伤胃，且苦从燥化，于肺病终不相宜。不寐时偶服二分，取其能降心火。火降水升，则阴阳自能交通。西洋参一钱，麦冬二钱汤，毛燕、银耳皆可服。茅根能解表，未汗不必再服。

复牯岭聂氏函稿（八月初四日第二函）

（上略）欣悉肺病大清，痰亦少，不胜快慰。所有背脊及腰部骨节作痛，虽属肝肾已亏，而培补肝肾之药，尚宜缓进。一则与肺部痰热有抵触；二则久病初退，腰脊酸痛甚多，稍越数日，气血流贯，其痛即减。否则前方中略加女贞、怀膝、料豆、杜仲之流，于肺部痰热尚无妨碍。

复牯岭聂氏函稿（八月初七日第三函）

（上略）各节俱悉。如果肺部痰热日清，则大便燥结并无妨碍，且为应有之事。夫肺与大肠相表里，肺热者肠必结。况我公向本便结，常用灌肠法，将成习惯性。刻下，前方当略去调补一二味，加入天冬三钱，瓜蒌仁四钱，大杏仁三钱或火麻仁四钱可也，不必加入泻肝之药。至于粪黄兼白色，盖有积湿积痰下注耳，非水液可比。西医云胆汁太少一节，与中医结论相背。中医以胆为清净之府，无出无入者，何能流入肠间而利其便乎？其胆汁何等宝贵，胆汁不洁则耳听不聪，胆汁不升则目不明。岂能以便之色黄味苦，而即云是胆汁之濡染也？

复农诚先生函稿

农诚先生大鉴。顷奉手书及方、方案，各节俱悉。操劳伤于外，思虑损于中。外邪乘虚而侵之，宜先从解表入手。惟屡次滑泄，有时又大汗，大约肾阴先亏，其汗为热所蒸出者，似又不宜辛温解表。且阴本亏，肝火本旺，过为解表又恐重伤其阴。至于以西医法灌肠一节，中医有表不嫌早、下不嫌迟之训，亦不必再行，洗肠反至伏邪内陷耳。所示两方，俱甚平庸。今就病情，遥拟一方。然恐不能贴切，且此病屡有变迁，必须另请有道者主持一切为是。此症当静心息虑，先安其内脏，再以方药驱邪于外部。调度有方，始能勿药有喜也。是否有当，统祈卓裁。

壮热，腿部冷，腰股痛如刺，舌苔满白而脉洪大。其表邪未透，里热已深，加以肝旺心虚，故有此现象耳。将来早晚变迁不同，必须有道者调度一切。

当归　云神　香独活　苏梗　黑山栀　大白芍（桂枝拌炒）　益元散（包）　炒枳壳　杏仁　川郁金　炒竹茹　灯心（朱染）

如舌白转黄，足冷已和，原方当去桂枝、独活。如表热不退，原方或加青蒿二钱。

如口渴已折，或少烦不寐，原方加麦冬二钱。如无火象则不必加。

复聂云台函稿（续霍乱论）

（上略）至论白兰地酒，非各处皆有。而此方断不可送人，不过略备一格而已。至无溺一节，尚未能即云皆属热证，因下利太多，水液暴涸，亦有无溺而属者。至舌润有溺为寒证，此的确不磨之论。不过霍乱，无论如何必以小便能自由通利方许转机，方可进谷。否则最易反复。西医每用丁香油及樟脑酒及血炭者，亦多从寒治也。若虚脱之象已现，西医之壮心针、盐液注只可先救急。实不若中医之附子理中汤，救其垂危之元阳。然欲其回阳者，亦不必冷服。但阳气已回，又宜随见症而转加凉药。附子理中加黄连名连理汤，为渐向凉转之初法。所示防疫宝丹方尚妥当，惟宜于偏热者。总之分清浊和阴阳为的确之论。惟此症年年不同，有天时之感应。今以古人阴阳二气丹，另纸抄书，斯为寒热并治之妙方。弟早年已合成，送人有效有不效者。而此方颇有深意，且很有力量，非泛泛无力之方比。滑石、明矾较有力量。即乞检收，尚候高明商酌可也。

附：阴阳二气丹。

硝石、硫黄各等分为末，石器炒成砂，再研。糯米糊丸梧子大，每服四十丸，井水送下。

治伏暑伤冷，二气交结，中脘痞结，或呕或泄，霍乱厥逆。

按：硫黄性热，硝性寒，二药合成名阴阳二气丹。寒证热证固可用，且很有力量。曾经送过多人，效者多，尚有不效者少。此方载于《医方集解》中。

复北平冯总统之公子函稿

宝齐先生大鉴。昨奉手书，敬悉尊夫人两月以来，鼻血复见数次，约月余一次，如倒经然。可见冲脉不通，无以汇集经血，下注冲海，循月以行，而为肝家之气火逼血上涌，反其道而行之耳。考中医治法，平时当以龙胆泻肝丸之治法加减为丸，清肝凉血。如倒行时，当服犀角地黄汤加大黄导血下行。至项下粗胀，目珠高突，俱肝家气火上扰之铁证。西医谓此二症减消后，月事方能照行。气火清平，经血甫能下注之意。其言虽有先后之别，而其道则一也。至谓寒暑表七十度，即汗流浃背，昼夜不止，亦阴血贫少，不能济阳。所谓阳越于外，阴不守内，则腠理开，恶热汗泄耳。所询白凤丸，其治病虽多，而于白带多者最相宜，于倒经病无甚功效。管见似不必乱投药饵。今拟上煎丸方各一纸。其丸常服，约两月为期。煎方则于鼻衄时服三四帖，亦以两月为限。二方极有力量，嗣后病情如何，再行商酌。是否有当，尚乞多延上工裁夺。肃复顺颂，俪祺统祈，亮察不宣。

附呈煎丸方共两纸，统乞检收。

从犀角地黄汤出入，更加大黄炭导血下行，以入冲海。是否有当尚候酌服：

犀角片五分　粉丹皮三钱　大生地六钱　大丹参三钱　京赤芍二钱　桃仁泥二钱　大黄（醋炒）三钱　川郁金二钱　鲜藕（切片）二两

从龙胆泻肝汤加减为丸：

龙胆草二两　当归二两　大生地五两　柴胡八钱　大丹参二两　黑山栀二两　粉丹皮二两　川郁金二两　赤白芍（各）二两　白蒺藜四两　云苓三两　生甘草五钱

上为末，旋覆花一两五钱，夏枯草四两，煎汤法丸。

复聂云台函稿（续霍乱论）

云台居士大鉴。昨奉大章，过蒙奖誉，惭感无似。承询热霍乱饮水之量，曾忆刘君派巡士三名，到惠泉装水，大小共五甕，大甕大约三十斤左右。每晚入白兰地数滴，饮之三甕即已，不思再饮。仓卒间先在弟处拿去白兰地一瓶，仅作样瓶者之一小瓶不过两。嗣后觅得大瓶，不知用去若干，已记忆不清。总之每晚水中滴几滴而已。惟此法不得作寻常之法以传人，一有不合，则立刻生变，则呃必先来。如无白兰地处，或以高粱代之，亦无不可。阁下所论医理各节，颇中肯要。惟国医之深奥处，无以演讲。父不能传子，必其子有相当之程度，方能心领神会。不能如西医，以寒暑表测之，即云热度几何也。弟尝见西法以病人热度甚高已臻一百四十度外，须以冰冰之。而弟以为，虚阳升扰，尚服肉桂、黄柏等，一剂而火更盛，再剂即较平，三剂即大减。比之有之。所云中医必须兼通西医之大要，亦的确不磨之论。因西医亦多可采处，但程度之高下，亦如中医之悬殊。与高者谈之，颇多相合。处下焉者，则格格不入耳。恽君铁樵所著热病常识，未经寓目。惟此君之方，时常有病人带丹，其分量多有不甚相当处，似有食古不化之弊。乃长于理论，短于经验者一流。读书未从师者，多坐此弊。前日，有沪上病客带来一方，内有麻仁丸五分，且注明大便通即去之。夫麻仁丸乃仲景所订。方中是朴、杏、麻仁、大黄、甘草五药所合，非用四五钱不效。弟初以此公笔误，恐系五钱。而病者云，此老谆谆告诫。去岁有一方，亦用五分。青浦陆士谔亦类此。弟去腊在沪，为广东郭子彬诊治。曾见其多方，与渠作之小说判若两人。彼时本拟晋谒台端，适值日军飞机轧之如雁字而成行，盘旋头上，不敢出外，除夕方回里。在途三日，历尽艰辛，今日思之尚悚然。承询拙作何日出版，未免有负我公及散原老人矣。因弟须辍诊三月，整理一切，方可杀青。无如各阜，如山阴道上，应接不暇。即复此一函，皆不得抽暇握管。星期为休息日，而现下省府在镇江各机关要人及职员，每于星期，成群来诊，或先函相商。又不得不通融应诊，未免说不出苦耳。今冬或明春，拟居庙闭户，搜索苦肠，期必有成。将来各案分门，或请公加按语以生色。若另作小册，未识亦有此体例乎？尚须请公指教一切手续，届时或走沪与公一商榷耳。

复南京中央政治学校方鼎函稿

鼎公先生台鉴。昨接大章，并煎、膏方各一纸，敬悉煎药共服四剂，即服膏方。心志虽安定，梦境尚多，间或精闪闪欲泄状。可见水亏未能涵木。木者，肝也。肝主疏泄，相火内寄于肝，并非因肾虚而使然。且鳏居四载，则孤阳更乏阴以调剂。弟去岁在沪为聂公云台诊治滑泄症。渠断弦十二年，曾问之有无感触欲念？渠笑云，从前亦偶有之。弟曾示，强制则反有害。又有江阴邓君达闻，因头巅脑后如一缕掣痛，不敢同房者五年，偶一犯则痛更甚。而少年夫妇。于是隔住其老母抱孙心切，忧心如捣。弟亦示以，少年不宜孤阳上亢，不妨少谐琴瑟之乐。初试则头痛较甚，再之相安。总之自然之欲，既不宜屡屡抑制，更不宜纵情声色，恣意取乐也。至下午头昏脑痛，两耳轰轰，乃阴不敛阳，虚阳夹木火暴升所致。此症难求速效，宜当静心调摄。膏方仍照常服之外，当遵示拟煎方一纸，三日服一剂，以补膏方药力不逮。所嘱另拟数味煎汤冲膏，未免有叠床架屋之弊，似可不必也。匆复即颂，痊祺诸维，亮察不宣。

拟方：滋水以泽木，育阴以潜阳。

大生地五钱　云神四钱　煅龙骨四钱　大麦冬二钱　潼白蒺藜（各）三钱　煅牡蛎五钱　大白芍二钱　远志肉（甘草水炒）二钱五分　女贞子三钱　甘杞子（盐水炒）二钱五分　杭菊炭二钱五分　灵磁石四钱

复江步青函稿

步青贤契，英览昨接。来书备悉所询，一老妇患崩漏症，延绵十年余，血水淋漓不净，寒热往来，腹胀牵掣作痛，气喘辘辘。若得流红杂水则痛胀甫减，偶或气出腥秽。盖血去太多，则荣卫不和，为寒为热。其表面虽属虚象，而胀痛随崩漏而减，且气出腥秽者，必有湿热乘入冲海。奇脉不固，新血不得归经，肝脾之藏统不职耳。

拟方刊后，所立之方必服十剂为标准。如症情有出入，再后法加减。

大熟地（炙炭）五钱　焦白术二钱　阿胶珠二钱　乌贼骨（炙）三钱　泽泻二钱五分　香附炭（醋炒）二钱五分　五灵脂（醋炒）二钱五分　炙黄芪三钱　当归二钱　炮姜炭五分　大白芍二钱　云苓三钱　莲房（炙）二钱五分　红枣三个

如腰痛者，加川杜仲三钱，鹿角霜三钱。药后如腹之胀痛见松，原方去五灵脂，加紫石英三钱。有寒热，加醋炒柴胡八分。

复威海卫管理公署秘书处贺善余函稿

善余宗弟台鉴。顷奉手书，敬悉吾弟糖尿病虽减，血压尚未见低。精神饭量虽好，惟夜间小便勤短，或遗漏溺，白天合眼亦有遗时。其肾气之不足，肾关不健可知。夫肾为作强之官，职司封藏。其气若虚，则封藏不力，分泌无权。老年人每多患此。虽无妨碍，但收效甚迟。今遵示悬拟煎方一纸，服十余剂。如有效果，再拟丸方或膏方，缓缓调治可也。兄年来精神气体亦迥不如前，加以日无暇晷，殊为憾事耳。手此奉复，即颂痊祺。

从益气以固肾立法。

大熟地五钱　潼沙苑（盐水炒）二钱　桑螵蛸（炙）二钱　五味子八分　云神二钱　煅牡蛎五钱　炙黄芪三钱　菟丝子（盐水炒）三钱　大麦冬二钱　川杜仲三钱　益智仁（盐水炒）二钱五分　莲子（去心）十粒

拟复方（同前）第二函

据述，前方之益气固肾，尚合病机。今得温君所示，病原及理论面面俱到。可见读得古书不少。当依据其脉症，再议一方，一星期以觇效果如何，再订膏方也。

大生地五钱　甘杞子（盐水炒）二钱　川石斛四钱　生牡蛎（先煎）八钱　云神四钱　大麦冬二钱　杭菊炭二钱五分　料豆衣三钱　五味子五分　首乌藤四钱　桑椹三钱　大白芍二钱　莲子（连心）十粒

复贺善余第三次函稿

顷得温君所示脉象及病状，细细揣测，肾阴固伤，肾气亦弱，固摄无权，而心火肺热尚盛。夫肺为水之上源，水不上承则火无由潜降，故溲勤或自由遗出，口苦思饮。温君所云，久则恐成消渴症，确有见地。以脉合症，理滋其肾水，涤其肺热为先，以免饮一溲二之流弊。是否就近与温公一商榷之。

大生地六钱　肥知母二钱五分　大麦冬二钱　金石斛二钱　煅牡蛎六钱　川黄柏（盐水炒）二钱五分　五味子五分　北沙参三钱　乌玄参三钱　桑螵蛸二钱五分　潼沙苑（盐水炒）三钱　黄兰壳七枚（无则以黄丝绢五寸代之）

另以生脉散代茶。

西洋参一钱，大麦冬二钱，五味子五分，以碗许水煎，再加开水兑服。

煎方服十余剂，如获果即服膏方培固本元，设或偶有渴饮溲勤时，再将原方服数剂可也。

又膏方：滋其下而润其上，育其阴兼益其气。

大生地五两　泽泻一两五钱　大麦冬二两　炙黄芪三两　桑螵蛸一两　大熟地五两　云神三两　北沙参四两　煅牡蛎

五两　金石斛四两　净萸肉（盐水炒）二两　五味子八钱　潼沙苑（盐水炒）三两　菟丝子四两

上味煎取浓汁，文火熬糊，入鱼线胶一两五钱，再入炼蜜十一两收膏。

复上海任慕青函稿

顷奉手书，敬悉一是。夫舌尖不灵口角流涎者，本属虚风痰浊乘入心脾之络而来。再造丸能补虚祛风，化痰通络，为此症之要品。本拟交冬服之，刻值秋燥不雨之时，连服四丸，既未见火象，尚可见再服。至胃口不佳一节，与此症并无关系。前定煎药方，乃从河间地黄饮子化裁，亦为此症有力量之方。且已加於术，于胃口不佳者更相宜。今更将原方加入砂仁、半夏。取半夏有化痰之力，砂仁有和胃之功，再去萸肉之酸涩。可照方再服一星期。服两三剂后，如胃纳仍少，不妨再将别直须换为潞党参三钱，更能培土调胃也。是否有当，尚候卓裁。匆复。

复无锡九纶绸缎庄过肃先函稿

肃先先生台鉴。顷获手书，敬悉贵恙咳减汗收，渐有进步。而又适发湿痈，会阴穴肿胀。据贵地医师云，内脓已成，势将开溃。但此症由肾亏而起，非寻常湿毒可比。既发则难消，既溃则不敛。俗名所谓海底漏者，此也。适值秋燥冬干之候，水亏于下，金燥于上，加以外疡痛胀，于是又复引起内热。晨起痰中带红，口渴唇燥，咳复增剧也。前方已不适用。因内外夹杂，不得不另拟一方，即乞检收，服数剂再议。吴君嘱寄之膏，现在不必服此。须待脓溃之后，能否完口，再配膏方调治可也。总之，此症既发外疡，能不入怯，诚为大幸矣。匆复，即颂痊祺。

附方

据述，呛咳自汗等甫减，而又适发外疡，宗筋会阴穴肿痛。肾阴大亏，肺气复燥。姑为润上清下。

大生地六钱　北沙参三钱　泽泻二钱五分　甜杏仁三钱　粉丹皮二钱五分　川黄柏二钱五分　淡天冬三钱　京赤芍三钱　青蛤壳四钱　川贝母二钱五分　肥知母二钱　淡秋石（后入）三钱　木耳二钱五分

复北平冯静珠女士函稿

静珠女士青鉴。顷奉快函，并赵氏诊治单一纸，敬悉贵恙因感受刺激而复甚，可见肝郁之气火化为风阳。神思恍惚，夜多噩梦，寐中两手舞动，且莫知之，目珠胀，项下仍高突等。必先柔肝息风，悬拟候酌服之。五剂后，如无效果，原方当再羚羊角粉三分，珍珠粉一分冲服。三剂后，仍去二粉，再服一星期可也。来方用白头翁、秦皮、黄柏、胡黄连乃仲景血痢之主方。赵氏用此，莫名其义也。手此奉复，痊祺。

拟方：从柔肝宁神，清气息风立法。是否有当，尚乞酌服。

生石决一两　炙乌梅一钱　白蒺藜（盐水炒）三钱　大麦冬（朱染）三钱　双钩藤三钱　煅龙齿五钱　朱茯神四钱　大白芍二钱　黄郁金二钱　杭菊炭二钱　旋覆花（包）二钱　金戒指（先煎代水）一只

复扬州嘶马镇和丰木行石吉人信

吉人先生台鉴。昨奉手书备悉，足下时乖运蹇，受天灾人祸，至赋闲安居，不胜叹念。据所示病状，自途次遭匪洗劫，衣服被脱。寒邪由皮毛直入，先伤肺后伤胃，是以咳喘心悸，吞酸呕恶痰水，脘中痞仄，食入不畅，少腹时常隐痛，诸症蜂起矣。虽有咳喘，不宜润肺，因润肺则胃更不和。敝见如斯，未识有当否。爰拟一方，尚祈酌服十剂。缘此病业经已久，且环境不良，难求速效也。匆复即颂，痊祺诸维，亮察不宣。

远道拟方，最好将所服之方寄来。方中必有脉象、舌苔等等，备以着手。否则无有凭证也。

拟方：从温肺和胃，调畅中州立法。

南沙参三钱　大杏仁二钱　大白芍（吴萸三分拌炒）二钱　姜半夏一钱五分　淡干姜二钱　五味子五分（合捣）　焦白术二钱　云苓三钱　合欢皮二钱　陈橘皮一钱　旋覆花（包）一钱五分　生姜一片　红枣三个

复扬州省议员朱幹臣信

幹臣先生大鉴。顷奉大书，并煎方一纸，种悉一切。药后寒热已退，脘闷呛咳亦减，寐安食增，项之左右及头额太阳穴跳跃未已，心中亦因之筑筑跳荡不安。舌苔白腻渐退。可见积蕴已有化机，而血行未复，无以眷恋肝家之气火。理宜再服调理方，看其能否是受，再拟丸方或膏方可也。爰拟调理方一纸，即乞检收酌服。如能安受，即服十剂。再候来示，俾可将调理方化裁膏方。所询桂圆肉等，只可以用桂圆肉七八枚加大麦冬一钱五分煎服，亦进调补之一法，无甚妨碍也。此复即颂，台祺。

前方既合，当守原义，更增养血柔肝立法，尚候酌服。

南沙参四钱　杭菊炭一钱五分　阿胶珠五钱　旋覆花一钱五分　陈橘皮一钱　当归二钱　白蒺藜（盐水炒）三钱　生牡蛎八钱　明天麻八分　云神四钱　大白芍二钱　莲子（连心皮）十粒

复奔牛站站长潘玉书函稿

玉书先生大鉴。昨奉华翰，种悉一是。所示病端，入夜小便多，急则不能自禁。可见肾气已亏，收缩之机能不力。间或溺管似有痛意，盖烦劳过极，心火下移肠腑也。爰本斯意，代拟膏方寄奉，尚乞酌服。弟日来为看地忙，前次相公所觅之地，无一人许可，殊屡不解。匆复，顺颂日祉。

膏方：从培其心肾，调其水火立法。

大熟地五两　大生地五两　粉丹皮一两五钱　泽泻一两五钱　北沙参四两　大麦冬二两　潼沙苑（盐水炒）三两　黑料豆（盐水炒）三两　云神三两　怀山药四两　净萸肉（盐水炒）二两　肥玉竹四两　炙黄芪二两　煅牡蛎五两　莲子五两

上味煎取浓汁，文火熬糊，入白蜜四两收膏。

复宜兴周景先函稿

景先先生大鉴。昨奉手书，敬悉贵恙又复加剧。略啜汤粥亦停在胸间，大小便且不通，少寐不能下榻。与前次所诊之病情不相符。若非新感寒邪，即因肝郁气滞。爰另拟一方，先行宣中通下。如无效果，当转请贵地医士一诊，是否有以上二端？或再将方案寄来，以备参考也。总之，此症最防增咳及便秘。前方已略言之，因便秘增噎，须防酒格一门。缘好饮者，胃中必有酒湿，酝酿成痰，每阻气血之流行也。手此奉复即颂，痊祺诸维，亮察不宣。

拟改方：从宣中通下，理气化浊立法。尚候酌服。

干薤白三钱　川郁金二钱　厚朴花一钱　贡沉香五分　新会皮一钱　姜半夏一钱五分　炒枳实一钱五分　大白芍二钱　香白蔻五分　云苓三钱　炒茅术一钱五分　炒白术二钱　生姜二片　佛手八分

复南京中国国民党政治学校

伯棠先生大鉴。顷奉大书，敬悉一是。盖此次便血因湿热下注肠腑而来，故色紫黑。不宜服前次之炮姜炭。于是肺受辛燥而致咳，加以湿热无所施泄，逼于魄门而痔肿，既高突而流脂。理宜润肺清肠，分泄湿热，取肺与大肠相表里也。不过贵体脾胃本亏，易于便溏。用药又不宜过于润滑，以损脾阳。爰用此意，悬拟一方，寄呈台端，以便酌服。每晚临卧时，可用开水送下槐角子三粒，功毋间断，必能将痔突消化。最忌误用手术割也。痔与便血本有连带关系。将来若发宿患，便血不多，不必乱投药饵以阻湿热之流行为是。匆此奉复，即颂秋祺。

拟方：从清上润下，分化湿热立法。

北沙参二钱　黄柏炭一钱　炙甘草五分　京赤芍二钱　焦白术二钱　槐角子一钱五分　地榆炭二钱　旱莲草三钱　大生地三钱　粉丹皮二钱　椿根皮（炙）一钱五分

复北平冯钟鲁函稿

钟鲁先生大鉴。顷奉手书，前后方共五纸，种悉一是。去秋尊夫人来丹就诊，诸恙就此见退。入春以来，又复心跳上及脑部，心中烦热，晨起腻痰多，时见鼻血，色紫成块。月事近年不行，询是否倒经。乃肝火上炎于胃，逼血上行，由清道而出。嗣后如数月而行，即为倒经。目下未可为倒经也。爰另拟一方，清肝凉血，化痰舒气，使血下行为顺。可服十余剂。所订之丸方，可接服。惟须加清阿胶（蒲黄八分拌炒）二两，粉丹皮二两，黑山栀二两，再配合一料可也。匆复即颂，春祺。

拟方：清肝凉血，令血下行，化痰舒气，令气循行，不从火化为事。

大生地（藏红花四分拌炒）四钱　大白芍二钱　白蒺藜二钱　当归三钱　云神二钱　金石斛三钱　大丹参二钱　郁金炭二钱　粉丹皮三钱　生牡蛎五钱　清阿胶（蒲黄五分拌炒）二钱　绿萼梅一钱　鲜藕一两

如无鲜藕，不妨以干藕节一钱五分代之。如鼻血复多时，可用韭菜根捣汁，滴数珠于鼻孔内即止。

复宜兴任苐璇函稿

苐璇先生大鉴。顷奉手书，种悉一是。拟改方只服三剂，漏红已止，二便渐利。惟肛门骨尚酸痛，口渴心烦，间有虚热。可见下元酒湿积热就清，阴血之久亏未复。奇带二脉未调，故白带仍多。当渐进调补为事。爰遵嘱，再拟煎方一纸，当服十剂。如能安受，乘此深冬，便可用膏方调补。所询只可于漏红时服，服久则于胃之纳谷不利也。蔗浆不如藕汁，因藕汁能养血凉血。痔若仍痛，用鱼腥草五钱，五倍子一两煎汁熏洗。再以兜安氏药膏涂之。此复。即颂。

拟改方：从酒湿积热就清，阴血之亏折未复处方。

大生地五钱　大白芍二钱　大龟板六钱　白归身二钱　炙甘草七分　煅牡蛎五钱　清阿胶（蒲黄五分拌炒）　旱莲草四钱　云神三钱　川石斛二钱　大麦冬二钱　椿根皮二钱　莲房（炙）二钱

后　记

——一代医家贺季衡

我的曾祖父贺季衡（1866—1934），名钧，是清末民初的一代名医。

1866年曾祖父诞生在丹阳县城南桥河沿贺家弄。我的高祖是油坊的总管，他有三子，曾祖父为幼子。高祖有心要让自己的后代弃商从文，选择了让长子从文讲学，将次子送至孟河名医马培之先生处学医。事与愿违的是，我的曾叔祖父学成回丹行医两年后，因病早逝。

曾祖父年幼时顽皮异常，天资聪颖，读书过目不忘。7岁那年患肠痈卧床近一年，肠痈痊愈了，然右足微屈，行走不很利索，遂请马培之先生来丹诊治，经过马先生的精心治疗后，不久便行走自如，恢复了正常。奇迹般的效果使少年曾祖父对马培之先生的崇敬之情油然而生，在那幼小的心灵中早已把马老先生奉若拯救苦难的活神仙。他深深惋惜二哥的不幸去世，从此立下了弟承兄业、学好医术、拯救苦难的志向。高祖由衷赞同，允其私塾启蒙跟随大哥习读《黄帝内经》《神农本草经》等医书。曾祖父14岁只身投奔孟河，拜马培之先生为师。马老先生看着跪在面前的学子，端详再三，拉着他的手半晌才说："今得季衡，吾医道在丹阳又得一传人了。"

孟河位于丹阳的东北方向，是一个有着丰厚文化底蕴的古镇，古镇虽小，孕育了很多有名的医家，素有"吴中名医甲天下，孟河名医冠吴中"之美称。在名医云集的孟河，曾祖父眼界大开，原来拯救苦难的活神仙都是有着深厚的医学理论和丰富的临床经验，救人于苦难是医家的神圣重任。"不为良相当为良医"，他开始了心中向往的习医生涯。熟读岐黄，精读各家，深受先生青睐，尽得先生真传。经过六年的苦学，作为先生的得意弟子，带着先生传授的医术，听从父亲的召唤，告别先生，离开孟河，返里效力乡亲了。

1886年，20岁的曾祖父回到丹阳行医。初始在邱家祠堂挂牌行医。由于他医术精妙，处方独特，行医不久便治好了许多重症患者，于是名声鹊起。数年后，丹阳本地乃至邻县市、邻省的患者都纷纷前来求诊，浙江、安徽、山东、上海，甚至还有为数不少的北平、武汉、福建等远道慕名而来求医者。本地及外阜前来投师的多至数十人。渐渐地，邱家祠堂的医室显得小了，已经容不下那么多的病人和学生，便将医室迁至贺家弄新建寓所（现南桥北河沿）。从此，南桥北河沿开始热闹繁华起来。慕名前来就诊的病人络绎不绝，商家们在这里争相开起了客栈、商店，每天接送病人的小车吱吱声、黄包车夫的嚷嚷声、摊贩们的吆喝声不绝于耳。更为壮观的是诊所外的河面上总是停泊着很多船只，船的上方漂浮着袅袅炊烟，洋溢着阵阵药香。那是前来就诊的外地病人，他们寄宿在雇来的船只上治病和生活，直至痊愈而归。原来冷冷清清的南桥河沿一时间变得人来人往，犹如闹市区，又像一个朝圣地，热闹而又秩序井然。这种景象又好似当年孟河马老先生医室繁忙情景的再现。

每天清晨，贺家弄的边门便排起了挂号的长队。挂号费是三文钱，诊金不定。轮到看病时，病人家属会将一个红包（里面包着诊金，有几个铜板的，还有银元的）放进诊桌的诊金盒子里。那时到门诊看病的大多是穷人，所以诊金由病人自愿而定。每当遇到那些窘迫得拿不出诊金的病人，或者看上去就比较拮据的病人，曾祖父便立即吩咐抄方的学生从诊金盒子里拿出几个红包给他（她）们的家属，嘱其拿着去抓药。如果是外科或者喉科的病人，外用药和膏药都是免费赠送。

曾祖父每天要坐10个小时的门诊，看近百个病人。所以他的作息时间也和常人不一样。早晨8点起床，漱洗、早餐完毕后，随手翻阅一些各家书籍，他自己戏称为“临阵读兵书”。每天就这样胸有成竹、精神饱满地开始一天的工作。在10个小时的门诊中，中途不休息，直至看完所有病人，已经是晚上8点多钟。曾祖父开始进餐，这一餐是曾祖父的“中餐”。餐后稍息片刻，又开始出诊。那是坐着轿子几乎要围着丹阳转一圈。回府便是午夜以后，稍进晚餐便到书房。这一刻是曾祖父给学生们传授医术的时刻。学生们早就等候在那里，曾祖父开始讲学，讲这一天的特殊疑难病例，处方用药的精妙之处，旁征博引，引古论今。学生提问，老师指导。这样的讲学每天都会持续两个多小时，直至凌晨3点多钟，方能休息。

日复一日，年复一年，白天门诊，晚上出诊。除了沐浴或患疾，外地出诊，从不例外。

时间过得很快，转眼间，曾祖父已经行医25个年头。正值中年的曾祖父凭着高超的医术和高尚的医德赢得了省内外医家和病者的赞赏和崇拜，忙碌之余，还编撰了《指禅室随笔》和《诊余墨审》。期望自己成为先生那样的真正的拯救苦难的活神仙样的名医，普救众生。

然而，命运往往就是会让人措手不及。正当曾祖父医道日臻精妙，事业如日中天的时候，不幸接踵而来。1911年，曾祖父唯一的爱子，我的爷爷贺倬，学医已成，却因尚未痊愈的肺痨（肺结核），突然大咯血而逝。留下唯一的孙子——我尚在襁褓中的父亲。不久，随他习医的胞侄展如、堂侄了公又相继患病去世。这三个亲人都是曾祖父最优秀的弟子，突然间接连离去，曾祖父悲恸万分，心中犹如天崩地裂。他不由得对自己的信念产生了动摇，甚至对自己的学识产生了怀疑。亲人的病逝，是否因为自己的才疏学浅？学生的早逝，是否意味着自己的学识不宜相传？一个接一个的问号困扰着他的心扉。曾祖父忧心如焚，万念俱灰。在悲苦中愤而将昔日所撰之《指禅室随笔》和《诊余墨审》付之一炬，从此闭门谢客，每天只是反复探究列家医著，欲从前辈们的教诲中寻求答案，或者为众弟子讲述医道，欲从诸弟子的信任中获取信心。

邑中突然缺少了这么一位良医，顿时社会民众感觉非常不安。不久社会名流代表众乡亲们联名央求曾祖父为民除疾，造福地方。一年后，曾祖父终于从悲痛的漩涡中走出来，把伤子之痛化为救人之仁心，重新开始了门诊、出诊，恢复了往常的业务。

数年后，江苏都督程雪楼抱病来访，经治而愈，两人成为好友。虽然两人的经历截然不同，但都是满腹经纶，才华横溢，志向远大。一个是军政界忧国忧民的英雄，一个是医学界忧民忧生的名医，两人一起探讨佛学。曾祖父从此认为“以明医为仁术活人亦即用以济世，即佛学所指脱苦之义”，立志“尽其形寿，救治苦难”，并将医室命名为“指禅室”，自号“指禅老人”。

在这以后的二十多年里，曾祖父更是全身心地投入救治苦难的行动中。白天黑夜、酷暑严冬、风里雨里、本地外阜，治好了众多的疑难杂症，救活了无数的生命。从现存的部分函件中，就可以看出当时曾祖父的声名传遍大江南北。这段时间，是曾祖父事业的顶峰期。他以精湛的医术、崇高的医德赢得了世人的尊敬。

在几十年的行医生涯中，我的曾祖父不只是以其精湛的医术为人治病，他是用整个身心救治苦难。范仲淹谓：“不为良相，便为良医。”曾祖父认为，相和医，都是绝对要为天下人负责。作为良医，救治病苦要有自己的担当。

有一年夏季，霍乱流行。镇江一杨姓患者来请出诊，曾祖父带着学生赶往镇江，只见病人赤身仰卧在菠萝叶上，四人围着他，用大蒲扇为他扇风驱烦，病人呼哧呼哧直喘气。见到曾祖父如同见到了救星一样，嚷嚷着：“救救我吧，我热死了，给我开‘白虎汤’吧。”原来病人对于医道略知一二。然而，曾祖父仔细察舌按脉后，发现患者是真寒假热证。为了使患者情绪稳定，毅然开了“白虎”“参附”两张处方。给病人看的是“白虎”，服的是“参附”。两服药后，热除脉静，转危为安，稍作调理后，病人很快得到了恢复。当家人告知患者事情真相后，患者感激得连呼：“感谢恩人！感谢恩人！”

这种敢担责任、心系病人的举动是常人所难以做到的，而类似于这种敢于担当的例子还有很多很多。正因为这种非常人可比的胆识和医术，当时的丹阳民间便流传着“出嫁的女儿不经贺季衡诊治便死，娘家人绝对不依”，“不经贺季衡医治，死了都冤枉”的传说。据老人们说，当时在丹阳，如果出嫁的女儿因病而逝，而在病中未经过曾祖父诊治，娘家人必定和婆家打官司。

直到现在，百姓间还流传者曾祖父很多很多的故事。

曾祖父长身玉立，仪态潇洒，性格平和，宽厚善良，学识渊博。除了精通医道外，书法和围棋是他的钟爱，他对丹青也有非同一般的欣赏水平。

曾祖父行医整整四十八年，在这漫长的岁月中，几无固定休息的日子。即使逢年过节，也是病人随到随诊、出诊有求必应。特别使人感动的是，在每天应接不暇的繁忙诊务外，还亲自回复各地的来信。来信很多都是复诊病人的改方，还有很大一部分名流们的疾病咨询及函诊，更有甚者是和一些名流们的理论探讨。

晚年后期，他体力渐衰，每逢冬季，便咳嗽气喘。即便如此，他仍然抱病为他人治病。1934 年 12 月 24 日，终因长年积劳成疾，阖然长逝，享年 68 岁。

噩耗传出，本地民众为痛失良医而伤心，外地的一些文人名流，曾经的患者，都纷纷来电、来函，或敬献挽联，沉痛悼念一代名医的不幸逝世。丹阳才子、清末举人张素撰写了祭文，全县各界举城哀悼，万人空巷送别一代名医。出殡前夕，常州的一位治愈者送来了很多很多的白兰花，曾祖父的灵柩在白兰花丛中格外高洁。

为民治了一辈子病的一代名医，兑现了他“尽其形寿，救治苦难”的庄重诺言，走完了他的光辉人生旅程。

曾祖父的墓坐落在丹阳城北乡夏家山麓，青山苍翠，宁静肃穆。

这块墓地的来历也蕴含着一个动人的故事。这是一个外地患者，久病不愈，到处求医，不见效果，遂慕名前来，经曾祖父治疗而愈。为报救命之恩，特地请了当时很有名的风水先生来到丹阳，花了几天时间，踏遍了丹阳的四乡八镇，最后选中了这块墓地。如今当地人民为了纪念他，将守坟人村前的路命名为“贺钧路”。

曾祖父的一生经历坎坷，充满了神奇色彩。他几十年如一日不知疲倦地奔波在救治病人的险途上，这种高尚的人格魅力使同道折服，学生敬仰，百姓称颂。他的一生中除给予了无数生者的生命和生存质量外，还留给后人一笔宝贵的财富，那就是医者必须具备的一种仁术，一颗心系病人的恻隐之心，一种为人负责的行医之道。他还培养了一批优秀弟子，很多都成了后世名医。更为宝贵的是他留给了后人一部医书——《指禅医案》。将他一生所诊的宝贵经验供后人学之用之。

《指禅医案》一书，是曾祖父晚年时，将他所诊疑难杂症病案，分门别类，编辑成书。这是一部耗费了一生心血提炼出来的精华，是一部值得后人学习探讨的临床医著。他晚年自号“指禅老人”，故将书定名为《指禅医案》。他说：“我无他长，惟症值危疑，必辨明负责，天幸果十起八九，世有知我者，庶于医案中得之。”

细细阅读《指禅医案》，我们便可充分领略到他的学识才华，他的治学精神，他的学术思想。

曾祖父精通《内经》学说，熟谙《伤寒论》《金匮》。对《张氏医通》《温热经纬》《温病条辨》《景岳全书》等各个时期的各家学说都有很深的研究。他特别强调“治病必先识病，识病之法，首用‘四诊’以观形察气与问病按脉，次用‘八纲’以辨病求本，于是乃可治病求本，立法选方庶无南辕北辙之弊。”他对程钟龄“八纲”立论深表赞赏，称“此有提纲挈领，由博返约之妙”。他认为：前人之说“伤寒辨六经，温病辨三焦”是“不知源流”的门户偏见，不足为训，要知伤寒与温病皆受“六淫”之邪为病，按其见症不同，皆可分别按纲以求证；进言之，如此同源异流之论，谓其相得益彰则可，欲其截然分界则可不必。无论时症杂病，任何辨证都得“知常知变”，更须“善辨真伪”。时病辨证：所谓“常”，即由表入里的一般传变部位；所谓“变”，即超越一般传变次序，出现逆传或交错情况。脏腑辨证：首先辨其阴阳盛衰，进而寒热虚实，用以分清每一脏腑不同病证，此言其常；更有脏腑之间相通为病者，首必由此及彼辨其致病之本，然后乃可定其寒热虚实的病变所在，此言常中之变。如对汗证的辨证，不拘泥于自汗属阳虚、盗汗属阴虚之说，而主要以症状、脉舌之表现辨其阴阳虚实。他认为：“知常不知变，犹如刻舟求剑，知变不知常，犹如杂乱文章。”

他认为，治病必须立法。除遵循古人的治则外，灵活变通是治愈人所不能治愈之关键。从《指禅医案》的各门案例中都可以领略到他尊古而不泥古的立法风格。

曾祖父继承了恩师治疗温病的审证思路，又独辟蹊径。在温病的治疗立法中，有着独到的见解和规律。对风温，以陈平伯所云“风为阳邪，不夹寒者为风温”为依据，以“风淫于内，治以辛凉，佐以苦甘，以甘缓之”为原则。认为风温的传变，以“风者善行而数变”则常见逆传。对“逆传”的治疗，需及时运用清营解毒一法（如神犀丹之类），方能收效。对湿温、暑湿病，首先侧重于化湿，及至热处湿中，或热重于湿，则分别使用苦降辛通、芳香化浊、淡渗分利等治法，或单进，或并投，力求湿化热清，三焦通利。湿温化燥，每是逐步形成，故用甘寒救阴之法，然必须统筹兼顾，务使救阴而不恋邪。对温热病的治疗，一是以苦寒直折，或少佐辛开，以清邪热；一是攻下逐邪，以泄阳明实热。其中有用荡涤开结，通便以泄其热；有以“通因通用”，以下代清其热。对于津伤、阴伤的治疗，有用滋阴以生津，有用泄热以存阴。

在治疗杂病中，更可以看到他的循章和灵活。如治疗哮喘，须分急治与缓治。急治者，肺实用宣肺散寒、宣肺清热等法；虚喘欲脱用纳肾摄肺、镇固下元等法。缓治者，肺实用降气化痰、温化寒痰、清化痰热等法。脾肾虚弱用温理中阳、健脾蠲饮、温肾纳气、填精固肾等法。虚实并见者又有开上纳下、降气化痰与温肾并用等虚实兼顾之法。

治三消一般有清肺、清胃、滋肾、益肾（阴阳两顾）之分，但在临证应用时，又必须因证制宜。有为病起之初的肺胃两清法，有为久病的三消并治法。但治三消常以滋肾或温肾为基本之法，然后各按兼夹之证加减。其在兼夹之证中，以夹湿较难处理。他认为，湿之与消，治难统一，往往治消碍湿，治湿碍消，虽欲兼顾，实难两全，故在立法选方中，必得分清主次，方能中病。此外，治消渴与治外感暴病不同。因其多难速效，故每当收效之时，必须坚持“效不更方”，不宜朝更夕变，杂药乱投。

对黄疸的辨证则以三种症状为原则进行鉴别：一是肤色的黄而明亮与黄而晦滞，二是舌苔的黄腻与白腻，三是脉象的有力与无力。凡黄疸见有前三种症状的属阳黄，见有后三种症状的属阴黄。再则由于个体的差异，因此阳黄中还有热重与湿重之分，阴黄中还有寒湿困中与中虚湿困之别。此外，对血虚成黄的“虚黄”证，多见肤色淡黄少泽，而两目与小便皆无黄色。他曾云:“黄疸外透，犹之盦曲生黄，故黄疸多由湿积而生。”化湿与利湿是用于黄疸的主要治法。用于阳黄证的是清热化湿，其中热重于湿者，常以清热化湿与通腑分利并用，以使湿热从前后分消；湿重于热者，则宣中化湿与淡渗利湿共投，以使湿从水道分利。用于阴黄证的是温化寒湿，其中寒湿较重者，温中化湿与淡渗利湿同用，以使寒湿渐消，脾阳日复；中虚湿困者，则侧重于扶脾调中，兼以渗湿。他还指出，阳黄证用通利之法，凡能安受有效者，皆可延用至肤黄消退、苔化、溲清为止；阴黄证寒湿困中，虽兼中虚，必须以扶脾调中为主，不宜单用补益；黄疸不论属阴属阳，若兼见神迷恍惚者，治疗纵能有效于一时，但终难获愈。

对血证的治法则提出，见血止血，犹之扬汤止沸，必须“先其所因”，审因论治，方能釜底抽薪。对噎膈则谓：噎膈一证，变化虽多，但约而言之，不外虚实两端。实者多为痰、瘀与气搏击中焦，降化功能为之逆乱，于是成噎、成膈；虚者常由久病中虚，生化无由，津液不布，胃肠失于濡润，所以噎膈见有津枯液涸之象，莫不由之而成。实者为难中之易，虚者为难中之难。实证常用降气化痰、行气活血、和胃降逆、苦降辛通、化瘀消积等法；虚证常有滋阴养血、润燥生津、润肠通导等法。临床实证与虚证的发展演变过程，常不是截然分界，而每多虚实并现，治疗就要虚实兼治。

曾祖父在几十年的行医生涯中，视用药如用兵。诊治疾病，必通盘筹算，量而后入。长于化裁前人方剂，师法而不执方。常创先人之未有，治愈人所不能愈之病。如治疗时病之解表滋阴法，用豆豉与鲜生地同杵，薄荷与鲜石斛同杵，泄热存阴之甘寒（生地、石斛）苦寒（山栀、黄芩）合法。运用普济消毒饮治疗大头瘟时，不受吴鞠通去升、柴的限制，有升、柴并用，有去柴用升者。又有用普济消毒饮合凉膈散并用“以下为清”者。

他的用药灵活细腻是常人所不能比的。他主张用药轻、空、灵。轻即轻可去实，空即邪去也，灵则有效即是。因此，他非常重视药物的精良选择和炮制的正确，并且创立了很多的药物调制方法以适应临床的需要。如用于培中化浊的姜汁炒党参、米泔水炒於术；气虚痰盛用沉香煎汁炒白芍，梨汁磨沉香；柔肝和胃，用吴萸炒白芍；行气而不耗气，用人乳摩沉香、蜜炙陈皮；补气而不滞气，用米焙西洋参；化痰积而不伤津，用荸荠汁浸半夏。沉香炒熟地、糯米炒葶苈滋而不腻、泻不伤正等。从医案中可以看到类似这种用于临床中出现用药相对矛盾时能起兼顾制约的药物调制还有很多很多，这种丝丝入扣的药物调制避免了顾此失彼的弊端。丁香、郁金相畏并投，鸦胆子治疗休息痢，红曲治赤痢等均显示了独到之处。

他在选方上更是精道，从不拘泥于一法一方，而是治法用方，灵活多变。如三石汤之退热存阴，玉枢丹之内服外敷，辟瘟丹治湿热交蕴，桂枝甘草龙骨牡蛎汤之治温病中出现的阴阳离决，附子理中汤治霍乱之厥逆等。在医案中处处可见类似的随机应变、移步换形的选方用药。

他深得恩师真传，继承了马派的外科、喉科精髓。率领及门弟子创设“人寿堂”国药号，聘请中药师，选道地药材，精制丸散膏丹。著名产品有贺氏中风牛黄丸、玉枢丹、辟瘟丹、行军散、马氏青龙丸、姜桂丸、牛黄七宝丸。诊室中的外、喉科外用药一应俱全。如喉症秘药、中白散、柳花散、文八将散、武八将散、青敷、黄敷、海浮散、珍珠八宝丹、解毒等，都是自行研制。对走马牙疳、烂喉痧以及疮、脓、疡等施行火针、开刀、引流等手术治疗。

他毕生博览群书，好学不懈。当时西医学术在国内逐渐兴起，他不墨守成规，不乱加排斥，而是努力地去了解、探索，堪称为中西医结合的先驱者。他常常勉励学生：“学无止境，医学精微深奥，非浅者所易窥。”“医术微奥，系人生死，不可不慎。”

曾祖父的成就源于孟河，又发展了孟河学派，至终又开创了丹阳的贺派。他的成功始于恩师的严格教授，成于自己的严谨治学。

曾祖父传奇般的一生，造就了一代大医家。